Medizin auf See

Erste Hilfe · Diagnose · Behandlung

(mit Hinweisen zur Unfallverhütung und zum Überleben im Seenotfall)

5., aktualisierte Auflage

Herausgegeben von
Dr. med. Meinhard Kohfahl †
Bearbeitet von
Dr. med. Jens Kohfahl

DELIUS KLASING VERLAG

Dieses Buch

soll dem **medizinischen Laien** – auf See, aber auch an Land – helfen, die Zeit zu überbrücken, **bis** er **ärztliche Hilfe** in Anspruch nehmen kann.

Es ist in einer für medizinische Laien **verständlichen Sprache** geschrieben. Auf medizinische Fachausdrücke wurde weitgehend verzichtet.

Der **Dringlichkeit** entsprechend ist das Buch in überschaubare Abschnitte gegliedert:

- **Notfälle**,
- **Leitsymtome**,
- **Diagnose** und **Erste Hilfe** und
- in die **weitere Behandlung**.

Das Buch soll helfen, **Unfallsituationen**

- durch **Vorbeugung** zu verhindern und
- den **Notfall** zu beherrschen, sei es im Seenotfall, bei Feuer an Bord oder bei der Hubschrauberrettung.

Der medizinische Laie wird in die Lage versetzt, erforderlichenfalls zu einer eigenen **Diagnose** zu gelangen, und zwar mithilfe

- einfacher, an Bord durchführbarer, **eigener Untersuchungen,**
- mit **Tabellen von Symptomen** und
- durch einzuholende **funkärztliche Beratungen** (Medico-Gespräche).

Es enthält eine **Anweisung für** die Einrichtung einer dem jeweiligen Fahrtgebiet und Reisedauer entsprechenden **Bordapotheke.**

In einem weiteren Kapitel werden notfallmedizinische Sofortmaßnahmen detailliert beschrieben.

Zur **schnellen Orientierung** beinhaltet das Buch ein **Stichwortverzeichnis** und ein Verzeichnis der **medizinischen Fachausdrücke** in Deutsch und Englisch.

Die Checklisten und Vordrucke sind herunterladbar unter:
www.delius-klasing.de/medizinaufsee

Medizin auf See

Erste Hilfe · Diagnose · Behandlung (mit Hinweisen zur Unfallverhütung und zum Überleben im Seenotfall)

Bildnachweis

Ralf Brauner, Alina Buschhüter, DLRG-Cuxhaven, DGzRS, Institut für Rechtsmedizin der Charité, Berlin, Dr. Jens Kohfahl, Stephan Kohfahl, Tjark Makel, Inge Müller, Egbert Scheuermann. Alle übrigen Abbildungen siehe Quellenangabe dort.

Der Verlag weist darauf hin, dass die bisherigen Auflagen dieses Buchs unter den ISBN 978-3-88412-488-8 sowie 978-3-667-12123-3 erschienen sind.

Bibliografische Information der Deutschen Nationalbibliothek
Die Deutsche Nationalbibliothek verzeichnet diese Publikation in der Deutschen Nationalbibliografie; detaillierte bibliografische Daten sind im Internet über http://dnb.dnb.de abrufbar.

ISBN 978-3-667-12526-2
5., aktualisierte Auflage

Herausgeber: Dr. med. Meinhard Kohfahl †
Bearbeitet von Dr. med. Jens Kohfahl, Cuxhaven

Lektorat: Felix Wagner, Carola Pröbstle
Illustrationen: Christine Kreßbach, Rathzi Morales, Marlies Schaper
Layout und Computergrafik: Werner Isensee
Gesamtherstellung: Print Consult, München
Printed in Slovakia 2022

Delius Klasing Verlag, Siekerwall 21, D-33602 Bielefeld
Tel.: 0521/559-0, Fax: 0521/559-115
E-Mail: info@delius-klasing.de
www.delius-klasing.de

Vorwort

Sechs Jahre nach Erscheinen der 3. Auflage ist eine Neuauflage notwendig geworden. Es hat mich sehr gefreut, dass der Delius Klasing Verlag das erstmalig von meinem Vater, Dr. med. Meinhard Kohfahl, im Jahr 1995 herausgegebene Buch „Medizin auf See“ weiter fortführen will.

Anregungen und Kritik aus der Leserschaft sowie die Erfahrungen und Diskussionen mit den Teilnehmern der „Medizinkurse“ (nach World Sailing), die ich seit vielen Jahren durchführe, haben mich dazu bewogen, die 4. Auflage erneut umfassend zu überarbeiten und in vielen Bereichen auf den medizinisch neuesten Stand zu bringen.

So wurden die Notfallsituationen und die von den Erstautoren entwickelten und in meinen Augen genialen Tabellen zu „Leitsymptomen“, die es dem Laien ermöglichen, sich im Rahmen einer Art „Rasterfahndung“ einer Diagnose anzunähern, erweitert.

Die Formulare für die funkärztliche Beratung wurden ebenso angepasst wie die Zusammenstellung der Bordapotheke. Die Sofortmaßnahmen wurden überarbeitet und unter dem Gesichtspunkt der „Taktischen Medizin“ (Versorgung Schwerstverletzter im Rahmen von kriegerischen Handlungen oder bei Terrorereignissen) ergänzt.

Auch habe ich die mir sehr am Herzen liegenden Kapitel zu den Gefahren des kalten Wassers mit Ertrinken und Unterkühlung sowie zum „Überleben im Seenotfall“ ausführlicher beschrieben. Dies sind die Themen, mit denen ich mich aufgrund meiner 30-jährigen Tätigkeit als Notarzt für die Deutsche Gesellschaft zur Rettung Schiffbrüchiger (DGzRS) und als Segler im eigenen Interesse schon immer sehr intensiv beschäftigt habe.

Für die jetzt vorliegende 5. Auflage wurden notwendig gewordene Aktualisierungen vorgenommen und einige Kapitel inhaltlich ergänzt.

Ich danke all meinen Kolleginnen und Kollegen, die mich bei der Neuauflage und den Aktualisierungen unterstützt haben. Namentlich möchte ich Herrn Felix Wagner vom Delius Klasing Verlag sowie Herrn Werner Isensee (Layout der 3.– 5. Aufl.) und Frau Carola Pröbstle (Lektorat der 3. Aufl.) für ihre Unterstützung danken. Es war und ist mir eine Freude gewesen, mit Ihnen zusammenzuarbeiten.

Besonderer Dank gebührt meiner Familie für ihre Geduld und die unermüdliche und so wertvolle Unterstützung. Ohne sie hätte ich dieses Projekt nicht in dieser Form zu Ende bringen können.

Dr. med. Jens Kohfahl

Einführung

von Dr. med. Meinhard Kohfahl †

Wer ein Schiff führen will, ist für die Seetauglichkeit von Schiff und Besatzung verantwortlich.

Mit der **Seetauglichkeit von Schiffen** befasst sich dieses Werk allerdings nur, wenn gleichzeitig medizinische Belange berührt werden, z. B. im Rahmen der Unfallverhütung an Bord oder dem Verhalten im Seenotfall.

Die **Seetauglichkeit der Besatzung** hängt neben den Kenntnissen auf den Gebieten der Seemannschaft auch von den **medizinischen Kenntnissen** und dem **Gesundheitszustand** der Besatzung ab.

Erste Hilfe

Maßnahmen der Ersten Hilfe haben zum Ziel:

- akut lebensbedrohliche Zustände, wie beispielsweise Schock, Kreislaufstillstand oder lebensbedrohliche Blutung zu beheben,
- die Kranken aus der Gefahrenzone zu bringen,
- die Schmerzen mit den gegebenen Mitteln, z. B. durch Schienen von Brüchen oder Lagerung, zu lindern,
- die Transportfähigkeit herzustellen und
- durch laufende Betreuung die Zeit bis zum Eintreffen des Rettungsdienstes zu überbrücken.

Weitere Behandlung

Neben der Ersten Hilfe kann auf See und auch bei Landexpeditionen eine weitergehende Behandlung notwendig werden, auch wenn kein Arzt zur Verfügung steht. Es gilt, Spätschäden zu vermeiden, die sich sonst nicht mehr beheben lassen oder die ein Organversagen mit Todesfolge nach sich ziehen könnten.

Die Übergänge zwischen Erster Hilfe und weiterer Behandlung sind fließend. Dies sei an folgendem **Beispiel** klargemacht:
Nach den üblichen gültigen Richtlinien der Ersten Hilfe darf ein stark verschobener Knochenbruch vom Laien nur vorsichtig geschient werden. Das Einrichten bleibt dem erfahrenen Arzt überlassen, der in absehbarer Zeit zur Verfügung steht. Ein gewisser Zeitverzug ist dabei vertretbar. Verzögert sich aber die Einrichtung, weil ein Arzt eben in absehbarer Zeit nicht zur Verfügung stehen wird, muss der medizinische Laie sofort tätig werden, denn sonst kommt es möglicherweise zu schweren Durchblutungsstörungen oder Nervenschäden. Spätere Amputationen könnten erforderlich werden.

Bei der **Entscheidung**, ob nur Erste Hilfe oder weiterführende Behandlung zu leisten ist, sollte man sich folgende Fragen stellen:

- **Wie schwer** ist die Verletzung oder die Krankheit?
- **Wie lange** werden meine Erste-Hilfe-Maßnahmen ausreichen?

- **Wann** kann ich **frühestens** mit fremder Hilfe rechnen?
- **Wie** wird diese Hilfe aussehen? Erfolgt beispielsweise
  - direkte ärztliche Hilfe,
  - funkärztliche Beratung,
  - die Abgabe an ein besser ausgerüstetes Fahrzeug oder
  - die Abgabe an ein schnelleres Transportmittel zur Krankenhauseinlieferung?

Ist in absehbarer Zeit nicht mit ärztlicher Hilfe zu rechnen, muss zwangsläufig die weitere Behandlung durch den Laien im Rahmen seiner Möglichkeiten erfolgen.

Vor jede Behandlung gehört aber das Stellen einer möglichst genauen Diagnose. Diesem Punkt will sich dieses Werk besonders widmen.

Wenn durch Erste-Hilfe-Maßnahmen die erste kritische Phase überwunden ist, führt der Weg **über eine Untersuchung und über eine Diagnose zur weiteren Behandlung**.

Im Vordergrund stehen meistens bestimmte Anzeichen einer Krankheit, die Leitsymptome. Sie springen ins Auge, sagen aber zunächst noch nichts über die Krankheitsursache aus. Erst durch die Beachtung weiterer Symptome und eventuelle einfache Untersuchungen gelangt man zur Diagnose. Je mehr Informationen gesammelt werden können, desto sicherer wird die Diagnose.

Wichtige **Symptome** sind **in Tabellen** zusammengefasst und sollen eine schnelle Diagnostik erleichtern.

Eine gewisse **Untersuchungstechnik ist** für den medizinischen Laien **erlernbar!** Ihr gilt ein besonderer Abschnitt dieses Buches.

Das Auswerten der Symptomentabellen und das **Erheben eigener Untersuchungsbefunde** erleichtert außerdem dem Funkarzt die Arbeit.

Dadurch, dass dieses Buch dem auf sich allein gestellten Laien auch bei der Diagnostik helfen will, unterscheidet es sich von vielen medizinischen Ratgebern für den Gebrauch zu Hause. Diese gehen meistens davon aus, dass durch einen Arzt eine Diagnose gestellt wurde.

Ist die eigene Befunderhebung weitgehend abgeschlossen, findet man im Abschnitt über Diagnose und Erste Hilfe bei Unfällen und Krankheiten Hinweise über die Ursachen der Krankheit, die Erste Hilfe und die weitere Behandlung. Auf die speziellen Probleme an Bord wird besonders eingegangen.

Die meisten Autoren segeln selbst. Sie haben eine Vorstellung, was an Bord machbar und was einem medizinischen Laien hierbei zumutbar ist.

Das Buch will ein **möglichst umfassendes theoretisches Wissen vermitteln**. Es ist nicht nur ein Nachschlagewerk für den Notfall, sondern auch ein Lehrbuch für den verantwortungsbewussten Schiffsführer. **Eine praktische Ausbildung kann das Werk aber nicht ersetzen. Diese muss parallel laufen.**

Auf keinen Fall soll das Buch dazu verleiten, auf ärztliche Hilfe zu verzichten, wenn sie erreichbar ist. Sie sollte im Zweifelsfall immer in Anspruch genommen werden – im Interesse des Kranken, aber auch um die Schiffsführung von der Verantwortung zu entlasten.

Wenn mit baldiger ärztlicher Hilfe nicht zu rechnen ist, kann der Wille zur aktiven Hilfe und damit der Mut auch zu einer weiterführenden Behandlung lebensrettend sein.

In der Medizin ist es ähnlich wie in der Seefahrt:
Habe ich keinen genauen Schiffsort, kann ich keinen Kurs absetzen und das Ziel auch nicht erreichen. Zum Berechnen von Schiffsort und Kurs gehören theoretische Kenntnisse, praktische Kenntnisse alleine genügen nicht.

Habe ich keine genaue Diagnose, bleibt die Behandlung ungezielt und reduziert sich auf das Ausprobieren von Medikamenten. Falsch eingesetzte Medikamente können jedoch das Krankheitsbild verschleiern, möglicherweise sogar verschlimmern.

Der medizinische Grundsatz „Vorbeugen ist besser als Heilen" gilt auch für die Seefahrt. Deshalb werden die **Vorbereitung auf den Seenotfall** und die **Unfallverhütung an Bord** auch abgehandelt.

Das vorliegende Werk **„Medizin auf See" soll dem Helfenden ein Leitfaden für mehr als nur die Erste Hilfe sein.**

Der Helfende darf darauf vertrauen, **dass Herausgeber, Autoren und Verlag** die größte Mühe darauf verwendet haben, dass das Werk dem Stand des medizinischen Wissens zur Zeit der Herausgabe entspricht.
Eine **weitergehende Verantwortung** kann allerdings **nicht übernommen** werden.

Für Anregungen und kritische Hinweise aus der Leserschaft wären Autoren und Verlag sehr dankbar.

INHALT

CHECKLISTEN und VORDRUCKE unter:

www.delius-klasing.de/medizinaufsee

A. NOTFÄLLE

A. 1. ERSTE HILFE AN BORD

Die „Erste Hilfe“ im Sinne von „lebensrettenden Sofortmaßnahmen“ hat zum Ziel, den Tod oder schweren gesundheitlichen Schaden von einer erkrankten oder verletzten Person abzuwenden. Alle Crew-Mitglieder sollten einen „Erste-Hilfe-Kurs“ durchlaufen oder besser noch aktuell aufgefrischt haben.

Folgende Dinge sind unbedingt zu beachten:

1. **Lagebeurteilung – Was ist geschehen und bestehen Gefahren für die Helfer?**
   - Erste Hilfe an einer ungesicherten Unfallstelle kann auch die Helfer gefährden: Nie das eigene Leben aufs Spiel setzen!
   - Verletzte erst aus dem unmittelbaren Gefahrenbereich (Feuer, herabstürzende Teile, z. B. Mast) entfernen, dann Maßnahmen ergreifen!
   - Wenn umstehende Personen in Gefahr sind, diese zuerst warnen!

2. **Wenn man alleine ist, erst um Hilfe rufen!**

3. **Den besten Platz für Erste-Hilfe-Maßnahmen wählen!**
   - Den Verletzten nicht in der Nähe eines Brandherdes versorgen!
   - Nicht in gefährlicher Atmosphäre (z. B. bei Freisetzung von Kohlenmonoxid nicht unter Deck) arbeiten!
   - Lebensrettende Sofortmaßnahmen jedoch nicht durch unnötigen Transport bzw. Transportvorbereitungen hinauszögern!

4. **Bei mehreren verletzten Personen: Prioritäten setzen!**
   - Starke (spritzende) Blutungen zuerst mit einem Druckverband versorgen!
   - Danach sich zunächst um bewusstlose Personen kümmern!
   - Wenn mehr als eine Person bewusstlos ist:
     - Atmung und Puls überprüfen,
     - wenn keine Atmung und kein Puls vorhanden sind, dann Wiederbelebung (siehe Kapitel A. 3. „Herz-Lungen-Wiederbelebung“) beginnen!
   - Wenn Patient ansprechbar, d. h. bei Bewusstsein ist, die Verletzungen an einem geschützten Ort versorgen!

Bitte unbedingt beachten:

- Geschlossene Räume nur dann betreten, wenn dies gefahrlos möglich ist!
- Eine Person erst dann bewegen, wenn Wirbelsäulenverletzungen ausgeschlossen sind oder ein Transport auf einer stabilen Unterlage möglich ist. Das Gleiche gilt auch für Brüche der Beine: erst Schienung, dann Transport!
- Dem Patienten vorerst nichts zu trinken (und nie Alkohol) und zu essen geben!

ERSTE HILFE AN BORD

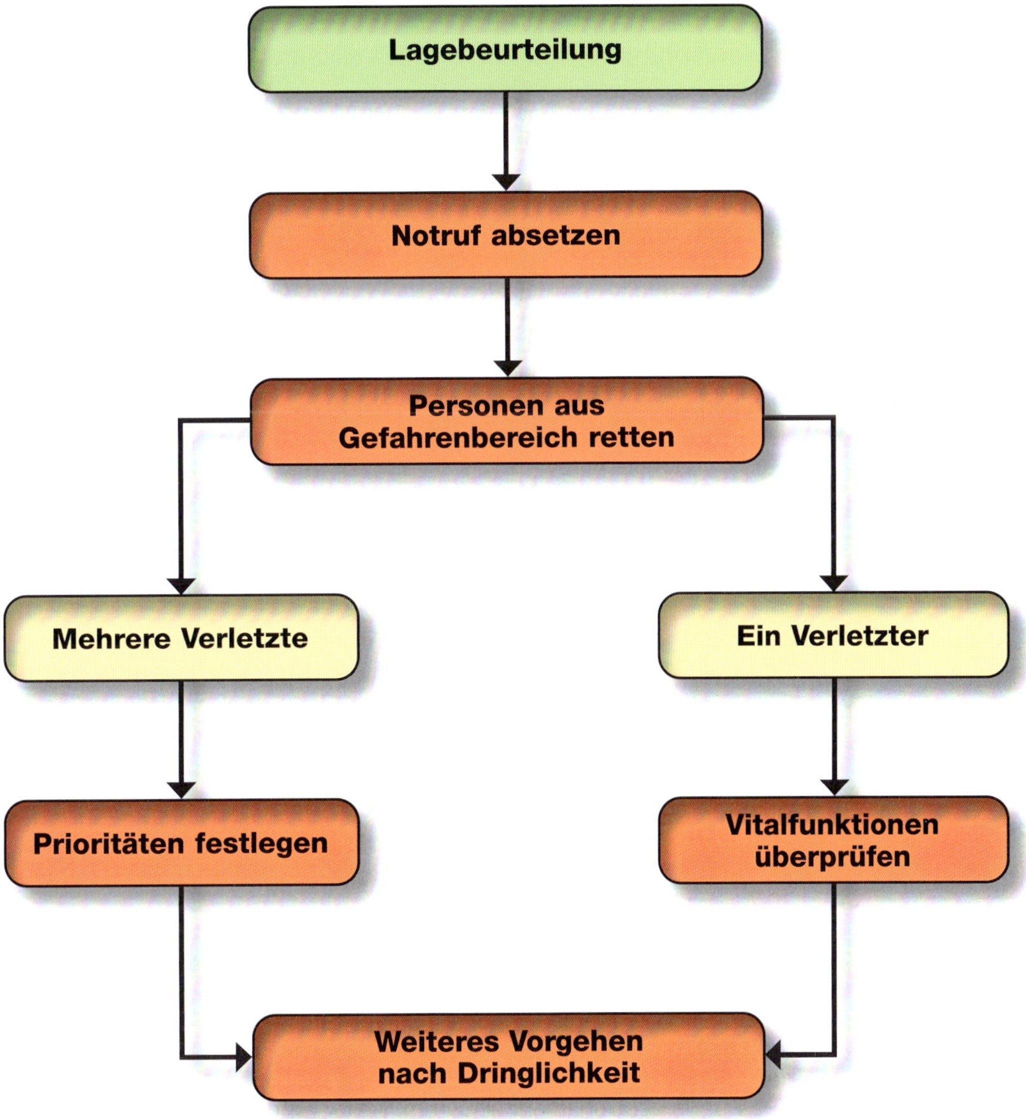

A. 2. SCHWERER UNFALL

Einschätzen der Situation! Was ist passiert (Unfallmechanismus)?

Gefahrenzone verlassen – erst dann Erste Hilfe leisten!

Lagebeurteilung: Besteht Gefahr für Helfer und Verletzte am Unfallort (z. B. durch herunterhängende/-fallende Gegenstände, Holz- und Glassplitter, auslaufende Flüssigkeiten, offene Luken, Gefahr des Überbordgehens durch fehlende Reling)? Gegebenenfalls auf See entsprechende Manöver durchführen/veranlassen (Segel bergen/reffen, Beidrehen, Ankern, etc.).

Um Hilfe rufen, um Unterstützung zu bekommen!
Sei es, um Verletzte aus dem Gefahrenbereich zu schaffen, seemännische Manöver durchzuführen oder für die Erstversorgung der Verunglückten. Gegebenenfalls Notruf absetzen, wenn klar ist, dass man die Lage alleine nicht beherrscht.

Beurteilung des Verletzten: Ist er wach und ansprechbar oder bewusstlos und reagiert nur auf Schmerzreize? Wer sprechen kann, dessen Atemwege sind nicht verlegt und dessen Atmung ist zunächst einmal ausreichend. Sind offensichtlich stark blutende Wunden zu sehen, die sofort mit Druckverband versorgt werden müssen? Ist die Hautfarbe rosig oder blass und schwitzig (drohender Schockzustand)?

Bewusstsein fehlt, keine Atmung, kein Puls, d. h. keine Lebenszeichen (Vitalzeichen) erkennbar: Herz-Lungen-Wiederbelebung!

Vorgehen nach dem <c>ABCDE-Schema (sehen, hören/horchen, fühlen) und Untersuchung von „Kopf bis Fuß“!

<c> (critical bleeding) Stillen starker Blutungen (evtl. Abbindung stark blutender Extremitätenverletzungen, siehe Kapitel C.6.)
A (airway) = Atemwege: Sind die Atemwege frei (oder durch Erbrochenes, durch Blutung, durch Prothesen oder deren Bestandteile verlegt)?
B (breathing) = (Be-)Atmung: Atmet der Patient (hebt sich der Brustkorb sichtbar und ist die Atemfrequenz ausreichend, d. h. nicht unter 10 und nicht über 30 Atemzüge/Minute)?
C (circulation) = Kreislauf: Ist ein Puls zu tasten?
D (disability) = „neurologische“ (die Gehirnfunktion betreffende) Untersuchung: Ist der Patient wach oder ist er bewusstlos? Reagiert er und öffnet z. B. die Augen auf Ansprache oder reagiert er nur auf Schmerzreize? Wenn Letzteres der Fall ist: Reagiert er auf Schmerz mit gezielten Abwehrbewegungen oder unkoordinierten Bewegungen der Arme und Beine? Reagieren die Pupillen auf Licht und sind sie gleich weit oder ist eine Pupille deutlich (mehr als 2 mm) weiter als die andere (vgl. S. 115, untere Abb.)?
E (exposure/environment) = Entkleiden/Umgebung: Um keine Verletzungen zu übersehen (auch nicht am Rücken), sollte der Patient so weit es geht „entkleidet“ werden, gleichzeitig muss man an Schutz vor Auskühlung denken!

Weitere Informationen siehe Kapitel B. 4. „Unfälle“.

ALLGEMEINES VORGEHEN BEI SCHWEREN UNFÄLLEN UND MEDIZINISCHEN NOTFÄLLEN AN BORD

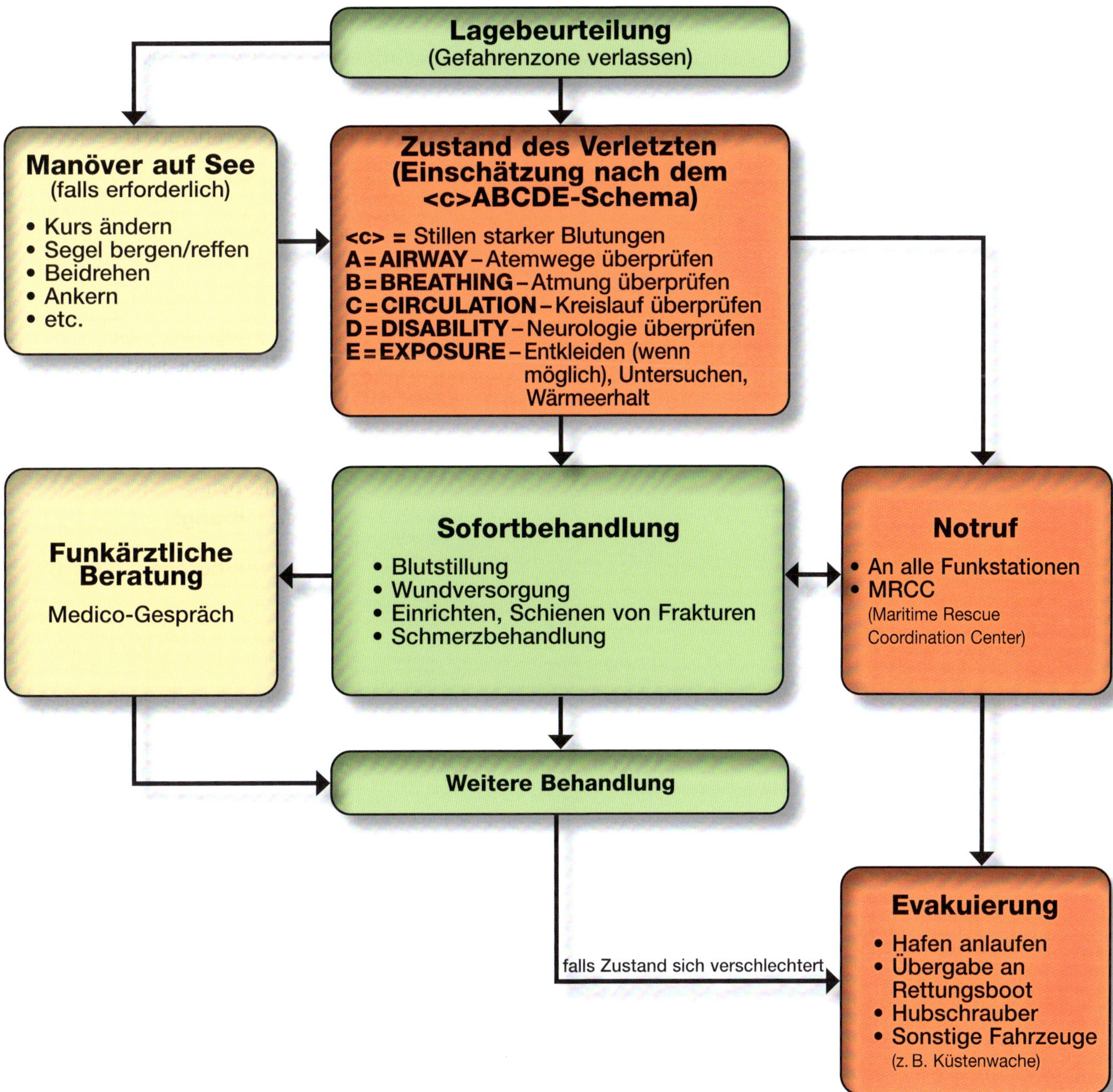

A. 3. HERZ-LUNGEN-WIEDERBELEBUNG

(als Erstes Notruf absetzen!)

Wiederbelebung nur bei Fehlen von Bewusstsein, (normaler) Atmung und Puls!

Der Laie beurteilt nur: Fehlende Lebenszeichen und keine normale Atmung, er soll nicht versuchen, den Puls zu tasten. Pulstasten ist zu unsicher und hält nur auf!

- **Lagerung:** Verletzten mit dem Rücken auf harter Unterlage lagern, Brust freimachen.
- **Atemwege freimachen:** Kopf überstrecken, sichtbare Fremdkörper und verrutschte Zahnprothesen entfernen (gut sitzende Prothese belassen).
- **Im Wechsel (für den Laienhelfer gilt: identischer Rhythmus beim Erwachsenen und beim Kind)** Herz-Druck-Massage (30x) und Mund-zu-Mund- oder Mund-zu-Nase-Beatmung durchführen, am besten mit zwei Helfern, die sich alle 2 Minuten abwechseln!

  Falls jemand nicht willens oder nicht in der Lage ist, eine Beatmung durchzuführen, dann soll wenigstens durchgehend, bis zum Eintreffen des Rettungsdienstes, eine Herz-Druck-Massage durchgeführt werden.
- **Die Herz-Druck-Massage** (siehe Seite 397, Kapitel C. 1.) wird mit gestreckten Armen ausgeführt: den Handballen der einen Hand in der Mitte des Brustkorbs (= untere Hälfte des Brustbeins) aufsetzen, die andere Hand wird über der ersten Hand auf dem Handrücken platziert, die Finger werden ineinander verschränkt. Die Druckfrequenz beträgt mindestens 100/min (aber nicht mehr als 120/min). Man kann sich an dem Rhythmus des Popsongs „Stayin' alive“ der Bee Gees oder des „Radetzky-Marsches“ orientieren. Der Brustkorb soll um ein Drittel komprimiert werden (5–6 cm beim Erwachsenen).
- **Die Atemspende** erfolgt 2x über 1 Sekunde, der Brustkorb soll sich gerade eben heben.

  Beim **Kind** beginnt die Wiederbelebungsmaßnahme einmalig mit 5 Beatmungen, danach geht es weiter im Rhythmus von 30:2 für den Laienhelfer (für professionelle Helfer gilt 15:2).
- **Dieser Zyklus** (Herz-Druck-Massage und Atemspende) wird 5x wiederholt, was etwa einer Zeit von 2 Minuten entspricht, danach erfolgt ein Helferwechsel. Derjenige, der den Brustkorb komprimiert, soll laut mitzählen!

Hinweis:

Zur erfolgreichen Wiederbelebung gehört in der Regel auch ein Defibrillator (AED = automatisierter externer Defibrillator, Gerät zum Abgeben von „Elektroschocks“), der so schnell wie möglich herbeigeschafft und eingesetzt werden muss. Ist dieser nicht vorhanden und zeigt der Patient keine offensichtlichen Lebenszeichen (z. B. wiedereinsetzende Atmung, Husten oder Bewegungen), die man beim Helferwechsel erkennen könnte, dann müssen die Wiederbelebungsmaßnahmen bis zur Erschöpfung der Helfer fortgesetzt werden, immer in der Hoffnung, dass professionelle Retter in der Zwischenzeit eintreffen.

Weitere Informationen und Abbildungen siehe Kapitel C. 1. (ab Seite 397).

BASISMASSNAHMEN ZUR WIEDERBELEBUNG ERWACHSENER

(in Anlehnung an die ERC-Reanimationsleitlinien 2021)

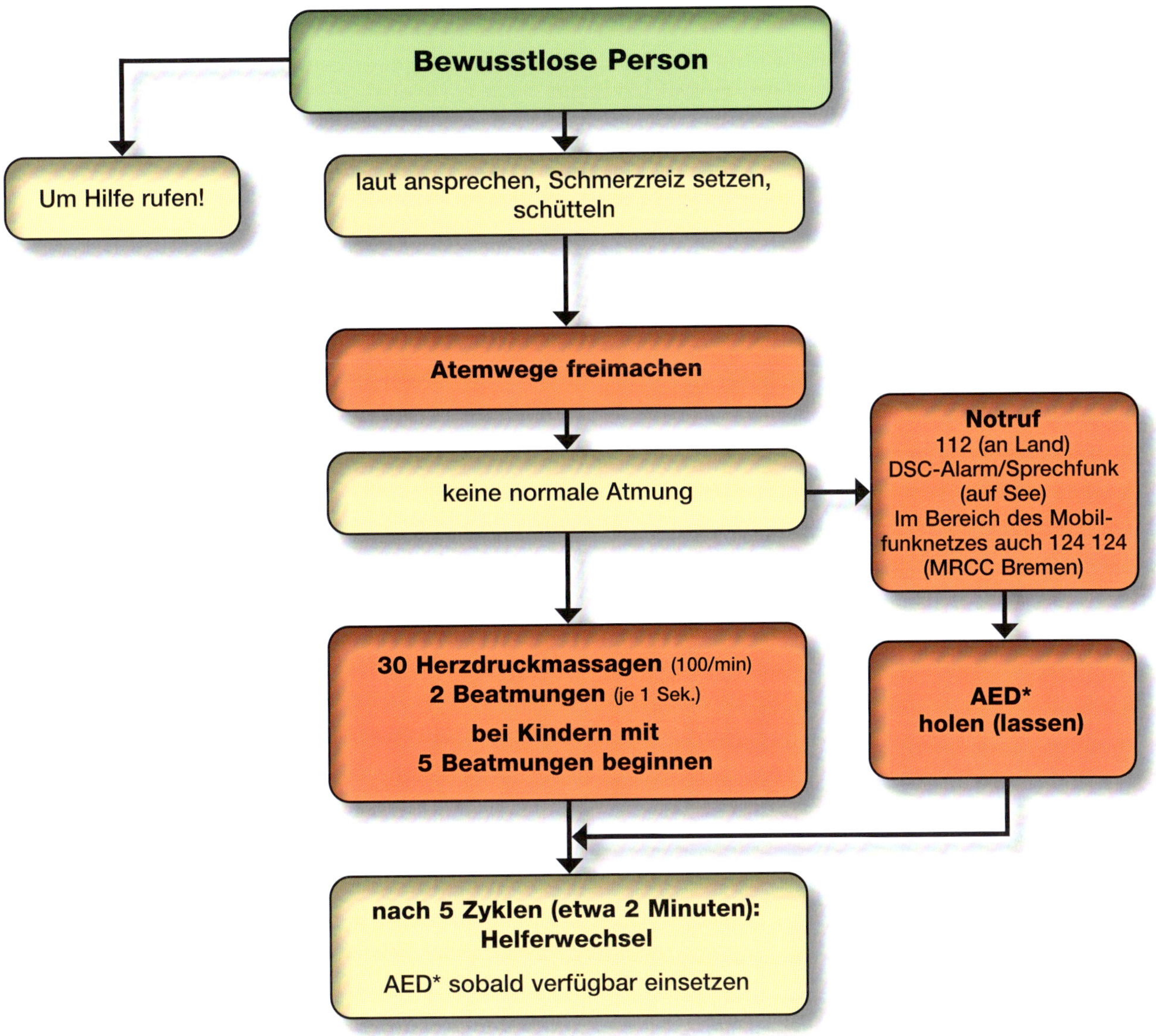

* Automatisierter externer Defibrillator

A. 4. LUFTNOT/„ERSTICKEN“

(Atemwegsverlegung durch Fremdkörper)

Eine Atemwegsverlegung kann zur Bewusstlosigkeit führen, deshalb ist es wichtig diesen Notfall nicht mit einer Ohnmacht, einem Herzinfarkt oder einem Krampfanfall zu verwechseln!

Allgemeine Zeichen einer Atemwegsverlegung durch einen Fremdkörper sind: Anfall ereignet sich während des Essens, Person greift sich ggf. an den Hals.

Man soll unbedingt fragen:
„Haben Sie / Hast Du einen Erstickungsanfall?“ bzw. „Würgen Sie?“
(Der Betroffene spürt die Symptome genau und weiß, was mit ihm geschehen ist.)

	leichte Symptome	schwere Symptome
„Hast Du einen Erstickungsanfall?“	„Ja“	unfähig zu sprechen, kann ggf. nur nicken
weitere Zeichen sind:	kann sprechen, husten, atmen	kann nicht sprechen / keuchende Atmung / stille Hustenversuche / Bewusstlosigkeit

Unterscheidung zwischen leichter und schwerer Atemwegsverlegung durch Fremdkörper (nach ERC-Reanimationsleitlinien 2021)

Bei **leichten** Symptomen: Zum Husten auffordern, sonst keine weiteren Maßnahmen.

Bei **schweren** Symptomen: Seitlich hinter dem Kranken stehen, den Brustkorb mit einer Hand festhalten und den Oberkörper vornüberbeugen.
- Bis zu **5** kräftige Schläge zwischen die Schulterblätter geben – wenn **kein** Erfolg dann:
- Bis zu **5** kräftige Kompressionen des Oberbauchs durchführen – dazu hinter den Kranken stellen, beide Arme um den Oberbauch legen, die Person nach vorne beugen, die Faust der einen Hand ballen, mit der anderen Hand umfassen, Faust zwischen Nabel und Brustkorb legen und kräftig/ruckartig nach innen und oben ziehen (Nicht bei Kindern unter 1 Jahr durchführen! Bei ihnen wird der Brustkorb ruckartig komprimiert).
- Wenn **kein** Erfolg dann: Im **Wechsel** 5 Rückenschläge und 5 Kompressionen des Oberbauchs durchführen.

Wenn der Patient **bewusstlos** wird:
- Vorsichtig auf den Boden legen,
- Hilfe (Rettungsdienst) rufen,
- **Wiederbelebung** mit Herzdruckmassagen (siehe „Herz-Lungen-Wiederbelebung“, A. 3.) beginnen.

Weitere Informationen und Abbildungen siehe unter Kapitel C. 2.

LUFTNOT/„ERSTICKEN“
MASSNAHMEN BEI ATEMWEGSVERLEGUNG DURCH FREMDKÖRPER

(in Anlehnung an die ERC-Reanimationsleitlinien 2021)

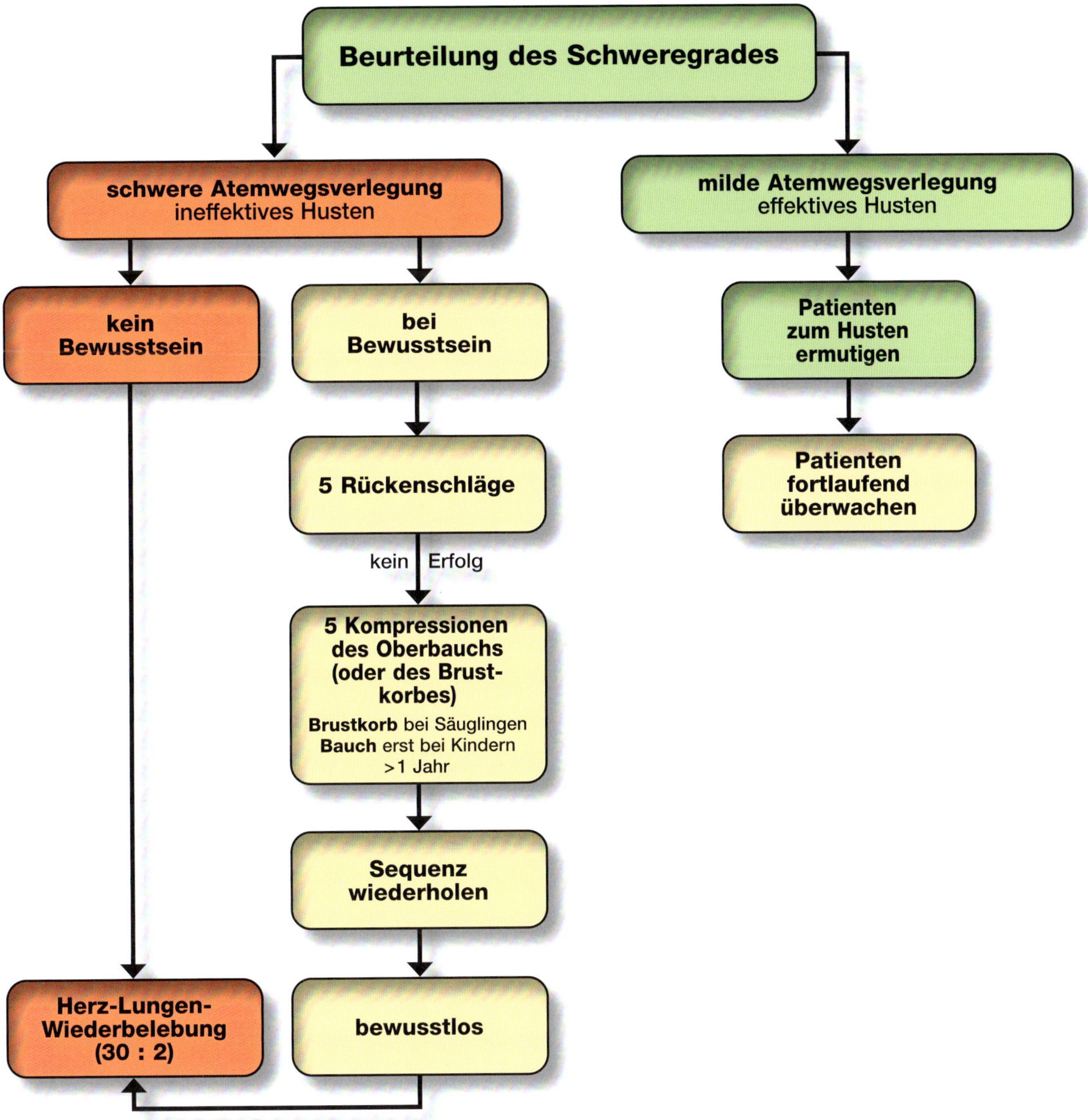

A. 5. BEWUSSTLOSIGKEIT

Keine Atmung, kein Puls:
- **sofortige Herz-Lungen-Wiederbelebung.**

Atmung vorhanden, jedoch **erschwert:**
- **Atemwege freimachen,**
- **stabile Seitenlage**,
- mit **Erbrechen** rechnen, **Erstickungsgefahr.**

Bewusstsein wieder eingetreten, Atmung erschwert:
- **Atemwege kontrollieren und freimachen,**
- Lagerung **nach Patientenwunsch.**

Bewusstsein wieder eingetreten, Atmung vorhanden, Puls vorhanden:
- **strikte Bettruhe,**
- **laufende Kontrolle von Bewusstsein, Atmung, Puls,**
- zunächst nur flüssige Kost.

Mögliche Ursachen

- **Herz-Kreislauf-Störung:**
  - Herzinfarkt,
  - Herzrhythmusstörung,
  - Kreislaufstörung nach Blutverlust oder langem Stehen.

- **Störung der Gehirntätigkeit:**
  - Schlaganfall (Hirnblutung),
  - Sonnenstich oder Hitzeeinwirkung,
  - Krampfanfall (Epileptiker, Alkoholiker),
  - Unterzuckerung bei insulin- oder tablettenpflichtigem Diabetiker,
  - Psycholabilität.

- **Unfall mit Schädel-Hirn-Verletzung**

Weitere Informationen siehe Kapitel B. 1.1.1. und B 1.1.3.

EINFACHE LEBENSRETTENDE MASSNAHMEN BEI BEWUSSTLOSIGKEIT

(in Anlehnung an die ERC-Reanimationsleitlinien 2021)

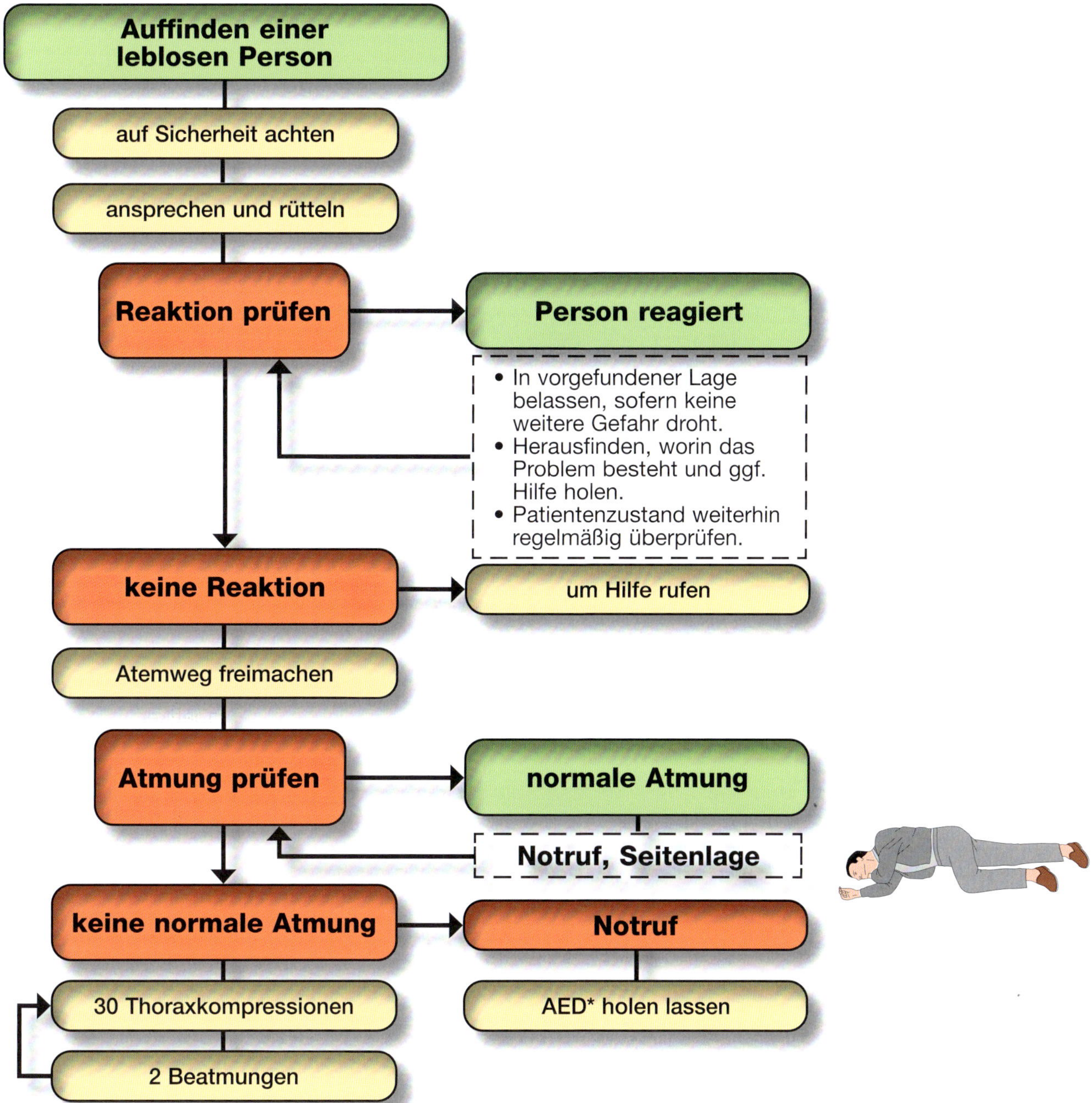

* AED = Automatisierter externer Defibrillator

A. 6. BLUTUNGEN UND AMPUTATIONS-VERLETZUNGEN

Blutende Wunden

- **Erkennen**
  Blutende Wunden können sichtbar sein oder aber auch durch Kleidungsstücke oder durch die Lage des Verunfallten verdeckt sein, deshalb Kleidung aufschneiden.

- **Gefahr**
  Schock durch Verbluten (Volumenmangel-Schock)

- **Maßnahmen**
  Wunde mit Kompressen – im Notfall mit Handtüchern, Taschentüchern, Laken – abdecken.
  Je nach Stärke der Blutung entsprechend festen Druckverband anlegen! Zur notfallmäßigen Blutstillung bei großen und tiefen Wunden kann auch ein neuartiges Verbandmittel benutzt werden, welches in die Wunde gedrückt wird und durch seine Bestandteile in kürzester Zeit die Blutgerinnung aktiviert, z. B. Quick Clot® (verschiedene Produkte).
  Bei schweren Gewebezerreißungen (Zertrümmerung einer Extremität, z. B. Arm oder Bein) erfolgt eine unkontrollierte massive Blutung, die eine **Abbindung** oberhalb der Verletzung über gesunder Haut erfordert!
  Es gibt industriell gefertigte „Abbinder" (z. B. Combat Application Tourniquet™) zu kaufen oder man behilft sich mit breitem Gürtel oder einem T-Shirt o. Ä. mit Knebel. (Wichtig: Druck so stark ausführen, dass die Blutung „steht", Zeitpunkt notieren!) Diese Maßnahme verursacht stärkste Schmerzen und muss trotzdem „energisch" durchgeführt werden (**Schmerzbehandlung!**).

  Dennoch: Immer erst einen Druckverband anlegen. Die Abbindung ist die **letzte** Möglichkeit!

  Und: Immer an **Wärmeerhalt** denken! Beim Unfallverletzten hat die Aus- bzw. Unterkühlung schwerwiegende Konsequenzen (u. a. Störung der Blutgerinnung).

Abriss/Amputation von Körperteilen

Abgetrenntes Körperteil wie vorgefunden in keimfreies Verbandsmaterial einwickeln und in einen Plastikbeutel legen (falls es von der Größe her möglich ist). Den Beutel verschließen und in einen größeren Beutel legen, der halb mit Wasser und halb mit Eis gefüllt ist.

Achtung: Kein direkter Kontakt des Amputats mit Eis!

Weitere Informationen siehe Kapitel C. 6.

VORGEHEN BEI BLUTUNGEN UND AMPUTATIONS-VERLETZUNGEN

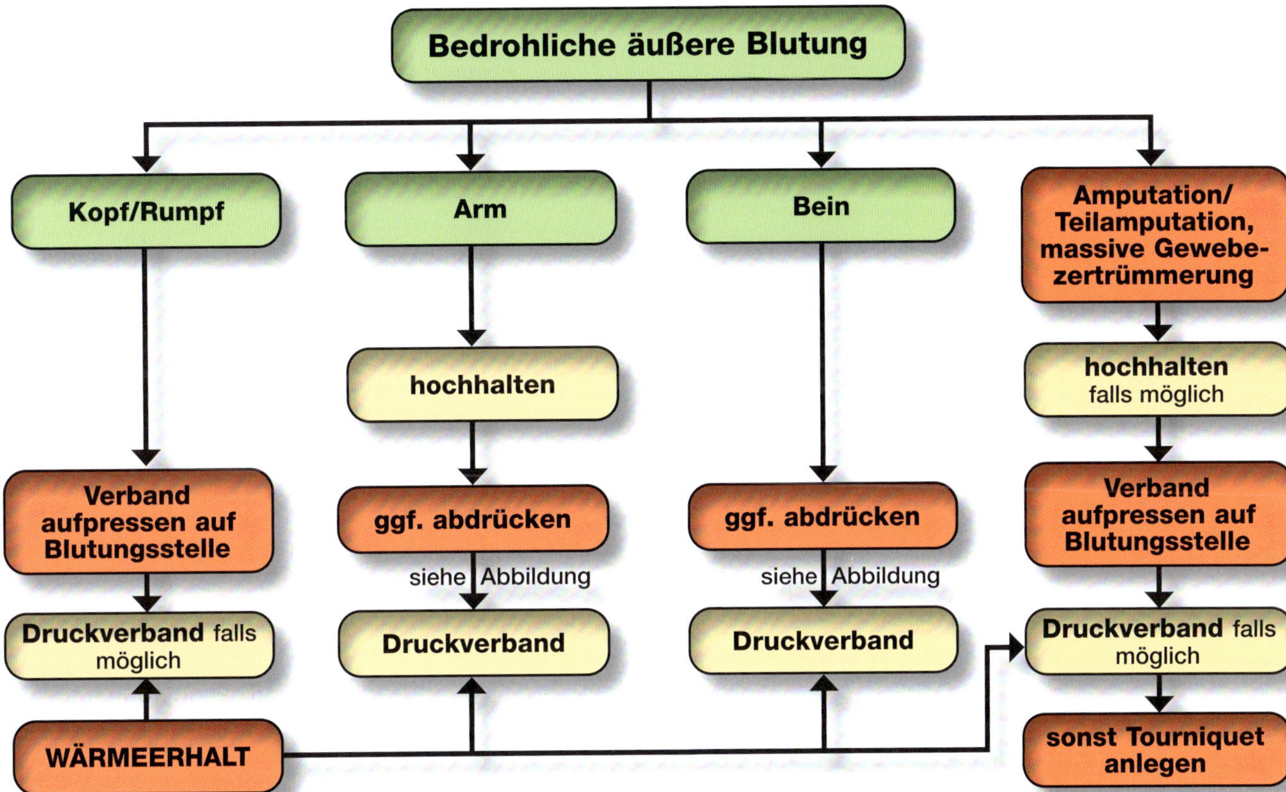

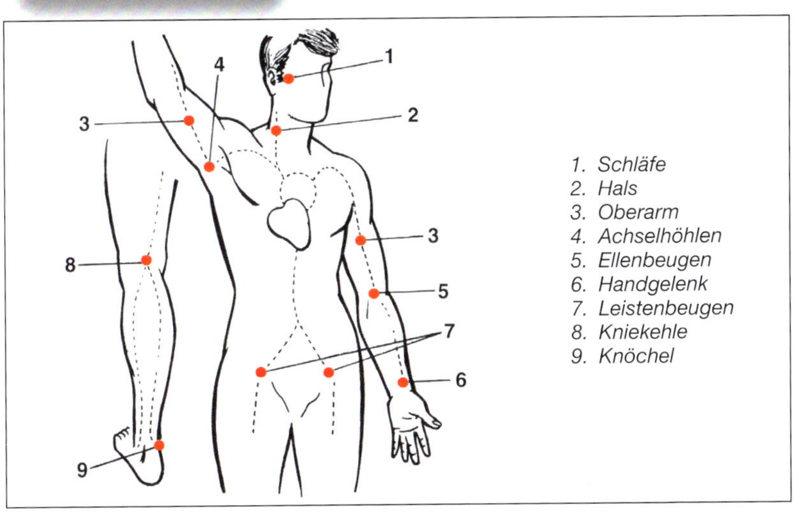

Stellen zum Abdrücken der Schlagadern

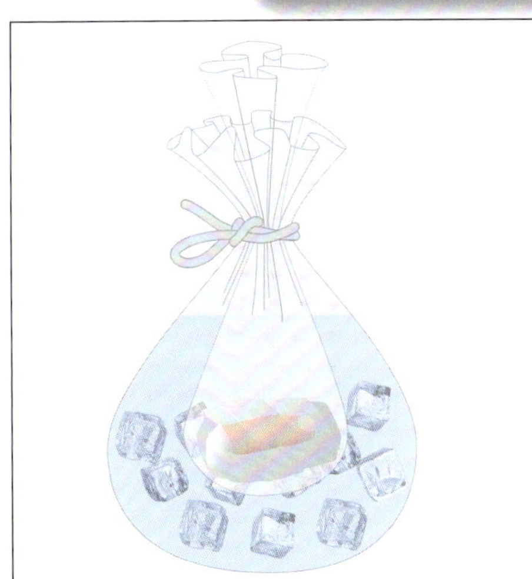

Versorgung des Amputats

A. 7. SCHOCK

Der Schock (= „Kreislaufzusammenbruch") ist ein lebensbedrohlicher Zustand, bei dem die lebenswichtigen inneren Organe nicht mehr ausreichend mit Blut und damit Sauerstoff versorgt werden.

Es gibt mehrere Ursachen:

- starker Blutverlust nach Unfall = **Blutungsschock**,
- starker Flüssigkeitsverlust bei Magen-Darminfektion mit Durchfall oder bei schweren Verbrennungen = **Volumenmangelschock**,
- schwere allergische Reaktion durch z. B. Insektenstich, Nahrungsmittel- oder Medikamentenunverträglichkeit = **anaphylaktischer Schock**,
- Blutvergiftung = **septischer Schock**,
- Verletzung von Gehirn und/oder Rückenmark = **neurogener Schock**,
- Herzversagen z. B. durch Herzinfarkt = **kardiogener Schock**.

Als allgemeine **Schockzeichen** gelten:

- immer niedriger werdender Blutdruck,
- schneller und schwächer werdender, schließlich kaum tastbarer Puls (Ausnahme: langsamer Puls beim neurogenen Schock)
- fahle Blässe,
- kalte Haut,
- Frieren – die Hautdurchblutung ist herabgesetzt,
- kalter Schweiß auf der Stirn,
- auffallende Unruhe,
- in fortgeschrittenem Stadium des Schocks zunehmende Teilnahmslosigkeit, weite Pupillen und flache Atmung.

Maßnahmen:

- **Schocklage**

  Den Betroffenen im unfallbedingten Schock flach auf den Rücken legen.
  Beim anaphylaktischen Schock mit niedrigem Blutdruck (Hypotonie) die Beine erhöht (~ 30 cm) lagern.
  Beim Unfallschock ggf. Blutstillung (siehe **Kapitel C. 4.1.**).
  Beim Herzversagen wie auch bei der Anaphylaxie mit Luftnot ist in der Regel eine sitzende Körperhaltung besser (siehe **Kapitel C. 5.**, Lagerung).

- **Wärmeerhalt**

  Betroffenen zudecken und ggf. bei längerer Wartezeit eine weitere Decke, Polster, Isomatte unterlegen.

- **Vitalfunktionen**

  Regelmäßige Kontrolle der Vitalfunktionen:
  – Bewusstsein,
  – Atmung,
  – Puls.

- **Schmerzbehandlung**

Weitergehende Maßnahmen der Schockbehandlung siehe **Kapitel C. 4.2.**

SCHOCK

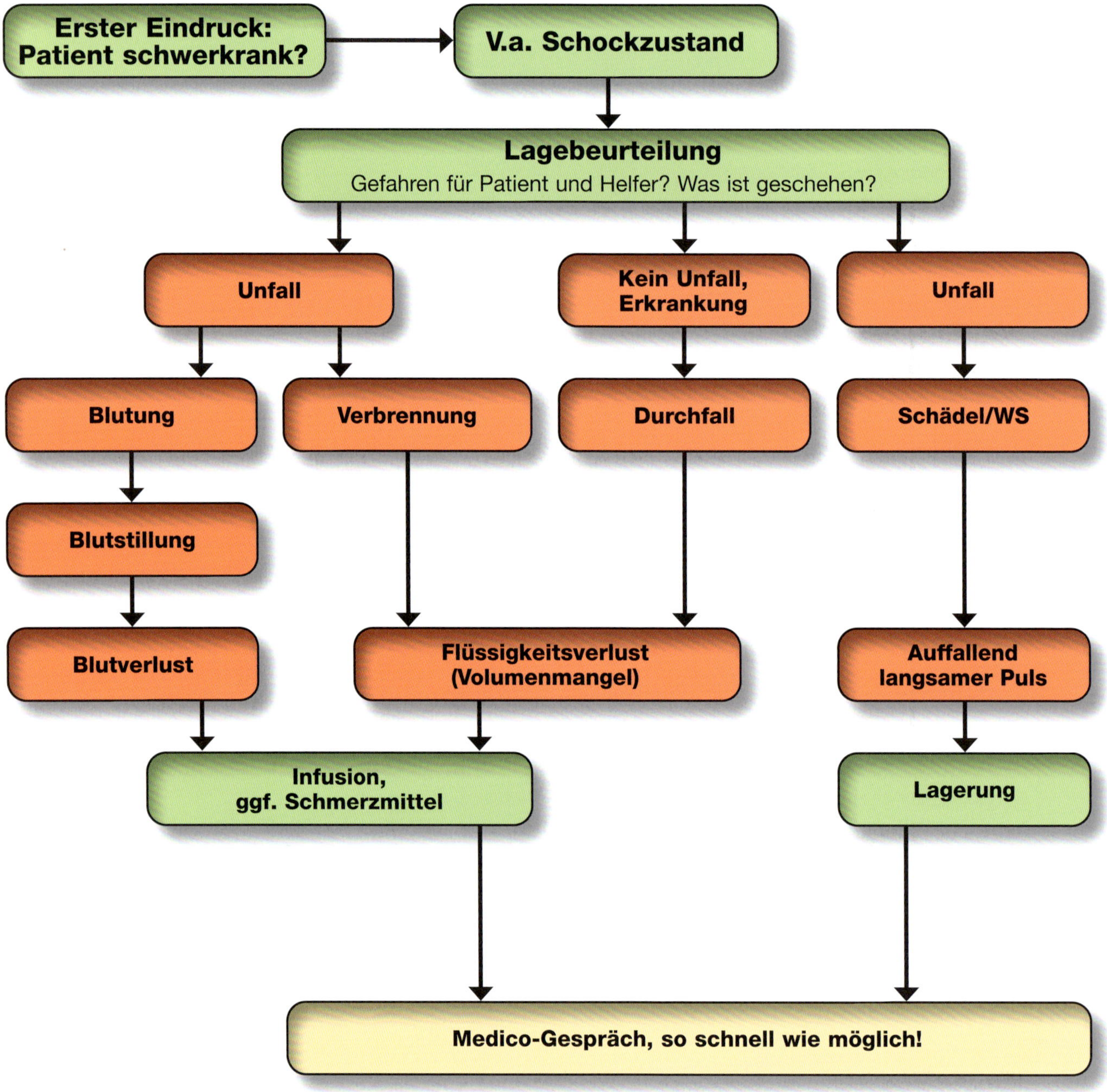
Erster Eindruck: Patient schwerkrank?
V.a. Schockzustand
Lagebeurteilung
Gefahren für Patient und Helfer? Was ist geschehen?
Unfall
Kein Unfall, Erkrankung
Unfall
Blutung
Verbrennung
Durchfall
Schädel/WS
Blutstillung
Blutverlust
Flüssigkeitsverlust (Volumenmangel)
Auffallend langsamer Puls
Infusion, ggf. Schmerzmittel
Lagerung
Medico-Gespräch, so schnell wie möglich!

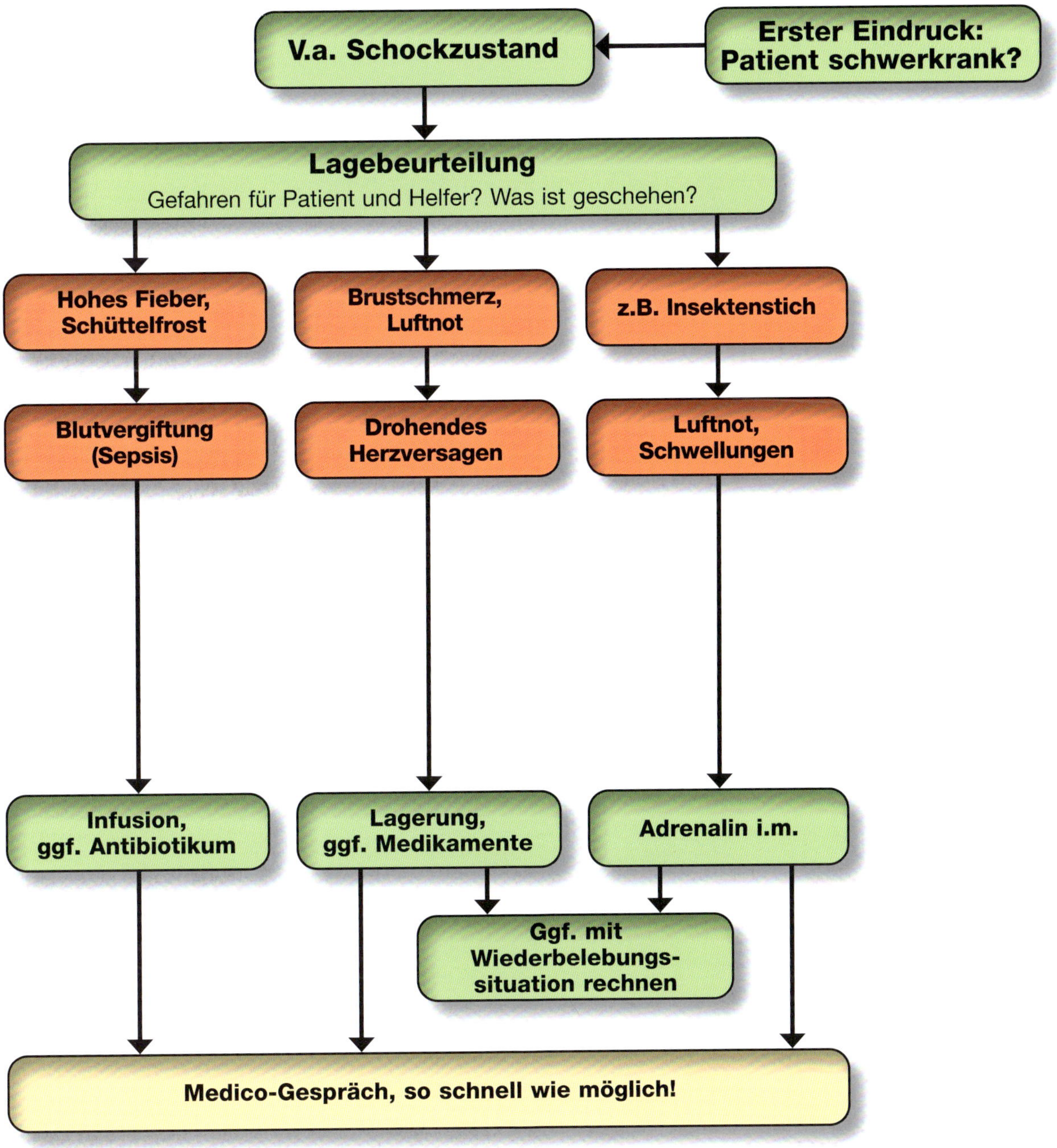
V.a. Schockzustand
Erster Eindruck: Patient schwerkrank?
Lagebeurteilung
Gefahren für Patient und Helfer? Was ist geschehen?
Hohes Fieber, Schüttelfrost
Brustschmerz, Luftnot
z.B. Insektenstich
Blutvergiftung (Sepsis)
Drohendes Herzversagen
Luftnot, Schwellungen
Infusion, ggf. Antibiotikum
Lagerung, ggf. Medikamente
Adrenalin i.m.
Ggf. mit Wiederbelebungs-situation rechnen
Medico-Gespräch, so schnell wie möglich!

A. 8. MENSCH / PERSON ÜBER BORD

Unfallort sofort markieren, „Mensch / Person-über-Bord"-Manöver fahren, dann vorsichtige, wegen eventuell bereits eingetretener Unterkühlung **möglichst horizontale Rettung und Transport.**

Bewusstsein fehlt, keine Atmung, kein Puls:
- **sofortige Herz-Lungen-Wiederbelebung.**

Bewusstsein fehlt, Atmung vorhanden, jedoch **erschwert:**
- **Atemwege freimachen,**
- **stabile Seitenlage**,
- vor Auskühlung schützen.

Bewusstsein vorhanden**, Atmung erschwert:**
- **Atemwege kontrollieren und freimachen,**
- Lagerung in **angenehm empfundener Position**,
- vor Auskühlung schützen.

Bewusstsein vorhanden, Atmung vorhanden, Puls vorhanden:
- bequeme Lagerung und strikte Bettruhe,
- trockene Kleidung,
- vor Auskühlung schützen,
- **laufende Kontrolle von Bewusstsein, Atmung, Puls.**

Unfallursache herausfinden. Falls ein Unfallgeschehen nicht eindeutig zu rekonstruieren ist, als Ursachen für den Sturz ins Wasser an folgende **Krankheiten** denken, sie ausschließen oder sie entsprechend behandeln:
- Kollaps oder Ohnmacht,
- Gehirnerschütterung,
- Herzrhythmusstörungen,
- Herzinfarkt,
- Krampfanfall mit Bewusstseinsverlust, z. B. bei
  - Epilepsie,
  - Alkoholkrankheit,
  - Unterzuckerung.

Weitere Informationen siehe Kapitel C. 8.

MENSCH/PERSON ÜBER BORD

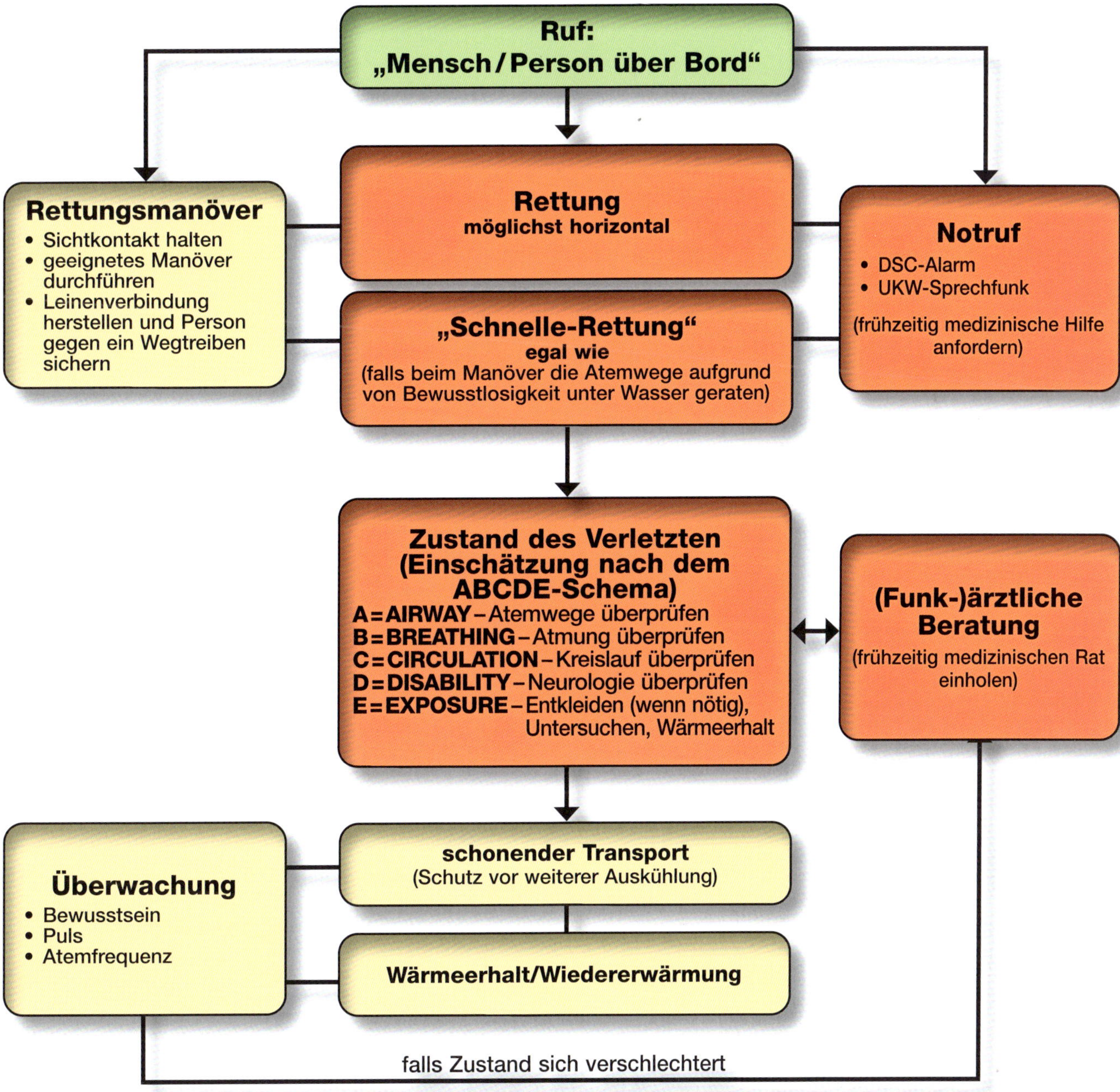

A. 9. ERTRINKEN

Der **Ertrinkungsunfall** ist ein Ereignis, bei dem es durch Ein- oder Untertauchen des menschlichen Körpers in ein flüssiges Medium zu einer Beeinträchtigung der Atmung und damit der Sauerstoffversorgung vor allem des Gehirns kommt.

Nach Sturz in vor allem kaltes Wasser besteht infolge der **Kälteschockreaktion** (siehe Kapitel B. 8.1.) durch Einatmen von Wasser die **Gefahr des Ertrinkens**.

Auch bei längerer Verweildauer im Wasser kann es durch **muskuläre Schwäche (Schwimmversagen)** oder infolge der Unterkühlung ebenfalls zum Ertrinken kommen.
Durch das Wasser in den Atemwegen kann kein Sauerstoff mehr in den Körper aufgenommen werden.

Die **Symptome** eines stattgefundenen Ertrinkungsvorganges sind:

- Husten,
- Rasselgeräusche beim Atmen,
- Luftnot,
- Schaum vor Mund oder Nase,
- isolierter Atemstillstand (bei tastbarem Puls an einer großen Körperschlagader, z.B. in der Leistenregion),
- Herzstillstand.

Der akute Sauerstoffmangel für das Gehirn führt ohne Rettung und Beatmung zu Kreislaufstillstand und Tod!

Behandlung des Ertrinkungsopfers:

- **Rettung** aus dem Wasser (siehe Kapitel C. 8.1.),
- prüfen, ob **Lebenszeichen** vorhanden sind,
- Basismaßnahmen der **Herz-Lungen-Wiederbelebung** (siehe Kapitel C. 1.),
- evtl. **erweiterte** lebensrettende Maßnahmen (siehe Kapitel C. 1.1.),
- **Überwachung** nach erfolgreicher Wiederbelebung.

VORGEHEN BEIM ERTRINKUNGSUNFALL

(in Anlehnung an die ERC-Reanimationsleitlinien 2021)

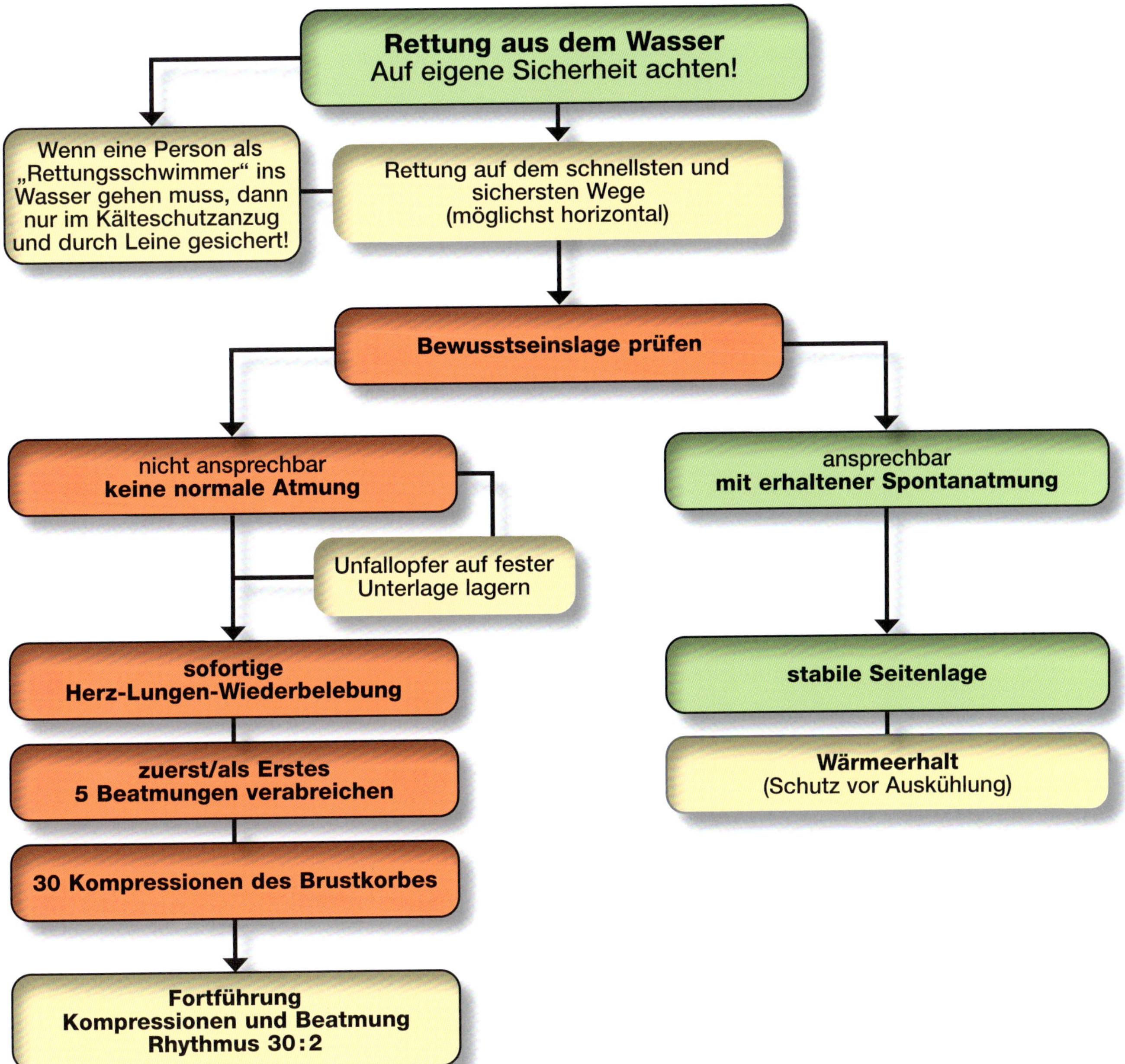

A. 10. UNTERKÜHLUNG

Rettung möglichst horizontal und Transport so schonend wie möglich an einen Ort mit Schutz vor weiterer Auskühlung.

Jede Person, die sich über längere Zeit (> 30 Minuten) im Wasser befunden hat, ist als unterkühlt anzusehen. Die **Einteilung der Unterkühlung** erfolgt nach dem „Swiss Staging System" in der modifizierten und revidierten Form (12.1, 67.1) sowie der „Cold Card" der Wilderness Medical Society (68.1) und orientiert sich an den **Symptomen** der verunfallten Person. Die (geschätzte) **Körperkerntemperatur** spielt für die Erstbehandlung **keine** Rolle, da diese nur in der Klinik zuverlässig gemessen werden kann (sie erklärt lediglich die temperaturabhängigen Reaktionen des Körpers auf Kälte).

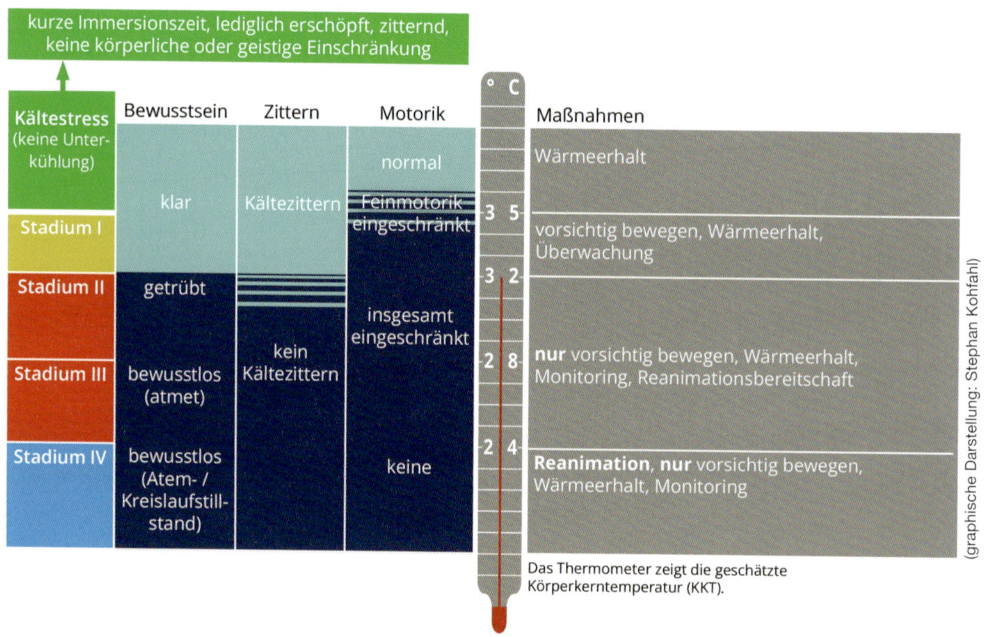

- Der **„Kältestress"** ist noch keine Unterkühlung.
- Das entscheidende Kriterium für die Ersteinschätzung ist der **Bewusstseinszustand**!
- Vereinzelt reagieren Personen auch im Stadium II noch mit **Kältezittern**.Bei Kältezittern liegt die KKT wahrscheinlich über 30 °C, ein Herzstillstand ist damit eher unwahrscheinlich.
- Die Übergänge zwischen den einzelnen Stadien sind fließend.
- Sobald eine **Bewusstseinseinschränkung** festgestellt werden kann, sollte die Person **horizontal gerettet** werden.

Weitere Informationen siehe Kapitel B. 8.1.

BEURTEILUNG / WIEDERBELEBUNG EINER UNTERKÜHLTEN/BEWUSSTLOSEN PERSON

(in Anlehnung an die ERC-Reanimationsleitlinien 2021)

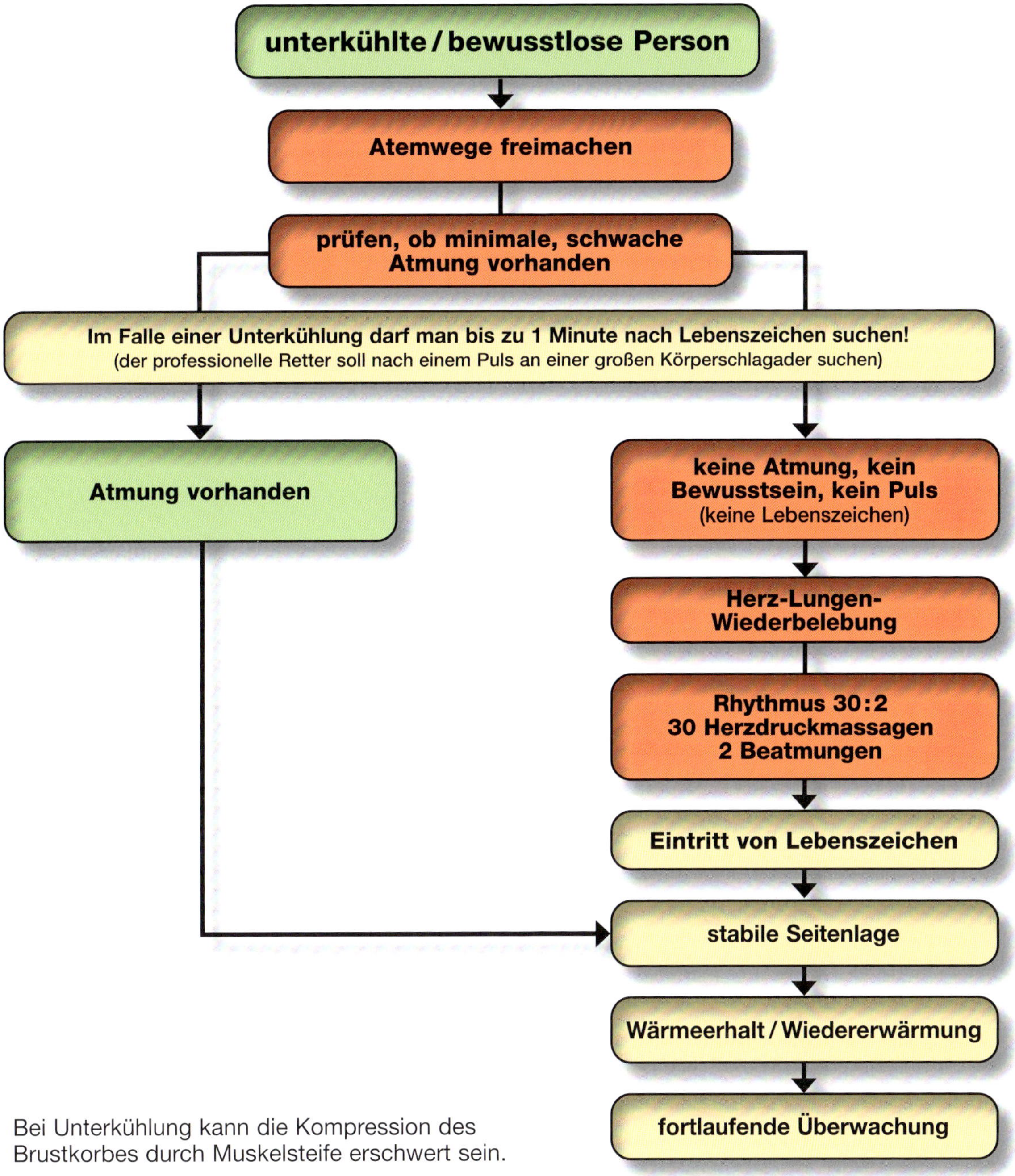

Bei Unterkühlung kann die Kompression des Brustkorbes durch Muskelsteife erschwert sein.

A. 11. KRAMPFANFALL/EPILEPSIE

Allen Krampfanfällen liegt eine plötzliche „Entladung“ der Hirnnervenzellen zugrunde. Sie können sich in unterschiedlicher Ausprägung zeigen.

Kleinere („fokale“) Anfälle gehen von eng begrenzten Hirnarealen aus und können sich in Störungen des Empfindens und der Wahrnehmung (z. B. Geschmacks- und Sehstörungen, unangenehme Gerüche) äußern. Auch kann es zu Muskelzuckungen in Gesicht, Hand oder Bein/Fuß kommen, und vorübergehend kann das Bewusstsein getrübt (bzw. kurzzeitiger Bewusstseinsverlust) sein. Danach setzen sogenannte „Automatismen“ ein wie Grimassieren, Schmatzen, Nesteln an der Kleidung usw.

Ein großer („generalisierter“) Krampfanfall geht von beiden Hirnhälften aus und führt zu plötzlicher Bewusstlosigkeit mit Sturz und krampfartigem rhythmischen Zucken aller Arme und Beine. Auch die Kiefermuskulatur ist verkrampft. Es kann im Anfall zum Zungenbiss und Einnässen kommen. In der Regel setzt nach wenigen (bis zu drei) Minuten ein schläfriger Erschöpfungszustand ein, danach wirkt der Patient etwas „durcheinander“ (Verwirrtheitszustand). Es besteht keine Lebensgefahr.

Lebensbedrohlich sind: ein über 5 Minuten andauernder Anfall bzw. mehrere Anfälle hintereinander, ohne dass der Patient das Bewusstsein wiedererlangt („Status epilepticus“), bläuliche Verfärbung des Gesichts oder lang andauernde Verwirrtheit nach dem Anfall.

Erste Hilfe: Schutz des Patienten vor „Selbstverletzung“, wenn er mit Armen und Beinen umherschlägt (gefährliche evtl. umstürzende Gegenstände in der Umgebung entfernen). Versuchen, ihn in eine Seitenlage zu bringen. Ausdrücklich keinen Keil zwischen die Zähne schieben!

Anfall genau beobachten (und nachher dokumentieren): Wie hat er begonnen, welche krampfartigen Zuckungen sind der Reihenfolge nach aufgetreten, wie lange hat es gedauert, welche Lautäußerungen (Schreie, Stöhnen) hat der Patient zu welchem Zeitpunkt gemacht, wie war der Zustand nach dem Anfall und für wie lange?

Wichtiger Hinweis: Ein Krampfanfall kann auch das erste Symptom eines **Herzstillstands** sein, d.h. der Patient zeigt **keine** Reaktion und **keine** normale Atmung (eine **„Schnappatmung“** ist keine normale Atmung)!

In jedem Fall **Rettungsdienst** alarmieren!

Weitere Informationen siehe Kapitel B 26.1.5.

KRAMPFANFALL

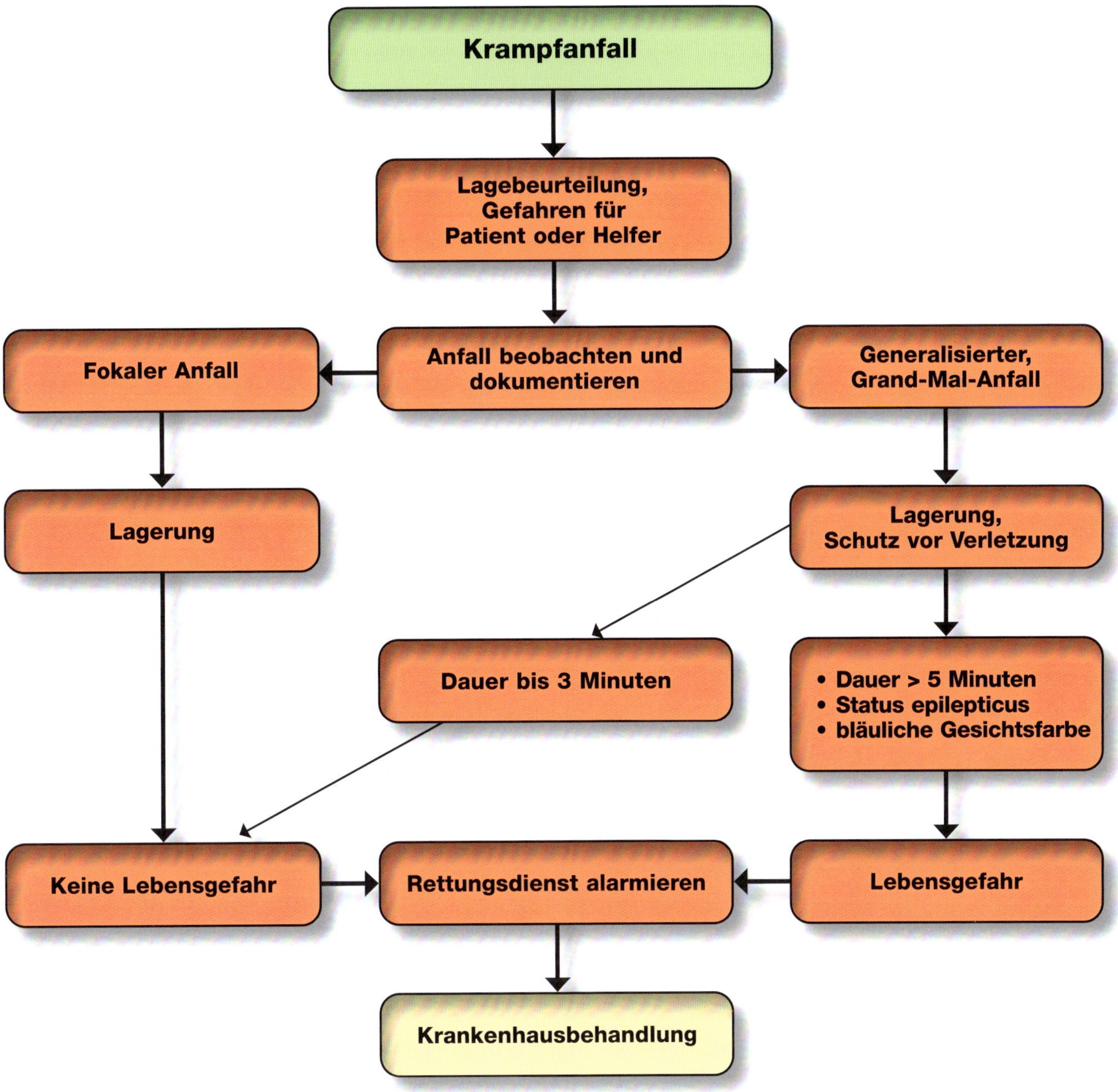

A. 12. KOPFVERLETZUNGEN (SCHÄDEL-HIRN-TRAUMA)

Bewusstsein fehlt, keine Atmung, kein Puls:
- **sofortige Herz-Lungen-Wiederbelebung.**

Bewusstsein fehlt, Atmung vorhanden, jedoch **erschwert:**
- **Atemwege freimachen,**
- **stabile Seitenlage**,
- mit **Erbrechen** rechnen, **Erstickungsgefahr.**

Bewusstsein vorhanden**, Atmung erschwert:**
- **Atemwege kontrollieren und freimachen,**
- wenn möglich Lagerung in **halbsitzender Position**,
- vorsichtige **Wundversorgung, keinen zu starken Druck auf die Wunde bei offenen Schädelverletzungen ausüben,**
- mit Erbrechen rechnen, **Erstickungsgefahr.**

Bewusstsein vorhanden, Atmung vorhanden, Puls vorhanden:
- Wundversorgung,
- bequeme Lagerung,
- **strikte Bettruhe,**
- **laufende Kontrolle von Bewusstsein, Atmung, Puls,**
- mit Erbrechen rechnen, **Erstickungsgefahr,**
- nur flüssige Kost, verabreichen in den ersten 24 Stunden,
- Schmerzmittel bei Bedarf (Nr. 5.04),
- Mittel gegen Brechreiz bei Bedarf (Nr. 3.01),
- **Krankenhausbehandlung.**

Mögliche Unfallfolgen können sein: Gehirnerschütterung, Gehirnquetschung, Schädelbruch, akute und chronische Gehirnblutungen, Lähmungserscheinungen. **Symptome einer Hirnschädigung** können noch nach Stunden oder Tagen auftreten. Es sind dies: Kopfschmerz, Schwindel, Brechreiz, Verwirrtheit mit unkontrollierten Handlungen, Bewusstseinslücken, Bewusstlosigkeit. Deshalb **kontinuierliche Überwachung durchführen und dokumentieren.**

Weitere Informationen siehe Kapitel B. 4.2.1.

MASSNAHMEN BEI SCHWEREN KOPFVERLETZUNGEN

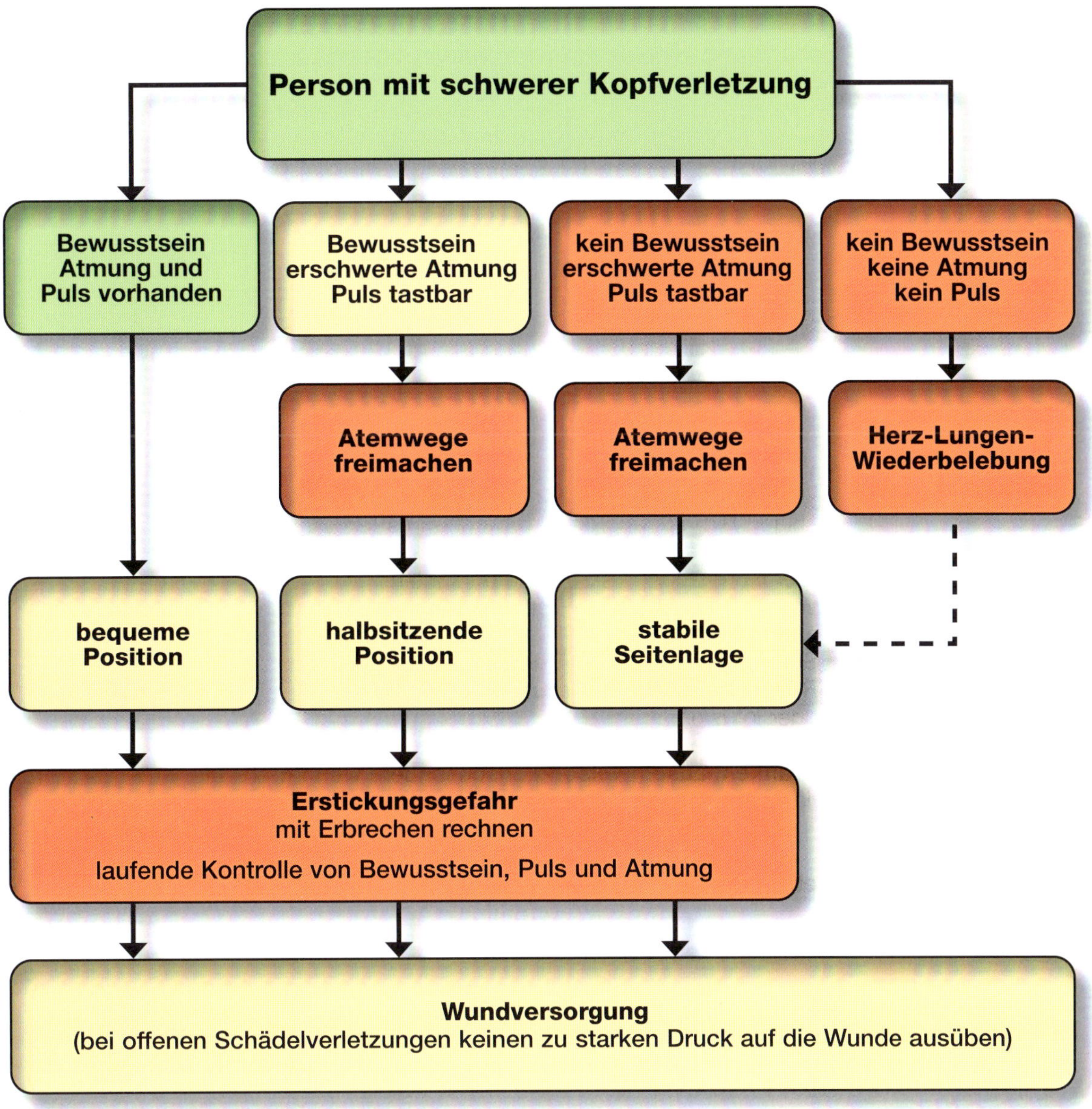

A. 13. VERBRENNUNGEN UND VERBRÜHUNGEN

Verbrennungen und Verbrühungen entstehen durch Hitzeeinwirkung bei Explosionen, Feuer und durch heißes Wasser oder heißen Dampf.
Sind **mehr als 30 % der Körperoberfläche** befallen, besteht **Lebensgefahr** durch Schock und Nierenversagen. Wundinfektionen können auch nach längerer Zeit noch auftreten.

Akut drohen:
- Schock,
- starke Schmerzen,
- Atemnot,
- Kreislaufkollaps durch Flüssigkeitsverlust.

Maßnahmen:
- Aus der **Gefahrenzone** bringen.
- Brennende oder mit heißem Wasser durchtränkte **Kleidungsstücke sofort entfernen, mit der Wunde verklebte Kleidung jedoch belassen.**
- **Verbrannte Stellen** sofort und laufend **durch Übergießen mit kaltem Wasser kühlen, bis der Schmerz nachlässt.** Auch Seewasser ist geeignet. Bei großflächiger Verbrennung des Körperstamms (Brust, Bauchbereich) und vor allem bei Kindern besteht durch „Kaltwasseranwendung" die Gefahr einer Unterkühlung. Hier nicht länger als 20 Minuten kühlen.
- **Wunden steril abdecken. Brandblasen** belassen, nicht öffnen. Keine Salben anwenden.
- **Schocklagerung, bei Atemnot auch halbsitzend.**
- Reichliche **Flüssigkeitszufuhr** als Getränk (1 Teelöffel Salz auf 1 Liter Wasser) oder Infusion.
- **Schmerzbehandlung** (Nr. 5.06).
- **Krankenhauseinweisung**, insbesondere wenn **mehr als 10 %** der Körperoberfläche betroffen sind.

Weitere Informationen siehe Kapitel B. 9.7. und B. 10.2.

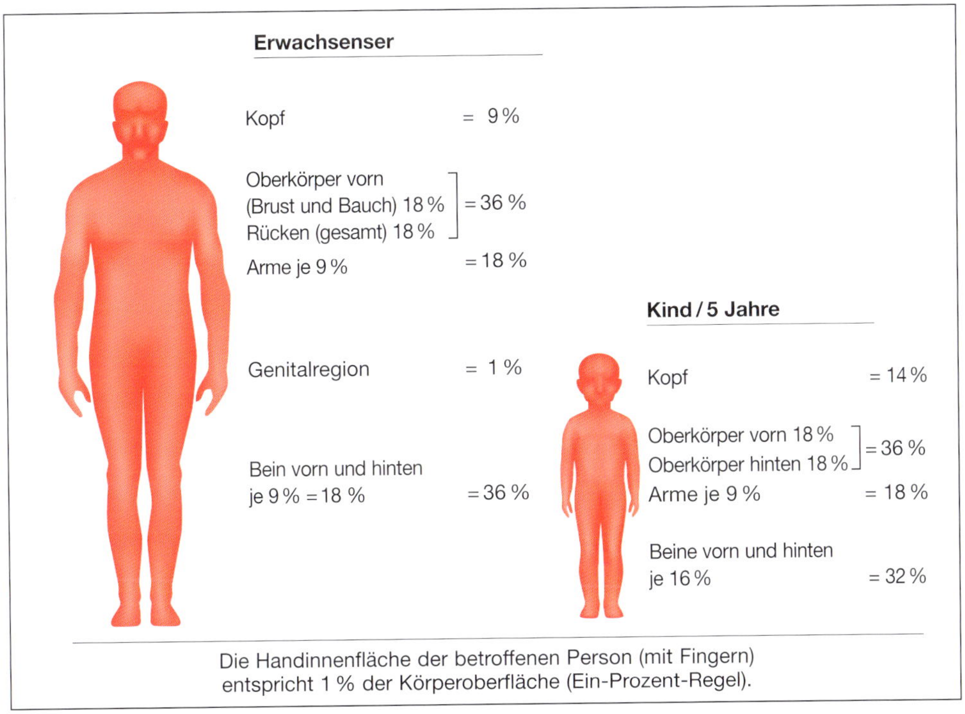

Neunerregel:
Prozentuale Einteilung der Körperoberflächen

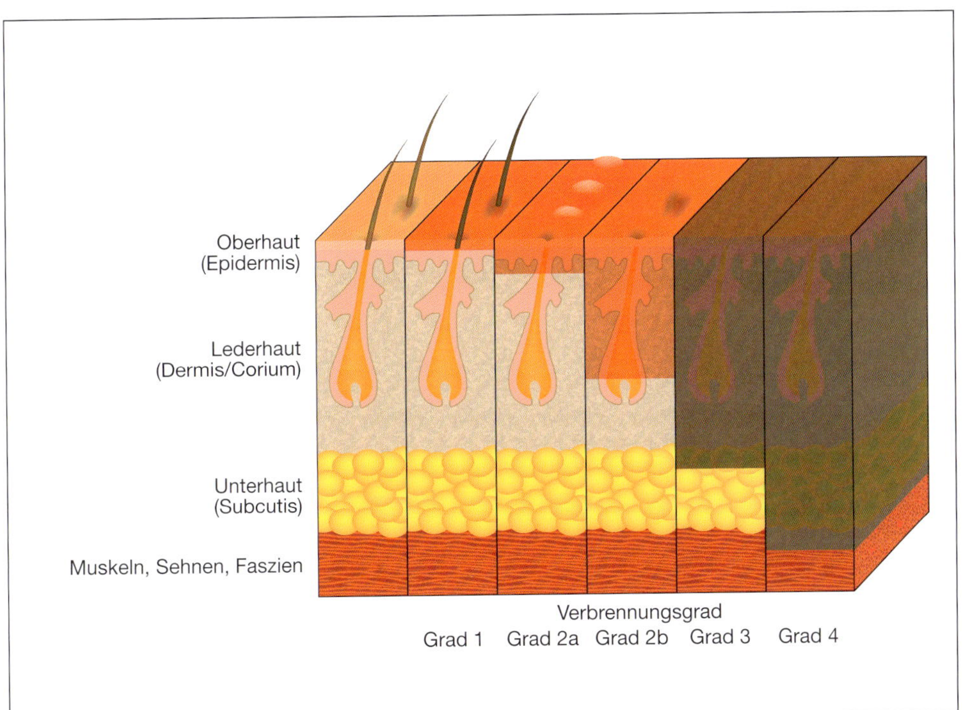

Einteilung der Tiefe einer Verbrennung / Verbrühung

A. 14. VERGIFTUNGEN

Bei jedem Verdacht auf eine Vergiftung ist in jedem Fall auf **Eigenschutz** zu achten und umgehend ärztliche Hilfe anzufordern!

Symptome: Atemnot, Bauchschmerzen, Übelkeit, Erbrechen, Schwindel, Bewusstlosigkeit, Hautrötung

Funkärztliches Beratungsgespräch
(TMAS Germany, Tel.: + 49-(0)4721-78-5) führen
oder direkt Kontakt zu einem **Giftinformationszentrum**
(z. B. GIZ-Nord, Tel.: +49-(0)551-19240) aufnehmen.

Folgende Fragen werden gestellt:
WER (Mann, Frau, Kind – Alter/Gewicht – sonstiger Gesundheitszustand/Vorerkrankungen)
WANN (konkrete Uhrzeit oder ungefährer Zeitraum)
WAS (z. B. Medikamente, Reinigungs- oder Lösungsmittel, Gase)
WIEVIEL (z. B. Anzahl Tabletten/Wirkstärke in mg pro Tablette, Flüssigkeitsmenge)
WIE (geschluckt, eingeatmet oder über die Haut) in den Körper aufgenommen
Wie ist der **jetzige Zustand**? Welche **Maßnahmen** wurden ergriffen?

Ursache	Erste Hilfe
Giftige Substanzen oder Lebensmittel (u. a. Medikamente, Reinigungsmittel, Pilze)	Mit Handschuhen Reste aus Mundhöhle entfernen und sicherstellen (auch Erbrochenes). Nichts zu trinken geben! Kein Erbrechen provozieren!
Rauchvergiftung, Einatmen von Gasen (z. B. Kohlenmonoxid)	Aus dem Gefahrenbereich entfernen, für Frischluft sorgen
Giftige Substanzen auf der **Haut**	Nur betroffene Hautareale mit Wasser spülen
Augenverätzung mit Chemikalien	Gründlich mit Wasser ausspülen, in Seitenlage vom inneren Augenwinkel nach außen laufen lassen, Augenlider offenhalten (Handschuhe!)

Weitere Informationen siehe Kapitel B. 6.

VERGIFTUNG

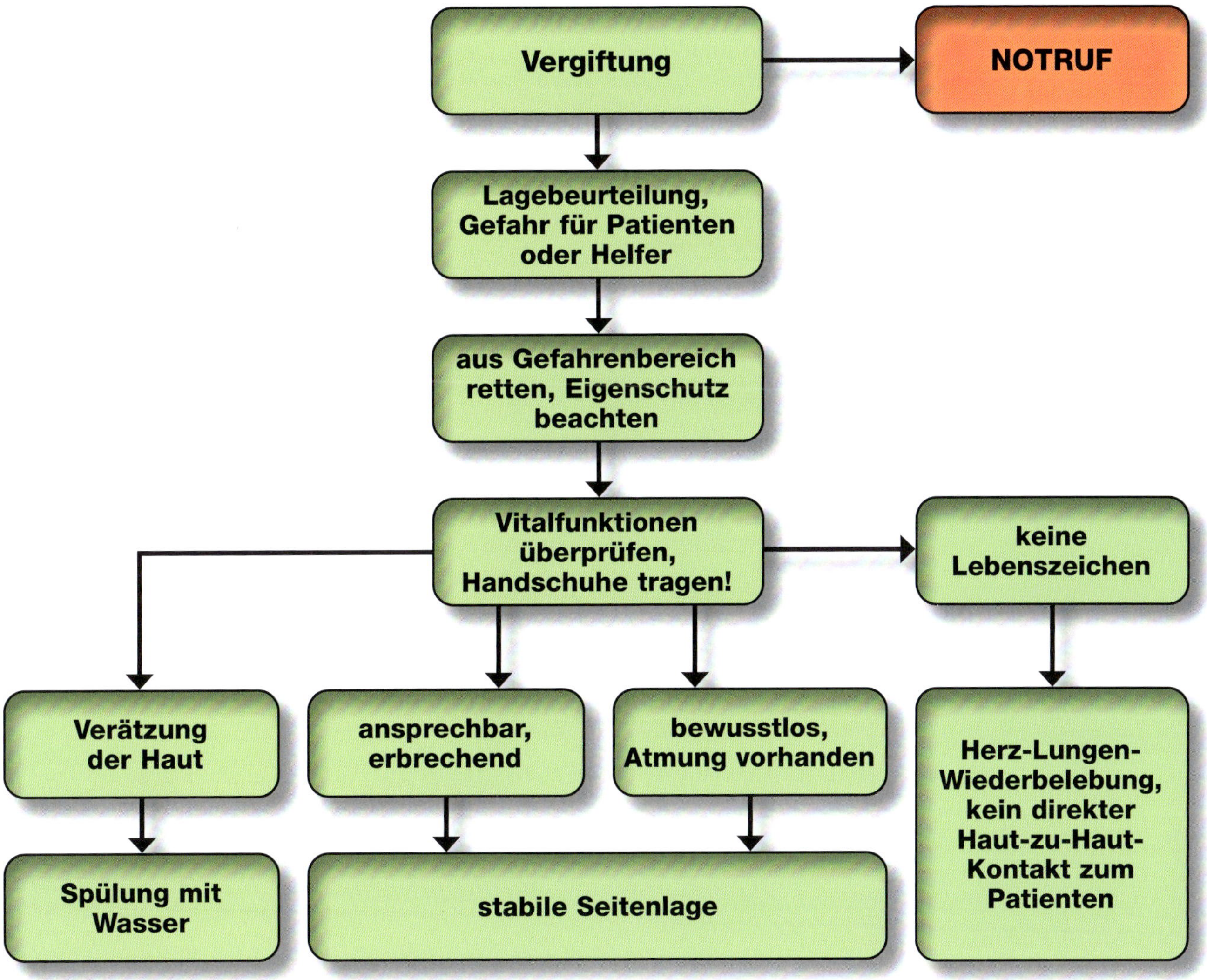
Vergiftung
NOTRUF
Lagebeurteilung, Gefahr für Patienten oder Helfer
aus Gefahrenbereich retten, Eigenschutz beachten
Vitalfunktionen überprüfen, Handschuhe tragen!
keine Lebenszeichen
Verätzung der Haut
ansprechbar, erbrechend
bewusstlos, Atmung vorhanden
Herz-Lungen-Wiederbelebung, kein direkter Haut-zu-Haut-Kontakt zum Patienten
Spülung mit Wasser
stabile Seitenlage

A. 15. TAUCHUNFALL

Jede Gesundheitsstörung in Zusammenhang mit einem Tauchgang ist bis zum Beweis des Gegenteils als ein Tauchunfall anzusehen. Es sollte unbedingt tauchmedizinischer Rat über eine Hotline eingeholt werden!

Bewusstsein fehlt, keine Atmung, kein Puls:
- **sofortige Herz-Lungen-Wiederbelebung.**

Bewusstsein fehlt, Atmung vorhanden, jedoch **erschwert**, Puls fraglich:
- **Atemwege freimachen,**
- **Sauerstoffgabe,** falls irgendwie möglich,
- **stabile Seitenlage,**
- **Flüssigkeitszufuhr**.

Bewusstsein vorhanden, **Atmung erschwert**, Puls vorhanden:
- **Atemwege kontrollieren** und **erforderlichenfalls freimachen**,
- **Lagerung** in **halbsitzender Position,**
- **Sauerstoffgabe,** falls irgendwie möglich,
- **Flüssigkeitszufuhr (kein Alkohol!),**
- vor Auskühlung schützen.

Bewusstsein vorhanden, Atmung vorhanden, Puls vorhanden:
- bequeme Lagerung,
- **Flüssigkeitszufuhr (kein Alkohol!)**
- vor Auskühlung schützen,
- **laufende Kontrolle von Bewusstsein, Atmung und Puls, auch nach Stunden kann es zu Atemstörungen kommen.**
- **in jedem Fall Sauerstoff geben (wenn vorhanden)**

Nationale DAN-Hotline für **Deutschland** und **Österreich**:
00800 326 668 783 (00800 DAN NOTRUF)

Nationale DAN-Hotline für die **Schweiz** (via REGA):
+41 333 333 333 (oder 1414 für Anrufe innerhalb der Schweiz)

VDST-Hotline: +49 69 800 88 616

Ansprechstelle des Schifffahrtmedizinischen Instituts der Marine: +49 431 5409 1441

Taucherhotline von aqua med: +49 700 34835463

Internationale DAN-Hotline: +39 06 4211 8685 oder 5685

Bei allen Telefonnummern Kennwort „Tauchunfall" angeben.
Eine aktuelle Liste mit Telefonnummern finden Sie auf der Internetseite der GTÜM, siehe http://www.gtuem.org.

Weitere Informationen siehe Kapitel B. 12.

ERSTE HILFE BEI TAUCHUNFÄLLEN

Aufenthalt unter Wasser?
- nein → **KEIN Tauchunfall!** Nächstes Krankenhaus aufsuchen → (weiter zu 1.–4.)
- ja → **MILDE Symptome?** (auffällige Müdigkeit, Hautjucken)

MILDE Symptome? (auffällige Müdigkeit, Hautjucken)
- ja →
  1. Sauerstoff 100 %
  2. 0,5 – 1 Liter/Stunde trinken
  3. Ruhiglagerung
  4. Überwachen und wiederholt neurologische Kontrolle
- nein → **SCHWERE Symptome:**

SCHWERE Symptome:
Hautflecken und -veränderungen, Ameisenlaufen, Taubheitsgefühl, Schmerzen, Lähmungen, Blasenentleerungsstörungen, Körperliche Schwäche, Atembeschwerden, Seh-, Hör-, Sprachstörungen, Schwindel, Übelkeit, Bewusstseinsstörungen, Bewusstlosigkeit
→ MASSNAHMEN

RÜCKBILDUNG der Symptome innerhalb von 30 Minuten?
- nein → Wie SCHWERE Symptome behandeln → MASSNAHMEN
- ja →
  5. Sauerstoff 100 % fortführen
  6. Taucherärztliche Telefonberatung
  7. Beobachtung für 24 Stunden

MASSNAHMEN:
Wiederbelebung entsprechend den aktuellen internationalen Leitlinien, falls erforderlich
- **Lagerung**: Seitenlage bei Bewusstseinsstörung, sonst Ruhiglagerung
- **Sauerstoff**: Sofortige Atmung von 100 % O_2 unabhängig von dem während des Tauchens geatmeten Gasgemisch:
  - ohne Pause bis zum Erreichen der Behandlungsdruckkammer
  - immer höchstmögliche Sauerstoff-Konzentration
  - z. B. Demand-Ventil oder Kreislauf-System mit Absorber für Kohlendioxid, gegebenenfalls über Konstantdosierung (mindestens 15 Liter/Minute) mit Reservoirbeutel
- **Flüssigkeitsgabe**: Taucher, die selbstständig trinken können, 0,5 – 1 Liter Flüssigkeit pro Stunde trinken lassen, isotonische, kohlensäurefreie Getränke bevorzugen
- **Rettungsleitstelle** alarmieren: „Verdacht auf Tauchunfall“
- Schutz vor Auskühlung und Überhitzung
- Keine nasse Rekompression
- **Überwachen** und wiederholt neurologische Kontrolle
- **Taucherärztliche Telefonberatung**: Telefonnummern siehe http://www.gtuem.org
- **Dokumentation** des Tauchunfallverlaufs und der Maßnahmen
- **Transportorganisation** über Rettungsleitstelle, zur nächsten erreichbaren geeigneten Notaufnahme, möglichst in Nähe einer Behandlungsdruckkammer:
  - kein bestimmtes Transportmittel: schneller und schonender Transport
  - Hubschrauber: niedrigste fliegerisch vertretbare Flughöhe
- Tauchpartner ebenfalls beobachten
- Gerätesicherstellung (z. B. Tauchcomputer)

A. 16. SEENOTFALL / VERLASSEN DES SCHIFFES

Drohender Schiffsverlust

- Besatzung einweisen, Aufgaben verteilen.
- **Notruf („MAYDAY")** absetzen (entweder roten **DISTRESS**-Knopf am UKW-DSC-Gerät für 5 Sekunden drücken und gedrückt halten bis „Piepton" ertönt oder gesprochene Notmeldung aussenden) oder MRCC Bremen über Telefon (Rufnummer ohne Ortsnetzvorwahl **124 124**) informieren.
- Zusätzliche **warme Kleidung** und Kälteschutz-/Überlebensanzug anziehen.
- **Rettungswesten** anlegen (noch nicht aktivieren!), Brust- und Schrittgurt fest anziehen. Ein nachträgliches „Justieren" ist im Wasser oft nicht oder kaum möglich.
- **Unbedingt (so früh wie möglich) Mittel gegen Seekrankheit einnehmen,** diese brauchen mindestens 1 Stunde, bis sie wirken.
- **Rettungsinsel** auf Einsatz vorbereiten, noch nicht aktivieren, Reißleine bleibt an Bord belegt (hat eine „Sollbruchstelle"). Falls vorhanden: **Schlauchboot** aufblasen.
- **Flüssigkeit** (Wasser) trinken (jedoch: keinen Alkohol, keinen Tee oder Kaffee, dies führt zu vermehrter Urinausscheidung und damit Flüssigkeitsverlust).
- **Zusätzliche Notausrüstung** (**„Grab Bag"**) bereithalten.
  Der Inhalt sollte sein: **Trinkwasser**, Nahrung, **UKW-Handfunkgeräte**, **Satelliten- und/oder Mobiltelefon**, **Taschenlampen**, Messer, zusätzliche **Seenotsignale**, **Bordapotheke** (Medikamente gegen Seekrankheit, Verbandsmittel), Schwämme, Plastikgefäße, trockene **Kleidung** in Plastikbeuteln, Reparatursatz für Rettungsinsel, Polster (Kapok-Kissen) zum Isolieren des Bodens der Rettungsinsel bereithalten, **unbedingt an Bändsel oder Zeisinge denken** (um lose Ausrüstungsgegenstände in der Rettungsinsel zu fixieren, damit diese beim möglichen Durchkentern nicht verloren gehen!), **Hand-GPS**, Seekarte, Handpeilkompass, Logbuch/Schreibkladde, Stifte, **Ausweispapiere**, Scheckkarten, Geld, **Survival Handbuch!**

Solange das Schiff noch schwimmt, an Bord bleiben!

- **Verlassen des Schiffes** nur auf Anordnung des Schiffsführers, möglichst trocken die Rettungsinsel oder das Schlauchboot besteigen, möglichst nicht springen.
- **EPIRB-Boje aktivieren!**
- **Untergehende Schiffe** verursachen zwar keinen Sog, jedoch auf Hängenbleiben im Rigg und auf Verletzungsgefahr durch aufschwimmende Gegenstände achten.

Verhalten in der Rettungsinsel oder im Rettungsboot

- Wenn der **Schiffsführer** (psychisch oder durch Krankheit/Verletzung) nicht mehr in der Lage ist, weiterhin die **Verantwortung** zu übernehmen, dann ein anderes Besatzungsmitglied hierfür bestimmen.
- **Organisation** des Lebens auf „kleinstem Raum".
  Aufgabenverteilung, z.B. Lagerung verletzter Personen, Sitzverteilung, Bestandsaufnahme der mitgebrachten Ausrüstung, Wacheinteilung, Trockenhalten des Bodens, Ausguck, Auffangen von Regenwasser usw.
- **Spätestens jetzt: Mittel gegen Seekrankheit einnehmen!**
- In den **ersten 24 Stunden** nichts mehr trinken, um den Körper an eine Mangelsituation zu gewöhnen, danach erst mal nicht mehr als 0,5 Liter Wasser pro Person und Tag über den Tag verteilt ausgeben (wenn nicht genügend Trinkwasser vorhanden ist, dann noch weiter rationieren).

- Auf Schutz gegen **Witterungseinflüsse** (Kälte, Nässe, intensive Sonneneinstrahlung) achten.

Nie die Hoffnung aufgeben!
Ständige Stärkung des Willens zum Überleben durch die „Führungsperson"!

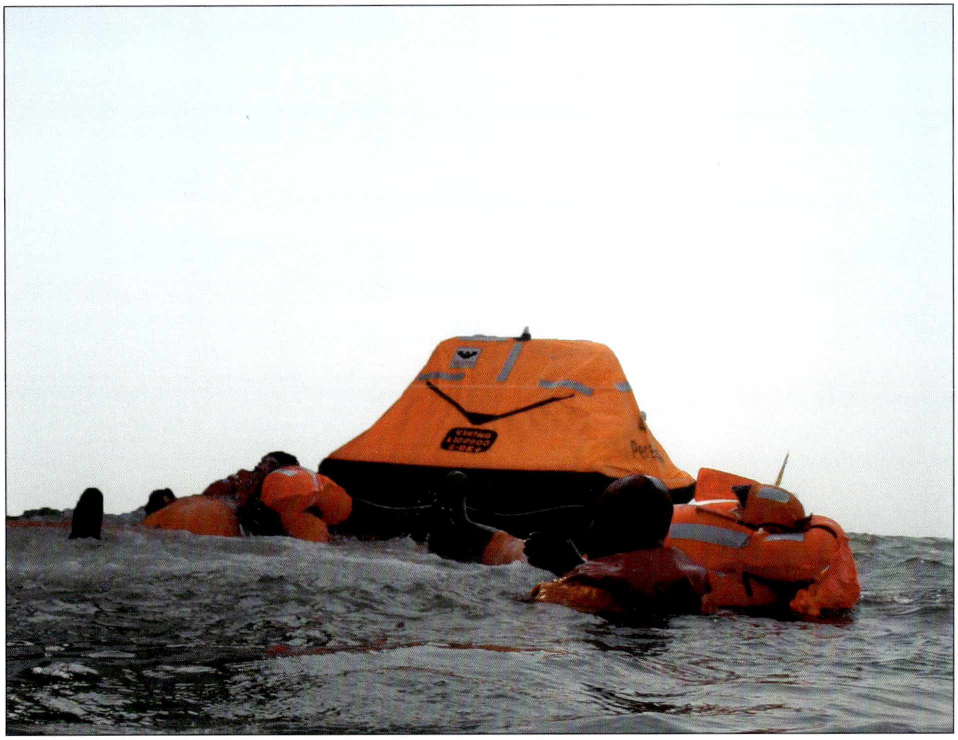

Rettungsinsel im Wasser

Verhalten im Wasser (nach Sturz / Sprung ins Wasser)

- **Atmung unter Kontrolle bringen, erst dann weitere Schritte planen!**
- **Entscheiden, ob ein treibender Gegenstand in der Nähe die Überlebenschancen erhöhen kann und erreichbar ist, ansonsten Kräfte schonen!**
- Rettungswesten aufblasen, wenn die Automatik versagt hat.
- **Zusammenbleiben**, zusammen anleinen, treiben lassen.
- Alle **Kleidung** (auch die Stiefel) zur Isolation **anbehalten**. Nasse Kleidung im Wasser wiegt nur so viel wie in trockenem Zustand an Land und „zieht nicht nach unten"! Wenn man ohne Weste im Wasser treibt, dann sorgt die eingeschlossene Luft in der Bekleidung für einen gewissen Auftrieb.
- Rücken zu Wind und See drehen, um Gischtinhalation zu vermeiden!

Nie die Hoffnung aufgeben! Der Wille zum Überleben hat Rettungen in beinahe aussichtslosen Situationen noch möglich gemacht!

Weitere Informationen siehe Kapitel C. 9.

A. 17. RETTUNG DURCH HUBSCHRAUBER

Vorbereitung:

- **Klarieren des Decks.** Störende Teile der Takelage (z. B. Dirk, Backstagen), in die sich das Windenseil, die Trage oder der Astronautenkorb verfangen könnten, entfernen. Sie gefährden die Besatzungen von Schiff und Hubschrauber.
- Segel auftuchen und festzurren. Lose Teile unter Deck verstauen.
- **Rettungswesten anlegen**, **warme Kleidung** anziehen, Handschuhe.
- Ist Rettung vom Schiff aus nicht möglich, Rettungsinsel oder Schlauchboot an Schleppleine (bleibt belegt) klarmachen. Notfalls muss die Rettung aus dem Wasser erfolgen!

Auffinden durch den Hubschrauber erleichtern:

- **Frühzeitig Funkkontakt** aufnehmen (UKW-Kanal 16). Befindet sich der Hubschrauber erst einmal über dem Havaristen, ist eine Verständigung wegen des Motorlärms nur noch durch Handzeichen möglich.
- Angaben machen über **Position, Art des Notfalls, Besatzungszahl** und Aussehen des Schiffes (Schiffstyp, Rumpffarbe).
- Schiff **kenntlich machen** durch Rauchsignal, Rotfeuer, mehrfaches Bergen und Setzen des Vorsegels, Winken mit Flaggen oder auffälligen Gegenständen.
- Positionslampen anschalten.
- Nachts ein **Blenden der Hubschrauberbesatzung** durch starke Scheinwerfer, Leuchtraketen, Blitzlicht (Kameras!, Laser-Notsignale) **unbedingt unterlassen.**

Manöver:

- Schiff gut steuerfähig halten, **Kurs** (gegen den Wind, bei der Sea King Windeinfall mit 20° bis 30° von Backbord) **und Geschwindigkeit (ca. 5 sm/h) strikt einhalten**.
- Der Hubschrauber fliegt zunächst einen Kreis um den Havaristen, nähert sich von achtern, taucht die Rettungsschlinge zum Erden kurz ins Wasser und gibt sie dann an Bord.
- **Rettungsschlinge** am Gewicht ergreifen und **führen**. Sie darf **auf keinen Fall belegt** oder unter Deck genommen werden!
- Rettungsschlinge unter den Armen umlegen, Karabinerhaken vorne, Rückenteil über den Schulterblättern, Arme nach unten halten.
- Wenn klar zum Aufwinschen, Zeichen geben: Daumen nach oben.
- **Hände** bleiben **vorne**, Handgelenk umfassen, **nicht das Seil oder den Haken ergreifen**, Beine geschlossen halten und leicht anwinkeln.
- Das **Crewmitglied im Hubschrauber** zieht den Geretteten mit dem Rücken zuerst in den Hubschrauber hinein.

Weitere Informationen siehe Kapitel C. 8.3.

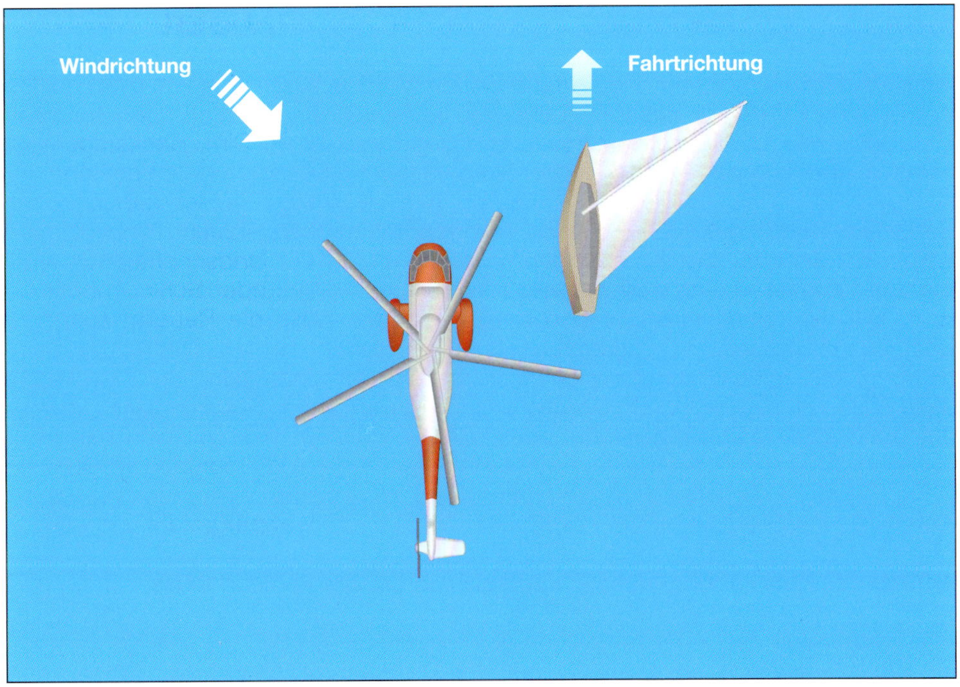

Sicht von oben auf Hubschrauber und Boot; Yacht auf Stb.-Bug

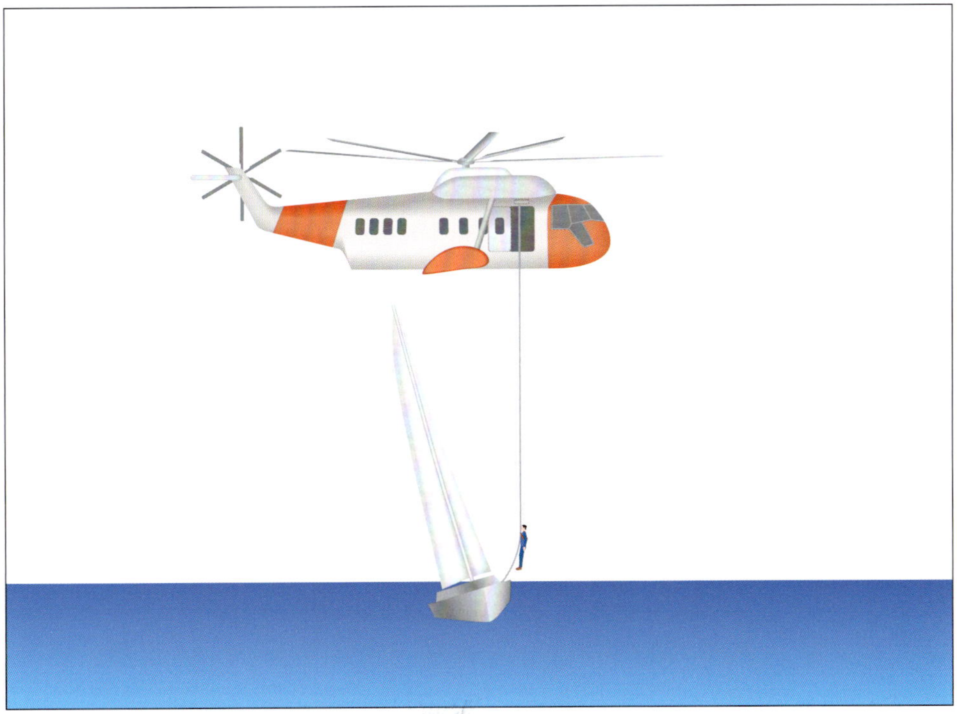

Seitenansicht von Hubschrauber und Boot

A. 18. NOTRUF

Ein **Notruf** wird ausgesendet bei akuter Gefahr, d. h., es besteht unmittelbare Gefahr für Leib und Leben der Besatzung oder die Sicherheit des Schiffes. Darunter fallen Ereignisse, wie beispielsweise Feuer an Bord, Wassereinbruch oder Sinken des Schiffes, aber auch eine „Person-über-Bord"-Situation!

Bei einem Notruf im GMDSS (Global Maritime Distress and Safety System), dem weltweiten Seenot- und Sicherheitsfunksystem, erfolgt **vor der eigentlichen Notmeldung zunächst eine Alarmierung an alle Funkstellen über DSC**.
Dazu soll, falls genügend Zeit und entsprechendes Wissen vorhanden sind, der DSC-Controller zunächst programmiert und anschließend die rote **DISTRESS**-Taste gedrückt und 5 Sekunden lang gehalten werden. Alternativ kann der DSC-Alarm auch ohne vorherige Programmierung des Controllers durch 5-sekündiges Drücken der **DISTRESS**-Taste ausgesendet werden.

Dann folgen der Notanruf und die Notmeldung im Sprechfunkverfahren auf UKW-**Kanal 16** oder Grenzwelle (GW) **2182 kHz**.

Aufbau der Notmeldung siehe Ablaufschema auf der rechten Seite.

Ein ähnliches Vorgehen gilt auch bei der **Dringlichkeitsmeldung**. Diese kann sich auf die Sicherheit des Schiffes (z. B. technische Probleme) oder eines Besatzungsmitglieds (z. B. bei Erkrankung) beziehen. Eine medizinische Beratung kann beispielsweise über einen Dringlichkeitsanruf angefordert werden. Dabei gilt: Nur kurze Dringlichkeitsmeldungen dürfen über Kanal 16 verbreitet werden, für längere Meldungen sollte ein Schiff-Schiff-Kanal gewählt werden und nur der Anruf mit Angabe des Arbeitskanals über Kanal 16 im Sprechfunkverfahren abgewickelt werden.

Aufbau einer Dringlichkeitsmeldung siehe Ablaufschema auf der rechten Seite.

Eine Notmeldung ist auch über Telefon an die **Deutsche Gesellschaft zur Rettung Schiffbrüchiger (DGzRS)** in Bremen möglich:

Tel.: 124 124 (ohne Vorwahl im deutschen Telefonnetz) oder
Seenotleitung/MRCC (Maritime Rescue Coordination Center): **Tel.: +49(0)421-536870**

Funkärztliche Beratung (Medico-Gespräch):
Tel.: +49(0)4721-785 (Krankenhaus Cuxhaven: +49(0)4721-780)
Fax: +49(0)4721-781520
E-Mail: medico@tmas-germany.de

NOTVERKEHR UND DRINGLICHKEITSVERKEHR

NOTVERKEHR

Notalarm (DSC-Kanal 70) / **Einstellungen am DSC-Controller**

DISTRESS	(Kategorie der DSC-Aussendung)
POSITION	(Breite/Länge)
UHRZEIT	(in UTC)
ART DES NOTFALLS	(Auswahl aus den Vorgaben im Gerät)
ALARMTASTE BETÄTIGEN	(5 Sekunden lang gedrückt halten)

Notanruf und Notmeldung (UKW Kanal 16 / GW 2182kHz) / **Sprechfunkverfahren**

MADAY, MAYDAY, MAYDAY
HIER IST (THIS IS)
SCHIFFSNAME, SCHIFFSNAME, SCHIFFSNAME — RUFZEICHEN

MAYDAY
SCHIFFSNAME — RUFZEICHEN
MEINE POSITION IST (MY POSITION IS)
ART DES NOTFALLS
ART DER ERBETENEN HILFE
OVER

DRINGLICHKEITSVERKEHR

Dringlichkeitsalarm (DSC-Kanal 70) / **Einstellungen am DSC-Controller**

EMPFÄNGER	(Auswählen über EXTENDED)
URGENCY	(Kategorie der DSC-Aussendung)
ARBEITSKANAL	(normalerweise Kanal 16)
SENDEN	(SEND auswählen)

Dringlichkeitsanruf und Meldung (UKW Kanal 16/GW 2182 kHz) / **Sprechfunkverfahren**

PAN PAN, PAN PAN, PAN PAN
AN ALLE FUNKSTATIONEN, AN ALLE F.-ST., AN ALLE F.-ST. (ALL STATIONS, ALL STATIONS, ALL STATIONS)
HIER IST (THIS IS)
SCHIFFSNAME, SCHIFFSNAME, SCHIFFSNAME — RUFZEICHEN

MEINE POSITION IST (MY POSITION IS)
ART DER ERBETENEN HILFE
OVER

B. DIAGNOSE UND ERSTE HILFE BEI UNFÄLLEN UND KRANKHEITEN

B. 1. LEITSYMPTOME

Als Leitsymptom bezeichnet man ein besonders auffälliges Krankheitszeichen.

- Ein Leitsymptom kann Ausdruck eines lebensbedrohlichen Zustandes sein, der eine sofortige Erste Hilfe erfordert. Weitere Überlegungen nach der Ursache der Krankheit werden dann zunächst zurückgestellt.
- In der Regel ist das Leitsymptom die erste Krankheitserscheinung, die bemerkt wird.
- Ein Leitsymptom kann aber auch ein besonders starkes Symptom sein, das andere Symptome überlagert und so zu falschen Schlussfolgerungen führt.

Das Leitsymptom allein ermöglicht noch keine Diagnose. Durch Überbewerten kann es sogar zu Fehldiagnosen verleiten. Erst durch das Beachten zusätzlicher Symptome oder weiterer Untersuchungsergebnisse gelingt es, die Krankheitsbilder gegeneinander abzugrenzen und die richtige Diagnose zu stellen.

Die folgenden Tabellen sollen die Diagnostik erleichtern. Sie sind alle nach dem gleichen Schema zusammengestellt.

- Das Leitsymptom, das allen hier in Betracht kommenden Krankheiten gemeinsam ist, steht in der Tabelle links oben (z.B. Husten oder Atemnot). Das Leitsymptom kann unterschiedlich und auch verschieden intensiv ausgeprägt sein, wie aus der Zeile Intensität zu ersehen ist.
- Die Vorgeschichte gibt weitere wichtige Hinweise. Deshalb sollte sie möglichst genau erfragt werden.
- Am linken Tabellenrand finden sich weitere Symptome, die nicht allen in Betracht kommenden Krankheiten gemeinsam sind und die meistens auch weniger in Erscheinung treten. In der Legende unterhalb der Tabelle finden sich Hinweise über die Intensität der Symptome oder ihre Häufigkeit. Untersuchungsergebnisse (Kapitel B. 3.3. „Eigene Befunderhebung") liefern weitere Hinweise.
- Die wichtigsten Krankheiten, bei denen diese Symptome zu beobachten sind, finden sich in der oberen Zeile. Die häufigsten Krankheiten stehen links in der Tabelle, die selteneren rechts.

Ein alter Lehrsatz in der Medizin lautet: „Die häufigsten Krankheiten kommen auch am häufigsten vor." Deshalb wurde die geschätzte Häufigkeit in der untersten Zeile der Tabelle gesondert aufgeführt.

Durch das Vergleichen der unterschiedlichen Kombinationen lassen sich nacheinander die einzelnen Krankheitsbilder ausschließen. So findet man schließlich in den meisten Fällen zu einer Verdachtsdiagnose.

- Hat man eine Diagnose gestellt, sollte man in den entsprechenden Kapiteln – siehe Verweis auf „weitere Informationen" – nachlesen. Dort finden sich weitere Hinweise zur Diagnostik, zur Ersten Hilfe und zur weiteren Behandlung.

Liste der Symptombereiche

B. 1.1. HERZ-LUNGEN-SYMPTOME

B. 1.1.1. Kollaps

	Mögliche Krankheiten					
Leitsymptom Kollaps, Ohnmacht	**Herz-rhythmus-störung**	**Herz-infarkt**	**Kreis-lauf-schwäche**	**Unter-zuckerung**	**Störung der Gehirn-funktion**	**Psycho-gene Ohnmacht**
Beginn der Bewusstlosigkeit	**plötzlich**	**plötzlich**	**plötzlich**	**plötzlich**	**plötzlich**	**plötzlich**
Hinweise zur Vorgeschichte	meistens bekanntes Herzleiden, Erschöpfung, Unterkühlung	Herzleiden, Raucher, bei Überforderung, Ältere	auch Jüngere, Hitze, langes Stehen, starker Flüssigkeitsverlust	Diabetiker unter Insulin und Tabletten bei zu wenig Nahrungsaufnahme (z.B. Seekrankheit)	Schlaganfall, Unfall, Sonnenstich, Epilepsie	Angst, unangenehme Situation, Ekel
Schmerz	0	Kiefer, Brust, Arm, Oberbauch	0	0	0	0
Krämpfe	(+)	++	+	+	0/++	0
Gesichtsfarbe	normal / blass	normal / blass	blass	blass	rötlich	blass
Einnässen	(+)	+	0	0	+	0
Weitere Informationen in Kapitel	B. 14.1.4.	B. 14.1.1.	B. 14.2.3.	B. 13.6.3.	B. 9.5. B. 26.1.	B. 27.2.2.
Geschätzte Häufigkeit	50 %	30 %	5 %	5 %	5 %	5 %

Intensität der Symptome

0	=	fehlen	+	=	vorhanden
(+)	=	schwach ausgeprägt oder selten	++	=	stark ausgeprägt

B. 1.1.2. Herzrhythmusstörungen (unregelmäßiger Puls, Herzrasen)

Leitsymptom Herzrhythmusstörung	Mögliche Krankheiten: Herzinfarkt	Nervosität	Schilddrüsenstörung	Medikamentenwirkung	Vergiftung	Unterkühlung
Intensität	+/++	+	+	+/++	+	+
Hinweise zur Vorgeschichte	höheres Alter, meistens bekannte Herzkrankheit	Stress, Aufregung, Angst, Psycholabilität	Nervosität, Heißhunger bei Überfunktion (m. Schwitzen und Gewichtsabnahme)	Herzkranke bei falscher Medikamenteneinnahme (z. B. Überdosierung)	giftige Gase, Alkohol, Tier- und Pflanzengifte, Medikamente	ab Stadium II der Unterkühlung
Angstgefühl	++	+	(+)	(+)	+	0
Harndrang	++	0	0	(+)	(+)	++
Kalter Schweiß	++	0	0	0	+	0
Weitere Informationen in Kapitel	B. 14.1.1.	B. 14.1.5. B. 27.2.2.	B. 25.1.2.	B. 14.1.4.	B. 6.	B. 8.1.
Geschätzte Häufigkeit	40 %	30 %	10 %	10 %	5 %	5 %

Intensität der Symptome
0 = fehlen
(+) = schwach ausgeprägt oder selten
+ = vorhanden
++ = stark ausgeprägt

B. 1.1.3. Atemstillstand

	Mögliche Krankheiten					
Leitsymptom Atemstillstand	**Atemwegs-verlegung**	**Herz-stillstand**	**Wasser-einatmung**	**CO-Vergiftung**	**Hirn-schädigung**	**CO_2-Vergiftung**
Eintritt	**sofort**	**sofort**	**Minuten**	**Minuten**	**langsam**	**sofort**
Hinweise zur Vorgeschichte	zurückgefallene Zunge, Erbrochenes, Fremdkörper	ältere Herzkranke mit Herzrhythmusstörungen	reflektorisch durch Inhalation bei Sturz in kaltes Wasser	Öfen, Auspuffgase, Heizung	Hirnblutungen, Tumoren, Hirnverletzungen	Feuerlöscher in Booten, gärende Ladungen, Silos
Aussehen	blau-rot	blass	blass	rosig	blass	blau-rot
Krämpfe	(+)	(+)	0	(+)	0/+	0/+
Pulslosigkeit	nach Minuten	sofort	nach Minuten	nach Minuten	0	nach Minuten
Weitere Informationen in Kapitel	C. 1. Herz-Lungen-Wiederbelebung B. 22.6.	C. 1. Herz-Lungen-Wiederbelebung B. 14.1.1.	C. 1. Herz-Lungen-Wiederbelebung B. 8.1.	C. 1. Herz-Lungen-Wiederbelebung B. 6.7.1.	C. 1. Herz-Lungen-Wiederbelebung B. 16.1.1. – 4.	C. 1. Herz-Lungen-Wiederbelebung B. 6.7.2.
Geschätzte Häufigkeit	50 %	25 %	10 %	10 %	4 %	1 %

Intensität der Symptome

0 = fehlen		+ = vorhanden	
(+) = schwach ausgeprägt oder selten		++ = stark ausgeprägt	

B. 1.1.4. Atemnot

Leitsymptom plötzliche Atemnot	Mögliche Krankheiten: Herzschwäche, (und Lungenembolie, siehe B.1.1.5 – 6.)	Bronchialasthma, Emphysem	Lungenentzündung	Atemwegsverlegung	Spontanpneu	Kehldeckelentzündung (beim Kind)
Intensität	++	++	+	++	++	++
Hinweise zur Vorgeschichte	meistens älter, herzkrank	Allergieneigung, längere Vorgeschichte	vorher meistens fieberhafter Infekt, Husten	Zunge bei Bewusstlosen, Erbrochenes, Fremdkörper (u. a. bei Kindern)	meistens ohne frühere Erkrankung	Halsschmerzen, Kind schwerkrank
Bauchschmerzen	+/++	0	0/++	0/+	++	0
Auswurf	blutig, schaumig	zäher Schleim	später rostbraun	0	0	Speichelfluss
Fieber	0	0	+/++	0	0	++
Hustenreiz	++	+	+/++	++	(+)	+
Allergie	0	0/+	0	0	0	0
Herzleiden	++	0	0	0	0	0
Gripp. Infekt	0	0/+	++	0	0	++
Lautes Atemgeräusch	+/++	++	0	++ Fremdkörper: „Ziehen" beim Einatmen	0	+ „kloßige Sprache"
Weitere Informationen in Kapitel	B. 14.1.3. B. 23.2.4. (Lungenödem)	B. 23.2.2. – 3.	B. 23.2.1.	C. 1. Herz-Lungen-Wiederbelebung B. 22.6.	B. 23.2.5.	B. 22.5. / B. 22.7. C.1.
Geschätzte Häufigkeit	40 %	40 %	10 %	5 %	3 %	2 %

Intensität der Symptome

0 =	fehlen	+ =	vorhanden
(+) =	schwach ausgeprägt oder selten	++ =	stark ausgeprägt

B. 1.1.5. Husten

	Mögliche Krankheiten					
Leitsymptom Husten	**Bronchitis**	**Lungenent-zündung**	**Asthma**	**Fremd-körper**	**Lungen-ödem**	**Lungen-embolie**
Intensität	+	+	+	++	++	+
Hinweise zur Vorgeschichte	akut bei Erkältung, chron. bei Älteren und Rauchern	vorher Bronchitis (Schmerzen beim Atmen = Hinweis auf zusätzliche Rippenfellentzündung)	Allergieneigung	nach dem Essen, Zahnprothesen, Kinderspielzeug	Herzkrankheit, Rauchvergiftung, Seewasserinhalation	nach Venenthrombosen, Operation, langes Sitzen (Flug), Beinschwellung (ein- oder beidseitig)
Fieber	0/+	++	0	0	0	0
Beginn	langsam	langsam	akut	akut	akut	akut
Atemnot	(+)	+	++	++	++	++
Schlechter Allgemeinzustand	0	+	0/++	+	++	++
Auswurf	reichlich	eitrig (dunkelgrün)	zäh	0	schaumig	Bluthusten (10 %)
Weitere Informationen in Kapitel	B. 23.1.1.	B. 23.2.1.	B. 23.2.2.	B. 22.6.	B. 23.2.4. B. 8.1.	B. 14.2.7.
Geschätzte Häufigkeit	60 %	15 %	10 %	5 %	5 %	5 %

Intensität der Symptome

0 = fehlen
(+) = schwach ausgeprägt oder selten
+ = vorhanden
++ = stark ausgeprägt

B. 1.1.6. Schmerzen in der Brust

Leitsymptom Brustschmerz	Mögliche Krankheiten					
	Herzinfarkt	Magen-geschwür	Muskuläre Schmerzen	Rippenfell-entzündung	Lungen-embolie	Gürtelrose
Intensität	++	++	+	++	+	+
Hinweise zur Vorgeschichte	mittleres und höheres Alter, Raucher, Übergewicht	oft Magen-leiden, Sodbrennen	ungewollte Bewegung, (Verdrehen, schweres Heben)	gleichzeitig meistens Lungen-entzündung	nach Operation oder Unter-schenkel-thrombose, Bein-schwellung	erst „nur" Schmerzen, nach 1–2 Tg. bläschen-förmiger Haut-ausschlag
Schmerzbeginn	akut	akut	langsam	langsam	akut	langsam
Art der Schmerzen	dumpf, manchmal ringförmig einengend, „vernichtend"	Krämpfe	abhängig von Bewe-gung (auch Brustkorb-bewegung beim Atmen), „stechend"	synchron zum Atmen	stechend, manchmal bei Ein-atmung	stechend
Angstgefühl	++	0	+	0	++	0
Ausstrahlung der Schmerzen	Schulter, Nacken, Arm, Kinn	Rücken, Oberbauch	Arm, seit-licher Brust-bereich	Rücken	Rücken	entlang Aus-breitungs-gebiet des betroffenen Nerven
Ausbruch von kaltem Schweiß	+/++	(+)	0	0	++	0
Harn- und Stuhlgang	0/++	0	0	0	+	0
Weitere Informationen in Kapitel	B. 14.1.1.	B. 13.2.2.	B. 28.1.2.	B. 23.2.1.	B. 14.2.7.	B. 15.5.2.
Geschätzte Häufigkeit	50 %	20 %	15 %	5 %	5 %	5 %

Intensität der Symptome

0	=	fehlen	+	=	vorhanden
(+)	=	schwach ausgeprägt oder selten	++	=	stark ausgeprägt

B. 1.2. BAUCHSYMPTOME

B. 1.2.1. Schmerzen im Oberbauch

	Mögliche Krankheiten					
Leitsymptom Oberbauchschmerz	**Magengeschwür**	**Zwölffingerdarmgeschwür**	**Gallenerkrankung (Steine/ Entzündung)**	**Rippenfellentzündung**	**Herzinfarkt**	**Bauchspeicheldrüsenentzündung**
Intensität	+/++	+/++	++	+	+	+/++
Hinweise zur Vorgeschichte	Raucher, Stress, Schmerz- und Rheumamittel	wie bei Magengeschwür	fett gegessen, frühere Koliken	vorher Husten, Fieber, Erkältung	höheres Alter, Schmerzen in Brust und linkem Arm	meistens Diabetes, Magen- oder Gallenleiden, Alkohol
Schmerzart	brennend	brennend	kolikartig (Steine), Dauerschmerz (Entzündung)	atemsynchron	dumpf, drückend	dauernd
Lokalisation	Mitte (unterm Brustbein)	rechts (unterm Rippenbogen)	rechts (unterm Rippenbogen)	rechts oder links	Mitte	Oberbauchmitte
Ausstrahlung	0	0	Rücken	0	Arm, Brust	Rücken
Druckschmerz	++	++	++	0	0	++
Erbrechen	(+)	(+)	(+)	0	(+)	(+)
Stuhl	normal, ev. Teerstuhl	normal, ev. Teerstuhl	hell	normal	normal	normal
Temp. rektal	0	0	0/++	++	0	+
Nahrung und Schmerzbeginn	nach 15 Minuten	nach ca. 2 Stunden	zu fette Speisen	unabhängig	unabhängig	unabhängig
Weitere Informationen in Kapitel	B. 13.2.2. – 4.	B. 13.2.2.	B. 13.5.3. B. 13.5.4.	B. 23.2.1.	B. 14.1.1.	B. 13.6.1.
	siehe auch Kapitel B. 13.7. „Akuter Bauch“ und „Bauchschmerzen“					
Geschätzte Häufigkeit	30 %	20 %	20 %	10 %	10 %	10 %

Intensität der Symptome

0	=	fehlen	+	=	vorhanden
(+)	=	schwach ausgeprägt oder selten	++	=	stark ausgeprägt

B. 1.2.2. Schmerzen im Unterbauch

Leitsymptom Unterbauch-schmerz	Mögliche Krankheiten: Magen-Darm-Infektion	Appendizitis „Blinddarm-entzündung“	Nabel- und Leisten-bruch	Nierenstein	Darmver-schluss	Bauchfell-entzündung
Intensität	+	+	(+)	++	++	++
Hinweise zur Vorgeschichte	meistens nahrungs-bedingt	Schmerz anfangs oft in Bauch-mitte, dann rechts unten	meistens langsame Ausbildung, akute Ein-klemmung möglich	oft früher Nierensteine	oft Ver-wachsungen nach Operation	eitrige Entzündung von z. B. Appendix, Eierstock, Gallenblase, Divertikel
Schmerzart	Krämpfe, in Schüben auftretend	langsam steigernd	„einschie-ßend“, bei körperlicher Anstrengung	kolikartig	kolikartig, später Dau-erschmerz	dauernd
Lokalisation	verteilt	rechts	lokal	meist einseitig	verteilt	verteilt
Ausstrahlung	0	0	0	Leiste, Hoden der entspre-chenden Seite	verteilt	verteilt
Druckschmerz	(+)	(+)/++	(+)	0	+/++	++
Erbrechen	+	(+)	0	++	++	++
Weitere Informationen in Kapitel	B. 13.2.1. B. 13.3.1.	B. 13.3.3.	B. 13.3.9.	B. 18.1.4.	B. 13.3.10.	B. 13.3.8. B. 13.3.4.
	siehe auch Kapitel B. 13.7. „Akuter Bauch“ und „Bauchschmerzen“					
Geschätzte Häufigkeit	60 %	10 %	10 %	10 %	5 %	5 %

Intensität der Symptome

0 = fehlen
(+) = schwach ausgeprägt oder selten
+ = vorhanden
++ = stark ausgeprägt

B. 1.2.3. Unterbauchschmerzen bei Frauen

	Mögliche Krankheiten					
Leitsymptom Unterbauchschmerz bei Frauen	**Eileiter-entzündung**	**Scheiden-entzündung**	**Blasen-entzündung**	**Mittel-schmerz**	**Zyste am Eierstock**	**Eileiter-schwanger-schaft**
Intensität	++	++	+/++	+/++	0/(+)	++
Hinweise zur Vorgeschichte	akuter Krankheits-beginn, oft vorher Scheiden-entzündung	Partner hat oft auch Ausfluss und muss mit-behandelt werden	vermehrter Harndrang, bei Mehrge-bärenden oft Blasen-senkung	nicht bei Einnahme der „Pille“	langsamer Krankheits-beginn	starker Durst, oft Schock-zustand, auch bei Einnahme der „Pille“ möglich
Ausfluss	eitrig	eitrig	0	0	0	evtl. blutig
Schmerzart	dauernd	dauernd	kolikartig	kolikartig	dauernd	kolikartig
Schmerz bei Geschlechtsverkehr	++	++	(+)	0	0	0
Temperaturen rektal	stark erhöht	erhöht	manchmal erhöht	0	0	0
Schwellung in der Leistengegend	++	+	0	0	0	0
Weitere Informationen in Kapitel	B. 29.1.1.	B. 29.2.1. B. 16.1.	B 18.2.	B. 29.1.3.	B. 29.1.4.	B. 29.1.2. siehe auch **„Besonderer Hinweis“** nächste Seite
	siehe auch Kapitel B. 13.7. „Akuter Bauch“ und „Bauchschmerzen“					
Geschätzte Häufigkeit	40 %	20 %	20 %	15 %	3 %	2 %

Intensität der Symptome

0 = fehlen
(+) = schwach ausgeprägt oder selten
+ = vorhanden
++ = stark ausgeprägt

B. 1.2.4. Erbrechen

	Mögliche Krankheiten					
Leitsymptom Erbrechen	**Seekrankheit**	**Magen-Darm-Infektion**	**Vergiftung**	**Bauchfellentzündung**	**Gehirnerkrankung**	**Darmverschluss**
Intensität	++	+	+	+	++	+
Hinweise zur Vorgeschichte	abhängig von der Schiffsbewegung, bekannte Anfälligkeit	frühere Magenleiden, Diätfehler	Alkohol, CO-Vergiftung, Nahrungsmittel	Entzündung im Bauchbereich	Gehirnerschütterung, Migräne, Sonnenstich	frühere Bauchoperation, bei Kindern auch ohne Operation
Fieber rektal	0	(+)	0/(+)	+/++	0	0/(+)
Kopfschmerzen	+	0	++	0	++	0
Art des Erbrechens	quälend	erleichternd	quälend	quälend	plötzlich heftig	quälend
Geruch des Erbrochenen	normal	säuerlich	normal, Alkohol	gallig	normal	stuhlartig, übel
Aussehen der Zunge	normal	belegt, feucht	normal	trocken, weiß	normal	trocken, braun
Leibschmerzen	0	+	(+)	++	0	++
Aussehen des Erbrochenen	normal	ev. **kaffeesatzartig**	normal	normal oder gallig	normal	bräunlich
Weitere Informationen in Kapitel	B. 7.	B. 13.2. B. 13.3.	B. 6. B. 6.2. B. 6.3.	B. 13.3.8. B. 29.1.1.	B. 9.5. B. 26.1.1.	B. 13.3.10.
Geschätzte Häufigkeit	35 %	30 %	20 %	5 %	5 %	5 %

Besonderer Hinweis: Bei Frauen muss auch an eine Schwangerschaft gedacht werden, wenn z. B. die „Pille" bei Seekrankheit erbrochen wurde.

Siehe auch Kapitel B. 13.7. „Akuter Bauch" und „Bauchschmerzen".

Intensität der Symptome

0	=	fehlen	+	=	vorhanden
(+)	=	schwach ausgeprägt oder selten	++	=	stark ausgeprägt

B. 1.2.5. Blutiges Erbrechen

	Mögliche Krankheiten			
Leitsymptom Bluterbrechen	**Nasenbluten**	**Magen-/Zwölffingerdarmblutung**	**Speiseröhrenblutung**	**Lungenblutung**
Intensität	+/++	++	++	(+)/+
Hinweise zur Vorgeschichte	bei Nasenbluten Blut verschluckt, Übelkeit, Erbrechen	Geschwür bekannt, Einnahme von Schmerz(„Rheuma“) mitteln	meistens Leberzirrhose, Alkoholkrankheit	Lungentumoren, Lungentuberkulose, Lungenentzündung (genauer: „Hochhusten“ von Blut)
Aussehen des Erbrochenen	Gerinnsel	kaffeesatzartig	blutig	rötlich, schaumig
Stuhlfarbe	selten teerartig	teerartig	teerartig	normal
Hustenreiz	0	0	0	++
Magenschmerzen	0	++	0	0
Gelbsucht	0	0	häufig	0
Weitere Informationen in Kapitel	B. 21.4.	B. 13.2.2. B. 13.2.4.	B. 13.5.2.	B. 14.2.7.
Geschätzte Häufigkeit	40 %	40 %	15 %	5 %

Intensität der Symptome

0 = fehlen
(+) = schwach ausgeprägt oder selten
+ = vorhanden
++ = stark ausgeprägt

B. 1.2.6. Durchfall

	Mögliche Krankheiten			
Leitsymptom Durchfall	**Darminfektion**	**chronisch entzündliche Darmerkrankung**	**Cholera**	**Typhus**
Intensität	+		++	(+)
Hinweise zur Vorgeschichte	üblicher Sommerdurchfall, meistens Bakterien auf verdorbenen Speisen	Erkrankung bekannt, Bauchoperationen, entsprechende Medikamenteneinnahme	Erreger werden im Stuhl ausgeschieden, verseuchtes Wasser	gelegentlich rote Flecken auf dem Bauch, Benommenheit
Beginn	plötzlich	plötzlich	langsam	langsam
Aussehen des Stuhles	hell, wässrig		reiswasserartig	blutig, erbsbreiartig
Schleim	(+)	(+)	++	(+)
Blutbeimengung	(+)	+	++	(+)
Fieber	bis 38 °C	(+)	selten	bis 40 °C
Puls	beschleunigt	normal	beschleunigt	auffallend langsam (bei hohem Fieber)
Aussehen der Zunge	feucht, belegt		trocken, belegt	trocken, belegt
Bauchschmerzen	+	+	+	+
Durst	+	+	++	+
Weitere Informationen in Kapitel	B. 13.3.1.	B. 13.3.2.	B. 31.4.2.	B. 31.4.3.
Geschätzte Häufigkeit	95 %	3 %	1 %	1 %

Intensität der Symptome

0	=	fehlen	+	=	vorhanden
(+)	=	schwach ausgeprägt oder selten	++	=	stark ausgeprägt

B. 1.2.7. Verstopfung

Leitsymptom Verstopfung	Mögliche Krankheiten: geänderte Ernährung	psychisch bedingt	Darmverschluss	Darmtumoren	Drogen, Medizin	Darminfektion
Intensität	+	+	++	(+)	+	+
Hinweise zur Vorgeschichte	ballastarme ungewohnte Kost, zu geringe Flüssigkeit, Seekrankheit	Unterdrückung des Stuhldranges, Stress, psychisch bedingte Hemmungen	frühere Operationen? Bei Kindern manchmal ohne erkennbare Ursache	schleichender Beginn, mittleres und höheres Lebensalter	Opiate, codeinhaltiger Hustensaft, Einnahme von Loperamid (Imodium®) bei Durchfall	nach heftigen Darmentleerungen ist der Darm zunächst leer
Erbrechen	0	0	+	(+)	0	0
Aussehen des Stuhlgangs	ballenförmig	ballenförmig	breiig	blutig, schleimig	ballenförmig	wässrig, schleimig
Aussehen der Zunge	normal, feucht	normal, feucht	belegt, trocken	normal, feucht	normal, feucht	belegt, feucht
Schmerzen	(+)	(+)	++	(+)/+	0	0
Allgemeinzustand	gut	gut	sehr schlecht	reduziert	gut	reduziert
Pupillen	normal	normal	normal	normal	eng	normal
Weitere Informationen in Kapitel	B. 13.3.11.	B. 27.2.2.	B. 13.3.10.	B. 13.3.7.	B. 6.1.	B. 13.3.1.
Geschätzte Häufigkeit	60 %	20 %	5 %	5 %	5 %	5 %

Intensität der Symptome

0 = fehlen
(+) = schwach ausgeprägt oder selten
+ = vorhanden
++ = stark ausgeprägt

B. 1.2.8. Darmblutungen

Leitsymptom Darmblutung	Mögliche Krankheiten: Hämorrhoiden	akute Darmentzündung	Magenblutung	chronisch entzündliche Darmerkrankung	Darmtumoren	Divertikel
Intensität	**+/++**	**0/+**	**+/++**	**(+)**	**0/+**	**(+)**
Hinweise zur Vorgeschichte	sitzende Lebensweise, Venenknoten am After	Blutbeimengungen bei starkem Durchfall	meistens lange bekanntes Magenleiden, Rheumamittel	meistens lange bestehendes Leiden jüngerer Patienten	höheres Alter, Blutung in Intervallen	oft ähnlicher Verlauf wie bei Appendizitis
Aussehen der Blut- und Schleimbeimengungen	hell, oft nach dem Stuhlgang	schleimig durchsetzt	schwarz wie Teer	Schleim überwiegt	hell	hell, wenig Schleim
Fieber rektal	0	(+)	0	(+)	(+)	+
Starker Durst	0	+	00	(+)	0	0
Bauchschmerzen	0	++	++	(+)	(+)	+
Weitere Informationen in Kapitel	B. 13.3.5.	B. 13.3.1.	B. 13.2.4.	B. 13.3.2.	B. 13.3.7.	B. 13.3.4.
Geschätzte Häufigkeit	75 %	10 %	5 %	3 %	2 %	1 %

Intensität der Symptome

0	=	fehlen	+	=	vorhanden
(+)	=	schwach ausgeprägt oder selten	++	=	stark ausgeprägt

B. 1.3. NEUROLOGISCHE SYMPTOME

B. 1.3.1. Kopfschmerz

	Mögliche Krankheiten					
Leitsymptom Kopfschmerzen an Bord	**Seekrankheit**	**Nasennebenhöhlenentzündung**	**Grippaler Infekt**	**Halswirbelsäulensyndrom**	**Sonneneinwirkung**	**Bluthochdruck**
Intensität	+	+	+	+	+	++
Hinweise zur Vorgeschichte	Frühsymptom, meist mit Frösteln und Übelkeit verbunden	Schnupfen, Halsschmerzen, gelb-grünl. Sekret	Husten, Schnupfen	Zwangshaltung beim Segeln, ungewohnte Koje	keine Kopfbedeckung, keine Sonnenbrille	ältere Personen bei Überforderung oder fehlender Arznei
Brechreiz	++	(+)	0	0	+	(+)
Gesichtsfarbe	blass	normal	normal	normal	gerötet	gerötet
Fieber	0	0	+	0	(+)	0
Weitere Informationen in Kapitel	B. 7.	B. 21.2.	B. 32.11.	B. 28.1.1.	B. 9.5.	B. 14.2.1.
Geschätzte Häufigkeit	50 %	15 %	10 %	10 %	10 %	5 %

Achtung: Kopfschmerzen sind ein Symptom für zahlreiche Krankheiten, siehe Kapitel B. 26.1.6., die sich nicht in nur einer Tabelle erfassen lassen. Zu denken ist auch an Vergiftungen, z. B. durch CO (Auspuffgase, Heizung), Alkohol oder Lebensmittel, Migräne und ganz selten an eine Hirnblutung.
Die obige Tabelle ist besonders für an Bord befindliche Personen gedacht, **die normalerweise nicht an Kopfschmerzen leiden**.

Intensität der Symptome

0	=	fehlen	+	=	vorhanden
(+)	=	schwach ausgeprägt oder selten	++	=	stark ausgeprägt

B. 1.3.2. Krampfanfall

	Mögliche Krankheiten					
Leitsymptom Krampfanfall	**Epilepsie**	**Alkohol-entzug**	**Entzündung des Gehirns**	**Schlaganfall**	**Unter-zuckerung**	**Hyper-ventilation**
Intensität	+/++	++	+	+	++	+/++
Hinweise zur Vorgeschichte	meistens lange Vorge-schichte, angeboren oder nach Unfall	oft erstes Auftreten, Alkoho-lismus wird oft geleugnet	„grippaler" Infekt, sonst. Infektionen, Abszeß	„flüchtige" Lähmungen, Seh-störungen	meistens insulin- aber auch tablet-tenpflichtiger Diabetiker, zu wenig Nahrung, seekrank?	schnelle Atmung, Mund und Hände ver-krampfen, starke Angst
Bewusstsein	fehlt	fehlt	fehlt	fehlt	fehlt	erhalten
Krampfen der Gliedmaßen	einzeln oder alle Extremi-täten	einzeln oder alle Extremi-täten	einzeln oder alle Extremi-täten	einzeln oder alle Extremi-täten	einzeln oder alle Extremi-täten	„Pfötchen-stellung"
Dauer des Krampfes	verschieden	meistens kurz	meistens kurz	verschieden	meistens kurz	verschieden
Urinabgang	+	(+)	(+)	0	(+)	0
Zungenbiss	0/++	(+)	(+)	0	0	0
Weitere Informationen in Kapitel	B. 26.1.5.	B. 26.1.5.	B. 26.1.3.	B. 14.2.2.	B. 13.6.3.	B. 14.1.5.
Geschätzte Häufigkeit	35 %	35 %	10 %	10 %	5 %	5 %

Intensität der Symptome

0 = fehlen
(+) = schwach ausgeprägt oder selten
+ = vorhanden
++ = stark ausgeprägt

B. 1.3.3. Lähmung

Leitsymptom Lähmung	**Mögliche Krankheiten**					
	Schlaganfall	**Gesichtslähmung**	**Lähmung durch mechan. Druck**	**Wirbelsäulenverletzung**	**Lebensmittelvergiftung**	**Tollwut**
Art der Lähmung	halbseitig (Gesicht, Arm, Bein)	Gesichtshälfte	Unterarm, Bein	symmetrisch	Sehstörungen	Schluck- und Atemlähmung
Hinweise zur Vorgeschichte	höheres Alter, hoher Blutdruck, evtl. vorhergehende „flüchtige“ Seh- oder Sprachstörung oder Kraftlosigkeit	eventuell vorhergehender Virusinfekt	Druck auf Oberarm in tiefem Schlaf oder Rausch, Ischias	Unfall im Hals- und Kopfbereich	nach Genuss von verdorbenem Fisch oder Fleisch	Biss von Wild- und nicht wirksam geimpften Haustieren, Fledermäusen
Kopfschmerzen	++	(+)	0	0	++	++
Fieber	0	0	0	0	++	+
Brechreiz	(+)	0	0	0	++	+
Atemlähmung	0	0	0	(+)	++	++
Weitere Informationen in Kapitel	B. 14.2.2.	B. 26.2.3.	B. 26.2.2.	B. 4.2.7.	B. 6.2.2.–3.	B. 32.29.
Geschätzte Häufigkeit	70 %	20 %	5 %	2 %	2 %	1 %

Intensität der Symptome

0	=	fehlen	+	=	vorhanden
(+)	=	schwach ausgeprägt oder selten	++	=	stark ausgeprägt

B. 1.3.4. Verwirrtheit

Leitsymptom Verwirrtheit	Mögliche Krankheiten Schizophrenie	echte Depression	Drogen, Alkohol	psychische Krise	Unterzuckerung	Unterkühlung
Intensität	++	++	++	+	+	+
Hinweise zur Vorgeschichte	meistens schon früher krank, bizarre Wahnideen	traurige Stimmung, nicht zu beeinflussen	oft enge Pupillen, Einstichnarben am Unterarm	überzogene Reaktion auf momentane Situation	meistens insulin- oder tablettenpflichtiger Diabetiker	Stadium II der Unterkühlung
Trugbilder	++	0	0/++	0	+	+
Stimmenhören	++	0	0/++	0	+	+
Beginn	plötzlich	langsam	langsam	plötzlich	langsam	langsam
Angstzustände	(+)	(+)	(+)	++	+ auch Aggressivität möglich	0
Selbstgefährdung	(+)	++	+	(+)	+	0
Fremdgefährdung	++	0	++	0	+	0
Weitere Informationen in Kapitel	B. 27.1.1.	B. 27.1.4.	B. 27.3.	B. 27.2.2.	B. 13.6.3.	B. 8.1.
Geschätzte Häufigkeit	20 %	20 %	20 %	20 %	10 %	10 %

Intensität der Symptome

0	=	fehlen	+	=	vorhanden
(+)	=	schwach ausgeprägt oder selten	++	=	stark ausgeprägt

B. 1.3.5. Schwindel

	Mögliche Krankheiten					
Leitsymptom Schwindel	**Innenohr, Kinetose**	**Herz oder Kreislauf**	**Halswirbelsäule**	**Vergiftungen**	**Gehirn**	**Psyche**
Intensität	+/++	+/++	+	+	+/++	+
Hinweise zur Vorgeschichte	Seekrankheit, nach Mittelohrentzündung	langes Stehen, Herzrhythmusstörung	schiefe Kopfhaltung, plötzliche Drehung	Alkohol, Nikotin, Gase, Medikamente, Krankheiten	Unfall, Hitze, Gehirnerkrankungen	Angst, Depressionen, Höhe
Beginn	akut	akut	akut	langsam	schnell	langsam
Fallneigung	(+)	++	0/+	0	(+)	0
Erbrechen	++	0/++	0/+	+	0/++	0
Drehschwindel	++	(+)	0	0	0/+	0
Hörverlust	0/+	0	0	0	0/+	0
Lähmung	0	(+)	0	0	0/++	+
Krämpfe	0	(+)	0	0/+	0/+	0
Kopfschmerzen	(+)	(+)	+	+	(+)/++	(+)
Weitere Informationen in Kapitel	B. 7. B. 20.5.1. B. 20.5.3.	B. 14.1.4. B. 14.2.3.	B. 28.1.1.	B. 6. B. 27.3.	B. 26.1.	B. 27.2.
Geschätzte Häufigkeit	25 %	25 %	25 %	10 %	10 %	5 %

Intensität der Symptome

0	=	fehlen	+	=	vorhanden
(+)	=	schwach ausgeprägt oder selten	++	=	stark ausgeprägt

B. 1.3.6. Sehverlust

	Mögliche Krankheiten					
Plötzlicher Sehverlust	**Zentral-venenver-schluss**	**Glaukom-anfall**	**Netzhaut-ablösung**	**Zentral-arterien-verschluss**	**Schläfen-arterien-verschluss**	**Rinden-blindheit**
Sehleistung	**geringer**	**geringer**	**geringer**	**blind**	**geringer**	**blind**
Hinweise zur Vorgeschichte	starke Kurz-sichtigkeit, akute Über-anstrengung	oft ohne Vorboten, meistens höheres Lebensalter, gerötetes Auge	höheres Lebensalter	höheres Lebensalter	höheres Lebensalter, Bluthoch-druck	Sturz auf den Hinterkopf
Kopfschmerzen	0	++	0	0	+	(+)
Gesichtsfeldausfall	+	+	+	blind	0	blind
Verlauf	langsam	plötzlich	plötzlich	plötzlich	langsam	plötzlich
Augendruck	normal	erhöht	vermindert	normal	normal	normal
Weitere Informationen in Kapitel	B. 19.12.2.	B. 19.10.	B. 19.12.4.	B. 19.12.1.	B. 19.12.3.	B. 19.12.5.
Geschätzte Häufigkeit	40 %	24 %	20 %	10 %	5 %	1 %

Intensität der Symptome

0	=	fehlen	+	=	vorhanden
(+)	=	schwach ausgeprägt oder selten	++	=	stark ausgeprägt

B. 1.4. UROLOGISCHE SYMPTOME

B. 1.4.1. Probleme beim Wasserlassen/Schmerzen im Blasenbereich

	Mögliche Krankheiten				
Leitsymptom	**Blasen-entzündung**	**Harnröhren-entzündung**	**Nierenbecken-entzündung, Nieren-entzündung**	**Prostata-entzündung**	**Harnverhalten**
Hinweise zur Vorgeschichte	Harndrang (auch schon früher Entzündungen gehabt)	Geschlechtsverkehr	Blasenentzündung in den letzten Tagen	Blasenentzündung in den letzten Tagen	häufiges, nächtliches Urinlassen, Blasenentzündung in den letzten Tagen
Schmerzen	Blase, Brennen beim Urinlassen	Brennen beim Urinlassen	Flanke	Dammbereich beim Sitzen	Blase
Blut im Urin	gelegentlich	0	0	gelegentlich	0
Fieber	selten	selten	++	gelegentlich	0
Weitere Informationen in Kapitel	B. 18.2.	B. 18.3.3. B. 16.5.	B. 18.1.1.	B. 18.3.1.	B. 18.3.1.
Geschätzte Häufigkeit	30 %	25 %	20 %	15 %	10 %

Intensität der Symptome

0 = fehlen
(+) = schwach ausgeprägt oder selten
+ = vorhanden
++ = stark ausgeprägt

B. 1.4.2. Blut im Urin

	Mögliche Krankheiten			
Leitsymptom Blut im Urin	**Blasenentzündung**	**Prostata-entzündung**	**Blasenkrebs**	**Porphyrie**
Hinweise zur Vorgeschichte	Auskühlung, zurückliegende Infekte	Auskühlung, Blasenentzündung	meist Raucher	„rötlicher" Urin, Flecken in der Unterwäsche
Schmerzlokalisation	Unterbauch, Harnröhre	Damm, Harnröhre, Unterbauch	in der Regel keine Schmerzen	Bauchschmerzen, Lähmungs-erscheinungen, Herzrasen
Fieber	nur bei Beteiligung von Prostata, Hoden oder Niere	teilweise ja und hoch	0	
Harndrang	sehr häufig	häufig	selten	0
Schmerzen beim Wasserlassen	sehr häufig	häufig	selten	0
Drei-Gläser-Probe	- nicht beweisend	- nicht beweisend	- nicht beweisend	
1. Portion	(+)	(+)	+	
mittl. Portion	(+)	0	+	
letzte Portion	(+)	(+)	+	
Weitere Informationen in Kapitel	B. 18.2.	B. 18.3.1.	B. 18.2.	B. 24.1.
Geschätzte Häufigkeit	80 %	18 %	2 %	keine Angabe zur Häufigkeit, da extrem selten

Weitere seltene Ursachen:
Steine im Harntrakt, Feigwarzen in der Harnröhre, nach Unfällen mit Beteiligung des Harntraktes.

Intensität der Symptome

0	=	fehlen	+	=	vorhanden
(+)	=	schwach ausgeprägt oder selten	++	=	stark ausgeprägt

B. 1.4.3. Schmerzen im Flankenbereich

	Mögliche Krankheiten		
Leitsymptom Schmerzen in der Nierengegend	**Wirbelsäulen-beschwerden**	**Nierensteine/ Harnleitersteine**	**Nierenentzündungen**
Hinweise in der Vorgeschichte	frühere Rücken-beschwerden (Bandscheibenvorfälle), sog. „Hexenschuss“, Ischiasbeschwerden	frühere Koliken, Vorkommen von Steinen in der Familie	Blasenentzündungen in den letzten Tagen, Wochen zuvor
Fieber	0	0	++
Art der Schmerzen	bewegungsabhängig, beim Bücken, Husten, Niesen	schubweise, kolikartig, lageunabhängig, Patient läuft unruhig umher	dumpfer Klopfschmerz, Dauerschmerz
Urinbefund Rote Blutkörperchen Weiße Blutkörperchen	normal 0 0	rote Blutkörper ++ 0/(+)	weiße Blutkörper + ++
Ausstrahlung der Schmerzen	eventuell ins Bein	Leiste, Hoden	Rücken
Brechreiz	0	0/(+)	(+)
Weitere Informationen in Kapitel	B. 28.1.3.	B. 18.1.4.	B. 18.1.1.
Geschätzte Häufigkeit	35 %	35 %	30 %

Intensität der Symptome

0 = fehlen
(+) = schwach ausgeprägt oder selten
+ = vorhanden
++ = stark ausgeprägt

B. 1.4.4. Schwellung des und Schmerzen im Hodensack

	Mögliche Krankheiten			
Leitsymptom Schwellung des und Schmerzen im Hodensack	**Nebenhodenentzündung**	**Wasserbruch und Nebenhodenzysten**	**Infektionen der Haut des Hodensacks**	**Leistenbruch bis in den Hodensack**
Hinweise zur Vorgeschichte	häufig Folge von Blasen- oder Prostataentzündungen	Entzündungen oder Operationen als Ursache möglich	Diabetes, häufig rezidivierend	meist beginnender Leistenbruch bekannt
Beginn	akut	langsam	akut	langsam
Schmerzen	++	0	+/++	bei Einklemmung
Fieber	(+)	0	0	0
Rötung	+	0	++	0
Druckschmerz	++	0	++	+
Tastbefund	anfangs normal, später bis massiv vergrößert und hart	prallelastisch	oberflächige derbe Verhärtung	relativ weich, bei Einklemmung hart
Weitere Informationen in Kapitel	B. 18.3.2.	B. 18.3.2.	B. 18.3.2.	B. 18.3.2.
Geschätzte Häufigkeit	60 %	15 %	15 %	10 %

Weitere seltene Ursachen: Hodentorsion, Hodenkrebs, Krampfadern des Hodens

Intensität der Symptome

0	=	fehlen	+	=	vorhanden
(+)	=	schwach ausgeprägt oder selten	++	=	stark ausgeprägt

B. 1.5. HAUTSYMPTOME

B. 1.5.1. Juckreiz (Pruritus)

	Mögliche Krankheiten				
Leitsymptom Juckreiz am Körper	**Allergie**	**Zuckerkrankheit (Diabetes mellitus)**	**Krätze**	**Nierenkrankheit**	**Leberkrankheit**
Intensität	++	+	++	+	+
Hinweise zur Vorgeschichte	bekannte Allergien u. a. gegen Medikamente	häufig erstes Anzeichen bei hohen Blutzuckerwerten	Kontaktpersonen ebenfalls erkrankt, oft Kinder	„Nierenschwäche“ bekannt, Schwellung der Beine	früher Hepatitis, oft Alkoholkrankheit, gelbe Augen
Beginn	plötzlich	langsam	langsam	langsam	langsam
Hautausschlag	ganzer Körper	0	Kratzspuren, rötliche Gänge unter der Haut	0	0
Durst	0	++	0	++	+
Stuhl	normal	normal	normal	Durchfall	hell
Weitere Informationen in Kapitel	B. 15.1.2.	B. 13.6.3.	B. 15.4.4.	B. 18.1.3.	B. 13.5.1.
Geschätzte Häufigkeit	70 %	15 %	5 %	5 %	5 %

Intensität der Symptome

0	=	fehlen	+	=	vorhanden
(+)	=	schwach ausgeprägt oder selten	++	=	stark ausgeprägt

B. 1.5.2. Juckender Hautausschlag

	Mögliche Krankheiten				
Leitsymptom Juckender Hautausschlag	**Ekzem**	**allerg. Exanthem**	**Nesselsucht**	**Sonnenallergie**	**Windpocken**
Intensität	+	++	++	+	+
Hinweise zur Vorgeschichte	meistens durch Kontaktstoffe ausgelöst	Medikamente, Nahrungsmittel, Pflanzen	plötzlicher Beginn		ansteckende Kinderkrankheit
Fieber	0	(+)	++	(+)	++
Beschaffenheit	Flecken	Flecken	Quaddeln	Papeln	Bläschen
Bereiche	Kontaktstellen	ganzer Körper	ganzer Körper	belichtete Hautpartien	ganzer Körper
Weitere Informationen in Kapitel	B. 15.1.1.	B. 15.1.2.	B. 15.4.1.	B. 15.4.2.	B. 32.33.
Geschätzte Häufigkeit	30 %	30 %	15 %	15 %	10 %

Intensität der Symptome

0	=	fehlen	+	=	vorhanden
(+)	=	schwach ausgeprägt oder selten	++	=	stark ausgeprägt

B. 1.5.3. Hautausschlag bei Kindern

	Mögliche Krankheiten					
Leitsymptom Hautausschlag bei Kindern	**Allergie**	**infektiöses Exanthem**	**Windpocken**	**Scharlach**	**Röteln**	**Masern**
Intensität	++	+	+/++	(+)	+	++
Hinweise zur Vorgeschichte	Auslöser oft Medikamente, Nahrung, Pollen, Blüten	flüchtiger Ausschlag bei Erkältungsinfekt	Ausbreitung über Tage, Mitbefall der Kopfhaut und der Schleimhäute	Schluckbeschwerden, Himbeerzunge	geschwollene Nackenlymphknoten	anfangs Husten, Schnupfen, lichtscheu
Beschaffenheit	Flecken	Flecken	Bläschen	Haut rau (wie Sandpapier)	Flecken	Flecken
Fieber	(+)	+	+	(+)	(+)	zwei Schübe
Rachenbefund	0	0	Bläschen	gerötet	0	manchmal weißliche Flecken Wangenschleimhaut
Weitere Informationen in Kapitel	B. 15.1.2. B. 15.4.1.	B. 32.11.	B. 32.33.	B. 32.27.	B. 32.23.	B. 32.16.
Geschätzte Häufigkeit	40 %	40 %	15 %	2 %	2 %	1 %

Intensität der Symptome

0	=	fehlen	+	=	vorhanden
(+)	=	schwach ausgeprägt oder selten	++	=	stark ausgeprägt

B. 1.6. HALS-, NASEN-, OHREN-SYMPTOME

B. 1.6.1. Nasenbluten

	Mögliche Krankheiten					
Leitsymptom Nasenbluten	**Nasen-verletzung**	**grippale Infekte**	**Bluthoch-druck**	**Blutge-rinnungs-störung**	**Tumoren**	**Schädel-basisbruch**
Intensität	++	+	++	+	(+)	(+)
Hinweise zur Vorgeschichte	Nasen-prellung, „Nase-bohren“ und Fremdkörper bei Kindern	häufig bei Kindern mit fiebrigen Erkran-kungen	höheres Lebensalter, oft erstes Anzeichen für Blut-hochdruck	bekannter „Bluter“, Medika-mente zur Blutver-dünnung (z.B. bei Herzkranken oder nach Thrombose)	unregel-mäßig, langsamer Beginn, allgemeine Schwäche	Unfall, häufig gleichzeitig Blutung aus dem Ohr
Kopfschmerz	(+)	+	+	0	0	+
Fieber	0	++	0	0	0	0
eitrige Beimengungen	(+)	+	0	0	(+)	0
anderweitige Blutergüsse	0	0	0	+	0	0
Weitere Informationen in Kapitel	B. 4.2.1. B. 21.4.	B. 21.4. B. 32.11	B. 14.2.1.	B. 14.1.1. B. 14.3.		B. 4.2.1.
Geschätzte Häufigkeit	45 %	35 %	10 %	7 %	2 %	1 %

Intensität der Symptome

0 = fehlen
+ = vorhanden
(+) = schwach ausgeprägt oder selten
++ = stark ausgeprägt

B. 1.6.2. Blutungen aus dem Ohr

	Mögliche Krankheiten				
Leitsymptom Blutungen aus dem Ohr	**Gehörgangs-verletzungen**	**Mittelohr-entzündung**	**Gehörgangs-entzündung**	**Trommelfell-verletzung**	**Schädel-basisbruch**
Intensität	+/++	+	(+)	+	+/++
Hinweise zur Vorgeschichte	meistens künstlich beim Ohrreinigen, Unfall	meistens vor 1 Woche Husten und Schnupfen	häufig Ohrenschmalz, Schmerzen beim Kauen	Schlag auf das Ohr, Explosion, Tauchen, beim Ohrreinigen	Unfall, meistens bei Sturz auf den Kopf
Ohrschmerzen	(+)	++	++	+	0
Zusätzliche Absonderung aus dem Ohr	fehlt anfangs, dann eitrig	eitrig, riechend	stark eitrig, riechend	0	wässrig
Weitere Informationen in Kapitel	B. 20.3.2.	B. 20.4.2.	B. 20.3.2.	B. 20.4.3.	B. 4.2.1.
Geschätzte Häufigkeit	40 %	30 %	20 %	5 %	5 %

Intensität der Symptome

0 = fehlen
(+) = schwach ausgeprägt oder selten
\+ = vorhanden
++ = stark ausgeprägt

B. 1.6.3. Hörverlust

Leitsymptom Hörverlust	Mögliche Krankheiten: Ohrschmalz	Mittelohrentzündung	Gehörgangsentzündung	Tubenkatarrh	„Hörsturz“
Intensität	+	+	(+)	+	++
Hinweise zur Vorgeschichte	häufig nach Wassereindringen in den Gehörgang	vor etwa 1 Woche Schnupfen	Furunkel oder nach häufigem Tauchen	oft nach Schnupfen oder im Flugzeug	mittleres Alter, Stress
Beginn	langsam	akut	langsam	akut	akut
Ohrschmerz	0	++	+/++	0	0
Schwindel	0	(+)	0	0	++
Brechreiz	0	(+)	0	0	+
Ohrgeräusche	0	+	0	0	++
Fieber	0	+/++	(+)	0	0
Druckschmerz auf Gehörgang	0	+	++	0	0
Weitere Informationen in Kapitel	B. 20.3.3.	B. 20.4.2.	B. 20.3.2.	B. 20.4.1.	B. 20.5.2.
Geschätzte Häufigkeit	50 %	25 %	10 %	10 %	5 %

Intensität der Symptome

0 = fehlen

(+) = schwach ausgeprägt oder selten

\+ = vorhanden

++ = stark ausgeprägt

B. 1.6.4. Schmerzen in Gesicht und Hals

	Mögliche Krankheiten					
Leitsymptom Schmerzen in Gesicht und Hals	**Rachen-entzündung**	**Mittelohr-entzündung**	**Nasennebenhöhlen-entzündung**	**Zahnwurzel-entzündung, -abszeß**	**Nerven-entzündung**	**Nasen-furunkel**
Intensität	+/++	(+)	+	+	++	+/++
Hinweise zur Vorgeschichte	oft vereiterte Mandeln	oft bei Kindern, vorher grippale Infekte	vorher meistens grippale Infekte	meistens Backenzähne befallen	oft Vorboten einer Neuralgie oder eines Herpes zoster (sog. „Gesichtsrose“)	geröteter Nasenflügel
Schluckbeschwerden	++	(+)	0	0	0	0
Kauschmerz	0	(+)	0	++	+	0
eitriger Schnupfen	(+)	+	++	0	0	+
geschwollene Halslymphknoten	++	(+)	(+)	+	0	0
Weitere Informationen in Kapitel	B. 22.1.	B. 20.4.2.	B. 21.2.	B. 33.3.5. B. 33.3.6.	B. 15.5.2. B. 26.2.4. B. 26.2.5. B. 26.2.6.	B. 21.3.
Geschätzte Häufigkeit	30 %	25 %	20 %	10 %	10 %	5 %

Intensität der Symptome

0 = fehlen
(+) = schwach ausgeprägt oder selten
+ = vorhanden
++ = stark ausgeprägt

B. 1.7. ORTHOPÄDISCHE SYMPTOME

B. 1.7.1. Rücken- und Gelenkschmerzen

Leitsymptom Rücken- und Gelenkschmerzen	Mögliche Krankheiten					
	Lenden-Wirbelsäulen-Syndrom	Hals-Wirbelsäulen-Syndrom	Gicht	Infekt-arthritis	Rheuma	Nierenkolik
Intensität	+/++	+/++	+/++	++	+	++
Hinweise zur Vorgeschichte	häufig „Hexenschüsse“ oder Bandscheibenleiden	lange Vorgeschichte, steifer Nacken	guter Esser und Trinker (Alkohol)	vorausgegangener meistens fieberhafter Infekt	Vorgeschichte bekannt	oft bekanntes Steinleiden
Beginn	akut	langsam	akut	akut	langsam	akut
Bevorzugte Schmerzlokalisation	„unterer“ Rücken	Nacken, Schulter	Großzehengrundgelenk (aber auch jedes andere Gelenk)	alle Gelenke	kleine und mittlere Gelenke	Rücken einseitig
Ausstrahlung	Bein	Arm	0	(+)	0	Leiste, Hoden
Art der Schmerzen	bei Bewegung	ziehend	pochend	dauernd	dauernd	schubweise
Schwellung, Rötung	0	0	++	0	+	0
Weitere Informationen in Kapitel	B. 28.1.3.	B. 28.1.1.	B. 28.2.2.	B. 28.2.3.	B. 28.2.1.	B. 18.1.4.
Geschätzte Häufigkeit	60 %	20 %	5 %	5 %	5 %	5 %

Intensität der Symptome

0	=	fehlen	+	=	vorhanden
(+)	=	schwach ausgeprägt oder selten	++	=	stark ausgeprägt

B. 1.8. SYMPTOME AN ZAHN UND ZAHNFLEISCH

B. 1.8.1. Zahnschmerzen

	Mögliche Krankheiten					
Leitsymptom Zahnschmerz	**Zahnfäule Karies**	**Markentzündung Pulpitis**	**Markfäule Gangrän**	**Wurzelhautentzündung**	**Abzess, Phlegmone**	**Weisheitszahn**
Auslöser	kalt, süß	kalt, heiß	heiß	Druck	dauernd	Druck
Intensität	**0/+**	**+/++ immer wiederkehrend**	**++**	**++**	**++**	**+/++**
Hinweise zur Vorgeschichte	oft Zufallsbefund bei Vorsorge, auch bei Kindern	Folge der Karies, oft erste Beschwerden	Nerv oft bereits abgestorben	Übergreifen der Zahnentzündung, Zahnschmerz beim Kauen	Gewebe u. Knochen entzündet, Gefahr der Sepsis und Fistelung	mittleres Alter, schwerer Durchbruch mit Zahnfleischentzündung
Schwellung im Zahnbereich	0	0	0	(+)/+	++	+
Fieber	0	0	0	(+)	+/++	(+)/+
Lymphknotenschwellung am Hals	0	0	(+)	(+)	++	+
Schluckbeschwerden	0	0	0	0	+/++ bei Mahlzähnen	(+)/++
Kieferklemme	0	0	0	0	+/++ bei Mahlzähnen	+/++
Weitere Informationen in Kapitel	B. 33.3.2.	B. 33.3.3.	B. 33.3.4.	B. 33.3.5.	B. 33.3.6. B. 33.3.7.	B. 33.3.11.
Geschätzte Häufigkeit	30 %	30 %	15 %	15 %	5 %	5 %

Zahnschmerzen werden auch bei anderen Krankheiten empfunden, z. B. bei
- Entzündungen der Nasennebenhöhlen oder der Mandeln (Kapitel B. 21., B. 22.),
- Entzündungen der Nerven, z. B. bei Trigeminusneuralgie oder Herpes zoster (Kapitel B. 26.2.).

Intensität der Symptome

0 = fehlen
(+) = schwach ausgeprägt oder selten
+ = vorhanden
++ = stark ausgeprägt

B. 1.9. FIEBER

B. 1.9.1. Fieber ohne Tropenaufenthalt

	Mögliche Krankheiten					
Leitsymptom Fieber	**Grippe (sonstige Virus-infektion)**	**Infektionen, Entzündung**	**Lungen-entzündung**	**Nieren-entzündung**	**Bauchfell-entzündung**	**Sonnen-stich, Hitzschlag**
Intensität	+/++	+/++	++	++	++	+
Hinweise zur Vorgeschichte	vorher Schnupfen, Hals-schmerzen, Husten	Rötung, Schwellung, Schmerz, Abszess	massiver Husten, eitriger Auswurf	vorher Blasen-entzündung	Verstopfung, Bauch-schwellung	intensive Sonnenein-strahlung auf den Kopf
Gelenkbeschwerden	+/++	+	+	+	+	0
Hautausschlag	(+)	0/(+)	(+)	0	(+)	0
Bauch-schmerzen	(+)	0	+	+	++	0
Blutungen	0	0	+ (Auswurf)	+ (Urin)	+ (Darm)	0
Weitere Informationen in Kapitel	B. 32.11.	C. 6.2.2. B. 15.3.1.	B. 23.2.1.	B. 18.1.1.	B. 13.3.8.	B. 9.3. B. 9.5.
Geschätzte Häufigkeit	40 %	30 %	10 %	10 %	5 %	5 %

Intensität der Symptome

0	=	fehlen	+	=	vorhanden
(+)	=	schwach ausgeprägt oder selten	++	=	stark ausgeprägt

B. 1.9.2. Fieber mit Tropenaufenthalt

	Mögliche Krankheiten				
Leitsymptom Fieber	**Malaria, Gelbfieber**	**Dengue, Zika**	**Chikungunya, Leptospirose**	**Typhus**	**Hämorrhagisches Fieber**
Intensität	++	++ (Dengue) + (Zika)	++	++	++
Hinweise zur Vorgeschichte	Insektenstich, Fieberschübe, Schüttelfrost	Insektenstich, mehrfache Infektion mit Denguevirus möglich	Insektenstich (Chikungunya), Süßwasserkontakt (Leptospirose: weltweit, auch Europa)	infizierte Nahrungsmittel	Infektion über direkten Kontakt Mensch-zu-Mensch, über Sekrete
Gelenkbeschwerden	+/++	++	++ (!)	+	+ (Hauteinblutungen)
Hautausschlag	0	++	++ (Chikungunya)	++	+ (Hauteinblutungen)
Bauchschmerzen	+ Durchfall	(+) Zika	+ Leptospirose	++ „erbsbreiartiger" Durchfall	++
Blutungen	+ (Gelbfieber)	++ (Dengue-Schock-Syndrom	(+)	+	++
Weitere Informationen in Kapitel	B. 31.1.1. B. 31.1.4.	B. 31.1.5.	B. 32.32.	B. 32.31.	B. 32.34.
Geschätzte Häufigkeit	30 %	30 %	25 %	10 %	5 %

Intensität der Symptome

0 = fehlen
(+) = schwach ausgeprägt oder selten
+ = vorhanden
++ = stark ausgeprägt

B. 2. DIAGNOSE UND ERSTE HILFE

B. 2.1. Bau des menschlichen Körpers

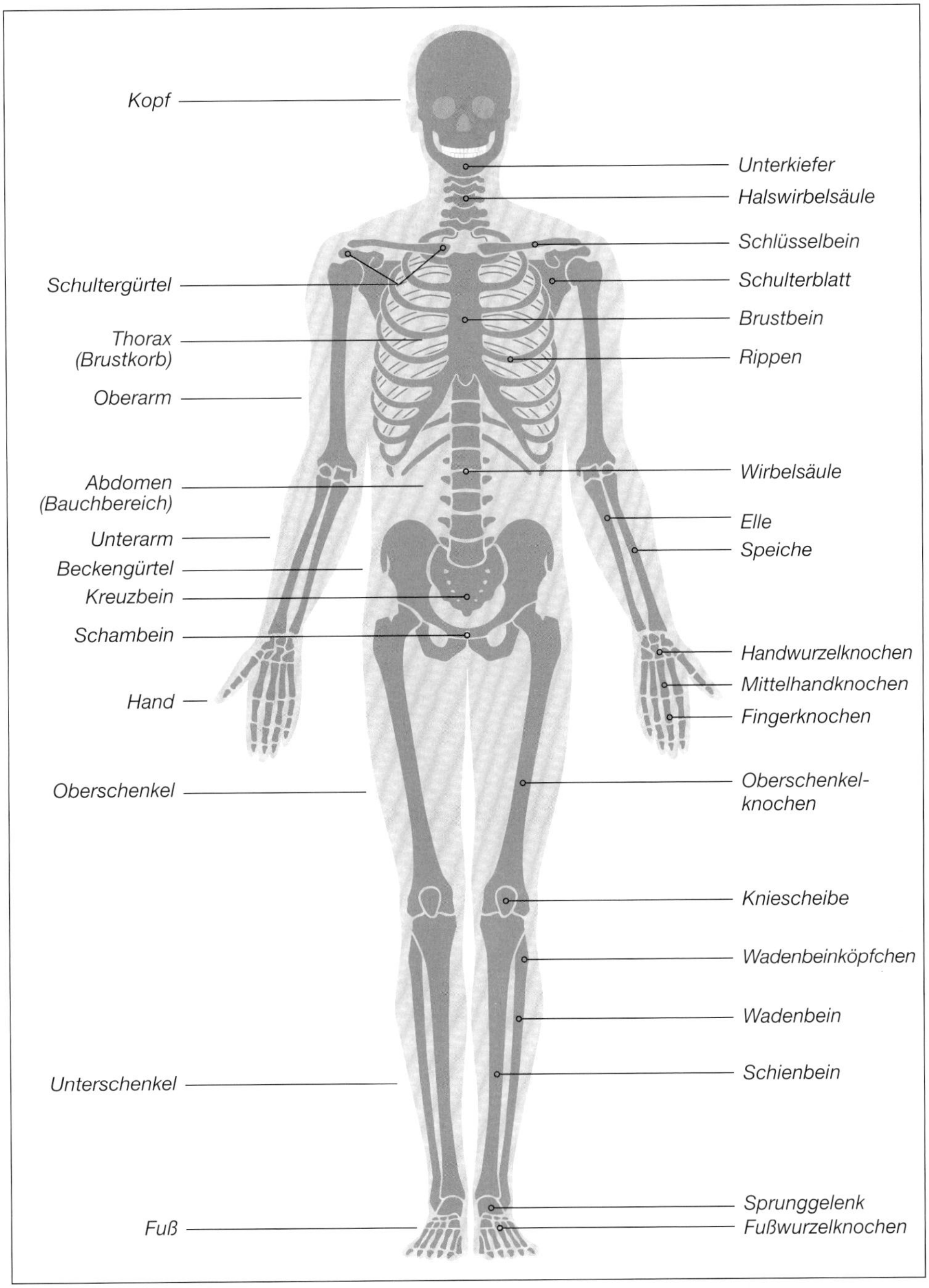

Gestaltgliederung des menschlichen Körpers im Zusammenhang mit dem Skelett

B. 2.2. Blutkreislauf

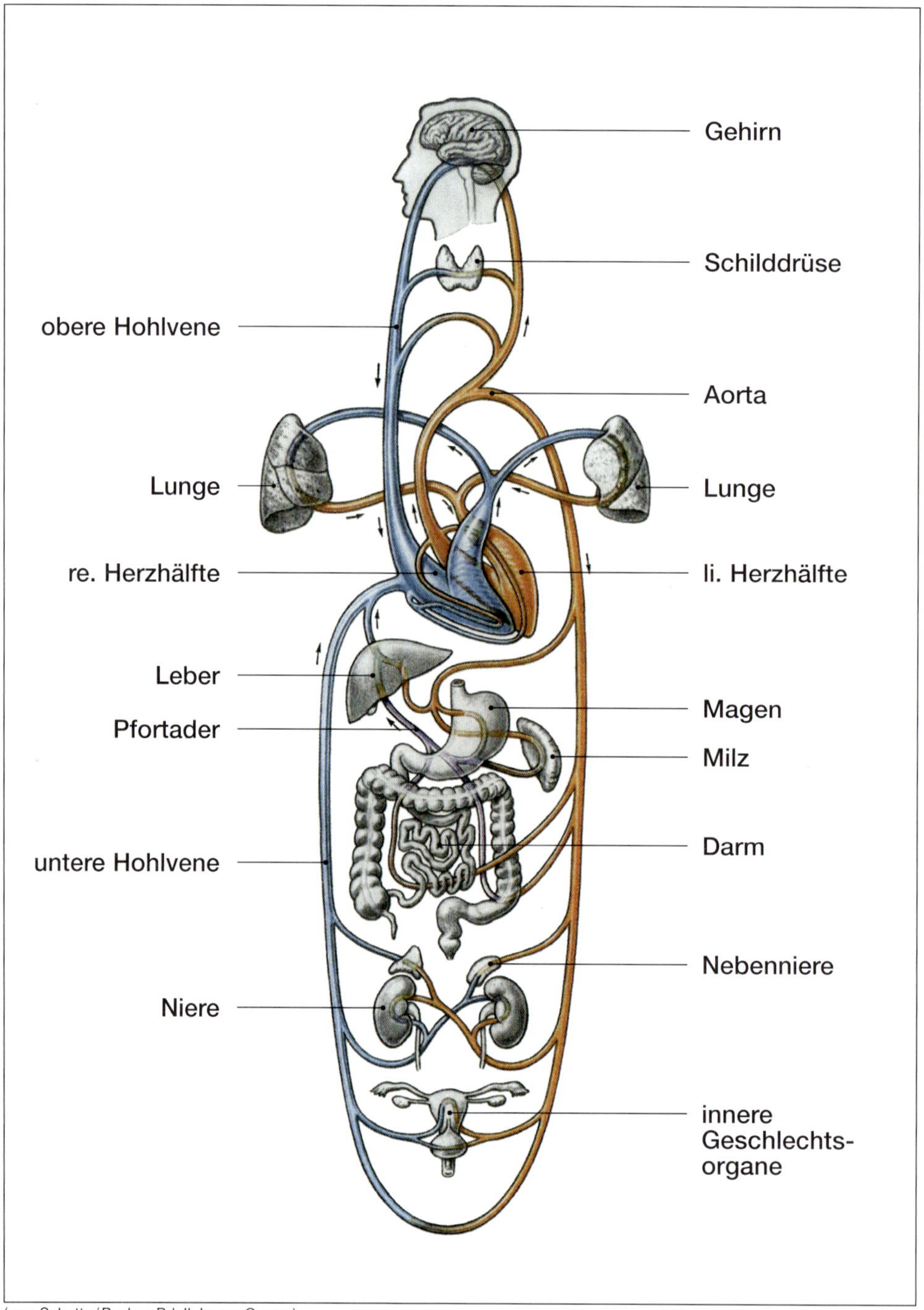

(aus: Sobotta / Becher, Bd. II, Innere Organe)

Schematische Darstellung des Blutkreislaufes des Erwachsenen. Gefäße mit arteriellem Blut rot, Gefäße mit venösem Blut blau, Pfortadergefäße violett

B. 2.3. Organe des Brust- und Bauchraums

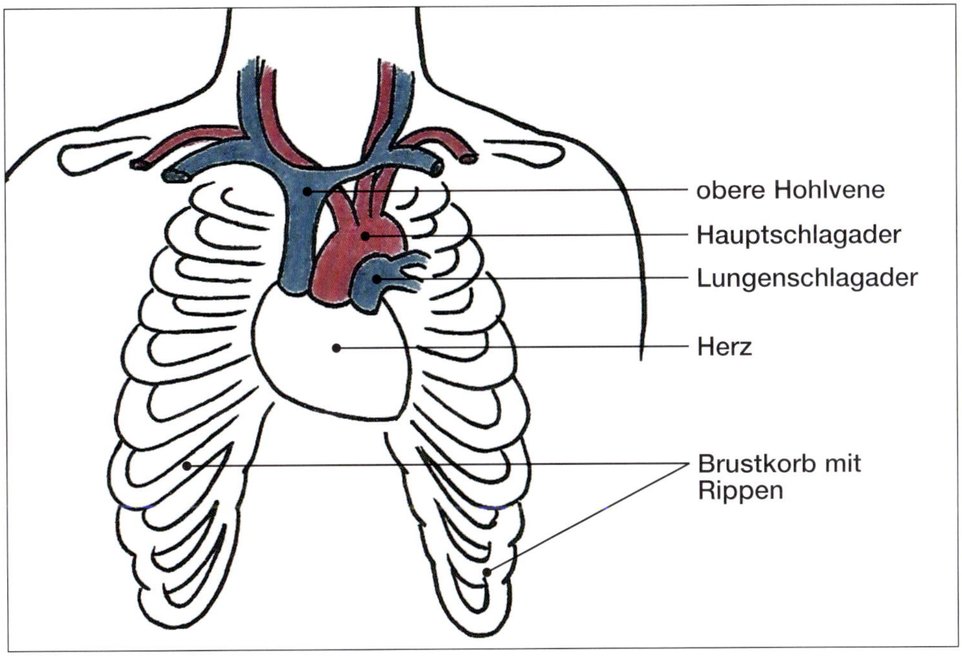

(Zeichnung Rathzi Morales)

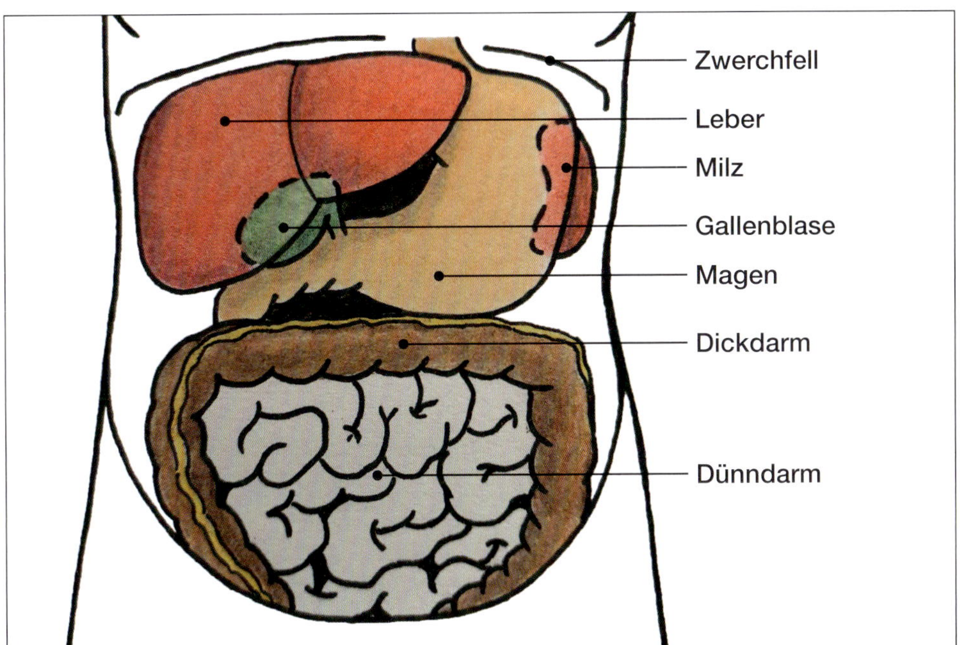

(Zeichnung Rathzi Morales)

B. 2.3.1. Das Herz

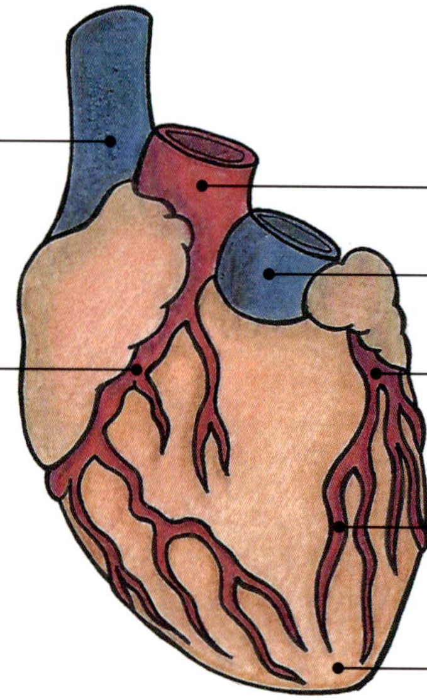

Schematische Darstellung der Herzkranzgefäße

(Zeichnung Rathzi Morales)

B. 2.3.2. Die Lunge

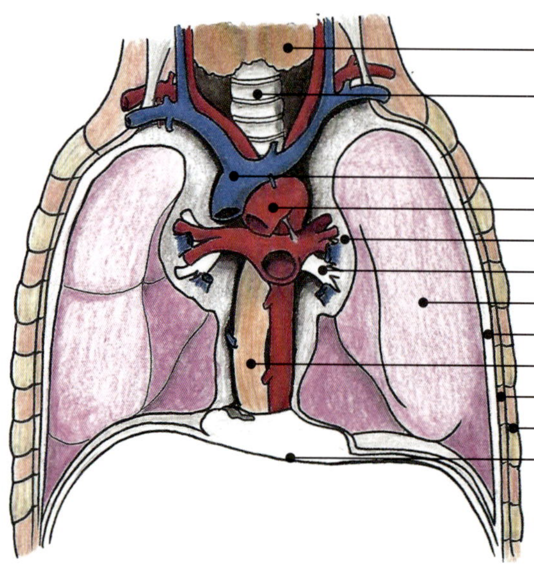

(Zeichnung Rathzi Morales)

B. 2.3.3. Die Verdauungsorgane

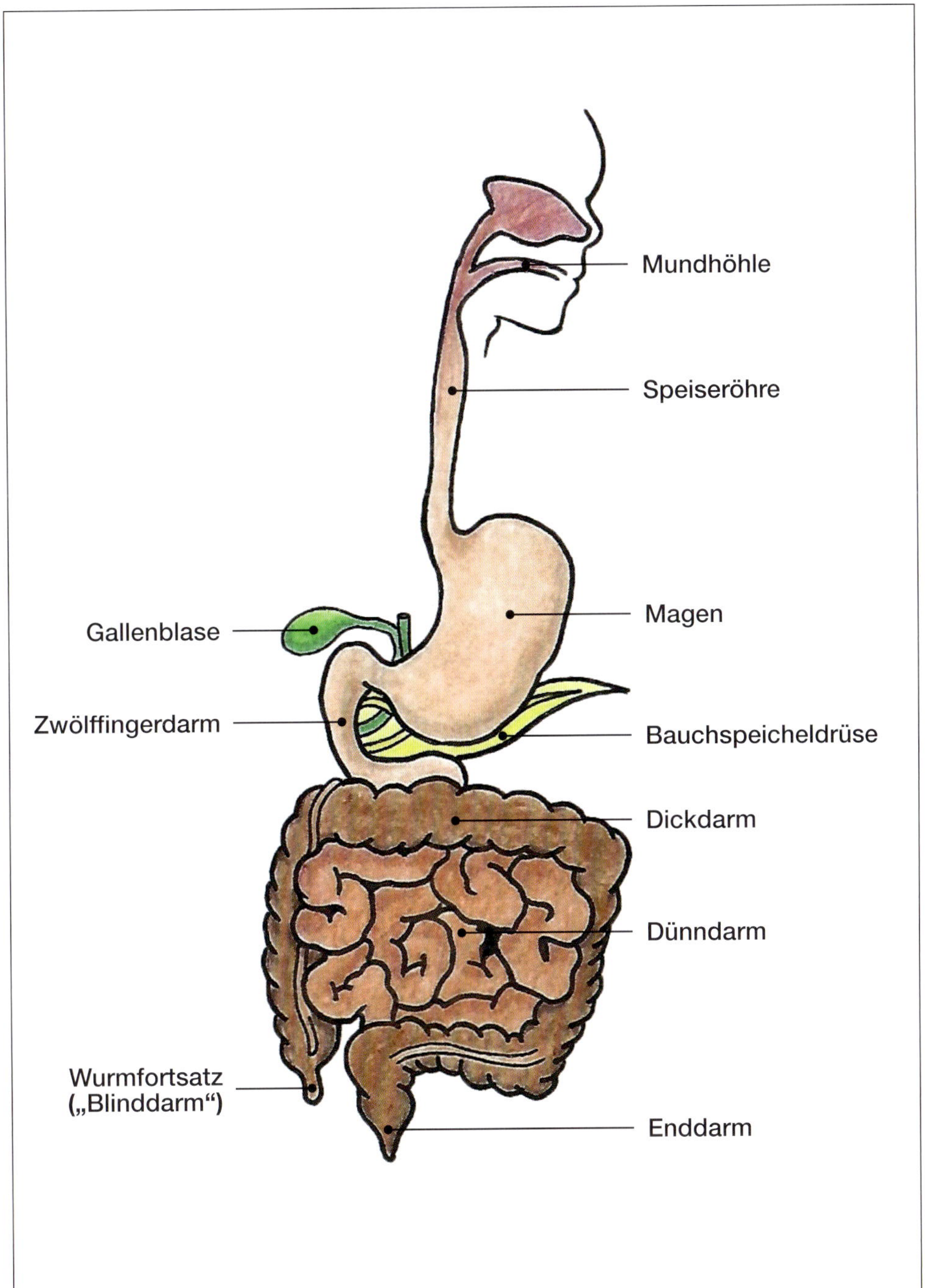

(Zeichnung Rathzi Morales)

Das Verdauungssystem (ohne Darstellung von Leber und Milz)

B. 2.3.4. Niere und ableitende Harnwege

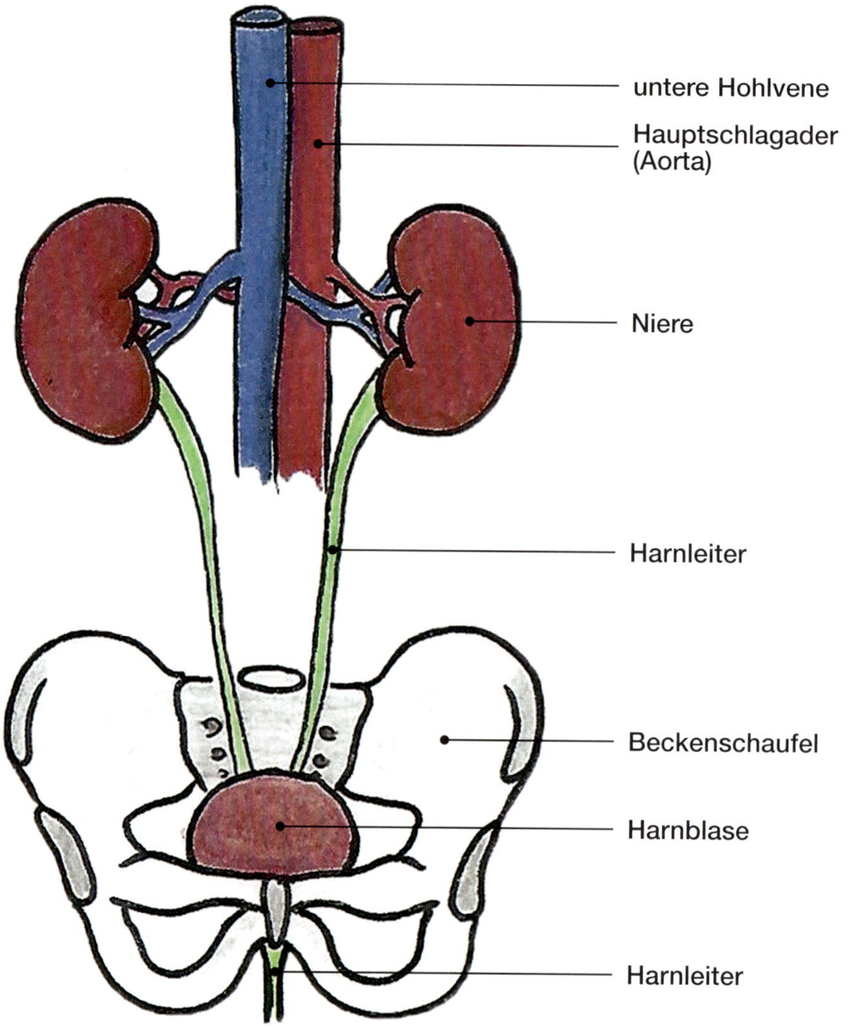

Nieren und ableitende Harnwege beim Mann

(Zeichnung Rathzi Morales)

B. 3. DIAGNOSTIK

Allgemeines: Vor jeder Behandlung muss man wissen, um welche Krankheit es sich handelt. Nur eine genaue Diagnose erlaubt eine gezielte Behandlung. Eine Behandlung, die sich nur an den Symptomen, also nur an den Krankheitszeichen orientiert, erfasst nicht die Ursache der Krankheit.

Die Diagnostik kann auch für den Arzt **durchaus schwierig sein**. Der medizinische Laie wird es deshalb noch schwerer haben, zu einer richtigen Diagnose zu gelangen.
In den folgenden Kapiteln soll deshalb versucht werden, **dem Laien mit „Bordmitteln“ eine möglichst genaue Diagnostik zu ermöglichen**. Je mehr Informationen ihm über Krankheitsbilder zur Verfügung stehen, desto genauer wird seine Diagnose sein können.

Nach der Ersten Hilfe muss in jedem Fall die Diagnostik erfolgen, um erforderlichenfalls **die weitere Behandlung** durchführen zu können.

B. 3.1. Untersuchung

Die Untersuchung besteht aus der Erhebung der Vorgeschichte, der Beobachtung der Krankheitszeichen und der eigenen Befunderhebung durch eine Untersuchung.

Allein durch das **Erheben der Vorgeschichte**, also durch intensives Befragen und Zuhören, kann ein erfahrener Arzt in etwa 70 bis 80 % aller Krankheitsfälle schon eine Diagnose stellen. Hierzu gehören Zeit und Geduld. Zeit ist – abgesehen von den seltenen akuten lebensbedrohlichen Zuständen – in der Regel ausreichend vorhanden!

Die **Krankheitszeichen (Symptome)** machen uns auf die Krankheit aufmerksam. Meistens steht ein Symptom, das Leitsymptom, im Vordergrund. Es ist oft dramatisch und verleitet manchmal zu voreiligen Diagnosen. Da das Leitsymptom aber vordergründig ist, sollen die Tabellen des **Kapitels B. 1.** helfen, durch das Beobachten weiterer Symptome in einer Art von „Rasterfahndung“ das Stellen der Diagnose zu erleichtern.

Das **Untersuchen** ist eine Tätigkeit, die fast nur vom Arzt ausgeübt wird und vor der sich der Laie meist scheut. Dennoch kann ein medizinischer Laie eine ganze Reihe von wichtigen Untersuchungsbefunden erheben, wenn er seine fünf Sinne benutzt. Einfache diagnostische Maßnahmen lassen sich außerdem erlernen, wie Fieber messen und Puls zählen. Aber auch das Messen des Blutdrucks, das Bestimmen des Blutzuckers und das Erheben von Urinbefunden mithilfe eines Teststreifens sind keine Geheimnisse und können mit ausreichender Genauigkeit in recht kurzer Zeit erlernt werden.

Selbst wenn der Laie mit der Vielzahl der gesammelten Informationen zunächst selbst nichts anzufangen weiß, sollte er sie gewissenhaft sammeln

und auch fortlaufend dokumentieren. Sie können später von entscheidender Bedeutung sein und geben dem Funkarzt wichtige Hinweise.

B. 3.2. Vorgeschichte

Beim Erfragen der Vorgeschichte wird naturgemäß das akute Geschehen im Vordergrund stehen. Aber auch Berichte über frühere Erkrankungen oder Operationen sowie die regelmäßige Einnahme von Medikamenten können Hinweise liefern, die für die Stellung der Diagnose der augenblicklichen Krankheit wichtig sind. Die genaue Schilderung eines Unfallhergangs lässt Rückschlüsse auf die Art und die Schwere der Verletzung zu.

Erfragung der Vorgeschichte

Folgende Fragen sollten gestellt werden:
- **Welche** Beschwerden liegen vor?
- **Wie** äußern sich die Beschwerden (z. B. Art der Schmerzen: Sind diese scharf, dumpf, ständig vorhanden oder gibt es Intervalle von Schmerzfreiheit)?
- **Seit wann** bestehen die Beschwerden (Stunden/Tage)?
- **Wo** sind die Schmerzen lokalisiert, also wo tut es weh?
- **Was** wurde bisher unternommen, welche Medikamente wurden gegeben?
- Haben die gleichen Beschwerden **auch schon früher** bestanden (z. B. Gallen- oder Nierenkoliken, Bauchschmerzen bei Dickdarmentzündung)?
- Wie waren damals **Diagnose, Verlauf und Behandlung**?
- Wurden in der **Umgebung** des Kranken ähnliche Erkrankungen beobachtet?
- Waren die Beschwerden/Schmerzen zwischenzeitlich weg und sind dann erneut wieder aufgetreten (z. B. bei Bauchschmerzen)?
- Haben sich die Schmerzen verlagert? Sind sie z.B. vom Mittelbauch in den Unterbauch gezogen (wie oft bei der „Blinddarmentzündung“)
- **Welche eigenen Beobachtungen hat der Kranke** gemacht, nach denen nicht ausdrücklich gefragt wurde?

Bei **Unfällen:**
- Was ist passiert?
- Wann ist der Unfall geschehen?
- Wie war der Unfallmechanismus (z. B. Fallhöhe)?
- Welche Erste-Hilfe-Maßnahmen wurden ergriffen?

Bei **Unterkühlungen:**
- Verweildauer im Wasser?
- Wassertemperatur?
- Bekleidung?
- Alter?
- Begleitkrankheiten?

Über die Befragung sind Aufzeichnungen zu machen. Sie sind für spätere Rückfragen und als Hilfe beim Ausfüllen der Checkliste für die funkärztliche Beratung (siehe Kapitel B. 3.4.) wichtig.

B. 3.3. Eigene Befunderhebung

B. 3.3.1. Betrachten

Betrachten

Folgende wichtige Befunde lassen sich durch Betrachten erheben:

Allgemeinzustand

Allgemeinzustand
Ob jemand nur leicht oder aber schwer krank ist, lässt sich oft auf den ersten Blick feststellen, auch wenn noch nicht klar ist, um welche Krankheit es sich handelt.

Wichtig ist zunächst, **durch Befragen den Zustand zu beurteilen:**

- Ist der Kranke bei vollem Bewusstsein?
- Ist der Kranke ansprechbar?
- Versteht er gestellte Fragen?
- Reagiert er situationsgerecht?
- Ist er über Ort, Zeit oder das Krankheitsgeschehen orientiert?
- Werden Schmerzen geäußert?
- Reagiert er auf Schmerzreize?
- Befolgt er Aufforderungen (z. B. Augen öffnen oder schließen, Gliedmaßen bewegen)?
- Liegen Lähmungen vor?
- Beim Unfall wird nach dem <c>ABCDE-Schema vorgegangen (siehe Kapitel A. 2.)

Vitalparameter

Vitalparameter (Normwerte)

Normwerte	Erwachsene	Kinder (8 – 14 Jahre)	Kinder (3 – 6 Jahre)
Puls (Schläge/min)	60–100	80–120	100–140
Blutdruck (mmHg)	130/80	110/70	90/60
„Abblasstest“ der Hautdurchblutung (Sek.)	unter 2	unter 2	unter 2
Atemzüge (pro min)	8–10	20–30	30–40
Sauerstoff (O_2)-Sättigung (%)	96–99	96–99	96–99
Temperatur (°C)	36–37,5	36–37,5	36–37,5

Zeichen einer Krankheit

Zeichen einer schweren Krankheit können sein:

- blasses Aussehen,
- kalter Schweiß auf der Stirn, bzw. des ganzen Gesichts,
- bläuliche Verfärbung der Lippen,
- eingesunkene (tief liegende Augen) mit Schattenringen,
- ängstliches Verhalten, Unruhe,
- schnelle Atmung,
- Luftnot.

Haut

Haut
Die Haut kann aussehen:

- blass (Schock, Seekrankheit, Unterkühlung, Blutverlust),
- rosig (normal, verstärkt bei Kohlenmonoxidvergiftung),
- gelblich (Gelbsucht, Magen-Darm-Erkrankungen),

- schweißig (Schock, Schmerz, Fieber, Seekrankheit, Angst, Wärmestau),
- trocken (Schilddrüsenerkrankung).

Zu sehen sind außerdem:
- Blutergüsse (Unfälle),
- Ausschlag (Haut- oder Infektionskrankheiten, siehe auch Kapitel B. 15. und B. 32.),
- Verletzungszeichen (Wunden, Einstichstellen bei Drogensüchtigen).

Abblasstest
Rekapillarisierungszeit

Der **„Abblasstest" der Haut**, die sogenannte **Rekapillarisierungszeit**, ist eine einfache, jedoch nicht immer zuverlässige Methode (Einschränkung bei schlechten Lichtverhältnissen und Unterkühlung), um die Durchblutungssituation an der Haut zu überprüfen und möglicherweise einen Schockzustand zu erkennen:
Für diesen Test übt man auf das Nagelbett (bei Kindern auch Handballen) oder die Stirn einen längeren – bis zu 4 Sekunden dauernden – Druck aus. Dann lässt man los und schaut, wann die „eingedrückte" abgeblasste (weiße) Hautstelle sich wieder mit Blut füllt und rosig wird. Im Normalfall soll das unter 2 Sekunden dauern.

Atmung

Atmung
Normal sind beim Erwachsenen etwa 8–10 Atemzüge pro Minute, bei Kindern mehr. Bei der Atmung soll sich der Brustkorb regelmäßig und seitengleich heben und senken (siehe auch im Folgenden unter „Brustkorb").
Die Atemfrequenz steigt u. a. bei
- Fieber,
- Aufregung,
- Herz- und Kreislaufversagen und
- Atemwegserkrankungen.

Augen

Augen
Die Bindehaut und die Lederhaut (das „Weiße des Auges") können sein:
- gerötet (Bindehautentzündung, bei Reizung durch Sonne und Salzwasser, Masern),
- eitrig verklebt (infektiöse Bindehautentzündung, Nasennebenhöhlenentzündung),
- gelblich (Gelbsucht).

Das Sehvermögen kann sein:
- auf beiden Augen gleich,
- einseitig eingeschränkt oder aufgehoben (Schärfe, Blickfeld).

Mundhöhle, Rachen

Mundhöhle und Rachen
Die Mund- oder die Rachenschleimhaut können sein:
- gerötet (z. B. bei grippalen Infekten),
- weißlich belegt (z. B. bei Pilzinfektionen),
- eitrig belegt (z. B. bei Mandelentzündungen),
- verletzt.

Zahnerkrankungen beachten.

Zunge

Zunge
Die Zunge kann sein:
- trocken,
- feucht,

- belegt,
- rissig,
- verletzt (z. B. Bisswunden nach Krampfanfällen).

Hals

Hals

Sichtbar sind:
- Beweglichkeit (z. B. Nackensteife bei Hirnhautreizung oder muskulärer Verspannung),
- Anschwellungen (z. B. von Halslymphknoten),
- Pulsationen.

Brustkorb

Brustkorb

Feststellbar sind Asymmetrien, Hustenreiz, Verletzungszeichen und Atembewegungen. Die Atembewegungen des Brustkorbs können sein:
- seitengleich (normal),
- seitenverschieden (z. B. bei Lungenentzündung),
- schmerzhaft (z. B. bei Rippenfellentzündung oder Rippenbruch),
- oberflächlich (z. B. bei Lungenentzündung),
- erschwert (z. B. bei Asthma, Herzversagen),
- verstärkt (z. B. bei Vergiftung, Hirnverletzung).

Die Atmung selbst kann sein:
- gleichmäßig (normal),
- unregelmäßig mit längeren Pausen (im Schlaf),
- beschleunigt (Fieber, Herz-Kreislauf-Schwäche, Angst, Lungenentzündung, Schock),
- oberflächlich (Lungenentzündung, Schmerz),
- ungewöhnlich tief (Vergiftung, Koma, Hirnverletzung),
- schnarchend (Vergiftung, Alkohol, Koma).

Bauch

Bauch

Der Bauch kann sein:
- eingezogen (z. B. bei Bauchfellentzündung),
- gespannt (z. B. bei Bauchfellentzündung, Darmverschluss),
- eingesunken (z. B. bei großem Flüssigkeitsverlust durch Durchfall),
- überbläht (Diätfehler, Darmverschluss).

(siehe auch Kapitel B. 13.7.)

Gliedmaßen

Gliedmaßen

Zu sehen sind:
- Fehlstellungen (z. B. bei Knochenbrüchen),
- Bewegungen (z. B. Schonhaltung bei Verletzungen, Lähmungen),
- Anschwellungen (z. B. bei Blutergüssen),
- Verfärbungen (z. B. bei Blutergüssen, Erfrierungen, Durchblutungsstörungen).

Körperausscheidungen

Körperausscheidungen

Der **Auswurf beim Abhusten** kann sein:
- farblos (normal, bei leichten Erkältungen),
- gelblich-grünlich (bei schwerer Erkältung, Bronchitis),
- blutig (z. B. bei Lungenentzündung, Lungenembolie).

Erbrochenes

Bei **Erbrochenem** sind zu beurteilen:
- Menge
  - große Mengen (bei Diätfehlern),
  - kleine Mengen (bei andauerndem Brechreiz nach langem Erbrechen, wie z. B. bei Darmverschluss, Vergiftung, Gehirnerschütterung, schwerer Seekrankheit),
  - „mundvoll" (bei Speiseröhrenerkrankungen).
- Bestandteile
  - Speisereste (lassen auf die Verweildauer im Magen schließen),
  - Blutbeimengungen (z. B. bei Nasenbluten, Speiseröhrenerkrankungen),
  - „kaffeesatzartige" Beimengungen (z. B. bei blutenden Magengeschwüren).

Urin

Beim **Urin** sind zu beurteilen:
- Farbe
  - hell (normal bei ausreichender Flüssigkeitszufuhr),
  - dunkel (morgens, bei verminderter Flüssigkeitszufuhr),
  - bierbraun (Gelbsucht),
  - blutig (z. B. bei Nierensteinen oder Blasenerkrankungen, zum Teil auch als Gerinnsel),
  - trübe (z. B. bei Fieber, schweren Blasenentzündungen).
- Menge
  - häufiger Harndrang mit geringer Menge (Blasenentzündung),
  - Harndrang mit großer Menge (z. B. bei Unterkühlung, Zuckerkrankheit),
  - geringe Menge (z. B. Austrocknung bei Durchfällen, Schock, Blutverlust, Fieber, starkes Schwitzen).

Weitere Untersuchungen siehe unter Kapitel B. 3.3.6. und B. 3.3.8.

Stuhl

Beim **Stuhl** sind zu beurteilen:
- Farbe
  - braun bis dunkelbraun (normal),
  - hell, lehmfarben (z. B. bei Gallensteinen),
  - pechschwarz, sog. Teerstuhl (z. B. bei Magenblutung),
  - grau-weiß (z. B. bei Bauchspeicheldrüsenerkrankungen).
- Beschaffenheit
  - Durchfall (z. B. bei Darminfektionen),
  - reiswasserartig (z. B. bei Cholera),
  - klebrig-tiefschwarz (z. B. bei Magenblutung),
  - klein geballt (z. B. bei Verstopfung, Stress).
- Auflagerungen
  - Blutauflagerungen (z. B. bei Hämorrhoiden, Dickdarmkrebs),
  - Schleimauflagerungen (z. B. bei Durchfällen, Dickdarmkrebs).

Betastung

B. 3.3.2. Betastung

Durch Betasten lassen sich feststellen:

Temperaturunterschiede

Temperaturunterschiede der Haut

Um Temperaturunterschiede zu ertasten, fühlt man mit der Rückseite der 2. bis 4. Finger. Diese Maßnahme ist nur orientierend. Man kann damit beispielsweise Entzündungen in Gelenken feststellen, indem man die Hauttemperaturen über dem kranken Gelenk mit den Hauttemperaturen über dem gesunden Gelenk der Gegenseite vergleicht.

Das Fiebermessen durch Auflegen der Hand auf die Stirn ist allerdings sehr unzuverlässig, besonders bei schweren Krankheiten mit schlechten Kreislaufbedingungen. Hier hilft nur das Thermometer.

Knirschen/ abnorme Beweglichkeit

Knirschen von Knochen oder abnorme Beweglichkeit
Durch Auflegen der Hand lassen sich Knochenbrüche von Verrenkungen oder Zerrungen unterscheiden (siehe Kapitel B. 4.2.11.).

Knistern/ Hautemphysem

Knistern von Hautpartien
Dies ist Zeichen einer Gasansammlung in der Haut (**Hautemphysem**). Das kann zum Beispiel im oberen vorderen Brustbereich vorkommen, wenn Verletzungen der Luftröhre vorliegen. In der Nähe von Wunden lässt dies auf die sehr seltene, aber auch sehr gefährliche Gasbranderkrankung schließen. Beide Krankheiten sind lebensbedrohend, können an Bord nicht behandelt werden und bedürfen dringend der Krankenhausbehandlung.

Reiben

Reiben
Ein Reiben verspürt man gelegentlich über Sehnenscheiden bei Entzündungen nach Überanstrengungen, besonders am Unterarm in der Nähe des Handgelenkes, aber auch im Bereich des Fußrückens (Hand und Fuß auf- und abbewegen lassen).

Druckschmerz

Druckschmerzen
Sie sind häufig ein Zeichen von Entzündungen, zum Beispiel im Bereich des Bauches. Bei der Untersuchung tastet die eine Hand, die andere Hand verstärkt den Druck.

Fühlen lassen sich:
- Weichheit des Bauches,
- bretthharter Bauch (Bauchfellentzündung),
- Schmerzen beim plötzlichen Nachlassen des Druckes (Blinddarmentzündung).

Dellenbildung

Dellenbildung auf Druck
Dellenbildung ist Zeichen einer Gewebswasseransammlung, beispielsweise im Bereich der Schienbeine oder des Fußrückens, als Folge einer schlechten Herzleistung, einer Stauung oder einer Thrombose.

Muskelverspannung

Muskelverspannungen
- des Rückens (beim „Hexenschuss"),
- des Bauches (bei Bauchfellentzündung).

Puls

B. 3.3.3. Fühlen des Pulses
Das Fühlen des Pulses ist ein wichtiger Befund für die Diagnostik. Es ist nicht schwer, muss aber geübt werden. Meist tastet man den Puls an der Daumenseite des **Handgelenks** mit aufgelegtem Zeige- und Mittelfinger oder an einer Schlagader der **Leistenregion**, siehe Kapitel A. 6.).

Normwerte siehe unter „Vitalparameter" (Kapitel B. 3.3.1.).

Die Pulsfrequenz **steigt** bei:
- Fieber,
- Aufregung,

- körperlicher Anstrengung,
- starken Schmerzen,
- Blutverlust,
- Herz- und Kreislaufschwäche und
- verschiedenen inneren Erkrankungen.

Sie **fällt** bei:
- einigen Herzkrankheiten (u. a. Herzinfarkt),
- schweren Verletzungen des Gehirns,
- neurogener Schock (siehe **Kapitel A.7.**).

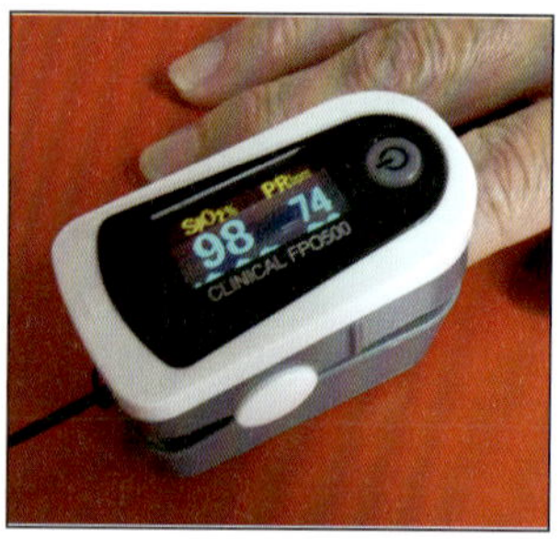

Pulsoxymeter

Unregelmäßiger Puls, sog. Herzrhythmusstörungen finden sich bei Herzkrankheiten, aber auch bei sonst gesunden und jungen Menschen.

Die Beurteilung der **Pulsqualität** – schwacher oder kräftiger Puls als Kriterium für die Beurteilung der Herz-Kreislauf-Verhältnisse – ist schwierig und erfordert viel Erfahrung. Zusätzliche Informationen liefert die Blutdruckmessung.

Pulsoxymeter, die man auf einen Finger oder Ohrläppchen aufsetzt, ermitteln schnell die Pulsfrequenz und Sauerstoffsättigung. Hinweis: die Fingernägel dürfen nicht lackiert sein, keine Messwerte bei kalten Extremitäten (Unterkühlung, Erfrierung), falsch positive Messwerte bei CO-Vergiftung.

Normwerte siehe unter „Vitalparameter" (**Kapitel B. 3.3.1.**).

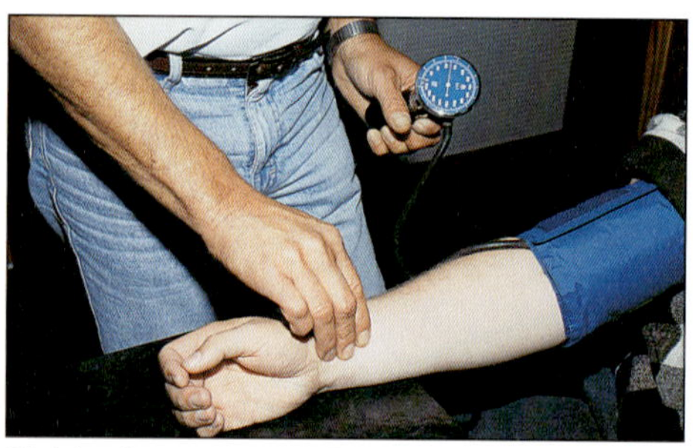
Blutdruckmessung mit Oberarmmanschette und Ertasten des Pulses

B. 3.3.4. Messung des Blutdrucks

Der Blutdruck wird angegeben in Millimeter (mm) einer Quecksilbersäule (Hg) und abgekürzt „RR" (für Riva-Rocci, dem Erstbeschreiber dieser Art der Blutdruckmessung).

Für die Beurteilung dieser Krankheitsbilder ist der gemessene Blutdruck ein wichtiger Wert.
Gemessen werden zwei Werte, ein oberer (höherer) Wert, der **systolische Blutdruck**, und ein unterer (niedrigerer) Wert, der **diastolische Blutdruck**.

In der Systole zieht sich das Herz zusammen, das Blut wird ausgepumpt. In der Diastole füllt sich das Herz wieder mit Blut.

Handgelenk-blutdruckmessgerät

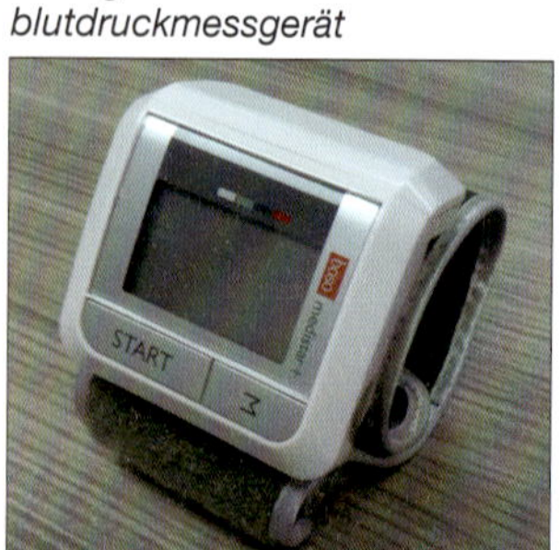

Der durchschnittliche Blutdruck eines gesunden Erwachsenen im mittleren Lebensalter sollte in Ruhe (nach 5 Minuten entspanntem Sitzen) um 130/80 mmHg betragen. Bei jüngeren Menschen liegt der normale Wert niedriger, bei älteren – ohne blutdrucksenkende Medikamente – höher.
Das Messen lässt sich unter Anleitung rasch erlernen. Man benötigt dafür eine Blutdruckmanschette, mit der man manchmal verlässlichere Werte ermitteln kann, als mit einem elektronischen Messgerät am Handgelenk (s. Abb.). Bei diesen Geräten muss man Hand und Unterarm während der Messung absolut ruhig halten! Das Benutzen eines Stethoskops zur Blutdruckmessung wird dem Laien in der Regel nicht gelingen.

Es wird zunächst der Puls am Handgelenk aufgesucht und dann die Manschette so stark aufgepumpt, bis der Pulsschlag nicht mehr zu tasten ist. Dann wird der Blutdruck abgelesen. Man erhält zwar nur den „oberen" systolischen Wert; dieser gibt im Notfall aber auch schon wichtige Hinweise.

B. 3.3.5. Messung der Körpertemperatur

Körpertemperatur

Die Messung der Körpertemperatur erfolgt meist durch Einlegen des Thermometers unter die Achselhöhle (axillare Messung). Dies geht am schnellsten und bequemsten und genügt auch in den meisten Fällen. Genauer ist aber die Messung im After (rektale Messung). Auch hier liegt die Temperatur normalerweise beim Erwachsenen um 37 °C. Die Differenz zwischen den beiden Temperaturen beträgt in der Regel 0,5 °C (rektal ist der Wert höher).

Bei entzündlichen Erkrankungen innerhalb des Bauchraumes können die Unterschiede allerdings bedeutend größer sein. Deshalb **müssen** bei dem Verdacht auf das Vorliegen solcher Erkrankungen, beispielsweise bei einer Appendizitis („Blinddarmentzündung") oder Eierstockentzündung, **immer beide Temperaturen gemessen werden**. Das Auseinanderklaffen beider Temperaturen um mehr als 0,5 °C ist deshalb ein wichtiger diagnostischer Hinweis!

B. 3.3.6. Urinuntersuchungen

Urinuntersuchungen
Teststreifen

Untersuchungen des Urins lassen sich an Bord auch durch Laien mithilfe von **Teststreifen** (Stix-Teste) durchführen.
Urinuntersuchungen geben Auskunft über das Vorliegen von:

- Eiweiß (Nierenkrankheit),
- Zucker (Diabetes),
- Blutbeimengungen (Steinleiden),
- Nitrit (Coli-Bakterien = Blasenentzündung),
- Bilirubin (Gelbsucht) und
- Leukozyten (weißen Blutkörperchen = Harnwegsinfektion).

Normalerweise sollen die Teststreifen sich nicht verfärben.

Drei-Gläser-Probe

Lassen sich **Blutbeimengungen schon mit dem bloßen Auge feststellen**, kann bei der Suche nach der Blutungsquelle die sogenannte **Drei-Gläser-Probe** weiterhelfen, auch wenn diese Methode unsicher ist. Dabei wird der Urin in drei Portionen aufgefangen. In das erste Glas kommen die ersten Tropfen, dann wird eine Probe etwa in der Mitte des Wasserlassens aufgefangen, und in das letzte Glas kommen die letzten Tropfen.

- Finden sich Blutbeimengungen nur in der ersten Portion, liegt die Blutungsquelle wahrscheinlich in der **Harnröhre**.
- Finden sich Blutbeimengungen überwiegend in der letzten Portion, liegt die Blutungsquelle wahrscheinlich in der **Blase**.
- Finden sich Blutbeimengungen in allen drei Portionen gleichmäßig, liegt die Blutungsquelle wahrscheinlich in der **Niere**.

Weitere Untersuchungen siehe unter Kapitel B. 3.3.1.

B. 3.3.7. Abhorchen

Abhorchen

Das Abhorchen setzt zwar einige Erfahrung voraus und ist auch nicht so einfach für den Laien zu erlernen. Dennoch kann man mit etwas Übung (zu Hause am eigenen Körper normale Atemgeräusche über der Lunge oder Darmgeräusche über dem Bauch „erhorchen“) einfache Befunde erheben, die für die Behandlung wichtig sein können, wenn kein Arzt zur Verfügung steht oder nur eine funkärztliche Beratung möglich ist.

Man benötigt ein Stethoskop (von besserer Qualität) ansonsten kann auch das Ohr fest auf Brustwand oder Bauch aufgelegt werden.

Lunge

Lunge: Beim Asthmatiker hört man besonders beim Ausatmen laute giemende und brummende Geräusche. Sie finden sich auch bei starken Bronchitiden, besonders bei Kindern.
Bei Patienten mit Lungenentzündung kann man manchmal knisternde Geräusche, besonders beim Einatmen, hören.

Herz

Herz: Die Zahl der Herzschläge – und damit auch die Bestimmung der Pulsfrequenz – lässt sich leicht feststellen. Auch Herzrhythmusstörungen mit unregelmäßigem Herzschlag kann man gut hören.

Darm: Sowohl mäßige wie auch lebhafte Geräusche sind normal. Fehlen sie völlig, kann dies ein Zeichen einer Darmlähmung sein.

Riechen

B. 3.3.8. Riechen

- Die **Atemluft** kann u. a. nach **Alkohol** riechen. Bei oder nach einer Feier mag dies keinen besonderen diagnostischen Wert haben. Riecht aber jemand aus der Besatzung ständig nach Alkohol, auch ohne dass eindeutige Zeichen einer Trunkenheit vorliegen oder dass offensichtlich Alkohol getrunken wurde, besteht der Verdacht auf das Vorliegen einer Alkoholkrankheit. Derartige Besatzungsmitglieder sind unzuverlässig (siehe auch Kapitel B. 27.3.). Befindet sich jemand in einem Rauschzustand oder in tiefem Schlaf oder in einer Bewusstlosigkeit und riecht **nicht** nach Alkohol, besteht der Verdacht auf das Vorliegen einer Krankheit (z. B. Diabetes, CO-Vergiftung, Schädel-Hirn-Verletzung, Medikamentenvergiftung, Drogen).

Mundgeruch

- **„Übler (unangenehmer) Mundgeruch“** hat eher nichts mit Magenerkrankungen zu tun, sondern mit mangelnder Mundhygiene und Erkrankungen des Zahnfleisches (siehe Kapitel B. 33.4.).
  „Saurer“ Mundgeruch entsteht beim „Aufstoßen“ von Magensäure (Refluxerkrankungen, siehe Kapitel B. 13.).
  Besteht zusätzlich starkes, unstillbares Erbrechen und verstärkt sich der Mundgeruch derartig, dass er an den Geruch des Stuhls erinnert, besteht der Verdacht auf das Vorliegen eines Darmverschlusses.

Mandelentzündung

- Mundgeruch findet sich häufig auch bei **Mandelentzündungen** (siehe Kapitel B. 22.2.), deshalb bei Mundgeruch stets auch den Rachen inspizieren.

Azeton

- **Azeton** riecht etwa wie faules Obst. Azetongeruch in der Ausatmungsluft ist ein **wichtiger Hinweis auf eine ernste Krankheit**. Er findet sich bei entgleisten insulinpflichtigen Diabetikern, bei Hungerzuständen (z. B. bei schwerer Seekrankheit, fiebernden Kindern ohne ausreichende Kohlehydrat- und Flüssigkeitszufuhr). Das Azeton ruft Erbrechen hervor, wodurch sich der Hungerzustand noch verstärkt. Durch rechtzeitiges reichliches Geben von Zuckerlösungen kann bei Hungerzuständen dieser Teufelskreis durchbrochen werden. Diabetiker aber benötigen Insulin und gehören in ein Krankenhaus (siehe Kapitel B. 13.6.3.).

- **Urin** riecht normalerweise kaum. Bei Harnwegsinfekten (meistens dann Coli-Bakterien) kann der Geruch sehr stark und ein Frühsymptom für den Infekt sein. Weitere Untersuchungen siehe unter Kapitel B. 3.3.1. „Körperausscheidungen“.
- Riechen **Stuhl und Darmgase** abnorm stark, liegt meistens eine Darminfektion vor.
- **Schweißgeruch** ist nicht immer Ausdruck einer unzureichenden Körperhygiene. Neben einer Veranlagung zu vermehrtem Schwitzen können auch Fieber, Stress, Angst oder eine unzweckmäßige Kleidung (Wärmestau) eine Rolle spielen. Bei Schweißfüßen besteht oft ein dringend behandlungsbedürftiger Fußpilz, durch den sich auch andere Besatzungsmitglieder infizieren könnten.

B. 3.3.9. Untersuchung der Augen

Untersuchung der Augen

Allgemeines: Augenkrankheiten oder Augenverletzungen sind häufig sehr schmerzhaft und mit der Angst vor dem Verlust des Augenlichtes verbunden.
Der Kranke ist auch einem Laien dankbar, wenn er helfen kann. Vor der Hilfe muss aber die Ursache der Erkrankung durch eine Untersuchung festgestellt werden.

Keine Zeit darf bei Verätzungen durch Betriebsstoffe, Säuren und Laugen verloren gehen. Hier muss sofort und gründlich mit großen Flüssigkeitsmengen das Auge gespült werden.

Benötigtes Untersuchungs- und Behandlungsmaterial:

- Gute Lichtquelle, wie z. B. elektrische Lampe, Stirnleuchte, Taschenlampe oder gutes Tageslicht (Licht bei der Untersuchung seitlich einfallen lassen, um Blenden zu vermeiden), **keine LED-Lampen** verwenden (Blendgefahr),
- Lupe,
- Watteträger („Q-Tipps“), Holz- oder Glasstäbchen,
- Augenlidhalter (notfalls aus glattem Draht zu biegen),
- weiches Papiertaschentuch,
- sterile Mullkompressen,
- Heftpflaster,
- Augenklappen,
- schmerzstillende Augentropfen (mit und ohne Farbstoff),
- antibiotikahaltige Augentropfen,
- Augentropfen zum Senken des Augeninnendrucks.

Achtung: Mit Salbentuben oder Pipetten für Augentropfen nie die Augen berühren, da sie sonst infiziert werden. Für das noch gesunde Auge oder für andere Personen sind sie so nicht mehr brauchbar, da Augeninfektionen übertragen werden könnten. Angebrochene Augentropfen dürfen im Notfall länger als sechs Wochen benutzt werden.

Durchführung der Untersuchung

Die **Vorgeschichte** gibt häufig schon genügend Hinweise auf mögliche Verletzungen durch Fremdkörper. Die Schilderung des Unfallereignisses oder der Tätigkeit vor dem Unfall lässt Rückschlüsse auf Art und Schwere der Verletzung zu und ist wichtig beim Einholen einer funkärztlichen Beratung, welche bei jeder Augenverletzung erfolgen sollte.
Durch **Befragen** erhält man weiterhin Angaben über Schmerzen, Sehleistung, Doppelbilder, Lichterscheinungen und Brechreiz.

Bei der Untersuchung sollte der Kranke möglichst auf dem Rücken liegen.

Bei der **Betrachtung** wird zunächst die **Umgebung des Auges** inspiziert, ob:

- die Augenlider verletzt sind,
- das Auge geschlossen werden kann,
- Blutergüsse vorliegen,
- die Bindehaut gerötet ist,
- das Auge hervorgetreten ist (Bluterguss hinter dem Auge),
- die Lichtreflexe auf der Hornhaut seitengleich sind,
- Fremdkörper auf Horn- oder Bindehaut zu sehen sind,
- die Pupillen seitengleich rund sind und sich auf Lichteinfall verengen,
- sich Blut vor der Regenbogenhaut (in der Augenkammer) befindet,
- Ätz- oder Verbrennungsspuren festzustellen sind.

Hilfreich ist stets der Vergleich mit der gesunden Seite.

Die **Bindehaut** (Konjunktiva) ist die feine, durchsichtige Haut über dem „Weißen“ (Lederhaut) des Auges. Bei Entzündungen rötet sie sich durch vermehrte Durchblutung. Sie lässt sich zum Teil überblicken, wenn man den Kranken das Auge bewegen lässt, z. B. auf der Suche nach kleinen Fremdkörpern. Dabei werden ihm die Blickrichtungen angegeben (oben, unten, seitwärts nach rechts und links). Will man die Bindehaut unter den Augenlidern beurteilen, müssen die Lider nach außen gewendet (ektropioniert) werden, wie in den Abbildungen dargestellt ist.

Siehe auch Kapitel B. 19.5. „Fremdkörperentfernung“

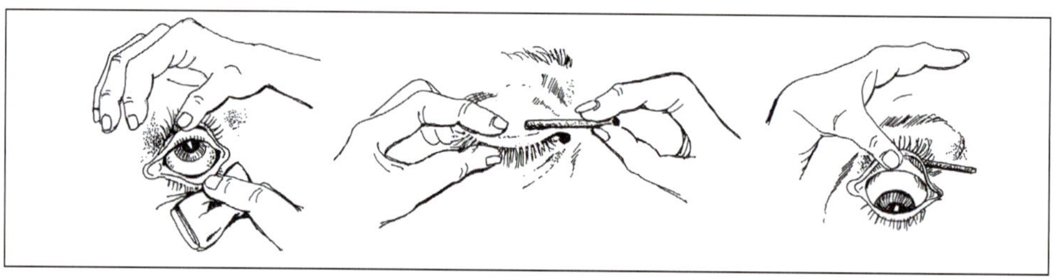

Das **Unterlid** lässt sich zur Untersuchung mit dem Daumen nach unten ziehen, während der Kranke aufgefordert wird, nach oben zu blicken. Fremdkörper lassen sich hier relativ leicht erkennen und entfernen. Das **Oberlid** lässt sich etwas schwieriger ektropionieren. Zur Hilfe benötigt man ein Stäbchen oder einen Lidhalter (siehe Abb. auf Seite 271 in **Kapitel B. 19.5.**).

Prüfung des Augeninnendruckes

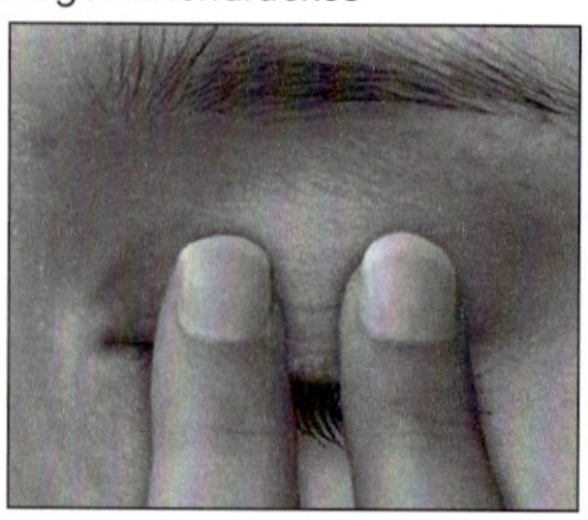

Die **Sehschärfe** wird orientierend durch Vorhalten der Finger, durch Handbewegungen, durch Lichtquellen oder durch Leseproben in unterschiedlichen Abständen geprüft. Beide Augen werden zunächst gemeinsam getestet, um Doppelbilder auszuschließen. Dann werden die Augen durch Abdecken eines Auges einzeln geprüft.

Der **Augeninnendruck** wird bei geschlossenen Augen geprüft, in dem der Untersucher die Spitzen beider Zeigefinger dicht nebeneinander locker auf das Oberlid legt. Dabei sollte man die Hände am Gesicht der zu untersuchenden Person abstützen (entweder bei sich selbst oder bei einer anderen gesunden Person üben). Durch abwechselndes gefühlvolles Drücken mit den Fingerspitzen auf das Lid ertasten, wie nachgiebig

(„fluktuierend“) der Augapfel ist. Es wird am gesunden und erkrankten Auge geprüft und die Untersuchung vergleichend wiederholt. Beim **„grünen Star“** (Glaukom) ist der Augapfel hart, bei einer perforierenden (durchbohrenden) Augenverletzung **weich**.

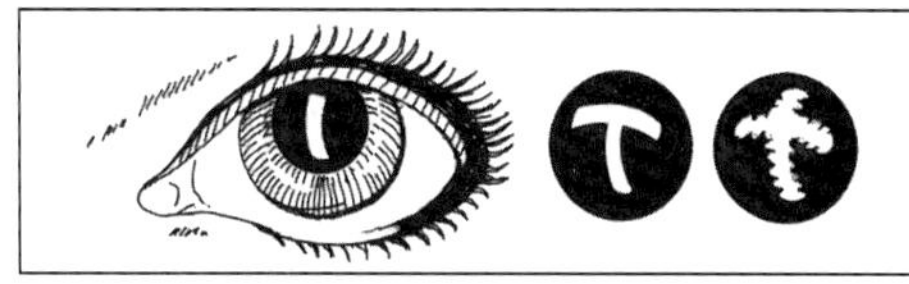

Die **Hornhaut** muss bei seitlicher Betrachtung glatt, klar und spiegelnd sein (Abb. links, linke und mittlere Teilabb.). Die Spiegelbilder, z. B. eine Lichtquelle oder ein Fensterkreuz, sollten nicht verzerrt zu sehen sein (rechte Teilabbildung).

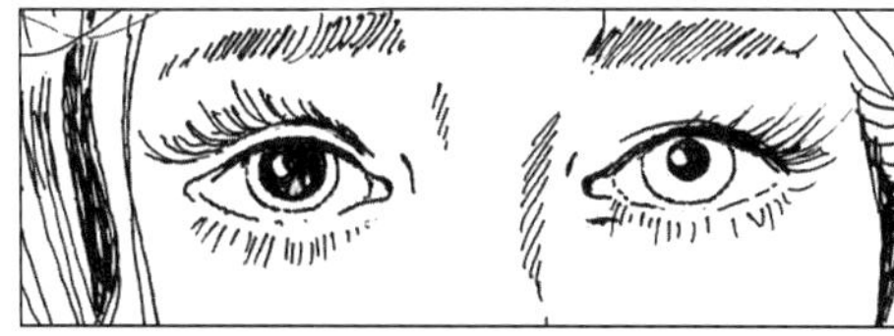

Die **Pupillen** („schwarzes Loch“) in der Augenmitte müssen seitengleich und rund sein. Auf Lichteinfall beim Prüfen mit einer Taschenlampe müssen sie sich seitengleich verengen. Die Pupille des nicht geprüften Auges verengt sich dabei reflektorisch mit, jedoch weniger (Abb. links: starke **Pupillendifferenz** = z.B. bei Schlaganfall, Hirntumor oder Migräne).

Die **Regenbogenhaut (Iris)** ist „das Farbige“ des Auges um die Pupille herum. Sie lässt sich besonders beim Vergleich mit der gesunden Seite recht leicht beurteilen. Bei Verletzung des Auginneren können Flüssigkeit, Blut oder auch die Linse vor der Iris sichtbar werden.

Die **Beweglichkeit** der Augen prüft man durch seitliche Bewegungen des im Abstand von ca. 30 cm vorgehaltenen Fingers. Dabei darf sich der Kopf nicht mitbewegen. Beide Augen müssen den Bewegungen gleichmäßig folgen. Tun sie dies nicht, liegt eine Verletzung oder Lähmung (z. B. bei Schlaganfall) eines Augenmuskels vor.

Fluoreszeintest

Fluoreszeinhaltige Augentropfen (Nr. 22.07) werden verwendet, um Hornhautdefekte darstellen zu können. Zusätzlich benötigt man ein Inspektionslämpchen, auf das ein kobaltblauer Filter aufgesetzt wird, um den Färbeeffekt verstärkt sichtbar zu machen. Defekte der Hornhaut färben sich gelb-grün. Bei **Verdacht** auf **perforierende (durchbohrende)** Verletzung (des Augapfels) verdächtige Stelle wenn möglich direkt beträufeln. Dann unter kobalt-blauem Licht mit Lupe beobachten, ob der Farbstoff durch Austritt von Augen(kammer)wasser fortgespült wird. Schon bei dem Verdacht auf eine Augapfelverletzung liegt ein **Notfall** vor, es besteht höchste Gefahr für das Auge!
Sofortmaßnahme: Ruhigstellung der Augen mittels steriler Abdeckung (Kompresse)

B. 3.3.10. Untersuchung der Zähne

Untersuchung der Zähne

Durch Betrachtung mithilfe einer Taschenlampe, eines Spatels oder Löffelstiels und erforderlichenfalls eines Zahnspiegels lassen sich der Gesamtzustand des Gebisses, defekte Zähne, Zahnfleischveränderungen (Blutungen, Wunden, Vorwölbungen, Eiterherde) und herausgefallene Füllungen erkennen.

Die Differenzierung der **Schmerzen** ermöglicht wichtige Rückschlüsse auf die Diagnose und Behandlungsbedürftigkeit. Hierbei hilft die Symptomentabelle **B. 1.8.**

Kälteempfindlichkeit lässt auf eine akute Zahnerkrankung schließen, **Hitzeempfindlichkeit** auf einen bereits abgestorbenen (devitalen) Zahn.

Neurologische Diagnostik

B. 3.3.11. Neurologische Diagnostik

Funktionsstörungen des Nervensystems lassen sich meistens schon durch **gezieltes Befragen** feststellen. Die wichtigsten Fragen sind in den **Checklisten für Lähmungen und Schädel-Hirn-Verletzungen** (siehe Kapitel B. 3.4.2., B. 3.4.3.) aufgeführt.

Eine relativ einfache Untersuchung ist die Beobachtung und Beurteilung der **Form der Pupille und ihre Reaktion auf Lichteinfall** mithilfe einer Taschenlampe. Dies liefert wichtige Informationen über die **Gehirnfunktion bei Bewusstlosigkeit,** z. B. bei Schädelverletzungen, Schockzuständen, Vergiftungen und Unterkühlungen. Normalerweise verengen sich die Pupillen bei verstärktem Lichteinfall und erweitern sich bei Dunkelheit.

Beidseits weite, reaktionslose Pupillen sind Anzeichen für einen schwerst gestörten, lebensbedrohlichen Allgemeinzustand, der einer sofortigen Intensivbehandlung bedarf. Enge, reaktionsarme Pupillen lassen auf eine Medikamenten- oder Rauschgiftbeeinflussung schließen.

Funkärztliche Beratung

B. 3.4. Funkärztliche Beratung
(medical advice by radio)

Es bestehen mehrere Möglichkeiten, auf dem Funkwege ärztliche Hilfe zu erlangen:

Signet des Funkberatungszentrums Cuxhaven

1. **Hilfe durch einen Arzt, der sich auf einem Schiff in der Nähe befindet**
   In der **Berufsschifffahrt** gibt es **kaum** noch Schiffsärzte, selbst nicht auf großen Fährschiffen. Auf **Kreuzfahrtschiffen** sind **in der Regel** Ärzte an Bord.
   Auf **Kriegsschiffen** sind, abhängig von der Schiffsart, **gelegentlich** Ärzte an Bord.

   Eine **Dringlichkeitsmeldung** auf dem Funkwege ist aber auf jeden Fall zu empfehlen, wenn **dringend** ärztliche Hilfe benötigt wird (siehe unter Kapitel A. 16. „Notruf“).

   In jedem Fall sollte **vor dem Gespräch** für eine schnellere Abwicklung **der Vordruck „Radio Medical Advice Form“ (Seite 120) ausgefüllt werden und die Liste mit dem Inhalt der Bordapotheke bereit liegen** (ab Seite 379). In dem Fomular werden die selbst erhobenen Befunde (Kapitel B. 3.3.) eingetragen. Hierdurch werden unnötige Rückfragen vermieden und die Diagnosestellung durch den beratenden Arzt erleichtert.

2. **Funkärztliche Beratung über den „Telemedical Maritime Assistance Service“ (TMAS Germany), MEDICO Cuxhaven**
   Die medizinische Beratung bei Notfällen auf See wird durch die Klinik für Anästhesie, Intensivmedizin, Notfallmedizin und Schmerztherapie *(AINS)* am **Krankenhaus Cuxhaven** durchgeführt. Ursprünglich nur für die Berufsschifffahrt zuständig, kann dieser Service inzwischen auch von der Sportschifffahrt in Anspruch genommen werden.

   Weiterhin gibt es inzwischen diverse private Anbieter, die funkärztliche Beratungen durchführen. Mit diesen muss man vor Reisebeginn in Kontakt getreten sein, um zu klären, ob dort die aktuelle Ausgabe des Buches „Medizin auf See“

vorliegt. Dieses ist notwendig für die Abfrage der Zusatzchecklisten und der Rasterdarstellung des menschlichen Körpers und der Ausstattung der Bordapotheke mit Medikamenten.

Der Funkarzt wird neben der Einschätzung der medizinischen Situation als erstes die Position des Schiffes erfragen, um das für dieses Seegebiet zuständige MRCC *(Maritime Rescue Coordination Centre)* informieren zu können. Eventuell notwendige Evakuierungsmaßnahmen werden dann über diese Leitstellen koordiniert. Das TMAS ist ständig erreichbar über folgende Verbindungen:

Krankenhaus Cuxhaven: Tel.: +49(0)4721-780
Medico-Gespräch: Tel.: +49(0)4721-785
Fax: +49(0)4721-781250
E-Mail: medico@tmas-germany.de

Wenn die technischen Möglichkeiten an Bord vorhanden sind, dann kann die Übermittlung von Digitalfotos bei vielen Erkrankungen und Verletzungen von großer Hilfe sein.

3. Auch über das **Maritime Rescue Coordination Center** (MRCC Bremen) der Deutschen Gesellschaft zur Rettung Schiffbrüchiger (DGzRS) kann eine medizinische Anfrage weitervermittelt werden: Funkrufnahme: Bremen Rescue.

   Die **Seenotleitung (MRCC) Bremen** ist im Notfall ständig erreichbar unter:
   Telefon: +49 - (0) 421 536 87 - 0
   Telefax: +49 - (0) 421 536 87 - 14

4. **Funkärztliche Beratung durch die Mithilfe anderer Fahrzeuge**
   Wenn man aus technischen Gründen mit der eigenen Funkstation keine Küstenfunkstelle erreichen kann, besteht die Möglichkeit, sich durch ein anderes Schiff helfen zu lassen. Entweder hat das Schiff selbst einen Arzt an Bord, der helfen kann (siehe oben), oder es verfügt möglicherweise über eine weiter reichende Funkausrüstung und kann dann als **Relaisstation** fungieren und die Verbindung z. B. mit dem TMAS am Krankenhaus Cuxhaven oder einem MRCC (für Deutschland z. B. mit „Bremen-Rescue“) aufnehmen, um die Anfrage zu übermitteln.

Relaisstation

5. **Weitere Möglichkeiten der funkärztlichen Beratung**
   Man kann auch versuchen, mit dem **Hausarzt des Kranken** Kontakt aufzunehmen.

B. 3.4.1. Vorbereitung auf das Medico-Gespräch

Medico-Gespräch

(aus dem Medizinischen Handbuch See der BG Verkehr)

Der Patient muss zuerst untersucht (siehe Formular „Body Check“ – B. 3.4.2.) und die Befunde in dem Vordruck eingetragen werden. Danach wird das Formular zur funkärztlichen Beratung (Radio Medical Advice Form-Primary – B. 3.4.3.) ausgefüllt.
Diese Vordrucke können unter **www.deutsche-flagge.de/de/notfall** heruntergeladen werden.
Im Kapitel B. 3.4.4. – B. 3.4.8. findet sich eine **Zusatzcheckliste** für Lähmungen und Kopfverletzungen sowie eine Darstellung von Armen, Beinen und Kopf im Raster, um Schmerzen bzw. Lähmungserscheinungen exakt benennen zu können.

Checklisten

B. 3.4.2. Body Check

		Ja	Nein
Bewusstsein	• Kann der Betroffene Fragen nach Name, Geburtsdatum, dem aktuellen Datum, Wohnort und Namen sowie Reederei des Schiffes beantworten?	☐	☐
	• Gesicht: Unterschiede im Seitenvergleich (insb. Augenlider / Mundwinkel)?	☐	☐
	• Sprachstörungen?	☐	☐
	• Sehstörungen (Doppelbilder / Ausfall von Teilbereichen)?	☐	☐
	• Pupillen gleich groß und werden bei Licht kleiner?	☐	☐
	• Pupillen unterschiedlich groß oder reagieren nicht auf Licht?	☐	☐
Kopf	• Blutung, Blutergüsse, Schwellungen?	☐	☐
	• Kopf mit beiden Händen umfassen: Blutungen am Hinterkopf?	☐	☐
	• Abtasten: Kanten / Verformungen? Schmerzen?	☐	☐
	• Flüssigkeitsaustritt in den Gehörgängen oder Nase?	☐	☐
Brustkorb	• Blutung, Blutergüsse, Schwellungen, Abschürfungen?	☐	☐
	• Abtasten: Schultergürtel (Schlüsselbeine): innen nach außen, Rippen und Brustbein von oben nach unten und seitliche Thoraxkompression: Knochen instabil? Schmerzen?	☐	☐
	• Atemgeräusche (Pfeifen, Brodeln)?	☐	☐
	• Brustkorbbewegungen seitengleich?	☐	☐
Bauch	• Blutung, Blutergüsse, Schwellungen, Abschürfungen?	☐	☐
	• Abtasten: Abwehrspannung? Schmerzen?	☐	☐
Becken	• Blutung, Blutergüsse, Schwellungen, Abschürfungen?	☐	☐
	• Vorsichtig abtasten: Instabilität des Beckens?	☐	☐
	• Blut aus der Harnröhre?	☐	☐
	• Genitalien: Schwellungen? Blutergüsse? Schmerzen?	☐	☐
Gliedmaßen	• Blutung, Blutergüsse, Schwellungen, Fehlstellungen, Abschürfungen?	☐	☐
	• Abtasten und vorsichtig bewegen: Stabilität der Knochen, Schmerzen / Ausstrahlung?	☐	☐
	• Hauttemperatur lokal besonders erhöht? Rötung?	☐	☐
	• Berührungen im Seitenvergleich: innen und außen, körpernah nach körperfern: Gefühl gleich?	☐	☐
	• Kraft seitengleich? Arme und Beine nacheinander anheben (lassen): Lähmungen?	☐	☐

Body Check by: Seeärztlicher Dienst
BG Verkehr, Dienststelle Schiffssicherheit
Brandstwiete1
D-20457 Hamburg

____

Name des Patienten, Geburtsdatum

		Ja	Nein
Rücken	• Blutung, Blutergüsse, Schwellungen?	☐	☐
	• Abtasten / abklopfen: Schmerzen / Ausstrahlung?	☐	☐
Haut	• rosig	☐	☐
	• blau	☐	☐
	• blass	☐	☐
	• warm	☐	☐
	• kaltschweißig	☐	☐
	• kalte Finger / warmer Rumpf	☐	☐

Vitalparameter

Puls:	/min
Blutdruck:	mmHg
Temperatur:	°C im After / unter der Zunge / unter der Achsel
Atemfrequenz:	/min

Beurteilung von Schmerzen

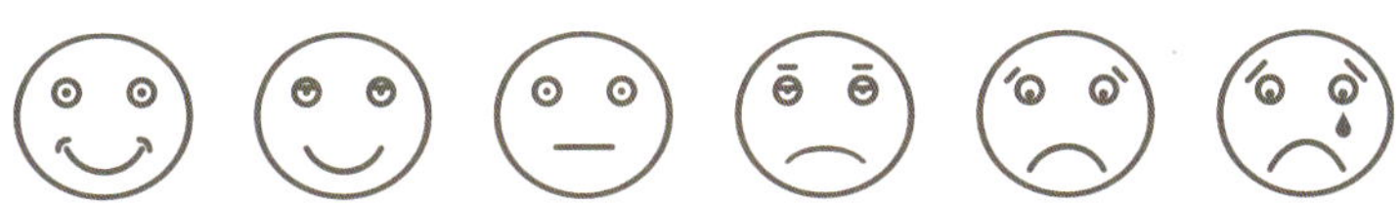

☐	☐	☐	☐	☐	☐
0	2	4	6	8	10
Kein Schmerz					Stärkster Schmerz

Bemerkungen

Datum und Uhrzeit	Untersucher	Unterschrift

B. 3.4.3. Vordruck Radio Medical Advice Form – Primary der BG

Telemedical Maritime Assistance Service Germany
TMAS Germany - Medico Cuxhaven
Phone: + 49 4721 78 5
Fax.: + 49 4721 78 1520, E-mail: medico@tmas-germany.de

Radio Medical Advice Form - Primary

Datum/Date: _____._____.20_____ **Zeit/Time (UTC):**_________

Dringlichkeit (Level of urgency)**:**

☐ **Lebensbedrohlich** (life-threatening) **additionally call +49 4721 78 5**
☐ **nicht-lebensbedrohlich** (non-life threatening)

1. Schiffsname (Name of ship)	**2.Rufzeichen** (Callsign)	**3.1 Telefon**	**4.Lat./Long.** **N/S**
		3.2 E-mail	**W/E**
5. Kapitän (Master)	**6. Reederei** (Owner)	**7.1 Zielhafen** (Port of destination)	**7.2 ETA**
8. Type of ship	**9.Medikamentenliste** (Druglist) ☐ **WHO** Liste beilegen(please attach list to mail) ☐ **A1/2** ☐ **B** ☐ **C1/C2**	**10.1 Nothafen** ([emergency] port)	**10.2 ETA**

11.Patient Name/Nationality	**12. Geschlecht** (sex) ☐ männlich (male) ☐ weiblich (female)	**13. Alter** (Age)	**13.1 Größe** [cm] (height)	**13.2 Gewicht** (bodyweight) [kg]	**14. Tropenaufenthalt (letzte 2 Monate)** (visit to tropical area in the last 2 months) ☐ nein (No) ☐ ja, bitte die Aufenthaltsorte als Anlage beifügen (yes, please attach whereabouts)

16. Basisbefunde (findings) ☐ **Befunde alle unauffällig** (all findings within normal ranges)

A-B	**16.1 Atmung** (Airway/Breathing)	**16.1.1 Atemfrequenz** (Breaths per Minute) ____/min.	**16.1.2 Atmet der Patient normal?** (normal breathing?) ☐ ja (yes) ☐ nein (no), specify @ 17.1.1	**16.1.3 Atemnot?** (shortness of breath) ☐ nein (no) ☐ ja (yes)
C	**16.2 Herz/Kreislauf** (Circulation)	**16.2.1 Herzfrequenz** (Heartrate) ____/min. **16.2.2 unregelmäßig** (arrhythmic beating) ☐ nein (no) ☐ ja (yes)	**16.2.3 Blutdruck** (Blood Pressure) / **mmHg**	**16.2.4 Brustschmerzen** (Chest Pain) ☐ nein (no) ☐ ja (yes)
D	**16.3 Bewusstsein** (Consciousness)	**16.3.1 Patient ist** (patient reacts to) ☐ **A** lert ☐ **V** erbal ☐ **P** ain ☐ **U** responsive		**16.3.2 Extremitätenbewegung:** (movement of extremities) ☐ seitengleich (equal on both sides) ☐ sonstiges: others specify @ 17.1.1
E	**16.4 Externes** (Externals)	**16.4.1 Hautfarbe** (skin appearance) ☐ normal ☐ blass (pale) ☐ schweißig (sweaty) ☐ specified @17.1.1	**16.4.2 Temp. °C** oral/axillar/rectal	**16.4.3 Verletzungen** (injuries) ☐ nein (No) ☐ ja (yes), specify @17.1.1

17. Angaben zum Ereignis/Erkrankung: (Details to incident/disease)	
17.1 S ymptoms	
17.1.1	**17.1.2** 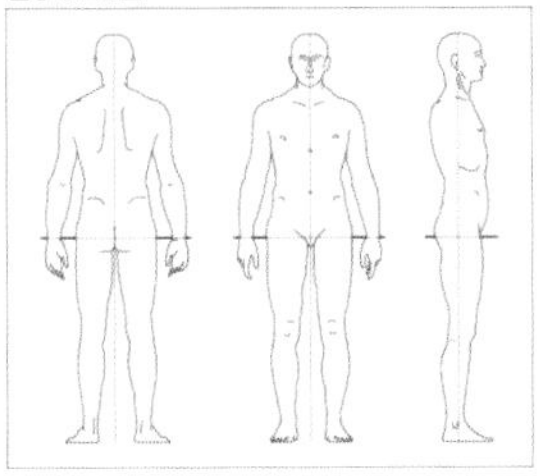
17.2 A llergies	
17.3 M edication (previous)	
17.4 P ast Medical History	
17.5 L ast oral Intake	
17.6 E vents prior to Incident	

18. Verdachtsdiagnose an Bord: (Suspected diagnosis)

19. Bisherige Maßnahmen: (Treatment on board)

B. 3.4.4. Zusatzcheckliste bei Lähmungen und Gefühlsstörungen der Arme und Beine

1	**Schiffsname, Rufzeichen**	
	Position, Entfernung zum nächsten größeren Hafen in Stunden/Tagen	
2	**Name des Erkrankten**	
	Stellung an Bord Alter/Geschlecht	
3	**Lähmung der Arme**	
	Welcher Gegenstand kann getragen werden?	
	Bewegen der Arme hinter und über Kopf?	
	Bewegen der Arme hinter den Rücken?	
	Ist Faustschluss möglich und wie kräftig?	
	Ist das Bewegen der Finger möglich?	
4	**Lähmung der Beine**	
	Kann der Patient gehen?	
	Zehenspitzen- oder Fersengang möglich?	
	Kniebeugen und Treppensteigen möglich?	
	Ist Spreizen der Beine im Liegen möglich?	
	Wie ist die Kraft in den Beinen?	
	Spürt der Patient Stuhldrang?	

5 **Schmerzen**

Wo (möglichst genaue Angabe)?

Wie (Stärke, Dauer, Art)?

6 **Gefühlsstörungen auf Berührung** (siehe Rasterdarstellung nächste Seiten)

Wo (möglichst genaue Angabe)?

Wie (Taubheit, Schmerz)?

7 **Dokumentation der Verletzungen/Gefühlsstörungen im Raster** (B. 3.4.5., B. 3.4.6.)

B. 3.4.5. Darstellung der Arme im Raster

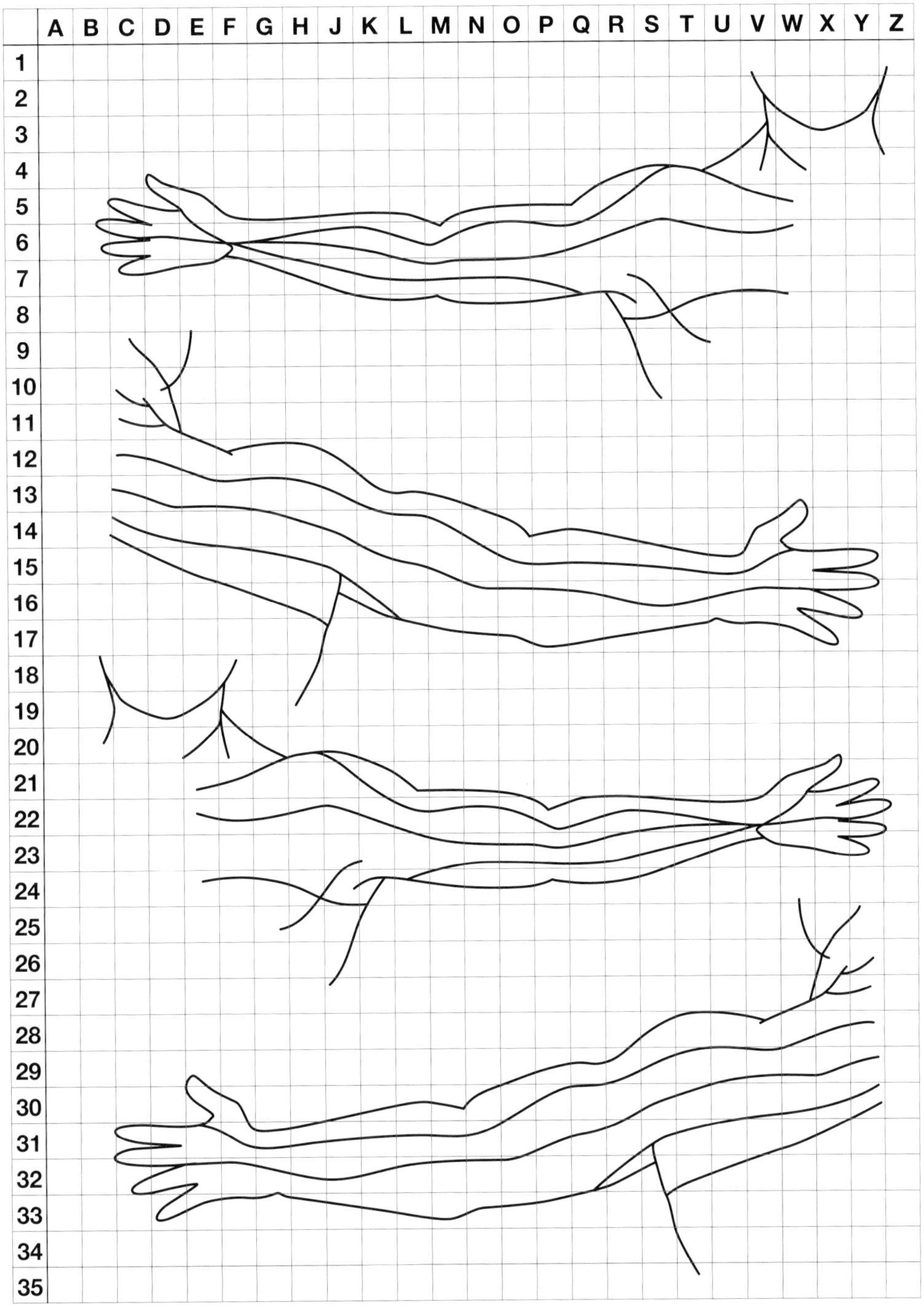

Dermatome von Vorder- und Rückseite des rechten Armes

Dermatome von Vorder- und Rückseite des linken Armes

(Zeichnung Rathzi Morales, in Anlehnung an: Sobotta/Becher, Atlas der Anatomie des Menschen, 3. Band, U&S, 17.Aufl. 1973)

B. 3.4.6. Darstellung der Beine im Raster

Dermatome des rechten Beines (rechts) und des linken Beines (links)

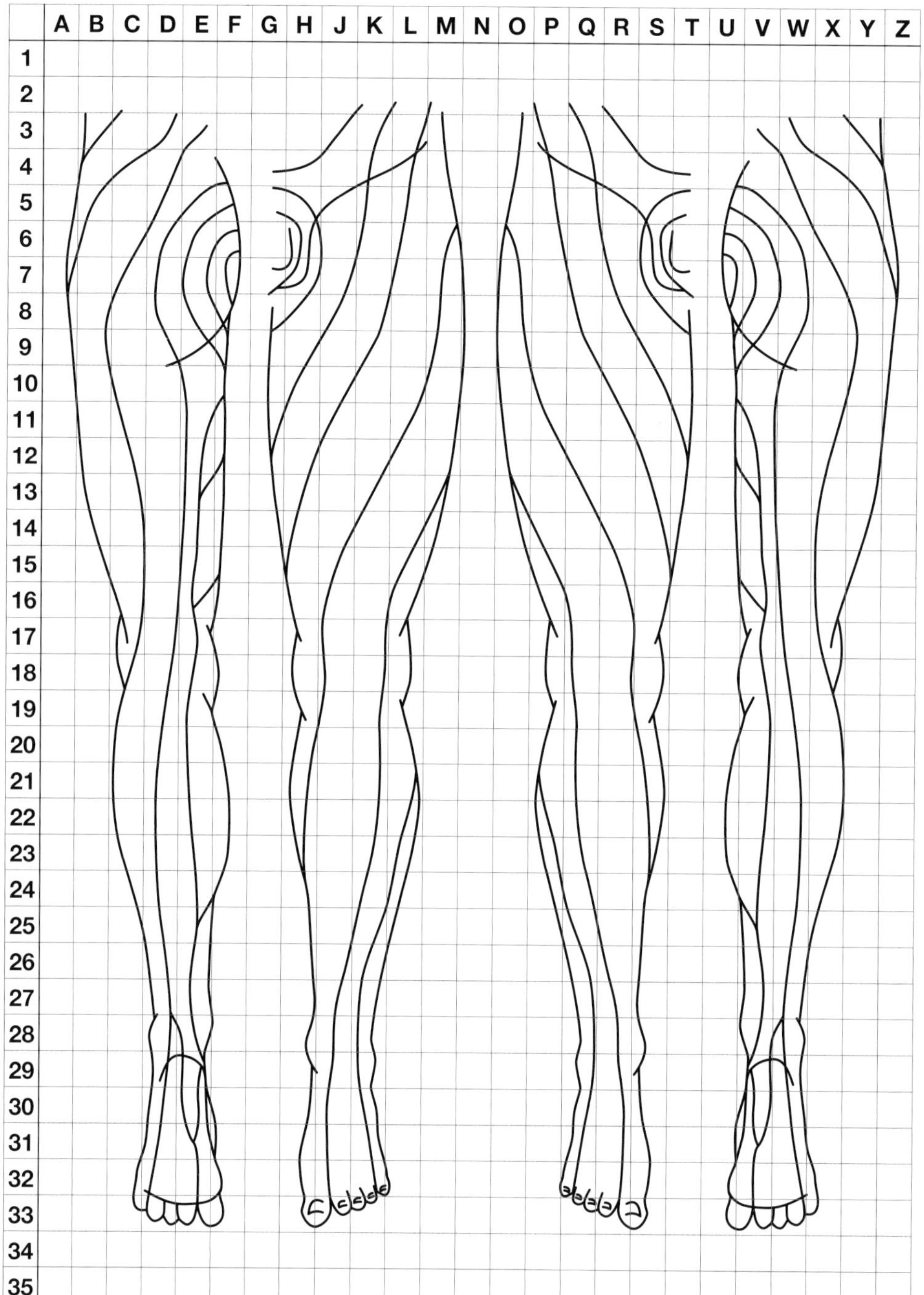

(Zeichnung Rathzi Morales, in Anlehnung an: Sobotta/Becher, Atlas der Anatomie des Menschen, 3. Band, U&S, 17. Aufl. 1973)

B. 3.4.7. Zusatzcheckliste bei Schädel-Hirn-Verletzungen (Kopfverletzungen)

1	**Schiffsname, Rufzeichen**	
	Position, Entfernung zum nächsten größeren Hafen in Stunden/Tagen	
2	**Name des Erkrankten**	
	Stellung an Bord Alter/Geschlecht	
3	**Liegt Bewusstlosigkeit vor?**	
	Seit wann?	
	Wie lange hat sie bestanden?	
	Hat sie sofort nach dem Unfall eingesetzt?	
	Innerhalb welcher Zeit nach dem Unfall?	
	Erinnerungslücken in Bezug auf den Unfall?	
4	**Tritt Blut oder wässrige Flüssigkeit aus …**	
	den Ohren?	
	der Nase?	
	dem Mund?	
5	Bestehen **sichtbare Kopfverletzungen?**	
6	Besteht ein **offener Schädelbruch?** (weißliches Material, blutig-wässrige Flüssigkeit)	
7	Bestehen **Lähmungen?** (siehe Checkliste Lähmungen)	
8	Besteht **Brechreiz oder Erbrechen**?	
9	Ist der Verletzte **verwirrt**?	
10	Hat er zunehmende **Kopfschmerzen**?	
11	**Wie schnell ist der Puls** des Verletzten?	
12	Ist der **Puls regelmäßig**?	
13	Sind die **Augen blutunterlaufen**?	
14	Sind beide **Pupillen** gleich weit und rund?	
15	Reagieren beide Pupillen seitengleich auf **Lichteinfall** (Taschenlampe)?	
16	**Dokumentation der Verletzungen im Raster** (B. 3.4.8.)	

B. 3.4.8. Darstellung des Kopfes im Raster

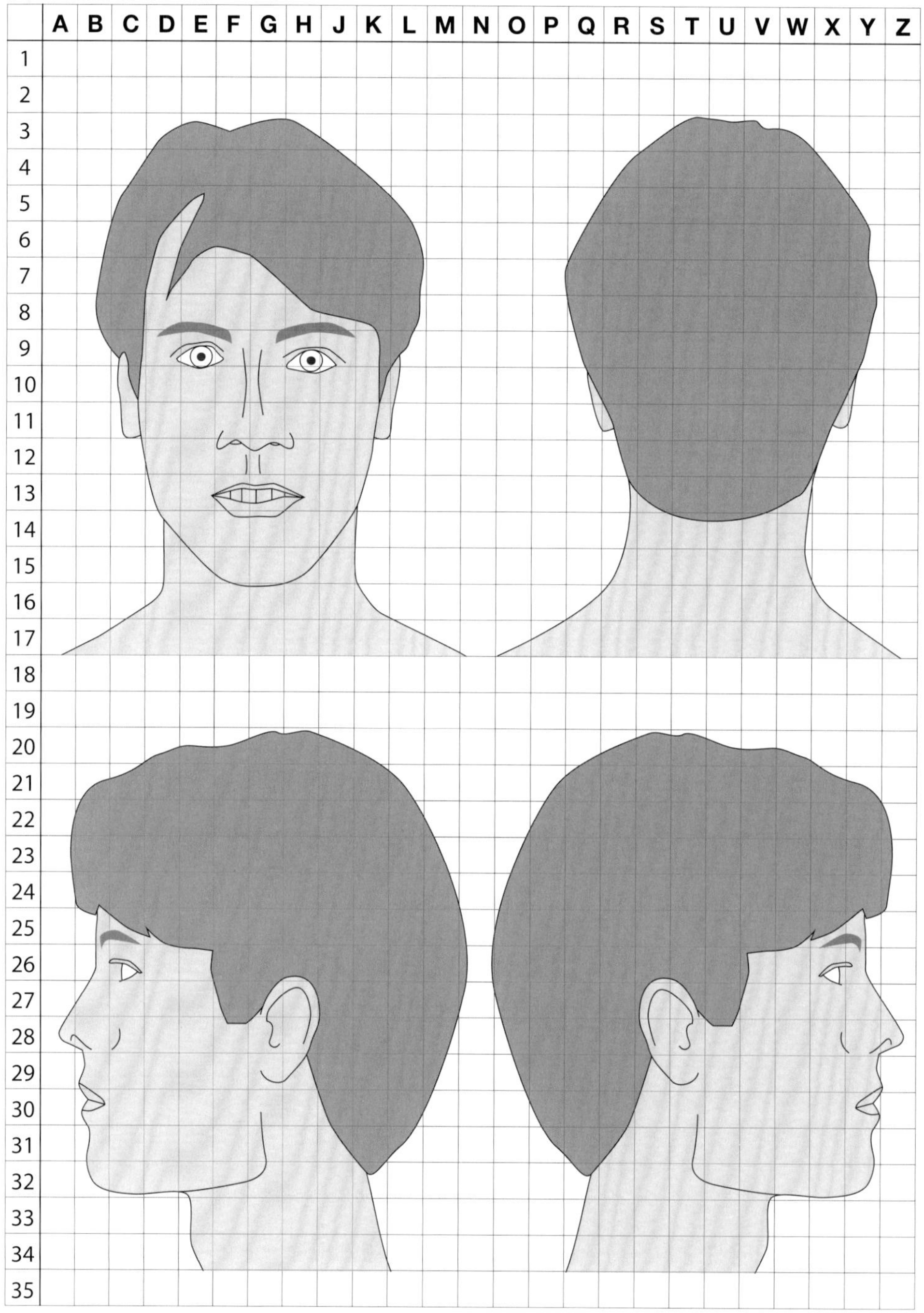

B. 4. UNFÄLLE

B. 4.1. Schock

Schock

Allgemeines: Beim Schockzustand (siehe auch Kapitel A. 7.) handelt es sich um ein lebensbedrohliches Versagen des Kreislaufs. Die Ursache liegt in einem Missverhältnis zwischen Sauerstoffbedarf und Sauerstoffangebot. Damit der menschliche Körper lebensfähig ist, muss auf dem Blutwege über die roten Blutkörperchen Sauerstoff zu allen Zellen transportiert werden. Bei Unfällen oder schwersten Erkrankungen kann es zu einem Sauerstoffmangel kommen, weshalb rechtzeitiges Erkennen der Situation und schnellste Behandlung sehr wichtig sind.

Schockformen: Man unterscheidet den tatsächlichen Mangel an Blutvolumen beim **Blutungsschock** (siehe unten) durch Blutverlust infolge von Verletzungen vom relativen Mangel an Blutvolumen durch Flüssigkeitsverlust z. B. nach Verbrennungen oder bei Durchfall (**Volumenmangelschock,** Kapitel C. 4.1.). Dann kann weiter durch Herzversagen (**kardiogener Schock,** Kapitel B. 14.1.2.), bei schwersten Infektionen (**septischer Schock,** Kapitel C. 4.4.), bei allergischen Reaktionen (**anaphylaktischer Schock,** Kapitel C. 4.2.) und nach Verletzungen von Gehirn- oder Rückenmark (**neurogener Schock,** Kapitel B. 4.2.1. und B. 4.2.7.) ein Kreislaufzusammenbruch entstehen.
Eine Sonderform ist der Schockzustand bei Unterzuckerung (**hypoglykämischer Schock,** Kapitel B. 13.6.3.), weil es hier durch Mangel an Zucker im Blut zu einer Bewusstlosigkeit kommen kann.

Symptome:
- Blässe
- kühle, feuchte Haut
- Schweiß auf Gesicht/Stirn
- erweiterte Pupillen
- schneller Puls
- verstärkte Atmung
- Unruhe

Diese Reaktionen werden durch das Stresshormon Adrenalin hervorgerufen, welches die Blutgefäße (vor allem in den Armen und Beinen) verengt, damit überwiegend die lebenswichtigen inneren Organe (u. a. Gehirn, Herz, Lungen) mit Sauerstoff versorgt werden.

Ausnahme: langsamer Puls beim neurogenen Schock

Erste Hilfe (beim Blutungsschock):
1. Sichtbare starke **Blutungsquellen** durch Druckverband (Kapitel C.6.) zum Stillstand bringen. Abbindungen sollten in der Regel nicht durchgeführt werden und könnten höchstens noch bei Amputationen oder schwersten Gewebezertrümmerungen von Gliedmaßen erforderlich werden.
2. Flachlagerung des Körpers, **bei Bewusstlosigkeit stabile Seitenlage**.
3. **Gegen Auskühlung schützen** mithilfe von Wolldecken, Rettungsdecken oder sonstiger Kleidung.

4. **Infusion** rechtzeitig anlegen (siehe Kapitel C. 3.), solange die Venen noch einigermaßen gut gefüllt sind.

Weitere Behandlung: **Siehe** Kapitel C. 1. **bis** C. 6.

Verletzungen

B. 4.2. Verletzungen

B. 4.2.1. Verletzungen des Kopfes / Schädels

Allgemeines: Der Schädel schützt das **Gehirn** und die **Sinnesorgane** Auge, Ohr, Nase und Zunge.

Die häufigsten **Ursachen** sind Sturz, übergehender Großbaum, schlagende Vorsegel mit Schnappschäkeln, brechende Masten und Spieren, herabfallende Gegenstände (Werkzeug) aus dem Mast und brechende Leinen.

Kopfplatzwunden

Die häufigsten Verletzungen sind **Kopfplatzwunden**. Sie bluten häufig sehr stark, selten aber lebensbedrohlich. Starke Blutungen treten jedoch bei Einnahme von blutverdünnenden Medikamenten auf. (siehe auch Kapitel B. 4.3.)

Hirnblutung

Je nach Gewalteinwirkung auf den Körper können Unfälle auch die inneren Organe mit schädigen. Hieran bitte denken (!), auch wenn eine stark blutende Schädelverletzung vom Gesamtbild ablenken kann. **Schädel-Hirn-Verletzungen sind meistens lebensgefährlich durch die Gefahr der Hirnblutung! Sie erfordern schnelle (not-)ärztliche Hilfe und einen umgehenden Transport in eine Klinik.**

Eine Schnellorientierung ist nötig, um sich ein erstes Bild von der Schwere der Verletzung zu machen und auch entsprechende Angaben bei der funkärztlichen Beratung (siehe Kapitel B. 3.4.)**, die sofort anzufordern ist, machen zu können:**

1. Die erste Einschätzung erfolgt nach dem ***WASB-Schema*** (Wachheit, Ansprache, Schmerzen, Bewusstsein):

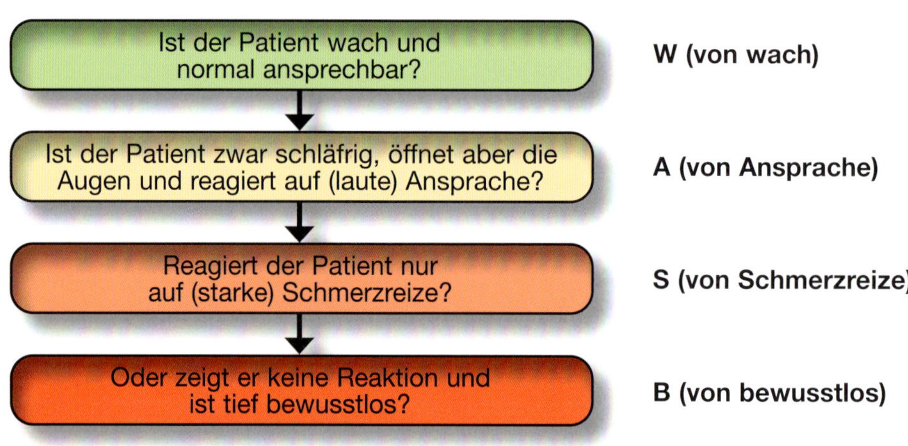

2. Weitere Fragen bei Bewusstlosigkeit sind dann:

- Seit wann und wie lange ist der Patient jetzt bewusstlos?
- Hat sie sofort eingesetzt?
- Falls sie erst später einsetzte, nach welcher Zeit hat sie sich entwickelt?
- Kommt aus Ohren, Nase oder Mund
  - wässrig-klare Flüssigkeit oder
  - blutig-wässrige Flüssigkeit oder
  - Blut?
- Bestehen sichtbare Kopfverletzungen (Schwellungen, Wunden)?
- Besteht der Verdacht auf einen offenen Schädelbruch mit Freilegung des Gehirns?
- Bestehen Lähmungen?
- Besteht Brechreiz oder Erbrechen?
- Bestehen Verwirrtheitszustände?
- Bestehen zunehmende Kopfschmerzen?
- Liegt die Pulsfrequenz unter 60 Schlägen pro Minute?
- Sind die Augen blutunterlaufen?

Glasgow-Coma-Scale

3. Eine genauere Untersuchung zum Bewusstseinszustand eines Patienten mit Schädelverletzung ermöglicht die sog. **Glasgow-Coma-Scale** (GCS), die im weiteren Verlauf (bei längerem Verbleiben des Verletzten an Bord) immer wieder angewendet und dokumentiert werden soll. Es werden hierzu die Qualitäten Augenreaktion, Sprachvermögen und Bewegung der Extremitäten (Arme und Beine) untersucht:

	Beste Antwort	**Punkte**
Augen	spontanes Öffnen	4
	Öffnen auf Ansprache	3
	Öffnen auf Schmerzreiz	2
	keine Reaktion	1
Sprache	normales Sprachvermögen, beantwortet Fragen	5
	beantwortet Fragen, ist aber verwirrt	4
	nur einzelne Worte, kein Zusammenhang	3
	nur unverständliche Laute	2
	keine Reaktion	1
Bewegung	gezielte Reaktion auf Anforderung	6
	gezielte Abwehrbewegung auf Schmerzreiz	5
	ungezielte Abwehrbewegung auf Schmerzreiz	4
	Beugekrämpfe auf Schmerzreiz	3
	Streckkrämpfe auf Schmerzreiz	2
	keine Reaktion	1
max. Punktzahl		15

Ein Patient mit einem GCS-Wert von 8 oder weniger ist bewusstlos und damit ohne ausreichende Schutzreflexe für die Atmung, d. h. es besteht Aspirations- und Erstickungsgefahr!

4. Bei einem Schädel-Hirn-Trauma ist immer auch eine begleitende Verletzung der Halswirbelsäule (HWS) zu befürchten. Bei **Schmerzfreiheit** braucht die HWS **nicht** gestützt zu werden. **Voraussetzung** dafür ist: der Patient ist bei Bewusstsein und nicht alkoholisiert, d.h. er kann verlässliche Angaben machen. Deshalb soll gezielt nach Schmerz im Bereich oder Schmerzen bei Bewegung der HWS gefragt werden! Ansonsten sollte ein Helfer den Kopf des Verletzten mit beiden Händen seitlich umfassen, um Kopfbewegungen zu verhindern – sofern ausreichend Leute zur Verfügung stehen und dies bei den Schiffsbewegungen möglich ist. Unbedingt auf die **eigene Sicherheit** achten!

Siehe auch die zusätzliche Checkliste für funkärztliche Beratungen bei Schädel-Hirn-Verletzungen (Kapitel B. 3.4.7.).

Schädelbrüche

Schädelbrüche

Die wichtigsten Formen von Schädelbrüchen sind Impressionsfrakturen, Berstungsbrüche und Schädelbasisbrüche.

Impressionsfrakturen

Impressionsfrakturen

Allgemeines: Durch punktförmige Gewalteinwirkung, beispielsweise durch einen Hammer, kann der Schädel eingedrückt werden. Hierbei wird meist auch das darunter liegende Gehirn verletzt.

Symptome: Werden die Hirnhäute eröffnet – erkenntlich am Vorliegen von weißlich-grauem Material oder blutig-wässriger Flüssigkeit –, besteht zusätzlich die Gefahr einer Infektion des Gehirns oder der Hirnhäute. Wird der Gesichtsschädel betroffen, kann es zu Einbrüchen in die Nasennebenhöhlen, zu Nasenbeinbrüchen (siehe **Kapitel B. 4.2.2.**) und Kieferbrüchen (siehe **Kapitel B. 33.5.**) kommen.

Symptome einer Verschlechterung des Gesundheitszustandes sind:
- Absinken der Pulsfrequenz auf unter 60 Schläge pro Minute,
- verschiedene Weiten der Pupillen (Pupillendifferenz),
- Krämpfe,
- Sehstörungen,
- starke Zunahme der Kopfschmerzen,
- tiefe, geräuschvolle, schnarchende Atmung,
- Bewusstseinsverlust,
- Ansteigen der Körpertemperatur auf 40 °C und höher.

Erste Hilfe: Offene Wunden steril abdecken. Bei Bewusstlosigkeit den Verletzten in die stabile Seitenlage bringen. Ist der Verletzte bei Bewusstsein und kann er schlucken, sollten vorsorglich Antibiotika (Nr. 8.01) gegeben werden, um eventuellen Infektionen vorzubeugen. **Auf keinen Fall darf man versuchen, vorgefallene Hirnteile zurückzudrücken oder Knochensplitter zu entfernen oder zurückzuverlagern!**

Weitere Behandlung: An Bord ist eine Weiterbehandlung nicht möglich. Eine umgehende Krankenhausbehandlung ist erforderlich. Bis dahin Antibiotika (mindestens über 3 Tage) und Schmerzmittel nach Bedarf verabreichen. Siehe auch **Kapitel B. 4.3.** „Wunden“.

Berstungsbrüche

Berstungsbrüche

Allgemeines: Berstungsbrüche entstehen durch eine stumpfe Gewalteinwirkung oder durch Quetschungen des Schädels. Hierbei verlaufen die Bruchlinien meridianförmig ohne große Verschiebungen um den Schädel. Das Gehirn und die Hirnhäute bleiben meistens intakt. Durch Einrisse in die Hirnhaut kann es allerdings zu Blutungen kommen, die dann auf das Gehirn drücken.

Symptome: Siehe zuvor unter „Impressionsfrakturen".

Erste Hilfe und weitere Behandlung: Siehe voriges Kapitel.

Schädelbasisbrüche

Schädelbasisbrüche

Allgemeines: Die Schädelbasis ist die „Unterseite" des Schädels. Besondere Nähe besteht zu den Augenhöhlen, den Nasennebenhöhlen und der Halswirbelsäule.

Symptome: Blutungen oder wässrige oder wässrig-blutige Absonderungen aus den Ohren oder der Nase. Blutergüsse unter den Augenhöhlen, ein- oder doppelseitig.

Erste Hilfe und weitere Behandlung: Wie zuvor unter „Impressionsfrakturen".

Gehirnverletzungen

Gehirnverletzungen

Bei den Schädelverletzungen wird meistens auch das Gehirn geschädigt. Aber auch ohne ernste Schädelverletzungen kann es bei einem Unfall zu einer Gehirnschädigung kommen. Unter einer Gehirnverletzung versteht man:

- die Gehirnerschütterung,
- die Gehirnquetschung und
- die Gehirnblutung.

Gehirnerschütterung

Gehirnerschütterung

Allgemeines: Die Erschütterung ist die häufigste Art der Gehirnverletzung bei einer Schädelprellung. Die Gehirnsubstanz wird dabei nicht zerstört. Es kommt in der Regel zu keinen Spätschäden. Kopfschmerzen können allerdings noch lange bestehen bleiben.

Symptome: In leichten Fällen bestehen nur Kopfschmerzen, Schwindel, Übelkeit, Brechreiz, eine Bewusstseinsstörung und eine Erinnerungslücke für das Ereignis (sog. retrograde Amnesie). In schweren Fällen tritt eine sofortige Bewusstlosigkeit ein, die wenige Sekunden bis einige Minuten dauern kann. Diese Beschwerden können auch noch nach 6 – 12 Stunden nach dem Unfallereignis auftreten.

Erste Hilfe: Bei Bewusstlosigkeit den Verletzten in die stabile Seitenlage bringen. Bewusstlosen auf keinen Fall etwas zu trinken oder zu essen anbieten. Liegt keine Bewusstlosigkeit vor, den Verletzten in die Koje bringen und seinen Gesundheitszustand dauernd überwachen. Über 6 Stunden sollte er weder essen noch trinken. Die **Symptome einer Verschlechterung** sind zuvor unter „Impressionsfrakturen" beschrieben.

Weitere Behandlung: Auf jeden Fall Bettruhe über 2 Tage einhalten lassen. Kalte Umschläge auf die Stirn legen. Bei Bedarf Schmerzmittel (Nr. 5.02 bzw. 5.06). Bei Bewusstseinsverlust sofortige Krankenhausbehandlung anstreben.

Gehirnquetschung

Gehirnquetschung
Allgemeines: Bei der Gehirnquetschung geht Gehirngewebe zugrunde. Sie ist stets eine lebensbedrohliche Erkrankung und hinterlässt in der Regel Spätschäden.

Symptome: Meistens besteht gleichzeitig eine schwere Schädelverletzung. Die Symptome gleichen denen einer Gehirnerschütterung.

Erste Hilfe und weitere Behandlung: Wie zuvor unter „Gehirnerschütterung“.

Gehirnblutung

Gehirnblutung
Allgemeines: Sehr viel häufiger, als dass es wie bei Hirnquetschungen in das Gehirn direkt einblutet, kommt es zu Blutungen durch Zerreißungen der Hirnhäute. Dann entwickelt sich ein Bluterguss zwischen dem Gehirn und der Schädeldecke. Die Gefahr besteht in dem Verdrängen des Gehirns durch einen solchen Bluterguss, der sich innerhalb des Schädels nicht ausdehnen kann. Es entstehen oft erst nach längerer Zeit Hirndruckerscheinungen. Eine Gehirnerschütterung muss dabei nicht unbedingt gleichzeitig bestanden haben.

Symptome: Typisch ist die sich erst **nach einem mehrstündigen, oft erscheinungsfreien Intervall** entwickelnde Bewusstlosigkeit. Deshalb ist eine laufende Kontrolle über die ersten zwei Tage auch bei einer einfachen Gehirnerschütterung erforderlich. Weitere Symptome siehe zuvor unter „Impressionsfrakturen“. Auch über Wochen können sich bei einer chronischen Sickerblutung langsam Hirndruckerscheinungen entwickeln. Sie zeigen sich wenig dramatisch und äußern sich zum Teil in Kopfschmerzen, Wesensveränderungen, Krämpfen und Bewusstseinstrübungen. Bei Hirnblutungen gibt es aber auch akute Bewusstseinstrübungen, bei denen rasches Handeln für das Überleben und die spätere Heilung entscheidend ist.

Erste Hilfe: Wie zuvor unter „Gehirnerschütterung“

Weitere Behandlung: Nur durch eine Operation kann die Blutung gestillt, der Bluterguss ausgeräumt und der Hirndruck beseitigt werden. Die Heilungsaussichten sind bei rechtzeitiger Behandlung günstig.

Nasenverletzungen

B. 4.2.2. Verletzungen der Nase

Nasenbeinbruch
Allgemeines: Der Nasenbeinbruch entsteht meistens durch einen seitlichen Schlag.

Symptome: Die Nase steht schief und blutet meistens.

Erste Hilfe: Die Nase durch Gegendruck wieder in die Mittelstellung bringen. Dies sollte möglichst sofort und noch unter dem Schockereignis geschehen, da sie dann noch weitgehend schmerzunempfindlich ist.

Weitere Behandlung: Kalte Umschläge, abschwellende Nasentropfen (Nr. 16.02), bei Bedarf Schmerzmittel (Nr. 5.02 oder Nr. 5.04). Bei gleichzeitig bestehendem eitrigem Schnupfen sollten Antibiotika (Nr. 8.01) über 10 Tage gegeben werden.

Nasenfremdkörper

Fremdkörper in der Nase

(Siehe Kapitel B. 21. „Erkrankungen der Nase").

Erfrierungen der Nase

Nasenerfrierungen

Allgemeines: Sie erfolgen durch Kälteeinwirkung bei Frost, jedoch sind Erfrierungen auch schon bei Temperaturen über dem Gefrierpunkt möglich, wenn bei hoher Luftfeuchtigkeit der Wind sehr stark weht. Deshalb muss die Nase bei ungünstigem Wetter geschützt, beobachtet und befühlt werden. Auch eine gegenseitige Kontrolle ist wichtig, da der Schmerz oft fehlt.

Symptome: Die Nase wird blass und gefühllos.

Erste Hilfe: Vorsichtiges Erwärmen mit der Hand, nicht reiben.

Weitere Behandlung: Siehe Kapitel B. 8.3. „Erfrierungen".

B. 4.2.3. Verletzungen des Ohres

Ohrverletzungen

(Siehe Kapitel B. 20. „Verletzungen und Erkrankungen des Ohres").

B. 4.2.4. Verletzungen des Kehlkopfes

Kehlkopfverletzungen

Allgemeines: Durch direkte Gewalteinwirkung kann der Kehlkopf mit den darin enthaltenen Knorpeln und Stimmbändern derartig verletzt werden, dass die Gefahr des Erstickens besteht. Die Erstickungsgefahr besteht bei Zerstörung des Kehlkopfgerüstes sofort, sie kann sich aber auch durch einen Bluterguss allmählich noch nach Stunden entwickeln. Deshalb ist jede Kehlkopfverletzung ernst zu nehmen.

Symptome: Prellmarken oder Wunden im Kehlkopfbereich, Atemnot, lautes Atemgeräusch beim **Ein- und Ausatmen**. Akute Erstickungsgefahr besteht bei blauroter Gesichtsfarbe und Bewusstseinsverlust.

Erste Hilfe: Bei Blutungen in den Kehlkopf den Kopf in Bauch- oder Seitenlage tief lagern, um ein Ersticken zu vermeiden. Blutungen stillen, Verband, kalte Umschläge (möglichst Eisbeutel) um den Kehlkopf.

Weitere Behandlung: Ist durch die Verletzung des Kehlkopfes die Atmung unmöglich und droht akute Erstickungsgefahr, muss versucht werden, einen direkten Zugang zur Luftröhre zu finden (Kapitel B. 22.7.), und zwar durch

- Einstechen mehrerer, möglichst dicker Kanülen zwischen Kehlkopfunterrand und Ringknorpel, 1 bis 1,5 cm tief oder
- „Luftröhrenschnitt" mit einem sehr scharfen, spitzen Messer oder Skalpell und Einschieben eines Plastikschlauches, der mit einer Sicherheitsnadel und Pflaster gegen das Hineinrutschen gesichert werden muss.

B. 4.2.5. Verletzungen des Brustkorbes

Brustkorbprellung

Brustkorbprellung

Allgemeines: Die Brustkorbprellung ist eine der häufigsten Unfallverletzungen an Bord. Fällt der Verletzte mit der ganzen Fläche seines Brustkorbes auf einen harten Untergrund, kommt es meist zu keinen schweren Verletzungen. Stürzt er allerdings auf eine Kante, z. B. auf ein Süll, eine Winschenkurbel oder ein Kojenbrett, kommt es durch die lokale Gewalteinwirkung häufig auch zu Rippenbrüchen (s. u.).

Symptome: Häufig bestehen sofort nach dem Unfallereignis starke Schmerzen. Das Atmen bereitet zunächst Schwierigkeiten. Liegt nur eine Prellung vor, bessert sich die Symptomatik rasch, das Atmen geht leichter, es kann wieder tief durchgeatmet werden.

Erste Hilfe: Lagerung (siehe Kapitel C. 5.3.) halbsitzend mit angezogenen Beinen bis zum Abklingen der Schocksymptomatik und der Schmerzen, körperliche Schonung.

Weitere Behandlung: Meistens nicht erforderlich, ggf. Schmerzmittel.

Rippenbrüche

Rippenserienbrüche

Rippenbrüche

Allgemeines: Sie entstehen beim Sturz auf scharfe Kanten oder durch umschriebene Gewalteinwirkung (siehe Abschnitt zuvor, z. B. Winschenkurbel). Während einfache Brüche einzelner Rippen innerhalb von vier Wochen ausgeheilt sind, können schwerere Rippenbrüche die Lunge verletzen. Rippenserienbrüche können zu bedrohlichen Atemstörungen führen.

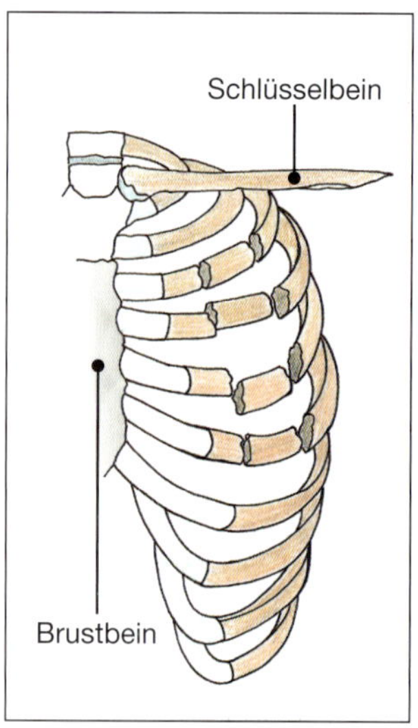

Rippenserienbrüche
(Zeichnung Rathzi Morales)

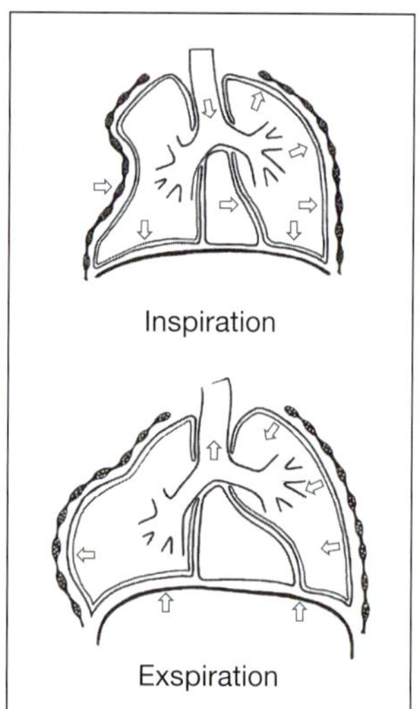

*Instabiler Thorax, **„paradoxe"** Bewegung der Rippen bei Ein- und Ausatmung*
(Zeichnung Rathzi Morales)

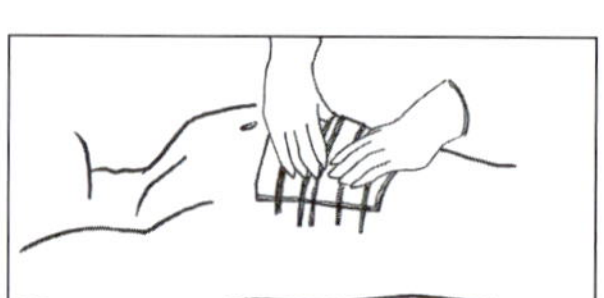

Verband bei instabilem Thorax
(Zeichnung Rathzi Morales)

Symptome: Wie bei der Brustkorbprellung, nur intensiver. Es finden sich häufig äußerlich Prellmarken. Dort besteht meistens auch ein umschriebener Druckschmerz und ein Schmerz beim tiefen Einatmen, sowie beim Zusammendrücken des Brustkorbes durch den Untersucher. Bei Rippenserienbrüchen kann es zu einer Störung der **Stabilität des Brustkorbes** kommen, beim Einatmen wird die verletzte Seite eingezogen und bei der Ausatmung herausgedrückt (**„paradoxe" Atmung**). Dies ist ein bedrohliches Zeichen, ärztliche Hilfe ist dann dringend erforderlich.

Erste Hilfe: Wie zuvor unter „Brustkorbprellung". Bei Rippenserienbrüchen werden viele Kompressen auf den verletzten Bereich aufgelegt und großzügig (bis über die gesunde Brustkorbhälfte) mit Pflasterstreifen fixiert. Dann legt man eine Plastikflasche mit Infusionslösung darüber (ebenfalls mit Pflaster festkleben), um die gebrochenen Rippen zu „schienen". Derart schwer verletzte Patienten müssen sofort in die Klinik!

Weitere Behandlung (bei „unkomplizierten" Rippenbrüchen): Bei starken Schmerzen helfen schmerzstillende Mittel (Nr. 5.06). Diese sollten 3 x tägl. gegeben werden, damit der Patient so gut wie möglich durchatmen kann. Andernfalls droht eine Lungenentzündung, da durch die „Schonatmung" das Sekret nicht richtig abgehustet werden kann.

Erfolgt die Rettung mit Hubschrauber, sollte der Transport nur mit einer Krankentrage oder einem Astronautenkorb durchgeführt werden, nicht mit der Rettungsschlinge!

Bruch des Brustbeins

Bruch des Brustbeins
Allgemeines: Das Brustbein bricht bei direkter Gewalteinwirkung, z. B. durch einen Schlag oder einen Aufprall. Der Bruch kommt selten vor. Es besteht kaum eine Schock- oder Blutungsgefahr.

Erste Hilfe und weitere Behandlung: Wie zuvor unter „Brustkorbprellung".

B. 4.2.6. Verletzungen der Lunge

Pneumothorax

Pneumothorax („Luftbrust")
Allgemeines: Normalerweise liegt die Lunge durch einen Unterdruck der Brustkorbwand an. Tritt aber Luft zwischen Lunge und Brustkorb ein (Pneumothorax), sinkt der betroffene Lungenflügel zusammen und fällt für die Atmung aus.

Gründe hierfür können sein:
- eine Verletzung des Brustkorbes von außen, z. B. durch einen Stich oder einen Schuss (offener Pneumothorax, offene Thoraxverletzung),
- ein geplatztes Lungenbläschen (häufigste Ursache), durch das die Außenluft über die Atemwege (Luftröhre, Bronchien) in den Brustkorb eindringt (geschlossener Pneumothorax, z. B. **Spontanpneumothorax**),
- das Einspießen einer Rippe bei einem Rippenbruch in die Lunge (geschlossener oder offener Pneumothorax).

Spontanpneumothorax

Symptome: Schmerzen, Atembeschwerden, Husten.

Kommt es bei der Verletzung zu einem Ventilmechanismus, bei dem während der Einatmung Luft in den Brustraum einströmen, beim Ausatmen aber nicht entweichen kann, entsteht der lebensgefährliche **Spannungs- oder Ventilpneumothorax**. Hierbei wird das Mittelfell mit Herz und Gefäßen zur Seite gedrängt und auch die Lunge der gesunden Seite zusammengedrückt, was ohne „Entlastung" (s. u.) zum Tode führt.

Symptome: Plötzlicher Brustschmerz, Atemnot, schneller Puls, bläuliche Verfärbung der Lippen. Die kranke Brustkorbseite bewegt sich im Vergleich zur gesunden Seite bei der Atmung weniger. Beim Beklopfen klingt der Klopfschall auf der kranken Seite hohler.

Pneumothorax
(Zeichnung Rathzi Morales)

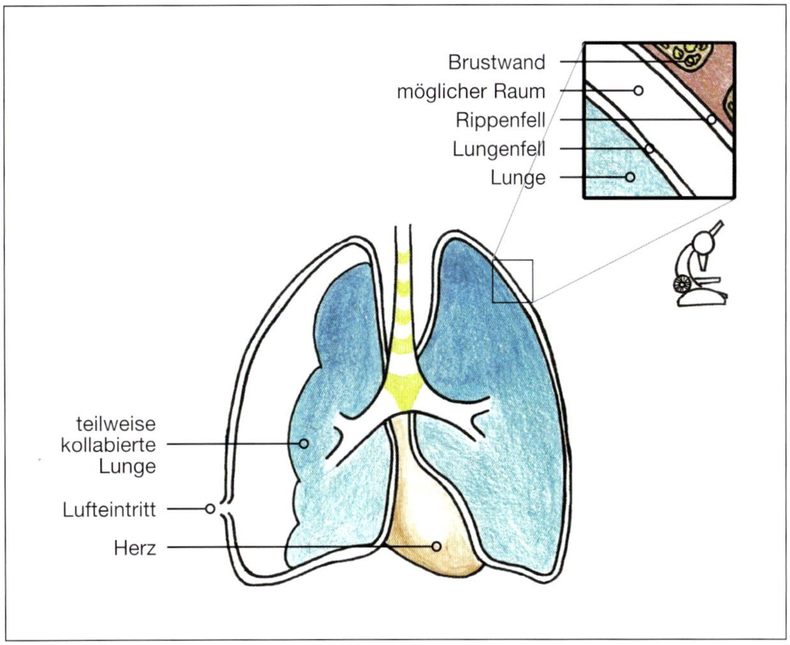

Beim Abhorchen hört man über der kranken Seite keine Atemgeräusche, oder sie sind deutlich leiser als die gesunde Seite. Im fortgeschrittenen Stadium der Erkrankung kann man oft ein „Knistern“ der Haut (**„Hautemphysem“**) beim Auflegen der Hand auf den oberen Brustkorbbereich verspüren. Dies ist auch mit einer deutlichen Schwellung des Halses verbunden. Hört man über einer Brustkorbwunde zusätzliche pfeifende „schlürfende“ Geräusche synchron mit der Atmung, ist dies mit hoher Wahrscheinlichkeit ein Zeichen für einen **Lufteintritt von außen.**

Hautemphysem

Das Fehlen von Verletzungszeichen deutet auf ein geplatztes Lungenbläschen hin (**innerer Pneumothorax**).

Erste Hilfe: Aufrechtes Sitzen evtl. mit Lagerung auf die **kranke Seite**, strikte Ruhe. Liegt eine **offene Verletzung des Brustkorbes** vor, muss die Wunde sofort steril abgedeckt werden. Darüber wird ein **luftdichter Verband** angelegt, z. B. mit einer Plastikfolie als oberste Schicht, die jedoch an einer Ecke offen bleiben muss, damit Luft entweichen, aber nicht eindringen kann (Abb. links). Sonst würde sich ein Spannungspneumothorax entwickeln.

Weitere Behandlung: Strikte Bettruhe und körperliche Schonung. Ein innerer Pneumothorax bildet sich meistens langsam ohne weitere Maßnahmen im Laufe einiger Tage zurück. Zur Schmerzstillung – je nach Bedarf – die Mittel 5.01 oder 5.06 aus der Bordapotheke (Kapitel B. 34.) geben.

Punktion der Lunge

Punktion der Lunge bei Spannungspneumothorax

Nimmt die Kurzluftigkeit zu und wird der Puls schneller (laufende Kontrolle, protokollieren) und sind die Adern seitlich am Hals prall gefüllt (sog. Halsvenenstauung) und das Gesicht bläulich verfärbt, dann muss mit der Entwicklung eines lebensbedrohlichen Spannungspneumothorax gerechnet werden.

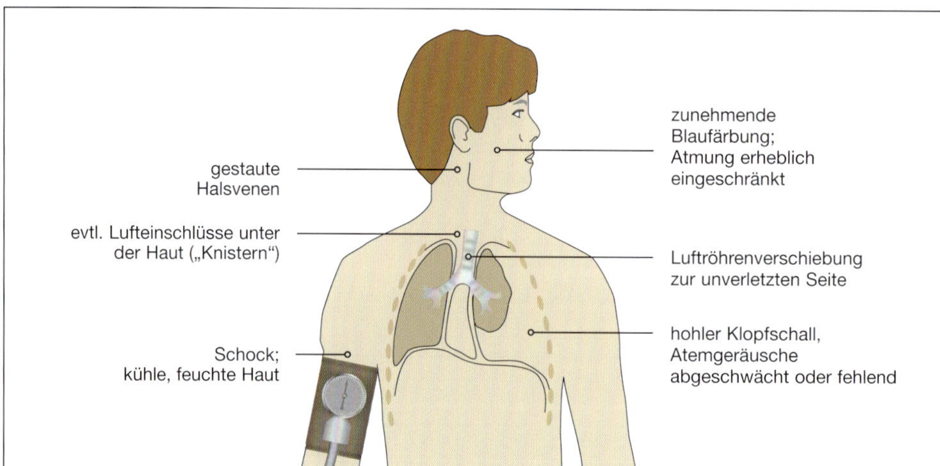

Klinische Zeichen eines Spannungspneumothorax
(Quelle: siehe Literaturverzeichnis Nr. 16)

Die **Entscheidung**, ob ein **Spannungspneumothorax** vorliegt, der durch Punktion entlastet werden muss, wird an Hand **folgender Symptome** getroffen:

- Die Atmung ist erheblich eingeschränkt (höchstgradige Luftnot), obwohl die Atemwege frei sind, bläuliche Verfärbung des Gesichts (Zyanose).

- Der Bewusstseinszustand verschlechtert sich (verminderte Reaktion auf Ansprache/Schläfrigkeit).
- Schockzustand.
- Verlust des Handgelenkspulses als spätes Schockzeichen.

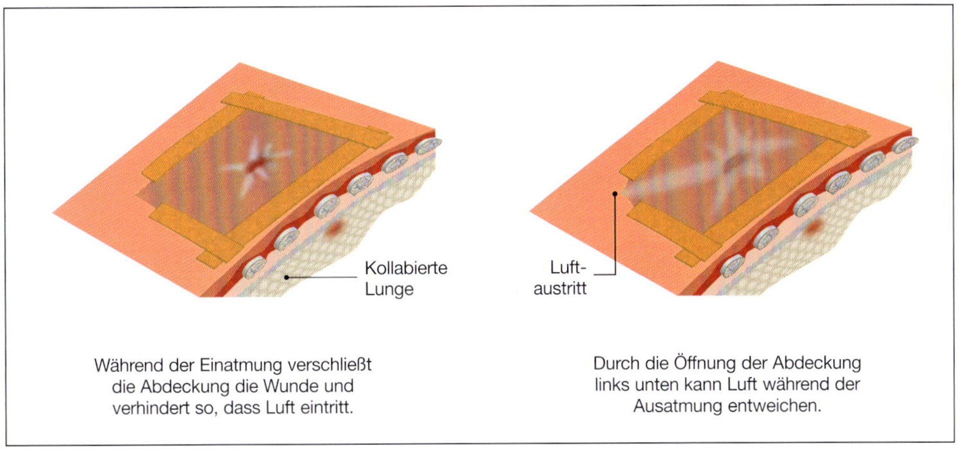

Abdeckung einer luftsaugenden Brustkorbwunde

Vorgehen (siehe Abb. unten)**:**

- Den 2. oder 3. Zwischenrippenraum über dem Brustkorb unter der **Mitte des Schlüsselbeins** (sog. **Medio-Clavicularlinie, MCL**) ertasten, dort **Haut desinfizieren.**
- Schutzkappe der Venenverweilkanüle (sog. „Braunüle“) entfernen (siehe dazu auch Kapitel C. 3. „Anlegen von Infusionen“, Punkt 12).
- Am **Oberrand der Rippe** (am Unterrand der Rippen verlaufen Gefäß- und Nervenbündel!) einstechen und senkrecht vorschieben (siehe Abb. unten).
- Wenn die Nadel das Lungenfell (Pleura) durchsticht, kommt es zu einem Widerstandsverlust.
- Weißen „Verschlussstopfen“ am Ende links herum abdrehen/entfernen, es muss hörbar Luft entweichen.

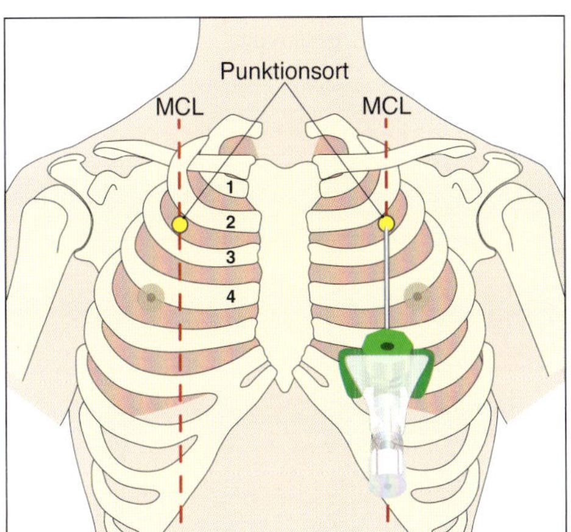

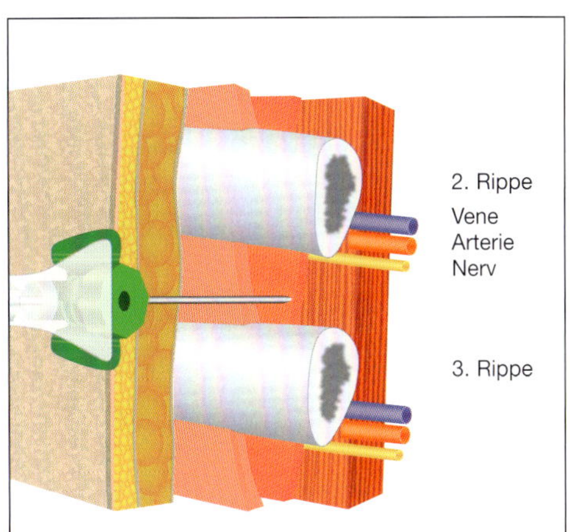

Punktion eines Spannungspneumothorax

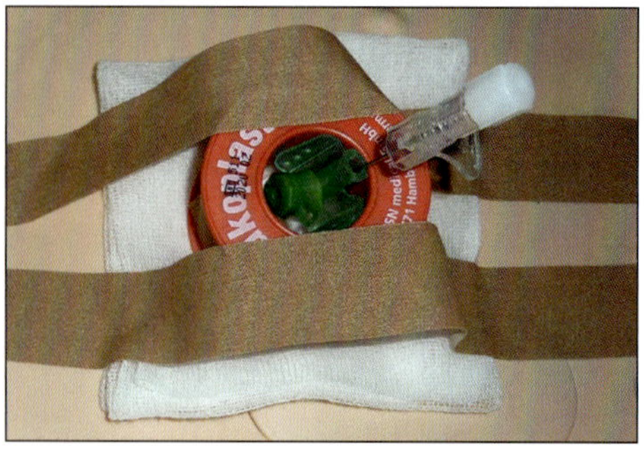

Fixierung mit Pflasterrolle bei Thoraxpunktion

- Der Stahlmandrin kann belassen werden (sonst evtl. Gefahr des Abknickens des Plastikkatheters).
- Man kann über die Braunüle die runde Öffnung einer Pflasterrolle stülpen, um diese so zu schützen.

Der Patient ist ein Notfall, dringende Krankenhausbehandlung ist erforderlich!

Hämatothorax

Hämatothorax

Allgemeines: Tritt statt der Luft (siehe Pneumothorax) **Blut** durch eine Verletzung **zwischen Lunge und Brustkorbwand**, spricht man von einem Hämatothorax. Häufigste Ursache ist ein schwerer Unfall, durch den eine Reihe von Rippen gebrochen wird, welche die Lunge so stark verletzen, dass es zu einer Blutung kommt. Zu den beim Pneumothorax beschriebenen Gefahren tritt beim Hämatothorax der Blutverlust mit der akuten Gefahr des Verblutens und des schweren Schockzustandes hinzu. Mit einer spontanen Rückbildung ist nicht zu rechnen. Die Blutung kann dabei die gesunde Lunge zunehmend zusammendrücken.

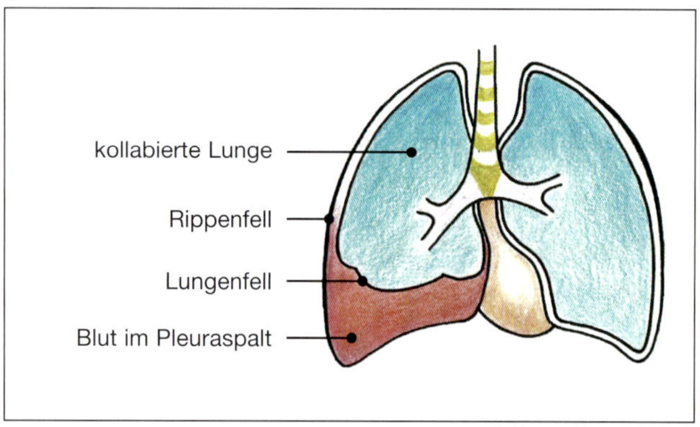

Hämatothorax

(Zeichnung Rathzi Morales)

Symptome: Kurzluftigkeit, Anstieg der Pulsfrequenz, Absinken des Blutdrucks, kalter Schweiß, Durst, möglicherweise Schocksymptomatik (**Kapitel B. 4.1.**).

Erste Hilfe: Schock- und Schmerzbekämpfung. Krankenhausbehandlung (Notfall!), eine Behandlung an Bord ist nicht möglich.

Erfolgt die Rettung mit Hubschrauber, darf der Transport nur mit einer Krankentrage oder einem Astronautenkorb durchgeführt werden, nicht mit der Rettungsschlinge!

Wirbelbrüche

B. 4.2.7. Verletzungen der Wirbelsäule

Allgemeines: **Die Wirbelsäule stützt den Körper und schützt das Rückenmark**, das in dem Wirbelkanal liegt und von dem die Nervenstränge zur Versorgung des Körpers ausgehen.

Durch Sturz aus großer Höhe, aber auch durch einen Fall direkt auf das Gesäß aus geringer Höhe (unter einem Meter) oder durch einen Sturz auf den Kopf kann es zu Verletzungen der Wirbelsäule kommen. Die **Hauptgefahr** bei einem Wirbelsäulenbruch besteht in einer seitlichen Verschiebung der Wirbelkörper mit einer Verletzung des Rückenmarks. Sie kann zu **Lähmungen** führen.

Je höher der Bruch im Bereich der Wirbelsäule liegt, desto größer ist die Lähmungsgefahr. Besonders gefährlich sind Verletzungen der Halswirbelsäule, die

Querschnittslähmung

Querschnittslähmungen nach sich ziehen können. Zu ihnen kann es zum Beispiel bei einem Kopfsprung in flaches Wasser kommen, wenn die Wassertiefe falsch eingeschätzt wird. Brüche im unteren Abschnitt der Lendenwirbelsäule kommen am häufigsten vor, sind aber weniger gefährlich, da das Rückenmark nur bis zum zweiten Lendenwirbel reicht.

Neurogener Schock

Am häufigsten bei Verletzungen am Übergang von der Brust- zur Lendenwirbelsäule kann es zur Ausbildung eines **neurogenen Schocks** (siehe Kapitel B. 4.2.1.) kommen. Die Blutgefäße unterhalb der Verletzung erweitern sich, so dass Blut in den Beinen „versackt" und es zu einem Blutdruckabfall kommt. Es liegt aber kein Blutverlust vor, so dass die Rekapillarisierungszeit (siehe Kapitel B.3.3.1.) normal, der Puls aber auffallend langsam ist. Zudem fühlt sich die Haut der Beine warm und trocken an.

Für die **Diagnosestellung** liefert die **Vorgeschichte** wichtige Hinweise. Jedes Unfallereignis, das zu einer Stauchung der Wirbelsäule geführt hat, kann auch einen Bruch verursacht haben. **Druckmarken, Abknickungen und Gefühlsstörungen oder Lähmungserscheinungen** in Armen und Beinen ergeben weitere Verdachtsmomente. Bei einem Unfallereignis, das die untere Wirbelsäule betroffen hat, muss die Beweglichkeit der Beine geprüft werden. War die Halswirbelsäule betroffen, muss auch die Beweglichkeit der Arme getestet werden.

Erste Hilfe: Schon bei dem geringsten Verdacht ist vom Vorliegen eines Bruches auszugehen. Unbedachte Transportmaßnahmen können durch Verschieben des Bruches zu einer Lähmung führen. Für den vorsichtigen Transport müssen genügend Helfer zur Verfügung stehen. Fehlende Lähmungen sprechen nicht gegen einen Bruch!

Halswirbelbruch

Verletzungen der Halswirbelsäule

Allgemeines: Größte Vorsicht ist beim Verdacht auf das Vorliegen eines Halswirbelsäulenbruchs geboten.

Erste Hilfe: Als Erstes muss der Kopf von einem Helfer seitlich fixiert werden (siehe Abb.) Zur provisorischen Schienung eignen sich Zeitungen von einer Länge von etwa 55 bis 60 cm und in einer Breite von etwa 10 cm. Sie sollen das Kinn abstützen und auf den Schlüsselbeinen aufliegen. Vor dem Anlegen werden sie annähernd knickfrei über den Oberschenkel gebogen, vorsichtig unter den Nacken geschoben und vorne unter dem Kinn geschlossen. Zum Fixieren kann über die Zeitung eine elastische Binde, ein Zeising oder ein Schal gewickelt werden. Der Transport erfolgt dann am besten liegend auf einem körperlangen Brett, auf dem der Kopf

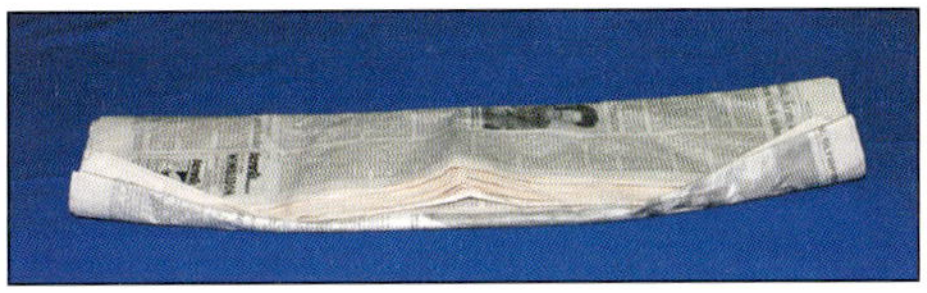

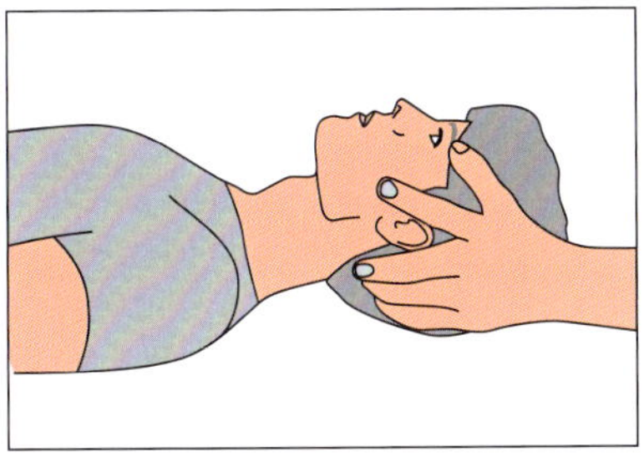

Seitliche Ansicht

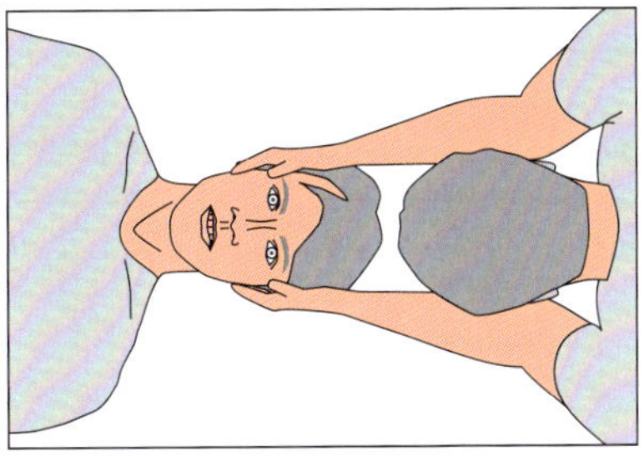

Ansicht von oben

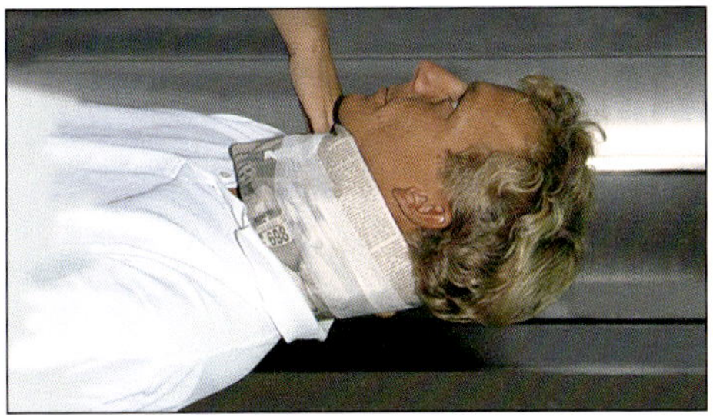

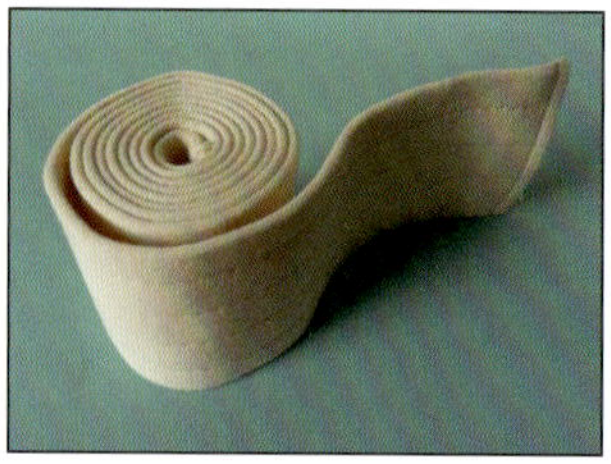

Halskrawatte

aufliegt. Um eine Bewegung im Halsbereich möglichst vollständig zu verhindern, muss zusätzlich unbedingt auch der Kopf seitlich (durch Kissen o. Ä.) gestützt werden. Besser geeignet ist eine Halskrause aus Schaumstoff (siehe Abb., nicht in der Bordapotheke). Starre Stützkragen aus dem Rettungsdienst (sog. „Stifnecks") sollen wegen der Gefahr der Zwangshaltung der Wirbelsäule und weil Druckstellen entstehen könnten vom Laien nicht angelegt werden (siehe Kapitel B. 4.2.1.).

Weitere Behandlung: Bei Brüchen der Halswirbelsäule oder dem Verdacht hierauf muss die provisorische Halskrawatte (siehe oben) bis zur endgültigen diagnostischen Klärung Tag und Nacht belassen werden.

Brust- und Lendenwirbelbrüche

Brüche der Brust- und Lendenwirbelsäule

Allgemeines: Bei **Brüchen der Brust- und Lendenwirbelsäule** ist die Gefahr der Verschiebung eines Bruches nicht so groß wie bei der Halswirbelsäule. Dennoch sollte auch hier größte Vorsicht schon beim Transport aus der Gefahrenzone herrschen. Am besten sind dafür Rettungstragetücher geeignet (s. Abb. links)

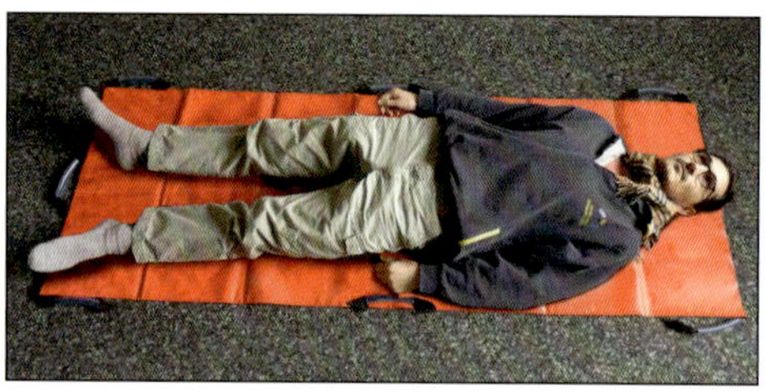

Rettungstragetuch

Erste Hilfe: Zunächst sollte der Verletzte, falls er nicht bewusstlos ist, auf den Rücken gelegt werden. Hierzu werden genügend Helfer benötigt. Die Drehung, auch zum Unterlegen eines Tragetuchs, erfolgt immer achsengerecht (siehe Kapitel C. 5.8., sog. „Log-Roll" Manöver)

Weitere Behandlung: Brüche der Brust- und Lendenwirbelsäule neigen wenig zum Verschieben. Die Flachlagerung ist die einzige Behandlungsmöglichkeit an Bord. Alle Belastungen in Längsrichtung der Wirbelsäule oder Bewegungen, die mit einer Drehung oder Abknickung verbunden sind, sollten vermieden werden.

B. 4.2.8. Verletzungen des Schultergürtels

Allgemeines: Der Schultergürtel besteht aus dem Schulterblatt, das mit dem Oberarm durch ein Kugelgelenk verbunden ist. Außerdem ist das Schulterblatt noch durch ein straffes Gelenk mit dem Schlüsselbein verbunden. Das Schlüsselbein bildet wiederum ein straffes Gelenk mit dem Brustbein. Muskeln und Bänder halten die Gelenke zusammen. Diese Konstruktion erlaubt eine große Beweglichkeit der Arme. Sie ist aber nicht sehr stabil.

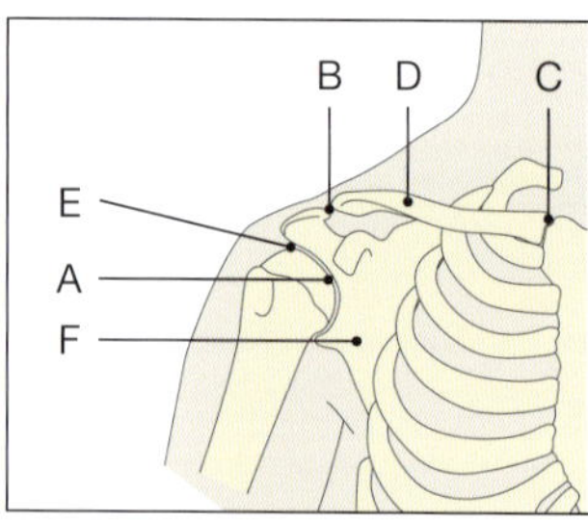

Gelenkstrukturen der Schulter
A Gelenkpfanne
B Schultereckgelenk
C Gelenk zwischen Schlüssel- und Brustbein
D Schlüsselbein
E Gleitebene des Schleimbeutels und Schulterblatt
F Schulterblatt

Die häufigsten Verletzungen sind Schlüsselbeinbrüche, Schultereckgelenksverletzungen, Schulterausrenkungen und Oberarmkopfbrüche (siehe Kapitel B. 4.2.11. unter „Oberarm- und Ellenbogengelenkbrüche"). Brüche des Schulterblattes kommen fast nie vor, da das Schulterblatt durch die Muskeln gut geschützt ist. Sollte durch direkte Schlageinwirkung doch ein Bruch eintreten, bedarf er keiner besonderen Maßnahmen, Schmerzmittel bei Bedarf.

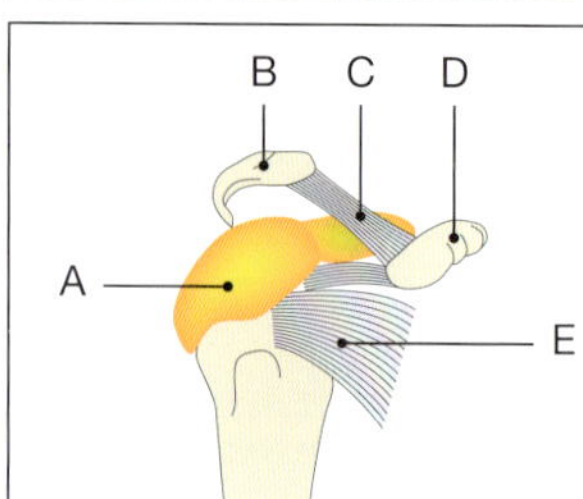

Schleimbeutel und Sehnen der Schulter
A Schleimbeutel
B Schulterhöhe
C Band
D Vorsprung am Schulterblatt
E Sehne

Schlüsselbeinbruch

Allgemeines: Die häufigsten Ursachen für einen Schlüsselbeinbruch sind ein Sturz auf die ausgestreckte Hand, wobei die Gewalt des Aufpralls über den Arm direkt auf das Schlüsselbein übertragen wird. Ein Schlüsselbeinbruch kann auch durch direkte Gewalteinwirkung oder durch Fall auf die Schulter entstehen. Bei stärkerer Gewalteinwirkung verschieben sich die Bruchstücke gegeneinander. Der „innere" Teil (1 in der Abb.) wird durch den Zug des „Kopfnickermuskels" nach oben gezogen. Die Stützwirkung des Schlüsselbeins fehlt dann an der Schulter, so dass diese nach vorne und unten (2) absinkt. Der Bruch sollte möglichst eingerichtet werden. Er heilt in etwa 4 Wochen aus. Schock- oder Blutungsgefahr besteht nicht. Der Schmerz hält sich in Grenzen.

Schlüsselbeinbruch

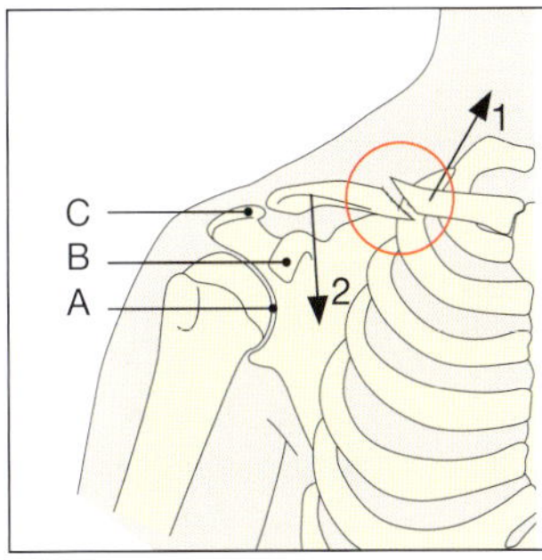

Schlüsselbeinfraktur
A Gelenkpfanne
B „Rabenschnabelfortsatz"
C Schulterhöhe des Schulterblattes

Symptome: Meistens kommt es zu Verschiebungen, sodass man die Bruchstelle sehen oder tasten kann.

Erste Hilfe: Ruhigstellung des Armes und der Schulter durch ein Armtragetuch (Dreiecktuch, s. Abb.) oder durch elastische Binden.

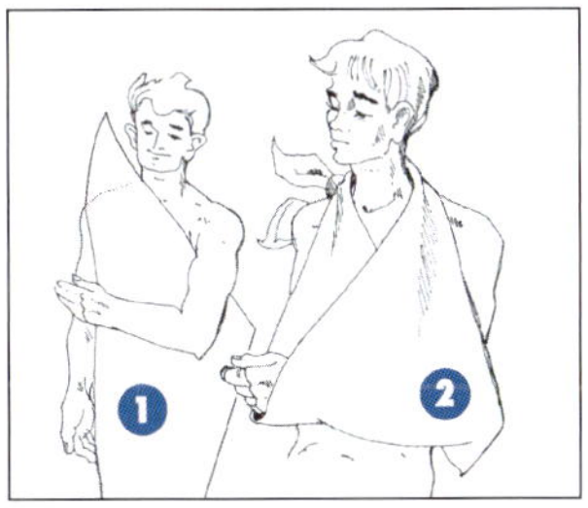

Erste Hilfe mit einem Dreiecktuch

Weitere Behandlung: Anlage eines „Rucksackverbandes", durch den die Schultern nach hinten gezogen werden sollen. Eine breite elastische Binde oder ein anderer nicht einschnürender Verband wird von hinten nach vorne um die Schultern herum wieder auf den Rücken geführt (Abb. 1, 2). Durch ein Zusammenbinden des oberen und unteren Anteils kann der Zug noch verstärkt werden

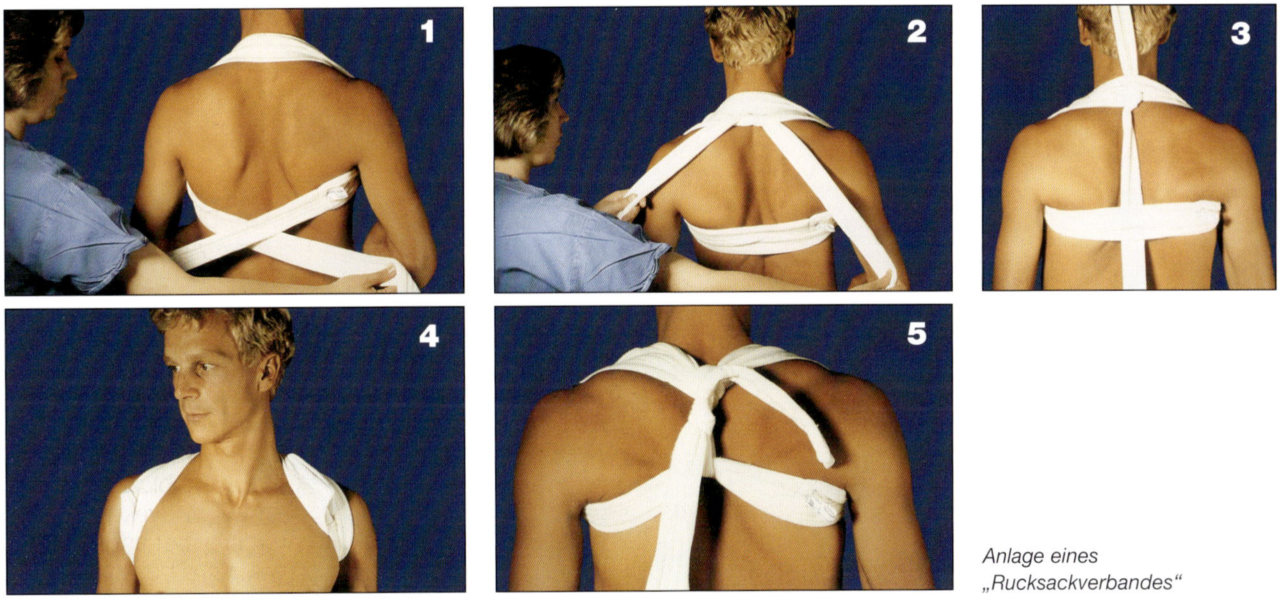

Anlage eines „Rucksackverbandes"

(Abb. 3, 5). Vorher sind die Achselhöhlen auszupolstern, damit die Nervenstränge nicht gedrückt werden und keine Durchblutungsstörungen an den Armen entstehen. Da der Verband mit der Zeit nachgibt, muss er anfangs täglich nachgezogen werden. Das Nachziehen ist meistens mit einer zwischenzeitlichen Lockerung verknüpft. Diese Lockerung sollte benutzt werden, die Haut besonders am Vorderrand der Achselhöhle auf Druckstellen zu untersuchen und erforderlichenfalls die Unterpolsterung zu erneuern. Ein erneutes Abrutschen währenddessen ist meistens nicht zu befürchten. Mit Bewegungsübungen im Schultergelenk sollte man möglichst frühzeitig beginnen, sobald es die Schmerzen zulassen.

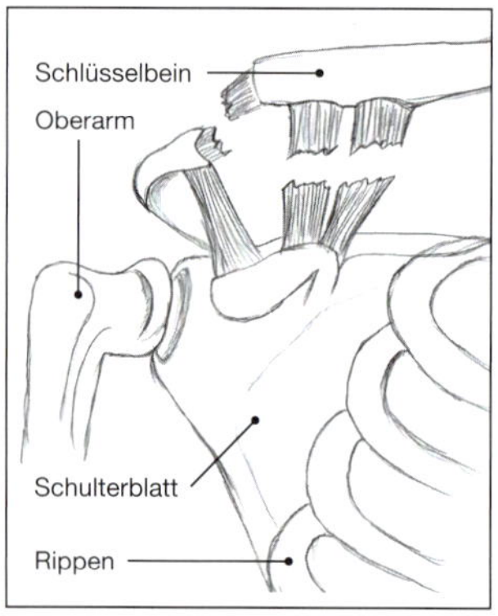

Schultereckgelenkssprengung
(Zeichnung Christine Kreßbach)

Schultereckgelenkssprengung

Allgemeines: Sie ereignen sich bei Stürzen auf den Arm. Hierbei überdehnen oder zerreißen die Bänder, die das äußere Ende des Schlüsselbeins mit dem Teil des Schulterblatts verbinden, den man „Schulterdach" oder „Schulterhöhe" nennt.

Symptome: Bei Bandzerreißungen steht das äußere Ende des Schlüsselbeins nach oben ab (siehe Abb. rechts) und lässt sich mit dem Finger („federnd") nach unten drücken (sog. Klaviertastenphänomen).

Erste Hilfe: Ruhigstellung der betroffenen Seite z. B. im Armtragetuch, Schmerzmittelgabe bei Bedarf. Weitere Diagnostik ist erforderlich, um bei komplexen Bandverletzungen über eine Operation zu entscheiden.

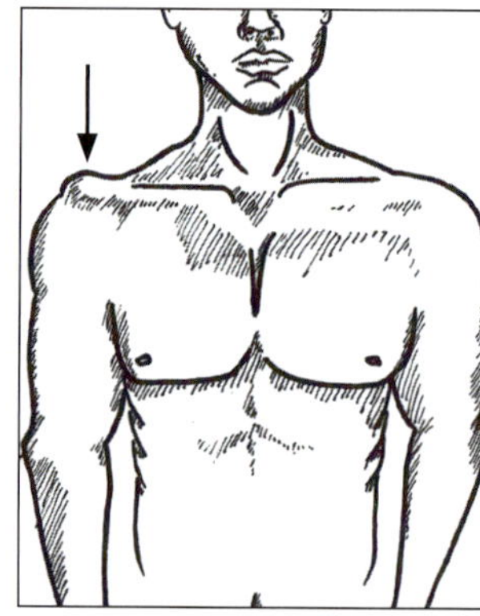

Klaviertastenphänomen
(Zeichnung Rathzi Morales)

Schulterverletzung

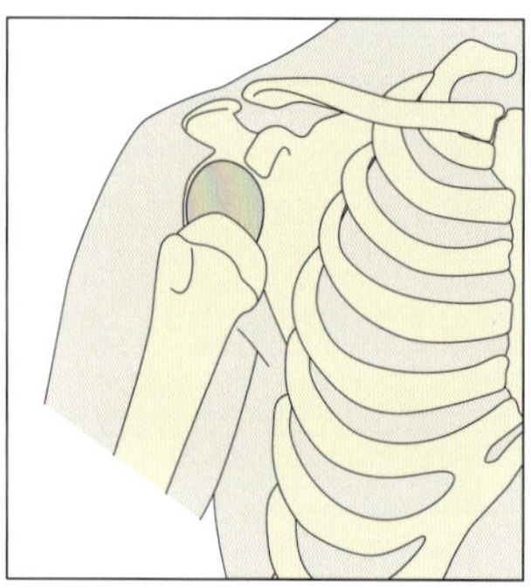

Schulterausrenkung

Ausrenkungen der Schulter

Allgemeines: Sie ereignen sich durch einen Unfall oder bei Personen, die durch einen lockeren Bandapparat hierfür veranlagt sind. Auslösende Ursache ist dann meistens eine plötzliche ruckartige Belastung eines Armes, die mit einer Auswärtsdrehung des Armes verbunden ist, beispielsweise beim Festhalten mit einer Hand an einem Want oder einer Hafenleiter. Hierbei tritt die Oberarmkugel in die Achselhöhle. Die Verletzung ist sehr schmerzhaft. Nervenstränge in der Achselhöhle können durch Druck geschädigt werden. Deshalb muss die Schulter möglichst schnell wieder eingerichtet werden.
Personen, die eine Veranlagung für die Schulterausrenkung haben und diese auch schon mehrfach erlitten haben, können ggf. ihre Schulter selbst einrichten.

Symptome: Das Schultergelenk ist „leer", der Oberarmkopf steht unter oder neben der Gelenkpfanne. Der Arm steht etwas seitlich ab und kann nicht oder nur unter Schmerzen bewegt werden.

Erste Hilfe: Ruhigstellung mit Dreiecktuch (s. vorhergehende Seite) oder elastischen Binden.

Weitere Behandlung: Einrenkung (Kapitel C. 7.3.1.), frühzeitige vorsichtige Bewegungsübungen nach 3 bis 5 Tagen.

Verletzung der Rotatorenmanschette
Allgemeines: Beim Sturz auf den Arm oder die Schulter kann es nicht nur zu knöchernen Verletzungen kommen, sondern auch zu Einrissen bzw. zum kompletten Durchreißen von Muskeln und/oder Sehnen. Die vier Muskeln der sog. Rotatorenmanschette („Muskel-Sehnenkappe" der Schulter) fixieren den beweglichen Oberarmkopf in der Gelenkpfanne des Schulterblatts und ermöglichen die extreme Beweglichkeit dieses Gelenks.

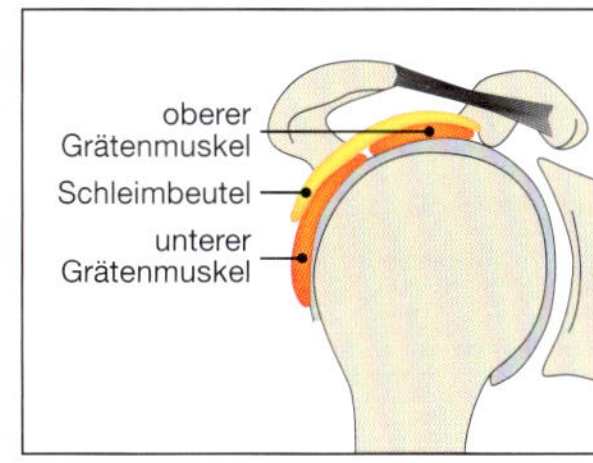

Rotatorenmanschette

Symptome: Akut schmerzhaft eingeschränkte Beweglichkeit der Schulter unterschiedlichen Ausmaßes, Schonhaltung.

Erste Hilfe: Ruhigstellung, Schmerzmittel (z. B. Nr. 5.03 od. 5.04), Diagnostik im Krankenhaus.

B. 4.2.9. Bauchverletzungen

Stumpfe Bauchverletzungen

Stumpfe Bauchverletzungen (Bauchtrauma)
Allgemeines: Bei einer stumpfen Bauchverletzung hat ein Unfallereignis die Bauchdecke betroffen, ohne sie zu eröffnen. Häufigste Ursache sind Schlag, Sturz oder Tritte. Es ist schwer abzuschätzen, ob und wie schwer innere Organe verletzt wurden. Gefährdet sind besonders **Milz und Leber**. Sie sind schwammartige Gebilde, die leicht reißen und dann stark bluten.

Die Hauptgefahren sind ein schwerer Schock und die innere Verblutung.
Auch die große **Bauchschlagader (Bauchaorta)** kann verletzt werden. Junge Menschen haben noch elastische Gefäße und sind deshalb weniger gefährdet. Bei älteren Menschen und Personen mit erhöhtem Blutdruck kommen Einrisse vor, die dann zu schweren Blutungen führen. Die **Nieren** liegen tiefer im Bauchraum. Sie werden teilweise durch den knöchernen Brustkorb geschützt und deshalb seltener verletzt. Auch **Magen, Darm** und die **Bauchspeicheldrüse** können verletzt werden.

Symptome: Prellmarken bzw. flächenhafte Blutergüsse (Hämatome) der äußeren Haut als Zeichen einer stumpfen Gewalteinwirkung, Bauchschmerzen, reflektorische Spannung der Bauchdecke, die Beine werden zur Entlastung des Bauches angezogen. Unbedingt auf Symptome eines sich anbahnenden Blutungsschocks (siehe **Kapitel A.2., A. 7.** und **C. 4.1.**) achten.

Erste Hilfe: Flachlagerung, Beine höher lagern, wenn möglich. Bei Schockzustand unbedingt versuchen, eine intravenöse Infusion anzulegen (siehe **Kapitel C. 3.**). Bei einem Herz- oder Atemstillstand ist eine Wiederbelebung (siehe **Kapitel C. 1.**) zwar meistens nicht mehr Erfolg versprechend, sollte aber dennoch versucht werden. Bei jedem schweren Unfallereignis ist ein umgehender, aber schonender Transport in ein Krankenhaus anzustreben. Ein eventueller Hubschraubertransport muss mit einer Trage erfolgen, das Rettungsmanöver mit einer Schlinge ist zu gefährlich. Ist ein Transport nicht möglich, kann der weitere Verlauf an Bord nur noch abgewartet werden.

Hinweis: Auch ohne sichtbare Prellmarken oder Hämatome, insbesondere bei Kindern, können schwere innere Verletzungen vorliegen!

Offene Bauchverletzungen

Offene (perforierende) **Bauchverletzungen**

Allgemeines: Bei einer offenen Bauchverletzung wird durch das Unfallereignis die Bauchhöhle eröffnet. Hierbei besteht die Gefahr, einer lebensgefährlichen Bauchfellentz ündung. Krankheitserreger können aus den verletzten Därmen oder von außen in die Bauchhöhle eindringen. Besonders problematisch sind Messerstichverletzungen, die häufig nur kleine, wenig blutende Einstichwunden hinterlassen, anfangs oft die Schocksymptomatik vermissen aber in der Tiefe des Bauches schwerere Verletzungen verursacht haben.

Symptome, Erste Hilfe und weitere Behandlung: Wie zuvor beim „stumpfen Bauchtrauma". Wunden steril abdecken und mit Pflasterstreifen fixieren. Vorgefallene Darmschlingen steril abdecken und **nicht zurückverlagern.** Vorerst nicht **zu trinken geben.** Mund anfeuchten, möglichst Infusion anlegen (siehe Kapitel C. 3.). In jedem Fall Krankenhauseinweisung anstreben. Ansteigende Körpertemperaturen können auf eine beginnende Bauchfellentzündung (Kapitel B. 13.3.8.) hinweisen, deshalb sind sie zu kontrollieren. Bei Anzeichen einer sich entwickelnden Bauchfellentzündung sind Antibiotika (Nr. 8.04 oder 8.05, jeweils in Kombination mit 8.07) zu geben.

Beckenbruch

B. 4.2.10. Verletzungen und Brüche des Beckens

Allgemeines: Beckenbrüche entstehen nur bei großer Gewalteinwirkung, zum Beispiel bei einem Sturz aus großer Höhe oder bei einer schweren Quetschung der gesamten Beckenregion. Es kann zu einem massiven Blutverlust mit Schockzustand kommen.

Symptome: Starke Schmerzen bestehen in der gesamten Beckengegend, in der Leiste, im Rücken und Gesäß. Der Verletzte sollte möglichst entkleidet werden, damit man feststellen kann, ob Asymmetrien vorliegen. Die Abstände der vorderen Beckenschaufel zum Nabel könnten unterschiedlich sein. Durch Druck auf das Schambein oder durch zangenartiges Zusammendrücken der beiden Beckenschaufeln werden beim Vorliegen eines Beckenbruchs starke Schmerzen geäußert. Diese Untersuchung sollte nur **einmal (!)** durchgeführt werden. Beim Stückbruch einer Beckenschaufel besteht ein umschriebener Druckschmerz an der Stelle der Gewalteinwirkung, das Bruchstück ist manchmal etwas beweglich.
Beim Beckenbruch können starke Blutungen auftreten, deshalb muss auch auf **Schockzeichen** (siehe Kapitel B. 4.1.) geachtet werden. Bei Mitverletzung der Blase kann der Urin blutig aussehenaussehen.

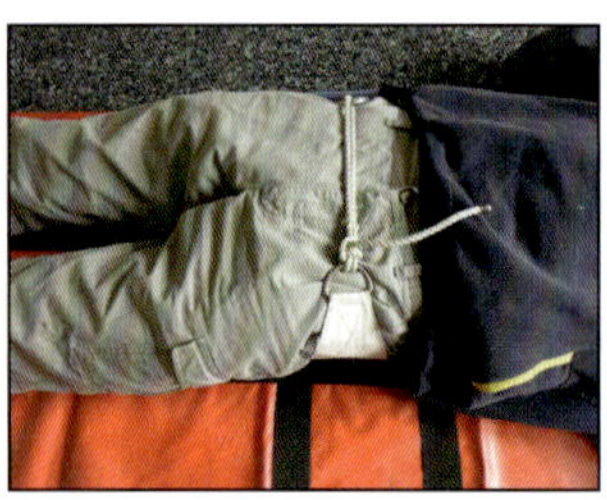

Erste Hilfe: Flachlagerung, auf Schockzeichen achten, Infusion anlegen. Schmerzstillung (Nr. 5.06).

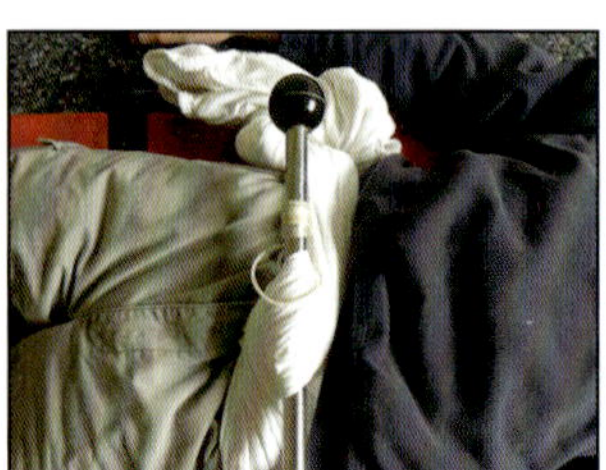

Beckenstabilisierung

Weitere Behandlung: Bei einem Beckenbruch sollte versucht werden, durch Zusammendrücken der Beckenschaufeln mithilfe eines Gurtes (Beckengurt s. Abb. S. 458, Kapitel D. 3.1.), Tüchern oder einem Bettlaken (dieses vor dem Becken verknoten und „knebeln", (z.B. mit Lenzpumpenschwengel) Kapitel C. 6.) die Blutungsgefahr zu verringern (siehe Abb.). Ein Überwachen auf Schockzeichen über 48 Stunden ist unbedingt erforderlich. Der Verletzte wird flach gelagert. Nach Wunsch Polsterungen zusätzlich anbringen. Ein Beckenbruch ist nach etwa 8 Wochen ausgeheilt.
Liegt ein Harnröhrenabriss vor, kann die Anlage eines Blasenkatheters notwendig werden (siehe Kapitel B. 18.4.).

B. 4.2.11. Verletzung von Gliedmaßen

Bei Verletzungen von Gliedmaßen handelt es sich um:

1. **Brüche (Frakturen),**
2. **Verrenkungen (Luxationen),**
3. **Zerrungen (Distorsionen / Verstauchungen) oder**
4. **Prellungen (Kontusionen).**

Kombinationen kommen vor.

Auf See kann es Ausnahmesituationen geben, die einen medizinischen Laien zwingen, über die Erste Hilfe hinaus tätig zu werden und das Einrichten mit anschließender Schienung zu versuchen, wenn beispielsweise

- bei einfachen Brüchen und Verrenkungen auf absehbare Zeit (mehrere Tage) keine ärztliche Hilfe zu erreichen ist,
- grobe Fehlstellungen von Knochenbrüchen ein Verbringen unter Deck unmöglich machen (z. B. bei Oberschenkelbrüchen),
- grobe Fehlstellungen bei Belassen zu schweren Gefäß- und Nervenschäden mit späterem Verlust der Gliedmaßen führen können (z. B. bei Verrenkungsbrüchen des Sprunggelenkes),
- bei offenen Brüchen nach etwa 10 Stunden die Gefahr einer **Knochenmarksinfektion (Osteomyelitis)** besteht (siehe Kapitel B. 4.2.11.) oder
- eine Auskugelung des Schultergelenks vorliegt.

Knochenmarksinfektion/ Osteomyelitis

1. Brüche (Frakturen)

Brüche

Allgemeines: Unabhängig davon, welche Knochen betroffen sind und wie der Bruch entstanden ist, lassen sich alle Brüche in zwei große Gruppen unterteilen:

- **Geschlossene Brüche:** Bei ihnen besteht keine Verbindung des Bruchspaltes zur Außenluft. Die Haut über dem Bruchspalt ist geschlossen. Es besteht **keine Infektionsgefahr**.
- **Offene Brüche:** Bei ihnen besteht eine Verbindung durch eine Wunde zwischen Bruchspalt und Außenluft. **Hier besteht eine hohe Infektionsgefahr.** Bakterien können in das Innere des Knochens eindringen und dort eine **Knochenmarkseiterung** (Osteomyelitis) bewirken. Diese verzögert den Heilverlauf, kann schwierige Operationen nach sich ziehen und sogar zu einer tödlich verlaufenden Blutvergiftung führen. Ein offener Bruch liegt auch dann vor, wenn die Verbindung zur Außenwelt über eine Körperhöhle, zum Beispiel bei einem Rippenbruch über die angespießte Lunge oder bei einem Kieferbruch in eine Zahnhöhle, besteht.

Knochenmarkseiterung

Bei Brüchen bricht ein Knochen entweder komplett oder nur zum Teil.

Bei den teilweisen Brüchen ist der Knochen in sich gestaucht, wobei es zu Einbrüchen in die Knochenstruktur kommt („angebrochener Knochen“). Er verschiebt sich nicht so leicht. Er braucht aber die gleiche Zeit für die Heilung wie ein kompletter Bruch. Bei Kindern bleibt häufig die Knochenhaut heil und schützt den Bruch vor Verschiebungen (**„Grünholzfraktur“**). Diese Brüche heilen schnell und ohne Komplikationen.

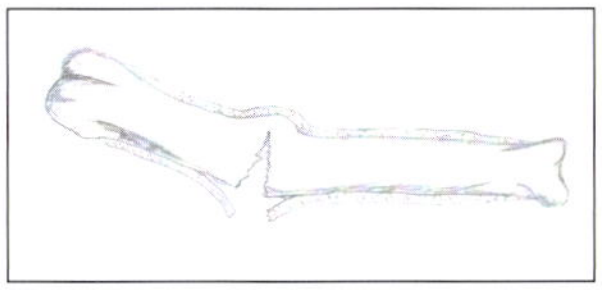

Grünholzfraktur
(Zeichnung Christine Kreßbach)

Die kompletten Brüche lassen sich nach ihrem Entstehungsmechanismus in verschiedene Formen untergliedern, die alle ihre Eigenarten haben.

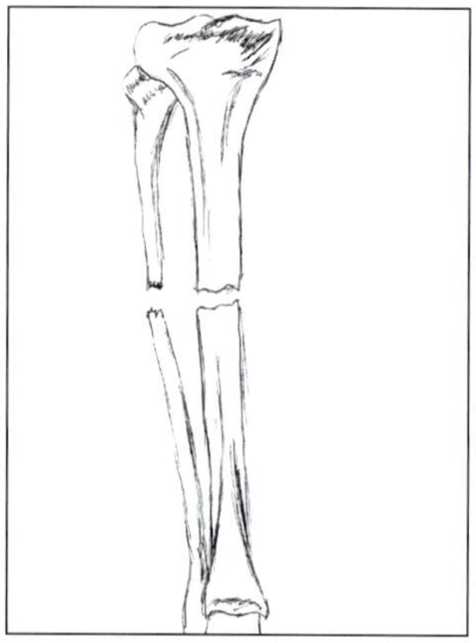

Querfraktur
(Zeichnung Christine Kreßbach)

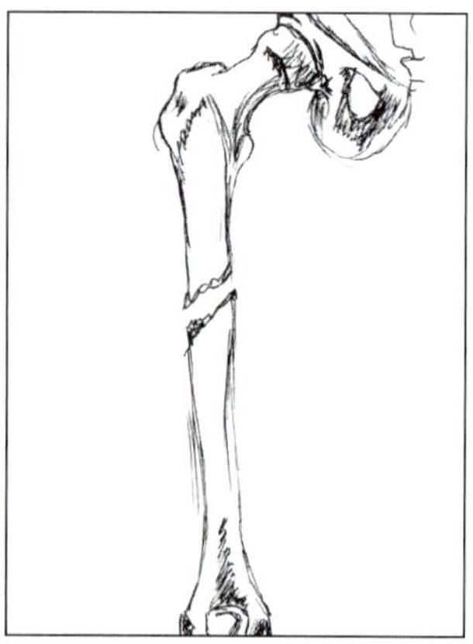

Schrägfraktur
(Zeichnung Christine Kreßbach)

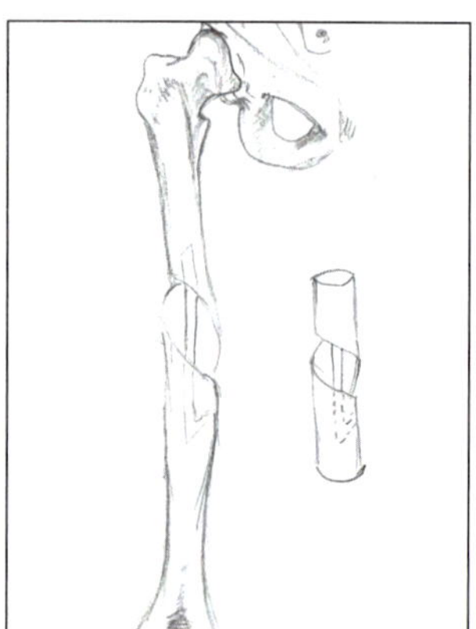

Spiralfraktur
(Zeichnung Christine Kreßbach)

- **Querbrüche** oder **Biegungsbrüche** finden sich bei Röhrenknochen (Arme, Finger, Beine und Zehen) bei seitlicher umschriebener Gewalteinwirkung. Der Knochen bricht **meistens nur in zwei Teile**. Die Bruchenden verrutschen zunächst leicht und müssen eingerichtet und geschient werden. Stehen die Bruchenden richtig aufeinander, verläuft die Heilung meistens glatt.
- Bei **Trümmerbrüchen** erfolgt durch schwere flächenhafte Gewalteinwirkung eine **Zertrümmerung des Knochens in mehrere Einzelteile**. Mit Bordmitteln ist kaum ein Einrichten möglich. Durch Zug versucht man, eine Verkürzung der Gliedmaßen zu verhindern. Eine seitliche Schienung soll des Weiteren ein seitliches Abgleiten verhindern. Der Heilverlauf ist langwierig, operative Behandlungen sind in der Regel unumgänglich.
- **Schussbrüche** sind offene Trümmerbrüche und deshalb besonders gefährlich.
- **Spiralbrüche** entstehen bei Röhrenknochen meistens durch eine Drehung (Torsion) um die Längsachse. Sie lassen sich schlecht stellen, da die Bruchenden leicht aneinander abgleiten.
- **Berstungsbrüche** finden sich fast nur am Schädel.
- **Stauchungsbrüche** ereignen sich an den sogenannten kurzen Knochen (z. B Wirbel, Fersenbein). Sie verrutschen nicht und brauchen in der Regel weder eingerichtet noch geschient zu werden. Bei stärkeren Deformierungen muss operiert werden.

Symptome: Zeichen eines Knochenbruchs sind:
- Massiver Schmerz, besonders auf Druck und bei Bewegungen an der verletzten Stelle.
- Fehlstellung oder Formveränderung im Vergleich zu unverletzten Gliedmaßen. Man muss darauf achten, ob der betroffene Abschnitt geschwollen, verdreht oder verkürzt ist.
- Tastbare Kanten unter der Haut oder sichtbare Bruchenden bei offenen Brüchen.
- Der Verletzte kann unfähig sein, den verletzten Körperteil aktiv zu bewegen, oder will es wegen der damit verbundenen starken Schmerzen nicht. Bei nicht tragenden Knochen (Wadenbein) oder eingestauchten, in sich verkeilten Knochenbrüchen (Wirbel, Schenkelhals) können die Beschwerden geringer sein.
- Unnatürliche Beweglichkeit und Knochenknirschen an der Bruchstelle kann man unmittelbar nach dem Unfallereignis beobachten, da die Schmerzempfindlichkeit in den ersten 1 bis 2 Minuten noch herabgesetzt ist.
- Schwellungen durch Blutergüsse in das umgebende Gewebe entwickeln sich rasch bei Brüchen in Regionen, die dicht unter der Haut liegen.

Erste Hilfe:
- Falls erforderlich, muss der Verletzte **zunächst aus dem Gefahrenbereich entfernt** werden.
- Danach soll die Schienung vorbereitet werden (siehe Kapitel C. 7.), falls sie nicht unmittelbar nach dem Unfallereignis möglich ist. Das Vorgehen wird vorher besprochen, die einzelnen Helfer werden genau angewiesen, welche Handgriffe zu verrichten sind (siehe Kapitel C. 7.). **Geeignete** Schienen und Verbandsmaterial sind vorher bereitzulegen. Dann wird das **Schienen möglichst zügig** durchgeführt.
- Schmerzstillung (Nr. 5.06, evtl. Nr. 5.07).
- **Offene Wunden müssen steril abgedeckt werden.**

Verrenkungen

2. Verrenkungen (Luxationen)
Allgemeines: Bei Verrenkungen kommt es unter einer Gewalteinwirkung zu einer Auskugelung des Gelenks mit Verletzungen der Gelenkkapsel und/oder der Bänder. Die Gelenkflächen stehen nicht mehr aufeinander. Das Gelenk kann nicht mehr bewegt werden.

Erste Hilfe: Möglichst Einrenkung und Ruhigstellung wie bei einem Bruch (siehe Kapitel C. 7.).

Weitere Behandlung: Gelingt die Einrenkung nicht, ist eine Krankenhausbehandlung notwendig. Waren die Knochen und die Bänder nicht verletzt, kann nach einer gewissen Schonzeit mit Übungen wieder begonnen werden. Bandzerreißungen müssen meistens operiert werden.

Zerrungen

3. Zerrungen (Distorsionen/Verstauchungen)
Allgemeines: Durch ein Unfallereignis werden die Bänder, die ein Gelenk zusammenhalten, gezerrt oder überdehnt. Bänderrisse kommen vor. Häufigste Verletzung ist das „Umknicken" im Sprunggelenk (Bereich der Knöchel).

PECH-Schema

Erste Hilfe und weitere Behandlung: Die Erstmaßnahmen orientieren sich am sog. **PECH-Schema**:

P – **Pause**, d.h. keine weitere Belastung, Ruhe, Schonung.
E – Eis, d.h. sofortige Kühlung, um das Ausmaß eines Blutergusses zu begrenzen
C – C (K)ompression, versucht die Schwellung mit einem Verband um das Gelenk (siehe Kapitel C. 6.1.2.), zu begrenzen.
H – Hochlagern der Extremität soll ebenfalls das Ausmaß der Schwellung reduzieren.

Prellungen

4. Prellungen (Kontusionen)
Allgemeines: Prellungen sind die Folgen von stumpfen Gewalteinwirkungen, die häufig zu Gewebsquetschungen mit Blutergüssen führen.

Erste Hilfe und weitere Behandlung: Nach Kühlung und Schonung klingen die Folgen meistens rasch ab.

Symptomentabelle (zur Einschätzung der Verletzung):

	Knochenbruch	**Verrenkung**	**Zerrung**	**Prellung**
Formveränderung	meistens	stark	nein	nein
Schmerzen	sehr stark	sehr stark	mäßig	mäßig
Schwellung	ja	nein	meistens	mäßig
abnorm beweglich	häufig	nein	nein	nein
Knochenknirschen	häufig	nein	nein	nein
Funktionsausfall	meistens	völlig	selten	selten

Oberarmbruch

B. 4.2.12. Oberarmbruch

Allgemeines: Oberarmbrüche entstehen meistens durch direkte Gewalteinwirkung auf den Oberarm infolge eines Sturzes.
Brüche in der Nähe der Schulter oder im oberen Drittel bereiten relativ wenig Probleme. Nervenschäden kommen kaum vor.
Brüche, die sich mehr in Richtung Ellenbogengelenk ereignet haben, lassen sich schwieriger einrichten und ruhig stellen. Nervenschäden sind nicht selten.

Erste Hilfe: Ruhigstellung im Dreiecktuch, Schmerzmittelgabe (Nr. 5.04).

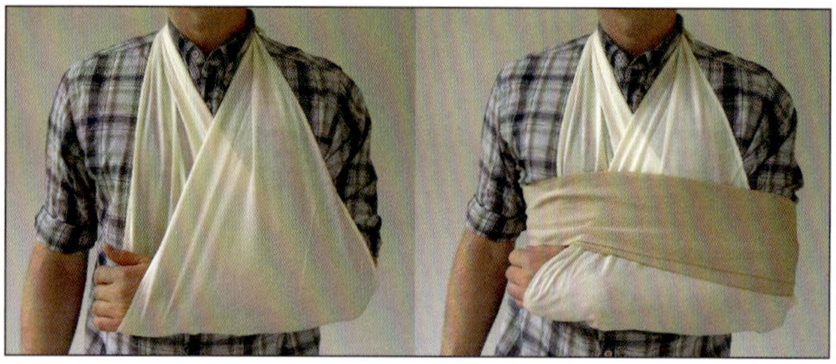

Schienung im Dreiecktuch

Bei nicht verschobenen geschlossenen Oberarmkopf- und schulternahen Oberarmbrüchen genügt meistens ein Dreiecktuch. Nach der Schmerzstillung und einer Entkrampfung der Oberarmmuskulatur richtet sich ein geschlossener Bruch häufig von alleine ein. Schon nach drei Tagen kann mit Pendelübungen im Schultergelenk begonnen werden, da das Schultergelenk sonst sehr schnell versteift. **Schon von Anfang an sollen Übungen zur Kräftigung der Muskulatur vorgenommen werden,** z.B. durch Drücken eines Schwammes, Zerknüllen von Papier, Anspannen der Oberarmmuskulatur.

Ellenbogengelenkbruch

B. 4.2.13. Ellenbogengelenkbrüche

Ellenbogengelenkbrüche entstehen häufig durch Sturz auf den ausgestreckten Unterarm, durch Überstreckungen im Gelenk oder durch direkte Gewalteinwirkung. Sie führen oft zu Nervenschädigungen.

Symptome: Schwellung und Schmerzen im Bruchbereich, Gebrauchsunfähigkeit.

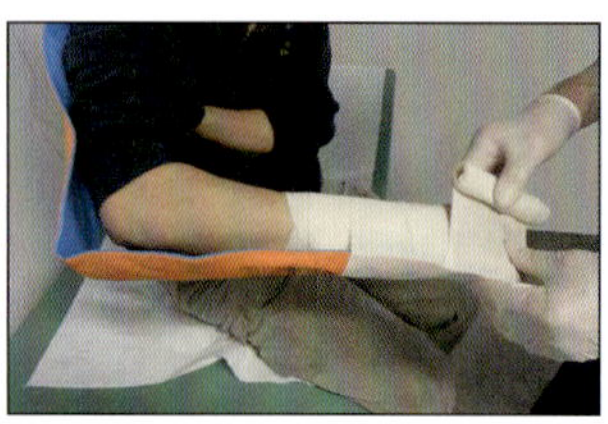

Schienung Ellenbogengelenk

Erste Hilfe: Meistens genügt zunächst eine Ruhigstellung im Dreiecktuch (besser Universalschiene). Das Tuch soll die Hauptlast des Armes in der Nähe des Handgelenkes auffangen. Das Ellenbogengelenk soll so weit wie möglich entlastet werden. Man kann sich auch mit einer Armschlinge oder einem festgesteckten Jackettärmel beelfen. Im Liegen sollte der Arm geschient und unterpolstert über Herzhöhe gelagert werden. Schwellungen können dann besser abziehen. Schmerzstillung mit Nr. 5.04 oder 5.06 der Bordapotheke.

Schleimbeutelentzündung

B. 4.2.14. Schleimbeutelentzündung des Ellenbogens

Allgemeines: Eine Entzündung des Schleimbeutels am Ellenbogengelenk kann durch direkten Stoß oder Schlag oder chronisch (z.B. durch ständiges Aufstützen des Ellenbogens) entstehen.

Symptome: Weiche Schwellung an entsprechender Stelle ohne Rötung („reizlos") oder mit zusätzlicher schmerzhafter Rötung, verursacht durch manchmal auch nur oberflächliche Verletzungen der Haut (sog. Schrunden).

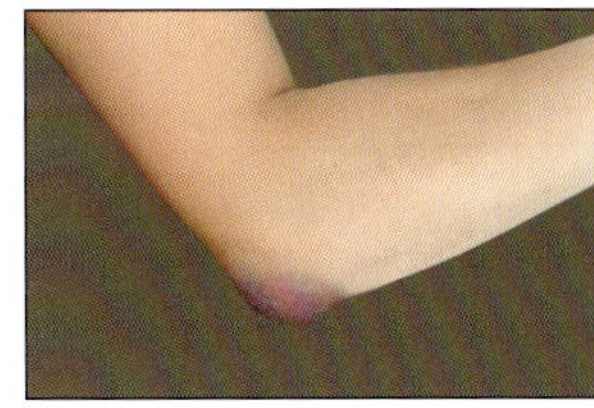

Schleimbeutelentzündung des Ellenbogens

Erste Hilfe: Kühlung, keinen Druck von außen ausüben, entzündungshemmende Schmerzmittel (Nr. 5.03), bei Rötung Antibiotika (Nr. 8.01) geben.

Weitere Behandlung: Punktion eines reizlosen Schleimbeutels nur durch Arzt vornehmen lassen. Es besteht die Gefahr der Infektion, wenn nicht absolut keimfrei vorgegangen wird!

B. 4.2.15. Unterarm- und Handgelenkbruch

Unterarm- und Handgelenkbruch

Allgemeines: Der Unterarm besteht aus Elle (Ulna) und Speiche (Radius). Die Elle zieht vom Ellenbogengelenk zur Handkante und trägt die Hauptlast im Ellenbogengelenk. Die Speiche läuft zu ihr parallel, wenn die Handfläche nach oben zeigt. Sie trägt die Hauptlast am Handgelenk. Zeigt die Handfläche nach unten, liegen die Knochen über Kreuz. Sie können einzeln brechen. Dann sind gröbere Verschiebungen selten, da sie sich gegenseitig schienen. Brechen sie beide gleichzeitig, spricht man von einem Unterarmbruch. Hierbei sind Verschiebungen häufig.

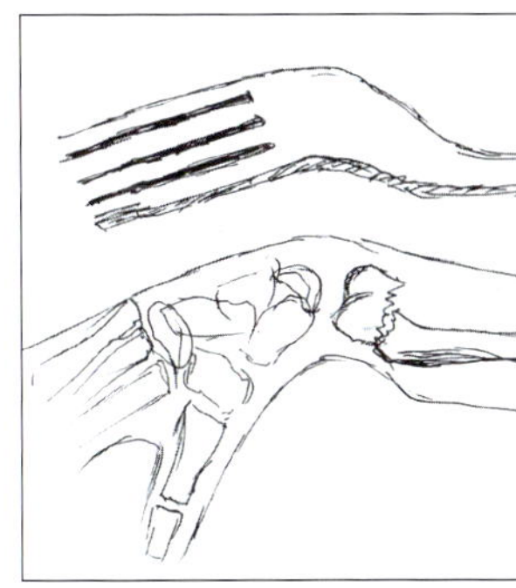

Speichenbruch mit Abknickung
(Zeichnung Christine Kreßbach)

Der **Speichenbruch** ist der häufigste Knochenbruch und entsteht meistens durch einen Sturz auf den ausgestreckten Arm. Die Bruchstelle liegt meistens kurz oberhalb des Handgelenkes (sog. „typische Radiusfraktur") auf der Daumenseite des Unterarms. Bei seitlicher Betrachtung hat die Fehlstellung die Form einer Gabel („Gabel-Deformität"), wobei die Finger den Zinken der Gabel entsprechen. Isolierte Brüche der Speiche in der Nähe des Ellenbogens sind selten, sie sind dann meistens mit einer Ausrenkung des Ellenbogengelenkes verknüpft.

Symptome: Druckschmerz und Anschwellung oberhalb des Handgelenks.

Erste Hilfe: Schienung des Unterarmes unter Einbeziehung der Hand. Bei dem häufigsten Bruch in Handgelenksnähe muss das Ellenbogengelenk nicht ruhig gestellt werden. Für eine provisorische Schienung zur ärztlichen Versorgung genügt kurzfristig eine U-förmig gefaltete dicke Zeitung (siehe Abb.). Besser ist es, eine flexible Schiene zu verwenden.

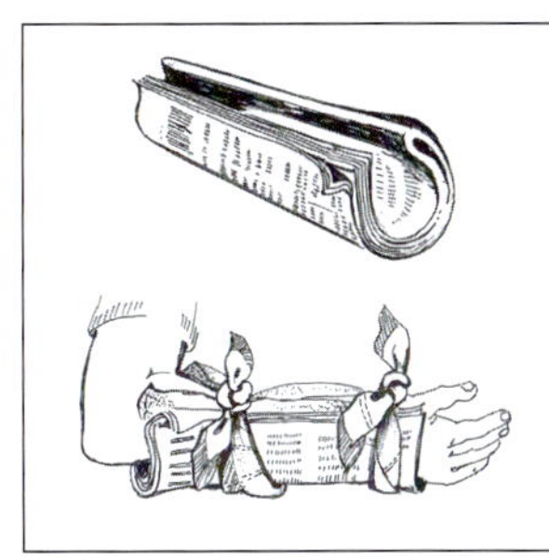

Weitere Behandlung: Ist der Bruch verschoben und ein Hafen innerhalb von Tagen nicht erreichbar kann man durch gleichzeitigen starken Zug am Handgelenk oder Daumen des Verletzten und gebeugtem Oberarm die Bruchstelle entlasten und durch seitlichen Druck mit dem Daumen die Bruchenden aufeinander stellen (siehe Kapitel C. 7.2.). Schmerzmittel geben. Dann muss eine Ruhigstellung unter Einbeziehung des Handgelenkes erfolgen. Der Bruch ist bei Erwachsenen nach etwa 4 Wochen fest verheilt, bei Kindern nach 3 Wochen. Frühzeitig muss mit Fingerübungen begonnen werden.

Ellenbruch

Der **Bruch der Elle** ist seltener und geschieht meistens durch eine direkte Gewalteinwirkung, z. B. durch einen Schlag. Zu Verschiebungen kommt es meistens nicht, solange die Speiche intakt ist.

Erste Hilfe: Wie zuvor beim Speichenbruch.

Weitere Behandlung: Einrichtungen in der Regel nicht erforderlich, sonst wie beim Speichenbruch durch Zug an Hand und Oberarm und Kunststoff-Hartverband.

Unterarmbruch

Beim **Unterarmbruch** sind Elle und Speiche unter erheblicher Gewalteinwirkung gebrochen.

Symptome: Meistens sind die Bruchenden verschoben oder der Unterarm ist abgeknickt.

Erste Hilfe: Ruhigstellung auf Schiene, ansonsten versuchen, den Bruch unter Zug an der Hand und abgewinkeltem Oberarm einzurenken (siehe Kapitel C. 7.2.). Das Schienen ist schwierig, da der Bruch zum Abknicken neigt. Das Ellenbogengelenk und das Handgelenk müssen mit geschient werden.

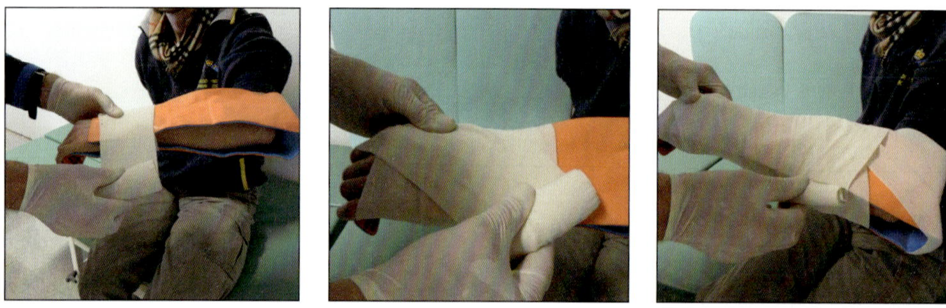

Schienung Unterarmfraktur
Schienung mit Universalschiene

Handgelenksbruch

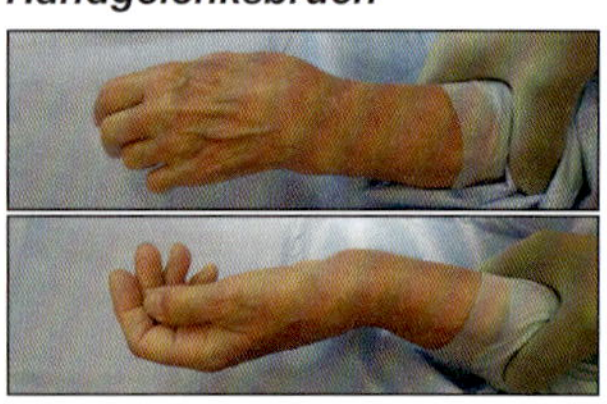

Handgelenksbrüche entstehen meistens durch Sturz oder direkten Schlag auf die Hand. Betroffen sind die Gelenkflächen von Elle und Speiche.

Symptome: Sie fallen durch eine rasch auftretende Schwellung mit erkennbarer Fehlstellung auf. Sie sind in der Regel eingestaucht und relativ stabil.

Erste Hilfe: Wie zuvor bei dem Speichenbruch.

B. 4.2.16. Brüche an Hand und Fingern

Finger-, Handwurzel- und Mittelhandbruch

Allgemeines: Die **Handwurzelknochen** bilden die Gelenke zwischen dem Handgelenk und den Mittelhandknochen. Sie brechen selten und fast nur durch direkte Gewalteinwirkung (Sturz, Schlag). Der Bruch ist fast nur durch Röntgenaufnahme zu diagnostizieren. Sie verschieben sich kaum. Der Heilverlauf kann langwierig sein.

Die **Mittelhandknochen** bilden den „Handteller“. Mit den Handwurzelknochen und den Fingern bilden sie Gelenke. Brüche ereignen sich bei direkter Gewalteinwirkung. Dabei kommt es zu einer starken Anschwellung des Handrückens. Eine Sonderstellung nimmt der Daumen ein, der extra versorgt werden muss. Die anderen Mittelhandknochen stützen sich meistens gegenseitig, sofern nicht sämtliche Mittelhandknochen gebrochen sind.

Finger brechen durch direkte Gewalteinwirkung (Quetschung, Schlag oder Stauchung). Sie lassen sich gut einrenken und schienen. Schwierig kann es beim Daumen sein.

Ein Mittelhand- oder Fingerbruch ist nach etwa 4 Wochen fest verheilt.

Erste Hilfe: Bei den **Handwurzelknochen** lindert eine Schiene über Hand und Unterarm die Schmerzen. Gleiches gilt für die **Mittelhandknochen.** Schmerzlindernd wirken auch gleichzeitige kalte Umschläge. Beim handgelenknahen **Daumenbruch** sollte die Schiene auch das Handgelenk ruhig stellen.
Einzelne **Fingerbrüche** stellt man mit einer Schiene über Finger und Hand ruhig.

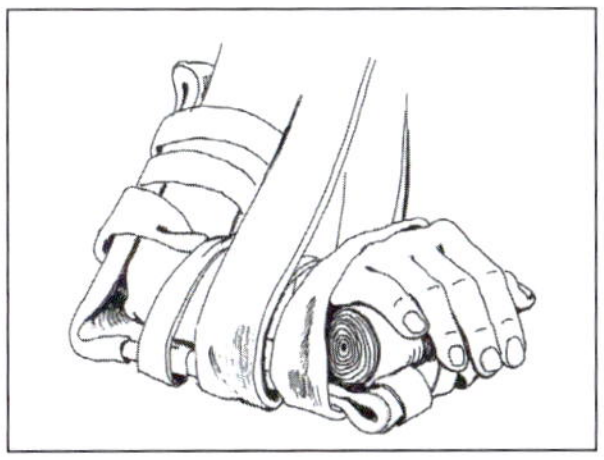

Weitere Behandlung: Brüche der **Handwurzelknochen** und der **Mittelhandknochen** werden durch eine Schiene von der Elle her ruhig gestellt, die über die Handkante so angelegt wird, dass sie die Mittelhand von beiden Seiten umgreift (siehe Kapitel C. 7.1.). Der Verband sollte an der Handfläche so gebogen sein, dass die Finger im Grundgelenk gebeugt werden können. Die Hand bleibt hierdurch gebrauchsfähig.

Bei Bruch des **Daumens** wird dieser mit einer flexiblen Schiene um den Daumen und in Verlängerung des Daumens über den Unterarm fixiert (siehe nachstehende Abb.).

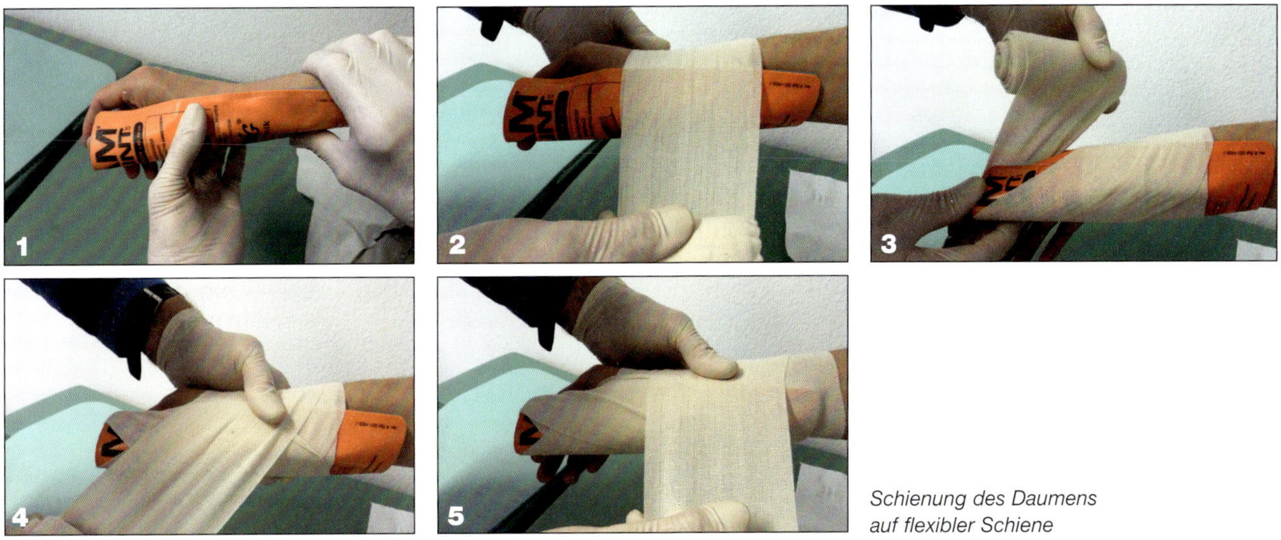

Schienung des Daumens auf flexibler Schiene

Die Brüche der **dreigliederigen Finger** können leicht verrutschen. Schienungen in kompletter Streckstellung sollten möglichst nicht oder nur kurzfristig angelegt werden, da ein unter unglücklichen Umständen in Streckstellung versteifter Finger den Gebrauch der Hand stark behindert. Die Finger sollten deshalb immer leicht gekrümmt ruhig gestellt werden. Wenn keine flexible Schiene vorhanden ist, kann dies durch das Anpassen eines kleinen biegsamen Löffels geschehen, der auf den Daumen- oder Kleinfingerballen mit Heftpflaster fixiert wird. Der Stiel wird dann passend gebogen und der gebrochene Finger an den Stiel gewickelt.

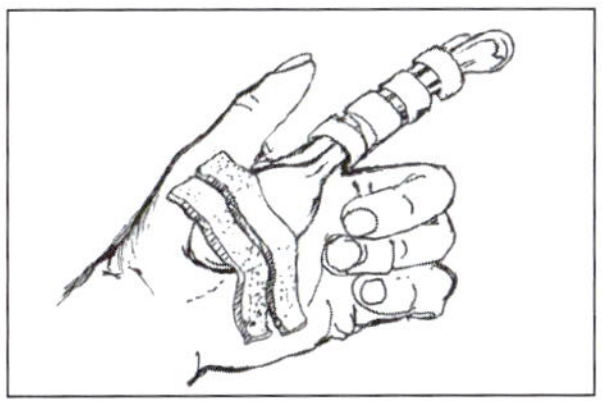

Fingerschiene mit einem Löffel

Bei einzelnen Brüchen der Finger, die gut stehen, kann es nach anfänglicher Ruhigstellung über einige Tage ausreichen, wenn man sie mit dem benachbarten gesunden Finger mit einer elastischen Binde oder Heftpflaster zusammenwickelt. Damit die Haut zwischen den Fingern nicht aufweicht, legt man Verbandsmull oder Watte dazwischen. Diese Behandlung ist erst dann möglich, wenn beim Bewegen des Fingers nur noch wenig Schmerzen angegeben werden.

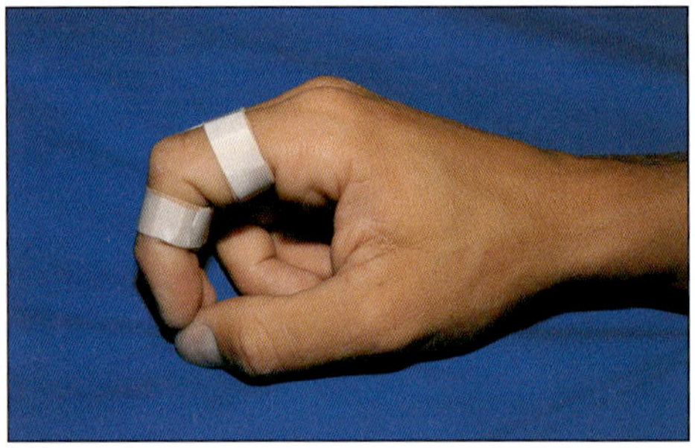

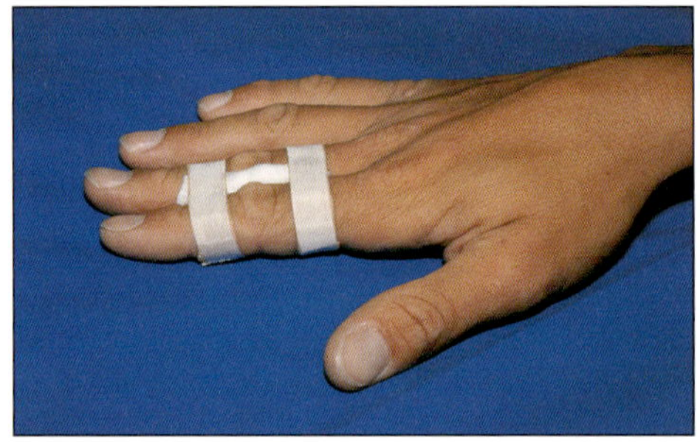

Oberschenkelhalsbruch

B. 4.2.17. Oberschenkelhalsbruch und Hüftverletzungen

Allgemeines: Schenkelhalsbrüche entstehen meistens durch seitlichen Fall auf die Hüfte, vorwiegend bei älteren Menschen. Dabei bricht der Oberschenkelknochen kurz unterhalb des Gelenkkopfes.

Symptome: Das Bewegen im Hüftgelenk (Anheben des Beines, Beugen und Auswärtsdrehen) ist sehr schmerzhaft oder unmöglich. Der Fuß ist nach außen gedreht, das Bein erscheint oft insgesamt um einige Zentimeter verkürzt. Die Gefahr des Verrutschens oder eines Schocks ist gering.

Erste Hilfe: Transport von der Unfallstelle am besten auf einem Rettungstragetuch. Nach Abpolsterung können beide Beine zusammengebunden werden, um eine gewisse Schienung des verletzten Beines zu erreichen. Zusätzlich kann zum Beispiel mit Segellatten (zur Polsterung mit Handtüchern umwickeln) die Außenseite des betroffenen Beines abgestützt werden.

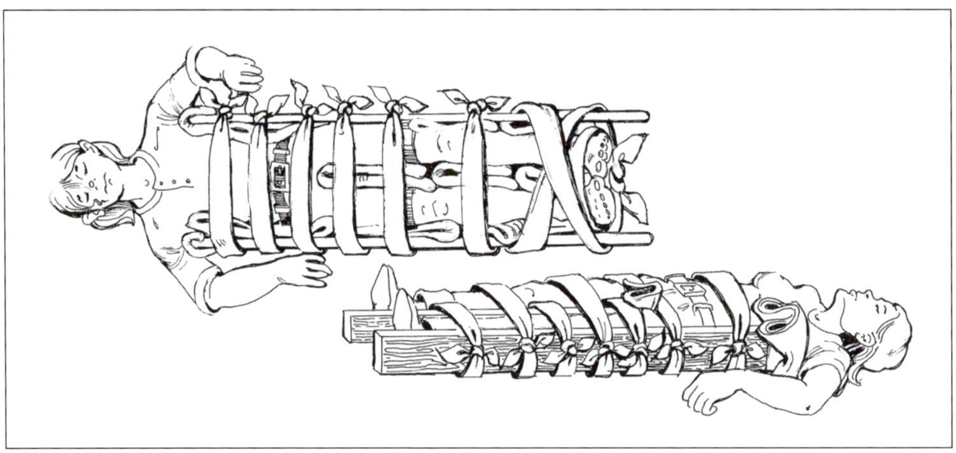

Weitere Behandlung: Liegt der Verletzte in der Koje und ist die Schienung unangenehm oder schmerzhaft, kann die Schiene auch entfernt werden. Durch Ausprobieren und Unterpolstern muss die günstigste Lage herausgefunden werden.

Hüftgelenksbruch

Die Verletzung des **Hüftgelenks** ist genau genommen eine Beckenverletzung mit Zertrümmerung der Pfanne des Hüftgelenks bei sehr großer Gewalteinwirkung.

Erste Hilfe und weitere Behandlung: Wie zuvor beim Oberschenkelhalsbruch oder Beckenbruch.

B. 4.2.18. Oberschenkelschaftbruch

Oberschenkelschaftbruch

Allgemeines: Der Oberschenkel ist der kräftigste Röhrenknochen und bricht deshalb selten, in der Regel nur bei schweren Unfallereignissen. Der Bruch ist äußerst schmerzhaft und wegen des Schocks, des starken Blutverlustes (bis zu zwei Litern) und der möglichen Fettembolie (Verschluss von Blutgefäßen durch Fetttröpfchen) gefährlich. Er verschiebt sich leicht und lässt sich wegen der kräftigen Oberschenkelmuskulatur nur sehr schwer einrichten.

Symptome: Abknickung oder Verkürzung des Oberschenkels, starke Schmerzen, Schock, Schwellung über der Bruchstelle, reflektorische Verkrampfung der Oberschenkelmuskulatur.

Erste Hilfe: Besteht am Unfallort keine weitere Gefahr für den Verletzten und die Helfer, muss vor jedem Transport der Bruch geschient werden. Offene Wunden steril abdecken. Das Schienen muss sorgfältig vorbereitet werden, da ständige Lageänderungen des Patienten mit starken Schmerzen verbunden sind. Die Schiene ,z. B. Segellatten, muss das Hüftgelenk und das ganze Bein ruhig stellen und möglichst bis in die Achselhöhle reichen. Stehen keine Schienen zur Verfügung, müssen notfalls beide Beine zusammengebunden werden.

Weitere Behandlung: Schockbehandlung möglichst mit Infusionen, Schmerzstillung mit stärksten Mitteln, umgehend Krankenhauseinweisung anstreben, dabei schonendster Transport im Liegen.
Ist keine umgehende Krankenhausbehandlung möglich, dann muss nach Schmerzmittelgabe versucht werden, eine optisch befriedigende achsengerechte Stellung durch Zug in Längsrichtung des Oberschenkels zu erreichen. Für eine Streckung muss der Zug am Knöchel in Achsenrichtung stark, langsam und gleichmäßig erfolgen. Das Becken muss dabei fixiert sein. Es ist zweckmäßig, für den körperwärts gerichteten Gegenzug einen möglichst breiten Schal zu verwenden, der auf der verletzten Seite zwischen den Beinen durchgeführt wird.
Gelingt es, das Bein in die ursprüngliche Länge zu ziehen und dabei eine gerade Stellung zu erreichen, muss durch seitliche Schienen ein erneutes Abgleiten verhindert werden.
Gelingt die Streckung wegen einer verkrampften oder zu kräftigen Oberschenkelmuskulatur nicht, dann muss versucht werden, die für den Verletzten günstigste Lagerung mithilfe von Kissen zu erreichen. Eine Krankenhausbehandlung muss so bald wie möglich erfolgen, sonst kommt es durch den Druck der Bruchenden zu folgenschweren Gewebsschädigungen.

Kniegelenkverletzungen

B. 4.2.19. Kniegelenkverletzungen

Allgemeines: Das Kniegelenk wird vom **Schienbeinkopf** und den **Oberschenkelknochen** gebildet. Durch einen komplizierten **Bandapparat** wird das Gelenk zusammengehalten. Zwei Knorpelscheiben (**Meniskus**) liegen zum Ausgleich verschieden gestalteter Gelenkflächen zwischen den Knochen. Die **Kniescheibe** überträgt den Sehnenzug von der Oberschenkelmuskulatur auf den Unterschenkel.

Bei einem Unfall werden **häufig mehrere Gelenkanteile** beschädigt.
Gemeinsames Symptom ist meistens ein schmerzhafter **Kniegelenkerguss**, der das Knie anschwellen lässt, und eine sehr schmerzhafte Bewegungseinschränkung.

Die häufigsten Schäden sind:
- Schienbeinkopfbruch,
- Bänderzerrungen oder Bänderrisse,
- Kapselrisse,
- Meniskusschäden und
- Kniescheibenbrüche oder -ausrenkungen.

Schienbeinkopfbruch

B. 4.2.20. Schienenbeinkopfbruch

Allgemeines: Unfallursache ist meistens eine direkte Gewalteinwirkung auf das Knie (Fußballspielen). Das Knie schwillt an und ist nicht mehr belastungsfähig.

Erste Hilfe: Ruhigstellen in Streckstellung.

Weitere Behandlung: Krankenhausbehandlung anstreben! Ruhigstellen über vier Wochen. Eine Operation ist erforderlich, falls die Gelenkflächen verschoben sind. Der Bruch ist in etwa 6 Wochen verheilt.

Bänder- und Kapselverletzungen

B. 4.2.21. Band- und Kapselverletzungen im Knie

Allgemeines: Sie entstehen meistens durch „Verdrehen".

Symptome: Sie können sehr schmerzhaft sein. Ein Erguss fehlt meistens, ausgenommen beim Kreuzbandriss. Gehen ist möglich (siehe auch Kapitel B. 28.2.10.).

Erste Hilfe: Für einige Tage ruhig stellen, kalte Umschläge.

Weitere Behandlung: Beim Kreuzbandriss ist meist eine Operation erforderlich.

Schleimbeutelentzündung

B. 4.2.22. Schleimbeutelentzündung des Kniegelenks

Allgemeines: Die Schleimbeutel am Kniegelenk befinden sich ober- und unterhalb der Kniescheibe (siehe Abb. anatomische Zeichnung). Sie können akut durch ein Trauma (Verletzung) infolge von Druck oder Schlag geschädigt werden, aber auch über eine Infektion (mit Rötung und Schwellung) durch Verletzung der Haut.

Symptome: Weiche („teigige") Schwellung, Schmerzen bei direktem Druck und bei Bewegung des Knies.

Erste Hilfe: Eiskühlung, Schonung, „entzündungshemmende" Schmerzmittel (Nr. 5.03), bei Rötung und vor allem bei Infektion Antibiotika (Nr. 8.05).

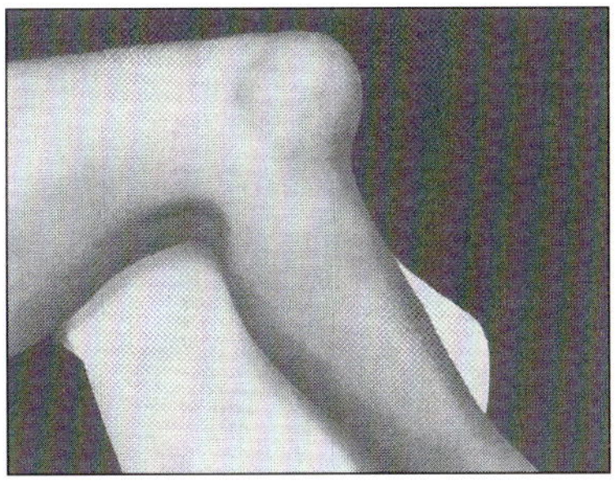

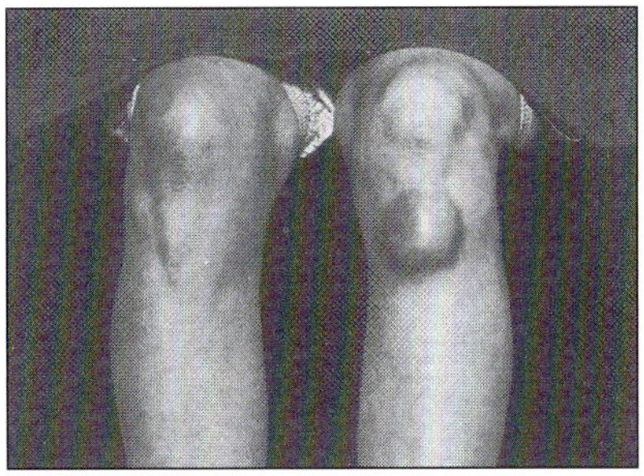

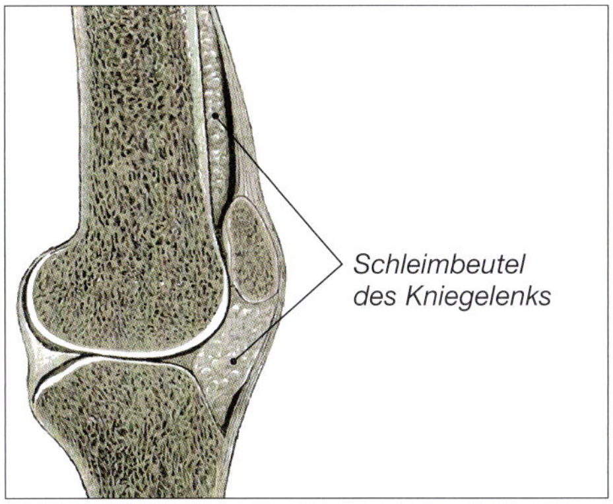

Eine **Punktion** muss wegen der Infektionsgefahr absolut keimfrei (aseptisch) erfolgen und sollte nur vom Arzt durchgeführt werden!

B. 4.2.23. Meniskusschaden

Meniskusschaden

Allgemeines: Er entsteht meistens bei Unfällen, die mit einer Drehung des Unterschenkels um seine Längsachse verbunden waren, z. B. beim Skilaufen, Fußballspielen, Ausgleiten.

Symptome: Klemmt sich ein Meniskus ein, kann häufig das Knie weder gebeugt noch gestreckt werden. Es bleibt in halbgebeugter Stellung fixiert. Häufig entsteht ein Kniegelenkserguss.

Erste Hilfe: Ruhigstellen in schmerzfreier Position mit Unterpolsterung der Kniekehle (s. Abb. rechts), Kühlung.

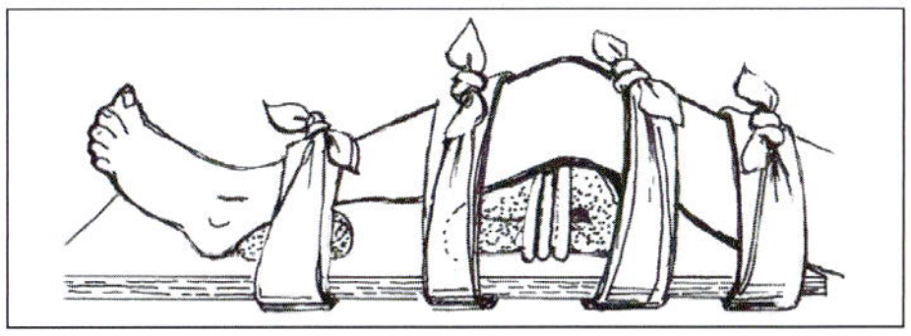

Weitere Behandlung: Nach Abklingen der akuten Schmerzphase und Lockerung der verkrampften Oberschenkelmuskulatur löst sich meistens die Einklemmung. Eventuell spätere Operation.

B. 4.2.24. Kniescheibenbruch

Kniescheibenbruch

Allgemeines: Die Kniescheibe bricht durch direkte Gewalteinwirkung, z. B. bei einem Sturz auf eine harte Kante.

Symptome: Örtliche schmerzhafte Schwellung, kein Kniegelenkerguss. Das Stehen ist möglich.

Erste Hilfe: Kühlung, Ruhigstellung, Luftkammerschiene kann benutzt werden. Einrichten nicht möglich und nicht nötig.

Weitere Behandlung: Meistens ist nach 4 Wochen der Bruch unter Ruhigstellung verheilt. Beim Auseinanderweichen der Bruchstücke eventuell Operation.

B. 4.2.25. Kniescheibenverrenkung

Kniescheibenverrenkung

Allgemeines: Sie entsteht bei einer Veranlagung zu diesem Krankheitsbild, z. B. beim Aufspringen und verdrehen des Kniegelenks.

Symptome: Dabei springt die Kniescheibe plötzlich seitlich nach außen. Heftige Schmerzen, kein Kniegelenkerguss.

Erste Hilfe: Schmerzmittel geben. In **Streckstellung** springt die Kniescheibe wieder unter zügigem seitlichen Druck des Helfers zurück. Hierbei werden die Handflächen ober- und unterhalb der Kniescheibe fest auf dem Bein aufgesetzt und die Kniescheibe mit beiden Daumen „energisch" (und schnell) zur Mitte gedrückt.

Abb. links
Kniescheibe ausgerenkt
(li. Bein, im Kniegelenk gebeugt)

Abb. rechts
Kniescheibe einrenken
(li. Bein, gestreckt)

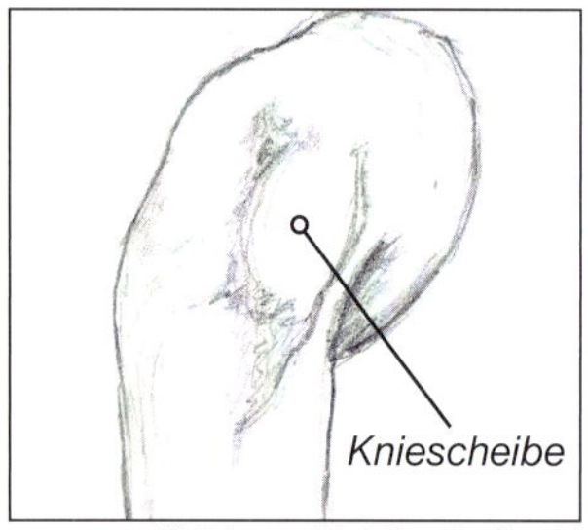

(Zeichnung Christine Kreßbach)

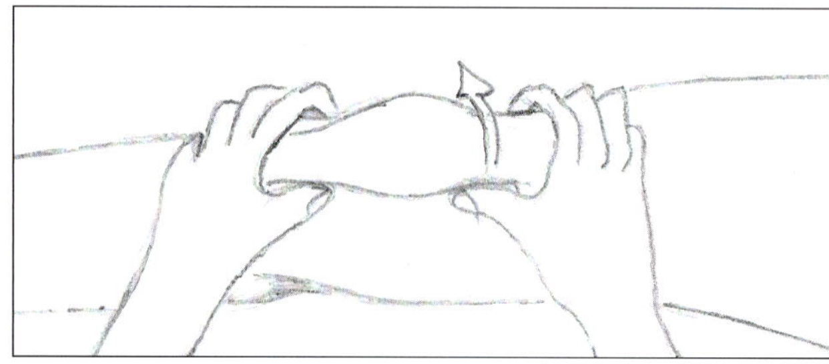

(Zeichnung Christine Kreßbach)

Weitere Behandlung: Für einige Tage das Kniegelenk mit einer elastischen Binde bandagieren. In Ausnahmefällen muss später eine Operation erfolgen.

Unterschenkelbrüche

B. 4.2.26. Unterschenkelbrüche

Der Unterschenkel besteht aus Schienen- und Wadenbein. Die Hauptlast wird vom Schienenbein getragen, das Wadenbein beteiligt sich nur an der Bildung des Sprunggelenkes (Außenknöchel). Bricht nur ein Knochen, wird er vom anderen Knochen „geschient". Die achsengerechte Stellung bleibt erhalten. Brechen beide Knochen, sind Abknickungen und offene Schienenbeinbrüche relativ häufig.

Schienung einer Unterschenkelfraktur

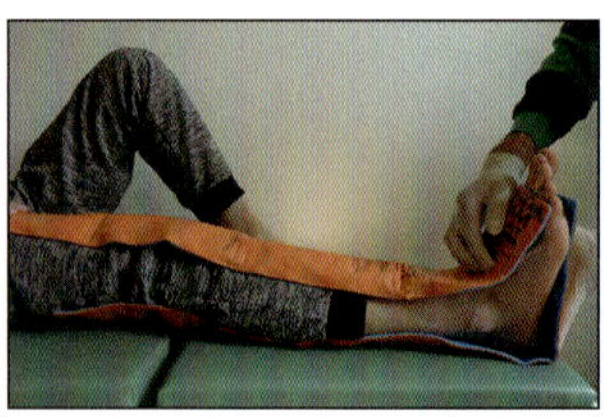

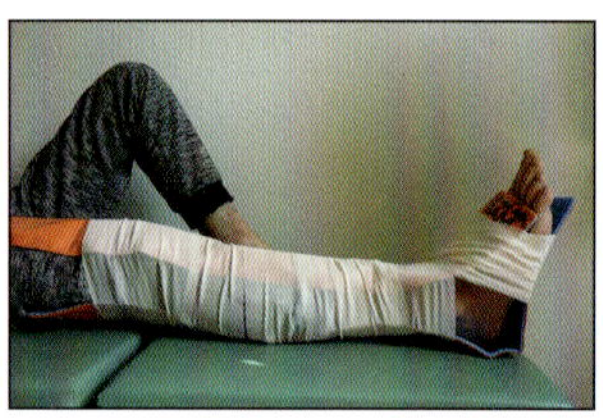

Die häufigsten Unfallursachen sind direkte Gewalteinwirkungen und Verdrehungen um die Längsachse. Die Diagnostik ist meistens einfach, da man die Schienenbeinkante gut abtasten kann.

Schienenbein

Schienenbein

Allgemeines: Je nach Unfallereignis kommt es bei direkter Gewalteinwirkung zu Quer- oder Trümmerbrüchen, bei Verdrehungen um die Längsachse zu schräg verlaufenden Spiralbrüchen. Einfache Querbrüche lassen sich recht gut einrichten und bleiben meistens auch stabil. Spiralbrüche und Trümmerbrüche neigen zum Abgleiten der Bruchenden. Ist das Wadenbein nicht betroffen, resultiert hieraus leicht eine O-Bein-Stellung.

Erste Hilfe: Die Schienung erfolgt unter „Zug und Gegenzug" (siehe Kapitel C. 7.2.). Hierdurch wird eine deutliche Schmerzlinderung erreicht, da die Bruchenden nicht aufeinander reiben, Schmerzmedikamente (Nr. 5.06) geben.

Wadenbeinbrüche

Wadenbeinbrüche

Allgemeines: Sie sind sehr selten und entstehen im oberen Bereich nur durch eine direkte Gewalteinwirkung (Schlag). Sie brauchen nicht besonders behandelt zu werden. Sind die Weichteilschwellungen abgeklungen, kann das Bein wieder belastet werden. Häufiger sind Wadenbeinbrüche kurz oberhalb des Knöchelgelenkes. Sie werden zu den Knöchelbrüchen gerechnet und dort abgehandelt.

B. 4.2.27. Knöchelbruch (Sprunggelenksbruch)

Sprungelenksbruch

Allgemeines: Beim Knöchelgelenk umgreifen Schien- und Wadenbein gabelartig den oberen Anteil des Fußes. Knöchelbrüche entstehen meistens durch Umknicken oder Verdrehen. Es bricht in der Regel nur der äußere Knöchel.
Meistens kommt es neben den Knochenverletzungen auch noch zu Schädigungen der Bänder, die das Gelenk zusammenhalten. Während die meisten Knöchelbrüche sich kaum verschieben, kann es in seltenen Fällen zu schweren Ausrenkungen kommen. Die Gefahr des Schocks oder der Durchblutungsstörung ist gering. Ein Knöchelbruch ist nach etwa 6 Wochen verheilt.

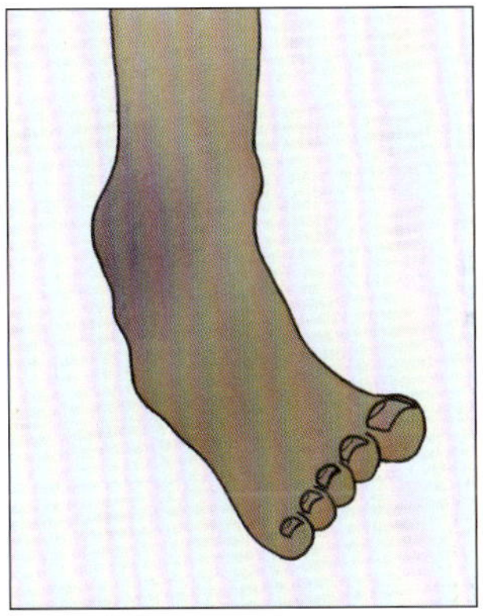

Sprunggelenkfraktur
(Zeichnung Rathzi Morales)

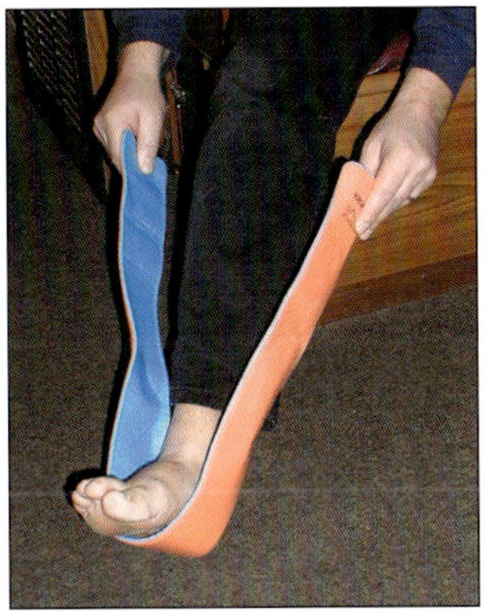

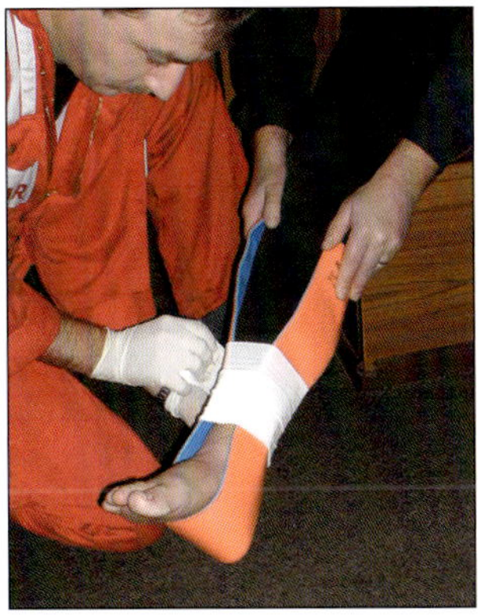

Schienung mit SAM®Splint bei Sprunggelenksverletzung

Symptome: Unmittelbar nach dem Unfallereignis lässt sich der Bruch recht leicht durch Druck auf die Bruchstelle lokalisieren, solange die Schwellung auf die Bruchstelle beschränkt ist. Später wird die Diagnostik wegen der sehr schnell einsetzenden Schwellung schwieriger.

Erste Hilfe: Schienung zuvor wie beim Unterschenkelbruch. Kühlung mit Kältekompressen oder kalten Umschlägen.
Beim offenen wie beim geschlossenen **Sprunggelenksverrenkungsbruch** (sichtbar an starker Fehlstellung mit Abknickung des Fußes) muss eine Einrichtung nach vorheriger Gabe von starken Schmerz- und Beruhigungsmitteln unbedingt versucht werden, sonst drohen schwere Hautschäden infolge von Durchblutungsstörungen (siehe Kapitel C. 7.3.2.).

Weitere Behandlung: Schienung wie zuvor beim Unterschenkelbruch, Knöchelgegend gut polstern.

B. 4.2.28. Brüche am Fuß

Fußbrüche

Fußbrüche betreffen am häufigsten:

- Fersenbein,
- Mittelfußknochen und
- Zehen.

Schockgefahr und Blutungen sind unerheblich, Verschiebungen kommen kaum vor. Brüche der Zehen und der Mittelfußknochen sind innerhalb von vier Wochen ausgeheilt, eine Belastung aber meistens schon nach einigen Tagen möglich. Der Heilverlauf von Fersenbeinbrüchen kann sich verzögern. Brüche von Fußwurzelknochen kommen kaum vor.

Fersenbeinbruch

Fersenbeinbruch

Allgemeines: Fersenbeinbrüche entstehen durch direkten Sturz auf die Ferse.

Symptome: Die Ferse schwillt an, schmerzt sehr stark und ist auf beiden Seiten druckempfindlich.

Erste Hilfe: Hochlagerung, kühlen.

Weitere Behandlung: Eine Einrichtung an Bord ist nicht möglich. Baldige ärztliche Behandlung ist anzustreben, da schlecht verheilte Fersenbeinbrüche lange Beschwerden bereiten können.

Mittelfußknochenbruch

Bruch des Mittelfußknochens

Allgemeines: Ursache ist meistens eine direkte Gewalteinwirkung, es kommen aber auch nach langen ungewohnten Märschen Ermüdungsbrüche vor. Verschiebungen kommen kaum vor.

Erste Hilfe: Hochlagerung, kühlen.

Weitere Behandlung: Schienen kaum erforderlich, elastischer Verband genügt in der Regel. Wird nur die Ferse belastet, ist humpelnder Gang schon nach wenigen Tagen möglich.

Zehenbruch

Bruch der Zehen

Allgemeines: Ursache ist meistens eine Stauchung (Barfußlaufen an Deck). Brüche oder Ausrenkungen von Zehen lassen sich durch Zug am Endglied leicht richten oder einrenken.

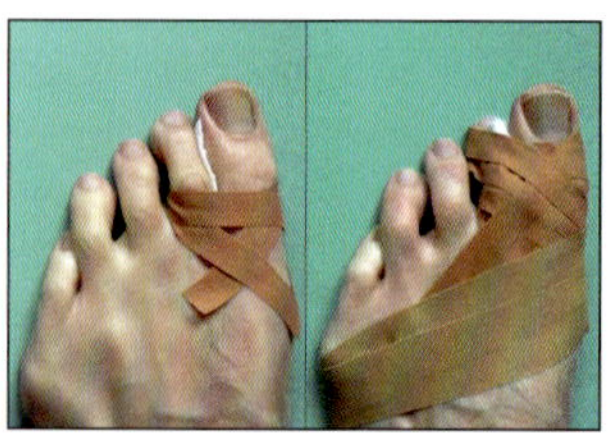

Dachziegelverband

Erste Hilfe: Hochlagerung, kühlen.

Weitere Behandlung: Die gebrochene Zehe mit einer gesunden Zehe mit Heftpflaster zusammenkleben, ähnlich wie Abb. Seite 152 unter „Brüche an Hand und Fingern“ oder einen sog. Dachziegelverband (siehe Abb. links) anlegen. Die Pflasterstreifen überkreuzen sich abwechselnd auf der Vorder- und Rückseite des Fußes. Vorher Verbandsmull zwischen die Zehen legen, damit die Haut nicht aufweicht. Gehen auf der Ferse im Schuh unter Vermeidung der Abrollbewegung ist möglich.

Wunden

B. 4.3. Wunden

Gewebsschädigungen durch Gewalteinwirkung bezeichnet man als Wunden. Zu unterscheiden sind **offene und geschlossene Wunden**:

- Bei offenen Wunden ist die Haut beschädigt.
- Bei geschlossenen Wunden ist das tiefer gelegene Gewebe betroffen, bei Quetschungen und Prellungen z. B. das Fettgewebe und die Muskulatur.

Die Gefährlichkeit einer Wunde besteht je nach Größe und Gewebeschädigung in einer Blutung bis hin zu massivem Blutverlust (Kapitel B. 4.3.3.) und in der Wundinfektion (Kapitel B. 4.3.2.).

B. 4.3.1. Offene Wunden

Offene Wunden

Abhängig von ihrer Entstehung haben die einzelnen Wunden ihre typischen Eigenschaften, nach denen sich die Behandlung richtet.

Schürfwunden

- **Schürfwunden**
  Sie entstehen durch tangentiale Gewalteinwirkung auf die Haut und sind von unterschiedlicher Tiefe. Gemeinsam ist ihnen die große Wundfläche, die sich nach einigen Tagen mit einer gelblichen, eiterähnlichen Schicht bedeckt. Die geschädigte und sich abstoßende obere Hautschicht bildet einen guten Nährboden für Bakterien. Diese Eiterungen sind in der Regel harmlos und klingen ohne Beeinträchtigung des Allgemeinbefindens rasch ab.
  Die meisten Schürfwunden sind **oberflächlich** und haben die tieferen Hautschichten nicht verletzt. Sie verschorfen und heilen ohne Narben in wenigen Tagen ab. Werden die **tieferen Schichten** der Haut erreicht, können in der Wunde verbliebene Verunreinigungen einheilen und entstellende „Tätowierungen" hinterlassen. Deshalb müssen auch oberflächliche Wunden von Fremdkörpern gereinigt werden. Wurden alle Schichten der Haut betroffen, verbleiben Narben.

Riss-Quetsch-Wunden

- **Riss-Quetsch-Wunden**
  Sie gehen tiefer als Schürfwunden und werden durch halbscharfe Gegenstände verursacht, die umschriebene Gewebspartien schädigen. Das geschädigte Gewebe muss vom Körper abgestoßen oder operativ entfernt werden. Blutungen in die Umgebung kommen vor. Die Wunden gehen aber nicht tief.
  Ohne operative Behandlung heilen sie zwar langsamer und eitern häufig, bereiten aber keine größeren Probleme. Die häufig vorkommende Kopfplatzwunde gehört auch zu dieser Gattung.
  Gefährlich werden die Wunden, wenn sie tiefer gehen, stark verunreinigt sind und sich Eiterungen in Wundtaschen bilden.

Zerreißungswunden

- **Zerreißungswunden**
  Man könnte sie nach dem Entstehungsmechanismus auch zu den Riss-Quetsch-Wunden zählen. Bei ihnen kommt es aber zu Gewebsverlusten und tiefer liegenden Schäden.
  Ursachen sind z. B. **Explosionen**, Verkehrsunfälle, **Schussverletzungen** und schwere Arbeitsunfälle.
  Diese Wunden sind gefährlich. Sie eitern, bilden Abszesse in Wundtaschen, heilen schlecht und können zu Blutvergiftungen führen.
  Sie müssen ärztlich versorgt werden.

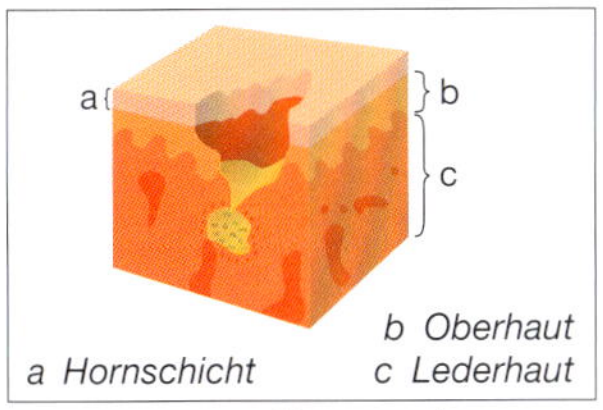

Verschmutzte Risswunde mit Abszess

- **Schnittwunden**
  Sie entstehen durch scharfe Gegenstände, die die Haut und das darunter liegende Gewebe durchtrennen. Je schärfer der Gegenstand war, desto geringer ist die Gewebsschädigung und somit auch die Infektionsgefahr.
  Besteht keine größere Blutung, sind die Wundränder glatt und gelingt es, sie zu schließen, dann wird die Wunde in 8 bis 10 Tagen ohne Eiterung verheilt sein.

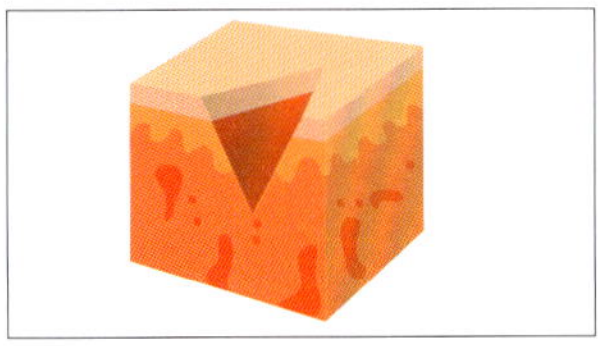
Glatte Schnittwunde

Stichwunden

- **Stichwunden**
  Sie sind eigentlich Schnittwunden und müssten gut heilen. Da sie aber in die **Tiefe** gehen, ist das Ausmaß der Verletzung besonders bei **Rumpfverletzungen schwer zu beurteilen**. Blutgefäße oder innere Organe (Darm, Lunge, Niere, Milz) können verletzt sein.

Wunden bei offenen Knochenbrüchen

- **Wunden bei offenen Knochenbrüchen**
  Sie sind überwiegend Riss-Quetsch-Wunden. Die Hauptgefahr besteht in einer Infektion der Bruchstelle, die zu einer Knochenmarkseiterung führen kann.

Wundversorgung
Wundreinigung

Ob eine **Reinigung der Wunde** erforderlich ist, hängt im Wesentlichen vom Verschmutzungsgrad ab und ob innerhalb von z. B. 24 Stunden eine definitive ärztliche Versorgung möglich ist. Schmiere und Öle z. B. werden mit Wasser und Seife so gut wie möglich von der Haut entfernt. Schärfere Reinigungsmittel, wie z. B. Waschbenzin, dürfen auf keinen Fall verwendet werden. In der Wunde befindliche (nicht festsitzende) Holzsplitter oder Stofffetzen werden am besten mit einer sterilen Pinzette entfernt. Anschließend **kann die Wunde mit einer Infusionslösung oder einer leicht hypertonen Kochsalzlösung (1 bis 2 % ig = 2 bis 3 Teelöffel auf 1 Liter Wasser) mehrfach** (aber ohne Druck) **gespült werden.**
Bei einer breit klaffenden Wunde werden die Wundränder locker „aneinandergelegt" (adaptiert) und entweder durch Klammerpflaster oder einzelne Nähte in 2–3 cm Abstand fixiert. Die Wunde nicht „wasserdicht" verschließen! Damit Wundsekret gut abfließen kann, ein 10 cm langes Stück Infusionsschlauch (ist steril) an den Wundgrund legen und an einer Ecke der Wunde herausschauen lassen. Jetzt wird der Wundbereich steril abgedeckt und erforderlichenfalls mit einem Kompressionsverband versorgt, wenn es stärker bluten sollte.
Zur **Vorbeugung gegen Wundinfektionen sollten Antibiotika** gegeben werden, z. B. Amoxicillin (Nr. 8.01); bei kleinen, nicht verschmutzten Wunden über 3 Tage, sonst über 7 Tage.
Der **Verbandswechsel** sollte täglich erfolgen.

Wundinfektion/
Eiterung der Wunde

Besteht eine starke Wundabsonderung, die sich bräunlich oder grün-blau verfärbt und stark riecht, liegt eine Wundinfektion (= Eiterung) vor. Der Verband muss sofort gewechselt und die Wunde täglich gespült werden.

Der ungestörte Abfluss des Wundsekretes ist das beste Mittel, ein rasches Ausbreiten der Infektion oder eine Blutvergiftung zu verhindern. Je besser der Sekretabfluss, desto besser die Wundheilung von innen heraus. Die durchgehende Ruhigstellung des Bruches ist eine weitere wichtige Voraussetzung der Wundheilung.

Bei größeren **Zerreißungswunden** sollte das Antibiotikum für 7 Tage verabreicht werden. Tägliche sterile Verbände sind auch bei tieferen Wundtaschen oder Hohlräumen nötig. Angetrocknete Wundkompressen lassen sich mit einer hypertonen Kochsalzlösung abweichen. In Hohlräume sollte mit hypertoner Kochsalzlösung getränkte Gaze locker, mit Hilfe einer Pinzette, eingelegt werden, nicht ausstopfen!

B. 4.3.2. Geschlossene Wunden

Geschlossene Wunden

Bei Quetschungen durch Gewalteinwirkung auf die tieferen Gewebeschichten kommt es **zur Zerstörung von Gewebe und zu Zerreißungen von Gefäßen mit Blutergüssen**. Es entstehen somit in der Tiefe Wunden, die man nicht sieht und die in ihrem Ausmaß nur indirekt beurteilt werden können.

Bluterguss

Die Blutergüsse scheinen als dunkle Flecken durch die Haut („blauer Fleck"). Das ausgetretene Blut wird allmählich abgebaut und nimmt dabei nacheinander die Farben grün, braun und gelb an, bis der Bluterguss vollständig aufgesogen worden ist.
Sind große Mengen von Blut ausgetreten, kann es vorkommen, dass das Blut nicht vollständig abgebaut wird und eine mit Blutserum gefüllte Blase verbleibt. Diese Blase muss später, wenn sie sich nicht doch noch abbaut, punktiert oder eröffnet werden.

Geschlossene Wunden haben keine Verbindung zur Außenwelt und entzünden sich deshalb in der Regel nicht. Wenn allerdings auch die Haut so stark geschädigt wurde, dass sie abstirbt oder ihre Schutzfunktion nicht mehr ausfüllen kann, können Krankheitserreger auch geschlossene Wunden infizieren. Sie vereitern dann und bilden Abszesse.

Technik der Wundversorgung: siehe Kapitel C. 6.2.

B. 4.3.3. Versorgung infizierter Wunden

Wundinfektionen

Eine Wundinfektion entsteht durch das Eindringen von Krankheitserregern in eine Wunde. An der Eintrittsstelle bildet sich eine Entzündung.

Entzündungszeichen

Die klassischen **Zeichen einer Entzündung in der Umgebung der Wunde** sind:
- **Rötung,**
- **Hitze (Überwärmung),**
- **Schwellung,**
- **Schmerz, zum Teil pochend,**
- **Funktionseinschränkung im Gelenkbereich.**

An der Wunde erkennt man eine Infektion wie folgt:
- Nach dem anfänglichen Trocknen der Wunde tritt eine **erneute stärkere Wundabsonderung** ein.
- Diese Absonderung verfärbt sich gelblich-bräunlich oder grünlich-bläulich.
- Sie **riecht übel**.

Hautabschürfungen

Flächenhafte Hautabschürfungen sondern allerdings von vornherein stärker und länger ab. Stärkere Entzündungszeichen in der Umgebung fehlen, das Sekret riecht nicht. Oberflächliche Wunden können gut mit „Hydrokolloid"-Verbänden (Nr. 19.02) abgedeckt werden, die man bis zu 3 Tagen belassen kann. Die kleineren **Alltagswunden** reinigen sich durch „Vereitern" und Verschorfen.

Eiterherd/Abszess

Wunden, die **tiefer liegen**, können **Eiterherde (Abszesse)** bilden, die eröffnet werden müssen (**Abszesseröffnung** siehe Kapitel C. 6.2.6.).

Bilden sich **Gänge** aus der Tiefe – von den Eiterherden an die Oberfläche –, aus denen sich der Eiter entleeren kann, bezeichnet man diese als **Fisteln**. Die Eiterung hört erst auf, wenn man sie gemeinsam mit dem Eiterherd operativ entfernt.

Lymphbahnentzündung
Lymphknotenentzündung

Bei entzündeten Wunden an der Hand bildet sich häufig ein **roter Streifen** am Unterarm. Dabei kommt es dann auch zu Lymphknotenschwellungen in der Achselhöhle. Ähnliches geschieht bei Entzündungen am Fuß, hierbei schwellen die Lymphknoten in der Leistengegend an. Dieses Krankheitsbild ist eine **Lymphbahnentzündung** verbunden mit einer **Lymphknotenentzündung** und noch keine Blutvergiftung. Kann der Eiter abfließen und wird der Arm oder das Bein ruhig gestellt, gehen die Erscheinungen meistens schnell zurück. Vorsorglich sollte man Fieber messen und Antibiotika (Nr. 8.01 oder Nr. 8.05) geben.

Blutvergiftung

Die Infektion kann aber auch fortschreiten und sich, wenn die Bakterien in die Blutbahn übertreten, zu einer **Blutvergiftung (Sepsis)** entwickeln (siehe **auch** **Kapitel A. 7. „Septischer Schock“**).

Die **Symptome** einer Blutvergiftung sind:

- **Schüttelfrost,**
- **plötzlicher Fieberanstieg,**
- **Wechsel zwischen hohen und niedrigen Körpertemperaturen,**
- **starkes Krankheitsgefühl,**
- **Kreislaufstörungen mit Schwindelgefühl,**
- **kalter Schweiß, besonders beim Fieberabfall,**
- **Übelkeit, Schwindel.**

1. *Infizierte Wunde*
2. *Lymphbahnentzündung*
3. *Lymphknotenentzündung*
4. *Sepsis*

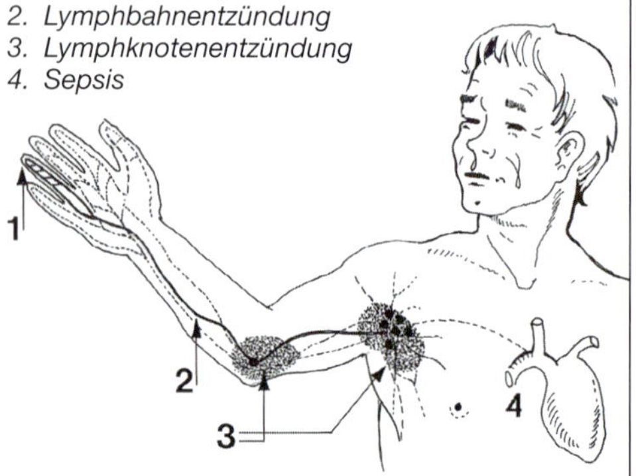

Infektionsgefährdet sind zunächst die **sekundär heilenden Wunden. Das sind die Wunden, die nicht primär durch z.B. Wundnaht o.ä. verschlossen, sondern „offen“ gelassen und nur -verbunden wurden,** da sie häufig verunreinigt sind und mit ihren Gewebstrümmern und Blutresten den Bakterien einen guten Nährboden bieten. Sie lassen sich aber meistens gut behandeln.
Gefährlicher ist die Situation, wenn sich primär, d.h. durch Wundverschluss, versorgte Wunden nachträglich entzünden. Dann geht die Infektion oft in die Tiefe, und die Wunde muss wieder eröffnet werden.

Durch eine rechtzeitige und richtig durchgeführte Behandlung einer infizierten Wunde lässt sich aber in der Regel das Ausbreiten einer Infektion verhindern und eine Heilung erreichen.

Erste Hilfe: Eine wichtige Maßnahme ist die **Ruhigstellung der Wunde**, wenn sich diese über den Gelenken von Gliedmaßen befindet, damit die Keime sich nicht durch Druck, Scheuern oder Bewegungen noch weiter ausbreiten. Die Ruhigstellung erfolgt durch Schienen der entzündeten Gliedmaßen und ruhig halten.

Infektionen verhindern

Verbandswechsel. Da die durchfeuchteten Verbände ohnehin hochgradig mit Krankheitserregern besiedelt sind, braucht der Helfer nicht steril arbeiten. Dafür muss er aber durch entsprechende Maßnahmen das **Ausbreiten der Infektion verhindern**:

- Der Helfer sollte **Einweg-Handschuhe** tragen, die nicht steril sein müssen (Haushaltshandschuhe genügen). Nach Gebrauch die Handschuhe beim Ausziehen umkrempeln und verknoten, damit die infektiöse Außenseite nicht mit anderen Gegenständen (Verbandsmaterial, Kojenzeug, Speisen) in Berührung kommt.

- **Vor der Abnahme des Verbandes die Umgebung mit Einwegmaterial (Küchenrolle) abdecken** (braucht nicht steril zu sein), Plastikfolien (Müllsäcke) darunter legen. Die Keime dürfen nicht in Bettlaken, Wolldecken oder in die Polster gelangen.
- **Offene Nahrungsmittel** aus der Umgebung entfernen.
- Müllsack zur **Aufnahme des infizierten Materials** bereithalten und nach Gebrauch verschließen.
- Bei starker Wundabsonderung **Verband 2x täglich wechseln**.
- **Gründliche Händedesinfektion.**
- **Benutzte Instrumente auskochen.**

Weitere Behandlung: **Wichtigster Grundsatz: Der Eiter muss abfließen können!** Mit ihm werden auch die Keime aus dem Körper geschwemmt.

Zur Wundreinigung siehe **Kapitel B. 4.3.1.**

Erforderlichenfalls operatives Vorgehen, um den Eiter zum Abfluss zu bringen, falls sich der Eiter nicht von alleine aus der Wunde entleert und sich ein Abszess bildet, der nicht aufbrechen will (**Kapitel C. 6.2.2.**).

B. 4.4. Blutungen

Blutungen

Das gesamte Blutvolumen eines durchschnittlichen Erwachsenen beträgt 5 bis 6 Liter, etwa ein Zehntel des Körpergewichtes. Ein gesunder Mensch toleriert einen Blutverlust von einem halben Liter problemlos, z. B. beim Blutspenden. **Bei dem Verlust von 1 Liter Blut ist die kritische Grenze erreicht**. Es droht ein Schock (siehe **Kapitel A.2.** und **A. 7.**, **Kapitel B. 4.1.** und **C. 4.**). Eine Infusion kann erforderlich werden (**Kapitel C. 3.**).

B. 4.4.1. Innere Blutungen

Innere Blutungen

Unter einer inneren Blutung versteht man eine Blutung in das Körperinnere. Dies kann eine Blutung aus zerrissenen Organen in die freie Bauchhöhle sein, es kann aber auch bei einem Knochenbruch die Blutung in die Muskulatur sein.

Organblutungen

Organblutungen

Allgemeines: Bei Unfällen mit hoher Beschleunigung (Sturz aus großer Höhe, schwere Kollisionen, bei denen der Körper durch den Raum „fliegt“) kann es zum Einreißen einzelner Muskelschichten der Arterienwand (typisch bei der Brustaorta) kommen. Der Patient hat stärkste Schmerzen in Brust- und Rückenbereich! Ein plötzliches komplettes Durchreißen dieser Hauptschlagader führt zum sofortigen Verblutungstod.

Symptome: Bei einer massiven Blutung entwickelt sich eine Schocksymptomatik (siehe **Kapitel B. 4.1.** und **C. 4.**).

Erste Hilfe: Liegend, stärkste Schmerzmittel (Nr. 5.04 und 5.06 gleichzeitig), möglichst umgehende Krankenhausbehandlung anstreben.

Weitere Behandlung: Ist eine Abgabe des Patienten zeitnah nicht möglich, versuchen eine Infusion anzulegen.

Besteht starker Durst und ist der Patient ansprechbar und in der Lage Flüssigkeit über den Mund aufzunehmen, dann darf in kleinen Schlücken laufend getrunken werden.

Der Rettungsvorgang darf nur mit einer Trage in horizontaler Lage geschehen. Dies gilt auch für den Hubschraubertransport!

Blutungen bei Knochenbrüchen

B. 4.4.2. Blutungen bei Knochenbrüchen

Allgemeines: Große Mengen von Blut können besonders bei Oberschenkel- und Beckenbrüchen in das Gewebe sickern und dadurch einen kritischen Schockzustand herbeiführen. (siehe Kapitel C. 4.).

Äußere Blutungen

B. 4.4.3. Äußere Blutungen

Allgemeines: Zu unterscheiden sind Blutungen aus:

- Schlagadern (Arterien), die zu deutlich stärkerem Blutverlust führen
- und Blutadern (Venen).

Schlagaderblutung

Starke **Schlagaderblutungen**, die ein **Abdrücken** (tiefe Verletzungen am Hals oder in der Leistenregion) **oder sogar ein Abbinden** verlangen (z.B. schwerste Gewebszertrümmerungen der Extremitäten), sind extrem **selten**.
Bei schweren Verletzungen blutet es oft aus Venen und Schlagadern gleichzeitig, z.B. bei größeren Kopfwunden. Hierbei kann der Blutverlust erheblich sein. Ein lose als „Notverband“ um den Kopf gewickeltes Handtuch kann etwa 1 Liter Blut aufsaugen, womit bereits die kritische Grenze des Blutverlustes erreicht ist. Große Mengen von Blut können auch von der Kleidung, von Decken oder Matratzen aufgesogen worden sein.

Symptome: Blutungen aus Schlagadern haben hellrotes Blut und spritzen synchron mit dem Pulsschlag. Blutungen aus Venen haben dunkelrotes Blut und „sickern“ kontinuierlich.

Arterie abdrücken

Erste Hilfe: Bevor ein Notverband angelegt wird, kann der Helfer bei einer Schlagaderblutung als Erstes versuchen, die **Arterie** oberhalb der Verletzung (siehe Kapitel C. 6.) an den entsprechenden Punkten abzudrücken. Dies muss mit aller Kraft geschehen und kann sicherlich nicht lange durchgehalten werden! In der Regel genügt es in der ersten Phase, mit einem Tuch kräftig die **Wunde zu komprimieren (unter Druck setzen)**. Unter der Kompression kommen die meisten Blutungen zum Stehen.
Die **Sterilität** des Tuches ist bei starken Blutungen von untergeordneter Bedeutung, da die Keime durch den Blutstrom herausgeschwemmt werden.
Es darf auf **keinen Fall fusselndes Material**, wie Watte oder Vlies, benutzt werden! Sterile Kompressen oder Verbandspäckchen eignen sich am besten. Fehlen sie, eignet sich auch ein sauberes Taschentuch, Handtuch oder Hemd.

Druckverband

Anschließend muss ein **Druckverband** angelegt werden (siehe Kapitel C. 6.). Er besteht aus Wundauflage und Binde. Er muss einen **deutlichen** Druck auf die Wunde ausüben, sollte aber nicht die Durchblutung völlig unterbinden.

Blutet der Verband durch, wird über den ersten ein zweiter, notfalls auch ein dritter Verband gelegt. Aus **Krampfadern** (stark erweiterte Venen) an den Beinen kann es sehr stark und eindrucksvoll bluten. Die Blutung steht rasch nach **Hochlagerung des Beines und Kompression** der Wunde, der Druckverband darf nicht stauen.

Man kann auch versuchen, Druck mit einer manuell aufzupumpenden Blutdruckmanschette zu erzeugen. Diese muss aber mit Tape oder einer elastischen Binde (Nr. 19.07) fest umwickelt werden (der Klettverschluss hält dem Druck sonst nicht stand).

Abbinden/Tourniquet

Weitere Behandlung: Kommt eine Schlagaderblutung durch den Kompressionsverband nicht zum Stehen, dann ist eine **Abbindung** (z.B. mit einem **Tourniquet**), dicht (5 cm) oberhalb der Blutungsquelle (siehe Kapitel C. 6.) erforderlich.

Unterbinden

Liegt eine große spritzende Schlagader offen zu Tage (z. B. nach Amputation einer Extremität) und befindet man sich weitab ärztlicher Versorgung, kann man nach vorübergehender notfallmäßiger Abbindung gezwungen sein, den Gefäßstumpf zu **unterbinden**. Dazu fasst man den Stumpf mit einer anatomischen Pinzette und unterbindet dicht vor der Pinzette mit Nahtmaterial (notfalls auch mit Takelgarn – Kreuzknoten!). Da das abgeklemmte Blutgefäß in diesem Bereich zugrunde geht und für die Wiederherstellungschirurgie fehlt, sollte man versuchen, nur das äußerste Ende der Arterie zu fassen.

B. 4.5. Schmerzbehandlung bei Unfällen

Schmerzbehandlung

Auch wenn z. B. die Ruhigstellung eines Knochenbruchs eine entscheidende Maßnahme zur Schmerzbekämpfung darstellt, so ist das Anheben einer gebrochenen Extremität möglicherweise so schmerzhaft, dass vor der Versorgung Schmerzmittel gegeben werden müssen. Dies ist in jedem Falle erforderlich beim Einrenken von Brüchen oder einem beschwerlichen Transport.
Nur **stärkere Schmerzmittel** sind einigermaßen wirksam, z. B. Metamizol oder Tramadol, die – oral eingenommen – jedoch 1 Stunde bis zur Entfaltung ihrer Wirksamkeit benötigen. In akuten Situationen, wo relativ schnell gehandelt werden muss, besteht die beste Möglichkeit darin, ein Medikament zu spritzen, entweder intravenös (in die Vene, wenn man Erfahrung hat) oder intramuskulär (in den Muskel, wie bei einer Impfung). Hierfür ist am Besten das **Esketamin** (Nr. 5.07) geeignet, da es eine hervorragende Schmerzlinderung bei erhaltenen Atemreflexen bewirkt. Diese Medikament kann auch über einen „Zerstäuber" (MAD = mucosal atomization device) über die Nasenlöcher (siehe Kapitel C. 3.1.) verabreicht werden.
Die Dosierung beträgt: 0,25 mg/kg Körpergewicht (KG) für die intravenöse bzw. auch intranasale Gabe (oder KG in kg geteilt durch 4). Die Wirkung setzt schnell (nach 1 Minute) ein und hält für etwa 15 Minuten an. Bei Bedarf kann noch mal die Hälfte der ersten Dosierung nachgegeben werden. Für die **intramuskuläre Injektion** (siehe Kapitel C. 3.4.) benötigt man die **dreifache** Menge. Auffällig und für den Laien beängstigend können die beim Patienten oft auftretenden Halluzinationen sein, sodass er stöhnende oder jammernde Lautäußerungen in unterschiedlichen Tonlagen von sich gibt. Dadurch nicht beirren lassen und zügig weiterarbeiten!

Die intranasale Gabe (siehe auch Kapitel C. 3.3.) ist ein sog. **„Off-Label-Use"**. Das bedeutet, dass die Anwendung eines Arzneimittels außerhalb der zugelassenen Anwendungsgebiete stattfindet. Die Anwendung in der Notfallsituation durch entsprechend qualifiziertes Personal ist jedoch prinzipiell möglich und unterliegt ärztlicher Verantwortung (47.1.). Funkärztliche Beratung sollte in jedem Fall eingeholt werden!

Verletzungen durch Meerestiere

B. 5. VERLETZUNGEN DURCH MEERESTIERE

Es gibt allein etwa 250 verschiedene Arten giftiger Fische. Weitaus die meisten giftigen Meerestiere kommen in tropischen Gewässern vor. Nur die wichtigsten können hier besprochen werden.
Bei jeder Verletzung muss der Tetanusimpfschutz überprüft werden!

Stachelrochen

B. 5.1. Stachelrochen

Allgemeines: Stachel- oder Stechrochen haben an der Oberseite ihres Schwanzes einen oder mehrere Stacheln, die mit Widerhaken an den Rändern versehen sind und je nach Art bis zu 30 (!) cm lang sein können. Nicht nur Neopren, sondern auch Holz kann durchbohrt werden! An der Unterseite des Stachels befinden sich **Giftdrüsen**. Zur Verteidigung kann das Tier mit dem Schwanz über seinen Rücken oder seitlich nach dem Angreifer peitschen. Nach dem Zurückziehen reißen die Sägezähne die Wunde auf und vergrößern sie dadurch. Häufig bricht der Stachel ab und verbleibt ganz oder teilweise in der Wunde.

Symptome: Stechender Schmerz, Verfärbung der Wunde von grau nach blau bis rot, teilweise massive Schwellung der Extremität, Übelkeit, Erbrechen, Durchfall, Schweißausbruch, Blutdruckabfall mit Kreislaufkollaps.

Erste Hilfe: Chirurgische Entfernung des Stachels, bei Wundinfektion im Verlauf antibiotische Behandlung (Nr. 8.05); wenn er zu groß ist und zu tief steckt, dann belassen, unterpolstern und Klinikbehandlung, Blutstillung, Schmerzbekämpfung (Nr. 5.04), bei Übelkeit (Nr. 3.01), Schockbehandlung, ggf. Wiederbelebung.

Petermännchen

B. 5.2. Petermännchen

Allgemeines: Sie liegen gut getarnt halb eingegraben im Sand (auch in europäischen Gewässern). An der ersten Rückenflosse befinden sich 4 bis 8 spitz zulaufende Hartstrahlen mit Giftdrüsen. Auf den Kiemendeckeln befindet sich ebenfalls ein nach unten gerichteter Dorn mit Giftdrüsen.

Symptome: Starker Schmerz an der Einstichstelle, das Gewebe stirbt ab (Nekrose), Schwellung. Die Schmerzen können bis zu 24 Stunden anhalten, Übelkeit, Schweißausbrüche und Krämpfe.

Erste Hilfe: Symptomatisch, wie zuvor beim Stachelrochen.

Steinfische

B. 5.3. Steinfische

Allgemeines: Steinfische kommen in allen Gewässern des Indo-Pazifik vor. Sie sind Meister der Tarnung und können bis zu 50 cm groß werden, sind träge und fliehen kaum. Die Giftdrüsen befinden sich an den ersten 13 Strahlen der einteiligen Rückenflosse. Die meisten Unfälle entstehen beim Waten durch flaches Wasser.

Symptome: Extreme, stark brennende Schmerzen an der Einstichstelle, massive Schwellung mit Hautrötung und auch Blasenbildung, Übelkeit, Erbrechen, Lähmung der Skelettmuskulatur, Blutdruckabfall, Herzrhythmusstörungen.

Erste Hilfe: Symptomatisch, wie zuvor beim Stachelrochen – in Australien steht ein Antiserum zur Verfügung!

B. 5.4. Drachenköpfe

Drachenköpfe

Allgemeines: Drachenköpfe kommen im Atlantik und Mittelmeer vor, halten sich auf dem (felsigen) Untergrund auf und sind schlechte Schwimmer. Aufgeschreckt können sie jedoch einige Meter sehr schnell beschleunigen. Die harten Strahlen der Rücken-, After- und Bauchflosse enthalten das Gift. Die Stacheln der Kiemendeckel reißen Wunden, sind aber nicht giftig. Im Gegensatz zu Steinfischverletzungen sind Todesfälle beim Menschen nicht bekannt.

Symptome: Starke Schmerzen, die sich Stunden nach dem Einstich verstärken und mehrere Tage anhalten können, Gewebsschwellung, Muskelkrämpfe, Blutdruckabfall, Lungenödem (Wasseransammlung in der Lunge).

Erste Hilfe: Abgebrochene Stacheln chirurgisch entfernen, ansonsten Schmerzmittel (Nr. 5.02/5.04) und bei Gewebsentzündungen Antibiotika (Nr. 8.05).

B. 5.5. Feuerfische

Feuerfische

Allgemeines: Feuerfische leben hauptsächlich im Indopazifik und Roten Meer, wurden aber auch in der Karibik und im östlichen Mittelmeer beobachtet. Auch hier befindet sich das Gift in den Hartstrahlen der Rücken-, After- und Bauchflosse.

Symptome: Sehr schmerzhafte, aber nicht tödliche Verletzung, Gewebsschwellung und Entzündung, Muskelzuckungen/-krämpfe.

Erste Hilfe: Wie zuvor bei Drachenköpfen.

B. 5.6. Nesseltiere (Quallen, Korallen, Seeanemonen)

Nesseltiere

Quallen

Allgemeines: Quallen, wie Würfelquallen/Seewespe (*engl. box jellyfish/sea wasp*), Leuchtquallen, „portugiesische Galeere“ (*engl. Portuguese man-of-war*) gehören zu den Nesseltieren, da an ihrer Außenhaut und insbesondere an den Tentakeln hoch spezialisierte Nesselzellen sitzen. Diese „entladen“ sich z. B. bei mechanischer Reizung (Berührung) und „schießen“ ein zellauflösendes oder ein nervenlähmendes Gift in das Opfer. Manchmal durchschlägt dabei ein „Stilett“ die Panzerung der Beute.
An der deutschen Nord- und Ostseeküste tritt in den Sommermonaten regelmäßig die stark nesselnde Gelbe Nesselqualle (umgangssprachlich „Feuerqualle“) in Erscheinung.

Korallen, Seeanemonen

Korallen (u. a. Feuer-, Leder-, Hornkorallen, Zylinderrosen) **und Seeanemonen** (u. a. die Wachsrosen in Flachwassergebieten) gehören ebenfalls zu den Nesseltieren und gefährden Schnorchler genauso wie Taucher.

Symptome: An der Berührungsstelle kommt es zu brennenden Missempfindungen und Schmerzen, Hautrötungen, Quaddel- und Blasenbildung. An Allgemeinreaktionen können Schwindel, Übelkeit, Erbrechen und Atemnot, bis hin zum schweren „anaphylaktischen Schock“ (siehe **Kapitel A. 7.** und C. 4.2.) auftreten.

Erste Hilfe: **Das Gewässer muss sofort verlassen werden! Ist eine Rettung erforderlich, dann nur unter Eigenschutz im z.B. Neoprenanzug!**
Zum Eigenschutz Einmalhandschuhe anziehen! Nicht reiben, mechanische Entfernung der sichtbaren Tentakeln mit Messerrücken, Chipkarte oder Pinzette. Großzügige Spülung der Haut mit Salzwasser (jedoch **nicht** mit Süßwasser, da sich dadurch die Nasselkapseln entladen!). Bei tropischen Quallen wird derzeit noch die Spülung mit Haushaltsessig empfohlen, obwohl dieses z.B. in Australien kontrovers diskutiert wird. Für die Quallen in deutschen Küstengewässern wird Essig **nicht** empfohlen. Hier empfiehlt sich die lokale Behandlung mit Rasierschaum (Nr. 48.1.)
Nach Spülung und Entfernung der Nesselfäden, sollte der geschädigte Bereich für 20 Minuten in heißes Wasser (so heiß wie gerade noch vom Patienten zu ertragen ist) getaucht werden. Steht kein heißes Wasser zur Verfügung, dann soll gekühlt werden. Anschließend wird ein antiallergisches Gel (Antihistaminikum Nr. 14.02 oder Hydrokortison Nr. 14.03) aufgetragen. Schmerzbehandlung (Nr. 5.04). In schweren Fällen ist eine Krankenhausbehandlung erforderlich (bei Würfelquallen wird ein Antiserum gegeben), bei Kreislaufstillstand muss Wiederbelebung (siehe Kapitel C. 1.) erfolgen.

Schwämme

B. 5.7. Schwämme

Allgemeines: Schwämme sind auf dem Boden festsitzende Tiere. Neben vielfältigen Formen sind vor allem die kräftigen Farben (rot, gelb, blau) auffällig. Man unterscheidet Horn- oder Kieselschwämme, Glas- und Kalkschwämme.
Der **„Don’t-touch-me“-Schwamm** in der Karibik kommt in Tiefen bis 30 Meter vor, ist von massiger Struktur mit unregelmäßigen Öffnungen und gleicht aufgrund seiner unscheinbaren bräunlichen Farbe eher einem Stein als einem Lebewesen.

Symptome: Hautreizung durch eine noch unbekannte Substanz, was durch feinste Hautverletzungen aufgrund von eindringenden Skelettnadeln (aus Silikat) noch verstärkt werden kann.

Feuerschwämme

Feuerschwämme (u. a. Indopazifik, Rotes Meer, Karibik) fallen durch ihre rote Farbe und baumförmigen Wuchs auf. Auch sie enthalten kleinste Skelettnadeln, die die Haut durchdringen und das Eintreten von Giftstoffen ermöglichen.

Symptome: Hautreizungen, bis hin zu starken Schwellungen und Blasenbildungen, tage- bis wochenlanger Schmerz beim Bewegen der Finger möglich.

Erste Hilfe: Antiallergische Salben, Schmerzmittel (Nr. 5.04).

B. 5.8. Stachelhäuter

Stachelhäuter

Allgemeines: Diese Lebewesen (u. a. Seelilien, Haar- und Schlangensterne, Seesterne, Seegurken, Seeigel) bewohnen alle Lebensräume in sämtlichen Meeren (Küstengewässer bis Tiefsee) und kommen auch in Flachwasserbereichen vor, wo sie Schwimmern und Schnorchlern gefährlich werden können.

Seeigel

Seeigel durchbohren das Neopren mit ihren hohlen Stacheln, die dabei häufig abbrechen. Die Schmerzen infolge der Hautverletzung werden durch abgesonderte Giftstoffe noch verstärkt.

Erste Hilfe: Wunde desinfizieren, versuchen den Stachel mit Pinzette oder Kanüle zu entfernen, heiße Kompressen (Fön, heißes Wasser) zur Inaktivierung von Giftstoffen einwirken lassen (Vorsicht: Verbrühungsgefahr!), Schmerzmittel (Nr. 5.04), antiallergisches Gel (Nr. 14.02), bei Entzündungen Antibiotikum (Nr. 8.05) geben.

Seesterne

Bei den **Seesternen** ist die **„Dornenkrone“** wegen ihrer Giftigkeit problematisch. Die zentimeterlangen Stacheln des Rückens können bei Berührung Giftstoffe in die verletzte Haut einbringen, was zu starken Schmerzen führt.

Erste Hilfe: Schmerzmittel (Nr. 5.04), antiallergisches Gel (Nr. 14.02).

Seegurken

Die **Seegurken** können über die Haut Giftstoffe abgeben, um Fressfeinde zu verjagen. Durch die abgesonderten „klebrigen Fäden“ der Seegurgke können bei Berührung allergische Hautreaktionen auftreten.

Erste Hilfe: Antiallergisches Gel (Nr. 14.02), Schmerzmittel (Nr. 5.04) bei Bedarf.

Feuerwürmer

Feuerwürmer (Mittelmeer, Atlantik, Korallenriffe) gehören zu den Borstenwürmern und können bis zu 30 cm lang und fingerdick werden. Auf jedem einzelnen Körpersegment (bis zu 125!) befinden sich zwei Büschel weißer Borsten, die in die Haut eindringen und abbrechen können. Der brennende Schmerz kann wochenlang anhalten.

Erste Hilfe: Man kann versuchen, mithilfe eines Klebebandes die betroffenen Hautpartien abzutupfen und dabei so viele der Borsten wie möglich zu entfernen. Vollständig wird dies jedoch nicht gelingen. Bei Bedarf Schmerzmittel (Nr. 5.04), antiallergisches Gel (Nr. 14.02).

B. 5.9. Weichtiere (Molluscen)

Weichtiere

Allgemeines: Von den acht Weichtierklassen stellen die Schnecken die umfangreichste Art dar. Von den Meeresschnecken sind die nur in tropischen Gewässern vorkommenden **Kegelschnecken** (Größe 5–15 cm und wegen ihres wunderschön gezeichneten Gehäuses unter Sammlern begehrt) die für den Menschen gefährlichste Art. Sie lähmen ihre Beute mit einem Giftpfeilapparat. Diese Gifte (Conotoxine) können bei einigen Arten sogar für den Menschen tödlich sein!

Kegelschnecken

Symptome: Heftigste Schmerzen an der Einstichstelle, von dort sich allmählich ausbreitendes Taubheitsgefühl, eventuell Schluck- und Atemlähmung, Kreislaufversagen.

Erste Hilfe: Entsprechend der vorherrschenden Symptome, wenn nötig Herz-Lungen-Wiederbelebung (siehe Kapitel C. 1.).

Kraken

Bei den **Kraken** gibt es zwei Arten des **Blaugeringelten Octopus** (Küstengewässer Australiens), die aufgrund ihres stark toxischen Speichelsekrets für den Menschen gefährlich sind. Das Gift (Maculotoxin) ist mit dem Toxin des Kugelfischs identisch. Der Biss wird meistens nicht bemerkt! Das Gift wird direkt injiziert und gelangt rasch in den Kreislauf.

Symptome: Etwa 30 Minuten nach der Bissverletzung kommt es zu Unwohlsein, Prickeln im Gesicht, Atembeschwerden und Schluckbeschwerden, bis hin zur vollständigen Lähmung der Schlundmuskulatur bei erhaltenem Bewusstsein! Infolge Lähmung der Atemmuskulatur kann es zum Atemstillstand kommen.

Erste Hilfe: Entsprechend der vorherrschenden Symptome, Wiederbelebung (siehe Kapitel C. 1.), intensiv-medizinische Behandlung.

Seeschlangen

B. 5.10. Seeschlangen

Allgemeines: Sie sind die giftigsten Schlangen überhaupt, werden in der Regel bis 1,5 m lang (aber auch bis über 2 m) und kommen in den tropischen Gewässern des Indopazifik vor. Im Oberkiefer befinden sich zwei nach hinten klappbare Fangzähne. Der Biss ist fast schmerzfrei. Nur 25 % aller Bisse sind kritisch, hiervon beträgt die Todesrate jedoch 5–35 %. Man vermutet, dass Seeschlangen ihr Gift nur sparsam abgeben, da zum Töten eines Fisches nur kleinste Mengen nötig sind.

Symptome: Die ersten Anzeichen einer Nervenlähmung können von 30 Minuten bis zu Stunden nach dem Biss auftreten mit Trockenheitsgefühl im Hals und Zungenlähmung, Übelkeit, Erbrechen, Unruhe, Angstgefühl, dann „aufsteigende“ Lähmung von den Beinen über Bauch- bis Atemmuskulatur. Bis zum Eintreten des Todes ist das Bewusstsein voll erhalten, auch wenn die Patienten schläfrig wirken.

Erste Hilfe: In Australien wurde die „Pressure/Immobilization“ (Druck/Ruhigstellung)-Technik entwickelt, dabei wird die betroffene Extremität von körpernah – also von Achselhöhle oder Leiste beginnend – bis kurz oberhalb der Bissstelle mit einer Binde fest umwickelt. Es soll **keine Abbindung (!)** erfolgen, sondern nur eine „venöse“ Stauung, d. h. eine Unterbindung des Rückflusses von Blut und Gewebsflüssigkeit zum Herzen. Der Puls soll tastbar bleiben. Danach erfolgt die Ruhigstellung auf einer Schiene. Bei Atemlähmung Mund-zu-Mund- oder Beutel/Maske-**Beatmung**. Nur die Gabe von Antiserum kann lebensrettend sein.

Rochen und Aale

B. 5.11. Elektrische Rochen und Aale

Allgemeines: Die elektrischen Organe befinden sich zu beiden Seiten des Vorderkörpers, wodurch z. B. der kleine gefleckte Zitterrochen eine Stromspannung bis 50 Volt und der große schwarze Torpedorochen bis zu 200 Volt erzeugen kann. Die Schwanzflosse dieser Tiere enthält jedoch keinen Giftstachel. Das Elektrizitätsorgan des Zitteraals kann eine Spannung bis 500 Volt bei einer Stromstärke von 0,83 Ampere und somit eine Leistung von 415 Watt erzeugen, was auch für den Menschen tödlich sein kann.

Symptome: Schmerzen durch geringfügige Stromstöße bis hin zu lebensbedrohlichen Herzrhythmusstörungen.

Erste Hilfe: Entsprechend der Symptome, Überwachung, Wiederbelebung bei Herzstillstand.

B. 5.12. Sonstige Verletzungen durch Meerestiere

Bissverletzungen

Allgemeines: Bissverletzungen können vorkommen durch Haie, Barrakudas, Igel- bzw. Kugelfische, Muränen, Zackenbarsche und Drückerfische, die ihre Gelege verteidigen (Stachel- und Stichverletzungen entstehen durch die bereits beschriebenen Lebewesen und z. B. durch die „Skalpelle“ der Doktorfische).

Symptome: Unterschiedlich große und tiefe Biss- und Rissverletzungen, bei Haien bis hin zu größten Gewebszerreißungen mit lebensbedrohlichen Blutungen oder Amputationen.

Erste Hilfe: Druckverband, ggf. sogar Abbinden bei schwersten Verletzungen der Extremitäten. Bei kleineren Verletzungen siehe unter **Kapitel C. 6.** „Wundversorgung“.

B. 5.13. Ratten-Lungenwurm (in Krabben)

Ratten-Lungenwurm

Allgemeines: Hierbei handelt es sich um einen Parasiten, der als Hauptwirt in den Lungen von Ratten lebt. Als Zwischenwirt dienen Krabben und Landschnecken. Ursprünglich war er nur im pazifischen Raum und Südostasien verbreitet, mittlerweile wurde er aber auch in die Karibik eingeschleppt. Wenn der Mensch den Zwischenwirt aufnimmt, dann wandert die Larve ins Gehirn und führt dort zu einer Entzündung des Gehirns und der Hirnhäute.

Symptome: Kopfschmerzen, Brechreiz, Lähmungserscheinungen, Bewusstseinstrübung.

Erste Hilfe: Bettruhe, Schmerzmittel (Nr. 5.04), Krankenhausbehandlung.

Weitere Behandlung: Nur im Krankenhaus möglich.

B. 6. VERGIFTUNGEN

Vergiftungen

Allgemeines: Mit folgenden **Auffälligkeiten** ist bei Vergiftungen zu rechnen: Bewusstseinstörungen oder Halluzinationen, verengte oder erweiterte Pupillen, ruckartige Augenbewegungen, Speichelfluss, „rasselnde“ Atemnot, langsamer

Puls oder Herzrasen, Blutdruckabfall oder Blutdruckkrisen, Versagen der Urinausscheidung, Frieren oder Schwitzen, Durchfall oder Verstopfung.

Allgemeine Fragen: Wer hat wann, was und in welcher Menge genommen? Wie ist der Zustand? Mundgeruch? Erbrechen? Vorerkrankungen?

Giftinformationszentrale: z. B. GIZ-Nord (www.giz-nord.de), **Tel. +49(0)551-19240** (siehe **Kapitel A. 14.**).

Medikamentenvergiftung

B. 6.1. Vergiftungen durch Medikamente

Allgemeines: Vergiftungen durch Medikamente geschehen entweder aus Versehen oder vorsätzlich aus selbstmörderischer Absicht.
Von **versehentlichen Vergiftungen** sind besonders **häufig Kinder** betroffen, die z. B. Dragees für Süßigkeiten halten. Die Bordapotheke sollte deshalb entsprechend gesichert sein.
Bei **Überdosierungen im Erwachsenenalter** handelt es sich meistens um **Selbstmordversuche**, die immer ernst zu nehmen sind.
War die Ursache für den Selbstmordversuch ein **seelisches Leiden,** z. B. eine Depression, ist auch nach Abklingen der akuten Vergiftungserscheinungen eine **umgehende Krankenhausbehandlung in einer Spezialklinik anzustreben. Auch wenn der Patient angibt, die Krisensituation überwunden zu haben**, ist mit einem erneuten Selbstmordversuch zu rechnen (siehe **Kapitel B. 27.1.4.** „Depressionen").
Eine **Dauerüberwachung bis zur Krankenhauseinlieferung** ist unumgänglich!
Gefährlich sind Schlaf- und Beruhigungsmittel und Digitalis-Präparate (Herzmittel). Aber auch gängige Schmerzmittel, wie Acetylsalicylsäure (ASS, z.B. Aspirin®), Paracetamol (z.B. Benuron®) und Metamizol (z.B. Novalgin®), können in hoher Dosierung (20 bis 40 Tabletten) ohne sofortige Entgiftungsbehandlung auch bei Erwachsenen zum Tode führen.
Kombinationen von Schmerz- und Beruhigungsmitteln und Alkohol vergrößern das Risiko erheblich.
Opiate oder Codein in Hustenmitteln können das Atemzentrum lähmen.
Überdosiertes Insulin kann zu einer schweren Unterzuckerung (siehe Diabetes, **Kapitel B. 13.6.3.**) mit Bewusstlosigkeit führen.

Symptome: Übelkeit, Brechreiz, Erbrechen, Krämpfe und zunehmende Schläfrigkeit, die in Bewusstlosigkeit übergehen kann. Die Beipackzettel der Medikamente enthalten wertvolle zusätzliche Hinweise.

Erste Hilfe: Handschuhe tragen, Giftreste aus der Mundhöhle entfernen, **kein** Erbrechen provozieren, nicht zu trinken geben

Weitere Behandlung: Durch **Suche nach Medikamentenpackungen oder Kontrolle der Bordapotheke und des persönlichen Medikamentenvorrates** muss versucht werden, sich einen Überblick über das Ausmaß der Vergiftung zu verschaffen. Eine umgehende ärztliche Beratung ist anzustreben. Über ein **Funkarztgespräch** sind Kontakte mit Vergiftungszentralen möglich, die weitere Anweisungen geben.

Wichtig ist auch die Feststellung, wie viel Alkohol getrunken wurde. Wurde zusätzlich Alkohol getrunken, ist mit einer Verschlechterung des Zustandes auch nach einem längeren Zeitraum zu rechnen. Der Alkohol kann schon von sich aus zur Vergiftung führen. In Kombination mit Medikamenten kann sich die Wirkung aber verstärken.

B. 6.2. Vergiftungen durch Lebensmittel

Lebensmittelvergiftung

Allgemeines: Für Lebensmittelvergiftungen gibt es folgende Ursachen:
- individuelle Unverträglichkeit bestimmter Speisen,
- Vergiftung der Speisen durch Krankheitserreger,
- Vergiftung durch Speisen mit giftigen Zutaten (z. B. Pilze).

B. 6.2.1. Individuelle Unverträglichkeit

Individuelle Unverträglichkeit

Allgemeines: Unter **individueller Unverträglichkeit bestimmter Speisen** versteht man eine **Nahrungsmittelallergie,** bei der eine Unverträglichkeit einer Person gegen bestimmte Speisen besteht. Häufige Auslöser sind u. a. Erdbeeren, Nüsse, Krustentiere (Krabben), Paprika, Glutamat („Geschmacksverstärker" der chinesischen Küche), Schokolade. Nur die betroffene Person erkrankt.

Symptome: In leichten Fällen Juckreiz, Hautquaddeln, Übelkeit, Erbrechen, Schweißausbrüche, Schwindel, Kreislaufstörungen, Anschwellungen der Lippen, des Gesichts, der Zunge und der Schleimhäute. In schweren Fällen kann es zu Asthma- und Erstickungsanfällen und schweren Schockzuständen kommen. In den meisten Fällen leiden die Betroffenen auch an anderen Allergien, wie z.B. an Asthma, Heuschnupfen und Ekzemen.

Erste Hilfe: Da meistens Erbrechen auftritt, wird hierdurch auch die auslösende Ursache beseitigt. In leichten Fällen bessert sich das Krankheitsbild durch Bettruhe in wenigen Stunden. Medikamentös empfiehlt sich die Gabe von antiallergischen Mitteln (Nr. 10.01).
In schweren Fällen ist eine Schockbehandlung (siehe **Kapitel C. 4.**) notwendig, und es muss zusätzlich Kortison gegeben werden (Nr. 10.03 zum Einnehmen, Nr. 10.04 als Injektion).

Weitere Behandlung: Fortführen der medikamentösen Behandlung bis zum Abklingen der Symptome. Keine Nahrung, aber reichlich Flüssigkeit geben. Strengstes Vermeiden der unverträglichen Speisen, da sich die Beschwerden von Mal zu Mal dramatisch steigern können.

B. 6.2.2. Vergiftung der Speisen durch Krankheitserreger

Vergiftung durch Krankheitserreger

Allgemeines: Vergiftungen durch Krankheitserreger in Speisen erfolgen, wenn sich die Krankheitserreger unter für sie günstigen Bedingungen so stark vermehrt haben, dass sie den Menschen krank machen. Diese Bedingungen sind bei günstigen Nährböden (z.B. Mayonnaisen, tierisches Eiweiß, Kartoffelsalat, Speiseeis) und warmen Lufttemperaturen gegeben. Die Vermehrung kann dort explosionsartig erfolgen.

Oft erkranken mehrere Besatzungsmitglieder gleichzeitig. Es handelt sich meistens um **Erreger aus der Salmonellengruppe, um Coli-Bakterien oder um Staphylokokken.**

Symptome, Erste Hilfe und weitere Behandlung: Siehe **Kapitel B. 13.** „Verletzungen und Erkrankungen der Verdauungsorgane“ (**Kapitel B. 13.3.1.** „Infektiöse Durchfallerkrankung“).

Botulismus

Eine Sonderstellung nimmt die sehr seltene **Fleischvergiftung (Botulismus)** durch schlecht konservierte Nahrungsmittel ein. Sie wird durch die Giftstoffe von bestimmten Bakterien (Clostridium botulinum) hervorgerufen, die besonders unter Luftabschluss gedeihen, also auch in Konservendosen, die dann aufbeulen. Diese Konservendosen dürfen nicht verwendet werden. Weiterhin können sich diese Bakterien auch in Räucher- und Wurstwaren befinden. Die Nahrung selbst ist unauffällig, d.h. sie riecht und schmeckt normal!

Symptome: Von wenigen Stunden bis zu 14 Tagen kann es bis zum Auftreten der ersten Symptome dauern. Die Krankheit verläuft akut und ohne Fieber! Sie beginnt mit Übelkeit, Erbrechen und Bauchkrämpfen. So dann kommt es zu Lähmungen im Bereich der Zunge (schwere Sprache), der Augen (Doppelbilder), Schluckstörungen und extremem Speichelfluss und führt über fortschreitende Lähmungen zum Tode.

Erste Hilfe ist nur im Krankenhaus durch intensiv-medizinische Behandlung und Gabe von Antitoxin möglich.

Vergiftung durch giftige Speisen

B. 6.2.3 Vergiftung durch Speisen mit giftigen Zutaten

Allgemeines: Einige Speisen könnten Gifte, z. B. durch bestimmte Pilze (Knollenblätterpilz), wilde Früchte (Tollkirschen) oder Meerestiere (siehe **Kapitel B. 6.5.**) enthalten. Deshalb ist von dem Genuss von unbekannten Pilzen, Früchten oder Fischen abzusehen. Wie stark Lebensmittel durch die Umwelt belastet sein könnten, muss vor Ort geklärt werden. Pilze sind häufig auch durch Schwermetalle belastet.

Symptome: Erbrechen, Gliederschmerzen, Schweißausbruch, Krämpfe oder Lähmungen, Bewusstlosigkeit.

Erste Hilfe und weitere Behandlung: Siehe unter **Kapitel B. 6.1.** „Vergiftung durch Medikamente“ oder **Kapitel B. 6.5.** „Vergiftungen durch Meerestiere“.

B. 6.3 Vergiftungen durch Alkohol

Zu unterscheiden ist zwischen der akuten und der chronischen Vergiftung durch Alkohol.

Akute Alkoholvergiftung

B. 6.3.1. Akute Alkoholvergiftung

Allgemeines: Die akute Alkoholvergiftung tritt auf, wenn innerhalb kurzer Zeit größere Alkoholmengen getrunken werden. Dazu führen:

- Kontrollverluste bei Exzessen,

- Kombinationen mit Schlaf- und Schmerzmitteln und
- Versehen (z. B. Kinder, die Liköre für Fruchtsaft halten).

Schon eine zügig ausgetrunkene Flasche Schnaps kann die tödliche Dosis für einen normalgewichtigen Menschen bedeuten. Kinder sind besonders gefährdet. Aber auch bei Frauen liegt die Toleranzdosis niedriger als bei Männern gleicher Größe und gleichen Gewichtes.
Alkohol verstärkt die Anfälligkeit gegen Seekrankheit.

Rauschzustände

Die **Alkoholwirkung** wird in vier Stadien eingeteilt:

1. Das **Stadium der Erregung und Anregung**. Dieses Stadium wird beim Alkoholgenuss angestrebt.
2. Im **hypnotischen Stadium** beginnt der Kontrollverlust und das Schlafbedürfnis.
3. Im **narkotischen Stadium** besteht tiefer Schlaf und weitgehende Unempfindlichkeit gegen Schmerzreize. Dieses Stadium kann übergehen in
4. das **Stadium der Atemlähmung**, das zum Tode führt.

Symptome: Gehobene Stimmungslage, Kritiklosigkeit, Gleichgewichtsstörungen, Schwindel, Übelkeit, Erbrechen, Schlafbedürfnis, Schmerzlosigkeit, tiefe Bewusstlosigkeit, Atemstillstand. Die Diagnose ergibt sich aus der Vorgeschichte, der typischen „Alkoholfahne" und den oben beschriebenen Symptomen. Tiefer Schlaf mit schnarchender Atmung und fehlenden Schmerzreaktionen auf Kneifen sind Zeichen einer starken Vergiftung.

Erste Hilfe: Reichliches Trinken von Mineralwasser und mit Zucker gesüßten Lösungen. Laufende Überwachung und Kontrolle der stabilen Seitenlage wegen der Gefahr des Erstickens an Erbrochenem. Besondere Vorsicht ist bei Diabetikern geboten, da sie zu Stoffwechselentgleisungen (Azidose und Unterzuckerung) neigen (siehe Kapitel B. 13.6.3.). Aufgrund der Gleichgewichtsstörungen, des Erbrechens und der hypnotischen Wirkung besteht die Gefahr des Überbordfallens.

B. 6.3.2. Chronische Alkoholvergiftung

Chronische Alkoholvergiftung

Allgemeines: Eine chronische Alkoholvergiftung findet sich bei Alkoholkranken, die noch abhängig sind. Sie führt zu **Leber-, Gehirn- und Herzmuskelschäden**. Die **Bauchspeicheldrüse** kann sich akut entzünden. Die Blutfettwerte steigen, Gicht kann sich einstellen. Trotz dieser allgemein bekannten Schäden kann sich der Alkoholabhängige aus eigener Kraft meistens nicht ohne eine stationär durchgeführte Entziehungskur vom Alkohol lösen. Mit Problemen ist zu rechnen, wenn ein Besatzungsmitglied, bei dem das Vorliegen einer Alkoholabhängigkeit nicht bekannt war, auf See plötzlich keinen Alkohol mehr bekommt oder aus eigenem Entschluss bzw. unter dem Druck der Crew abrupt den Alkoholkonsum unterbricht. Es kann dann zum Auftreten eines **Entzugsdelirs** kommen, das im schlimmsten Falle zum Tode führen kann. **Epileptische Anfälle** können auftreten.

Symptome: Innere Unruhe, zerfahrenes Verhalten, Angstgefühle, Wahnideen mit Verkennung der Umgebung, Trugbilder („weiße Mäuse"), unkontrollierte Handlungen, Krämpfe, Herzrhythmusstörungen.

Erste Hilfe: Die Entgiftung unter stationären Bedingungen in einem Krankenhaus ist anzustreben. Falls dieses aus technischen Gründen nicht möglich ist, sollte man versuchen, mit Beruhigungsmitteln die kritische Phase bis zur Krankenhauseinweisung zu überbrücken. **Beruhigungsmittel dürfen aber auf keinen Fall zusätzlich zum Alkohol gegeben werden!** Stehen keine Beruhigungsmittel zur Verfügung und kann der Deliriante nicht an Land gegeben werden, muss der Kranke (leider!) wieder Alkohol erhalten, bis eine Entzugsbehandlung in einem Krankenhaus möglich ist. An Bord ist eine Entzugsbehandlung nicht möglich.

B. 6.4. Vergiftungen durch chemische Substanzen

Allgemeines: Falls solche an Bord gefahren werden, müssen sie in eckigen Flaschen, die eindeutig gekennzeichnet sind, aufbewahrt werden.

- Batterien enthalten schweflige Säure (Schwefelsäure).
- Spülmittel können ätzende Substanzen enthalten.
- Bei Schiffsbränden können ätzende Dämpfe entstehen.

B. 6.4.1. Vergiftung und Verätzung durch Säuren und Laugen

Verätzung durch Säuren

Säuren ätzen und zerstören abhängig von ihrer Beschaffenheit und Konzentration mit Ausnahme von Glas fast alle Substanzen. Verätzung tritt **im Magen schon nach 20 Sekunden** ein. Auf der Haut und auf Schleimhäuten bilden sie einen weißlichen Ätzschorf, der zum Teil aus zerstörtem Gewebe besteht. Unter dem Schorf bilden sich Narben, die mit der Zeit zum Schrumpfen neigen. Sie können z. B. die Speiseröhre so stark einengen, dass die Speisen später nicht mehr passieren können.

Verätzung durch Laugen

Laugen lösen das Gewebe auf und dringen im Gegensatz zu den Säuren in die Tiefe. Während der Ätzschorf der Säuren noch eine gewisse Schutzfunktion ausübt, kommt es bei Laugen eher zu Durchbrüchen von Speiseröhre oder Magen.

Erste Hilfe: Säuren und Laugen sind in erster Linie gewebszerstörend und lösen erst in zweiter Linie allgemeine Vergiftungserscheinungen aus. Deshalb müssen sie zunächst neutralisiert oder so stark verdünnt werden, dass sie keine Gewebsschädigung mehr verursachen können.

Sofort(!) muss versucht werden, durch große Mengen von Wasser (notfalls auch Seewasser!) Säuren und Laugen abzuspülen und zu verdünnen.

Besonders gefährdet sind die Augen. Beim Spülen der Augen Seitenlagerung, krankes Auge unten (siehe Kapitel B. 19.6.), vom inneren Augenwinkel ausgehend. Zum Spülen eignen sich besonders gut Kaffee- oder Teekannen und Flaschen. Milch ist in der Lage, Säuren und Laugen zu neutralisieren.

Sollten **Säuren oder Laugen verschluckt** worden sein, soll Wasser getrunken werden. Bei Kindern darf auch ein Glas nachgetrunken werden, jedoch nicht zu viel Wasser anbieten, da es sonst zu Erbrechen führen kann.

B. 6.4.2. Vergiftungen durch Kampfstoffe

Vergiftung durch Kampfstoffe

Allgemeines: Nach dem Zweiten Weltkrieg wurden in der Nord- und Ostsee große Mengen von Kampfstoffmunition in Form von Bomben und Granaten, aber auch in Blechfässern, kleineren Metallbehältern und Holzkisten versenkt. Da aber die Blechbehälter im Laufe der Jahre durchrosten, können Kampfstoffe aufsteigen und in Form von lehmartigen Klumpen an der Oberfläche treiben. Es handelt sich hierbei um die hochgiftigen zähflüssigen Stoffe Lost, Phosgen, Phosphor und Tabun. Phosphor kann am Strand mit Bernstein verwechselt werden. Es entzündet sich bei 34 °C, was sehr leicht beim Transport in Jacken- und Hosentaschen geschehen kann!

Symptome: Sie entwickeln Dämpfe, die schwerer als Luft sind und schwere Reizungen der Augen, der Lunge, der Haut und der Schleimhäute verursachen. Sie durchdringen zum Teil in kurzer Zeit Stoff, Leder und auch Ölzeug und **verätzen** dabei die Haut. Die Dämpfe riechen nach Obst, fauligem Heu, Meerrettich, Senf oder bitteren Mandeln, in hoher Konzentration sind sie stechend.

Erste Hilfe: Entfernung aus der Gefahrenzone gegen den Wind. Abtupfen von Spritzern, Entfernung verunreinigter Kleidung, reichliches Spülen der Haut und erforderlichenfalls der Augen mit Wasser (auch Seewasser).
Bei Verbrennungen durch Phosphor kein Wasser zum Ablöschen benutzen, da die entstehende Phosphorsäure zu Verätzungen der Haut führt. Man soll versuchen, die Flammen mit Sand zu ersticken.

B. 6.4.3. Gesundheitsgefahren beim Umgang mit mineralischen Ölen

Ölvergiftung

Allgemeines: Schmier- und Schweröle können im Motorenbereich bei großer Hitze verdunsten oder verdampfen. Sie können hierbei Erbrechen, Kopfschmerz, Übelkeit, Reizungen der Haut und Schleimhäute hervorrufen. Bei langfristiger Einwirkung sind Schäden des Nervensystems und eine gewisse Krebsgefährdung nicht auszuschließen. Dieselöl kann bei Schiffsuntergängen verschluckt werden.

Erste Hilfe: Beim Verschlucken von Mineralöl kein Erbrechen provozieren! Kontaminierte Kleidung entfernen, Reinigen der Haut mit Wasser und Seife.

Weitere Behandlung: Häufig sind Kontaktallergien an den Händen („Öl-Krätze“), die mit antiallergischen Salben zu behandeln sind (Nr. 14.02 der Bordapotheke).

B. 6.4.4. Vergiftung durch Lösungsmittel und Verdünner von Farben

Vergiftung durch Lösungsmittel

Allgemeines: Lösungsmittel und Farbverdünner enthalten flüchtige Substanzen, die beim Einatmen zu rauschähnlichen Zuständen führen können. Bei langem Inhalieren einer hohen Konzentration kann ein narkoseähnlicher Zustand eintreten. Verstärkte Wirkung bei gleichzeitigem Alkoholgenuss. Bei langfristiger Einwirkung kann es zudem zu Gehirn- und Leberschäden kommen.

Erste Hilfe: Verbringen an frische Luft, bei Atemstillstand Herz-Lungen-Wiederbelebung. Meistens ist der Vergiftungszustand flüchtig.

B. 6.5. Vergiftungen durch Meerestiere

Fischvergiftung

B. 6.5.1. Ciguatera-Fischvergiftung

Allgemeines: Die Krankheit wurde schon von den Kapitänen Cook und Bligh beschrieben. Sie kann nach dem Verzehr von Speisefischen auftreten – wie Zackenbarsche, Schnapper, Stachelmakrele oder Bonito, Grouper, Barracuda –, die am **Ende einer Nahrungskette** stehen, die mit **einzelligen Algen** begonnen hat, welche marine Biotoxine bilden. Fische, die normalerweise ungiftig sind, fressen die Algen und nehmen das Gift auf. Raubfische, die vergiftete Fische in größerer Menge fressen, speichern das Gift (Ciguatoxin) besonders stark. Je größer der Fisch, desto stärker der Grad der Vergiftung. Das Auftreten der Ciguatera hängt deshalb von der Verbreitung der Algen zwischen den 35. Breitengraden Nord und Süd ab. Es sind dies die subtropischen und tropischen Regionen des Pazifischen und Indischen Ozeans und der Karibik. Ratschlägen von Einheimischen sollte man sehr kritisch gegenüberstehen. Das Gift ist hitzebeständig. Geschmack oder Geruch der Fische geben keine Hinweise. Es findet sich am stärksten in der Leber, danach in den Geschlechtsorganen (Rogen) und in der Muskulatur. Die Sterblichkeitsrate ist sehr gering.
Für Schiffbrüchige, die auf den Verzehr von Fisch angewiesen sind, mögen folgende **Hinweise** hilfreich sein:

- Ungewöhnlich große Fische im Bereich von Riffen sollten nicht verzehrt werden. Die Fische sollten nicht mehr als fünf Pfund, besser unter zwei Pfund wiegen.
- Von jedem unbekannten Fisch sollten nur kleine Portionen gegessen werden.
- Muränen sollten auf keinen Fall verzehrt werden. Ihr Gift kann innerhalb von Minuten tödlich wirken.
- Möglichst nur Fische aus dem Bereich von tiefem Wasser fangen.
- Alle Innereien aus dem Fisch entfernen. Die Muskulatur des Fisches mehrmals kochen und die Brühe jedesmal wegschütten. Das Gift ist etwas wasserlöslich. Notfalls den Fisch mehrmals etwa 30 Minuten in Seewasser wässern.

Symptome: Nach 3 bis 6 Stunden – manchmal auch erst nach einem Tag – kommt es je nach Schwere des Krankheitsbildes zu Übelkeit, Brechreiz, allgemeiner Schwäche, Taubheitsgefühl um den Mund, heftigsten Gliederschmerzen, schwerstem Krankheitsgefühl, Bewusstseinsstörungen, Herzrhythmusstörungen und Gangstörungen. Es kann zur Umkehr der **Heiß-Kalt-Empfindung** kommen: heißes Wasser wird als kalt, kaltes als warm empfunden. In seltenen Fällen kann die Vergiftung durch Lähmung der Atemmuskulatur zum Tode führen. Einzelne neurologisch bedingte Symptome können über Wochen bis hin zu Jahren bestehen bleiben.

Erste Hilfe: Symptomatische Therapie, z.B. gegen Erbrechen (Nr. 3.01 oder als Zäpfchen 7.02).

Vergiftung durch Fischgifte

B. 6.5.2. Vergiftungen durch Gifte der Fische
(Ichthyosarcotoxine)

Allgemeines: Einige Fische produzieren in ihren Organen hochgiftige Stoffe (Tetrodotoxine), die auf das Nervensystem lähmend wirken. Besonders gefährlich sind die Kugelfische, die sich aufblasen können, der Igelfisch oder der Blaugeringelte Krake, und auch stachlige Fische, wie z. B. „Petermännchen" und Skorpionfische. Der Genuss ihrer inneren Organe, wie beispielsweise der Leber, kann innerhalb von kurzer

Zeit zum Tode führen. In Japan zählen die Kugelfische zu den Delikatessen, sie dürfen allerdings nur in besonders lizensierten Restaurants zubereitet werden. Die Gifte befinden sich vorzugsweise in den Drüsen der Haut, der Leber, den Eingeweiden und im Rogen. Im Gegensatz zur Vergiftung mit Ciguatera spielt die Fischgröße keine Rolle! Sind Schiffbrüchige auf den Verzehr angewiesen, dürfen auf keinen Fall die oben aufgeführten Organe gegessen werden, sie sind sofort zu entfernen. Nur das Muskelgewebe darf in kleinsten Portionen genossen werden, nachdem es vorher 3 bis 4 Stunden in Seewasser gewässert und geknetet wurde, wobei das Wasser ständig erneuert werden muss. Durch Kochen lässt sich das Gift nicht zerstören.

Symptome: 10 – 20 Minuten bis maximal 1 – 2 Stunden nach der Nahrungsaufnahme kommt es zu Übelkeit, Speichelfluss, Missempfindungen im Mundbereich, Kopfschmerz, Gliederzittern, Gliederschmerzen, Leibschmerzen, Blutdruckabfall, Koordinations- und Wahrnehmungsstörungen und im schlimmsten Fall zu Lähmungen der Skelett- und Atmungsmuskulatur.

Erste Hilfe: Sofortiges Erbrechen herbeiführen.
50 bis 100 g Aktivkohle (Nr. 3.07), viel Flüssigkeit. In schweren Fällen ist die Beatmung lebensrettend (Spontanatmung setzt meist nach Stunden wieder ein). Wenn die ersten 24 Stunden überlebt werden, ist die Prognose sehr gut.

B. 6.5.3. Vergiftung durch verdorbene Fische

Vergiftung durch verdorbene Fische

(Scombroidvergiftungen)

Allgemeines: Etliche Fische verderben sehr schnell, wenn sie einige Zeit über 20 °C gelagert werden. Hierzu gehören Thunfische und Makrelen. Durch Einwirkung von Bakterien entstehen Veränderungen im Gewebe, die zu einer Vermehrung von Histamin führen. Auch durch nachträgliches Kochen, Räuchern oder Tiefkühlen lassen sich diese Stoffe nicht beseitigen. Die Vergiftung ist vergleichsweise harmlos.

Symptome: Der verdorbene Fisch schmeckt scharf, bitter oder pfeffrig. Zwischen 10 Minuten bis zu 2 Stunden nach Nahrungsaufnahme kommt es zu Anschwellungen der Lippen, der Zunge, zu Missempfindungen im Bereich des Mundes, zu Übelkeit, Erbrechen, Darmkoliken, Durchfall, Juckreiz, Hautrötung und asthmatische Atemnotsbeschwerden.

Erste Hilfe: Kühle Umschläge lindern. Medikamente gegen Allergien (Nr. 10.01 bzw. 10.02 in schweren Fällen Kortison: Nr. 10.03). Meistens kommt es zu einer schnellen Erholung.

B. 6.5.4. Muschelvergiftungen

Muschelvergiftungen

Es gibt drei Arten von Muschelvergiftungen:
- **paralytische Muschelvergiftung,**
- **bakteriell bedingte Muschelvergiftung und**
- **allergisch bedingte Muschelvergiftung.**

Paralytische Muschelvergiftung (weltweites Vorkommen)

Paralytische Muschelvergiftung

Allgemeines: Unter bestimmten Bedingungen vermehren sich Mikrolebewesen (Dinoflagellaten) besonders stark („rot blühendes Wasser"), die dann von Muscheln, aber auch von Krabben und Krebsen aufgenommen werden. In unseren Breiten

kann das in den Monaten zwischen Mai und August, wenn die Wassertemperatur am höchsten ist, der Fall sein. Auf diesem Wissen fußt wahrscheinlich auch die alte Regel, keine Muscheln in den Monaten ohne „r“ zu essen. Bevorzugt sind die Gebiete zwischen den 30. Breitengraden Nord und Süd.
Ähnlich wie bei der Ciguatera reichern sich die Giftstoffe (Saxitoxine) im Gewebe an, die sich auch nicht durch Kochen zerstören lassen.

Symptome: Etwa 30 Minuten nach dem Essen kommt es zu brennenden Gefühlssensationen im Bereich des Mundes, der Lippen, des Gesichtes, der Arme und der Beine. In schweren Fällen zu einem Gefühl des Zuschnürens der Kehle, Schwierigkeiten beim Sprechen, Anschwellungen im Gesicht, Schwindel, Benommenheit, Kopfschmerzen, Entkräftung, Muskelschwäche und Koordinationsstörungen. In schwersten Fällen kommt es zur Lähmung der Atemmuskulatur. Die Intensität manifestiert sich innerhalb der ersten 12 Stunden.

Erste Hilfe: Erbrechen hervorrufen.

Weitere Behandlung: Gegenmittel sind nicht bekannt, bei Atemlähmung Mund-zu-Mund-Beatmung. Eine Krankenhausbehandlung ist angezeigt, Magenspülung.

Neurotoxische Muschelvergiftung

Die **neurotoxische** Form, die meist in der Karibik vorkommt, ähnelt einer leichten Ciguatera-Vergiftung. Sie entsteht durch das Einatmen der Algen, die vom Wind mit der Meeresgischt versprüht werden. Dies führt zu asthmaähnlichen Beschwerden.

Erste-Hilfe: Asthmaspray (Nr. 1.02, nach Bedarf 2 Sprayhübe bis zu 6x täglich) oder bei stärkeren Beschwerden von Luftnot zusätzlich Kortisonspray (Nr. 1.04, alle 12 Std. 2 Hübe verabreichen).

Bakteriell bedingte Muschelvergiftung

Bakteriell bedingte Muschelvergiftung

Allgemeines: Das Krankheitsbild ist durch die Wirkung der Bakterien bedingt und hat mit den Muscheln direkt nichts zu tun. Deshalb siehe unter **Kapitel B. 6.2.2. „Vergiftung der Speisen durch Krankheitserreger“ bei Vergiftungen durch Lebensmittel.**

Erste Hilfe: Asthmaspray (Nr. 1.02, nach Bedarf 2 Spraystöße bis zu 6x täglich) oder bei stärkeren Beschwerden zusätzlich Kortisonspray (2x täglich 2 Hübe).

Allergische Muschelvergiftung

Allergisch bedingte Muschelvergiftung

Allgemeines: Das Krankheitsbild wird durch eine **Allergie** der betroffenen Person gegen das Eiweiß der Muschel bestimmt.
Siehe auch **Kapitel B. 6.2.1. „Individuelle Unverträglichkeit“ bei Vergiftungen durch Lebensmittel.**

Symptome: Innerhalb einiger Stunden tritt eine Rötung des Gesichtes auf, die sich in Form von juckenden Quaddeln über den ganzen Körper ausbreiten kann. Häufig bestehen Brechreiz und Erbrechen.

Erste Hilfe: Kühle Umschläge lindern die Rötung und den Juckreiz.

Weitere Behandlung: Je nach Schwere des Krankheitsbildes. Gegen den Juckreiz helfen Antiallergika (Nr. 10.01). Bei schweren allergischen Schockzuständen mit Atemnot sind zusätzlich Kortison-Präparate (Nr. 10.03 oder 10.04) angezeigt sowie eine sofortige Krankenhausbehandlung.

B. 6.6. Vergiftungen und Infektionen durch Insekten

- Insekten können durch ihr Gift den Menschen gefährden.
- Sie können Infektionskrankheiten übertragen.
- Stich- und Bisswunden können sich infizieren.

B. 6.6.1. Giftige Insektenstiche

Insektenstiche

Allgemeines: Zu unterscheiden ist zwischen der direkten Giftwirkung und den Allergien gegen Insektengifte.

Während ein Stich oder Biss bei einem gesunden Menschen aufgrund seiner Giftwirkung (Skorpione, Giftspinnen, Hornissen) selten lebensgefährlich ist, kann ein einziger Stich bei einem Allergiker schon zu einem lebensbedrohlichen Zustand, dem anaphylaktischen Schock (Kapitel C. 4.2.), führen.

Schwierig kann für den Laien die Abgrenzung sein, ob es sich noch um eine „normale“ Reaktion auf den Stich oder bereits um eine gefährliche allergische Reaktion handelt, denn **die Übergänge sind fließend**. Allergische Reaktionen laufen mit jedem Stich zunehmend heftiger ab.

Symptome:

1. **Normale Reaktion:** Schwellung, Rötung, Schmerz und eventuelle Blasenbildung an der Einstichstelle.
2. **Verstärkte, bereits allergische Reaktion:** Schwellung auch an anderen Körperteilen, vornehmlich an der Oberlippe. Krankheitsgefühl, Übelkeit, Durchfall.
3. **Starke allergische Reaktion** mit zum Teil quaddelartigem Hautausschlag am ganzen Körper (Nesselfieber, Urticaria), starkem Juckreiz, Fieber, Schüttelfrost (Kapitel B. 15.4.1. „Nesselsucht“), Asthmaanfällen (Kapitel B. 23.2.2.).
4. **Allergischer (anaphylaktischer) Schock** mit Bewusstseinsverlust, massivem Schweißausbruch und starkem Blutdruckabfall auf Werte unter 100 mmHg (Kapitel C. 4.2.), schnellem Puls.

Erste Hilfe:

Zu 1. Den eventuell vorhandenen Giftstachel möglichst sofort vorsichtig und ohne Druck mit einer Pinzette entfernen, ohne dass sich Gift aus der eventuell noch am Stachel anhängenden Giftdrüse in die Wunde entleeren kann.

Zu 2. Wie bei 1., reichlich trinken lassen.

Zu 3. Wie bei 1. und 2., flach lagern, bei Asthmaanfall halbsitzend (siehe Kapitel C. 5.3.), wenn möglich Eiswürfel lutschen lassen. Vorbereitungen für den Fall treffen, dass sich ein anaphylaktischer Schock einstellt.

Zu 4. Wie bei 1. bis 3., bei Bewusstseinsverlust stabile Seitenlage (siehe Kapitel C. 5.2.).

Weitere Behandlung:
Zu 1. Meistens nicht erforderlich, kalte Umschläge, Salbenverbände.
Zu 2. Kalte Umschläge, Salbenverbände, antiallergische Mittel (Nr. 10.01), siehe auch Kapitel B. 15.4.1.
Zu 3. Wie 2., stärkere antiallergische Mittel (10.01/10.02 bzw. 10.03 bzw. 10.04).
Zu 4. Siehe Kapitel C. 4.2. („Anaphylaktischer Schock")

Bienen, Wespen, Hornissen

Stiche durch Hautflügler („Anaphylaktischer Schock")
(Bienen, Wespen, Hornissen)

Allgemeines: Insekten können durch ihr Gift einen gesunden Menschen schädigen, z. B. Bienen oder Wespen durch ihren Stich. Ehe es aber hier zu lebensbedrohlichen Zuständen kommt, muss eine hohe Anzahl von Stichen erfolgt sein, bei Kindern sind es etwa 50 Stiche, bei Erwachsenen 100 bis 500 Stiche. Anders sieht es bei Personen aus, die gegen Insektenstiche allergisch sind. Bei ihnen kann je nach Stärke der Allergieneigung schon **ein einziger (!) Stich** lebensbedrohlich sein, besonders wenn er im Rachenbereich erfolgt ist.

Symptome, Erste Hilfe und weitere Behandlung: Siehe Abschnitt zuvor.
Menschen mit einer bekannten Allergie sollten ein Notfall-Set (Antihistaminika, Kortison und Adrenalin zur Selbstinjektion) mit sich führen.

Spinnen, Skorpione

Stiche oder Bisse durch Spinnen und Skorpione

Allgemeines: Die Gefahr einer Verletzung besteht nicht nur bei Landausflügen in den Tropen, die Tiere können sich auch in Bananenstauden oder anderen tropischen Früchten, die an Bord genommen werden, verborgen halten.
Das Gift der Skorpione löst in leichten Fällen nur Schmerzen wie bei einem Bienenstich aus. Eine Vergiftung kann aber auch lebensbedrohliche Symptome nach sich ziehen.
Der meist unbemerkte Biss der sog. **Schwarzen Witwe** (weltweit verbreitet) löst eine dramatische Vergiftungsreaktion aus. Nach 20 – 30 Minuten kommt es zu massiven Muskelschmerzen (auch heftigen Bauchschmerzen) mit Schweißausbruch, Speichel- und Tränenfluss. Dies kann sich über 24 Stunden hinziehen, die Schmerzen sind kaum medikamentös zu beeinflussen.

Erste Hilfe: Schwere Symptome erfordern notärztliche Behandlung.
Bei Biss der „Schwarzen Witwe" neben starken Schmerzmitteln (Nr. 5.04 und 5.06 in Kombination) zusätzlich Beruhigungsmittel (Nr. 6.01) geben.

Hinweis: Die Vergiftung ist nicht tödlich!

B. 6.6.2. Insekten oder Kleinlebewesen, die Infektionskrankheiten übertragen können

(siehe auch Kapitel B. 31. und B. 32.)

Mücken, Flöhe, Läuse, Fliegen

Mücken, Flöhe, Läuse, Fliegen können durch Stiche oder Bisse Krankheiten übertragen. Dazu zählen u. a.:

- Filiariosen,
- Gelbfieber,
- Hämorrhagisches Fieber,
- Orient-Beule, Kalar Azar (Leishmaniasen),
- Malaria,

- Pest,
- Fleckfieber (Rickettsiosen),
- Schlafkrankheit (Trypanosomiasis).

B. 6.6.3. Infizierte Biss- und Stichwunden durch Insekten

Allgemeines: Durch Insekten verursachte Wunden jucken meistens und veranlassen zum Kratzen. Hierdurch können sich die Wunden infizieren. Wundrose, Vereiterungen oder Lymphbahnentzündungen können die Folge sein.

Symptome, Erste Hilfe und weitere Behandlung: Siehe Kapitel B. 4.3. „Wunden". Wichtig ist ein Schutz gegen Tetanus (Wundstarrkrampf), siehe Kapitel B. 32.34. „Wundstarrkrampf".

B. 6.7. Vergiftungen durch Gase

(siehe auch Kapitel D. 7.)

B. 6.7.1. Vergiftungen durch Kohlenmonoxid

Gasvergiftungen Kohlenmonoxid

Allgemeines: Kohlenmonoxid ist ein farbloses, geruchloses, explosives Gas, das leichter ist als Luft. Es entsteht bei unvollständiger Verbrennung von Kohlenstoff und seinen Verbindungen. Das Kohlenmonoxid verbindet sich mit dem Sauerstoffträger des Blutes (den roten Blutkörperchen). Hierdurch kommt es zu einer allmählichen „inneren Erstickung", die tödlich ausgehen kann.
Ursachen für Vergiftungen sind meistens schlecht ziehende Öfen, Heizungsabgase und Auspuffgase. Besonders gefährdet sind schlafende Kinder, wenn die Eltern von Bord gegangen sind und die Heizung läuft. Plötzliche Winddrehungen können die Abgase in das Schiffsinnere dringen lassen.

Symptome: Anfangs bestehen Kopfschmerz, Schwindel, Kurzluftigkeit, Übelkeit und Brechreiz. Diese Symptome werden im Schlaf in der Regel nicht bemerkt. Später können Krämpfe auftreten, und nach tiefer Bewusstlosigkeit tritt der Tod ein. Die Hautfarbe der Vergifteten ist **rosig** (siehe Abb. in Kapitel C. 10. „Leichenflecke"), was über die Schwere der Vergiftung hinwegtäuschen kann. In seltenen Fällen kann es auch zu einer Magenblutung kommen.

Erste Hilfe: Sofort den Vergifteten an die frische Luft bringen, dabei kriechend bewegen und die Luft anhalten.
Der Geborgene ist schwerstkrank. Jede körperliche Belastung muss vermieden werden. Bei Atem- und Herzstillstand sofortige Herz-Lungen-Wiederbelebung (Kapitel C. 1.).

Weitere Behandlung: Wenn möglich, Einatmungsluft mit Sauerstoff anreichern. Körperliche Schonung bis zur Erholung. Krankenhausbehandlung ist anzustreben.

B. 6.7.2. Vergiftungen durch Kohlendioxid

Gasvergiftungen Kohlendioxid

Allgemeines: Streng genommen ist Kohlendioxid kein Gift. Durch seine physikalischen Eigenschaften kann es aber tödlich wirken. Es ist schwerer als Luft, sammelt sich in Räumen am Boden und verdrängt dabei die für die Atmung wichtige Luft. Es kommt zu einer „äußerlichen Erstickung", ähnlich wie beim Ertrinken.

Auch Kohlendioxid ist farb- und geruchlos, jedoch nicht explosiv. Eine brennende Kerze erlischt, deshalb wird es auch zur Brandbekämpfung eingesetzt. Unfallquellen sind nicht entlüftete Schiffsräume nach einer Brandbekämpfung mit CO_2-Feuerlöschern.

Symptome: Plötzliche Bewusstlosigkeit, Atem- und Herzstillstand, blau-rotes Gesicht, gelegentlich auch Krämpfe.

Erste Hilfe: Sofortige Rettung, dabei **Luft anhalten** wie beim Tauchen. Die Helfer müssen sich mithilfe weiterer Personen durch Leinen sichern lassen, aufrecht bewegen. Erforderlichenfalls **sofortige** Herz-Lungen-Wiederbelebung (Kapitel C. 1.).

Weitere Behandlung: Nach Überstehen der kritischen Situation nicht erforderlich.

Achtung: Nach Einsatz eines CO_2-Feuerlöschers besonders auf kleinen Schiffen Bilge lenzen.

Rauchvergiftung

B. 6.7.3. Rauchvergiftung bei Bränden

Allgemeines: Abhängig von dem verbrannten Material entsteht ein Gemisch aus verschiedenen giftigen Gasen und festen Teilchen (Ruß). Die häufigsten Gase sind Kohlenmonoxid (siehe Kapitel B. 6.7.1.), Kohlendioxid (Kapitel B. 6.7.2.), Phosgen, Chlor, Stickoxide und nitrose Gase.

Symptome: Für Kohlenoxide siehe vorige Kapitel. Starker Reizhusten, Kurzluftigkeit, rasselnde Atmung und Augenreizung lassen besonders bei Kunststoffbränden auf eine Vergiftung durch weitere Gase schließen.

Erste Hilfe: Aus der Gefahrenzone entfernen (nach Luv) und frische Luft, wenn möglich Sauerstoff zuführen.

Weitere Behandlung: Krankenhausbehandlung anstreben, ansonsten kann man nur die körperliche Erholung abwarten. Gegen Hustenreiz hustendämpfende Mittel (Nr. 1.01).

Seekrankheit

B. 7. SEEKRANKHEIT

Bewegungskrankheit

Die Seekrankheit zählt zu den Kinetosen (Bewegungskrankheiten) und ist eine ernst zu nehmende Erkrankung, da die Schiffssicherheit durch Ausfall der Besatzung erheblich gefährden kann.

Fast jeder Mensch (bis zu 90%) ist anfällig und könnte zu irgendeinem Zeitpunkt im Leben Symptome von Seekrankheit verspüren. Bei schlechtem Wetter rechnet man (auch in der Berufsschifffahrt) mit einem Ausfall von bis zu 60% der Besatzungen. Ursächlich ist der gleichzeitige Einfluss verschiedener und miteinander kollidierender Reize, die vom Gehirn verarbeitet werden müssen.
Durch unser Leben an Land hat sich das Gehirn an diese Bedingungen angepasst und gelernt exakt vorherzusehen, welche Signale des Körpers bei Ausführung von

Kinetose

bestimmten Bewegungen zu erwarten sind. Die Ursache der **Kinetose** liegt primär in der Diskrepanz zwischen den Sinneseindrücken der Augen, des Gleichgewichtsorgans und der Körperhaltung, sodass das Gehirn durch widersprüchliche Informationen irritiert wird. Beim Arbeiten in der Seekarte vermitteln die Augen, dass die Karte ruhig auf dem Tisch liegt, das Gleichgewichtsorgan signalisiert jedoch, dass sich das Boot in Bewegung befindet. Diese **„intersensorischen Konflikte“** sind das gängige Erklärungsmodell für die Seekrankheit. Bei der Auslösung von Erbrechen spielt das **Histamin** als Überträgerstoff eine entscheidende Rolle. Es ist ein Eiweißstoff, der sich in Nahrungsmitteln befindet und auch vom Körper selbst gebildet wird. Zusätzlich spielen Kälte, wodurch die Seekrankheit schneller auftritt (wie auch die Seekrankheit selbst die Aus- bzw. Unterkühlung beschleunigt), unangenehme Gerüche und Angst (Stress führt im Körper zu einem erhöhten Histaminspiegel) eine Rolle.

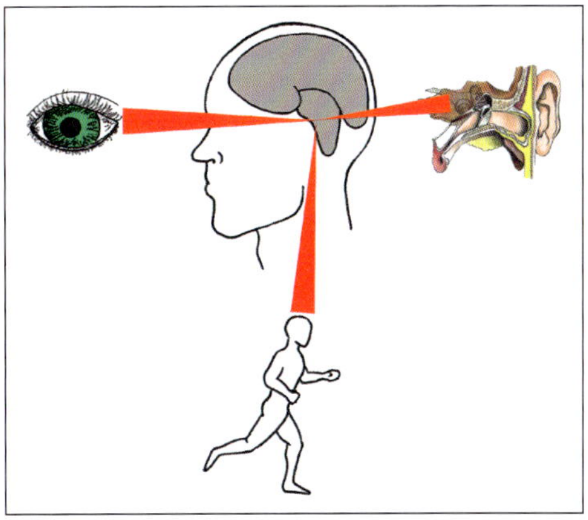

Intersensorischer Konflikt
(Zeichnung Rathzi Morales)

Die Anfälligkeit ist von Mensch zu Mensch verschieden: Frauen, insbesondere während der Menstruation und Schwangerschaft, sind zu 70 % anfälliger als gleichaltrige Männer, auch gelingt bei Männern die Anpassung schneller. Ebenso sind Asiaten, insbesondere Chinesen, häufiger betroffen als Europäer. Kinder unter 2 Jahren sind immun, mit einem danach folgenden Anstieg bis zum 12. Lebensjahr.

Symptome: Die Symptome der Seekrankheit können unterschiedlich stark ausgeprägt sein: Frühsymptome sind zunehmendes Desinteresse und Teilnahmslosigkeit, weiterhin Müdigkeit, Gähnen, Blässe, Aufstoßen, Übelkeit bis hin zu Erbrechen, mit Elends- und Vernichtungsgefühl, Apathie und Zusammenbruch der Persönlichkeit.
Selten kann der Landgang nach einer langen Seereise ebenfalls Symptome der Seekrankheit auslösen. Dieses nennt man „Mal de Débarquement“.

Vorbeugung: Vor Reiseantritt vor allem kohlenhydrathaltige (wenig Fett), aber nicht zu voluminöse Mahlzeiten einnehmen, keinen Alkohol trinken.

Histaminhaltige Nahrungsmittel

Histaminhaltige Nahrungsmittel **meiden** wie z. B.: Salami, Hartkäse, Thunfisch aus der Dose, Sauerkraut, Tomaten, Spinat oder auch Schokolade, „Knabbergebäck“, Walnüsse, Bananen. Rotwein, Kaffee, schwarzer und grüner Tee sollten ebenfalls gemieden werden. **Vitamin C** baut Histamin ab und kann prophylaktisch in einer Dosierung von 2g/Tag (am besten als 500 mg Kautablette) eingenommen werden. **Ingwer** soll auch helfen: 1g Ingwerpulver in warmer Milch aufgelöst trinken oder Ingwerwurzeln kauen oder 500 mg Ingwerkapseln (Zintona® 250 mg Kps.) alle 4 Stunden einnehmen.
12 bis 24 Stunden **vor** dem Auslaufen Mittel gegen Seekrankheit einnehmen; zuvor sollte die Verträglichkeit schon einmal ausprobiert worden sein.
Die Nacht vorher an Bord verbringen (evtl. sogar Schiff vor Anker legen), um die Schiffsbewegungen zu spüren. Ausreichend Schlaf ist ebenfalls wichtig.
Warm anziehen, trocken bleiben, an der frischen Luft aufhalten, sich mit etwas beschäftigen, keine Arbeiten unter Deck (Kochen, Navigation), nicht Lesen.
Ruder gehen (aber nicht auf den Kompass starren), den Horizont fixieren, um einen festen Referenzpunkt zu haben, dabei aber auch Teile vom Schiff im „peripheren Gesichtsfeld“ (Augenwinkel) behalten, um das Gehirn an die unterschiedlichen Informationen zu gewöhnen.

Immer wieder kleine Mengen trinken, um nicht auszutrocknen und kleine Snacks (Zwieback, Toast- oder Knäckebrot)) essen. Darauf vertrauen, dass die Seekrankheitssymptome auch wieder vergehen, weil ein Gewöhnungseffekt für die Schiffsbewegungen eintritt.
Auch wenn man sich für seefest hält, gilt das wahrscheinlich **nicht** in einer **Überlebenssituation** in einer Rettungsinsel bei schwerem Wetter. Auch der Aufenthalt in einem Freifallrettungsboot ist diesbezüglich ausgesprochen problematisch.

Erste Hilfe: Medikamente gegen Seekrankheit (Gruppe 7 der Bordapotheke)

Medikation bei Bewegungskrankheit (Quelle: siehe Literaturverzeichnis Nr. 20.1)

Kategorie	Indikation	Dosierung	Einsatz	Mögliche Nebenwirkungen
Anticholinergika				
Scopolamin	See- und Reisekrankheit	transdermal 1,5 mg/Patch	Prophylaxe, 6–8 h vor Exposition, wirksam über 72 h	häufig: trockene Augen und Mund, Mydriasis mit Lichtempfindlichkeit gelegentlich: Sehstörungen, Benommenheit, Kopfschmerz, Sedierung selten: akutes Engwinkelglaukom, Verwirrtheit, Kontaktdermatitis, einseitige Pupillendilatation, Harnverhalten
Antihistaminika (gelistet mit steigendem Sedierungspotenzial)				
Cinnarizin plus Dimenhydrinat	Schwindelsymtome verschiedener Genese	20 mg Cinnarizin/40 mg Dimenhydrinat per os	nur Akuttherapie, dreimal am Tag, maximal 4 Wochen	häufig: Somnolenz, Kopfschmerzen,Mundtrockenheit, Bauchschmerzen gelegentlich: Parästhesien, Amnesie, Tinnitus, Tremor, Nervosität, Konvulsionen, Dyspepsie, Übelkeit, Diarrhö, Schwitzen, Hautausschlag selten: Harnverhalten
Dimenhydrinat	Übelkeit und Erbrechen unterschiedlicher Ätiologie Bewegungskrankheit	50–100 mg Einzeldosis per os, bis 300 mg/Tag 62–186 mg/Tagin travenös 100–300 mg/Tag intramuskulär (bis 400 mg/Tag) Kinder mit verminderter Dosis, nicht bei Kindern unter 3 Jahren	Prophylaxe, erstmalige Gabe circa 0,5–1 h vor Reisebeginn Therapie, regelmäßig über den Tag verteilt	sehr häufig:Somnolenz, Benommenheit, Schwindelgefühl, Muskelschwäche häufig: Unruhe, Erregung, Schlaflosigkeit, Angstzustände oder Zittern, Sehstörungen, erhöhter Augendruck, Tachykardie, Obstipation, Durchfall, Übelkeit, Erbrechen, Schmerzen im Bereich des Magens, trockene Mund- und Nasenschleimhaut, verstopfte Nase, Miktionsstörungen
Diphenhydramin	Überkeit, Erbrechen, Schlafstörungen	50 mg/Tag (auch Höchstdosis) bei Kindern und Jugendlichen bis 18 Jahren	Kurzzeittherapie, 30 min vor dem Schlafengehen	Gefahr von Abhängigkeit, Toleranzentwicklung sehr häufig: Somnolenz, Benommenheit und Konzentrationsstörungen während des Folgetages, insbesondere nach unzureichender Schlafdauer, sowie Schwindel und Muskelschwäche häufig: Kopfschmerzen, Magen-Darm-Beschwerden (Übelkeit, Erbrechen, Durchfall) und anticholinerge Effekte wie Mundtrockenheit, Obstipation, gastro-ösophagealer Reflux, Sehstörungen oder Miktionsstörungen
Promethazin	Überkeit und Erbrechen	individuell, beginnend mit 20–30 mg per os Steigerung um 10 mg verteilt möglich (bis 100 mg/Tag) Kinder über 2 Jahre und Jugendliche unter 18 Jahren nur bei zwingender Indikation	Reservetherapie, beginnend zur Nacht, bei Dosissteigerung auch morgens und mittags	sehr häufig: Sedierung, anticholinerge Wirkungen, extrapyramidale Symptome

Ein weiteres Medikament ist *Cinnarizin* als Einzelsubstanz (nicht in der Bordapotheke, nur über internationale Apotheke oder z. B. in England ohne Rezept im Supermarkt zu erhalten).
Akkupressurbänder, Horizontalbrille oder ein Reliefband (elektr. Stimulierung) können ebenfalls versucht werden.
Häufigste Nebenwirkungen sind: Müdigkeit (erwünscht), Mundtrockenheit, Sehstörungen, bei Scopolaminpflastern auch Möglichkeit der Harnverhaltung (dann Pflaster sofort entfernen!).
In die Koje legen (möglichst in Schiffsmitte), Rückenlage, Augen schließen, „Pütz“ (besser „Spucktüten“, die sich verschließen lassen, um den Geruch zu verhindern) griffbereit daneben. Immer wieder dafür sorgen, dass in kleinen Schlucken getrunken wird! Hilfreich ist es, wenn man Männer mit einer Urinflasche versorgt (Trinken wird aus Angst vorm Toilettengang vermieden), desgleichen Frauen mit sog. „Ladybags“. In der Regel kommt es nach 24 Stunden zu einem Gewöhnungseffekt mit Besserung des Zustandes.

Weitere Behandlung: Wenn **schweres Erbrechen** länger als 24 Stunden anhält, dann sind Medikamente, die oral gegeben werden müssen, wirkungslos. Besser dann Zäpfchen (Pflaster) nehmen oder auch ein anderes Medikament ausprobieren. Es gibt einzelne Erfahrungsberichte von notärztlichen Kollegen, die mit Erfolg für Einsätze auf See das Medikament *Ondansetron* (Zofran®) als Schmelztablette eingenommen haben. Dieses ist jedoch **nur** zur Behandlung von Erbrechen nach Chemotherapie zugelassen. **Elektrolytlösung** zu trinken geben.

Liegt **unstillbares Erbrechen** bis zu 48 Stunden vor, dann ist die Situation ernst (Austrocknung, Unterkühlung, Verwirrtheitszustände, Verstopfung). Eine Evakuierung sollte erwogen werden, funkärztlichen Rat einholen (Puls, Blutdruck, Urinproduktion dokumentieren!), Infusionslösungen (intravenös oder auch subkutan einlaufen lassen) geben.

B. 8. KÄLTEEINWIRKUNG

B. 8.1. Kälteschockreaktion, Schwimmversagen, Unterkühlung

Wenn eine Person in kaltes Wasser fällt, dann bewirkt der **Kältereiz** auf den menschlichen Körper unterschiedliche Reaktionen in mehreren Phasen, wobei jede einzelne unterschiedliche Gesundheitsgefahren beinhaltet. Medizinisch gesehen ist eine Wassertemperatur ab 15 °C als kalt und unter 10 °C als sehr kalt anzusehen. Besonders kälteempfindliche Personen reagieren z.B. schon bei einer Wassertemperatur von 23 °C mit verstärkter Atmung.
Die Gefahren für den Verunfallten bestehen in **unmittelbarem Ertrinken**, in der **Unterkühlung** und in einem **Kreislaufkollaps** unmittelbar vor, während und nach der Rettung. Man unterscheidet nach einem Sturz ohne Kälteschutzbekleidung in kaltes Wasser **4 Phasen**. Das Wissen um die Körperreaktionen in den einzelnen Phasen kann entscheidend dabei helfen, einen Sturz ins Wasser zu überleben.

Sofort- oder Kälteschockreaktion

Phase 1: Sofort- oder Kälteschockreaktion
Durch den Kältereiz des Wassers auf der Haut kommt es sofort zu einem **kräftigen Atemzug**, der 2 – 3 l Luftvolumen umfassen kann, danach folgt eine massive, unkontrollierte und hektische Atmung (**Hyperventilation**). Dies kann bei Seegang und Gischt zu erheblicher **Flüssigkeitsaspiration** (man bekommt Wasser in die Lunge) und zu sofortigem Ertrinken führen. Zusätzlich steigen massiv Herzfrequenz und Blutdruck an, was das Risiko für Herzinfarkt und Schlaganfall z. B. bei älteren Menschen erhöht. Die Fähigkeit in kaltem Wasser die Luft anhalten zu können, liegt im Schnitt bei nur 10 Sekunden! Diese Reaktion ist bei 15 °C Wassertemperatur schon sehr stark ausgeprägt. Am heftigsten sind die körperlichen Symptome bei Temperaturen zwischen 10 °C bis 5 °C und werden auch nicht stärker, wenn das Wasser noch kälter ist. Die Kälteschockreaktion hat ihren Höhepunkt nach 30 Sekunden und klingt dann langsam ab. Diese Phase kann 3 – 5 Minuten anhalten.

Schwimmversagen

Phase 2: (kälteabhängiges) **Schwimmversagen**
Wenn ein Mensch kopfüber in kaltes Wasser stürzt und reflektorisch versucht, im ersten Augenblick die Luft anzuhalten, dann löst das kurzfristig einen Pressvorgang aus, der, verbunden mit dem Kältereiz auf der Haut des Gesichts, den sog. **„Tauchreflex“** aktiviert. Und das hat einen langsamen Pulsschlag zur Folge. Diese Reflexantwort wird durch den „Parasympathikus“ in unserem vegetativen Nervensystem aktiviert, wohingegen die Stressreaktion des Kältschocks durch den „Sympathikus“ gesteuert wird. Das vegetative oder auch autonome Nervensystem regelt die Lebensvorgänge in unserem Körper (wie z. B. Herzschlag und Atmung) und ist nicht dem Willen unterworfen. Diese beiden zeitgleich ablaufenden Reaktionen, die entgegengesetzte Wirkungen am Herzen zeigen, bezeichnet man auch als den **„autonomen Konflikt“** des Nervensystems. Und das kann im schlimmsten Fall zu sofortigen und tödlichen Herzrhythmusstörungen führen.

„Autonomer Konflikt“

Im Anschluss an die erste Phase bewirkt die Kälte ein Nachlassen der Nerven- und Muskelfunktion. Manuelle Geschicklichkeit der Finger, sowie die Kraft in Armen, Händen und Beinen sind zu 60 – 80 % am Ende dieser Phase eingeschränkt. Koordinierte Schwimmbewegungen (Abb. 1) sind nicht mehr möglich, der Verunfallte versucht sich in fast vertikaler Lage (Abb. 2) über Wasser zu halten, wodurch sich massives Atmen und Panik (Abb. 3) verstärken. Dies sind die besonderen Probleme der ersten **30 Minuten** nach dem Sturz in kaltes Wasser. Etwa **50 % der tödlichen Ertrinkungsunfälle** ereignen sich in den ersten beiden Phasen.

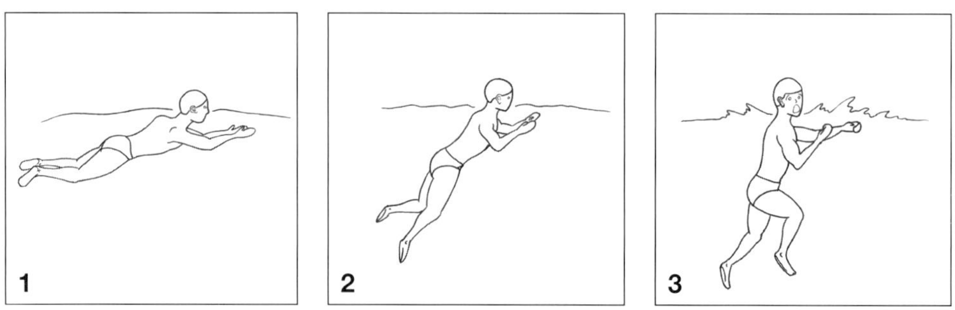

(Zeichnung Rathzi Morales)

Unterkühlung

Phase 3: Unterkühlung/Hypothermie
Um zu unterkühlen, muss der menschliche Körper **länger als 30 Minuten** im Wasser treiben. Als Erstes kühlen die Extremitäten (Arme, Beine) herunter, weil sich die Blutgefäße unter Stress und Kälteeinfluss zusammenziehen. Es kommt zur **„Zentralisation"** des Kreislaufs und damit werden nur noch die lebenswichtigen Organe in Bauch- und Brustraum und das Gehirn durchblutet. Wie schnell der **Wärmeverlust** einsetzt, hängt von vielen Faktoren ab: Von der körperlichen Fitness, der Bekleidung, der Aktivität im Wasser (Schwimmbewegungen verstärken den Wärmeverlust), dem Alter und Geschlecht (Kinder, Frauen und ältere Menschen kühlen schneller aus) und den Wetterverhältnissen (Seegang, Windgeschwindigkeit, Wasser- und Lufttemperatur). Wenn die Körperkerntemperatur unter 35 °C fällt, spricht man von Hypothermie. **30% der Todesfälle** ereignen sich in dieser Phase.

Kreislaufzentralisation

Wärmeverlust

Vorbeugung

Vorbeugung: Aus dem oben Gesagten ergibt sich, dass man entsprechend der **Wasser- und nicht der Lufttemperatur** bekleidet sein sollte. Je weniger kaltes Wasser auf ungeschützte Haut trifft, desto geringer ausgeprägt ist die „Kälteschockreaktion". Den besten Schutz erreicht man mit einem **Kälteschutzanzug**, den man auch als „Unterzieher" unter der „Arbeitskleidung" tragen kann. Es sollte stets eine korrekt sitzende, mit einem Schrittgurt versehene **Rettungsweste,** die den Kopf und die Atemwege über Wasser hält (am besten noch mit einem Spraycap gegen Gischtinhalation versehen) oder zumindest eine Schwimmweste als Auftriebshilfe getragen werden. Beides erhöht die Überlebenschance erheblich.

Maßnahmen zum Überleben

Maßnahmen zum Überleben: Man sollte versuchen, sich so ruhig wie möglich im Wasser zu verhalten, um die Atmung unter Kontrolle zu bekommen (**hierbei hilft entscheidend das Tragen einer Rettungs- oder auch Schwimmweste!**), dann den Rücken gegen Wind und See drehen, um Wasserinhalation zu vermeiden. Solange die Hände noch funktionieren, sollte man seine Bekleidung an Hals und Handgelenken abdichten (z. B. Klettverschlüsse nachziehen), um den Wassereintritt zu minimieren. Wenn man eine entsprechende Notfallausrüstung bei sich hat, dann nach Signalpfeife oder Taschenlampe suchen und hervorholen, EPIRP-Boje, AIS-Notsender oder UKW-Handfunkgerät aktivieren, dann evtl. vorhandene Handschuhe wieder an- bzw. überziehen. Grundsätzlich so wenig wie möglich bewegen, um nicht unnötig Wärme zu verlieren (siehe auch **Kapitel C. 9 „Überleben im Seenotfall"**).

Rettungskollaps

Phase 4: Rettungskollaps
Ein nicht unerheblicher Anteil an Verunfallten (**bis zu 20 %**) kann noch unmittelbar vor, während und nach der Rettung versterben. Da es sich hierbei um ein **Kreislaufversagen** handelt, spricht man im Englischen von einem *„circum-rescue-collapse"*.

Kreislaufversagen/ „circum-rescue-collapse"

Maßnahmen: Wenn keine Schwimmhilfe getragen wird, auf gar keinen Fall winken, um Retter auf sich aufmerksam zu machen, da dadurch vielleicht die letzte noch für Auftrieb sorgende Luft aus der Kleidung entweichen kann. Besser ist es, beispielsweise eine Trillerpfeife zu benutzen. Die **Rettung** und der **Transport** an Bord sollte möglichst **schonend** (s. u.) erfolgen. Nach erfolgter Rettung sollte sich der Verunfallte nicht zu früh in Sicherheit und gerettet fühlen, da dann möglicherweise nicht mehr genügend überlebenswichtige Stresshormone gebildet werden.

Rettung und Erste Hilfe: Jede länger (> 30 Minuten) im Wasser treibende (aus dem Wasser gerettete) Person ist als unterkühlt anzusehen, leidet zudem unter einem Flüssigkeitsmangel und hat einen oft sehr niedrigen Blutdruck. Daraus folgt, dass der Verunfallte (in Abhängigkeit von der Verweildauer im Wasser), wahrscheinlich nicht mehr bei der eigenen Rettung mithelfen kann und es auch nicht tun sollte, da er bei deutlicher Unterkühlung nur noch durch einen **„Minimalkreislauf"** am Leben gehalten wird. Das reicht für körperliche Anstrengungen nicht aus. Die Rettung aus dem Wasser sollte möglichst in **waagerechter Körperlage** erfolgen (bei senkrechter Körperhaltung kann es zu einem Kreislaufkollaps durch Blutdruckabfall kommen). Besteht aber die Gefahr, dass der Kopf des Verunfallten bei dem Manöver unter Wasser gerät oder ist dies schon geschehen, dann muss er so schnell wie möglich gerettet und an Bord geholt werden. Aber auch dann muss man sich bemühen, den Verunfallten so schonend wie möglich zu bewegen (sonst besteht Gefahr von Herzrhythmusstörungen).

Man unterscheidet 4 Stadien der Unterkühlung, die sich an den Symptomen des Patienten orientieren (siehe auch **Kapitel A. 10.**):

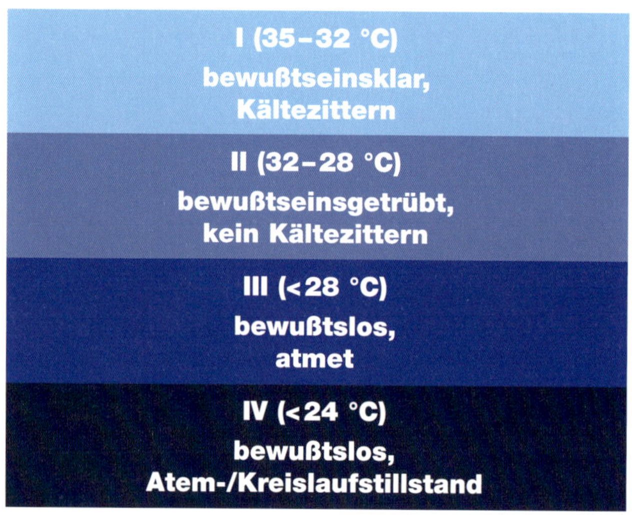

Modifizierte Stadieneinteilung nach dem Swiss Staging System
(Quelle: siehe Literaturverzeichnis Nr. 12.1, graphische Darstellung: Stephan Kohfahl)

Merksatz 1–10–1

Um sich die Zeitabfolge der Reaktionen unseres Körpers auf die Kälte und die notwendigen Maßnahmen, die man für das eigene Überleben ergreifen kann, gut merken zu können, dient der Merksatz **1 – 10 – 1**. Dies bedeutet:
Nach Sturz in kaltes Wasser ohne Schutzbekleidung/ohne Rettungsweste sollte man versuchen **in**:
1 Minute die Atmung unter Kontrolle zu bekommen
10 Minuten zielgerichtete Handlungen durchzuführen und es verbleibt (vielleicht)
1 Stunde, bevor man infolge der Hypothermie bewusstlos wird und ertrinken kann.

Entscheidung zur Wiederbelebung: Man soll sehr zurückhaltend mit der Todesfeststellung sein, da ein „kalter" Patient nur einen sehr schwachen (kaum oder nicht tastbaren), langsamen Puls und einen nicht messbaren Blutdruck haben kann. Die **Abwesenheit von Lebenszeichen** allein ist kein zuverlässiges Zeichen des eingetretenen Todes.

Da die Unterkühlung einen „Schutzeffekt" für das Gehirn hat (bei 18 °C Körperkerntemperatur kann das Gehirn einen Kreislaufstillstand 10-mal länger tolerieren als bei 37 °C), sollte in jedem Fall eine **Wiederbelebung** begonnen und auch so lange wie möglich durchgehalten werden! Bei Ertrinkungsopfern sollte man die Wiederbelebung mit **5 Atemspenden** beginnen und dann in den 30:2-Rhythmus übergehen (siehe Kapitel C.1.).

Wiedererwärmung/ Wärmeerhalt

Weitere Behandlung: Noch **ansprechbare** und **zitternde** Patienten sind nicht ernsthaft gefährdet. Vorsichtig an einen geschützten Ort transportieren, die nasse Kleidung entfernen, abtrocknen, warm anziehen und warme und gesüßte Getränke (niemals Alkohol!) geben. Ist der Verunfallte **bewusstseinsgetrübt**, die nasse Kleidung vorsichtig entfernen und durch trockene ersetzen, dann Rettungsfolie, Wolldecken, Isomatte (wenn vorhanden) und Plastikfolie o. ä. (s. Abb. **„Hypothermia Wrap"**) darüber schlagen. In Handtücher eingeschlagene Wärmflasche (Verbrennungsgefahr!) auf den Brustbereich legen. Ebenfalls warme und gesüßte Getränke verabreichen (falls keine Bewusstlosigkeit vorliegt!). Lückenlose Überwachung mit Kontrolle von Bewusstsein, Puls und Temperatur (wenn möglich), dabei immer wieder ansprechen und zum Durchhalten auffordern. In dieser Situation soll ein gewisser „Stresslevel" aufrecht erhalten werden, damit der Körper noch genügend kreislauferhaltende Stresshormone (Adrenalin, Noradrenalin) produziert. Immer auch versuchen funkärztlichen Rat einzuholen und eine Krankenhausbehandlung anstreben.

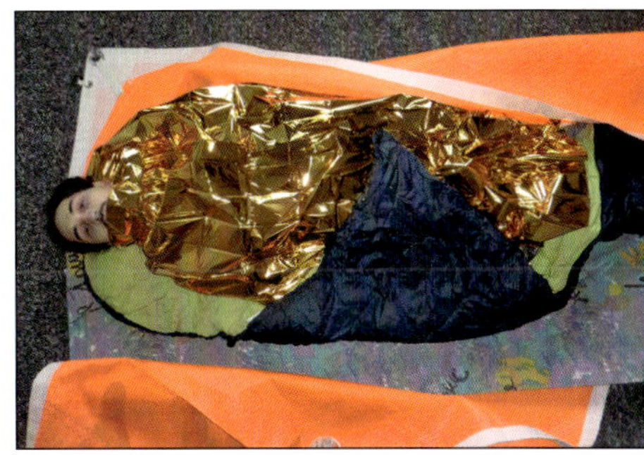

Hypothermia Wrap

B. 8.1.1. Überlebenszeiten im Wasser

Überlebenszeiten im Wasser

Überlebenskurve nach Barnett 1962 – dieser Kurve liegt die Überlebenskurve von Molnar, 1946, zugrunde, der erstmalig Daten aus Schiffsuntergängen und Flugzeugabstürzen aus dem Zweiten Weltkrieg analysiert hatte.

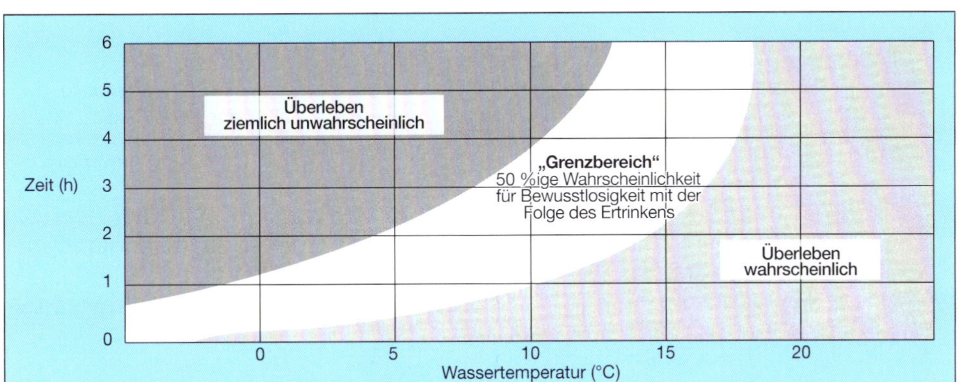

Überlebenskurve (aus: Golden/Tipton: Essentials of Sea Survival, 2002)

Erklärung: Angenommen wird „normale" Bekleidung (kein Kälteschutzanzug, kein Tragen einer Rettungsweste). Je kürzer die Verweildauer im Wasser und je höher die Wassertemperatur, desto größer ist die Chance zu überleben (hellgrauer Bereich).
Im dunkelgrauen Bereich ist ein Überleben eher unwahrscheinlich.
Im weißen Bereich zwischen den Kurven wird eine 50 %ige Wahrscheinlichkeit für Bewusstlosigkeit angenommen, was dann zum Ertrinken führen würde.

Die entscheidenden **Einflussfaktoren** sind:
Das Alter, die Bekleidung, die Wassertemperatur, die Art des Gewässers (See, Fluss, küstennaher Bereich oder die offene See) und ob eine Rettungsweste getragen wurde. Wie lange die Überlebenszeiten nach Sturz ins Wasser (für „normal" bekleidete Menschen) sein können, zeigt die nachfolgende Tabelle (Quelle: 18.1). Hieran sollten sich die **Suchzeiten** nach Vermissten orientieren:

Suchzeiten

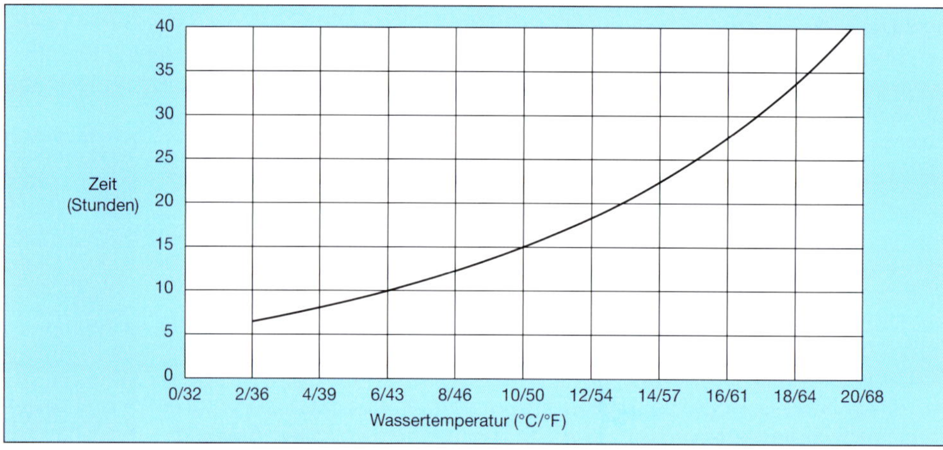

Überlebenszeiten im Wasser

Ertrinken

B. 8.1.2. Ertrinken

Allgemeines: Beim Ertrinken handelt es sich um einen Prozess, der durch Ein- oder Untertauchen des Körpers in einem flüssigen Medium zu einer akuten Verschlechterung der Atmungsfunktion mit daraus resultierendem Sauerstoffmangel führt. Dazu müssen Gesicht und die Atemwege des Unfallopfers unter Wasser geraten, sodass ein Luftholen unmöglich wird. Hierbei wird Wasser in die Atemwege eingeatmet, sodass es ohne Rettung und Beatmung zu Kreislaufstillstand und Tod kommt (siehe **Kapitel A. 9.**).

Erste Hilfe: Rettung, Beatmung, evtl. Herz-Lungen-Wiederbelebung (siehe **Kapitel C. 1.**).

Fußerweichung

B. 8.2. Fußerweichung

Kälteschaden

Allgemeines: Engl. *„trench foot"*, weil diese Form des **Kälteschadens** erstmalig bei Soldaten in den Schützengräben (engl. *„trench"*) des Ersten Weltkriegs beobachtet wurde. Heutzutage, auf den Segelsport übertragen, wird diese Erkrankung im engl. Sprachraum auch als *„cockpit foot"* bezeichnet. Diese Kälteschäden können auch bei Temperaturen oberhalb des Gefrierpunktes auftreten, wenn die Füße lange Zeit in Gummistiefeln durchnässt waren. Hierbei ist nur die Oberfläche der Haut und nicht das tiefer liegende Gewebe betroffen.

Symptome: Gefühllosigkeit, blasse Hautfarbe.

Erste Hilfe: Trockene Socken anziehen, der Übergang zur Erfrierung ist fließend, in diesem Fall den Fuß im warmen Wasserbad (40–42 °C) aufwärmen.

B. 8.3. Erfrierungen

Erfrierungen

Allgemeines: Durch die Kälteeinwirkung kann es zu stärkeren Gewebeschäden kommen, welche die Teile des Körpers betreffen, die am weitesten vom Körperkern entfernt sind: Hände, Füße, Nase und Ohrläppchen. Man unterscheidet 4 Schweregrade.

Symptome: 1. Grad: blasse und „wachsartige“ Hautfarbe, gefühllos, starke Schmerzen bei der Wiedererwärmung.
2. Grad: oberflächliche Blasenbildung der Haut mit klarer oder auch „milchiger“ Flüssigkeit, Rötung und Schwellung des Gewebes um die Blasen.
3. Grad: tiefer gehende Blasenbildung mit blutiger Flüssigkeit.
4. Grad: tief bis in die Muskulatur oder auf den Knochen reichender Gewebeschaden („Geschwürsbildung“), der zum Absterben führen kann. Die Haut ist schwarz verfärbt und kann trocken sein („Mumifizierung“) oder unter Erweichung zerfallen.

Erste Hilfe: Bekleidung vorsichtig entfernen (Handschuhe, Stiefel, ggf. auch aufschneiden). Den Betroffenen auffordern, Hände und Füße zu bewegen. Keine passiven Bewegungen durchführen, kein Reiben! Im 1. Grad ist auch eine Erwärmung mit eigener Körperwärme (beispielsweise Hände in die Achselhöhle stecken) noch möglich. Ansonsten schnelle Wiedererwärmung anstreben, um den Gewebeschaden zu begrenzen. Wenn möglich die Gliedmaße im warmen Wasserbad (40–42 °C) für 15 bis 30 Minuten aufwärmen. Wunden müssen/sollten steril verbunden werden.

Weitere Behandlung: Wundinfektionen vermeiden durch täglichen, vorsichtigen, möglichst sterilen Verbandswechsel. Salben (Nr. 14.12) nur bei vereiterten Wunden anwenden, sonst trockene Verbände anlegen (siehe auch Kapitel B. 4.3.2. „Versorgung infizierter Wunden“). Zwischen die Zehen oder die Finger Wundgaze legen. Auch vereiste Gliedmaßen trocken verbinden. Mit langwierigem Heilverlauf ist zu rechnen. Gewebe mit Erfrierungen 4. Grades stößt sich noch nach Wochen spontan ab. Über die erfrorenen Gliedmaßen mit Pappkartons oder ähnlichen Gegenständen Tunnel bauen, damit die Bettdecke nicht drückt oder anklebt.
Schmerzmittel nach Bedarf (Nr. 5.04 oder 5.06), bei Wundinfektionen und Fieber Antibiotika (Nr. 8.01) geben. Auf bestehenden Impfschutz gegen Tetanus achten.

B. 9. HITZEEINWIRKUNG

B. 9.1. Hitzekollaps

Hitzekollaps

Allgemeines: Bei Wärme erweitern sich die Blutgefäße, um die Körperwärme abzuleiten. Durch „Versacken“ des Blutes in den Beinen kann es zu einer **vorübergehenden Minderdurchblutung des Gehirns** kommen. Längeres ruhiges Stehen auf einer Stelle oder plötzliches Aufstehen kann das Auftreten dieses nicht lebensbedrohlichen Zustandes begünstigen, d. h., der Patient fällt in „Ohnmacht“, er kollabiert.

Symptome: Feuchter Schweiß, Bewusstlosigkeit.

Erste Hilfe: In kühle Umgebung verbringen, Kleidung öffnen, **Flachlagerung**, Beine hoch. Bei tiefer Bewusstlosigkeit stabile Seitenlage. Falls bei Bewusstsein, reichlich trinken lassen.

Weitere Behandlung: Nicht erforderlich.

Hitzeerschöpfung

B. 9.2. Hitzeerschöpfung

Flüssigkeits-/ Wasserverlust

Salzmangel

Allgemeines: Hitzeerschöpfung gibt es vor allem bei jungen Menschen, die sich stark körperlich anstrengen (Sportler, Soldaten). Sie wird durch einen **Flüssigkeitsverlust** hervorgerufen, da der Körper zur Kühlung große Mengen eines salzreichen Schweißes bilden muss. Wenn der Körper nicht an Hitze angepasst (akklimatisiert) ist, dann können die **Wasserverluste** bis zu 1,5 l/Stunde(!) betragen, zusätzlich besteht ein **Salzmangel**.

Symptome: Kopfschmerzen, Schwäche, Übelkeit, Erbrechen, Kreislaufkollaps. Die Patienten sind in der Regel ansprechbar, die Haut ist feucht und warm, die Körpertemperatur ist selten höher als 39 °C. Übergang in den Hitzschlag (siehe unten) ist jedoch möglich.

Erste Hilfe: Verbringen in kühle Umgebung, Flachlagerung, äußerliche Kühlung (kalte Umschläge oder auch Ventilator), Trinken von gesalzenen Getränken nach Geschmack.

Hitzschlag

B. 9.3. Hitzschlag

Allgemeines: Wenn der Körper nicht mehr in der Lage ist, Körperwärme abzugeben, dann steigt die Temperatur innerhalb kürzester Zeit auf über 40 °C. Man unterscheidet zum einen den durch hohe Lufttemperaturen ausgelösten Hitzschlag ohne Anstrengung – dieser betrifft vor allem ältere Personen bei Hitzeperioden – und zum anderen den Hitzschlag mit körperlicher Anstrengung (schwere körperliche Arbeit) – dieser betrifft eher junge und gesunde Menschen bei hoher Umgebungstemperatur verbunden mit hoher Luftfeuchtigkeit (oder auch bei hoher Luftfeuchtigkeit alleine). Der Hitzschlag ist ein medizinischer Notfall, weil es sich hierbei um ein Versagen der Thermoregulation handelt. Die Sterblichkeit liegt zwischen 10 und 50 %!

Symptome: Hochrotes Gesicht, heiße, trockene Haut (allerdings ist bei der Hälfte der Patienten noch Schwitzen nach Anstrengung möglich!), rektale Temperatur über 40 °C, Müdigkeit, Schwindel, Brechreiz, Bewusstseinsstörung, Krampfanfälle.

Erste Hilfe: Das Ziel ist es, möglichst schnell die Körpertemperatur wieder zu senken. Den Kranken in einen kühlen, schattigen Raum transportieren und ent-

kleiden, dabei soll er sich körperlich nicht belasten. Feuchte Umschläge auf die Stirn legen und in feuchte Tücher einwickeln. Die Hände in kaltes Wasser halten. Ist der Kranke bei Bewusstsein, soll er reichlich trinken, am besten eine Kochsalzlösung (1 Teelöffel Salz auf 1 Liter Wasser). Bei Bewusstlosigkeit stabile Seitenlage (siehe Kapitel C. 5.2.) Besprühen der Haut mit Wasser, wenn möglich Eispackungen in Nacken, Achselhöhlen und auf die Leisten legen.
Beachte: Alle Methoden der Oberflächenkühlung können zum Kältezittern führen.

Weitere Behandlung: Körpertemperatur kontrollieren (rektal). Auch wenn die Temperatur wieder normal (um 37 °C) ist, sollte sich der Kranke noch über einen Tag schonen und reichlich trinken, bis wieder genügend Urin ausgeschieden wird.

B. 9.4. Hitzekrämpfe

Allgemeines: Durch starkes Schwitzen in trockener Luft bei starker körperlicher Belastung kann es in seltenen Fällen zu einem akuten **Kochsalzverlust** kommen. Hierdurch können Krämpfe auftreten (siehe Kapitel A. 11.).

Symptome: Nächtliche Wadenkrämpfe, später Bewusstlosigkeit und Krampfanfälle.

Erste Hilfe und weitere Behandlung: Reichlich Kochsalzlösungen trinken lassen (1 Teelöffel Kochsalz auf 1 Liter Wasser).

B. 9.5. Sonnenstich

Sonnenstich

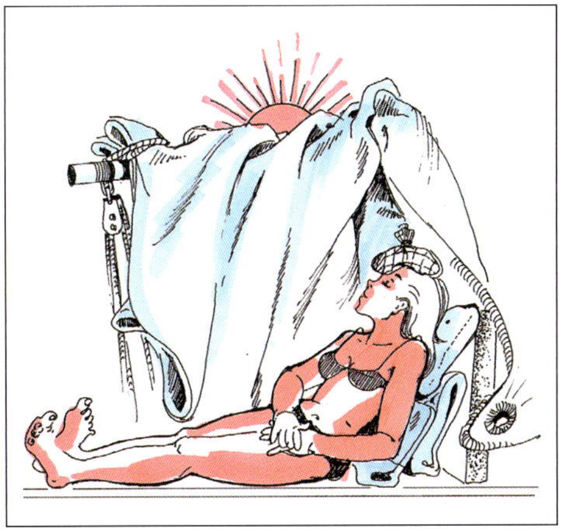

Allgemeines: Beim Sonnenstich handelt es sich um eine **Hirnhautreizung**, die durch intensive Sonnenbestrahlung des meistens unbedeckten Kopfes entstanden ist.

Symptome: Ähnlich wie beim Hitzschlag: Kopfschmerz, Schwindel, Übelkeit, Brechreiz, hochrotes Gesicht, in schweren Fällen Krämpfe und Bewusstlosigkeit. Die Körpertemperatur **kann** erhöht sein, ist in den meisten Fällen aber im Normalbereich.

Erste Hilfe: An einen schattigen, kühlen Ort bringen, beengende Kleidungsstücke öffnen, kalte Kompressen auf den Kopf legen, Körper und Kopf **hoch** lagern. Reichlich Flüssigkeit trinken lassen.

Weitere Behandlung: Wie zuvor beim Hitzschlag.

B. 9.6. Sonnenbrand

(siehe Kapitel B. 15.3.2.)

Verbrennungen und Verbrühungen

B. 9.7. Verbrennungen und Verbrühungen

Allgemeines: Sie entstehen durch Hitzeeinwirkung, z. B. durch Explosionen, Feuer, heißen Dampf oder heißes Wasser. Sie sind häufig lebensbedrohlich. Es drohen Schock, Stoffwechselentgleisungen, wie z. B. Nierenversagen und Wundinfektionen. Das Ausmaß der Schädigung lässt sich oft erst nach einigen Tagen erkennen. Kinder sind besonders durch Verbrühungen gefährdet, wenn es nicht gelingt, die durchtränkte Kleidung **sofort** zu entfernen.
Die Schwere des Krankheitsbildes richtet sich nach

- der Dauer der Einwirkung,
- der Stärke der Hitze und
- der Ausdehnung der geschädigten Körperoberfläche.

Diese Faktoren müssen gemeinsam berücksichtigt werden.

Neuner-Regel
(nach: Wallace)

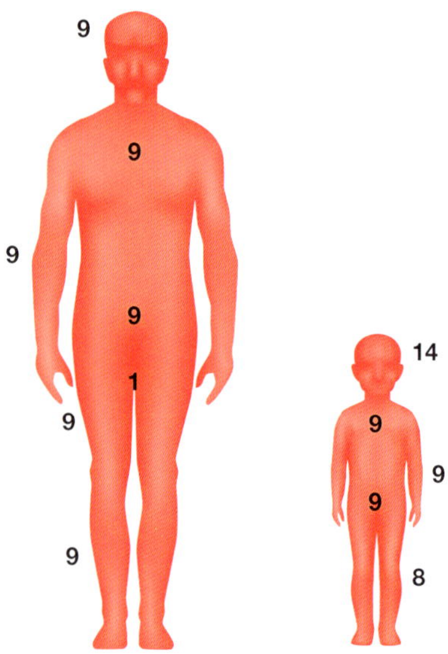

alle Angaben in %

Einteilung nach der „Neuner-Regel" für den Erwachsenen (abweichende %-Angaben für das Kind / 5 Jahre)

Symptome: Für das Beurteilen des **Ausmaßes der Gewebsschädigung** hilft die Einteilung der Verbrennung nach Graden.

Verbrennung 1. Grades:	Rötung und Schwellung der Haut, Schmerzen (erstgradige Verbrennungen werden bei der Berechnung des Ausmaßes **nicht** berücksichtigt).
Verbrennung 2. Grades:	Zusätzliche Brandblasen.
Verbrennung 3. Grades:	Zerstörung der Haut, Schmerzen fehlen oft. Ausheilung unter Bildung von Narben, die zum Schrumpfen neigen.
Verbrennung 4. Grades:	Zerstörung auch tiefer liegenden Gewebes, wie Muskeln und Sehnen, Verkohlung.

Für die Beurteilung der **Ausdehnung der geschädigten Körperoberfläche** hilft die Einteilung der Körperoberfläche in Prozenten nach der sogenannten Neuner-Regel (für den Erwachsenen).

Jeweils 9 % der Körperoberfläche haben

			Kind / 5 Jahre
der Kopf,		= 9 %	= 14 %
ein Arm,	x2	= 18 %	= 18 %
die halbe Rumpfvorderseite,	x2	= 18 %	= 36 %
die halbe Rumpfrückseite,	x2	= 18 %	
ein Oberschenkel,	x2	= 18 %	= 32 %
ein Unterschenkel,	x2	= 18 %	
und die Genitalregion.		= 1 %	
		100 %	100 %

Kleinere und verteilte Verbrennungen lassen sich größenmäßig abschätzen, wenn man weiß, dass die Handinnenfläche (Hand mit Fingern der betroffenen Person) etwa 1 % der Körperoberfläche beträgt (Ein-Prozent-Regel).

Beim Einatmen von heißen Gasen oder Dämpfen kann es zu **Verbrennungen der Luftwege** kommen. Hierdurch erhöht sich die Schockgefahr und verkleinert sich die Atemfläche.

Dadurch, dass die Narben bei Verbrennungen dritten Grades zum Schrumpfen neigen, kann es zu **Versteifungen von Gelenken** kommen, wenn die Verbrennung in Gelenknähe erfolgt ist. Im Gesicht können die Narben entstellen und den Lidschluss und die Öffnung des Mundes beeinträchtigen.

Schweregrad der Verbrennungen

Schweregrad der Verbrennung
Der Schweregrad ist abhängig von der Tiefe der Schädigung (ergibt sich aus der Höhe und Dauer der Temperatureinwirkung), dem Verbrennungsgrad und dem Ausmaß der verbrannten Körperoberfläche (VKOF-Angabe in %).

Eine **geringe** Verbrennung besteht bei Schädigungen **2. Grades** von unter 5 % und bei Schädigungen **3. Grades** unter 1 % VKOF (ausgenommen sind Gesicht, Hände, Füße und äußere Genitalien).

Eine **mittelschwere** Verbrennung liegt vor bei Schädigungen **2. Grades** unter 20 % und bei Schädigungen **3. Grades** unter 10 % VKOF (ausgenommen sind Gesicht, Hände, Füße und äußere Genitalien).

Schwere Verbrennungen sind Schädigungen **2.** und **3. Grades** von Gesicht, Händen, Füßen und äußeren Genitalien sowie Schädigungen 3. Grades von über 10 % VKOF sowie Verbrennungen bei Patienten mit schweren Vorerkrankungen, wie Diabetes mellitus und Herz-Kreislauferkrankungen, bei Kindern und alten Menschen und bei Inhalationsverletzungen.

Erste Hilfe: Aus der Gefahrenzone entfernen und brennende Kleider löschen. Kleider, die mit heißem Wasser durchtränkt sind, entfernen. **Sofort kaltes Wasser** auf die verbrannte oder verbrühte Stelle gießen und diese Maßnahme laufend bis zu 15–20 Minuten wiederholen. Vorsicht vor Unterkühlung, vor allem bei Übergießen des Körperstamms (Brust und Bauch). Verbrannte Gliedmaßen in kaltes Wasser tauchen. Wunden steril abdecken (siehe Kapitel C. 6.1. **Wundverbände**), notfalls mit sauberen Tüchern oder Laken, keine Brandsalben, kein Puder, kein Mehl o. Ä., Wundgel (Nr. 14.02) darf nur bei Verbrennungen 1. Grades angewendet werden. Starke Schmerzmittel (Nr. 5.06) geben.

Weitere Behandlung: Wegen der zahlreichen Komplikationsmöglichkeiten muss
- bei Verbrennungen von mehr als 10 % der Körperoberfläche oder
- bei Schockzuständen oder
- bei Verbrennungen der Luftwege oder
- Verbrennungen 3. Grades in Gelenknähe oder
- Verbrennungen 3. Grades im Gesicht

umgehend eine Krankenhausbehandlung angestrebt werden, **auch wenn nach Abklingen der ersten Schmerzen das Krankheitsbild nicht mehr so bedrohlich erscheint.**

Das volle Ausmaß der Schädigung zeigt sich erst nach einigen Tagen!

Ist eine Krankenhausbehandlung nicht nötig oder möglich, stehen **Schmerz- und Schockbehandlung** im Vordergrund. Es müssen **große Mengen von Flüssigkeit** zugeführt werden. Wenn möglich, zunächst als Infusion, später durch Trinken von sogenannter physiologischer Kochsalzlösung (etwa 1 %ig = 2 Teelöffel Salz auf 1 Liter Wasser), Milch, keinen Tee oder Kaffee. Gegen die Schmerzen **nach Bedarf reichlich auch starke Schmerzmittel** (Nr. 5.06) geben.

Bei der **Wundbehandlung** ist zu bedenken, dass Brandwunden hochgradig infektionsgefährdet sind, da die Gewebsreste einen guten Bakteriennährboden darstellen. Deshalb müssen zunächst nach Gabe von starken **Schmerzmitteln** vorsichtig und steril **Gewebsreste und Verbrennungsrückstände** abgetragen werden. **Brandblasen** sollten **nicht eröffnet** werden, damit sie sich nicht infizieren. Ihr Inhalt ist zunächst keimfrei. Erst wenn sie von sich aus platzen oder wenn sie vereitern, werden sie eröffnet. Bei nicht entzündeten Blasen die abgestorbene Haut belassen (verhindert das ankleben des Verbandes auf der Wunde). Das Wundsekret muss abfließen können. Solange die Wunde absondert, müssen Krusten entfernt werden, kein Puder verwenden. Größere Flächen können auch mit feuchten Tüchern verbunden werden. Auf frische, nicht eitrige und nicht verschmutzte Verbrennungen 1. und 2. Grades mit Rötung oder Blasenbildung **anfangs** eine kortisonhaltige Salbe (Nr. 14.03) auftragen.
Auf eitrige Wunden eine jodhaltige Salbe (Nr. 14.12) auftragen (siehe auch **Kapitel B. 4.3.** „Wunden“). Bei Fieber Antibiotika (Nr. 8.01) geben.

Tetanusschutzimpfung erforderlichenfalls auffrischen lassen.

Elektrounfälle

B. 10. ELEKTROUNFÄLLE

Da an Bord von **Yachten** meistens nur mit geringen elektrischen Gleichspannungen gearbeitet wird, sind Unfälle durch Einwirkung von Elektrizität selten (siehe **Kapitel D. 8.**) Sie können aber vorkommen durch
- Verbrennungen durch Lichtbögen bei Batteriekurzschlüssen,
- höhere Wechselstromspannungen von Bordaggregaten,
- fehlerhafte Stromanschlüsse im Hafen und
- Blitzeinwirkung (siehe **Kapitel D. 8.2.**).

Die **Berufsschifffahrt** arbeitet mit wesentlich höheren Spannungen und dem schon ab 50 Volt gefährlichen Wechselstrom.

Der elektrische Strom schädigt den Körper durch
1. Störung der Herzfunktion,
2. örtliche Verbrennungen (Strommarken),
3. Schädigung innerer Organe.

B. 10.1. Störung der Herzfunktion

Allgemeines: Besonders wenn der Herzmuskel von Strom durchflossen wurde, kann es zu einem **augenblicklichen Herzstillstand** mit sofortiger Bewusstlosigkeit kommen. Auch ein Atemstillstand durch Lähmung der Atemmuskulatur ist möglich. Es können sich aber **auch noch nach einigen Stunden Herzrhythmusstörungen mit dem oft tödlichen Kammerflimmern** einstellen, was gleichbedeutend mit einem plötzlichen Herzstillstand ist.

Art des Stromes (Gleich- oder Wechselstrom), Stromstärke (Ampere), Fläche und Dauer des Kontaktes, Leitfähigkeit der Haut – bei Feuchtigkeit wird der Widerstand (Ohm) der Haut herabgesetzt, sodass sich das Verletzungsrisiko erhöht – und der Weg des Stromes durch den Patienten bestimmen das Ausmaß der Schädigung. Die Tabelle (nach Koeppen) gibt bei Kenntnis der aufgetretenen Stromeinwirkung einen gewissen Aufschluss über das Ausmaß einer möglichen Gesundheitsschädigung.

Strom-stärken-bereich	Stromstärke	Sichere Merkmale	Klinische Merkmale
I	Gleichstrom bis 80 mA Wechselstrom bis 25 mA	Verkrampfungen der Finger, Loslassen des Kontaktes noch bei 9 bis 15 mA möglich	vorübergehende Blutdrucksteigerung, keine Herzrhythmusstörungen zu erwarten, der Körper kann sich selbst helfen
II	Gleichstrom 80 bis 300 mA Wechselstrom bis 80 mA	noch eben ertragbare Stromstärke, keine Bewusstlosigkeit	Herzrhythmusstörungen, vorübergehender Herzstillstand, vorübergehende Blutdrucksteigerung
III	Gleichstrom über 300 mA Wechselstrom über 80 mA	Herz- und Atemstillstand. Tod, wenn Stromdurchgang länger als 1/3 Sekunde	Kammerflimmern
IV	Wechselstrom über 3 A (infolge Hochspannung oder bei Blitzschlag)	Verbrennungen und Verkochungen	wie im Stromstärkenbereich II

Symptome: Plötzliche Bewusstlosigkeit, eventuell Krämpfe, unregelmäßiger Puls oder Aussetzen des Pulsschlages. Verkrampfen der Muskulatur mit Unfähigkeit, stromdurchflossene Leiter loszulassen (bei Wechselstromkontakt). Die Strommarken an der Stelle des Stromeintritts sind Verbrennungen und geben manchmal Aufschluss über den Weg des Stromes. **Dramatische Symptome können anfangs fehlen.** Sie können sich noch nach Stunden bis zu 2 Tagen einstellen und durch anfängliches Fehlen über das wahre Ausmaß der Stromschädigung täuschen.

Erste Hilfe: Abschalten der Stromquelle. Bei Bewusstlosigkeit **sofortige Herzmassage** und künstliche Beatmung (siehe Kapitel C. 1.). Engmaschig überwachen, auch wenn der Betroffene zunächst kaum Beschwerden angibt, um bei späterem Einsetzen von Kammerflimmern sofort mit der Herz-Lungen-Wiederbelebung beginnen zu können.

Weitere Behandlung: Kritisch sind die ersten 24 Stunden, die möglichst in einem Krankenhaus verbracht werden sollten. Spätere Komplikationen und bleibende Herzschäden sind extrem selten.

B. 10.2. Örtliche Verbrennungen

Verbrennungen durch Strom

Allgemeines: Fließt elektrischer Strom, kommt es in Abhängigkeit von dem elektrischen Widerstand zu Hitzeentwicklungen, die je nach der Einwirkungsstärke von kleinen, örtlich kaum sichtbaren Brandwunden bis zu flächenhaften Verbrennungen, Verkochungen und zu Verkohlungen von ganzen Gliedmaßen führen können.

Erste Hilfe: Steriles Abdecken der Wunden mit trockenem Verbandsmull, keine Salben. Laufende Überwachung durch genügend Helfer, die bei einem Herzstillstand sofort mit der Herz-Lungen-Wiederbelebung beginnen müssen.

Weitere Behandlung: Je nach Ausdehnung der Brandwunden kann der Heilverlauf sehr langwierig sein. Eitrige Wunden werden mit jodhaltiger Salbe behandelt (Nr. 14.12), siehe Kapitel B. 4.3. „Wunden“. Kontrollieren, ob der Impfschutz gegen Tetanus ausreichend ist.

Organschaden durch Strom

B. 10.3. Schädigung innerer Organe

Allgemeines: Unter der Stromeinwirkung kann es zum Zerfall von Körpergewebe und roten Blutkörperchen kommen. Die Folgen können dann Nieren- und Stoffwechselstörungen (Azidose) sein.

Erste Hilfe: Reichlich Flüssigkeitszufuhr über 1 bis 2 Tage, etwa 2 bis 3 Liter pro Tag. Geeignet sind neben Tee physiologische Kochsalzlösungen (0,9 %ig = 2 Teelöffel Salz auf 1 Liter Wasser) und physiologische (Trauben-)Zuckerlösungen (5 %ig = 3 gehäufte Esslöffel auf 1 Liter Wasser), anfangs halbstündlich. Keinen Alkohol geben. Auf genügende Urinausscheidung achten, sonst vermehrt trinken lassen. Die Menge des ausgeschiedenen Urins sollte etwa der zugeführten Flüssigkeitsmenge entsprechen.

Weitere Behandlung: Wegen möglichen Nierenversagens oder eventuell auftretender Herzrhythmusstörungen ist eine 1- bis 2-tägige Überwachung in einem Krankenhaus unbedingt erforderlich.

Hängesyndrom

B. 11. HÄNGESYNDROM

Obwohl es sich um keinen „Unfall“ im eigentlichen Sinne handelt, so bestehen doch folgende Gesundheitsgefahren beim Sitzen in einem Bootsmannsstuhl oder einem Klettergurtgeschirr: Infolge der relativen Bewegungsunfähigkeit kann es zum sogenannten **Hängesyndrom** kommen. Die fehlende „Muskelpumpe“ aufgrund der Bewegungslosigkeit der Beine verhindert ein ausreichendes Zurückströmen von Blut zum Herzen und damit zum Gehirn. Dadurch sackt der Blutdruck ab und es kann zur **Bewusstlosigkeit** kommen. Diese entsteht **plötzlich** ohne vorherige Symptome und kann, dies ist von Mensch zu Mensch unterschiedlich, schon nach wenigen Minuten eintreten. Weitere Gründe für Bewusstlosigkeit können aber auch plötzlich auftretende Herzrhythmusstörungen bei Angst und körperlicher Anstrengung sein, Herzinfarkt, Schlaganfall sowie eine Unterzuckerung bei tabletten- oder insulinpflichtigen Diabetikern.
Ein schon vor Beginn der Tätigkeit erschöpftes Besatzungsmitglied, eventuell sogar mit Flüssigkeitsmangel, hat ein noch höheres Risiko. Deshalb muss vorher genügend getrunken werden.

Auf See können die Stampfbewegungen des Schiffes über einen „Lifteffekt" auf den Körper das Versacken des Blutes in den Beinen noch verstärken. Somit ist das Risiko der Bewusstlosigkeit hier noch größer! Dazu kommen noch **weitere** Gefahren: Die Person im Mast kann den Halt verlieren, ins Schwingen geraten und gegen Mast oder Drähte des „stehenden Gutes" geschlagen werden. Quetschungen, Prellungen, Frakturen (Knochenbrüche) der Gliedmaßen und Schädelverletzungen (ebenfalls mit Bewusstlosigkeit) können die Folge sein. Das Tragen eines **Helms** (auch für die Person an Deck) kann nur dringend empfohlen werden.

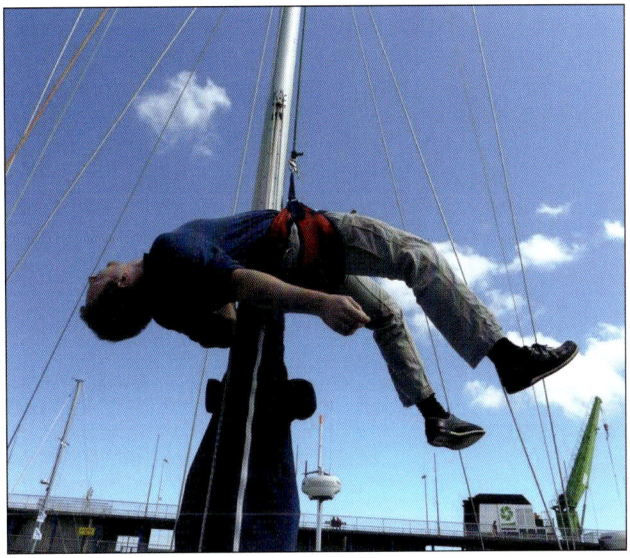

Der Anseilpunkt ist der höchste Punkt des Körpers, sodass ein Zurückfließen von Blut aus den Beinen in das Gehirn nicht möglich ist.

Vorbeugende Maßnahmen: Ständig Kontakt zur Person im Mast halten (am sichersten noch über ein UKW-Handfunkgerät). Vorher noch ausreichend zu trinken geben. Umlegen eines Brustgurtes, um ein rückwärtiges Herausfallen aus dem Bootsmannsstuhl bei Bewusstlosigkeit zu verhindern.

Erste Hilfe: Sofortiges Abfieren bei Bewusstlosigkeit. Am Mastfuß an Deck flach hinlegen, bei vorhandener Atmung stabile Seitenlage (siehe **Kapitel A. 5.**). Im Falle eines **Kreislaufstillstandes** (keine Lebenszeichen!) muss jedoch sofort mit der Herz-Lungen-Wiederbelebung (**Kapitel C. 1.**) in Rückenlage begonnen werden!

Weitere Behandlung: Nach 30 Minuten und Erholung des Patienten schonender Transport an einen geschützten Ort mit weiterer laufender Überwachung. Flüssigkeit zu trinken geben (keinen Alkohol, keine koffeinhaltigen Getränke).

B. 12. TAUCHUNFÄLLE

Tauchunfälle

Bei den Tauchunfällen ist zunächst zu unterscheiden, ob nur mit angehaltenem Atem (Apnoe) oder unter Zuhilfenahme einer Druckluftflasche („mit Gerät") getaucht wurde. Darüber hinaus darf nicht vergessen werden, dass ein Herzinfarkt oder Schlaganfall unter Wasser zum Ertrinken führen kann, was genau genommen einem Unfall durch eine akute Erkrankung beim Tauchen und nicht einem Tauchunfall im eigentlichen Sinne entspricht. Definition Tauchunfall siehe **Kapitel B. 12.2.**

Grundsätzlich gilt: Jede Beeinträchtigung des Gesundheitszustandes in Zusammenhang mit einem Tauchgang ist bis zum Beweis des Gegenteils als **Tauchunfall** anzusehen!

B. 12.1. Tauchen ohne Gerät

Tauchen ohne Gerät

Im Vordergrund der Erkrankungen stehen Störungen durch **mangelhaften Ausgleich zwischen Wasserdruck** von außen **und Innendruck** der **luftgefüllten Hohlräume des Körpers**, z. B. Mittelohr, Kieferhöhlen und Stirnhöhlen. Die meisten

Störungen treten beim Abtauchen ein, weniger beim Auftauchen. Schon beim ersten Auftreten von ungewohnten Symptomen ist der Tauchvorgang abzubrechen.

Durch **verstärktes Atmen vor dem Tauchgang** (Hyperventilation) lässt sich der Sauerstoffgehalt des Blutes **nicht (!)** erhöhen. Vielmehr drohen verstärkt Gefahren durch fehlenden Atemreiz („Schwimmbad-Blackout“, siehe **Kapitel B. 12.1.6.**) und durch Krämpfe (Hyperventilationstetanie).

Riss des Trommelfells

B. 12.1.1. Riss des Trommelfells

Allgemeines: Das Trommelfell hat zwei Funktionen. Zum einen dient es wie die Membran eines Mikrophons zum Auffangen und Weiterleiten der Schallwellen, zum anderen als Fenster zum Abschluss des Hör- und Gleichgewichtsorganes gegen die Außenwelt.
Ein kompliziertes Hebelsystem von Gehörknöchelchen, die sich im Mittelohr befinden, leitet den Schall weiter an das Innenohr, das durch das sogenannte ovale Fenster verschlossen ist. Im Innenohr liegt das kombinierte Hör- und Gleichgewichtsorgan. Damit das Trommelfell für die Schallübertragung frei schwingen kann, muss auf beiden Seiten gleicher Druck herrschen. Der Druckausgleich für das Mittelohr erfolgt über einen Verbindungskanal (Tube bzw. Eustachische Röhre, siehe auch **Kapitel B. 20.1.**) zum Nasenrachenraum. Der Druckausgleich kann durch Pressen – wie beim Ausschnauben der Nase – bei geschlossenem Mund und zugehaltener Nase erfolgen. Ist der Verbindungskanal zum Beispiel durch einen Tubenkatarrh verschlossen, kann das Trommelfell durch den Überdruck reißen (**Kapitel B. 20.4.3.**).

Symptome: Ohrschmerzen, Blut aus Ohr und Nase, Hörverlust, Schwindel, Brechreiz und Gleichgewichtsstörungen, Orientierungsverlust.

Erste Hilfe: Abdecken des Ohres mit Ohrklappe und sterilem Verband zum Schutz vor Infektionen, Schmerzmittel, **keine** Ohrentropfen, Antibiotika (Nr. 8.01 oder Nr. 8.04).

Weitere Behandlung: Antibiotische Behandlung über 10 Tage, Vermeiden des Eindringens von Wasser. Oft heilt der Riss spontan.

Bei der ersten sich bietenden Gelegenheit ist ein HNO-Arzt aufzusuchen.

Entzündung des Ohres

B. 12.1.2. Entzündung des äußeren Ohres

Allgemeines: Besonders in tropischen Gewässern kommt es unter dem Einfluss von Salzwasser und Wind zum Verlust der schützenden Fettschicht der Gehörgänge, der das Eindringen von Krankheitskeimen erleichtert.

Symptome: Schmerzhafte Entzündung des Gehörganges, Rötung der Ohrmuschel, manchmal Hörverlust und Fieber.

Erste Hilfe: Ohrentropfen, Schmerzmittel (Nr. 5.01 oder Nr. 5.02).

Weitere Behandlung: Bei Fieber und starken Schmerzen Antibiotika (Nr. 8.01 oder Nr. 8.04).

Vorbeugend kann pflanzliches Öl ein Aufweichen der Haut verhindern.

B. 12.1.3. Blutungen in den Nasennebenhöhlen

Blutungen in den Nasennebenhöhlen

Allgemeines: Sind die Zugänge der Nasennebenhöhlen z. B. durch Schleimhautschwellungen verlegt, entwickelt sich in ihnen beim Tauchen ein relativer Unterdruck. Feinste Äderchen können platzen und bluten. Der Unterdruck soll durch einen Druckausgleich vermieden werden. **Dazu muss beim Abtauchen mit geschlossenem Mund und zugehaltener Nase wiederholt vorsichtig wie beim Ausschnauben der Nase gepresst werden. Besondere Gefahr besteht auf den ersten 5 Metern. Treten Schmerzen in der Nasenwurzel- oder Stirngegend auf, die nicht nach Druckausgleich verschwinden, muss sofort aufgetaucht werden**.

Symptome: Schmerzen im Stirnbereich, blutiges Nasensekret.

Erste Hilfe: Wie beim Schnupfen (Kapitel B. 21.1.) abschwellende Nasentropfen (Nr. 16.02) geben, bei Bedarf Schmerzmittel (z.B. Nr. 5.02).

Weitere Behandlung: Durch HNO-Arzt erforderlich.

B. 12.1.4. Lungenödem beim Tieftauchen ohne Gerät

Lungenödem beim Tieftauchen

Allgemeines: Beim Tauchen mit angehaltener Luft (Apnoe) kann es mit zunehmender Wassertiefe (meist ab 30 Meter) aus unterschiedlichen Gründen zu einem Unterdruck in der **Lunge** kommen. Eine derartige Druckverletzung (Barotrauma) kann in der Folge zu **Blut- und Gewebswasseraustritten** in der Lunge (= Lungenödem) führen. Die Atemfläche in den Lungenbläschen wird dann drastisch eingeschränkt und **es besteht höchste Lebensgefahr.**

Symptome: Starke Atemnot, rasselnde Atmung, blau-rotes Gesicht, Angstzustände, Gefühl des Erstickens, blutiger Auswurf.

Erste Hilfe: Strengste körperliche Schonung, halbsitzende Stellung (siehe Kapitel C. 5.3.). Wenn möglich, reinen Sauerstoff atmen lassen, dabei die Maske lose vorlegen. Medikament zur Entwässerung (Nr. 2.06) geben, wenn der Patient bei Bewusstsein ist. Bei Kreislaufstillstand Herz-Lungen-Wiederbelebung (Kapitel C. 1.) durchführen.

Weitere Behandlung: Hustenmittel (Nr. 1.01), Furosemid, körperliche Schonung, bei erhöhter Körpertemperatur Antibiotika (Nr. 8.01 oder 8.02).

Bemerkungen: Bei vorher gesunden Personen ist nach wenigen Tagen eine völlige Wiederherstellung zu erwarten.

B. 12.1.5. Flachwasserohnmacht beim Tauchen ohne Gerät

Flachwasserohnmacht

Allgemeines: Beim Tauchen mit angehaltener Luft und hohem Sauerstoffverbrauch wegen anstrengender Tätigkeit (z. B. Ankergeschirr klarieren) kann es sein, dass der Restsauerstoff nicht mehr für die Auftauchphase reicht und es kurz vor Erreichen der Wasseroberfläche zu Bewusstlosigkeit und Ertrinken kommt.

Vorbeugende Maßnahmen: Auftauchen, sobald man Luftknappheit verspürt oder grundsätzlich nie länger als eine Minute mit angehaltenem Atem tauchen!

Erste Hilfe: Rettung aus dem Wasser! Ggf. Herz-Lungen-Wiederbelebung (**Kapitel C. 1.**).

Weitere Behandlung: Körperliche Schonung für 48 Stunden. Wenn möglich, stationäre Beobachtung in einem Krankenhaus für 2 Tage, da bis dahin immer noch mit Atemstörungen gerechnet werden muss.

Schwimmbad-Blackout

B. 12.1.6. „Schwimmbad-Blackout"

Allgemeines: In der irrigen Annahme, durch vertiefte Atmung Sauerstoff „tanken" zu können, glauben häufig unerfahrene Taucher, so den Tauchvorgang verlängern zu können – beispielsweise beim geforderten Streckentauchen für Leistungsnachweise. Durch das verstärkte Abatmen des Kohlendioxids im Blut fehlt der notwendige Anreiz für das Atemzentrum. Da also der Atemreiz, der zum Auftauchen zwingen würde, zu spät einsetzt, führt der Sauerstoffmangel des Gehirns zu einer Bewusstlosigkeit unter Wasser. Die Person ertrinkt.
Taucht also bei einem Tauchgang ein Schwimmer nicht an der vermuteten Stelle oder nicht in der veranschlagten Zeit wieder auf, ist mit einem derartigen Geschehen zu rechnen. Rettungsmaßnahmen sind unverzüglich einzuleiten.

Erste Hilfe und Weitere Behandlung: Siehe oben.

Tauchen mit Gerät

B. 12.2. Tauchen mit Gerät

Erkrankungen beim Tauchen können durch Druckunterschiede in den lufthaltigen Organen des Körpers (Barotrauma) beim Ab- und Auftauchen, durch Ansammlung von Stickstoff im Blut (sog. Tiefenrausch und die Dekompressionskrankheit) sowie durch verunreinigte Atemgase entstehen.

Definition Tauchunfall

Als **Tauchunfall** im eigentlichen Sinn wird, nach der aktuellen Leitlinie der „Gesellschaft für Tauch- und Überdruckmedizin" (GTÜM e.V.), der Dekompressions-Unfall (DCI = Decompression Injury) bezeichnet. Er wird hervorgerufen durch Abfall des Umgebungsdruckes beim Auftauchen und ist gekennzeichnet durch die Bildung freier Gasblasen im Blut und Gewebe. Abhängig vom Entstehungsmechanismus können **Dekompressionskrankheit** (DCS = Decompression Sickness) und **arterielle Gasembolie** (AGE = Verstopfung von Schlagadern durch Gasblasen) unterschieden werden.

Dekompressionskrankheit

Die Atemluft besteht zu 21 % aus Sauerstoff, zu 78 % aus Stickstoff (Inertgas) und zu 1 % aus sonstigen Gasen.
Das grundsätzliche Problem ist die Anhäufung von Stickstoff in Blut und Gewebe, was bei jedem Tauchgang – und zwar unabhängig von der Dauer und Tiefe – geschieht.

Tiefenrausch/Tieftauchen

B. 12.2.1. „Tiefenrausch"

Abhängig von der individuellen Empfindlichkeit kann bereits **ab 30 m Wassertiefe** ein sog. „Tiefenrausch" entstehen. Der Taucher selbst bemerkt diese Symptome nicht!

Symptome: Verlangsamtes Denken, Kritiklosigkeit, läppisches Verhalten, Euphorie, keine Reaktion auf Zeichen des Tauchpartners, „Wunsch" noch tiefer zu tauchen, weil man sich so gut fühlt.

Erste Hilfe: Ist nur durch den Tauchpartner möglich und besteht im Greifen des Partners mit sofortigem Höhertauchen (auch wenn der Tauchpartner wieder normal reagiert, sollte der Tauchgang beendet werden).

B. 12.2.2. Dekompressionskrankheit

Dekompressionskrankheit

Die **Dekompressionskrankheit** entsteht in der Auftauchphase – vor allem wenn lange und tief getaucht wurde. Die **Leitlinie „Tauchunfall" der GTÜM (e.V.)** klassifiziert den Schweregrad des Tauchunfalls nach folgender Einteilung:

Milde Symptome
- Auffällige Müdigkeit
- Hautjucken („Taucherflöhe") mit vollständiger oder fast vollständiger Rückbildung innerhalb von 30 Minuten nach Einleiten der spezifischen Erste-Hilfe-Maßnahmen.

Schwere Symptome
- Hautflecken und -veränderungen
- Ameisenlaufen
- Taubheitsgefühl
- Schmerzen
- Lähmungen
- Blasenentleerungsstörungen
- Körperliche Schwäche
- Atembeschwerden
- Seh-, Hör-, Sprachstörungen
- Schwindel
- Übelkeit
- Bewusstseinsstörungen
- Bewusstlosigkeit
- Fortbestehen unveränderter milder Symptome nach 30 Minuten trotz der spezifischen Erste-Hilfe-Maßnahmen oder Wiederauftreten der Symptome.

Erste Hilfe bei milden Symptomen:
- Überprüfung von Bewusstsein, Bewegungsfähigkeit und Wahrnehmung (siehe NeuroCheck für Taucher (siehe Kapitel B. 12.2.3.))
- Sofortige Atmung von 100 % Sauerstoff oder Atemgas mit dem höchsten Sauerstoffanteil unabhängig von dem während des Tauchens geatmeten Gasgemisch bis zur taucherärztlichen Beratung fortführen, auch wenn symptomfrei innerhalb von 30 Minuten
- Taucher, die selbstständig trinken können, 0,5 – 1 Liter Flüssigkeit/Stunde trinken lassen (isotonische, kohlensäurefreie Getränke bevorzugen/keine alkoholhaltigen Getränke)
- Schutz vor Auskühlung als auch
- Überhitzung
- keine (fett) nasse Rekompression
- Dokumentation des Tauchunfallverlaufs und der Maßnahmen
- Taucher nach Rückbildung von milden Symptomen 24 Stunden beobachten

Hinweis: Tauchpartner können ebenfalls symptomatisch werden und müssen entsprechend beobachtet werden.

Taucherärztliche Telefonberatung

Nationale DAN-Hotline für Deutschland und Österreich:
00800 326 668 783 (00800 DAN NOTRUF)

Nationale DAN-Hotline für die Schweiz (via REGA):
+41 333 333 333 (oder **1414** für Anrufe innerhalb der Schweiz)

VDST-Hotline:
+49 69 800 88 616

Ansprechstelle des Schifffahrtmedizinischen Instituts der Marine:
+49 431 5409 1441

Taucherhotline von aqua med:
+49 700 34835463

Internationale DAN-Hotline:
+39 06 4211 8685 oder **5685**

Bei allen Telefonnummern Kennwort „Tauchunfall" angeben.

Eine aktuelle Liste mit Telefonnummern finden Sie auf der Internetseite der GTÜM, siehe
http://www.gtuem.org.

B. 12.2.3. NeuroCheck für Taucher

VDST
www.vdst.de
Medizinische
NOTFALL-HOTLINE
für VDST-Mitglieder
+49 69 800 88 616

Hinweise zur Durchführung des NeuroCheck

- Der Test ist auffällig, wenn bei einem oder mehreren Punkten „Nein" angekreuzt wurde.
- Ein unauffälliges Testergebnis schließt einen Tauchunfall nicht aus. Handele bei Verdacht auf einen Tauchunfall immer entsprechend, auch wenn der Test unauffällig ausfällt!
- Der NeuroCheck soll bei Verdacht auf Tauchunfall keine Verzögerung der Behandlung und der Einleitung der Rettungskette verursachen! (Notruf, HLW, Sauerstoffgabe sind vorrangig). Führe den ersten NeuroCheck am besten mit Beginn oder unmittelbar nach Beginn der Sauerstoffgabe durch.
- Zweck des Tests ist es, neurologische Symptome zu erkennen und zu dokumentieren – sowie deren Verlauf festzuhalten. Wiederhole weitere Checks kurzfristig (z.B. nach 30, 60, 90 min) und dokumentiere sie (Besserung unter Sauerstoffgabe?).
- Die Dokumentation des NeuroCheck verbleibt beim Verunfallten (z.B. dem Rettungsdienst mit Unfallprotokoll mitgeben).
- Die Tests 1-9 werden im Liegen untersucht. Test 10: Lasse die verunfallte Person nur aufstehen, wenn sie/er nur geringfügig betroffen ist und sie/er geh- und stehfähig ist.
- Weitere Informationen zum Vorgehen bei Verdacht auf einen Tauchunfall: VDST Notruf Hotline, Leitlinie Tauchunfall.

VDST

NeuroCheck für Taucher

Name des Verunfallten: ______________________________

Datum: ______________ **Name des Untersuchers:** ______________________________

Prüfung/Item	Check 1 Uhrzeit: ____:____	Check 2 Uhrzeit: ____:____
1. Bewusstsein *Sprich die Person laut an, rüttele sie ggf. fest an den Schultern.* → Ist die Person wach und ansprechbar?	☐ Ja ☐ Nein	☐ Ja ☐ Nein

Falls nein, weitere Angabe:

☐ Die Person ist schläfrig

☐ Die Person ist nicht erweckbar. (Achtung: Prüfe, ob eine Herz-Lungen-Wiederbelebung erforderlich ist!)

2. Orientierung → Kann die Person den aktuellen Monat und den Ort korrekt nennen?	☐ Ja ☐ Nein	☐ Ja ☐ Nein
3. Kooperation → Kann die Person zwei Aufgaben korrekt befolgen? *(Aufforderungen: Augen schließen, eine Hand zur Faust ballen)*	☐ Ja ☐ Nein	☐ Ja ☐ Nein
4. Sprache → Kann die Person zwei einfache Gegenstände (z.B. Stift, Uhr, Brille o.a.) korrekt benennen?	☐ Ja ☐ Nein	☐ Ja ☐ Nein
Erscheint die Sprache der Person normal und ist die Aussprache deutlich? *(Fordere sie/ihn auf, einen Satz nachzusprechen. Ist ein Gespräch, bzw. die Verständigung mit der betroffenen Person ungestört möglich?)*	☐ Ja ☐ Nein	☐ Ja ☐ Nein
5. Sehen → Kann die Person normal sehen? ***Falls Nein***, ggf. nähere Beschreibung der Einschränkung des Sehens (z.B. Doppelbilder, Verschwommensehen): ______________________________ ______________________________	☐ Ja ☐ Nein	☐ Ja ☐ Nein

6. Mimik

Bitte die Person, die Zähne zu zeigen. → Ist die Beweglichkeit des Gesichtes seitengleich? *(Nein: Das Gesicht/der Mund ist schief oder eine Seite deutlich gelähmt.)*	☐ Ja	☐ Nein	☐ Ja	☐ Nein

7. Motorik

Bitte die Person, ***beide Arme gleichzeitig*** *für 10 Sekunden nach vorn zu halten.* → Können beide Arme gerade herausgestreckt in dieser Position gehalten werden?	☐ Ja	☐ Nein	☐ Ja	☐ Nein

Falls Nein: Welche Seite kann nicht gehalten werden oder nicht angehoben werden?

☐ Rechter Arm sinkt ab ☐ Linker Arm sinkt ab

Bitte die Person, im Liegen ***einzeln das rechte/das linke Bein*** *5 Sekunden in die Luft zu halten (ca. 45°).* → Können beide Beine einzeln in dieser Position gehalten werden?	☐ Ja	☐ Nein	☐ Ja	☐ Nein

Falls Nein: Welche Seite kann nicht gehalten werden oder nicht angehoben werden?

☐ Rechtes Bein sinkt ab ☐ Linkes Bein sinkt ab

8. Sensibilität

Frage die betroffene Person, ob er/sie irgendwo am Körper Schmerzen, Taubheitsgefühle oder Missempfindungen verspürt. → **Ist die Empfindung normal?**	☐ Ja	☐ Nein	☐ Ja	☐ Nein

Falls „Nein“ (Empfindung gestört), bitte weitere Angabe zu Ort und Art der Empfindungsstörung:

____

____

9. Koordination

Bitte die Person, die Augen zu schließen und nacheinander erst mit dem rechten Zeigefinger und dann mit dem linken Zeigefinger auf ihre/seine Nase zu zielen. → Ist die Bewegung auf beiden Seiten zielgerichtet und trifft sie/er die Nase?	☐ Ja	☐ Nein	☐ Ja	☐ Nein
Frage die Person nach Schwindel. → **Ist sie frei von Schwindel?**	☐ Ja	☐ Nein	☐ Ja	☐ Nein

10. Gang/Stand

Sichere die betroffene Person hierbei davor, zu stürzen! Prüfe diesen Punkt nur, wenn das Befinden der/des Betroffenen ein Aufstehen erlaubt! → Ist die Person in der Lage, mit offenen und mit geschlossenen Augen frei und sicher zu stehen? (Ohne dass er/sie schwankt oder droht zu stürzen?)	☐ Ja	☐ Nein	☐ Ja	☐ Nein
→ Kann die/der Betroffene normal gehen?	☐ Ja	☐ Nein	☐ Ja	☐ Nein

Sonstiges, Bemerkungen:

____

____

B. 12.2.4. Barotrauma der Nasennebenhöhlen

Barotrauma der Nasennebenhöhlen

Allgemeines: Ähnlich wie beim Barotrauma des Ohres entsteht das Barotrauma der Nebenhöhlen beim Tauchen, wenn ein Druckausgleich nicht gelingt. Es kann zu Blutungen in die Nebenhöhlen kommen, die langwierige Kopfschmerzen und Nebenhöhlenentzündungen zur Folge haben können. Besondere Gefahr besteht bei den ersten 10 Metern des Tauchganges. Sobald Schmerzen im Bereich der Nase oder der Stirn auftreten, muss aufgetaucht werden. (Siehe auch **Kapitel B. 12.1.3.**)

Erste Hilfe: Wie zuvor beim Schnupfen.

Weitere Behandlung: Beim Fortbestehen der Schmerzen muss ein HNO-Arzt aufgesucht werden.

B. 12.2.5. Überdehnung der Lunge (Barotrauma)

Überdehnung der Lunge

Allgemeines: Wenn unter Wasser aus einer Pressluftflasche (sozusagen unter „Überdruck“ stehende Luft) geatmet wird, dann dehnt sich diese Luft mit nachlassendem Wasserdruck beim Auftauchen aus. Deshalb darf beim Auftauchen nie der Atem angehalten werden! Es muss kontinuierlich die Luft abgeatmet werden, sonst kann es zu Gewebszerreißungen des Lungengewebes und im Gefolge zu einer lebensbedrohlichen Luftembolie (genauer: **arterielle Gasembolie**) oder einem Pneumothorax (siehe **Kapitel B. 4.2.6.**) kommen.
Es wird empfohlen langsam, d. h. nicht schneller als 10 Meter pro Minute aufzusteigen!

Symptome: Akute Luftnot, Bluthusten, neurologische Symptome (z. B. Lähmungserscheinungen).

Erste Hilfe und weitere Behandlung: Eine Sauerstoffgabe sollte sofort erfolgen, evtl. Entlastung eines Pneumothorax (siehe **Kapitel B. 4.2.6.**), weitere Behandlung in einer Druckkammer.

B. 12.2.6. Systematik der Tauchunfälle

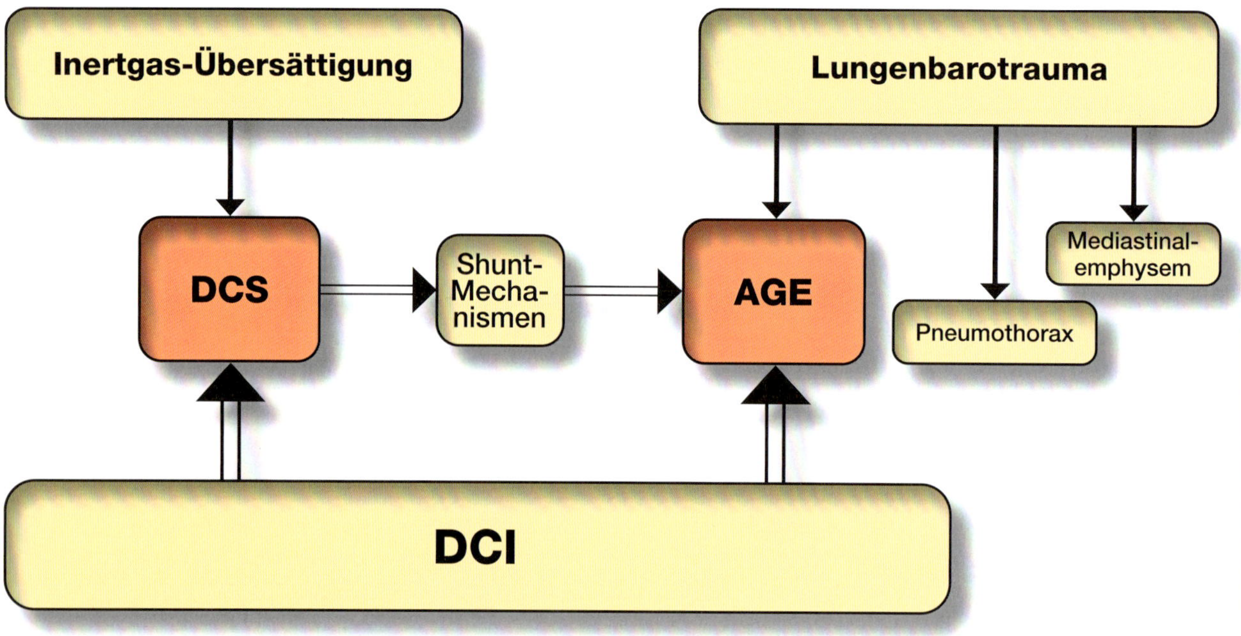

AGE (Arterial Gas Embolism): Arterielle Gasembolie
DCI (Decompression Injury): Dekompressionsunfall
DCS (Decompression Sickness): Dekompressionskrankheit
Mediastinalemphysem: Luftansammlung im Mittelfellraum des Brustkorbs
Shunt-Mechanismen: Kurzschlussverbindung zwischen rechter und linker Herzhälfte oder zwischen venösem und arteriellem Gefäßsystem

(Quelle: siehe Literaturverzeichnis Nr. 50.1)

B. 13. VERLETZUNGEN UND ERKRANKUNGEN DER VERDAUUNGSORGANE

Mundhöhle, Speiseröhre, Magen und Darm sind funktionell eine Einheit. Deshalb erkranken sie häufig gemeinsam. Gemeinsam dienen die Verdauungsorgane:

- der Aufnahme und Zerkleinerung der Nahrung,
- der Aufnahme der gelösten Nährstoffe auf dem Blutwege in den Körper,
- der Ausscheidung der nicht verwertbaren Nahrungsreste.

Im **Mund** wird die Nahrung zerkleinert. Die **Speiseröhre** befördert die im Mund zerkleinerte Nahrung durch aktive Bewegung (Peristaltik) in den Magen. Der Speichel durchfeuchtet die Speise und beginnt mit der Verdauung der Kohlenhydrate. Dafür produzieren die Speicheldrüsen etwa 1,5 Liter Speichel pro Tag.
Der **Magen** nimmt die Speise auf und gibt sie in kleinen Portionen zur Verdauung an den Darm ab.
In den **Zwölffingerdarm** ergießen sich die Verdauungssäfte aus Leber (Gallenflüssigkeit) und Bauchspeicheldrüse (Pankreas).
Die eigentliche Verdauung und Aufnahme der Nährstoffe erfolgt im längsten Darmabschnitt, dem **Dünndarm**.
Im **Dickdarm** wird der größte Teil des Wassers aus den Verdauungssäften den Nahrungsresten wieder entzogen, die dadurch eingedickt werden. Nahe der Übergangsstelle zwischen Dünn- und Dickdarm befindet sich der **Wurmfortsatz** oder die **Appendix**, im Volksmund auch **„Blinddarm“** genannt.
Im letzten Darmabschnitt, dem **Mastdarm**, wird der letzte unverdauliche Nahrungsrest bis zu seiner Ausscheidung gelagert.

Verdauungsorgane

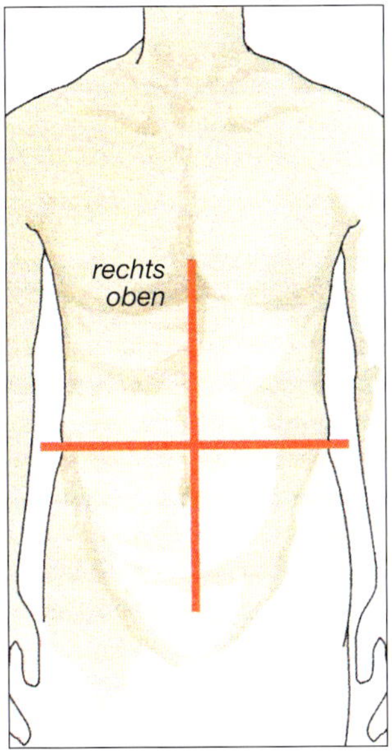

Zur Lokalisation der erhobenen Befunde wird der Bauch in Quadranten eingeteilt („rechts oben“ bezeichnet z.B. das re. obere Viertel am Patienten).

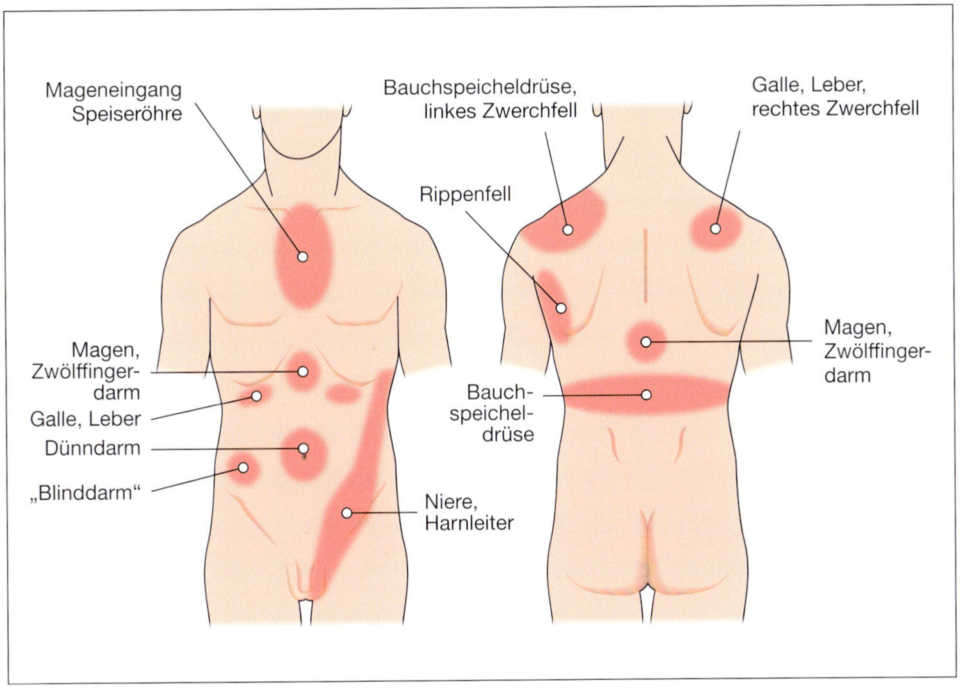

Schmerzausstrahlungen bei Erkrankungen der Bauchorgane (nach Heberer/Köle/Tscherne: Chirurgie)

B. 13.1. Erkrankungen der Speiseröhre

Verletzung der Speiseröhre

Verätzung/Fremdkörper

B. 13.1.1. Verletzungen der Speiseröhre

Allgemeines: Häufigste Ursachen für eine Verletzung sind **Verätzungen** durch versehentliches Trinken von Säuren oder Laugen (siehe Kapitel B. 6.4.1.) oder das **Verschlucken von Fremdkörpern** (Knochenstücke, Gräten, Nägel, Schrauben, Glassplitter, Geldstücke).

Während Schrauben, Nägel, Geldstücke und Glassplitter bis zu einem Durchmesser von 2,5 cm in der Regel problemlos durch den Stuhlgang ausgeschieden werden (manchmal erst nach einigen Tagen) und weiche Gräten sich auflösen, können sich mit größeren spitzen Gegenständen, wie festen Gräten, Knochen oder offenen Sicherheitsnadeln, Probleme ergeben. Sie können die Wände des Magen-Darm-Traktes durchdringen und lebensgefährliche Entzündungen hervorrufen. Gegenstände, die schon den Magen verlassen haben, passieren in der Regel auch den Darm.

Symptome: Wie bei der Speiseröhrenentzündung. Bei Verätzung durch Säuren findet sich an den Lippen und im Mund Ätzschorf.

Erste Hilfe: Wie bei Verätzung durch Säuren und Laugen (siehe Kapitel B. 6.4.1.). Wurden feste Gegenstände verschluckt, kann durch Essen von Kartoffelbrei, Sauerkraut oder Schwarzbrot versucht werden, die Passage zu beschleunigen und die Gegenstände zu umhüllen.

Weitere Behandlung: Besteht der Verdacht, dass sich Fremdkörper eingespießt haben, muss in einem Krankenhaus eine eingehende Untersuchung erfolgen.

Entzündung der Speiseröhre

B. 13.1.2. Entzündung der Speiseröhre

Allgemeines: Die Ursache kann eine Infektion sein, z. B. Pilzinfektion (Candida) bei Patienten, die das Immunsystem schwächende Medikamente nehmen (bestimmte Rheumamedikamente oder Kortison bei Asthmapatienten oder Zustand nach Chemotherapie bei Krebserkrankung). Bei AIDS-Patienten können es auch Herpesviren sein.

Refluxerkrankung

Weitere Ursachen: Verätzungen, Zurücklaufen (Reflux) von Magensaft, wenn der Mageneingang wegen eines „Zwerchfellbruchs" (Hiatushernie) nicht vollständig schließt oder durch Medikamente (z. B. Tetrazykline als Antibiotikum).

Symptome: Saures Aufstoßen und Schmerzen in der Oberbauchmitte, die oft hinter das Brustbein ausstrahlen und als Sodbrennen bezeichnet werden, Hustenreiz.

Achtung: Ähnliche Beschwerden können allerdings auch vom Herzen ausgehen, daran sollte man bei der Diagnose denken.

Erste Hilfe: Trinken von Milch, notfalls lauwarmem Wasser oder Kamillentee. **Vermeiden** von Diätfehlern, dazu zählen Alkohol (keinen „Verdauungsschnaps"), Kaffee, starker schwarzer Tee sowie fette gebratene, geräucherte, gewürzte Speisen. Nicht rauchen.

Weitere Behandlung: Einhalten einer Schonkost (s. o.), säurebindende Mittel (Nr. 3.03/Nr. 3.04 der Bordapotheke).

B. 13.1.3. Ösophagusdivertikel

Oesophagusdivertikel

Allgemeines: Sie sind Wandschwächen der Speiseröhre, die sich zu Aussackungen erweitert haben und in denen Speisereste verbleiben. Das Krankheitsbild entwickelt sich allmählich und ist bei jungen Menschen selten.

Symptome: Gurgelndes Geräusch beim Trinken von Flüssigkeit, Hustenreiz bei Nahrungsaufnahme, im Liegen und im Schlaf entleeren sich die unverdauten Speisereste in den Mund. Das kann zu Erstickungsanfällen führen.

Erste Hilfe: Kaum erforderlich, Schlafen in Seitenlage mit etwas erhöhtem Oberkörper.

Weitere Behandlung: Gegebenenfalls ist eine Operation erforderlich.

B. 13.1.4. Krebs der Speiseröhre

Krebs der Speiseröhre

Allgemeines: Er ist sehr selten und tritt fast nur in höherem Alter auf.

Symptome: Es stellen sich langsam zunehmende Schluckbeschwerden ein. Die Speisen rutschen nicht mehr. Bei stärkerer Einengung durch den wachsenden Tumor kann sich Erbrechen einstellen. Das Erbrochene kann Blutbeimengungen enthalten.

Erste Hilfe: Flüssige oder breiige Kost.

Weitere Behandlung: Nur eine stationäre Behandlung (Operation, Bestrahlung) kann helfen. Bei starkem Erbrechen oder bei starken Schmerzen kann versucht werden, medikamentös (Nr. 3.01 oder Nr. 5.06 der Bordapotheke) die Beschwerden zu lindern.

B. 13.2. Erkrankungen des Magens

B. 13.2.1. Magenschleimhautentzündung oder Gastritis

Magenschleimhaut-entzündung

Allgemeines: Sie ist die häufigste Magenerkrankung („verdorbener Magen") und entsteht meistens durch übermäßigen Alkohol- und Nikotingenuss, Magenbakterien, Trinken von zu starkem Bohnenkaffee, Stress und Ärger oder die Einnahme von Schmerz- und Rheumamitteln.

Symptome: Es bestehen Schmerzen in der Oberbauchmitte. Der Leib ist druckempfindlich, aber weich. Ferner bestehen Brechreiz, „Sodbrennen", Übelkeit, Appetitlosigkeit und Mundgeruch. Die Zunge ist leicht weißlich belegt, aber feucht. Die Beschwerden treten besonders bei leerem Magen auf (Nüchternschmerz) und bessern sich häufig nach der Nahrungsaufnahme.

Erste Hilfe: Leichte Kost (nichts Gebratenes, Geräuchertes, Fettes), Milch trinken und auslösende Ursachen (s. o.) meiden.

Weitere Behandlung: Meistens nicht erforderlich. Bei stärkeren Beschwerden magensäurebindende Mittel geben (Nr. 3.02 der Bordapotheke), bei Übelkeit/Erbrechen (Nr. 3.01).

Magen- und Zwölffingerdarm-Geschwüre/ Ulkuskrankheit

B. 13.2.2. Magen- und Zwölffingerdarm-Geschwüre (Ulkuskrankheit)

Allgemeines: Sie entstehen bei dauernder Einwirkung der Faktoren, die auch zu einer Magenschleimhautentzündung führen. Hauptsächliche Ursache sind jedoch die Magenbakterien (Helicobacter). Die Geschwüre greifen die Schleimhaut und die Wände des Magens bzw. des Zwölffingerdarmes an und können in die Tiefe gehen. In schweren Fällen können die Geschwüre sogar die Wände durchbrechen (**Magendurchbruch,** siehe nächstes Kapitel). Die Geschwüre können auch die Wände von Blutgefäßen zerstören. Dies kann zu einer massiven **Magenblutung** führen, die ebenfalls tödlich enden kann.

Magenblutung

Symptome: Die Symptome eines Magengeschwürs gleichen weitgehend den Beschwerden einer Magenschleimhautentzündung. Hier sind jedoch die Beschwerden intensiver und stehen meist in einem bestimmten zeitlichen Bezug zur Nahrungsaufnahme.
Bei Magengeschwüren treten die Schmerzen etwa 15 Minuten bis zu 1 Stunde nach dem Essen auf, bei Zwölffingerdarmgeschwüren etwa nach 2 Stunden.
Da gleichzeitig fast immer auch eine Magenschleimhautentzündung vorliegt, besteht meistens auch ein Nüchternschmerz. Druckschmerz findet sich im rechten Oberbauch und in der Oberbauchmitte. Pechschwarzer Stuhlgang (sog. Teerstuhl) und Erbrechen von „Kaffeesatz" sind bereits Anzeichen einer Magenblutung (siehe auch Kapitel B. 13.2.4.).

Erste Hilfe: Wie zuvor bei der Magenschleimhautentzündung.

Weitere Behandlung: Medikamente zur Bindung der Magensäure (Nr. 3.02), erforderlichenfalls gegen Erbrechen (Nr. 3.01) und gegen Schmerzen (Nr. 5.05). Möglichst umgehend ärztliche Hilfe in Anspruch nehmen zur **weiteren Diagnostik** (Magenspiegelung). Kranke mit frischen Magen- oder Darmgeschwüren dürfen wegen drohender Komplikationen (s. u.) nicht auf See!

Magendurchbruch

B. 13.2.3. Magendurchbruch (Ulkusperforation)

Allgemeines: Ist ein Geschwür so tief in die Magenwand vorgedrungen, dass es die Magenwand durchbricht, dann dringt Mageninhalt in die freie Bauchhöhle und ruft dort innerhalb von Stunden eine lebensbedrohliche **Bauchfellentzündung** (siehe auch Kapitel B. 13.3.8.) hervor.

Bauchfellentzündung

Symptome: Meist nach einer längeren Magenerkrankung kommt es **plötzlich** zu einem heftigen Schmerz im Oberbauch mit schwerstem Krankheitsgefühl und Anzeichen eines Schockgeschehens. In seltenen Fällen kann ein Magendurchbruch auch ohne jede Vorwarnung und ohne Magenvorgeschichte erfolgen. Die Zunge ist dann dick weißlich belegt und trocken, der Bauch bretthart, die Beine werden leicht angezogen, Bewegungen werden ängstlich vermieden. Häufig besteht ein quälender, nicht stillbarer Brechreiz. Druckschmerz besteht im gesamten Bauch.

Erste Hilfe: Absolute Bettruhe in Rückenlage, Knie anziehen und unterpolstern, absolutes Verbot jeglicher Nahrungsaufnahme.

Weitere Behandlung: Ohne Operation muss mit dem Tod in 2 bis 4 Tagen gerechnet werden, deshalb ist eine umgehende Krankenhausbehandlung dringend erforderlich. Bis dahin, falls möglich, Infusionen anlegen, um dem Flüssigkeitsverlust vorzubeugen. Schmerzstillung (Nr. 5.04, bei stärksten Schmerzen auch Nr. 5.08), Antibiotikagabe (Nr. 8.07).

B. 13.2.4. Magenblutung

Magenblutung

Allgemeines: Hat ein Geschwür die Wand einer Arterie der Magenwand zerstört, kommt es zu einer Blutung in den Magen. Unter dem Einfluss der Magensäure gerinnt das Blut zu einer schwärzlichen Masse.

Kaffeesatz/ Teerstuhl

Symptome: Wird diese Masse **erbrochen**, sieht sie wie **Kaffeesatz** aus. Geht sie mit dem Stuhl ab, ist sie schwarz wie Teer, man bezeichnet sie als **Teerstuhl**. Teerstühle können auch noch Tage nach Eintritt der Blutung auftreten. Bei stärkerem Blutverlust stellt sich starker Durst ein, der Puls ist beschleunigt, ein Schockzustand kann sich entwickeln. Die Zunge ist stark belegt und meistens trocken.
Wird richtiges Blut erbrochen, stammt dieses in der Regel nicht von einer Magenblutung, sondern von einer geplatzten Vene in der Speiseröhre. Dann liegt meistens eine Lebererkrankung vor (Alkoholiker?). Auch dieses Krankheitsbild verlangt eine sofortige Krankenhausbehandlung.

Erste Hilfe: Absolute Bettruhe, keine Nahrung, Wasser trinken ist erlaubt.

Weitere Behandlung: Säurebindende Mittel (Nr. 3.03), gegen Schmerzen und Erbrechen Zäpfchen (Nr. 5.05). Umgehende Krankenhausbehandlung, auch wenn als einziges Symptom nur Teerstühle bestanden haben. Infusion anlegen.

B. 13.2.5. Symptomentabelle für Erkrankungen des Magens

Symptome	Magenschleimhautentzündung	Magen- oder Zwölffingerdarmgeschwür	Magenkrebs
Beginn	akut, „Diätfehler“	oft Magenbeschwerden	längere Vorgeschichte
Lebensalter	jedes	meistens unter dem 40. Lebensjahr	meistens über dem 40. Lebensjahr
Aussehen der Zunge	wenig belegt, feucht	stark weißlich belegt, trocken	belegt
Schmerzbeginn nach Nahrungsaufnahme	Nüchternschmerz oder Sofortschmerz	nach 30 Minuten bis zu 2 Stunden	Dauerschmerz
Widerwillen gegen Speisen o. Getränke	Gebratenes, Fettes, Kaffee, Alkohol	Gebratenes, Fettes, Kaffee, Alkohol	Fleisch und Fleischwaren, Fisch, Eiweiß
Allgemeinzustand	gut	meistens gut	zunehmende Schwäche
Erbrechen	anfangs	häufig	im Endstadium

Fortsetzung Symptomentabelle für Erkrankungen des Magens

Symptome	Magenschleimhaut-entzündung	Magen- oder Zwölffin-gerdarmgeschwür	Magenkrebs
Gewichtsverlust	im akuten Stadium	im akuten Stadium	stetig
Druckschmerz	Oberbauchmitte	Oberbauchmitte, Oberbauch rechts	Oberbauchmitte, Oberbauch links
Geschätzte Häufigkeit	70 %	25 %	5 %

Erkrankungen des Darmes

B. 13.3. Erkrankungen des Darmes / Enddarmes

Die meisten Darmerkrankungen sind infektiös und entstehen durch das Schlucken von Bakterien oder Viren aus verdorbenen Nahrungsmitteln oder verunreinigtem Wasser. Eine Infektion ist besonders dann zu vermuten, wenn mehrere Besatzungsmitglieder erkranken, die das Gleiche gegessen haben. Nahrungsmittel kontrollieren, besonders verdächtig sind Mayonnaisen, Salate, nicht stark genug gebratenes Geflügel, verdorbener Fisch, Speiseeis oder nicht einwandfreies Trinkwasser.

Infektiöse Durchfallerkrankung

B. 13.3.1. Infektiöse Durchfallerkrankung (Diarrhoe, Enteritis)

Allgemeines: Unter dieser Bezeichnung verbirgt sich eine Magen- und Darminfektion. Die Erreger lassen sich meistens nur schwer nachweisen.

Symptome und **Erste-Hilfe** (siehe **Kapitel B. 31.4.1.** „Reisedurchfall")

Chronisch entzündliche Darminfektionen

B. 13.3.2. Chronisch entzündliche Darmerkrankungen

Allgemeines: Hierunter versteht der Mediziner zwei Krankheitsbilder:
- den **Morbus Crohn** und
- die **ulzeröse Colitis**.

Bei der Crohn-Erkrankung kann die Entzündung den gesamten Magen-Darm-Trakt (vom Mund bis zum Anus) befallen. Gehäuft betrifft die Erkrankung jedoch das letzte Stück des Dünndarms (terminales Ileum) und den Dickdarm. Die ulzeröse Colitis hingegen bleibt auf den Dickdarm beschränkt und beginnt meist im Enddarmbereich mit Ausbreitung nach „oben" hin. Sind derartige Krankheitsbilder bei den Betroffenen bekannt, ist eine Langfahrt wegen drohender Komplikationen (Darmdurchbruch) nicht zu empfehlen!

Symptome (beider Erkrankungen): Blutig-schleimige Durchfälle, teils krampfartige Bauchschmerzen, evtl. Fieber, begleitend können Gelenkentzündungen auftreten.

Erste Hilfe: Flüssigkeits- und Schmerzmittelgabe, evtl. Antibiotikum (Nr. 8.07) nach funkärztlicher Rücksprache.

„Blinddarmentzündung"

B. 13.3.3. „Blinddarmentzündung" oder Entzündung des Wurmfortsatzes (Appendizitis)

Allgemeines: An allgemeinen Darmentzündungen beteiligt sich auch der Wurmfortsatz, da er, ähnlich wie die „Mandeln" im Hals, zu den „lymphatischen Organen" gehört und weiße Blutkörperchen zur Abwehr produziert. Nur selten wird die Entzündung so heftig, dass eine Vereiterung entsteht. Der Wurmfortsatz kann dann durchbrechen (perforieren), der Eiter sich in die Bauchhöhle entleeren und dort die lebensgefährliche **Bauchfellentzündung** (Peritonitis, siehe Kapitel B. 13.3.8.) hervorrufen.

Bauchfellentzündung/ Peritonitis

Symptome: Die Krankheit beginnt meistens plötzlich. Es entwickelt sich ein zunehmender **Druckschmerz**, der oft von der Mitte des Oberbauches in den rechten Unterbauch zieht. Die Temperaturen sind im Darm meistens über einen Grad höher als unter der Achselhöhle (immer beide Temperaturen messen!) und liegen über(!) 37 °C. Die Zunge ist belegt. Bahnt sich ein Durchbruch an, ist der Schmerz beim plötzlichen Loslassen nach dem **Druck (sog. Loslassschmerz)** auf die rechte Unterbauchmitte häufig noch stärker als der eigentliche Druckschmerz. Erbrechen und ein Dauerschmerz, der sich schon bei geringen Bewegungen, z. B. beim Anziehen des rechten Beines oder beim Aufrichten aus dem Liegen mit gestreckten Beinen, einstellt, sind ein Zeichen, dass sich eine lebensbedrohliche Bauchfellentzündung entwickelt (Kapitel B. 13.3.8.). Bei einem Durchbruch des Wurmfortsatzes (**Appendixperforation**) kommt es zu einem kurzzeitigen Nachlassen der Bauchschmerzen. Danach entwickelt sich die Bauchfellentzündung mit immer heftigerem Dauerschmerz, ein Zeichen für akute Lebensgefahr.

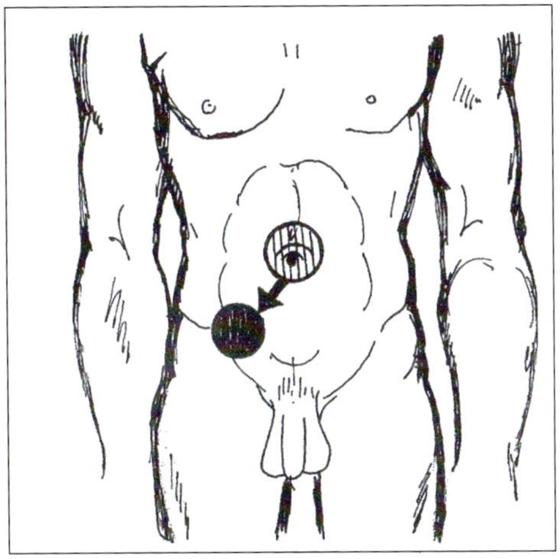

Abgrenzung zur Darminfektion (Enteritis): Tritt **zuerst Erbrechen** auf und dann der Bauchschmerz, handelt es sich eher um eine „harmlose" Darminfektion. Oft hört man bei Abtasten und Druck auf den rechten Unterbauch ein „quatschendes" Geräusch (Darmflüssigkeit). Berichtet der Patient **erst über Bauchschmerzen** und späteres Erbrechen (sozusagen als „Reflex" auf den Schmerz), dann ist eher eine Appendizitis wahrscheinlich.

Erste Hilfe: Absolute Bettruhe, keinerlei Nahrung, Wasser ist erlaubt.

Weitere Behandlung: Die Diagnose einer Appendizitis ist schwer und oft auch vom Arzt nicht auf Anhieb zu stellen. Deshalb ist bei Verdacht auf Vorliegen einer Appendizitis stets eine sorgfältige Beobachtung durch einen Arzt oder in einem Krankenhaus anzustreben. Ist dies auf See nicht möglich, sollten Antibiotika gegeben werden (Nr. 8.05 und Nr. 8.07). **Beide** Antibiotika werden gleichzeitig in entsprechender Dosierung eingenommen. Trinken von Flüssigkeit ist dann notwendig!

B. 13.3.4. Dickdarmentzündung / Divertikulitis

Dickdarmentzündung

Allgemeines: Ähnlich wie bei der Speiseröhre können sich auch in der Dickdarmwand Aussackungen bilden, sogenannte Divertikel. Auch dadurch können sich im Darm Nahrungsreste sammeln und Entzündungen entwickeln.

Symptome: Die Symptome ähneln denen der „Blinddarmentzündung" (siehe voriges Kapitel), allerdings lokalisieren sich die Beschwerden meistens mehr in den linken Unterbauch oder in den Mittelbauch. Auch hier droht ein Durchbruch, der zu der gefürchteten Bauchfellentzündung führen kann.

Erste Hilfe und weitere Behandlung: Siehe zuvor unter „Blinddarmentzündung", Antibiotikagabe (Nr. 8.04 und Nr. 8.07).

Hämorrhoiden

B. 13.3.5. Erkrankungen des Enddarmes / Hämorrhoiden

Allgemeines: Um den Enddarm herum, noch oberhalb des Schließmuskels, liegt unter der Darmschleimhaut ein Venen- und Arteriengeflecht. Dieses kann sich krampfaderartig erweitern und mit der Darmschleimhaut aus dem After heraus vorwölben. Das Entstehen von Hämorrhoiden wird durch eine sitzende Lebensweise und erschwerte Stuhlentleerung begünstigt.

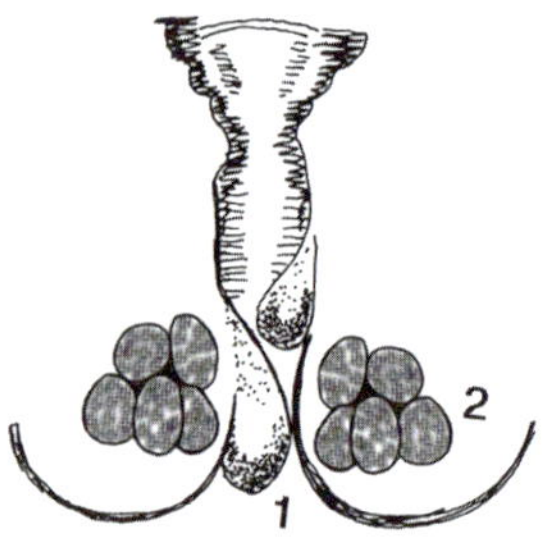

1. *Hämorrhoidenknoten*
2. *Schließmuskel*

Symptome: Vor dem After sind die oft prall mit Blut gefüllten Knoten tastbar. Meistens lassen sie sich durch leichten Druck mit dem Finger wieder zurückdrücken. Sie können aber auch durch den Schließmuskel eingeklemmt werden. Dann treten starke Schmerzen auf. Häufig besteht Juckreiz. Die eingeklemmten Hämorrhoidenknoten können platzen und dabei massiv bluten. Die Blutung kommt aber meistens rasch zum Stehen.

Erste Hilfe: Bei starker Hämorrhoidenblutung Bettruhe einhalten, mit Salbe bestrichenen Verbandsmull in den Darmausgang legen und mit dem Gesäßmuskel festpressen lassen.

Weitere Behandlung: Hämorrhoiden-Salbe und Zäpfchen (Nr. 3.09 oder 3.10), für weichen Stuhlgang sorgen, erforderlichenfalls Operation.
Bei stark schmerzenden, prall gefüllten, d. h. thrombosierten (mit Gerinnselbildung einhergehenden) Hämorrhoidenknoten, kann nur ein Schnitt mit dem Skalpell und „Ausdrücken“ des Gerinnsels Erleichterung bringen.

Abszesse im Afterbereich

B. 13.3.6. Abszesse im Afterbereich

Allgemeines: In ausgebluteten Hämorrhoidalvenenresten oder Schrunden im Afterbereich können sich Krankheitskeime ansiedeln. Sie verursachen dort Entzündungen, die in Abszesse übergehen können.

Symptome: Bei Abszessen bestehen meistens hohes Fieber, Schüttelfrost und starke Schmerzen, der betroffene Hautbezirk ist großflächig gerötet, verhärtet und geschwollen.

Erste Hilfe: Bettruhe, kalte Umschläge, Antibiotika (Nr. 8.04) geben. Falls sich der Abszess nicht von selbst entleert, muss er operativ in einem Krankenhaus eröffnet werden.

Dickdarmtumoren

B. 13.3.7. Dickdarmtumoren

Allgemeines: Im Dickdarmbereich können sich gutartige und bösartige Tumoren entwickeln, die zunächst nur wenig Beschwerden machen.

Symptome: Die ersten Symptome sind meistens Blut- und Schleimauflagerungen auf dem Stuhl, die anfangs nur gelegentlich beobachtet werden. Das Allgemeinbefinden ist zunächst nur wenig beeinträchtigt. Auch gutartige Tumoren, sogenannte Polypen, können sich nach Jahren zu bösartigen Tumoren entwickeln. Hierfür würde eine stetige Gewichtsabnahme sprechen.

Erste Hilfe: Meistens nicht erforderlich und auch nicht möglich, da es anfangs kaum zu einer bedrohlichen Beeinträchtigung des Allgemeinzustandes kommt.

Weitere Behandlung: In jedem Falle ist auf eine umgehende und eingehende Diagnostik mit einer Darmspiegelung zu drängen.

B. 13.3.8. Bauchfellentzündung (Peritonitis)

Bauchfellentzündung

Allgemeines: Die Bauchfellentzündung ist in der Regel kein eigenes Krankheitsbild, sondern tritt als schwere Komplikation eines anderen, meistens entzündlichen Prozesses auf, der in den Bauchraum durchgebrochen ist. Entzündliche Prozesse sind z. B. eine „Blinddarmentzündung" (Kapitel B. 13.3.3.), eine Eierstockentzündung (Kapitel B. 29.1.), eine Gallenblasenentzündung (Kapitel B. 13.5.4.) oder eine Dickdarmentzündung (Kapitel B. 13.3.4.). Auch ein Magengeschwür, das in die Bauchhöhle durchgebrochen ist (Kapitel B. 13.2.3.), führt zu einer Bauchfellentzündung.

Darmlähmung

Loslassschmerz

Symptome: Starke Leibschmerzen, brettharter aufgetriebener Bauch, schwerstgestörtes Allgemeinbefinden, quälender Brechreiz. Es kommt zu einer **Darmlähmung** (Kapitel B. 13.3.10.). Die im Darm gemessenen Temperaturen sind erhöht und differieren zur unter der Achselhöhle gemessenen Temperatur um mehr als 1 °C. Die Zunge ist stark weißlich bis bräunlich belegt. Der Leib ist äußerst druckempfindlich, und auch das plötzliche **Loslassen** nach dem Druck führt zu einem ebenso starken **Schmerz**.

Erste Hilfe: Absolute Bettruhe in Rückenlage mit angewinkelten und unterpolsterten Knien. Keine Nahrung geben, schlückchenweise Wassertrinken bei starkem Durstgefühl ist erlaubt. Wenn das zu Erbrechen führt, dann zumindest Lippen anfeuchten.

Weitere Behandlung: Nur im Krankenhaus möglich durch eine sofortige Operation. Zur Linderung der Schmerzen stärkstes Schmerzmittel geben (Nr. 5.06 oder Nr. 5.08). Zur Entzündungsbekämpfung kann ein Versuch durch die Gabe von Antibiotika (Nr. 8.05 oder Nr. 8.07) unternommen werden.

B. 13.3.9. Erkrankungen der Bauchwand

Bauchwandbruch/Hernie

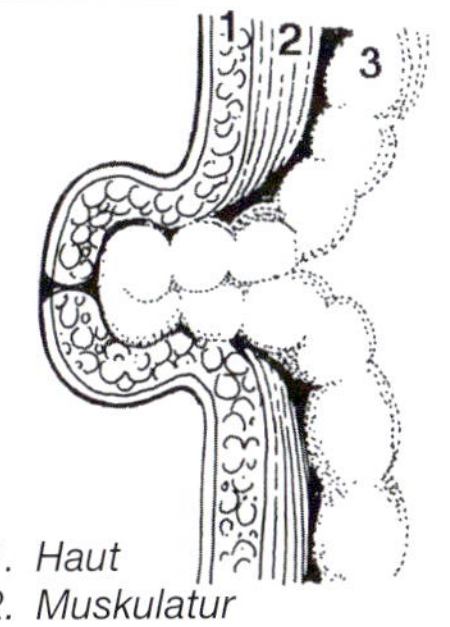

1. Haut
2. Muskulatur
3. Eingeklemmte Darmschlinge

Allgemeines: Der Bauchraum wird nach vorne durch eine kräftige Muskelplatte, die Bauchdecke, verschlossen. Sie reicht vom Brustkorbrand bis zum Beckenrand und dem Schambein. In dieser kräftigen Muskelwand finden sich jedoch einige Schwachstellen, in die sich in Ausnahmefällen bei entsprechender Veranlagung das Bauchfell, zum Teil mit Darmschlingen, vorwölben kann. Diese sogenannten Bauchwandbrüche (**Hernien**) finden sich vorzugsweise im Nabelbereich (Nabelbruch), im Verlauf des Samenstranges in der Leiste (Leistenbruch) oder dem Hoden (Hodenbruch) sowie im Bereich früherer Operationsnarben (Narbenbruch). Meistens entwickeln sich diese Brüche im Laufe von Monaten, ohne zunächst viel Schwierigkeiten zu bereiten. Meistens lassen sie sich auch zurückdrücken. Sie können sich aber auch einklemmen. Dann lassen sie sich nicht mehr zurückdrücken, der eingeklemmte Darmabschnitt wird abgeschnürt und stirbt ab. Dies führt wiederum zu einem Darmverschluss mit der oben beschriebenen, gefürchteten Bauchfellentzündung, die tödlich enden kann.

Deshalb muss ein eingeklemmter Bruch innerhalb von 6 bis 8 Stunden operiert werden.

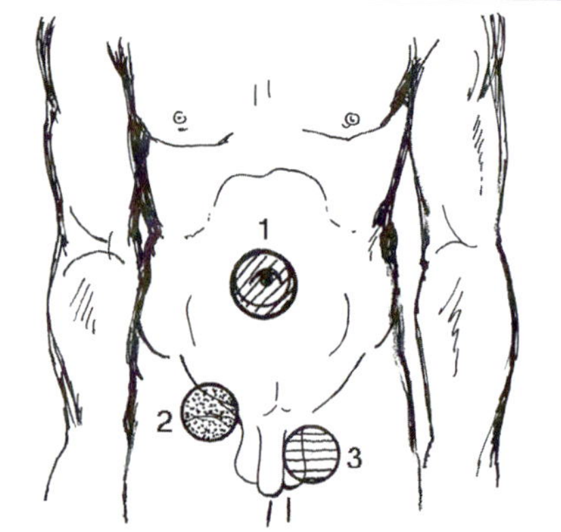

1. Nabelbruch
2. Leistenbruch
3. Hodenbruch

Symptome der Einklemmung: Die Vorwölbung in den oben beschriebenen Bereichen lässt sich nicht mehr zurückdrücken, sie wird hart und sehr schmerzempfindlich. Fieber und Erbrechen sind bereits Zeichen eines sich entwickelnden Darmverschlusses (folgendes Kapitel) und einer beginnenden Bauchfellentzündung (voriges Kapitel).

Erste Hilfe: Bettruhe, vorsichtiger Versuch, die Vorwölbung im Liegen und bei leicht angezogenen Beinen zurückzudrücken. Hierbei wird mit einer Hand flächig ein sanfter Druck ausgeübt. Mit der anderen Hand versucht der Zeigefinger vorsichtig, nach und nach etwas von dem Bruchsack durch die Bruchpforte zurückzustopfen. Keine feste Nahrung geben. Gelingt das Zurückverlagern, darf nicht mehr schwer gehoben und getragen werden. Gelingt das Zurückverlagern nicht, muss möglichst umgehend, spätestens aber **innerhalb von 6 bis 8 Stunden**, operiert werden.

Darmverschluss

B. 13.3.10. Darmverschluss (Ileus)

Allgemeines: Es gibt einen **mechanisch** bedingten Darmverschluss und einen Darmverschluss durch **Lähmung** der Darmtätigkeit.

Der mechanisch bedingte Darmverschluss entsteht durch Darmverwachsungen nach Operationen im Darmbereich, durch Darmverschlingungen und durch Tumoren im Darmbereich. Bei extrem starkem Befall von Spulwürmern kann es ebenfalls zum Darmverschluss kommen.

Eine Darmlähmung ist äußerst selten und tritt im Gefolge von anderen schweren Erkrankungen (Vergiftungen, Bauchfellentzündung) auf.

Symptome: Sie bestehen **beim mechanischen Ileus** in starken, krampfartigen Leibschmerzen. Die Zunge ist stark weißlich belegt und trocken. Außerdem übler Mundgeruch und starker Durst. Darmgeräusche sind häufig hörbar. Gelegentlich tastet man bei hageren Menschen durch die Bauchdecke hindurch Darmverhärtungen, die sich bewegen. Das Erbrechen ist quälend und unstillbar, oft besteht auch ein so genannter „Schluckauf". In fortgeschrittenem Krankheitsstadium kann es zum Koterbrechen kommen. Das Allgemeinbefinden ist stark gestört. Nur eine umgehende Operation, die das Hindernis beseitigt, kann helfen. Sonst kommt es zur Bauchfellentzündung mit tödlichem Ausgang.

Die **Symptome bei der Darmlähmung (paralytischer Ileus)** sind ähnlich, nur fehlen hier die Darmgeräusche und die Darmbewegungen.

Erste Hilfe: Bettruhe in Rückenlage, Beine in den Kniekehlen unterpolstern. Den Leib auf eventuell eingeklemmten Bruch untersuchen und die Reposition versuchen (s. o.). Keine Nahrung geben, Lippen anfeuchten. Bei starkem Durstgefühl darf schlückchenweise Wasser angeboten werden.

Weitere Behandlung: Nur eine Operation kann helfen. Gegen die Schmerzen und das Erbrechen helfen möglicherweise die Mittel Nr. 3.01 und 5.04.

B. 13.3.11. **Verstopfung** (Obstipation)

Verstopfung

Allgemeines: Eine Verstopfung mit seltenem oder verhärtetem Stuhlgang kommt häufig vor, besonders zu Beginn einer Seereise. Ursache sind häufig Änderungen in der Essgewohnheit, Stress, Seekrankheit, schlackenarme Kost und zu geringe Flüssigkeitsaufnahme. Die Betroffenen sind oft ängstlich, da sie einen Darmverschluss befürchten. Das Krankheitsbild ist aber in der Regel harmlos.

Symptome: Fehlender Stuhlgang, oft über mehrere Tage. Häufig Aufstoßen oder Völlegefühl. Der Leib kann gespannt sein, ist aber weich und nicht besonders druckempfindlich, kein Erbrechen, spärliche Darmgeräusche.

Erste Hilfe: In der Regel nicht erforderlich. Auch wenn über mehrere Tage kein Stuhlgang erfolgt, besteht kein Grund zur Beunruhigung. Wichtig ist, dass weiter regelmäßig eine möglichst schlackenreiche Kost gegessen und viel Flüssigkeit getrunken wird.

Weitere Behandlung: Regelmäßige ballaststoffreiche Kost, viel Flüssigkeit, auch Bohnenkaffee, Trockenobst. Wenn nach mehreren Tagen kein Stuhlgang erfolgt, Abführmittel geben (Nr. 3.08). Die regelmäßige Einnahme von Abführmitteln ist nicht sinnvoll.

B. 13.4. Erkrankungen der Mundspeicheldrüsen

Mundspeicheldrüsen

Auf jeder Seite hat der Mensch drei Speicheldrüsen (Ohrspeicheldrüse, Unterzungendrüse und Unterkieferdrüse). Sie durchfeuchten die Speise und leiten die Verdauung der Kohlehydrate ein. Alle sechs Drüsen können einzeln oder auch zu mehreren erkranken.

B. 13.4.1. **Mumps** (Parotitis)

Mumps

Allgemeines: Mumps ist eine Viruskrankheit, bei der sich eine oder mehrere Speicheldrüsen entzünden und die meistens im Kindes- oder jugendlichen Alter auftritt. Sie hinterlässt eine relative Immunität, die Krankheit kann also auch später erneut auftreten.

Symptome: Sie äußert sich durch eine schmerzhafte Anschwellung der befallenen Drüse und beim Kauen von Brot. Komplikationen drohen durch Hirnhautentzündungen und Bauchspeicheldrüsenentzündung. Nach der Pubertät kann es auch zu Hoden- und Eierstockentzündungen kommen.

Erste Hilfe: Bettruhe, besonders bei Fieber und stärkerer Beeinträchtigung des Allgemeinbefindens. Flüssige Kost.

Weitere Behandlung: Warme Umschläge auf die befallenen Drüsen. Achten auf mögliche Komplikationen, die sich durch Fieber, Kopfschmerzen, Erbrechen, Leibschmerzen oder Hodenschwellungen äußern können. Dann ist ärztliche Hilfe dringend erforderlich. Sicherheitshalber Antibiotika (Nr. 8.01 oder Nr. 8.04) geben, Mundpflege mit Kamille (Nr. 3.05). Bei Hodenentzündung Hoden hoch lagern durch Unterpolsterung mit gefaltetem Handtuch.

Speichelsteine

B. 13.4.2. Speichelsteine

Allgemeines: Speichelsteine bilden sich ohne ersichtlichen Grund. Sie können den Ausführungsgang einer Drüse verlegen.
Symptome: Dies führt zu einer plötzlichen schmerzhaften Anschwellung der Speicheldrüse während der Nahrungsaufnahme, besonders beim Kauen von Brot. Fieber besteht nicht. Nach dem Essen geht die Schwellung meistens wieder langsam zurück.

Erste Hilfe: Nicht erforderlich.

Weitere Behandlung: Häufig gehen die Steine von allein ab. Sie zeigen sich vorher am Ausführungsgang unter der Zunge oder seitlich der Wangenschleimhaut und lassen sich häufig mit einer Pinzette herausziehen. Sonst bei erster Gelegenheit den Arzt aufsuchen.

Leber, Galle und Bauchspeicheldrüse

B. 13.5. Erkrankungen der Leber, Galle und Bauchspeicheldrüse

Die **Leber** verarbeitet Nahrungsstoffe und sie entgiftet schädliche Substanzen. Ferner liefert sie die Galle für die Fettverdauung. Leber und Galle liegen im rechten Oberbauch.
Die **Gallenflüssigkeit** wird in der Gallenblase eingedickt und gespeichert.

Gelbsucht/Ikterus

Erstes Symptom von Erkrankungen der Leber oder der Galle ist oft eine Gelbsucht (Ikterus). Der gelbe Gallenfarbstoff lagert sich in allen Geweben ab, sichtbar werden die Ablagerungen aber nur an der Haut und im weißen Teil des Augapfels. Einige Formen der Gelbsucht gehen außerdem mit Juckreiz einher.

Merke: Kranke mit Gelbsucht gehören in ein Krankenhaus!

Hepatitis

B. 13.5.1. Hepatitis (Leberentzündung)

Allgemeines: Bei der **Hepatitis** liegt eine Entzündung der Leber durch eine Infektion vor. Während die weniger gefährliche Hepatitis A durch Verschlucken von Krankheitskeimen auftritt, wird die gefährlichere Hepatitis B und C auf dem Blutwege (Intimkontakte, verunreinigte Instrumente, Bluttransfusion) übertragen. Eine gezielte Behandlung durch Medikamente ist an Bord nicht möglich, deshalb ist eine Krankenhausbehandlung erforderlich.

Gelbsucht

Symptome: Gelbsucht, dunkler Urin, Abgeschlagenheit, Fieber.

Erste Hilfe: Bettruhe, kein Alkohol.

Weitere Behandlung: Nur im Krankenhaus.

Leberzirrhose/Speiseröhrenblutung

B. 13.5.2. Leberzirrhose/Speiseröhrenblutung

Allgemeines: Sie ist Folge einer schweren Leberschädigung. Häufigste Ursachen sind frühere Leberentzündungen (Hepatitis), Alkoholismus, Medikamentenschädigung, Pilzvergiftungen.

Symptome: Gelbsucht, schleichender körperlicher Verfall, deutlich vorgewölbter Bauch, durch Wasseransammlung in der Bauchhöhle, plötzliches Erbrechen von

Blut möglich. Im Laufe der Jahre können sich in der Speiseröhre „Krampfadern" ausbilden, die durch hochfließende Magensäure (Reflux in die Speiseröhre) anfangen können zu bluten (siehe Kapitel B. 13.1.2.).

Erste Hilfe und weitere Behandlung: Da es sich in der Regel nicht um eine akute Krankheit (mit Ausnahme des Erbrechens von Blut, hier ist sofortige Evakuierung erforderlich!) handelt, sind besondere Maßnahmen der Ersten Hilfe nicht möglich. Vorsicht ist geboten bei der Einnahme von Medikamenten (z. B. Schlaf-, Schmerz- und Rheumamittel). Fette Speisen sind zu meiden, Alkohol ist strengstens verboten. Eine möglichst umgehende Krankenhausbehandlung ist notwendig.

B. 13.5.3. Verschluss der Gallenwege

Verschluss der Gallenwege

Allgemeines: Häufigste Ursachen sind **Gallensteine**, die den Gallengang von innen verschließen (Cholelithiasis). Es gibt aber auch Tumore in der Umgebung (z. B. Krebs der Bauchspeicheldrüse), die die Gallenabflusswege zusammendrücken.

Gallensteine
Cholelithiasis

Symptome: Sie verursachen heftigste krampfartige **Gallenkoliken** im rechten Oberbauch, die in den Rücken ausstrahlen können. Verschließen sie den Leberausführungsgang, wird der Stuhl hell, und eine **Gelbsucht**, verbunden mit starkem Juckreiz, stellt sich ein.

Gallenkoliken
Gelbsucht

Erste Hilfe: Gabe von starken Schmerzmitteln (Nr. 5.04 und/oder 5.05) erforderlich. Versuch mit Nitrolingual®-Spray (Glyceroltrinitrat, Nr. 2.02). Der Patient muss gefragt werden, ob er das Medikament schon mal bekommen hat und ob es vertragen wurde. Es kann selten einen Kreislaufkollaps hervorrufen, deshalb anfangs nur einen (!) Sprühstoß unter die Zunge verabreichen.

Weitere Behandlung: Die Ursache des Verschlusses muss durch eine Operation beseitigt werden, da sonst eine Entzündung der Gallenblase und – bei gleichzeitigem Verschluss des Ausführungsganges der Bauchspeicheldrüse – eine lebensbedrohliche Bauchspeicheldrüsenentzündung droht!

Tumore

Tumore der Gallenwege

Tumore können durch allmähliches Wachstum langsam die Gallenwege verschließen. Häufigste Ursache ist eine Krebserkrankung der Bauchspeicheldrüse, besonders bei Kranken, die älter als 60 Jahre sind.

Symptome: Gelbsucht, schleichender Krankheitsverlauf, Gewichtsverlust, Appetitlosigkeit, Widerwillen gegen fette Speisen und Fleisch.

Erste Hilfe und weitere Behandlung: An Bord nicht möglich.

Merke: Kranke mit Gelbsucht gehören in ein Krankenhaus!

B. 13.5.4. Gallenblasenentzündung

Gallenblasenentzündung

Allgemeines: Die Gallenblase kann sich durch Krankheitskeime entzünden, vor allem, wenn Gallensteine vorhanden sind. Lässt sich die Entzündung nicht beherrschen, kann die Gallenblase vereitern und platzen. Das führt dann zu der gefürchteten Bauchfellentzündung (siehe Kapitel B. 13.3.8.), die unbehandelt tödlich endet.

Symptome: Starke Schmerzen im rechten Oberbauch, starker Druckschmerz, häufig kombiniert mit einem Loslassschmerz (siehe Kapitel B. 13.3.8.), Fieber.

Erste Hilfe: Antibiotika (Nr. 8.05), Schmerzmittel (Nr. 5.04).

Weitere Behandlung: Operation dringend erforderlich.

Bauchspeicheldrüse/ Pankreas

B. 13.6. Erkrankungen der Bauchspeicheldrüse (Pankreas)

Die Bauchspeicheldrüse liegt hinter dem Magen. Sie sondert Verdauungssekret ab. Ihr Ausführungsgang mündet in den Zwölffingerdarm in der Nähe zum Gallengang. Außerdem produziert sie das lebenswichtige Hormon Insulin, das direkt ins Blut geht und den Zuckerhaushalt regelt.

Bauchspeicheldrüsenentzündung

B. 13.6.1. Bauchspeicheldrüsenentzündung (Pankreatitis)

Allgemeines: Sie entsteht meistens bei chronischem Alkoholmissbrauch, aber auch nach einer Infektion mit dem Mumpsvirus oder bei mechanischem Verschluss des Ausführungsganges durch einen Gallenstein. Auch Medikamente, u. a. Rheumamittel, Antibiotika, Diuretika (wassertreibende Mittel), können eine Pankreatitis auslösen.

Symptome: Es bestehen heftige Oberbauchschmerzen, Durchfälle, starker Durst und erhöhte Temperaturen. Das Allgemeinbefinden ist schwer gestört.

Erste Hilfe: Keine Nahrung, nur Wasser geben.

Weitere Behandlung: Wegen der Schwere der Krankheit und der Gefahr von Komplikationen nur im Krankenhaus möglich.

Bauchspeicheldrüsenkrebs

B. 13.6.2. Bauchspeicheldrüsenkrebs

Krebs der Bauchspeicheldrüse kommt fast nur im mittleren und höheren Lebensalter vor.

Symptome: Die ersten Anzeichen sind meistens eine schleichend beginnende, sog. schmerzlose Gelbsucht, verbunden mit Gewichtsverlust.

Erste Hilfe: Nicht erforderlich.

Weitere Behandlung: Ist an Bord nicht möglich, Anlandung.

Zuckerkrankheit/ Diabetes mellitus

B. 13.6.3. Zuckerkrankheit (Diabetes mellitus)

Allgemeines: Der Diabetes mellitus ist eine Stoffwechselkrankheit, bei der der Blutzucker ansteigt, da entweder das körpereigene Insulin nicht mehr richtig wirken kann (sogenannte Insulinresistenz bei Übergewicht) oder die Bauchspeicheldrüse nicht mehr genügend Insulin produziert. Die Folge ist ein Anstieg des Blutzuckers, der normalerweise nüchtern zwischen 80 und 100 mg/dl liegt. Neben dem Blutzuckeranstieg kann es zu Stoffwechselstörungen (Azidose) kommen, wodurch der Krankheitsverlauf verschlimmert wird.

Problematisch ist das plötzliche Entstehen eines insulinpflichtigen Diabetes bei vorher völlig gesunden und auch jungen Menschen, z.B. im Falle einer Ozeanüberquerung. Deshalb sollte man an Bord zumindest in der Lage sein, den Blutzucker bestimmen zu können (siehe Kapitel C. 3.5.).

Über- und Unterzuckerung

Ursachen für eine Entgleisung des Diabetes können unregelmäßige Insulingaben, unregelmäßige Nahrungsaufnahme, Seekrankheit, Stress, fieberhafte Erkrankungen, Alkoholgenuss, Störung des Tag-Nacht-Rhythmus und Bewegungsmangel sein.

Der Diabetiker sollte seine Mitsegler über sein Krankheitsbild, die Möglichkeiten der Diagnostik mithilfe von Teststreifen und die Technik des Insulinspritzens informieren. Da es zu Bewusstseinstrübungen kommen kann, ist der Diabetiker dann auf fremde Hilfe angewiesen.

Komatöser Zustand und Schock beim insulinpflichtigen Diabetiker müssen unterschiedlich behandelt werden. Deshalb ist eine genaue Diagnostik wichtig.

Die folgende Tabelle zeigt die unterschiedlichen **Symptome und erleichtert die Diagnostik:**

Befunde	Überzuckerung (Koma)	Unterzuckerung (Schock)
Durst	stark	wenig
Bewusstseinstrübung	langsam einsetzend	plötzlich
Azetongeruch der Atemluft	meistens	fehlt
Urintest auf Azeton	stark positiv	negativ
Haut	trocken	feucht
Urinzucker	positiv	negativ
Atmung	verstärkt	normal
Heißhunger	fehlt	stark
Blutzucker	über 300 mg/dl	unter 40 mg/dl

Erste Hilfe: Bei beginnender Bewusstseinstrübung und fehlender Kenntnis über den Blutzuckerstand lässt man **reichlich Zuckerlösung (3 gehäufte Esslöffel auf 1 Liter lauwarmes Wasser, Apfelsaft oder Coca Cola) trinken.**

Achtung: Bewusstlosen darf keine Flüssigkeit eingeflößt werden, deshalb rechtzeitig trinken lassen.

Bessert sich der Zustand, hat eine **Unterzuckerung** (Schock) vorgelegen. Dann gibt man reichlich kohlenhydratreiche Kost (Traubenzucker/Obst).

Tritt keine Besserung ein, muss mit einem beginnenden Koma bei **Überzuckerung** gerechnet werden. Der Flüssigkeitsbedarf ist hoch (viel trinken lassen), Gabe von schnell wirkendem „Normal“-Insulin.

Weitere Behandlung: Sie richtet sich nach dem Zustand des Kranken. Ein gut eingestellter Diabetiker darf an Seetörns teilnehmen. Wichtig ist die **rechtzeitige Behandlung der Seekrankheit** (Kapitel B. 7.). Sind aber Bewusstseinstrübungen eingetreten, ist umgehend funkärztliche Beratung anzufordern und der Kranke in ein Krankenhaus zu bringen.

Stoffwechselentgleisung

Eine **Stoffwechselentgleisung (Ketoazidose)** macht sich bemerkbar durch Übelkeit, Erbrechen und Bauchschmerzen, der Blutzucker liegt über 350 mg/dl. Ist außerdem der Azetontest im Urin positiv, liegt eine Ketoazidose vor, und es ist ein sofortiger Arztkontakt aufzunehmen.

Erste Hilfe: Reichlich Wasser trinken lassen, falls der Blutzucker über 350 mg/dl und Azeton dreifach positiv ist, sofort 20 % der Tagesinsulinmenge in Form von Normalinsulin geben.

Weitere Behandlung: Blutzuckerkontrolle nach 2 Stunden.
Falls Blutzucker noch um 250–300 mg/dl und der Azetontest weiterhin stark positiv sind: 10 % der Tagesinsulinmenge in Form von Normalinsulin geben, viel Wasser trinken lassen.
Blutzuckerkontrolle nach weiteren 2 Stunden.
Falls Blutzucker unter 200 mg/dl und Azeton negativ oder nur noch schwach positiv: Insulin wie üblich geben, weiter viel Wasser trinken lassen, 2 Broteinheiten (BE) essen lassen, Bananen (entspr. 120 g) empfehlenswert. Blutzuckerkontrolle nach weiteren 2 Stunden, Anpassung der Insulingaben auf den aktuellen Blutzuckerwert.

Bauchschmerzen

B. 13.7. „Akuter Bauch" und „Bauchschmerzen"

Die Ursachen sind meistens (etwa zu 90 %) nicht lebensgefährlich, dennoch können z. B. psychische Belastungen, Blähungen, Menstruationsbeschwerden oder ein verdorbener Magen heftige Leibschmerzen hervorrufen.
Bauchschmerzen können aber auch durch eine **gefährliche und lebensbedrohliche Krankheit eines „Bauchorganes"** („akuter Bauch") bedingt sein, z. B. durch einen Magendurchbruch, eine Eileiterschwangerschaft oder eine akute Blinddarmentzündung. Sie können aber auch durch gefährliche Krankheiten hervorgerufen werden, die von Organen ausgehen, die **außerhalb des Bauchraumes** liegen, deren Schmerzen aber in den Bauchraum ausstrahlen, z. B. Herzinfarkte, Nierenkoliken und Lungen- oder Rippenfellentzündungen. Diese Krankheiten sind manchmal schwer gegeneinander abzugrenzen (**siehe Kapitel B. 1.2. Leitsymptome „Bauchsymptome" und Symptomentabelle B. 13.2.5.**).

Die harmlosen Bauchschmerzen von den lebensbedrohlichen Bauchschmerzen zu unterscheiden, ist eine der schwierigsten Aufgaben in der Medizin!

Symptome lebensbedrohlicher Krankheit

Symptome, die auf eine lebensbedrohliche Krankheit – welcher Art auch immer – hinweisen können, sind unter anderem

- schwer gestörter Allgemeinzustand bis zum Schock, plötzlicher oder kurzfristiger Beginn,
- starke Schmerzen, dauernd oder kolikartig,

- unstillbares Erbrechen oder starker Brechreiz,
- starke Bauchschmerzen beim Anziehen und Anheben der Beine,
- stark belegte, meistens trockene Zunge,
- Ausbruch von kaltem Schweiß, besonders auf der Stirn,
- hohe Pulsfrequenz,
- Fieber,
- Druck- oder Loslassschmerz über dem Bauch.

Diese Symptome können einzeln und gemeinsam auftreten. Sie sollten den Verantwortlichen veranlassen, den Kranken möglichst umgehend von Bord zu geben oder zumindest ärztlichen Rat einzuholen. Kein unnötiges Risiko eingehen!

Sollte dies nicht möglich sein, muss versucht werden, trotz der Schwierigkeiten eine **möglichst genaue Diagnose zu stellen, damit eine zielgerichtete Erste Hilfe oder weitere Behandlung erfolgen kann.**
Bei dieser Entscheidung helfen
- das Erfragen der **Vorgeschichte**,
- die **Untersuchung** (Kapitel B. 3.3.),
- die **Tabellen „Leitsymptome"** (**Kapitel B. 1.2.**) und die
- **funkärztliche Beratung** (Kapitel B. 3.4.).

Wichtige Hinweise erhält man bereits durch die **Frage nach früheren Krankheiten** (z. B. Magenleiden, Diabetes, Herzkrankheiten oder Nierenkoliken) und nach **Beginn, Lokalisation und Art der Schmerzen**.
Heftigste, plötzlich einsetzende Schmerzen mit schwerstem Krankheitsgefühl und Ausbrechen von kaltem Schweiß weisen auf **Durchbrüche von Organen in den Bauchraum** hin (Magengeschwür, Gallenblase), wobei die Schmerzen meistens in den Oberbauch lokalisiert werden.
- Starke Schmerzen, die sich schon bei geringen Körperbewegungen, z. B. beim Aufrichten, verstärken und die mit starkem Durst, Schweißausbrüchen und Angstgefühl einhergehen, sind meistens Zeichen einer **Bauchfellentzündung**.
- Durch Messen der **Körpertemperatur** (rektal **und** axillar, Kapitel B. 3.3.5.) kann man entzündliche Erkrankungen erkennen.
- Beim **Abtasten** des Bauchs kann man feststellen, ob er weich oder bretthart ist und ob der Schmerz sich auf Druck verstärkt oder ob er beim Loslassen („Loslassschmerz") stärker wird.
- Durch **Abhorchen** kann man an vorhandenen Darmgeräuschen feststellen, ob der Darm noch arbeitet.
- Durch **Beklopfen** lassen sich abnorme Gasansammlungen („Trommelbauch") feststellen.
- Die **Vorgeschichten und die Untersuchungsbefunde** sind zum Teil in den **Tabellen „Leitsymptome"** (**Kapitel B. 1.**) zusammengefasst.

Die Untersuchungsbefunde sind aber auch für eine **funkärztliche Beratung** (Kapitel B. 3.4.) von größter Wichtigkeit.

Ursache von Bauchschmerzen

In der Übersicht sind es folgende Krankheiten, die plötzliche Bauchschmerzen verursachen können:

- **Krankheiten des Magens** (Kapitel B. 13.2.)
  - Magenschleimhautentzündungen mit Magenkrämpfen
  - Durchbruch eines Magengeschwürs
- **Krankheiten des Darms** (Kapitel B. 13.3.)
  - Darmentzündungen mit Darmkrämpfen
  - Durchbruch eines Darmgeschwürs
  - Blinddarmentzündung (Appendizitis)
  - Bauchfellentzündung
  - Darmverschluss
  - eingeklemmter Bruch
- **Krankheiten der Leber und der Galle** (Kapitel B. 13.5.)
  - Gallensteine mit Gallenkolik
  - Gallenblasenentzündung
- **Krankheiten der Bauchspeicheldrüse** (Kapitel B. 13.6.)
  - akute Bauchspeicheldrüsenentzündung
  - entgleister Diabetes mellitus
- **Krankheiten der Nieren und Blase** (Kapitel B. 18.1. und B. 18.2.)
  - Nierenstein mit Nierenkoliken
  - Blasenentzündung
- **Krankheiten der weiblichen Geschlechtsorgane** (Kapitel B. 29.1.)
  - Eierstockentzündung
  - Eierstockzysten
  - Eileiterschwangerschaften
- **Krankheiten der Blutgefäße** (Kapitel B. 14.2.)
  - Darminfarkt
  - Riss der großen Körperschlagader
  - Lungenembolie
- **Krankheiten des Herzens** (Kapitel B. 14.1.)
  - Herzinfarkt
- **Krankheiten der Atmungsorgane** (Kapitel B. 23.)
  - Lungen- und Rippenfellentzündung

Herz- und Kreislauferkrankungen

B. 14. HERZ- UND KREISLAUFERKRANKUNGEN

Alle Stoffe, die der Mensch für seine Lebensvorgänge benötigt, werden auf dem Blutwege transportiert. Hierzu gehören unter anderem Nahrungsstoffe, Sauerstoff, Kohlendioxid, Hormone, Vitamine und Mineralien.

Herz, Kreislauf und Blut bilden somit eine funktionelle Einheit. Sie können gemeinsam oder auch einzeln erkranken.

Blutdruck

Das **Herz** ist eine muskuläre Pumpe, die den Blutstrom durch den Körper treibt. Es arbeitet wie eine kombinierte Druck- und Saugpumpe, also stoßweise. Hierdurch ist der Blutdruck Schwankungen unterworfen. Wenn sich das Herz zusammenzieht, wird das Blut in den Körper und in die Lunge gepumpt. Dabei hat der Blutdruck seinen höchsten Wert (**systolischer Blutdruck**). Füllt sich das Herz anschließend wieder mit Blut, hat der Blutdruck seinen niedrigsten Wert (**diastolischer Blutdruck)**. Die Herzkranzgefäße versorgen den Herzmuskel mit Sauerstoff.

Vom Herzen weg führen die Schlagadern **(Arterien)**. Sie sind dickwandig, da sie unter hohem Druck stehen.

Arterien

Zum Herzen hin führen die Blutadern **(Venen)**. Diese sind dünnwandig, da in ihnen der Druck gering ist.

Venen

Der Körper wird durch zwei Blutkreisläufe versorgt, den **Körperkreislauf** und den **Lungenkreislauf**. Beide Kreisläufe sind hintereinander geschaltet. Somit unterscheidet man eine rechte und eine linke Herzhälfte. Das linke Herz versorgt den Körperkreislauf, das rechte Herz den Lungenkreislauf.

Das **Blut** hat nicht nur eine **Transportfunktion (s. o.)**, es leitet auch die **Körperwärme** und hat mithilfe seiner weißen Blutkörperchen und Immunstoffe eine **Abwehrfunktion** gegen Krankheitserreger.

B. 14.1. Erkrankungen des Herzens

Herzerkrankungen

B. 14.1.1. Erkrankungen der Herzkranzgefäße / Herzinfarkt

(Koronare Herzerkrankung – KHK)

Herzinfarkt/ koronare Herzerkrankung

Allgemeines: Bei der KHK betrifft die allgemeine Verkalkung der Arterien unseres Körpers die **Herzkranzgefäße**. Ursachen für die Verkalkung können sein: zunehmendes Lebensalter plus zusätzliche Risikofaktoren wie Diabetes, hoher Blutdruck, Übergewicht, Fettstoffwechselstörung, Nikotin und familiäre Belastungen. Die Herzkranzgefäße verengen sich, was die Durchblutung und damit die Sauerstoffversorgung des Herzmuskels vermindert. In manchen Fällen verläuft die Durchblutungsstörung ohne wahrnehmbare Symptome (unbemerkte Herzinfarkte z. B. bei Diabetikern über verringerte Schmerzwahrnehmung). In den meisten Fällen verspürt der Patient jedoch die Schmerzsymptome, sodass man dann von einem „Herzanfall" (**Angina pectoris = Brustenge**) bzw. von einem Herzinfarkt spricht. Bei einem „Herzanfall" kann die Durchblutungsstörung medikamentös behoben werden, bei einem Herzinfarkt sind die Herzmuskelzellen durch den akuten Sauerstoffmangel abgestorben.

Angina pectoris

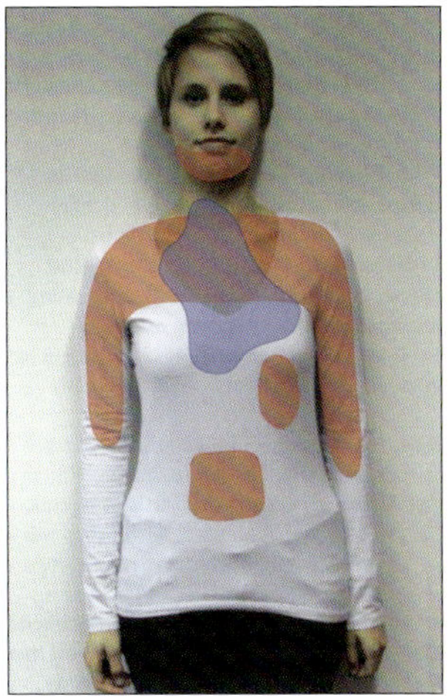

Schmerzausstrahlung bei Herzinfarkt
(Quelle: siehe Literaturverzeichnis Nr. 24.1)

Symptome: Typisch sind: dumpfe, drückende und nicht genau zu lokalisierende Schmerzen typischerweise in der linken Brusthälfte (der Patient legt die gesamte Hand auf die schmerzende Region!), mit Ausstrahlung z. B. in die linke Schulter und den linken Arm. **Atypisch** und häufiger bei Frauen vorkommend sind Ausstrahlungen in die Kiefer- und Halsregion (manchmal gibt es nur Halsschmerzen als Symptom bei einem Herzinfarkt!), die rechte Brust oder in den Rücken und Oberbauch (Verwechslung mit Magenbeschwerden!). Manchmal werden die Schmerzen wie ein einschnürender „Ring" um die Brust beschrieben, mit massivem Schweißausbruch und Todesangst (Vernichtungsgefühl!). Unregelmäßiger Puls ist ein Zeichen für **Herzrhythmusstörungen**, die beim Herzinfarkt zu einen plötzlichen Herzstillstand durch sogenanntes Kammerflimmern führen können.

Problematisch wird es mit der Einordnung der Symptome, wenn sich der Patient einfach nicht wohl fühlt und sich zum Ausruhen ins Bett legt, in der Hoffnung, dass es ihm danach besser gehen wird. Auch so diskret kann sich ein Herzinfarkt äußern!

Erste Hilfe: Beim Herzstillstand fällt der Patient um und atmet nicht mehr (anfangs kann noch „Schnappatmung" bestehen, die aber **keine** „normale" Atmung ist!). **Sofortige** Herz-Lungen-Wiederbelebung (siehe Kapitel C. 1.). Bei erhaltenem Bewusstsein wird der Patient halbsitzend gelagert, zusätzlich die Beine nach unten hängen lassen. Nitrolingual®-Spray (Nr. 2.02, z. B. 1–2 Hübe unter die Zunge sprühen, **vorher** den Patienten fragen, ob er dieses Medikament kennt und vertragen hat, manche können kollabieren! Es darf **nicht** verabreicht werden, wenn 24 Std. vorher sog. „Potenzpillen", z. B. Viagra® eingenommen wurden!).), Wiederholung nach 5 Minuten, wenn keine Linderung eingetreten ist. **Schmerzbekämpfung** gelingt am besten durch Injektion von Morphin (Nr. 5.08, z. B. 0,5–1 Amp. 10 mg in den Muskel oder unter die Haut geben).

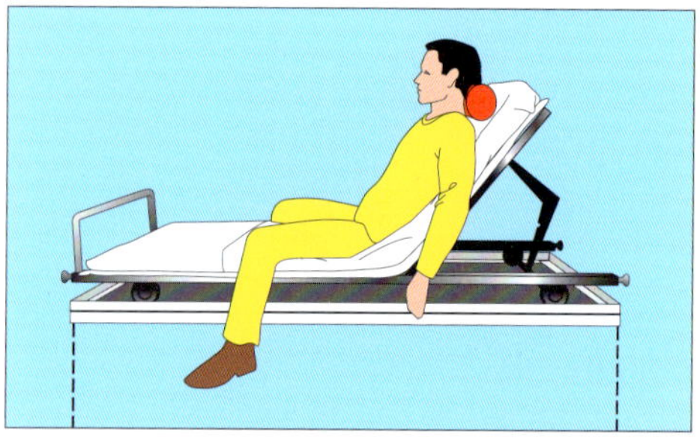

Lagerung des Herzkranken

Weitere Behandlung: Bei einem „Herzanfall" kann man nicht unterscheiden, ob es sich „nur" um eine vorübergehende Durchblutungsstörung oder einen Herzinfarkt handelt. Der Patient **muss** auf dem schnellsten Wege in eine Klinik! Medico-Gespräch führen. Befindet man sich auf Hoher See und ist über Tage keine medizinische Hilfe erreichbar, dann muss der Patient am besten mit Morphium „ruhig gestellt" werden (z. B. alle 8 Std. 0,5 Amp.), zusätzlich gibt man gegen die Angstzustände Temazepam (Nr. 6.01, 1 Tbl. zu 10 mg oder auch 2 pro 24 Std. in den ersten beiden Tagen), zusätzlich ist noch Prophylaxe gegen ein stressbedingtes Magengeschwür (Nr. 3.03, einmal pro Tag) sinnvoll. Der Patient soll seine eigenen Medikamente weiter nehmen. Wenn bei ihm eine KHK bekannt ist und Nitrate (ISDN/ISMN) und ASS dazugehören, ist eine weitere Medikation nicht notwendig, eventuell jedoch eine Erhöhung der Dosis. Ansonsten werden zur Erweiterung der Herzkranzgefäße zusätzlich Nitrate (Nr. 2.01, z. B. 2 x am Tag morgens und nachmittags) gegeben, bei Kopfschmerzen (häufige Nebenwirkung), Paracetamol (Nr. 5.02) bei Bedarf, weiterhin unbedingt Acetylsalicylsäure (0,25 Tbl. ASS 500 reicht aus).

Herzversagen

B. 14.1.2. Akutes Herzversagen / Lungenödem

Allgemeines: Aufgrund eines Herzinfarktes, einer Herzmuskelentzündung (z. B. bei Virusinfektion/Grippe), bei Herzrhythmusstörungen, bei Herzklappenfehlern (z. B. Einengung der Aortenklappe) oder auch bei krisenhaftem Anstieg des Blutdrucks („Blutdruckkrise") kann es zu einer akuten Herzmuskelschwäche mit **Herzversagen** und „Wasseransammlung" in der Lunge (**Lungenödem**) kommen. Dies ist ein lebensbedrohendes Krankheitsbild (= **kardiogener Schock**)!

Lungenödem/ kardiogener Schock

Symptome: Akute schwerste Luftnot, Angst, Blässe, Schweiß, rasselnde Atemgeräusche (oft auch ohne Stethoskop hörbar), schaumiger Auswurf, Blutdruck unterschiedlich (im Schockzustand erniedrigt).

Erste Hilfe: Oberkörper hoch, Beine herunterhängen lassen, Entwässerungstablette (Furosemid, Nr. 2.06) und Nitrolingual®-Spray geben (Glyceroltrinitrat, Nr. 2.02, 1 bis 2 Hübe unter die Zunge; vorher fragen ob der Patient das Spray schon einmal bekommen und auch vertragen hat – in seltenen Fällen führt es zu einem Blutdruckabfall mit Schockzustand). Wenn keine Besserung eintritt, Morphin (Nr. 5.08) 5 mg (in den Muskel/unter die Haut) geben.

B. 14.1.3. Herzmuskelschwäche

Herzmuskelschwäche

Allgemeines: Sie ist keine eigene Krankheit, sondern die Folge einer der beschriebenen Krankheiten.
Mögliche Ursachen können sein:
- angeborene oder erworbene Herzklappenfehler,
- überstandener Herzinfarkt,
- Entzündung des Herzmuskels nach einer Infektionskrankheit,
- Alter,
- Alkoholkrankheit.

Nach Herzinfarkten vernarbt die untergegangene Muskulatur, das Herz ist manchmal nur noch eingeschränkt leistungsfähig.
Infektionskrankheiten, die zu einer **Herzmuskelentzündung (Myocarditis)** führen können, sind z. B. Virusinfektionen im Rahmen einer „Erkältung". Deshalb muss jeder fieberhafte Infekt unter körperlicher Schonung ausheilen, da auch die Gefahr von Herzrhythmusstörungen besteht.
Im Alter werden alle Muskeln schwächer, auch der Herzmuskel.
Chronischer **Alkoholismus** führt ebenfalls zu einer Herzmuskelschwäche.

Symptome: Atemnot schon nach geringen Anstrengungen, erhöhte Pulsfrequenz, unregelmäßiger Puls, mangelnde körperliche Leistungsfähigkeit, blaue Lippen, rasselnde Atmung und Anschwellungen der Füße und Unterschenkel.

Erste Hilfe: Körperliche Schonung in aufrechter Sitzhaltung, Beine waagerecht, Sauerstoff (wenn möglich) bei schwerer Luftnot. Auf ärztliche Anordnung Nitropräparate (Nr. 2.01) oder Mittel zur Wasserausschwemmung (Nr. 2.06), orale Flüssigkeitsaufnahme auf 1,5 Liter pro Tag beschränken, Krankenhausbehandlung.

B. 14.1.4. Herzrhythmusstörungen

Herzrhythmusstörungen

Allgemeines: Jede Änderung einer Herzschlagfolge gilt als Herzrhythmusstörung. Der Herzschlag kann beschleunigt, verlangsamt oder unregelmäßig sein – normal sind 60–80 Schläge pro Minute. Durch Fühlen des Pulses lassen sich Herzrhythmusstörungen feststellen.
Bei sonst gesunden **jüngeren Menschen** sind Herzrhythmusstörungen in der Regel harmlos. Nach fieberhaften Infektionen können sie jedoch der Ausdruck einer bedrohlichen Herzmuskelentzündung sein. Bei **älteren Menschen** kann es im Gefolge eines Herzinfarktes auch zu Herzrhythmusstörungen kommen. Auch bei **stärkeren Unterkühlungen** (siehe Kapitel B. 8.1.) können bedrohliche Herzrhythmusstörungen auftreten.

Symptome: Zu schneller, zu langsamer oder unregelmäßiger Puls, allgemeine Schwäche, Müdigkeit, unbestimmtes Angstgefühl, Schwindel oder plötzliche Bewusstlosigkeit können auftreten.

Erste Hilfe: Laufende Pulskontrolle. Im Falle eines Herzstillstandes sofortige Herz-Lungen-Wiederbelebung (siehe Kapitel C. 1.). Strikte Bettruhe muss bis zum Abklingen der Symptome eingehalten werden, auch nach einer banalen Erkältung.

Nervöse Herzbeschwerden/ Hyperventilation

B. 14.1.5. Nervöse Herzbeschwerden / Hyperventilation

Allgemeines: Die Patienten (meist jünger, mit ähnlichen Beschwerden seit Jahren) beklagen immer wieder „Druckgefühle" im Brustbereich (Herzneurose/ Herzangstgefühl), ohne dass eine wirkliche Herzerkrankung festgestellt werden konnte. Ursächlich liegt eine erhöhte Angstbereitschaft bei einer übervorsichtigen Persönlichkeit vor. An Bord könnte z. B. Seekrankheit diese Symptome auslösen.

Hyperventilation

Symptome: Belastungsunabhängige Schmerzen im Brustkorb, die auch in die Arme ausstrahlen können, Herzrasen, Schwitzen, Zittern, Ohnmachtsgefühl, Angstattacken (Furcht zu sterben) und Panikgefühl. Übergang in ein **„Hyperventilationssyndrom"** („tetanischer Anfall") möglich mit Verkrampfen der Hände (sog. Pfötchenstellung) durch übermäßiges, hektisches Atmen.

Erste Hilfe: Beruhigend einwirken! Bei Hyperventilation dazu auffordern, die Luft immer wieder für kurze Zeit anzuhalten oder in eine locker vorgehaltene Plastiktüte ein- und auszuatmen. Vorsicht: Der häufig gegebene gut gemeinte Ratschlag „Tief durchatmen!" verschlimmert die Symptomatik!

Weitere Behandlung: Falls erforderlich, Beruhigungsmittel (Nr. 6.01) geben.

Kreislauferkrankungen

B. 14.2. Erkrankungen des Kreislaufs und der Blutgefäße

Bluthochdruck/ Hypertonus

B. 14.2.1. Bluthochdruck

Allgemeines: Die Erkrankung des hohen Blutdrucks (**Hypertonus**) ist wahrscheinlich das größte Gesundheitsproblem unserer Zeit. An Begleiterkrankungen findet man häufig Übergewicht und Diabetes mellitus. Der Blutdruckwert in Ruhe sollte 130/85 mmHg nicht überschreiten! Bei nicht oder nur schlecht behandeltem hohem Blutdruck ist das Risiko für Herzinfarkt und Schlaganfall deutlich erhöht! 30 % aller Hypertoniker wissen nichts von ihrer Erkrankung! Beschwerden können lange Zeit fehlen, häufig Kopfschmerzen (Hinterkopfbereich) am frühen Morgen, Schlafstörungen treten bei nächtlich erhöhten Blutdruckwerten auf.

Symptome einer Blutdruckentgleisung (hypertensiver Notfall): Kopfschmerzen, Übelkeit, Schwindel, Ohrensausen, Herzklopfen, Druckgefühl im Brustbereich, Luftnot bei Anstrengung, auch Nasenbluten.

Erste Hilfe: Bettruhe, Blutdruckkontrolle wenn möglich, Höherdosierung der eigenen Medikamente, wenn Erkrankung bekannt, funkärztliche Beratung! In der Blutdruckkrise, ohne Symptome eines Schlaganfalls (siehe unten), z. B. 1 Tbl. Nitrendipin (Nr. 2.03) oder 1 Tbl. Metoprolol (Nr. 2.04) geben.

Schlaganfall / Apoplex

B. 14.2.2. Schlaganfall (Apoplex)

Allgemeines: Ursache ist eine akute Durchblutungsstörung im Gehirn, die bei älteren Personen oder Personen mit hohem Blutdruck oder Herzrhythmusstörungen durch das Platzen oder Verstopfen (Infarkt) eines Blutgefäßes hervorgerufen werden kann (siehe auch Kapitel B. 14.2.7. und B. 14.1.4.).

Symptome: Meistens besteht eine ganzseitige oder teilweise **Lähmung** einer Körperseite. Bevorzugt werden Gesicht und Arm befallen. In schweren Fällen tritt eine Bewusstlosigkeit mit schnarchender Atmung ein. Auch **Sprachstörungen** (Unvermögen zu artikulieren, „verwaschene" Sprache) oder Verwirrtheit können auftreten. An den Augen kann manchmal eine Pupillendifferenz (siehe Kapitel B. 3.3.9.) festgestellt werden.

FAST-Test

Zu leichteren Einschätzung der Symptome dienst der **FAST-Test**.
Face (Gesicht): Der Patient soll dem Finger vorm Gesicht mit den Augen folgen (ob dies flüssig geschieht), lächeln (ob sich die Mundwinkel gleichmäßig heben), die Stirn runzeln (ob die Falten die gesamte Stirn betreffen), Zunge herausstrecken (Abweichungen von der Mittellinie).
Arm (Arme): die Hände werden über Kreuz gegriffen, es soll so kräftig wie möglich zugedrückt werden. Dann soll der Patient beide Arme in die Horizontale erheben und diese 10 Sek. mit geschlossenen Augen so halten (sinkt eine Seite ab?).
Speech (Sprache): Der Patient soll einen einfachen Satz nachsprechen und etwas später wiederholen (Aussprache? Merkfähigkeit?)
Time (Zeit): Wenn auch nur 1 Test fehlschlägt, sofort Notarzt anfordern. Die Durchblutung des Gehirns ist zeitkritisch!

Erste Hilfe: Absolute Bettruhe, bei Bewusstlosigkeit Lagerung in stabiler Seitenlage. Bewusstlosen keine Nahrung einflößen. Funkärztliche Beratung. Hohen Blutdruck erstmal belassen und nicht oder nur nach ärztlicher Rücksprache senken.

Weitere Behandlung: Krankenhausbehandlung unbedingt erforderlich, auch wenn nur eine leichte und flüchtige Lähmung (vorübergehende Zeichen eines Schlaganfalls, sog. „transitorisch-Ischämische Attacken", die nur Minuten andauern können und sich z.B. im Fallenlassen eines Löffels äußern), vorgelegen hat, da stets die Gefahr eines massiven Schlaganfalls gegeben ist.

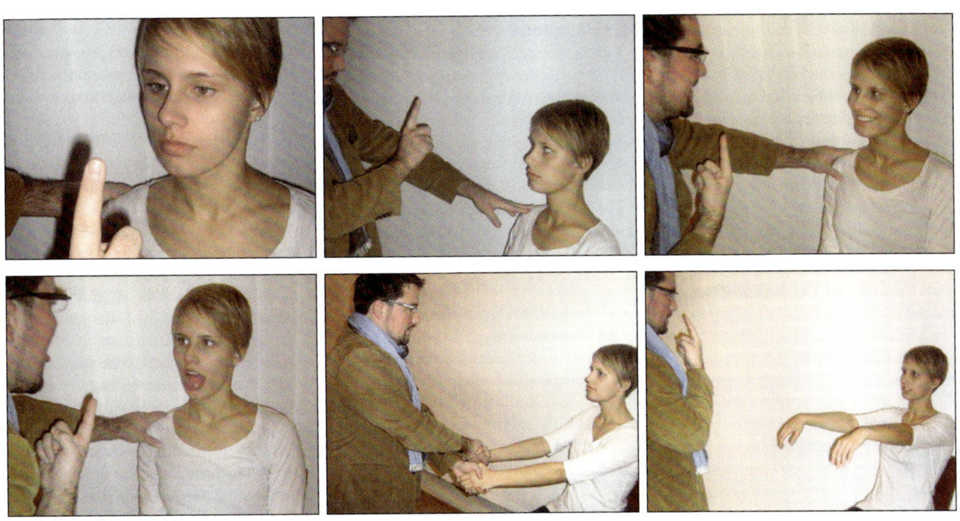

FAST-Test bei Verdacht auf Schlaganfall
(Quelle: siehe Literaturverzeichnis Nr. 24.1)

Gesichtslähmung

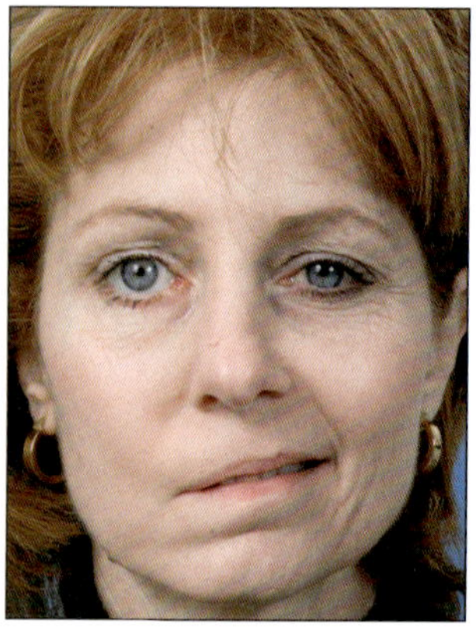

Periphere Fazialislähmung
(Quelle: siehe Literaturverzeichnis Nr. 60.1)

B. 14.2.3. Nervenlähmung des Gesichts (Fazialisparese)

Allgemeines: Dieses Krankheitsbild (einseitige, sog. periphere Gesichtslähmung) tritt plötzlich (über Nacht) auf. Anfällig sind Schwangere, Diabetiker und Bluthochdruckpatienten, meist im mittleren Lebensalter.

Symptome: Hängender Mundwinkel, aber glatte Stirn der betroffenen Seite (im Gegensatz zur „zentralen", d. h. im Gehirn lokalisierten Durchblutungsstörung) und das Unvermögen, das Auge zu schließen (inkompletter Lidschluß). Am häufigsten findet man keine Ursache und vermutet die Reaktivierung einer früher durchgemachten Herpes-simplex-Infektion.

Erste-Hilfe: Am besten nach funkärztlicher Rücksprache (zur sicheren Abgrenzung zu einem Schlaganfall) Beginn mit hochdosiertem Kortison (Nr. 10.03).

Weitere Behandlung: Tagsüber Tränenersatzflüsigkeit verabreichen (Nr. 15.08) und nachts Dexpanthenol Augensalbe (Nr. 15.09) und Abdecken des Auges unter einem Uhrglasverband (siehe auch Kapitel B. 19.2. und Abb. auf S. 270).

Niedriger Blutdruck

B. 14.2.4. Niedriger Blutdruck

Allgemeines: Niedriger Blutdruck findet sich häufig bei jungen, schlankwüchsigen Personen und ist eher eine Fehlregulation des Körpers als eine eigentliche Krankheit. Bei längerem Stehen oder bei schnellem Aufstehen aus liegender Position können Ohnmachten auftreten.

Symptome: Meistens langsames „Flauwerden", „weiche Knie", Schweißausbruch, Zusammensacken. In der Regel rasches Erwachen aus der Ohnmacht nach Flachlagerung.

Erste Hilfe: Flachlagerung, Kopf etwas unterpolstern, Beine hoch, trinken lassen.

Weitere Behandlung: Normalerweise nicht erforderlich, körperliches Training, keine Schonung.

Krampfadern

B. 14.2.5. Krampfadern

Allgemeines: Beim Krampfaderleiden der Beine schließen die Venenklappen in den Blutgefäßen nicht richtig, sodass sich das Blut „staut" und die Adern anschwellen. Betroffen sein können die oberflächlichen und tiefen Venen und das Verbindungssystem zwischen beiden.

Symptome: Schwere- („Müdigkeits-") und Spannungsgefühl in den Beinen, was sich im Liegen und beim Laufen bessert, abendliches Anschwellen der Knöchel, nächtliche Fuß- und Wadenkrämpfe. Typischerweise nehmen die Beschwerden bei Venenerkrankungen gegen Abend, nach langem Sitzen, Stehen oder auch bei Wärme zu, nicht jedoch nach längerem Gehen (im Gegensatz zu arteriellen Durchblutungsstörungen, siehe Kapitel B. 14.2.8.).

Erste Hilfe: Hochlagerung, Kompressionsbehandlung durch komplettes Umwickeln des gesamten Unterschenkels (von den Zehen, über Knöchel bis unters Knie) unter mäßigem Druck mit 2 elastischen Binden.

Weitere Behandlung: Kompressionsstrumpf anpassen lassen, ggf. Operation.

B. 14.2.6. Oberflächliche Venenentzündung

Venenentzündung

Allgemeines: Infolge einer Entzündung der oberflächlichen Venen kommt es zur Gerinnselbildung in diesen Blutgefäßen.

Symptome: Das Gerinnsel ist als ein derber, geröteter und schmerzhafter Strang zu tasten. Im Gegensatz zur tiefen Beinvenenthrombose (siehe unten) schwillt das Bein nicht an, da das Blut zu 90 % über die tiefer gelegenen Venen abfließen kann.

Erste Hilfe: Kompressionsverband, gehen bzw. bewegen lassen (Thrombosegefahr bei Bettruhe!), evtl. Heparin-Salbe (Nr. 14.13), entzündungshemmende Medikamente (Nr. 5.01 oder 5.03).

B. 14.2.7. Tiefe Beinvenenthrombose

Beinvenenthrombose

Allgemeines: Bei dieser Erkrankung ist das „tiefer" gelegene Venensystem des Beines in unterschiedlichem Ausmaß (z. B. nur Unterschenkel oder von dort fortschreitend über Oberschenkel in die Beckenvenen) durch ein Blutgerinnsel verschlossen. Eine Blutgerinnselbildung (**Thrombose**) entsteht durch Entzündung oder Verletzung der Venenwand, durch Veränderung der Blutströmung (z. B. „Verwirbelung" bei Krampfadern) und durch Strömungsverlangsamung (Bettlägerigkeit oder Herzschwäche). Reißt sich ein Blutgerinnsel los und wird mit dem Blutstrom „weggeschwemmt", kommt es zur **Embolie** (z. B. Lungenembolie, siehe unten).

Thrombose

Embolie

Symptome: Schwere- oder Spannungsgefühl, wie „Muskelkater", ziehende Schmerzen in Wade, Kniekehle, Oberschenkel bis Leiste, Schwellung (manchmal nur diskret, Seitenvergleich!), Überwärmung. Schmerzen bei Druck auf die Waden, Wadenschmerz, wenn das Fußgelenk gebeugt (d. h. Zehen zur Nase) wird, Schmerzen auch bei festem Klopfen mit der Faust auf die Fußsohle.

Erste Hilfe: Bettruhe, Kompression mit elastischer Binde. Heparintherapie dringend erforderlich, deshalb Krankenhausbehandlung anstreben! Für weichen Stuhlgang (viel trinken, Abführmittel Nr. 3.08 bei Bedarf) sorgen, kein Pressen! Bei Entzündung und Schmerzen ASS Nr. 5.01. geben.

B. 14.2.8. Lungenembolie

Lungenembolie

Allgemeines: Bei diesem lebensbedrohenden Krankheitsbild kommt es zum Verschluss einer Lungenarterie durch ein abgelöstes Blutgerinnsel, weshalb es sich genaugenommen um eine **Lungenarterienembolie** handelt. In über 90 % der Fälle stammt die Embolie aus dem Bereich der unteren Hohlvene bei einer tiefen Bein- und Beckenvenenthrombose. Allerdings spricht der **fehlende Nachweis** einer tiefen Venenthrombose **nicht** gegen ein Emboliegeschehen!

Symptome: Akut einsetzende Luftnot, Herzrasen, (Blut-)Husten, Schmerzen im Brustkorb, Beklemmungsgefühl, Angst, Schweißausbrüche bis hin zu einem Schockzustand.

Erste Hilfe: Halbsitzende Lagerung, absolute körperliche Ruhe, Beruhigungsmittel (Nr. 6.01) und Schmerzmittel (Nr. 5.04) bis hin zu Morphin (Nr. 5.08). Bei Kreislaufstillstand Herz-Lungen-Wiederbelebung (Kapitel C. 1.). Notarztanforderung!

Arterieller Gefäßverschluss

B. 14.2.9. Akuter arterieller Gefäßverschluss in den Gliedmaßen

Allgemeines: Ein akuter arterieller Gefäßverschluss entsteht durch ein Gerinnsel (Thrombus). Dieses stammt entweder aus dem Herzen oder aus einer anderweitig erkrankten Schlagader, von wo aus es mit dem Blutstrom verschleppt wird (arterielle Embolie), oder es entsteht vor Ort an einem durch Verkalkung (Arteriosklerose) vorgeschädigten Blutgefäß (arterielle Thrombose). In beiden Fällen treten die Symptome (s. u.) plötzlich ein. Oft finden sich Hinweise auf eine Emboliequelle (z. B. Herzrhythmusstörungen, Herzklappenfehler), oder es bestehen Zeichen einer schon vorliegenden Gefäßverkalkung: z. B. Schmerzen nach unterschiedlich langer Wegstrecke, sodass der Patient gezwungen ist, immer wieder stehen zu bleiben („Schaufensterkrankheit").

„Schaufensterkrankheit"

Symptome: Plötzliche heftigste Schmerzen in der betroffenen Gliedmaße, die blass, kalt und pulslos werden. Später verschwinden das Gefühl und die Kraft.

Erste Hilfe: Gliedmaße **tief lagern.** Wattepackungen oder warm haltende Kleidung. **Keine** feuchten warmen oder kalten Verbände, **keine Erwärmung.** Schmerzstillung mit den stärksten Mitteln (Nr. 5.04 oder 5.06).

Weitere Behandlung: Umgehende Krankenhauseinweisung, da betroffene Gliedmaßen sonst absterben könnten und dann amputiert werden müssten.

Verschluss von Arterien und Venen

B. 14.2.10. Akuter Verschluss von Arterien und Venen

Allgemeines: Plötzlicher Verschluss sämtlicher Venen einer Extremität mit „Abdrücken" (Kompression) der arteriellen Blutgefäße durch die Gewebsschwellung, dramatisches Krankheitsbild!

Symptome: Die Extremität ist massiv geschwollen, hoch schmerzhaft, bläulich, kühl, keine Pulse mehr tastbar.

Erste Hilfe: Schockbehandlung, sofortige Krankenhausbehandlung, um die Extremität zu retten, Lebensgefahr!

Aortenaneurysma

B. 14.2.11. Aortenaneurysma

Allgemeines: Bei lange bestehendem Bluthochdruck kann sich in der großen Körperschlagader (Aorta) wegen der hohen Belastung eine Wandschwäche entwickeln. Die Gefäßwand kann allmählich oder aber auch sehr plötzlich nachgeben, wodurch die Gefahr einer inneren Verblutung gegeben ist. Gefährdet sind überwiegend ältere Personen, die schon länger einen hohen Blutdruck und eine Arteriosklerose haben, Raucher und Diabetiker. Am häufigsten entwickelt sich ein Aneurysma im Bauchraum, etwa in Höhe der Nieren (Bauchaortenaneurysma). Es kommen aber auch Aneurysmen der Brustaorta vor, oft auch als Spätfolge eines Unfalls (noch nach Jahren).

Symptome: Bildet sich die Wandschwäche allmählich aus, fehlen dramatische Krankheitszeichen. Es bestehen unbestimmte Schmerzen im Bauch- oder Rückenbereich. Manchmal kann man bei schlankeren Personen eine pulsierende Geschwulst in der Mitte des Bauches tasten. Bei einem plötzlichen Reißen der

Gefäßwand bestehen heftigste plötzliche Schmerzen im Bauch- oder Brustbereich, ein ausgeprägter Schockzustand mit schwerstem Vernichtungsgefühl.

Erste Hilfe: Bei einer sich langsam entwickelnden Wandschwäche oder dem Verdacht hierauf ist absolute körperliche Schonung und baldigster Transport in ein geeignetes Krankenhaus notwendig.
Bei einem plötzlichen Zerreißen ist eine Schockbekämpfung und Schmerzstillung erforderlich. Wegen höchster Lebensgefahr umgehender **Transport in ein Krankenhaus**.

B. 14.3. Störung der Blutgerinnung

Blutgerinnungsstörung

Allgemeines: Bei einer Störung der Blutgerinnung ist der natürliche Gerinnungsvorgang entweder zu stark oder zu schwach ausgeprägt. Die Ursachen können in beiden Fällen genetisch bedingt oder erworben sein.

Bei **verminderter** Blutgerinnung, können selbst kleine Wunden sehr heftig bluten, was im Falle z. B. einer größeren Kopfverletzung (wegen der guten Durchblutung der Kopfhaut) zu einem erheblichen Blutverlust führen kann. Dies kann bei der (notwendigen) Einnahme von diversen „blutverdünnenden" Medikamenten zu erheblichen Problemen führen.

Bei einer **verstärkten Gerinnungsfähigkeit** des Blutes können leichter Thrombosen entstehen. Ursachen hierfür kann langes Sitzen bei Busreisen oder Langstreckenflügen sein. Aber auch Wochen nach einer größeren Operation (z. B. Hüftgelenksendoprothese) oder bei einer Schwangerschaft ist das Risiko erhöht.

Erste Hilfe: siehe unter den entsprechenden Krankheitsbildern.

B. 15. HAUTKRANKHEITEN

Hautkrankheiten

Allgemeines: Um eine Hauterkrankung diagnostizieren zu können, muss man sich zunächst mit den verschiedenen Formen der Hautveränderungen vertraut machen.

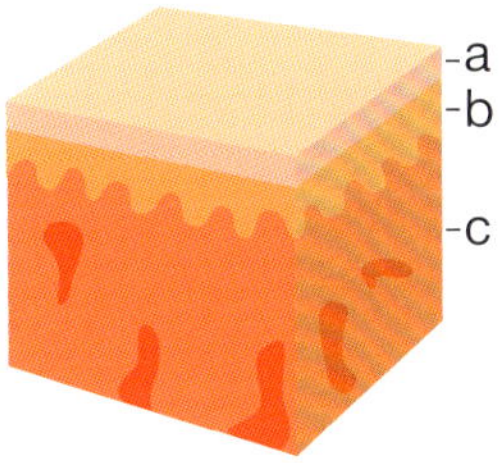

Gesunde Haut
a Hornschicht
b Oberhaut
c Lederhaut

Flecken sind eine Veränderung der Hautfarbe und **nicht** erhaben.

Quaddeln sind erhabene, abgegrenzte rote Hautverfärbungen, die jucken (wie bei Brennnesselstichen).

Blasen oder Bläschen sind erhaben und mit einer **klaren** Flüssigkeit gefüllt.
Pusteln sind erhaben und mit einer **eitrigen** Flüssigkeit gefüllt.

Knoten oder Knötchen sind erhabene und feste Hautveränderungen.

Geschwüre sind tiefe Hautdefekte, die schlecht heilen und auch als Ulcus bezeichnet werden.

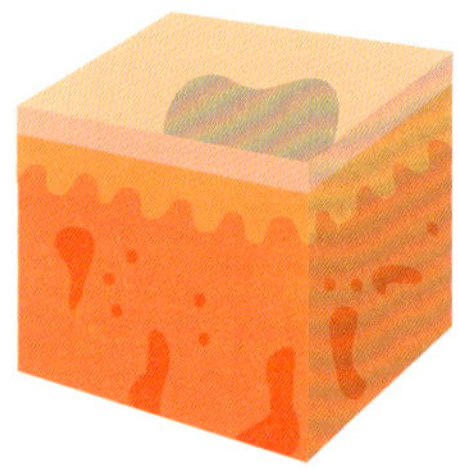

Flecken

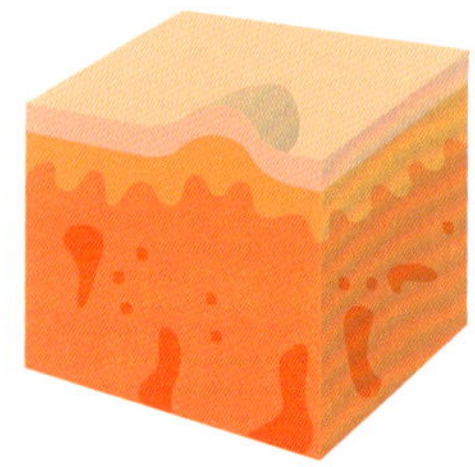

Quaddeln

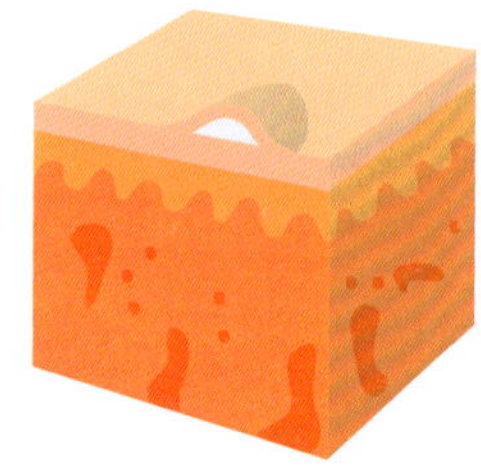

Blasen oder Bläschen

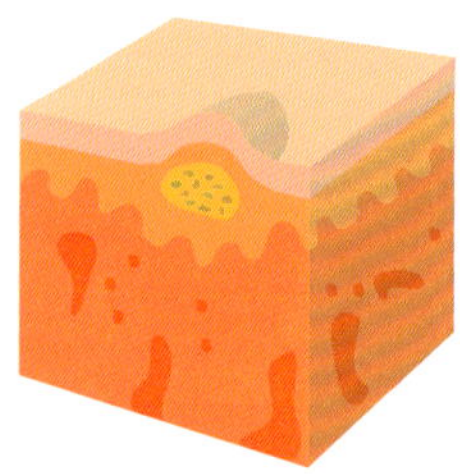

Pusteln

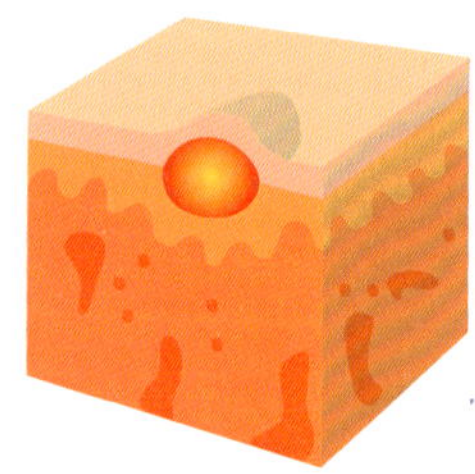

Knoten

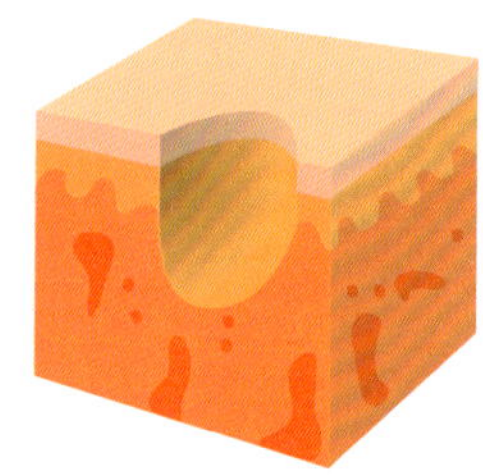

Geschwür

Die Hautkrankheiten sind schwierig zu diagnostizieren. **Viele Krankheitsbilder ähneln sich, obgleich sie verschiedene Ursachen haben.** Da aber die oft sehr unangenehmen Hauterscheinungen im Vordergrund stehen, ist die **örtliche Behandlung vorrangig**.
So lassen sich **akut entzündliche Hauterscheinungen** durch feuchte und kalte Umschläge bessern, auch wenn sie nässen. Kommen zusätzlich Medikamente zum Einsatz, sollten sie wasserlöslich sein (**Cremes oder Lösungen**). Die akute Entzündung erkennt man an der Rötung, der Schwellung, der Wärme und dem Schmerz. Die Anwendung von fettenden Salben wäre bei akuten entzündlichen Hauterscheinungen falsch.

Fettende Salben dienen der **weiteren Behandlung** von **chronischen Hautkrankheiten.**

Die **Ursachen für Hauterkrankungen sind sehr unterschiedlich und nicht immer bekannt.** Einige seien hier aufgeführt:

- **Umwelteinflüsse** spielen eine große Rolle für das plötzliche Aufblühen von Hauterscheinungen.
  - **Wärme und mangelnde Körperhygiene** begünstigen zum Beispiel die Besiedlung der Haut mit Bakterien oder das Verbreiten von Hautpilz.
  - **Allergien** können durch Nahrungsmittel (z. B. Schalentiere, Gewürze, Nüsse), Medikamente (z. B. Penicilline, Schmerzmittel) oder sonstige Substanzen hervorgerufen werden.

- **Bestimmte Infektionskrankheiten** gehen mit typischen Hautveränderungen einher (z. B. Masern, Scharlach, Röteln, Windpocken, Syphilis).

Die ursächliche Behandlung ist vorrangig, soweit dies möglich ist. Sonst werden die Symptome zusätzlich durch Medikamente gelindert, z. B. der Hustenreiz bei den Masern.

Da die Hautausschläge im Vordergrund stehen, erfolgt die Abhandlung der Krankheiten nach ihren Symptomen (**Tabellen Kapitel B. 1.5.**).

Die erste **Einteilung** erfolgt in **erhabene und nicht erhabene Hauterscheinungen.**

Zur weiteren Differenzierung erfolgt eine **Unterteilung nach Juckreiz und Schmerzen.**

B. 15.1. Hautausschlag nicht erhaben, juckend

Juckender Hautausschlag

B. 15.1.1. Ekzem

Ekzem

Allgemeines: Häufig vorkommende Hautveränderung, die oft auf einen **örtlichen Kontakt** mit bestimmten Stoffen (Cremes, Salben, Deos etc.) zurückzuführen ist. Nur in den seltensten Fällen wird das Ekzem durch Medikamente oder Nahrungsmittel ausgelöst.

Symptome: Unscharf begrenzte, gerötete Flecken, welche in der Anfangsphase kleine nässende Bläschen aufweisen und später **schuppen**. Besteht ein Ekzem über Wochen, kann die Hautveränderung erhabener werden und deutlich mehr schuppen. Im Bereich der Hände und Füße können tiefe und schmerzhafte Einrisse entstehen.

Erste Hilfe: Alle bisher benutzten Cremes und Salben absetzen. Feuchte Umschläge mit Süßwasser lindern die anfänglich bestehenden akuten Entzündungserscheinungen.

Weitere Behandlung: Glukokortikoidhaltige Creme (Nr. 14.03)
- 4 Tage 3 x,
- 4 Tage 2 x und
- 4 Tage 1 x täglich auftragen.

Für ältere, stark schuppende Herde sollte diese Creme länger verwendet werden, jedoch nicht länger als 4 Wochen. Sobald wie möglich sollte ein Hautarzt versuchen, die Ursache herauszufinden.

B. 15.1.2. Arzneimittelexanthem

Arzneimittelexanthem

Allgemeines: Allgemeinreaktion, z. B. auf Arzneimittel (Antibiotika, Schmerz- und Rheumamittel) oder Nahrungsmittel, die oft noch Tage nach der **Einnahme** auftreten kann. Diese allergische Reaktion kann sich vom harmlosen Juckreiz bis zum schweren Schockzustand steigern.

Symptome: Flächenhafte, stark juckende Rötung, die überwiegend am Stamm auftritt und **nicht schuppt**. Die Rötung kann in Quaddelbildung übergehen. Bei weiterer Verschlechterung können das Gesicht, die Lippen und die Zunge anschwellen. Die Atmung kann bedrohlich behindert sein.

Erste Hilfe: Allergiemittel Nr. 10.01.

Weitere Behandlung: Je nach Schwere des Krankheitsbildes Mittel Nr. 10.02, 10.03 und 2.05 gegen schwere allergische Schockzustände (siehe auch Kapitel C. 4.2. „Anaphylaktischer Schock").

Nicht juckender Hautausschlag

B. 15.2. Hautauschlag nicht erhaben, nicht juckend

Hautpilz/Mykose

B. 15.2.1. Hautpilz (Mykose)

Allgemeines: Der Hautpilz entwickelt sich besonders zwischen den Zehen, an den Nägeln und auf der Haut. Feuchte Wärme, Gummistiefel und enge Kleidung begünstigen die Ausbreitung oder lassen einen schon ausgeheilt geglaubten Pilz wieder aufflammen.

Fußpilz

Symptome: Zwischen den Zehen kommt es zu Einrissen in die weißlich verfärbte Haut. Ähnliche Erscheinungen können sich zwischen den Fingern bilden.
Auf dem **Körper** sind Pilzherde meistens rundlich, rötlich und scharf gegen die Umgebung abgegrenzt. Juckreiz und Schuppenbildung sind gering.

Bei Männern bilden sich häufig zwischen den Leisten und dem **Hodensack** sattelförmige, rote, scharf begrenzte, flächige Pilzherde, die auch nässen und jucken können (Erythrasma). Die befallenen **Zehen- und Fingernägel** sind stark verdickt, aufgekrümmt und von weißlich-krümeliger Beschaffenheit.

Erste Hilfe: Befallene Stellen trocken halten, Gummistiefel und enge Bekleidung möglichst meiden. Bei Fußpilz lockeres Schuhwerk tragen und nicht barfuß laufen, um andere nicht anzustecken.

Weitere Behandlung: Clotrimazol-Salbe (Nr. 14.07). Die Behandlung muss mindestens 4 Wochen auch nach Abklingen der akuten Erscheinungen fortgesetzt werden. Bei starkem Befall erfolgt eine länger dauernde medikamentöse Behandlung durch den Hautarzt.

Scharlach

B. 15.2.2. Scharlach

Symptome: Der Hautausschlag ist rötlich, juckt nicht und ist auf der Beugeseite der Arme und am Stamm lokalisiert. Die Zone um den Mund bleibt frei. Der Rachen ist flächenhaft gerötet, die Rachenmandeln können entzündet sein. Die Zunge ist himbeerartig verändert. Meistens besteht Fieber. Etwa 4 Wochen nach Krankheitsbeginn kommt es zu einer Schuppung der Hand- und Fußflächen. Dies gilt als Beweis für einen abgelaufenen Scharlach, falls Unsicherheiten in der Diagnostik bestanden haben sollten.

Erste Hilfe und weitere Behandlung: Siehe Kapitel B. 32.27.

B. 15.2.3. Röteln

Röteln

Symptome: Kleinfleckiger, rötlicher Hautausschlag, der sich über den ganzen Körper ausbreitet. **Charakteristisch sind Anschwellungen der Lymphknoten im Nackenbereich**.

Erste Hilfe und weitere Behandlung: Siehe Kapitel B. 32.23.

B. 15.2.4. Masern

Masern

Symptome: Zunächst kleinfleckiger, dann zusammenfließender, rötlicher Hautausschlag, der am Kopf beginnt und sich innerhalb von 3 Tagen über den ganzen Körper schubweise ausbreitet. **Im Vordergrund steht das gestörte Allgemeinbefinden mit hohem Fieber und starkem Husten und Schnupfen.** Die Augen können gerötet sein.

Erste Hilfe und weitere Behandlung: Siehe Kapitel B. 32.16.

B. 15.3. Hautausschlag nicht erhaben, schmerzhaft

B. 15.3.1. Wundrose (Erysipel)

Wundrose

Allgemeines: Örtliche Infektion durch Eindringen von Bakterien in die Haut, in der sie sich ausbreiten. Bevorzugte Körperstellen sind die Unterschenkel und der Kopf oder durch Einrisse oder Pilzbefall vorgeschädigte Hautpartien.

Symptome: Scharf begrenzte, oft schmerzhaft geschwollene Hautrötung. Gleichzeitig besteht zumeist hohes Fieber mit Schüttelfrost und ein starkes Krankheitsgefühl.

Erste Hilfe: Feuchte, kalte Umschläge, wenn möglich mit konzentriertem Alkohol.

Weitere Behandlung: Penicillin (Nr. 8.01) über 10 Tage, eventuell gegen Fieber und Schmerzen Acetylsalicylsäure (Nr. 5.01).

B. 15.3.2. Sonnenbrand

Sonnenbrand

Allgemeines: Der Sonnenbrand entsteht unmittelbar nach direkter Sonneneinwirkung.

Symptome: Flächenhafte, nicht erhabene schmerzhafte Rötung ohne Schuppung, die in schweren Fällen mit einer wasserklaren Blasenbildung einhergehen kann. Bei schweren Sonnenbränden kann es zu Fieber mit Schüttelfrost, Kreislaufstörungen und Anschwellungen der Haut kommen (Verbrennung 1. Grades, Kapitel B. 9.7.).

Erste Hilfe: Antihistaminhaltige Salbe (Nr. 14.02), oder glukokortikoidhaltige Salbe (Nr. 14.03) über ca. 2 Tage, Kühlung durch feuchte Umschläge.

Weitere Behandlung: Die Blasen können mit einer sterilen Kanüle punktiert werden. Gegen die Schmerzen und das Fieber hilft Acetylsalicylsäure (Nr. 5.01).

B. 15.4. Hautauschlag erhaben, juckend

Nesselsucht

B. 15.4.1. Nesselsucht (Urticaria)

Allgemeines: Allergische Reaktion, die meistens auf Infektionskrankheiten, Medikamente oder Nahrungsmittel erfolgt (siehe auch Kapitel B. 15.1.2.).

Symptome: Scharf begrenzte, gerötete Quaddeln wie bei Brennnesselstichen, die aber auch flächenhaft zusammenfließen können. Sie schuppen nicht, jucken aber stark.

Erste Hilfe und weitere Behandlung: Siehe unter Arzneimittelexanthem, Kapitel B. 15.1.2.

Sonnenallergie

B. 15.4.2. Sonnenallergie

Allgemeines: Sie tritt bei Personen auf, die eine Allergie gegen Sonnenstrahlen haben. Ursache ist häufig eine frühere Einnahme von Penicillin.

Symptome: In Bereichen, die der Sonne oder einer vermehrten UV-Bestrahlung ausgesetzt sind, kommt es zu einer **erhabenen, juckenden Anschwellung**. Bevorzugte Gebiete sind der Nacken, der Brustausschnitt und die Unterarme.

Erste Hilfe: Antihistamin-Gel (Nr. 14.02) oder glukokortikoidhaltige Creme (Nr. 14.03), und Medikamente gegen Allergie (Nr. 10.01).

Weitere Behandlung: Da den meisten Personen, die unter einer Sonnenallergie leiden, diese bekannt ist, sollten Sonnenschutzcremes mit hohem Lichtschutzfaktor auf die gefährdeten Körperpartien schon vor der Sonnenbestrahlung aufgebracht werden.

Windpocken

B. 15.4.3. Windpocken

Symptome: Über den ganzen Körper verteilte, rote, stark juckende Papeln, die später Bläschen bilden. Über mehrere Tage kommen täglich neue Hauterscheinungen hinzu, während die ersten schon wieder abheilen. Typisch für diese Krankheit ist der Befall der behaarten Kopfhaut und der Mundschleimhaut.

Erste Hilfe und weitere Behandlung: Siehe Kapitel B. 32.33.

Krätze

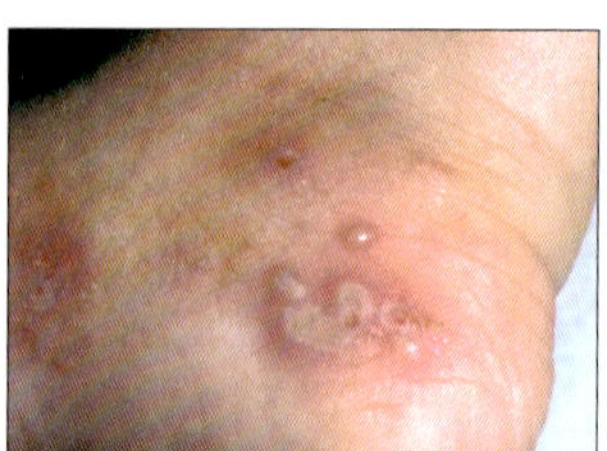

Krätze am Fuß
(Quelle: siehe Literaturverzeichnis Nr. 61.1)

B. 15.4.4. Krätze (Scabies)

Allgemeines: Die Erreger sind Milben. Die Weibchen sind mit der Lupe sichtbar, sie bohren in der oberen Hautschicht Gänge, in denen sie ihre Eier ablegen. Bevorzugte Körperstellen sind Fußsohlen, Handflächen, Handgelenke, Nabel, Penisschaft und Brustwarzen. Der Kopf wird nicht befallen.

Symptome: Es besteht ein starker Juckreiz. In der Hautoberfläche befinden sich rötliche Gänge von einigen Millimetern Länge. Wegen des starken Juckreizes finden sich Kratzspuren in der Umgebung.

Erste Hilfe und weitere Behandlung: Behandlung mit einer Antiscabiosum-Emulsion (Nr. 14.10). **Strenge Hygienemaßnahmen sind erforderlich, da die Krätze auch durch Bettwäsche und Körperkontakte übertragen wird.**

B. 15.5. Hautauschlag erhaben, schmerzhaft

B. 15.5.1. Herpes simplex

Herpes simplex

Allgemeines: Herpes simplex ist eine Infektion durch Herpesviren, die besonders unter intensiver Sonnenbestrahlung vorzugsweise an den **Lippen** örtliche Hautveränderungen hervorruft.

Herpes labialis (Lippenherpes)

Symptome: Sagokornartige, gerötete, schmerzhafte, meistens runde Hautanschwellungen mit Bläschenbildung. Die Blasen öffnen sich meistens und sondern Flüssigkeit ab.

Erste Hilfe: Aciclovir-Creme (Nr. 14.08) 5 x täglich mit einem Q-Tipp oder ähnlichem Watteträger auftragen, nicht mit dem Finger, da sonst Übertragung in andere Bereiche (Uro-Genital-Bereich, Augen) möglich ist. Zinkpaste bei starkem Nässen, notfalls Zahnpasta. Sonnenschutz.

Weitere Behandlung: Abheilung meistens nach wenigen Tagen. Da den meisten Personen bekannt ist, dass sie zu Herpesinfektionen neigen, sollte schon bei den ersten Schmerzen vorbeugend dieser Bezirk für **1 Tag** mit einer glukokortikoidhaltigen Creme (Nr. 14.03) behandelt werden. Hiermit lässt sich oft ein Ausbrechen verhindern.

B. 15.5.2. Gürtelrose (Herpes zoster)

Gürtelrose

Allgemeines: Virusinfektion eines Nervs, in dessen Verlauf sich Bläschen bilden. Vorausgegangen ist früher eine Windpockeninfektion.

Symptome: Zunächst meistens heftige Schmerzen im Bereich des befallenen Nervs, in der Regel halbseitig. Die Haut ist zunächst unauffällig. Nach einigen Tagen zeigen sich dann schmerzhafte Bläschen, die häufig aufgehen und absondern.
Im Bereich des Rumpfes sind die Schmerzen und die Bläschen gürtelförmig angeordnet, daher der Name „Gürtelrose“. Im Bereich der Arme und Beine verlaufen sie in Längsrichtung.
Im Bereich der Gesichtsnerven können die Schmerzen sehr stark sein. **Das Auge kann beteiligt sein, und bleibende Schäden können die Folge sein.**
Charakteristisch für diese Erkrankung ist, dass die Bläschen sich auf die Ausbreitung des jeweiligen Hautnerven beschränken und selten die Mittellinie des Körpers überschreiten. Spätestens in 4 Wochen ist die Krankheit abgeheilt. Schmerzen können aber länger, manchmal für Monate, bestehen bleiben.

Erste Hilfe: Örtlich Zinkpaste (Nr. 14.04), notfalls Zahnpasta. Gegen die Schmerzen hilft Acetylsalicylsäure (Nr. 5.01).

Weitere Behandlung: Rechtzeitig eingenommen, kann Aciclovir (Nr. 14.09) den Krankheitsverlauf mildern.

B. 15.5.3 Knotenrose (Erythema nodosum)

Knotenrose

Allgemeines: Dies ist eine schmerzhafte akute Entzündung des Unterhautfettgewebes, als Begleiterscheinung bei Infektionen, durch Medikamente (Sulfonamide) oder allergisch ausgelöst, oder auch bei chronisch entzündlichen Darmerkrankungen.

Symptome: Schmerzhafte, derbe tiefreichende Knoten von 3 bis 20 (!) cm Größe, unscharf begrenzt, hell- bis dunkelrot, am häufigsten an Unterschenkeln, aber auch Knien und Armen, seltener Hals und Gesicht betroffen, allgemeines Krankheitsgefühl, Fieber.

Erste Hilfe: Bettruhe, kühlende Umschläge, Schmerzmittel (Acetylsalicylsäure Nr. 5.01). Bei schwerem Krankheitsbild und nach Ausschluss einer Infektion nach funkärztlicher Rücksprache Gabe von Kortison (Nr. 10.03)!

B. 15.6. Hautausschlag erhaben, schmerzlos

Schuppenflechte/Psoriasis

B. 15.6.1. Schuppenflechte (Psoriasis)

Allgemeines: Die Krankheit verläuft schubweise und chronisch. Die Ursache ist unbekannt. Da die Krankheit meistens schon in der Jugend beginnt, kennt sich der Kranke meistens gut mit der Krankheit aus und weiß sich zu helfen.

Symptome: Flächenhafte, gerötete, scharf begrenzte, schuppende Hautveränderungen, die am ganzen Körper auftreten können. Bevorzugte Stellen sind die Ellenbogen, die Knie, die behaarte Kopfhaut (besonders an der Haar-Nacken-Grenze) und Hautpartien, die gescheuert werden. Der Juckreiz ist gering. Keine Ansteckungsgefahr.

Erste Hilfe: Kortisonsalbe (Nr. 14.03) im akuten Schub.

B. 15.7. Hautauschlag erhaben, eitrig

Nagelbettentzündung/ Panaritium

B. 15.7.1. Nagelbettentzündung (Panaritium)

Allgemeines: Entzündungen, die sich besonders um die Nägel herum bilden. Die Erreger sind Bakterien (Staphylokokken).

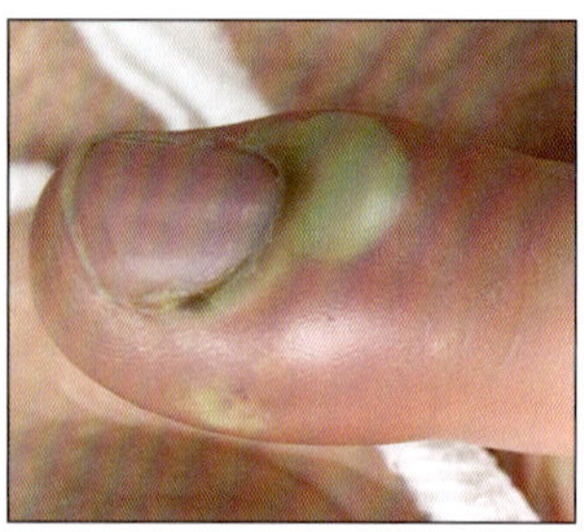

(Quelle: siehe Literaturverzeichnis Nr. 62.1)

Symptome: Um die Nägel schmerzhafte Rötung und Anschwellung, die häufig unter Eiterbildung einschmilzt.

Erste Hilfe: Falls sich noch kein Eiter gebildet hat, Antibiotika (Nr. 8.01) geben. Hat sich Eiter gebildet und nicht spontan entleert, Eröffnung der Eiterblase mit einer Kanüle. Der Eiter ist infektiös, Verbandsmaterial vernichten.

Weitere Behandlung: Verband mit antibakterieller Salbe (Nr. 14.12), feuchte Umschläge. Nach Abfluss des Eiters ist die Gabe bzw. weitere Einnahme eines Antibiotikums in der Regel nicht mehr erforderlich.

Impetigo contagiosa

B. 15.7.2. Impetigo contagiosa

Allgemeines: Flächenhafte Hautvereiterung, hervorgerufen durch eitererregende Bakterien (Staphylokokken und Streptokokken), die sich unter schlechten hygienischen Verhältnissen rasch ausbreiten kann. Hierdurch besteht besonders unter Kindern Ansteckungsgefahr.

Symptome: Meistens von anderen Eiterquellen (eitriger Schnupfen, vereiterte Wunde) ausgehend, bilden sich zunächst Bläschen mit rotem Entzündungshof. Hieraus entstehen flächenhafte Hauteiterungen mit nässender, honiggelber Kruste. Die umgebenden Lymphknoten sind oft angeschwollen und schmerzhaft. Die Wundabsonderung ist hochinfektiös und wird durch Bettwäsche oder Spielzeug (Kuscheltiere) besonders durch Kinder leicht übertragen.

Erste Hilfe: Peinlichste Sauberkeit, vorsichtiger Umgang mit verunreinigter Wäsche oder benutzten Taschentüchern. Antibakterielle Salben (Nr. 14.12) auftragen.

Weitere Behandlung: Unter tropischen Bedingungen, bei längeren Aufenthalten auf See und falls die Eiterungen unter örtlicher Behandlung nicht kurzfristig abheilen, ist eine Behandlung durch Antibiotika angezeigt (Nr. 8.01).

B. 15.7.3. Furunkel, Karbunkel, Abszesse

Furunkel, Karbunkel, Abszesse

Allgemeines: Erreger sind ebenfalls Bakterien (Staphylokokken), die sich in den Haarbälgen angesiedelt haben. Sie verursachen Entzündungsherde, die sich nicht wie beim Impetigo flächenhaft ausbreiten, sondern in die Tiefe gehen.

Haarbalgentzündung

Einzelne Haarbalgentzündungen bezeichnet man als **Furunkel**. Entzünden sich **mehrere benachbarte Furunkel** und bilden sie einen großen **gemeinsamen Entzündungsherd**, spricht man von einem **Karbunkel**. Beide entleeren ihren Eiter entlang der Haarbälge durch die Haut nach außen. Dringt der Eiter jedoch in die **Tiefe** und sammelt er sich dort an, kommt es zur **Abszessbildung**.

Symptome:

Furunkel

Furunkel entwickeln sich häufig aus kleinen Pusteln um die Haarbälge herum. Sie entzünden sich und entwickeln in ihrer Mitte einen Eiterherd. Dieser entleert sich, wenn er „reif" geworden ist. Im gleichen Maße gehen dann die Schmerzen, die Schwellung und die Anschwellungen der Lymphknoten zurück.

Karbunkel

Karbunkel entstehen ähnlich durch das Zusammenfließen mehrerer Furunkel zu einem gemeinsamen, oft pflaumengroßen, stark schmerzhaften Entzündungsherd. Sie entwickeln sich vorzugsweise im Nackenbereich. Das Allgemeinbefinden kann gestört sein, Fieber und Schüttelfrost können sich einstellen. Karbunkel haben mehrere Ausführungsgänge, aus denen sich Eiter entleert. Mehrere Eiterherde können sich zu einem großen gemeinsamen Eiterherd vereinigen.

Abszesse

Abszesse weisen auch herdförmige Entzündungszeichen, wie Rötung, Schwellung, Überwärmung, und Schmerz auf. Es fehlt aber meistens ein sichtbarer Ausführungsgang, aus dem sich der Eiter entleeren könnte. Die Anschwellung ist rundlich, die Haut hierüber kann intakt sein.

Erste Hilfe: Da der Eiter höchst infektiös ist, stehen **hygienische Maßnahmen** im Vordergrund. Mit Eiter verschmutztes Verbandsmaterial darf nicht mit den Händen berührt werden. Beim Verbandwechsel muss der Eiter zum Eiterherd hin abgewischt werden.

Furunkel „reifen" lassen, nicht ausdrücken oder ausquetschen! Sonst werden die Eitererreger in Gewebsspalten gedrückt. Karbunkel, Zellgewebsentzündungen (Wundrose) oder sogar Blutvergiftungen (Sepsis) können die Folge sein.

Besonders gefährlich sind Nasen- und Oberlippenfurunkel wegen Verschleppung der Keime auf dem Blutweg über das Gehirn, sofort Antibiotika (Nr. 8.01) geben!

Der Eiter entleert sich meistens spontan, die Entzündungszeichen klingen ab. Zurück bleibt oft ein weiß-gelblicher Pfropf, der sich aber auch nach einiger Zeit abstößt, ggf. Jodsalbe (Nr. 14.12) auftragen. **Die gleichen Maßnahmen sind beim Karbunkel und beim Abszess zu ergreifen.** Gegen Schmerzen kann Acetylsalicylsäure gegeben werden (Nr. 5.01).

Weitere Behandlung: Kühlung durch feuchte Umschläge. Bei starken Entzündungserscheinungen und Abszessen müssen zusätzlich über 10 Tage Antibiotika (Nr. 8.01 oder 8.04) gegeben werden. **Der Eiter muss abfließen!** Geschieht dies nicht, muss durch Eröffnen der Pusteln der oberflächlichen Eiterherde mithilfe einer Kanüle für Abfluss gesorgt werden.
Bei in die tiefe gehenden Abszessen bleibt manchmal nur die Inzision mit einem Skalpell unter Vereisung (siehe Kapitel C. 6.2.2.). Dies ist aber nur dann erfolgversprechend, wenn die „Eiterblase" unter der Haut zu sehen ist.

Kopfläuse

B. 15.8. Kopfläuse

Allgemeines: Kopfläuse kommen weltweit und zu allen Jahreszeiten vor. Sie leben ausschließlich auf dem menschlichen Kopf und verbreiten sich besonders leicht unter Kindern und Jugendlichen in Gemeinschaftseinrichtungen, da ein enger körperlicher Kontakt zur Übertragung notwendig ist. Die Läuse sind 2–3 mm groß und saugen mehrmals am Tag Blut, die abgelegten Eier (Nissen) haften 1 cm von der Kopfhaut entfernt am Haarschaft. Man kann sie mit bloßem Auge erkennen. Bei massivem Befall können auch andere behaarte Stellen des Oberkörpers (Bart, Augenbrauen, Achselhaare) betroffen sein.

Symptome: Juckreiz und Kratzeffekte auf der Haut sowie Entzündungen bei bakterieller Infektion (siehe auch Kapitel B. 15.7.2. „Impetigo contagiosa").

Behandlung: mit z. B. Permethrin-haltigen (Nr. 14.16) Zubereitungen, die mit Wasser auf die Kopfhaut aufgebracht und danach systematisch und penibel mit einem sog. „Nissenkamm" Strähne für Strähne wieder ausgebürstet werden. Da die Larven nicht zuverlässig nach **Erstbehandlung** abgetötet werden, muss nach 9–10 Tagen unbedingt eine **Wiederholungsbehandlung** erfolgen.

Geschlechtskrankheiten

B. 16. SEXUELL ÜBERTRAGBARE ERKRANKUNGEN / GESCHLECHTSKRANKHEITEN

Hierbei handelt es sich um Krankheiten, die auch oder überwiegend durch Geschlechtsverkehr übertragen werden können. Erreger sind unter anderem Bakterien, Viren und Pilze. **Geschlechtskrankheiten** im eigentlichen Sinn sind die sexuell übertragbaren Erkrankungen, für die eine gesetzliche Meldepflicht an die Behörden besteht, was seit dem Jahr 2001 durch das **Infektionsschutzge-**

setz (IfSG) geregelt wird. Die „Vier klassischen Geschlechtskrankheiten“ (Syphilis, Gonorrhoe, Ulcus molle und Lymphogranuloma venereum/inguinale, eine spezielle Form der Chlamydieninfektion) haben aufgrund ihrer Seltenheit nur noch eine geringe Bedeutung, jedoch ist die Syphilis in Osteuropa durchaus wieder relevant. Wesentlich **bedeutender** sind: HIV-Infektion (aus Hochprävalenzländern wie Subsahara-Afrika, Südostasien, Karibik), Hepatitis A (durch Schmierinfektion über Rektal- und Genitalsekrete), Hepatitis B und C (Übertragung auf dem Blutwege), Genitalherpes, Chlamydien- und Trichomonadeninfektion, Humane Papillomviren, die auch für Gebärmutterhalskrebs verantwortlich sind, aber auch Filzlausbefall.

Die Benutzung von Kondomen (und Femidomen) kann die Infektion bzw. Verbreitung sexuell übertragbarer Erkrankungen erheblich einschränken! Zusätzlich ist eine Hepatitis-B-Impfung sinnvoll! Im Krankheitsfall muss immer auch eine Behandlung des Sexualpartners erfolgen!
Allein bei Verdacht auf eine derartige Erkrankung ist zwingend eine zeitnahe fachärztliche Behandlung erforderlich!

B. 16.1. **Tripper** (Gonorrhoe)

Tripper

Allgemeines: Die Erreger sind Bakterien, die eine Entzündung an den Geschlechtsorganen hervorrufen. Die Hauptgefahr besteht in dem Chronischwerden der Krankheit, wenn sie nicht sofort und ausreichend intensiv behandelt wird. Die Folgen sind Sterilität, Entzündungen der Prostata oder der Nebenhoden beziehungsweise Eierstockentzündungen. Die Krankheit bleibt in der Regel auf die Geschlechtsorgane beschränkt. Das Allgemeinbefinden ist anfangs meistens nicht gestört.

Symptome: Etwa 2 bis 10 Tage nach dem Sexualkontakt kommt es zu einem anfangs dicken, gelblich-grünlichen Ausfluss aus der Harnröhre beziehungsweise aus der Scheide. Es besteht Brennen beim Wasserlassen, Rötung der Harnröhre, bei Komplikationen manchmal auch Fieber.

Erste Hilfe: Cephalosporine der neueren Generation in Kombination mit Azithromycin.

Besondere Bemerkungen: Der Ausfluss aus der Harnröhre ist infektiös. **Sorgfältige Händedesinfektion ist erforderlich.** Durch Verschmieren kann es zu Bindehautentzündungen der Augen kommen.

B. 16.2. **Syphilis** (Lues, harter Schanker)

Syphilis

Allgemeines: Die Syphilis ist selten geworden, jedoch weltweit verbreitet. Der Erreger ist ein Bakterium. Sie kann in drei Stadien verlaufen und sich dabei über den ganzen Körper ausbreiten. **Im dritten Stadium kann sie zu schweren Veränderungen des Gefäßsystems und des Nervensystems mit psychischen Veränderungen führen. Todesfälle sind möglich.**

Symptome: Erst etwa 3 bis 6 Wochen nach der Ansteckung bildet sich an der Stelle, an der die Bakterien in den Körper eingedrungen sind, der sogenannte Primäreffekt. Hierbei handelt es sich um ein nässendes, hartes, lachsrotes und meistens **schmerzloses Geschwür**, meistens im Genitalbereich, möglicherweise auch an den Lippen oder an der Zunge. Die Lymphknoten in der Leistengegend schwellen an. Das Geschwür heilt nach einiger Zeit spontan ab.
Im zweiten Stadium kommt es ca. 6 bis 12 Wochen nach der Infektion zu einem nicht juckenden **Hautausschlag**, der sich über den ganzen Körper verteilt und **auch die Handteller und Fußsohlen** befällt. Der Ausschlag besteht aus rot-braunen Papeln und linsengroßen, bräunlich-roten, blassen ovalären Hautflecken. Die Hauterscheinungen verblassen nach einiger Zeit.
Im dritten Stadium, das sich unmittelbar dem zweiten Stadium anschließen oder erst nach einigen Jahren auftreten kann, werden die übrigen Organe befallen.

Erste Hilfe: Möglichst frühzeitig muss eine Penicillinbehandlung eingeleitet werden. Bei Penicillinallergie Doxycyclin (2x 100 mg/Tag) ebenfalls über 14 Tage einnehmen.

Weicher Schanker

B. 16.3. Weicher Schanker (Ulcus molle)

Allgemeines: Die Krankheit kommt besonders in Südostasien und in Afrika vor. Der Erreger ist ein Bakterium.

Symptome: Sehr schmerzhafte Geschwüre im Genitalbereich von Centgröße. Die Lymphknoten in der Leistengegend schwellen an, entzünden sich und neigen zur Abszessbildung.

Erste Hilfe: Z.B. Azithromycin als orale Einmaldosis (2x 500 mg).

Venerische Lymphknotenentzündung

B. 16.4. Venerische Lymphknotenentzündung
(Lymphogranuloma venereum/inguinale, klimatischer Bubo)

Allgemeines: Erreger sind Chlamydien (Bakterien). Die Krankheit ist selten und kommt in dem subtropischen Bereich von Afrika, Lateinamerika, Indien und Südostasien vor.

Symptome: Etwa 2 Wochen nach der Ansteckung entwickeln sich im Genitalbereich flache, gerötete, **schmerzlose Geschwüre**. Nach 2 weiteren Wochen und Abheilung der Geschwüre breitet sich die Krankheit auf dem Lymphwege aus und befällt die **Leistenlymphknoten.** Diese können bis auf Hühnereigröße anschwellen. Das Allgemeinbefinden ist gestört, Fieber, Kopfschmerzen und Gelenkschwellungen können auftreten. Die Lymphknoten können mit der Haut verkleben und nach außen durchbrechen. Dann kommt es zu längerer infektiöser Eiterabsonderung.

Erste Hilfe: Doxycyclin (2x 100 mg/Tag für 7 Tage) oder Azithromycin (3x 500 mg als Einmaldosis)

B. 16.5. Harnröhrenentzündungen (Urethritis)

Harnröhrenentzündungen

Harnröhrenentzündungen rufen Ausfluss aus der Harnröhre hervor. Sie werden durch unterschiedliche Erreger hervorgerufen, die deshalb auch unterschiedlich behandelt werden müssen. Um welche Erreger es sich handelt, kann nur der Arzt durch einen Abstrich feststellen. Besteht keine Möglichkeit, unmittelbar nach Auftreten der ersten Erscheinungen einen Arzt aufzusuchen, sollte über 1 Woche Doxycyclin 100 (Nr. 8.02), 4 x täglich eine Kapsel, gegeben werden, dabei Schutz vor Sonnenbestrahlung einhalten, da eine sogenannte Photosensibilität der Haut auftreten könnte.
Auch wenn die Beschwerden unter dieser Behandlung abgeklungen sind, sollte bei der ersten sich bietenden Gelegenheit ein Facharzt aufgesucht werden. Der Sexualpartner muss immer mit behandelt werden, jeder Geschlechtsverkehr muss dahin unterbleiben!

Zu den Harnröhrenentzündungen gehört auch der Tripper (siehe Kapitel B. 16.1.). Weitere (nicht meldepflichtige) Harnröhrenentzündungen sind:

B. 16.5.1. Chlamydien-Urethritis (unspezifische Urethritis)

Chlamydien-Urethritis

Allgemeines: Die Infektion mit Chlamydien (Bakterien) erfolgt durch sexuelle Kontakte.

Symptome: 1 bis 3 Wochen nach der Ansteckung kommt es zu einem geringfügigen Harnröhrenausfluss und zum Brennen beim Wasserlassen. Frauen klagen gelegentlich auch über Schmerzen im Becken. In seltenen Fällen kann es bei Männern zu Nebenhodenentzündungen kommen. Im Anschluss an eine genitale Chlamydien-Infektion kann eine reaktive Gelenkentzündung auftreten.

Erste Hilfe: Über 1 Woche Doxycyclin, 2 x 100 mg pro Tag (Nr. 8.02) oder Azithromycin (Nr. 8.08) 2 x 500 mg als Einmaldosis.

B. 16.5.2. Mykoplasmen-Urethritis

Mykoplasmen-Urethritis

Allgemeines: Die Infektion mit Mykoplasmen (Bakterien) erfolgt durch sexuelle Kontakte.

Symptome: 3 bis 14 Tage nach der Ansteckung kommt es zu einem weißlich-wässerigen Ausfluss und Schmerzen beim Wasserlassen.

Erste Hilfe: Azithromycin (Nr. 8.08) 500 mg am Tag 1, dann 250 mg/Tag für 7 Tage.

B. 16.5.3. Trichomonaden-Urethritis

Trichomonaden-Urethritis

Allgemeines: Erreger sind Trichomonaden (einzellige Lebewesen).

Symptome: Nur geringe Beschwerden beim Wasserlassen. Der Ausfluss ist weißlich.

Erste Hilfe: Metronidazol (Nr. 8.07), 2 g/Tag als Einmaldosis.

B. 16.6. Herpes simplex genitalis

Herpes simplex genitalis

Allgemeines: Erreger sind Viren, ähnlich den Erregern der Gürtelrose, der Windpocken oder dem Herpes der Lippen.

Symptome: Etwa 6 bis 8 Tage nach dem Sexualkontakt kommt es am Übergang von der Eichel zum Penisschaft, oder auch an der Vorhaut, zu einer schmerzhaften Bläschenbildung. Die Bläschen stehen in Gruppen, zerfallen rasch und hinterlassen kleine nässende Geschwüre. Die Lymphknoten in der Leiste schwellen schmerzhaft an. Fieber kann auftreten. Das Allgemeinbefinden ist beeinträchtigt. Eine Verwechslung mit Syphilisgeschwüren ist möglich. Deshalb ist nach Möglichkeit umgehend ein Arzt zu befragen.

Erste Hilfe: Aciclovir (Nr. 14.09), 3x 400 mg/Tag für 7 – 10 Tage.

Feigwarzen

B. 16.7. Feigwarzen (Condylomata acuminata)

Allgemeines: Durch einen Virus hervorgerufene kleine warzenartige Wucherungen im Genitalbereich, die ansteckend sind. Sie treten etwa 1 bis 6 Monate nach der Infektion auf.

Erste Hilfe: Nicht erforderlich.

Weitere Behandlung: Entfernung durch einen Arzt.

Besondere Bemerkungen: Wegen der Ansteckungsgefahr kein Geschlechtsverkehr.

Bakterielle Vaginose

B. 16.8. Bakterielle Vaginose

Allgemeines: Scheidenentzündung durch spezifische Krankheitserreger (z. B. Gardnerella).

Symptome: Keine stärkeren Entzündungszeichen, aber stark und übel („fischig") riechender, dünner, grau-weißlicher Ausfluss aus der Scheide.

Erste Hilfe: Metronidazol (Nr. 8.07) 1 g als Einmaldosis.

Soor

B. 16.9. Soor

Allgemeines: Soor ist eine Infektion im Genitalbereich, die sowohl beim Mann als auch bei der Frau auftreten kann. Erreger ist ein Hefepilz.
Symptome: Beim Mann können sich scharf begrenzte Rötungen an der Eichel oder an der Vorhaut befinden, die zum Teil nässen, brennen oder jucken. Bei der Frau sind die Entzündungserscheinungen stärker. Die Schamlippen können anschwellen und gerötet sein, es besteht ein brennender Juckreiz.

Erste Hilfe: Behandlung mit nystatinhaltigen Cremes (z. B. Nr. 14.14) über 3 Wochen, die 3 x täglich aufgetragen werden müssen. Bei Frauen muss die Creme tief mit dem Finger in die Scheide eingeführt werden, falls ein Applikator fehlt. Bei starken Rötungen und Schwellungen in den ersten Tagen feuchte Umschläge verabreichen oder Zinkpaste über die nystatinhaltige Creme aufstreichen.

B. 16.10. Filzläuse

Allgemeines: Filzläuse befallen vor allem die Schambehaarung im Intimbereich, können sich aber auch über die Bauch-, Brust-, Achsel- und Oberschenkelbehaarung ausbreiten und sich ebenso an Augenbrauen, Wimpern und Bart befinden. Wirt ist ausschließlich der Mensch. Sie ernähren sich vom Blut und stechen bis zu 10x am Tag. Sie sind maximal 2 mm lang und krallen sich mit 6 Beinen an den Haaren fest. Sie leben etwa 3 Wochen und legen bis zu 3 Eier (Nissen) am Tag.

Symptome: Juckreiz, Entzündung und Rötung der Haut, bräunliche „Rostflecken" in der Unterhose (Ausscheidungen der Läuse) und kleine blaue Flecken um die Bissstellen herum. Die Übertragung erfolgt durch engen körperlichen Kontakt, aber auch über gemeinsam benutzte Bettwäsche, Handtücher oder Kleidung.
Die **Diagnose** ist eine sogenannte „Blickdiagnose".

Weitere Behandlung: erfolgt durch Externa (Creme, Spray, Lotion), die Permethrin oder Lindan enthalten. Zusätzlich sollen die befallenen Stellen mit einem Läusekamm ausgekämmt werden. Die Textilien müssen bei 60 °C gewaschen werden.

B. 17. HIV-INFEKTION/AIDS

Allgemeines: Bei den Human-Immundefizienz-Viren (HIV), die das Krankheitsbild **AIDS** (*Acquired Immune Deficiency Syndrome* = erworbenes Immunschwächesyndrom) verursachen, werden zwei Hauptgruppen (HIV 1 und HIV-2) unterschieden. Die häufigste Übertragung geschieht durch ungeschützte Sexualkontakte und erfolgt auf dem Blutwege oder über infektiöse Körperflüssigkeiten wie Sperma, Vaginalsekret oder den Flüssigkeitsfilm der Darmschleimhaut. Ein weiterer wichtiger Übertragungsweg geschieht durch kontaminiertes (verunreinigtes) Blut oder Blutprodukte, z.B. bei gemeinsamer Verwendung von Injektionsutensilien bei Drogenabhängigen oder über Schnitt- und Stichverletzungen an kontaminierten Instrumenten, z. B. bei medizinischem Personal.

Inkubationszeit: Antikörper gegen das Virus können nach 2–10 Wochen im Blut nachgewiesen werden. Ein fehlender Nachweis von Antikörpern 12 Wochen nach einer vermuteten Infektion schließt diese mit ziemlicher Sicherheit aus.

Symptome: In der Regel 2–3 Wochen nach Infektion klagt der Patient über milde grippeähnliche Krankheitserscheinungen. Ein Teil der Infizierten entwickelt jedoch auch Fieber, akute Lymphdrüsenschwellungen, schmerzhafte Schluckbeschwerden mit einem schwach ausgeprägten Hautausschlag am Körperstamm, zum Teil verbunden mit Durchfall. Danach schließt sich meistens ein symptomfreies, zumindest aber ein symptomarmes Stadium über Monate oder Jahre an.

Ansteckungsfähigkeit: Jeder Infizierte ist möglicherweise lebenslang ansteckungsfähig. Dies ist insbesondere in den ersten Wochen nach Infektion besonders stark ausgeprägt, da sich dann noch keine körpereigenen Abwehrstoffe und Abwehrzellen gebildet haben. Durch eine erfolgreiche medikamentöse Therapie, kann die Ansteckungsfähigkeit deutlich reduziert werden.

AIDS: Der schwere Immundefekt zeigt sich bei der Mehrzahl (70 %) der bisher unerkannt infizierten oder nicht mit Medikamenten behandelten Personen in Form von lebensbedrohlichen Infektionen durch andere Erreger z. B. als bakterielle Lungenentzündungen, Speiseröhrenentzündungen durch Pilze, Abszesse im Gehirn oder eine aktive Tuberkulose.

Weitere Behandlung: Es gibt eine Reihe von Medikamenten, die auf unterschiedliche Weise wirken, indem sie entweder die Vermehrung der Viren oder deren Eindringen in die Körperzellen blockieren. Dadurch versucht man die Entstehung eines Immundefektes und die dadurch bedingten Komplikationen zu verhindern.

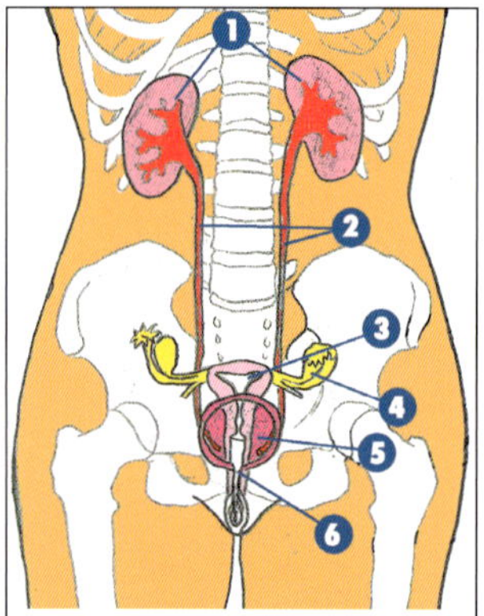

1 Nieren 4 Eierstöcke
2 Harnleiter 5 Harnblase
3 Uterus 6 Harnröhre

Weibliche Geschlechtsorgane

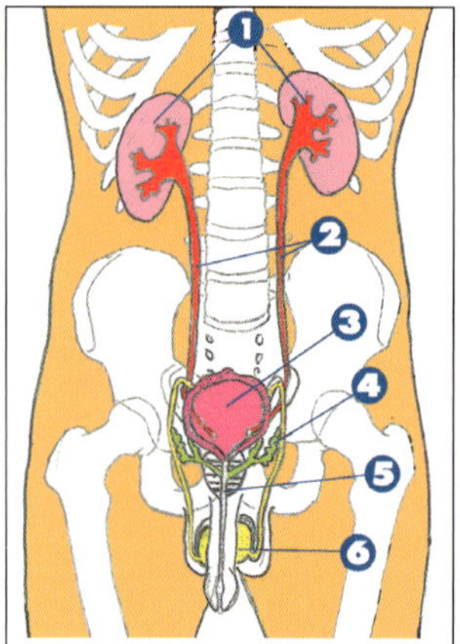

1 Nieren 4 Samenblasen
2 Harnleiter 5 Prostata
3 Harnblase 6 Hoden

Männliche Geschlechtsorgane

B. 18. Urologische Erkrankungen

B. 18.1. Erkrankungen der Nieren

Nierenerkrankungen fallen zum einen in ein Spezialgebiet der Inneren Medizin (Nephrologie), zum anderen gehören sie auch zu den urologischen Erkrankungen. Aus Gründen der Übersichtlichkeit werden sie in diesem Kapitel abgehandelt.

Allgemeines: Die **Nieren** liegen rechts und links neben der Wirbelsäule etwa in Höhe der untersten Rippen. Sie sind sehr gut durchblutet (1000 ml Blut/min beim gesunden Erwachsenen), was die wichtigste Voraussetzung für die Aufgabe der Nieren ist, da sie für den Körper unbrauchbare und zum Teil giftige („harnpflichtige") Endprodukte des Stoffwechsels aus dem Blut entfernen. **Weitere Aufgaben** sind: Salz- und Wasserausscheidung, Regulierung des Wasser- und Säure-Basen-Haushalts und die Bildung von Hormonen, die Einfluss auf die roten Blutkörperchen- und den Knochenaufbau haben.

Der von der Niere gebildete Urin wird in das **Nierenbecken** abgegeben und von dort über den etwa 25 cm langen **Harnleiter** in die Harnblase transportiert. Die Tätigkeit der Nieren beeinflusst auch die Menge und Zusammensetzung des Blutes und die Höhe des Blutdrucks.

Die **Harnblase** speichert den ständig produzierten Urin und kann in gewissen Abständen durch Öffnen des Schließmuskels kontrolliert entleert werden. Beim Erwachsenen hat sie ein Fassungsvermögen von 400 bis 500 ml. Sie liegt im sogenannten kleinen Becken und kann manchmal in gut gefülltem Zustand oberhalb des Schambeins (Symphyse) getastet werden. Bei einigen Erkrankungen kann sich die Füllungsmenge der Blase durchaus mehr als verdoppeln.

Der Urin fließt durch die **Harnröhre** ab.

Beim Mann liegt am Blasengrund die **Prostata** (Vorsteherdrüse), durch die die Harnröhre zieht. Beim Mann kommt es im Alter zu einer Vergrößerung dieser Drüse, mit möglichen entsprechenden **Beschwerden** (häufiger Harndrang, nächtliches Wasserlassen, nachlassender Harnstrahl, Blasenentzündungen, Harnverhaltung).

B. 18.1.1. Nierenentzündung

Allgemeines: Die akute durch Bakterien hervorgerufene Nierenentzündung geht üblicherweise mit schwerem Krankheitsgefühl einher. Dem vorausgehend/begleitend finden sich Symptome einer akuten Blasenentzündung (siehe Kapitel B. 18.2. und B. 29.3.) mit starkem und häufigem Harndrang sowie Schmerzen beim Wasserlassen.

Nierenentzündung

Ursache können vorausgegangene **Blasenentzündungen** sein (die Bakterien gelangen über die Harnleiter in die Nieren), **Harnleitersteine** (durch Steine verursachter Harnstau kann Entzündungen begünstigen) oder eine **vergrößerte Prostata** (die Blase kann nicht mehr vollständig entleert werden, wodurch Entzündungen begünstigt und Keime „aufsteigen" können). Auch können die Erreger bei **Entzündungen** im Hals-Nasen-Ohren-Berich (HNO-Bereich) auf dem Blutwege bis zur Niere gelangen.

Symptome: Schmerzen, Druck, Klopfschmerzhaftigkeit in der Nierengegend (Flankenbereich), ein- oder auch beidseitig, zum Teil auch vermehrter Harndrang, Fieber und schweres Krankheitsgefühl. Häufig ist der Urin trübe und übel riechend. Im Urinstreifentest (Nr. 22.03) findet sich ein positiver Nachweis von Nitrit, weißen Blutkörperchen (Leukozyten), Eiweiß und manchmal auch von Blut (Erythrozyten).

Erste Hilfe: Bettruhe, ausreichend trinken (trotz Schmerzen beim Wasserlassen, um ausreichend Urin zu produzieren, wodurch die Bakterien „ausgeschwemmt" werden), Antibiotika (Infectotrimet, Nr. 4.02 oder Ciprofloxacin, Nr. 8.05) mindestens bis 3 Tage nach Fieberfreiheit geben, Schmerzmittel (Paracetamol, Nr. 5.02) bei Bedarf.

B. 18.1.2. Nierenerkrankungen (sonstige)

Nierenerkrankungen

Allgemeines: Die „Funktionseinheit" der Nieren sind die sog. Nierenknäuelchen (Glomerula), die sich aus unterschiedlichster Ursache „entzünden" können, z. B. als Fehlreaktion des eigenen Immunsystems oder als Folgezustand nach abgelaufener Infektion. Kinder wie auch (jüngere) Erwachsene können betroffen sein.

Symptome: 1 bis 2 Wochen nach einem Infekt erneute Verschlechterung des Gesundheitszustandes, Blut und Eiweiß im Urin (Kontrolle durch Teststreifen), blasses Aussehen oder auf einmal Entstehen eines hohen Blutdrucks, Ödeme (beidseitiges „teigiges" Anschwellen der Unterschenkel).
Im **schlimmsten** Fall kann es zu einem ausgeprägten **Eiweißverlust** über den Urin mit massivem **Anschwellen beider Beine** bis zur Leiste (auch Gesichtsschwellung bei Fortschreiten der Erkrankung) kommen.

Erste Hilfe: Schonung, entwässernde Medikamente (Furosemid, Nr. 2.06) bei Bedarf, dringende **Krankenhausbehandlung** erforderlich!

B. 18.1.3. Nierenversagen

Nierenversagen

Allgemeines: Beim Nierenversagen stellen die Nieren ihre Funktion ein, wobei als Ursachen ein ausgeprägter Flüssigkeitsmangel, der Verschluss einer Nierenschlagader oder auch Erkranken des Herz- und Gefäßsystems infrage kommen. Auch können schwerste Infektionen zu einer Beeinträchtigung der Nierenfunktion führen, desgleichen Vergiftungen durch z. B. Quecksilber. Länger bestehende Harnabflussbehinderung und dadurch bedingter Aufstau des Urins bis in die Nierenbecken kann ebenfalls zu einer (vorübergehenden) Funktionsstörung der Nieren führen.

Symptome: Rückgang oder Fehlen der Urinausscheidung, starkes Durstgefühl, schwer gestörter Allgemeinzustand, Verwirrtheit, Durchfälle, Juckreiz der Haut.

Erste Hilfe: Körperliche Schonung, ausreichende Flüssigkeitszufuhr, eiweiß- und kaliumarme Ernährung, ausreichende Kalorienzufuhr.

Weitere Behandlung: Diese ist abhängig von der zugrunde liegenden Ursache (am häufigsten und mit Bordmitteln noch zu beheben ist der Flüssigkeitsmangel), deshalb ist das Erheben der Krankenvorgeschichte (Anamnese) wichtig. Schnellstmögliche ärztliche Behandlung, sonst besteht Lebensgefahr!

Nieren-/Harnleitersteine

B. 18.1.4. Nieren-/Harnleitersteine

Allgemeines: Im Urin befinden sich normalerweise auch geringe Mengen an Salzen, die unter bestimmten Bedingungen auskristallisieren und verklumpen können. Hierdurch kann es zur Entstehung unterschiedlich großer Konkremente (von gries- bis erbsengroß) kommen. Wenn diese Prozesse länger andauern, kann das gesamte Nierenbecken durch Steine ausgefüllt werden. Oftmals kann über Jahre Beschwerdefreiheit bestehen, aber auch schwerste Entzündungen können auftreten bis hin zur Blutvergiftung und Verlust der Nierenfunktion der betroffenen Seite. Je nach Größe der Steine können diese aus dem Nierenbecken über die Harnleiter in die Blase gelangen und auf ihrem Weg für mehr oder weniger Beschwerden sorgen.

Nieren-/Harnleiterkolik

Symptome: Heftigste Schmerzen, **intervall-/kolikartig** (bei Frauen: wie Wehen!), je nach Lage des Steins in den Rücken, die Leiste, Blase, Schamlippen oder Hoden ausstrahlend. Die Betroffenen laufen unruhig umher, sie können keine Stellung finden, wodurch die Schmerzen gelindert werden. Sie sind kaltschweißig, es bestehen Übelkeit und Brechreiz, oft findet sich Blut im Urin.

Erste Hilfe: Starke Schmerzmittel (Nr. 5.04 oder 5.05) geben.

Weitere Behandlung: Wenn Schmerzfreiheit besteht, dann für ausreichend Flüssigkeitszufuhr sorgen. Bewegung, vor allem Springen oder Treppensteigen können ein „Nach-unten-Rutschen" des Steins bewirken. Wenn der Stein die Blase erreicht hat, lassen die Schmerzen abrupt nach. Um das Konkrement aufzufangen (zum Steinnachweis und für spätere Analyse) empfiehlt es sich, den Urin aufzufangen, entweder in einem durchsichtigen Gefäß oder filtern. Man kann dazu in einen Kaffeefilter urinieren oder den Urin durch ein Kleenextuch laufen lassen.
Zum schnellstmöglichen Zeitpunkt Vorstellung beim Urologen, ansonsten auf reichlich Flüssigkeitszufuhr achten.

Nieren-/Harnleiterverletzungen

B. 18.1.5. Nieren-/Harnleiterverletzungen

Allgemeines: Die Nieren mit den Harnleitern sind durch die sehr kräftige Rückenmuskulatur relativ gut gegen Gewalteinwirkungen, die auf den Rücken einwirken, geschützt. Bei Gewalteinwirkungen auf den Bauchraum kann es schon eher zu Nieren- und Harnleiterverletzungen kommen. Da die Nieren besonders gut durchblutet sind, kann es bei Verletzungen in kurzer Zeit zu sehr starken **Blutverlusten** kommen.

Symptome: Zunehmende Flanken- und Bauchschmerzen, gelegentlich Anschwellung der Weichteile (Haut) in diesem Bereich, blutiger Urin, Schockzustand mit Schweißausbruch, Blässe, Blutdruckabfall.

Erste Hilfe: Lebensgefahr(!), umgehende Krankenhausbehandlung erforderlich, bis dahin Schmerzmittel (Nr. 5.04 oder 5.06).

B. 18.2. Blasenentzündung

Blasenentzündung

Allgemeines: Meistens verursachen in die Blase eingedrungene Krankheitserreger (Bakterien, Pilze, Parasiten) eine Entzündung. Begünstigt wird dies beim Mann durch die Prostatavergrößerung, da die Harnblase nicht mehr vollständig entleert werden kann und daher ein ideales Milieu für die Vermehrung von Bakterien vorliegt. Ursächlich bei der Frau ist die kürzere Harnröhre. Weiterhin gibt es mechanische Ursachen wie Fehlbildungen, Narben nach Operationen, Steine oder gelegentlich auch Blasentumoren (gutartige, aber auch Blasenkrebs), die zu immer wiederkehrenden Entzündungen und Blut im Urin führen.

Blasenkrebs

Symptome: Brennen beim Wasserlassen, ständiger Harndrang, Blasenkrämpfe, nächtliches Wasserlassen, trüber und zum Teil übel riechender Urin, manchmal mit Blutbeimengungen, selten auch Fieber. Im Urinstreifentest (Nr. 22.03) positiver Nachweis von Eiweiß, Nitrit und weißen Blutkörperchen (Leukozyten), gelegentlich Erythrozyten (Blut).

Erste Hilfe: Reichlich trinken lassen, um die Keime „auszuschwemmen“, die Blase sollte mindestens alle 3 Stunden entleert werden. Schmerzmittel (Nr. 5.04) bei begleitender Anschwellung der Prostata können helfen, damit sich die Blase leichter entleert. Wenn diese Maßnahmen nicht anschlagen, dann Antibiotikum (Nr. 8.01 oder 8.05) geben.

B. 18.3. Erkrankungen der männlichen Geschlechtsorgane

B. 18.3.1. Prostata (Vorsteherdrüse)

Prostataerkrankungen

Die Prostata ist die Geschlechtsdrüse des Mannes und liegt unterhalb der Blase. Die Harnröhre tritt direkt durch die Prostata. Das Sekret der Prostata bildet 75 % des Samenergusses. Zu ihm wird der Samen aus den Hoden über die Samenleiter bei der Ejakulation hinzugemischt. Die Funktion sowie auch die krankhaften Veränderungen der Prostata sind hormonabhängig insbesondere vom Testosteron. Fast jeder Mann erlebt im Laufe seines Lebens eine Störung des Wasserlassens durch eine Prostatavergrößerung. Damit haben Erkrankungen der Prostata einen entsprechend hohen Stellenwert in der Krankheitslehre. Der häufigste Krebs des Mannes ist das Prostatakarzinom.

Prostatavergrößerung, gutartig

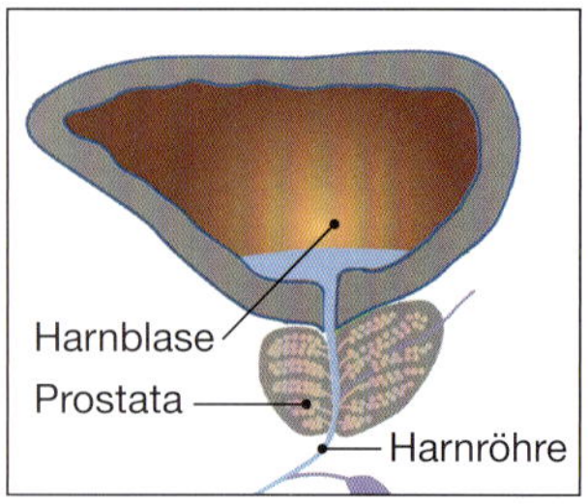

Normale Prostata

Gutartige Vergrößerung der Prostata

Allgemeines: Ab etwa dem 45. Lebensjahr verändert sich das Gewebe der Prostata, welches meist mit einer Vergrößerung einhergeht. Der genaue Mechanismus dieser Veränderung ist noch nicht bekannt, sicher ist jedoch der hormonelle Einfluss.
Da die Harnröhre direkt durch die Prostata hindurch tritt, führt diese anatomische Veränderung der Drüse zu einer Einengung und zum Verziehen der Harnröhre, so dass die Blasenentleerung gestört wird. Im weiteren Verlauf jedoch entwickelt sich eine Reizblase, die zu häufigerem, oft nächtlichem Wasserlassen und vermehrtem Harndrang führt. Weiterhin bemerkt man ein Dünnerwerden des Harnstrahles, einen verzögerten Beginn beim sowie zeitweise auch ein Nachtröpfeln nach dem Wasserlassen. Schreitet die Krankheit weiter voran, ist es der Blase nicht mehr möglich, sich ganz zu entleeren; Restharn entsteht. Dieser Restharn führt in Folge zu häufigen Entzündungen, welche die Symptomatik verstärken. Weiterhin kann, durch die überdehnte Harnblase bzw. auch durch Druck der vergrößerten Prostata auf die Harnleiter, ein Harnstau entstehen. Im Endstadium der Erkrankung kommt es dann zum Harnverhalt (Unvermögen Wasser zu lassen) oder/und zum Stau beider Nieren mit Nierenversagen. Mögliche Notfälle bei dieser Erkrankung sind akute Harnwegsinfektionen unter Beteiligung der Prostata oder Harnverhalte.

Symptome: Ehe es zu Harnwegsinfektionen und Harnverhalten kommt, treten die oben beschriebenen Symptome in der Regel schon Jahre vorher auf. Eine gründliche Erfragung der Störungen der Blasenentleerung in der letzten Zeit hilft die Ursache der Symptomatik zu erkennen.

Harnverhalt

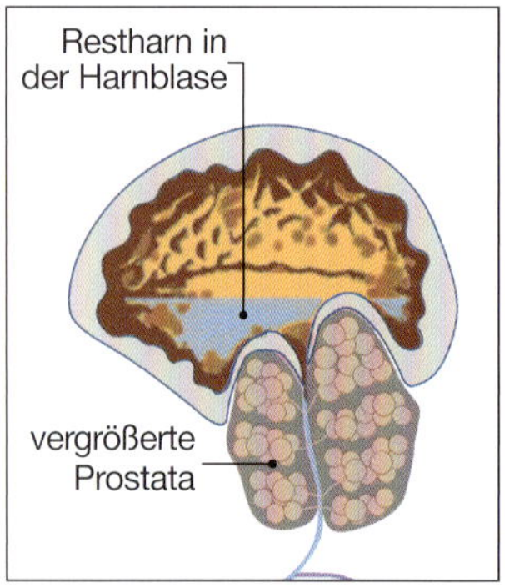

Restharn und Blasenentleerungsstörung bei ausgeprägter Prostatavergrößerung

Harnverhalt

Allgemeines: Der Harnverhalt ist das Unvermögen Wasser zu lassen bei normal oder übermäßig gefüllter Harnblase. Ursachen sind die gutartig vergrößerte Prostata (nicht selten auch im Zusammenhang mit Alkoholgenuss), eine akute Entzündung der Prostata, ein Abriss der Harnröhre z. B. bei Sturz aus großer Höhe mit Beckenfraktur sowie bei Verlegung der Harnröhre durch einen fortgeschrittenen Prostatakrebs.

Symptome: Anfangs bemerkt der Betroffene einen starken Harndrang und die Unfähigkeit Wasser zu lassen. Im weiteren Verlauf kann dieser Unterbauchschmerz jedoch unspezifisch werden, sodass er nicht mehr mit einem vermehrten Harndrang in Zusammenhang gebracht wird. Das normale Füllungsvolumen der Blase mit 500 ml kann bei Harnverhalt und gesunder Harnblase bis auf 1 Liter ansteigen, danach produzieren die Nieren keinen Urin mehr. Bei krankhaft veränderter Blase, z. B. bei gutartiger Prostatavergrößerung, kann die Blasenfüllung aber auch bis zu 3 Litern betragen. Bei mit über 1 Liter voller Harnblase ist diese im Unterbauchbereich auch tastbar, sie kann bei extremer Füllung auch bis zum Nabel reichen.

Erste Hilfe: Ärztliche Beratung anstreben, beruhigend einwirken, Versuch des Wasserlassens im Stehen, Sitzen oder kniend, möglichst ohne Anwesenheit weiterer Personen, Wasserhahn laufen lassen, Antibiotika im Falle eines Infektes und/ oder Schmerzmittel geben.
Führen die Maßnahmen nicht zum Erfolg, muss die Harnblase katheterisiert und/ oder aber mit einer langen Nadel über dem Schambein punktiert werden.

Weitere Behandlung: Arzt aufsuchen. Ist dies nicht möglich und erfolgt kein spontanes Wasserlassen, kann zusätzlich das **Katheterisieren** (siehe Kapitel B. 18.4.) versucht werden. Gelingt dieses nicht, muss die **Blase punktiert** werden (siehe Kapitel B. 18.6.). Mindestens 1 x täglich muss die Blase entleert werden. Die Trinkmenge darf nicht reduziert werden. Sobald wie möglich urologische Behandlung durchführen lassen.

Akute Entzündungen der Prostata

Prostataentzündungen, akut

Allgemeines: Auslöser sind Krankheitskeime, die aus der Harnröhre aufsteigen oder aus dem umgebenden Gewebe stammen. Nach instrumentellen Untersuchungen oder Verletzung kann sich die Prostata ebenfalls entzünden. Eine schon bestehende Prostatavergrößerung begünstigt das Auftreten einer Entzündung.

Symptome: Meist plötzlicher Beginn mit häufigem Harndrang, Brennen beim Wasserlassen, Druck im Dammbereich und auch im Unterbauch. Zusätzlich besteht oft Fieber und ein schweres Krankheitsgefühl, begleitende Infektion der Nieren und Nebenhoden sowie Harnverhaltungen können vorkommen.

Erste Hilfe: Antibiotische Behandlung, schmerzstillende und entzündungshemmende Mittel (Nr. 5.03 oder 5.04) geben, reichlich trinken lassen, Bettruhe. Bei Harnverhaltung muss die Blase, wie in den Kapiteln B. 18.4. und B. 18.6. beschrieben, entleert werden.

Weitere Behandlung: Die Prostataentzündung wird leicht chronisch, was auf jeden Fall vermieden werden muss. Deshalb ist die antibiotische Behandlung mindestens über 14 Tage durchzuführen, auch nach dem Abklingen der akuten Erscheinungen. Bei der ersten sich bietenden Gelegenheit ist ein Urologe aufzusuchen.

Prostataabszess

Prostataabszess

Allgemeines: Eine nicht behandelte akute Prostataentzündung kann – ähnlich einem Furunkel – eitrig einschmelzen. Dabei kann der Eiterherd in die Harnröhre, den Enddarm oder in das umgebende Gewebe durchbrechen. Nach der Eiterentleerung bessert sich das Krankheitsbild meistens spontan, oft aber nur vorübergehend. Es kann sich aber auch eine Blutvergiftung (Sepsis, Kapitel B. 4.3.2.) entwickeln, welche die Verordnung von Antibiotika (Nr. 8.05) in hohen Dosen und eine Krankenhausbehandlung erforderlich macht.

Symptome: Ähnlich einer akuten Prostataentzündung, aber schwer gestörter Allgemeinzustand mit hohen Fieberschüben und Schüttelfrost. Häufig besteht eitriger Ausfluss.

Erste Hilfe und weitere Behandlung: Siehe akute Prostataentzündung, sofortige Krankenhausbehandlung.

Prostatakrebs

Prostatakrebs

Allgemeines: Der Prostatakrebs ist die häufigste Krebserkrankung des Mannes. Er entwickelt sich schleichend und zunächst wenig dramatisch, meist jedoch jenseits des 50. Lebensjahres.

Symptome: Prostatakrebs verursacht keine Frühsymptome. Alle Symptome treten erst bei fortgeschrittener Erkrankung auf. Durchdringt der Prostatakrebs die gesamte Prostata kann es zu Harnverhaltungen, aber auch durch Druck auf die Harnleiter zur Harnstauung kommen. Weiterhin kommt es zu Blutungen in die Harnröhre und in die Blase wegen der für Krebs typischen brüchigen Gefäße. Andere Symptome sind durch die Metastasen hervorgerufene Krankheitserscheinungen. Die häufigsten sind, durch die Eigenart des Prostatakrebses bedingt, in Knochenabsiedlungen zu finden. Hier kommt es dann zu Knochenschmerzen oder auch Knochenbrüchen ohne wesentliche Gewalteinwirkung.

Erste Hilfe: Je nach Symptomatik. Selten treten Harnverhalte oder Blutungen auf, deren Therapie in den entsprechenden Kapiteln beschrieben wird.

Weitere Behandlung: Eine weiterführende Behandlung sollte durch einen Urologen erfolgen.

Hodenerkrankungen

B. 18.3.2. Verletzungen und Erkrankungen des Hodens

Prellungen des Hodens

Prellungen und Quetschungen des Hodens

Allgemeines: Häufigste Ursachen einer Hodenverletzung sind Prellungen oder Quetschungen durch Sturz oder Schlag.

Symptome: Oft kommt es durch die hierdurch empfundenen starken Schmerzen zu schockähnlichen Zuständen. Zerreißen Blutgefäße, entsteht eine bläuliche Anschwellung, die bis zu Kindskopfgröße erreichen kann.

Erste Hilfe: Flachlagerung, den Hoden durch ein zusammengerolltes Handtuch unterpolstern und hoch lagern, kalte Umschläge. Bei offenen Wunden siehe **Kapitel B. 4.3.1.**

Weitere Behandlung: Bettruhe über einige Tage, bis die Schwellung und Schmerzen abgeklungen sind. Klingt die Schwellung nur sehr langsam ab, sollte der Hoden durch einen Stützverband, Suspensorium oder Einlage in einen Slip entlastet werden. Die weitere Behandlung ist bei Verletzung des Hodens nur operativ möglich.

Hodentorsion

Hodentorsion

Allgemeines: Die Hoden hängen an den Samensträngen mehr oder weniger frei im Hodensack. Sie werden durch Blutgefäße versorgt, die parallel zu den Samensträngen verlaufen. Bei Veranlagung kann es zu einem Verdrehen der Samenstränge bzw. des Hodens kommen, wodurch die Blutversorgung unterbrochen wird. Nach einigen Stunden ist dann der betroffene Hoden abgestorben, wenn es nicht gelingt, die Blutzufuhr wiederherzustellen. Dieses Ereignis tritt in aller Regel in der Pubertät auf, sehr selten auch bei Kleinkindern oder älteren Erwachsenen. (OP spätestens 6 Std. nach Symtombeginn)

Symptome: Plötzliche, heftige Schmerzen im betroffenen Hoden, meistens ohne erkennbaren äußeren Anlass. Der Hoden liegt in der Regel weiter oben und kann auch geschwollen sein. Der Hoden und der Leistenbereich sind stark druckschmerzhaft.

Erste Hilfe: Bettruhe, vorsichtige Unterpolsterung des Hodens, ein Zurückdrehen ist spontan möglich. Eine Manipulation ist in aller Regel nicht erfolgreich. Zur Schmerzlinderung Nr. 5.04 geben.

Weitere Behandlung: Möglichst umgehende operative ärztliche Versorgung anstreben (innerhalb von mindestens 6 Stunden), da sonst eine spätere Hodenentfernung erforderlich wird. Der Verlust eines Hodens bedingt glücklicherweise in der Regel keine Unfruchtbarkeit oder hormonelle Störung. Die Neigung zur Hodentorsion ist immer beidseits ausgeprägt, sodass nach Torsion der einen Seite die andere Seite vorsorglich festgenäht werden muss.

Leistenbruch

Leistenbruch

Allgemeines: Entlang des Samenstranges kann sich Darm aus dem Bauchraum in die Leiste, später auch in den Hodensack verlagern, falls sich in der Leiste eine Lücke befindet.

Symptome: Teilweise schmerzhafte einseitige Schwellung im Bereich der Leiste oder auch des Hodens, häufig nach schwerem Heben oder starkem Husten. Beim Durchleuchten des Hodens mit einer starken Taschenlampe in einem abgedunkelten Raum ist die Anschwellung nicht durchscheinend wie beim Wasserbruch (ff. Abschnitt).

Erste Hilfe und weitere Behandlung: Siehe Kapitel B. 13.3.9. (Erkrankungen der Bauchwand).

Wasserbruch

Wasserbruch

Allgemeines: Der Hoden befindet sich in einer Hülle und ist durch einen Flüssigkeitsfilm in dieser Hülle gut beweglich. Nach Entzündungen oder anderen Erkrankungen kann es zu einer deutlichen Flüssigkeitsansammlung kommen, da die Rückresorption gestört ist. Hier kann es – auch in erheblichem Ausmaß – zu einer Schwellung im Hodensackbereich kommen, die nicht schmerzhaft ist.

Symptome: Langsame Anschwellung im Hodensack innerhalb von Monaten, die auf Druck unempfindlich und elastisch ist. Bei der Untersuchung mit einer untergelegten Taschenlampe in einem abgedunkelten Raum (siehe vorheriges Kapitel) sieht man deutlich das rötlich durchschimmernde Licht.

Erste Hilfe: Nicht erforderlich.

Weitere Behandlung: Operation, falls Beschwerden oder abnorme Größe vorliegen. Keine Dringlichkeit.

Nebenhodenentzündung

Nebenhodenentzündung

Allgemeines: Die Nebenhoden entzünden sich gelegentlich durch aufsteigende Krankheitserreger, die über die Harnröhre, Prostata und Samenleiter Zugang haben. Selten greift die Entzündung auf den ganzen Hoden über, da dieser durch eine feste Kapsel geschützt ist.

Symptome: Plötzlich auftretende schmerzhafte Anschwellung des Nebenhodens oder einer seiner Teile. Die Schwellung kann über Tage erhebliche Ausmaße bis hin zu Hodengröße erreichen. Dann ist beim Tasten Hoden und Nebenhoden nicht mehr voneinander abzugrenzen. Begleitendes Fieber deutet auf beginnende Abszessbildung hin.

Erste Hilfe: Bettruhe, Hoden unterpolstern, kalte Umschläge.

Weitere Behandlung: Antibiotika Nr. 4.02 oder 8.05 geben, Schmerzmittel bei Bedarf (Nr. 5.01).

Hodenkrebs

Hodenkrebs
Allgemeines: Sehr seltene Krebserkrankung, die in der Regel zwischen dem 20. und dem 40. Lebensjahr auftritt. Die Behandlung von Hodenkrebs wird nicht mehr als Notfall angesehen und ist zu 95 % erfolgreich, sodass eine Heilung erreicht werden kann.

Symptome: Langsame schmerzlose Anschwellung eines Hodens innerhalb von Monaten, die auf Druck häufig unempfindlich und relativ hart ist.

Erste Hilfe: Nicht erforderlich.

Weitere Behandlung: Eine operative Freilegung ist innerhalb der nächsten 2 bis 4 Wochen erforderlich.

Peniserkrankungen

B. 18.3.3. Verletzungen und Erkrankungen des Penis

Vorhautentzündung

Vorhautentzündung
Allgemeines: Die Vorhaut und die Eichel sind durch die Bildung einer feuchten Kammer besonders infektgefährdet. Die häufigsten Krankheitserreger sind Pilze der Candida-Gruppe. Besonders nach Verletzungen und bei Diabetikern kann diese Entzündung auftreten.

Symptome: Beginnend meist mit Juckreiz, leichter bis vollständiger Rötung der Glans (Eichel) und des inneren Vorhautblattes mit im Verlauf auch deutlicher Schwellung. Das Zurückstreifen der Vorhaut kann erschwert oder nicht mehr möglich sein.

Erste Hilfe: Kalte, feuchte Umschläge (z. B. mit Kamillentee).

Weitere Behandlung: Salben gegen Pilzinfektion (Nr. 14.07), die oft und dünn aufgetragen werden müssen. Bei eitrigen Absonderungen Antibiotika (Nr. 8.01).

Vorhautverengung

Vorhautverengung (Phimose, Paraphimose)
Allgemeines: Häufige Entzündungen führen oft zu narbigen, ringförmigen Verengungen, die das Wasserlassen erschweren können. Diese narbigen Veränderungen bleiben auch nach Abklingen der akuten Entzündungen bestehen (Phimose). Oft ist diese Verengung auch angeboren. Zunächst muss es nicht zwangsläufig zu Beschwerden kommen. Beim Zurückstülpen der Vorhaut über die Eichel kann es jedoch geschehen, dass sich die Vorhaut nicht wieder in die ursprüngliche Lage zurückbringen lässt und es somit zu einer akuten Abschnürung

Phimose

und Anschwellung des inneren Vorhautblattes kommt (Paraphimose). Wird hier nicht schnell gehandelt, kommt es auch zu einem Stau der Eichel und zum Anschwellen derselben.

Erste Hilfe: Bei der Paraphimose muss versucht werden, die Vorhaut wieder über die Eichel zu streifen, da sonst die Schwellung nicht abklingt. Versuchen die Eichel mit der Hand zu komprimieren. Sonst Hochlagerung durch Unterpolsterung, Kühlung, Schmerzmittel. Notfalls muss der Schnürring eingeschnitten werden.

Weitere Behandlung: Operation.

Penisverletzung

Einriss in den Schwellkörper

Allgemeines: Während des Geschlechtsverkehrs kann es zu einem Einriss in den Schwellkörper oder zu Verletzungen im Hautbereich kommen. Starke innere oder äußere Blutungen sind die Folge, da der Penis sehr stark durchblutet ist.

Symptome: Starke Blutung oder Anschwellung des Penis.

Erste Hilfe: Bettruhe, kalte Umschläge, nötigenfalls Druckverband.

Weitere Behandlung: Krankenhausbehandlung.

Harnröhrenverletzung

Verletzung der Harnröhre

Allgemeines: Schwere Verletzungen, wie Quetschungen und Beckenbrüche, können zu einer Verletzung und sogar zu einem Abriss der Harnröhre führen.

Symptome: Blutung aus der Harnröhre, Wasserlassen möglicherweise unmöglich. Anschwellung des Penis oder des Dammbereichs mit Hämatombildung.

Erste Hilfe: Bettruhe, Wundverband, Kühlung, Kontrolle, ob das Wasserlassen möglich ist.

Weitere Behandlung: Krankenhausbehandlung unbedingt anstreben auch wenn das Wasserlassen möglich sein sollte, da eine Narbenbildung mit Harnröhrenverengung zu befürchten ist. Ist das Wasserlassen nicht möglich, muss die Blase punktiert werden (Kapitel B. 18.6.), eine Katheterisierung der Harnröhre bei unklaren Verhältnissen verbietet sich.

Antibiotika (Nr. 8.01 oder Nr. 8.04) und nach Bedarf Schmerzmittel (Nr. 5.03 oder Nr. 5.04) geben.

Harnröhrenentzündungen

Harnröhrenentzündungen

Allgemeines: Entzündungen der Harnröhre äußern sich durch Ausfluss, auch eitrigen Ausfluss, aus der Harnröhre und Brennen beim Wasserlassen. Häufig ist die Ursache eine Besiedlung mit Krankheitserregern, die mit dem Geschlechtsverkehr übertragen werden, sodass dieses Krankheitsbild bei den sexuell übertragbaren Krankheiten (Kapitel B. 16.5.) abgehandelt wird.

Blasenkatheter einlegen

B. 18.4. Einlegen eines Blasenkatheters

Allgemeines: Das Einlegen eines Blasenkatheters ist besonders beim Manne schwierig und sollte möglichst nur durch eine geübte Fachkraft erfolgen. Sonst besteht die Gefahr einer Harnröhrenverletzung oder einer Infektion der Harnwege, die gefährlicher als die Grunderkrankung sein kann. Deshalb sollte wirklich **nur im Notfall** ein Katheter gelegt werden.
Risikoärmer ist eine Blasenpunktion, obwohl dieser Eingriff dem Laien dramatischer erscheint.

Dieser **Notfall** könnte sein

- eine akute **Harnverhaltung bei altersbedingter Prostatavergrößerung**, wenn andere Maßnahmen nicht zum Erfolg führten (häufigste Ursache für eine Harnverhaltung),
- eine **Harnverhaltung durch Blutgerinnsel**, die den Blasenausgang verstopft haben, z. B. nach einer schweren Beckenverletzung mit einer Blasenblutung und Blasentamponade,
- ein **Verschluss des Blasenausganges durch einen Blasenstein**, der sich in dem Blasenausgang verklemmt hat (selten).

Bevor man sich zu einer Katheterisierung oder einer Harnblasenpunktion entschließt, muss man durch eine Untersuchung (Betasten und Beklopfen) sicher sein, dass die Harnblase auch wirklich überfüllt ist. Die letzte Harnblasenentleerung muss trotz ausreichender Flüssigkeitszufuhr etwa 12 bis 24 Stunden zurückliegen.

Eine überfüllte Harnblase tastet man als pralle, mäßig druckempfindliche Anschwellung über dem Schambein. Beim Beklopfen klingt der Klopfschall über der gefüllten Harnblase höher und kürzer als über dem übrigen Bauchraum (siehe Kapitel B. 3.3.7.).
Eine **fehlende Harnausscheidung durch Nierenversagen** kann bei schweren Nierenleiden (Nierenentzündungen) und schweren Schock- und Vergiftungszuständen vorliegen und eine Blasenentleerungsstörung vortäuschen.

Benötigtes Material:

- 1 Katheter-Set (Bordapotheke),
- 1 wasserdichte Unterlage,
- 1 anatomische Pinzette,
- 1 Tablette Temazepam, 10 mg (Nr. 6.01),
- 1 Gefäß zum Auffangen des Urins,
- 1 Katheter-Gleitmittel (Nr. 4.04),
- Antibiotika (Nr. 8.01 oder 8.02),
- Schmerzmittel (Nr. 5.04),
- Harnstreifentest (Nr. 22.02).

Vorbereitung zum Einlegen eines Katheters:

- Dem Kranken erklären, dass ein Eingriff nötig ist, dass dieser zwar unangenehm, aber erträglich ist.

- Etwa 20 bis 30 Minuten vor dem Eingriff ein Beruhigungsmittel (Temazepam, 10 mg, Nr. 6.01) geben.
- Den Kranken auf den Rücken legen, Knie leicht angewinkelt.
- Wasserdichte Unterlage (Plastik-Folie) zum Schonen der Polster.
- Den Unterkörper mit leichter Decke (Bettlaken), den Oberkörper mit normaler Decke zudecken.
- Überlegen und Besprechen der zu ergreifenden Maßnahmen.
- Benötigtes Material klarlegen und Gebrauchsanweisungen lesen.
- Gründliche Reinigung der Hände des Helfers, möglichst mit Desinfektion.

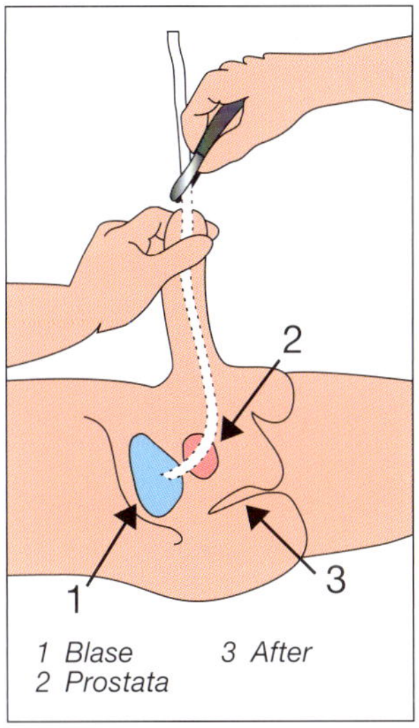

B. 18.4.1. Katheterisierung der männlichen Harnröhre

- Seitlich an die rechte Seite des Kranken herantreten, mit der linken Hand den Penis ergreifen.
- Vorhaut zurückstreifen und Harnröhrenöffnung desinfizieren.
- Den Katheter etwa 20 cm von seinem Ende entfernt ergreifen, Spitze mit einer Pinzette halten. Nicht mit den Händen den Teil des Katheters berühren, der in die Harnröhre eingeführt werden soll (steriler Handschuh ersetzt Pinzette).
- Reichlich Kathetergleitmittel auf die Katheterspitze geben.
- Harnröhre lang ziehen und Katheter unter sanftem Druck zügig einführen. Der zu erwartende Stopp liegt am Übergang der Harnröhre zur Blase. Versuchen, diesen Stopp mit **leichtem** Druck zu überwinden. Ist dieses nicht möglich, keine Gewalt anwenden, Versuch abbrechen. Blasenpunktion durchführen (siehe Kapitel B. 18.6.).
- Katheter so weit vorschieben, bis der Urin fließt. Diesen in einem bereitgehaltenen Gefäß sammeln für späteren Stixtest.
- Blase nicht völlig entleeren (Blutungsgefahr), Katheter langsam, aber zügig ziehen, wenn Harnstrahl nachlässt.
- Harnmenge messen und Harnstreifentest durchführen (für funkärztliche Beratung).
- Reichlich trinken lassen.
- Öfter und in kleinen Portionen urinieren lassen, auch nachts 2 x bis 3 x. Eine überfüllte Blase führt eher zu einer Harnverhaltung.

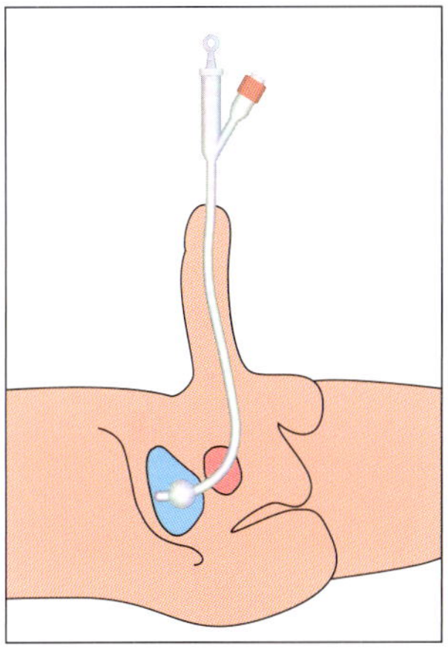

Liegender Katheter mit Ballon in der Harnblase

Statt eines Einmalkatheters kann auch ein **Dauer- oder Verweilkatheter** (Ballonkatheter) gelegt werden, wenn mit einer erneuten Harnverhaltung zu rechnen ist. Ein Dauerkatheter hat an seiner Spitze seitlich einen Ballon, der nach dem Legen mit einer Spritze mit 10 ml NaCl-Lösung gefüllt wird. Der gefüllte Ballon verhindert das unbeabsichtigte Herausrutschen des Katheters aus der Blase. Soll der Katheter wieder entfernt werden, muss vorher das Wasser abgelassen werden.

B. 18.4.2. Katheterisierung der weiblichen Harnröhre

Die Katheterisierung der weiblichen Harnröhre erfolgt nach gleicher Vorbereitung. Die weibliche Harnröhre ist gerade verlaufend und relativ kurz (etwa 5 cm). Nachdem die Harnröhre lokalisiert worden ist (siehe Abb.), wird der Katheter vorsichtig etwa 10 cm weit vorgeschoben. Wenn man einen Verweilkatheter benutzt, dann den Ballon ebenfalls mit 10 ml steriler Kochsalzlösung über eine Spritze füllen und den Katheter dann vorsichtig bis zum fühlbaren Widerstand zurückziehen. Damit liegt er dann richtig.

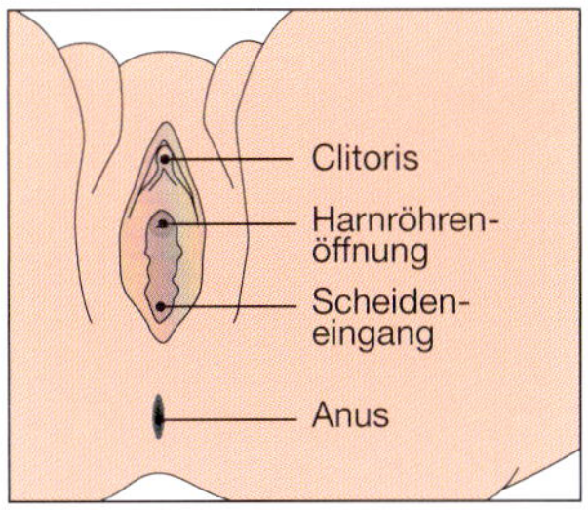

Blasenenspülung

B. 18.5 Blasenspülung

Allgemeines: Mit einer Blasenspülung können Blutgerinnsel, in seltenen Fällen auch Krankheitskeime, aus der Blase entfernt werden.

Blasenblutung

Blutgerinnsel können sich nach einer **Blasenblutung** entwickelt haben, z. B. nach einer Blasenverletzung durch Katheter, Blasensteine oder Unfälle. Auch Blasentumoren können Blasenblutungen auslösen.

Benötigtes Material:
Siehe voriges Kapitel, außerdem
- ca. 1 Liter sterile 0,9 %ige Kochsalz-Lösung (2 Teelöffel Kochsalz auf 1 Liter lauwarmes Wasser),
- sterile Spritze, möglichst groß, mit passendem Konus für den Katheter,
- Gefäße zum Auffangen des Urins.

Spülung der Blase:
- Anlegen des Katheters, wie im vorigen Kapitel beschrieben.
- Bei überfüllter Blase Urin weitgehend, aber nicht völlig ablassen.
- Sollte der Katheter durch Blutgerinnsel verstopfen, ihn mit der Spritze durchspülen.
- Blase mit Kochsalzlösung so lange spülen, bis die Spülflüssigkeit klar abläufft.
- Lässt sich dieses Ziel nicht auf Anhieb erreichen, Blasenspülung nach etwa 12 Stunden wiederholen. Bei jüngeren Kranken, die bisher keine Schwierigkeiten mit dem Wasserlassen hatten, kann der Katheter zwischenzeitlich entfernt werden. Wurden die meisten Blutgerinnsel entfernt, Wiederholung der Spülung nach 24 Stunden.

Punktion der Blase

B. 18.6. Blasenpunktion

Allgemeines: Obgleich eine Blasenpunktion dem Laien risikoreicher erscheint, ist sie leichter durchzuführen und für den an einer Harnverhaltung Leidenden schmerzärmer. Eine örtliche Betäubung ist nicht erforderlich. Voraussetzung ist jedoch, dass die Harnblase prall gefüllt ist (Gefühl von „elastischer“ Schwellung mit auslösbarem Schmerz bei Druck oberhalb des Schambeins).

Benötigtes Material:
- Blasenpunktionsbesteck oder eine sterile, 7 cm lange Kanüle (Nr. 20.05) mit möglichst großer Spritze (10 bis 20 ml),
- Mittel zur örtlichen Desinfektion (Nr. 14.11),
- Gefäß zum Auffangen des Urins,
- Verbandsmaterial und
- Mut.

Vorbereitung:
Lagerung des Kranken und Medikamentengabe wie beim Katheterisieren (Kapitel B. 18.4.).

Punktion der Harnblase:
- Desinfizieren des Unterbauches zwischen der Schamhaargrenze und dem Nabel.

- Ertasten der oberen Schambeinkante.
- **Senkrechtes** Einstechen der Kanüle mit aufgesetzter Spritze etwa **3 cm oberhalb** (= 2 Querfinger) des Schambeines in der Unterbauchmitte. Kanüle langsam bis in eine Tiefe von 9 bis 10 cm vorschieben. Zeigt sich schon vorher Urin in der Spritze (Ansaugen durch Hochziehen des Spritzenkolbens), Kanüle noch etwa 3 cm weiterschieben.
- Absaugen (durch die Spritze) des Urins (Kanüle stecken lassen, festhalten, Spritze abnehmen, entleeren – wieder auf Kanüle aufsetzen, Urin ansaugen/aspirieren – Vorgang so oft wie möglich wiederholen).
- Der abfließende Urin sollte klar sein, anfängliche geringe Blutbeimengungen sind aber nicht gefährlich. Bei stärkeren Blutungen ohne Urinfluss sollte man die Punktion abbrechen und die Kanüle entfernen.
- Wenn die Blase leer ist, Kanüle entfernen.
- Blasenpunktionsstelle steril verbinden.
- Urinmenge messen und Harnstreifentest durchführen (für funkärztliche Beratung).
- Öfter und in kleinen Portionen urinieren lassen, auch nachts 2 x bis 3 x. Eine überfüllte Blase führt eher zu einer Harnverhaltung.
- Ist anschließend ein spontanes Wasserlassen nicht möglich, muss die Blasenpunktion – abhängig vom Füllungszustand der Blase – nach 12 bis 24 Stunden wiederholt werden.

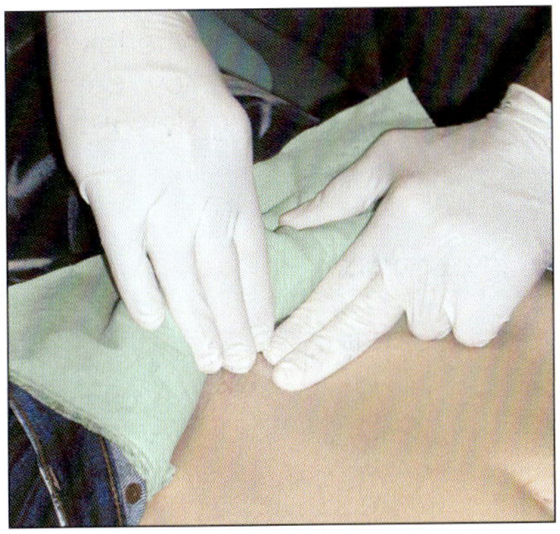

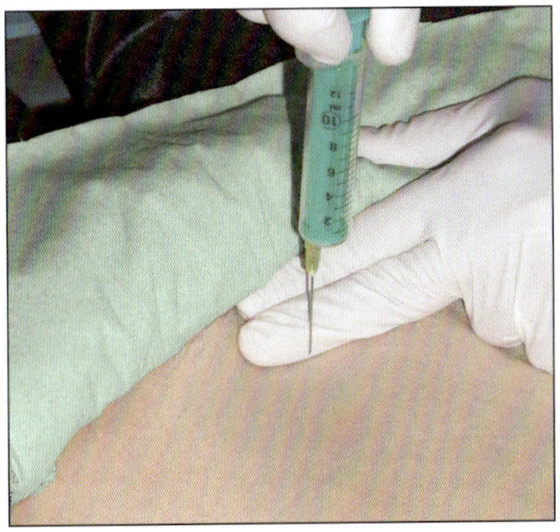

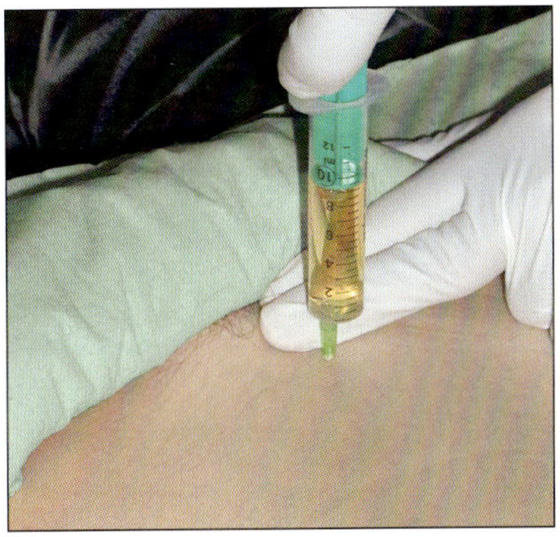

B. 19. VERLETZUNGEN DES AUGES UND AUGENKRANKHEITEN

Augenkrankheiten

Verletzungen des Auges können den Augapfel selbst, die Schutzeinrichtungen des Auges oder die Augenmuskeln betreffen. Am schlimmsten ist dabei die Verletzung des Augapfels.

Aufbau und Funktion des Auges

B. 19.1. Aufbau und Funktion des Auges

Der Augapfel ist in der Augenhöhle an sechs Muskeln elastisch aufgehängt, diese bewegen ihn. Durch Fettgewebe ist er gepolstert. Die Augenlider und die Augenhöhle schützen das Auge gegen Verletzungen. Der Augapfel wird im vorderen Bereich durch die durchsichtige Hornhaut und im seitlichen und hinteren Bereich durch die weiße Lederhaut stabilisiert.

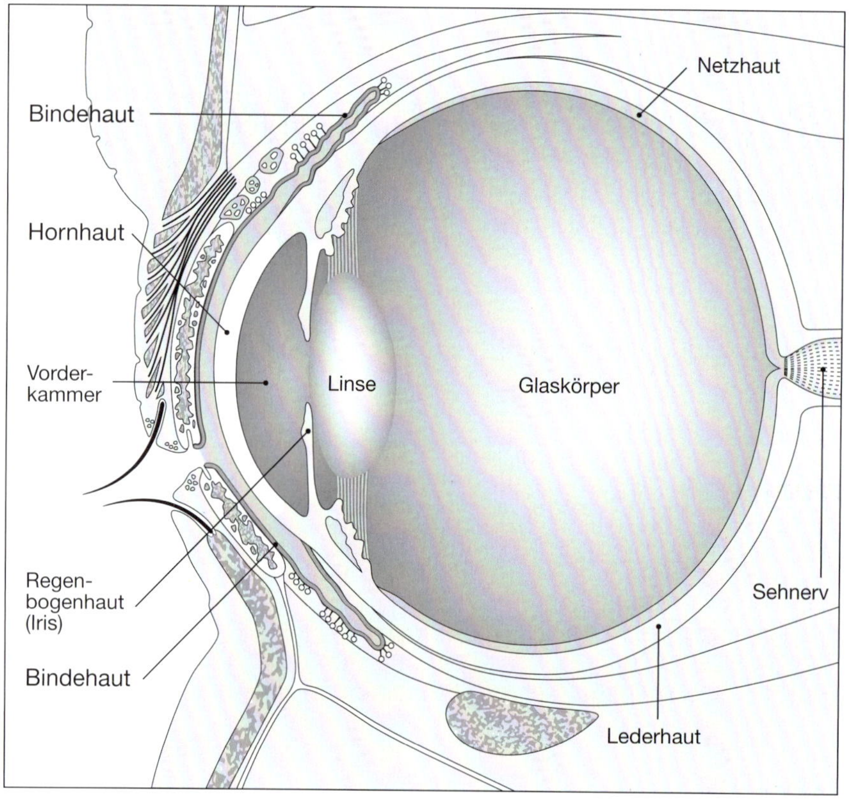

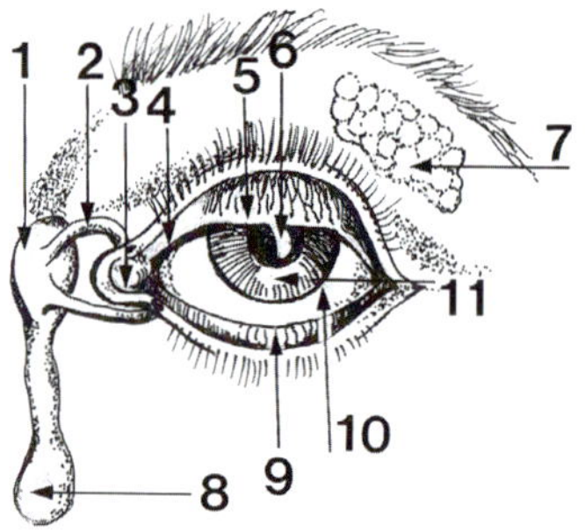

Auge mit Augenlidern

1 Tränensack
2 Tränenkanälchen
3 Tränenwärzchen
4 Tränenpünktchen
5 Bindehaut des oberen Augenlides
6 Pupille
7 Tränendrüse
8 Tränennasengang
9 Bindehaut
10 Bindehaut auf der Lederhaut
11 Regenbogenhaut

Die Tränendrüse und der Lidschlag sorgen für die Befeuchtung der Horn- und Bindehaut, damit beide nicht austrocknen. Der Überschuss an Tränen wird durch die Tränenwege in den Nasen-Rachen-Raum abgeleitet.
Das Auge arbeitet wie eine Kamera. Dabei sind die klare Hornhaut, die Vorderkammer und die Linse das Objektiv, die Iris die Blende und die Netzhaut der Film.
Die Auswertung und Deutung der Lichteindrücke erfolgt im Gehirn im sogenannten Sehzentrum.
Vor jeder Maßnahme muss das Auge untersucht werden, um die Krankheitsursache zu finden und um Fehler bei der Behandlung zu vermeiden. Wie diese Untersuchungen mit relativ einfachen Mittel durchgeführt werden können, ist in **Kapitel B. 3.3.9.** beschrieben. Die Symptomentabelle **B. 1.3.6.** hilft bei der Feststellung der Ursache eines akuten Sehverlustes.

Einbringen von Augentropfen

B. 19.2. Einbringen von Augentropfen oder Augensalbe

Allgemeines: Das Einbringen von **Augentropfen oder Augensalbe** kann erforderlich werden, um:
- eine Schmerzstillung für eine Untersuchung oder eine Fremdkörperentfernung zu ermöglichen (Nr. 15.01),

- eine Behandlung vorzunehmen (Nr. 15.01) oder
- den Augeninnendruck zu senken (Nr. 15.06).

Vorgehen: Den Kranken möglichst hinlegen oder im Sitzen den Kopf zurückneigen lassen. Das Unterlid mit dem Finger nach unten ziehen und dabei den Kranken nach oben blicken lassen. Mit der senkrecht gehaltenen Tropfflasche aus ca. 5 cm Höhe Augentropfen in den Lidspalt einbringen und dabei den Augapfel möglichst nicht berühren. Angebrochene Augentropfen dürfen notfalls länger als sechs Wochen nach dem Anbruch benutzt werden.

Beim Einbringen von **Augensalbe** wird ähnlich verfahren. Mit der Tubenspitze wird die Salbe parallel zum Unterlid in den Bindehautsack eingestrichen, ohne hierbei den Augapfel zu berühren. Nur Salben verwenden, die auch als Augensalbe deklariert sind.

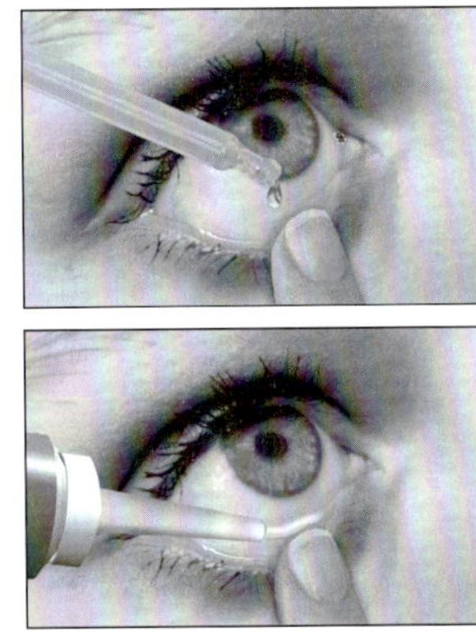

Verabreichung von Augentropfen und -salbe

B. 19.3. Stumpfe Verletzungen

Stumpfe Verletzungen

Stumpfe Verletzungen entstehen entweder durch **flächige Gewalteinwirkungen**, z. B. durch Faustschlag, Tritte oder zurückschnellende Gegenstände (brechende Leinen), wobei der Augapfel selbst häufig noch verschont und nur die knöcherne Augenhöhlenkante geprellt wird. Oder sie entstehen durch die **Gewalteinwirkung** auf den Augapfel selbst, z. B. durch einen ausgestreckten Finger, einen Stockschlag, durch zurückschnellende Knebel von Gummistropps oder durch einen Sektkorken.

B. 19.3.1. Bluterguss der Augenlider

Bluterguss der Augenlider

Allgemeines: Augenbrauen und Augenlider sollen die Augen schützen und werden deshalb oft zuerst und möglicherweise nur alleine von großflächigen Prellungen betroffen.

Symptome: Durch den Bluterguss schwellen die Augenlider. Er verteilt sich im Laufe des Tages und sackt von der Augenbraue in das Oberlid oder unter die Bindehaut ab. Unter der Bindehaut sieht er blutrot aus. Vom Unterlid sackt er zur Wange hin ab. Unter der Haut ist der Bluterguss zunächst bläulich und wird später grün und braun. Platzwunden der Augenbrauen bluten oft stark, nie aber bedrohlich.

Erste Hilfe: Kühlende Kompressen auf die Augenbrauen, Eisbeutel. Mit einer Mullkompresse auf stark blutende Wunden drücken.

Weitere Behandlung: Wegen des Blutergusses nicht erforderlich, er wird vom Körper aufgesogen und abgebaut. Wundversorgung und Blutstillung (siehe Kapitel C. 6.).

B. 19.3.2. Bluterguss der Bindehaut

Bluterguss der Bindehaut

Allgemeines: Er kommt besonders bei älteren Menschen spontan oder nach Husten, Niesen oder Augenreiben vor und wird meistens zufällig entdeckt. Gelegentlich ist er auch Folge einer Prellung. Unter dem Bluterguss kann sich aber auch eine scharfe, kleine Verletzung durch einen Fremdkörper verbergen, wenn z. B. ein Eisensplitter beim Schlagen mit einem Hammer auf einen Meißel abgesprengt wird. Deshalb ist die Vorgeschichte des Unfalls genau zu erfragen. Stets sollte der Blutdruck gemessen werden, um eine Blutdruckerhöhung auszuschließen.

Symptome: Das „Weiße" im Auge um die farbige Iris herum ist blutig unterlaufen. Meistens ist nur ein Auge betroffen.

Erste Hilfe: Bei fehlender Verletzung nicht erforderlich. Kühlung bei Verletzungen.

Weitere Behandlung: Besonders wenn der Verdacht auf das Eindringen eines Fremdkörpers besteht, sollte der Verletzte umgehend einem Augenarzt vorgestellt werden. Bis dahin gilt: Verletztes Auge abdecken (steriles Verbandsmaterial!). Patient „aus dem Verkehr ziehen" – in die Koje legen! Bei größerer Bindehautverletzung antibiotische Augensalbe (Nr. 15.03) für ca. 8 Tage.

Prellung des Augapfels

B. 19.3.3. Prellung des Augapfels

Allgemeines: Bei einer Prellung des Augapfels können alle Anteile des Auges geschädigt werden: Oberlid, Hornhaut, Vorderkammer, Linse, Iris, Pupillenschließmuskel, Glaskörper, Netz- oder Aderhaut. Das Auge kann platzen. Oft ist dann die Rissstelle am Hornhautrand, wobei die Bindehaut über der Rissstelle intakt sein kann. Die Linse kann unter die Bindehaut getrieben sein, ohne dass eine offene Wunde vorliegt.

Symptome können sein: Äußere Verletzungszeichen, Blutergüsse, Verformungen der Pupille (Entrundung), Weit- oder Engstellung der Pupille, Beeinträchtigung der Sehfähigkeit, Sehen von Doppelbildern.

Erste Hilfe und weitere Behandlung: Siehe unter Kapitel B. 19.4.1.

Scharfe Verletzungen

Fremdkörper

B. 19.4. Scharfe Verletzungen des Auges / Fremdkörper

Allgemeines: Bei scharfen Verletzungen handelt es sich um Verletzungen, die Teile des Auges durchdringen, z. B. durch Schnitt, Stich oder Fremdkörper. Die Vorgeschichte gibt häufig Aufschluss über die mögliche Verletzungstiefe und Verletzungsart, also z. B. durch welche Gegenstände, etwa Messer, Schraubenzieher oder Glassplitter, das Auge verletzt wurde. **Beim Arbeiten mit Hammer und Meißel können Metallsplitter in das Auge eindringen, wenn keine Schutzbrille getragen wird. Die Verletzung wird häufig vom Verletzten nicht bemerkt oder nicht beachtet!**

Symptome: Aufschlüsse gibt eine genaue Betrachtung, ob z. B. Wunden an Horn- oder Lederhaut vorliegen, ob die Pupille entrundet ist, die Iris aus der Wunde hervorgetreten ist, Blutungen in der Augenkammer zu sehen sind oder der Glaskörper aus der Wunde fließt. Das Auge ist dann weicher, die Sehfähigkeit ist sehr stark beeinträchtigt. Siehe Untersuchungsmethoden des Auges in Kapitel B. 3.3.9.

Erste Hilfe: Jeder Druck auf das Auge ist zu vermeiden, auch wenn lebensrettende Sofortmaßnahmen oder eine schnelle Rettung aus dem Gefahrenbereich erforderlich werden.
Bei allen scharfen Verletzungen ist die sofortige Anlage eines lockeren, sterilen Verbandes und der Schutz des Auges vor weiterem Druck, z. B. durch eine Brille, erforderlich. Bei der Versorgung muss man ruhig und behutsam vorgehen. **Auch das gesunde Auge muss abgedeckt werden, um das verletzte Auge ruhig zu stellen und dadurch zu schonen. Der Patient soll in der Koje liegen!**

Weitere Behandlung: Schmutz und oberflächliche Fremdkörper sind nach vorheriger Gabe von schmerzstillenden Augentropfen (Nr. 15.01) möglichst zu entfernen (Kapitel B. 19.5.). Schon bei dem Verdacht auf eine scharfe Augenverletzung ist unbedingt umgehend eine **augenärztliche Versorgung** anzustreben, sonst droht der Verlust des Auges. **Jede** Verletzung des Auges wird lokal antibiotisch behandelt (Nr. 15.02 oder Nr. 15.03), falls kein Augenarzt unmittelbar erreichbar ist (andernfalls erst mal unterlassen). **Achtung: Keinen Missbrauch mit schmerzstillenden Augentropfen betreiben, weil darunter die Hornhaut leidet!**

Bleibt trotz intensiver aber erfolgloser Fremdkörpersuche das Fremdkörpergefühl bestehen, dann kann die Anfärbung mit Fluorescin hilfreich sein. Das gilt insbesondere für einen Fremdkörper, der sich unter dem Oberlid befindet. Zeigen sich nämlich auf der Hornhaut gelb-grün gefärbte Kratzspuren oder feinste Farbpunkte, dann spricht das für eine Fremdkörperverletzung. Fehlen diese Zeichen, dann spricht das jedoch nicht unbedingt gegen einen Fremdkörper! In jedem Fall ist deshalb erneut die Unterseite des Oberlids zu inspizieren. Ein farblich unscheinbarer oder sehr kleiner Fremdkörper ist unter Umständen erst jetzt erkennbar, weil er vom Farbstoff umgeben ist und so deutlicher hervortritt.

B. 19.4.1. Verletzung der Augenlider

Verletzung der Augenlider

Allgemeines: Die Augenlider sollen das Auge schützen. Sie schließen sich bei drohender Verletzungsgefahr meistens blitzschnell reflektorisch noch rechtzeitig. Deshalb sind sie selbst häufig von Verletzungen betroffen.

Symptome: Über Art und Schwere der Verletzung gibt die Vorgeschichte ausreichend Aufschluss. Die Untersuchung durch eine sorgfältige Inspektion ist relativ einfach (siehe Kapitel B. 3.3.9.). Wichtig ist, dass keine weiteren Verletzungen des Auges übersehen werden.

Erste Hilfe und weitere Behandlung: Siehe Kapitel C. 6.

B. 19.4.2. Verletzung der Bindehaut

Verletzung der Bindehaut

Allgemeines: Verletzungen, die nur die Bindehaut betreffen, erfolgen meistens durch kleinere Fremdkörper, die entfernt werden müssen, um Entzündungen zu vermeiden. Hierzu gehören Sand, Staub oder kleine Insekten, aber auch Flüssigkeiten, wie Seewasser, Farben, Reinigungsmittel, Säuren, Laugen und Sprays aller Art.

Symptome: Fremdkörpergefühl mit: Schmerzen, Brennen, Juckreiz, Blinzeln, vermehrtem Lidschlag.

Fremdkörper / Verätzung

Erste Hilfe: Schmerzstillende Augentropfen in **beide (!)** Augen geben, dann Entfernung des Fremdkörpers siehe Kapitel B. 19.5. Bei Verätzungen durch Flüssigkeiten **sofortige (!) Augenspülung** (siehe Kapitel B. 19.6.) durchführen.

Weitere Behandlung: Bei Fortbestehen von Reizerscheinungen das Auge locker verbinden und bei Verschlimmerung antibiotische Augensalbe (Nr. 15.03) – diese hat einen Schmiereffekt – oder antibiotische Augentropfen (Nr. 15.02) einbringen.

Hornhautverletzung

B. 19.4.3. Verletzung der Hornhaut

Allgemeines: Häufige Ursachen sind Fremdkörper, die sich unter das Augenlid schieben oder direkt die Hornhaut getroffen haben. Selbst ein nur oberflächlicher Hornhautdefekt („rotes Auge“) muss, auch wenn er noch nicht infiziert ist, mit antibiotikahaltigen Augenpräparaten behandelt werden. **Keinen Missbrauch mit schmerzstillenden Augentropfen betreiben** – auch wenn der Wunsch nach Schmerzstillung verständlich ist! Diese werden nur zur Diagnostik und zur Fremdkörperentfernung verwendet. **Strengstes Verbot für kortisonhaltige Augenpräparate!**

Symptome: Heftigste Schmerzen, starkes Tränen, Lidkrämpfe, Lichtscheu. Beim Vergleich mit dem gesunden Auge sind die Lichtreflexe bzw. die Spiegelbilder auf der Hornhaut verschieden.

Erste Hilfe: Nach Betäubung **beider (!)** Augen mit schmerzstillenden Augentropfen (Nr. 15.01) den Fremdkörper vorsichtig mit Watteträger oder Zipfel vom Taschentuch entfernen (siehe auch Kapitel B. 19.2.). Das Oberlid dabei festhalten, von der Seite her beleuchten.

Weitere Behandlung: Schmerzmittel nach Bedarf (Nr. 5.04 oder Nr. 5.06), antibiotische Augensalbe (Nr. 15.03) über 8 Tage. Wenn der Defekt auf der verletzten Hornhaut nicht abheilt, dann kann vorübergehend versucht werden, eine Kontaktlinse (auch eine originalverpackte Kontaktlinse von einer anderen Person, wenn der Patient kein Kontaktlinsenträger ist) als „Verbandlinse“ aufzusetzen.

Verband bei Augapfelverletzung

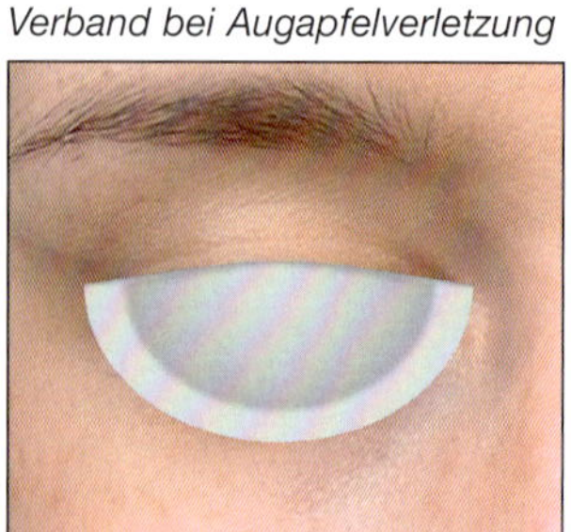

Falten einer Augenkompresse in der Mitte und Platzierung über den geschlossenen Lidern

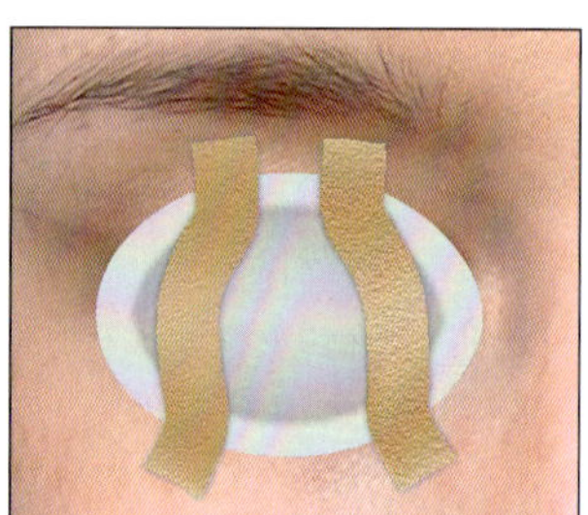

Abdeckung mit einer zweiten Augenkompresse und Fixierung mit Pflasterstreifen

B. 19.4.4. Verletzung des Augapfels

Allgemeines: Meistens durchbohrende Verletzung durch einen Fremdkörper oder einen scharfen Gegenstand.

Symptome: Äußere Verletzungszeichen, Rötung oder Blasenbildung der Bindehaut, heftige Schmerzen, Linsentrübung.

Erste Hilfe: Augen geschlossen halten, steriler Verband (siehe Abbildung).

B. 19.5. Fremdkörpergefühl / Fremdkörperentfernung

Fremdkörper

Allgemeines: Häufig geraten **kleine Fremdkörper** in das Auge, ohne das Auge selbst zu verletzen, z. B. Sand, kleine Insekten oder Rußteilchen (Kapitel B. 19.4.2.). Sie befinden sich dann auf der Bindehaut oder unter einem Augenlid. Mit etwas Geduld und Geschick lassen sie sich entfernen (s. u.). Selbst feine Glassplitter lassen sich entfernen, wenn sie sich noch nicht eingebohrt haben.

Fremdkörper auf der Hornhaut (Kapitel B. 19.4.3.) sollte man möglichst durch einen Augenarzt entfernen lassen. Steht dieser in absehbarer Zeit nicht zur Verfügung, kann man versuchen, mit einem stumpfen Gegenstand (z. B. mit einer kleinen Schlinge aus Angelsehne) vorsichtig tangential den Fremdkörper abzuschieben.

Fremdkörper, die in das Augeninnere eingedrungen sind, dürfen jedoch nicht durch Laien entfernt werden. Nicht selten dringen abgesprengte Metallsplitter bei Arbeiten mit Hammer und Meißel fast unbemerkt in das Auge, dann unbedingt Augenarzt aufsuchen – Erblindungsgefahr!

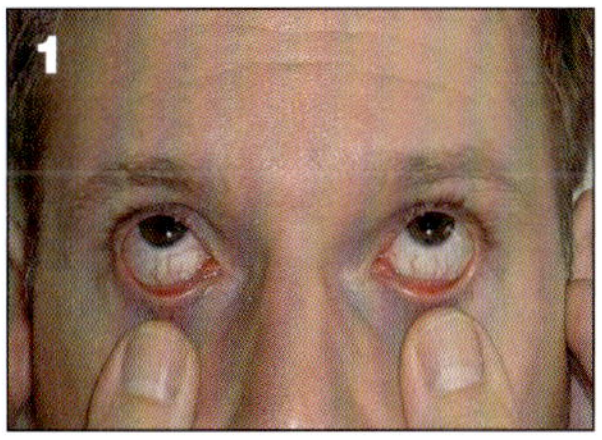

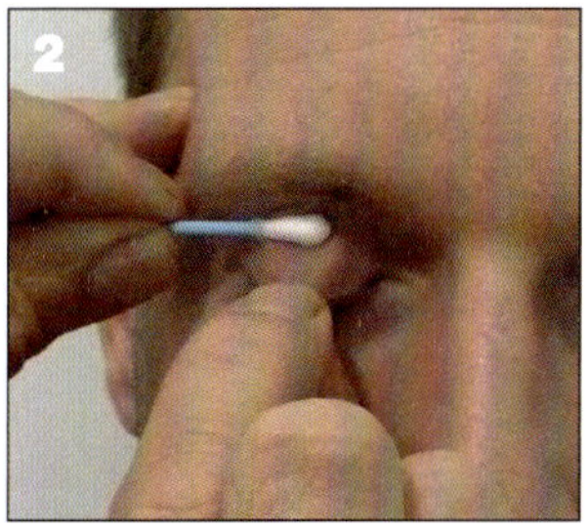

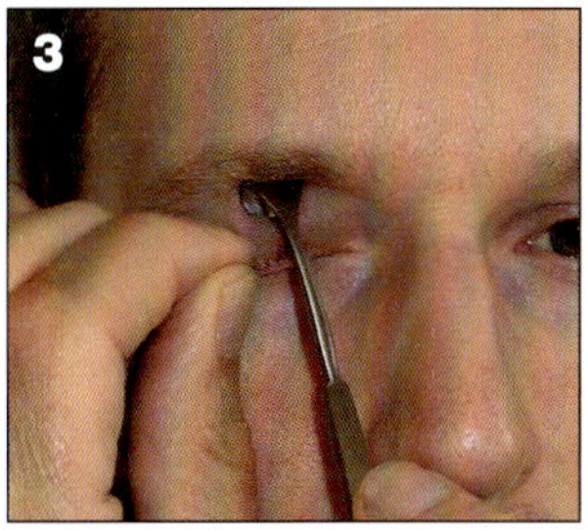

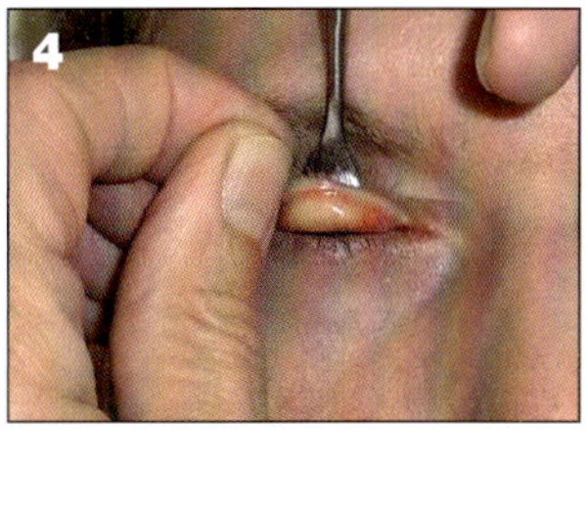

Erste Hilfe: Zuerst schmerzstillende Augentropfen in **beide** Augen geben, um den Lidschlag zu unterdrücken. Das ist eine enorme Erleichterung auch für die helfende Person (!), Inspektion und Fremdkörperentfernung gelingen so weitaus besser. Augentropfen jedoch nicht auf Dauer anwenden, weil dies für die Hornhaut schädlich ist. Bei kleinen, weichen Fremdkörpern (z. B. Insekten) genügt es oft schon, sie herauszuspülen (siehe auch Kapitel B. 19.6. „Verätzung des Auges/Augenspülung") oder durch Massieren des Oberlids (von außen) in Richtung Nase bis in den inneren Augenwinkel zu transportieren, wo sie sich dann leicht mit einem Taschentuchzipfel oder einem Watteträger entfernen lassen. Häufig muss man die Fremdkörper unter den Augenlidern erst suchen. Dafür müssen die Augenlider umgeklappt (**ektropioniert**) werden.

Für die Inspektion der **unteren Umschlagfalte** wird das Unterlid vorsichtig mit der Fingerkuppe nach unten bewegt (s. Abb. 1) Das ist unproblematisch und sollte deshalb zuerst erfolgen. Es hilft bei der Suche, wenn der Patient dabei nach oben blickt.
Die **obere Umschlagfalte** lässt sich ebenfalls ohne Hilfsmittel inspizieren, allerdings nur grob orientierend. Dazu nimmt man die Wimpern des Oberlids zwischen Daumen und Zeigefinger und zieht das Oberlid vorsichtig ab, um von unten in die obere Umschlagfalte blicken zu können. Dabei soll der Patient ständig **nach unten** sehen! Falls trotz guter Beleuchtung kein Fremdkörper zu erkennen ist, muss die Innenfläche des Oberlids nach außen gewendet/umgestülpt, also **ektropioniert** werden (Abb. 2–4). Am besten gelingt dies mit einem **Lidhalter** (siehe Abb. unten), der auch aus Draht (z. B. Büroklammern) improvisiert werden kann.

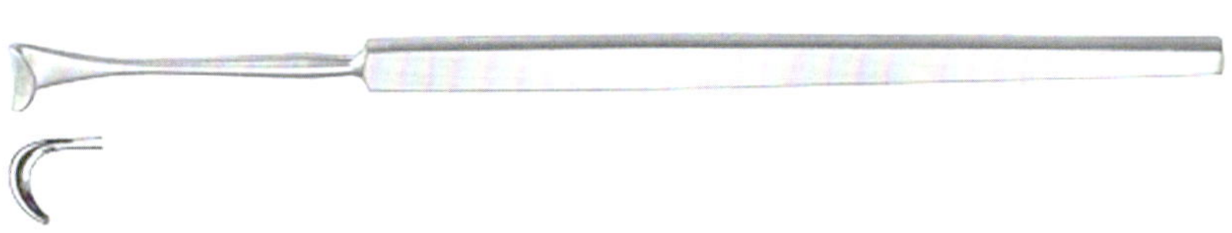

Lidhalter nach Desmarres

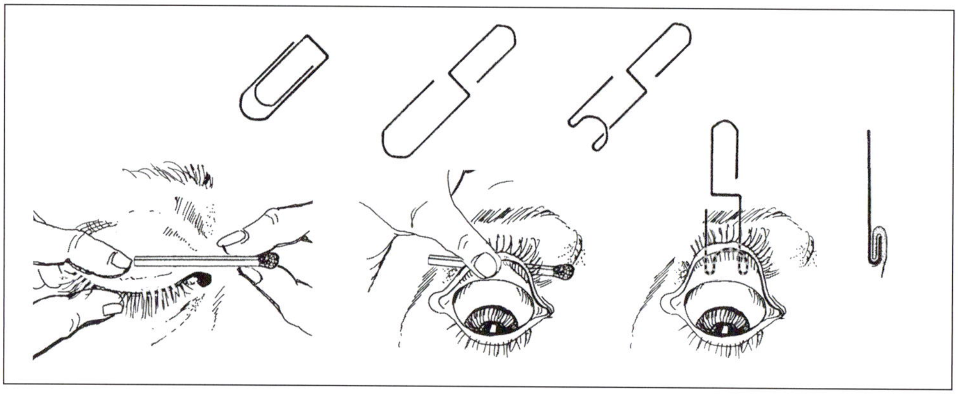

Improvisierter Lidhalter

Sollte hierbei ebenfalls kein Fremdkörper zu finden sein, dann muss die gesamte sichtbare Bindehaut des Oberlids mit einem angefeuchteten Watteträger o. Ä. **systematisch abgewischt** werden. Das gilt vor allem für die kleine Rinne, die längs des inneren Lidrandes verläuft. Deshalb auch hier mit der **Spitze** des Watteträgers entlangwischen!

Bei der Fremdkörpersuche ist zu beachten, dass vor allem Sandkörner deshalb schwer zu finden sind, weil sie **glasklar** sind. Gleiches gilt für Bruchstücke von Kontaktlinsen bzw. Brillengläsern.

Hilfsmittel für die Untersuchung (Kapitel B. 3.3.9.) und Behandlung **sind neben einem Watteträger und Lidhalter außerdem Lupe, Lamp** (**kein** LED-Licht) **und Glas- oder Holzstäbchen.** Mit einer **Schlinge aus Angelsehne** lassen sich Fremdkörper von der Oberfläche abtragen, auch wenn sie etwas tiefer stecken. **Äußerste Vorsicht** bei Fremdkörpern auf der Hornhaut!
Ohne Hilfsmittel kann versucht werden, das Oberlid an den Wimpern zu fassen und es nach unten über das Unterlid zu ziehen, um den Fremdkörper mit diesem Manöver an den unteren Wimpern abzustreifen.

Die Augenverletzung durch **Glassplitter** bedarf besonderer Maßnahmen. Die Person darf sich nicht von der Stelle bewegen, sondern muss **an Ort und Stelle** versorgt werden: Es kommt darauf an, zusätzliche Splitterverletzungen durch Augenbewegungen zu vermeiden! Deshalb auffordern: „Bleib wo du bist! Hände vom Gesicht weglassen!“

Sofort mehrfach **schmerzstillende Augentropfen** (Nr. 15.01) verabreichen, stets **beidseitig**, auch wenn nur ein Auge betroffen ist (!) und unverzüglich mit der Entfernung der Splitter beginnen. Als **Erstes** in der Lidspalte (dem Bereich des Auges, der zwischen Ober- und Unterlid sichtbar ist), danach sorgfältige Suche in den Wimpernreihen und auf den Lidkanten und dann **Ober- und Unterlid** absuchen, um nicht beim Manipulieren äußerliche Splitter in die Lidspalte zu befördern. Es folgt die Inspektion der unteren Umschlagfalte, danach die der oberen durch Wenden des Lides. Beide Umschlagfalten müssen nach sorgfältiger Suche **systematisch** mittels feuchter Watteträger gewischt werden, die man unbedingt nach jedem Wischen wechseln soll.

Achtung: Man muss mit „1000“ feinsten Splittern nicht nur im Augenbereich, sondern auch auf dem Gesicht rechnen!

Weitere Behandlung: Meistens lassen **nach der Entfernung** von Fremdkörpern erst nach einiger Zeit der Schmerz und der Tränenfluss nach, da das Fremdkörpergefühl zunächst noch anhält.
Lassen die Beschwerden aber nicht nach, muss das Auge nochmals gründlich auf weitere Fremdkörper untersucht werden. Vorher mehrmals schmerzstillende Augentropfen (Nr. 15.01) geben.
Ist es zu **leichteren oberflächlichen Augenverletzungen** gekommen, ist außerdem zusätzlich antibiotische Augensalbe (Nr. 15.03) zu verabreichen.
Haben **tiefere Verletzungen des Augapfels** stattgefunden, müssen zusätzlich Antibiotika (Nr. 8.01 oder 8.04) gegeben werden.
Steriler Verband des verletzten Auges. Das gesunde Auge ebenfalls verbinden (siehe zuvor Augenverband Seite 270).

Allgemein gilt: Bei **unklarer** Ursache des Fremdkörpergefühls an das Naheliegende denken.

- Kontaktlinsen?
  Erste Hilfe: Entfernen und auf Vollständigkeit prüfen. Im Zweifelsfall nach Bruchstücken suchen und die Linse austauschen.
- „Sonnenbrand“ auf der Hornhaut? Haarspray? Kosmetika?
  Erste Hilfe: Künstliche Tränenflüssigkeit (Natriumhyaluronat-Gel, Nr. 15.08) und/oder Dexpanthenol-Augensalbe (Nr. 15.09) verabreichen.
- Schleifende Wimper?
  Erste Hilfe: Die fehlstehende Wimper muss vorsichtig mit einer Pinzette herausgezogen werden.

B. 19.6. Verätzung des Auges und der Augenlider

Verätzung

Allgemeines: Häufigste Ursachen sind der Umgang mit Säuren, Laugen, Farben, Lösungsmitteln, Batterieflüssigkeiten, Tintenstiften, Treibstoffen, Rohrreinigern, Desinfektionsmitteln, Kalk, Zement, Haarfestiger, Klebstoff oder „Sekundenkleber“. **Sie müssen sofort und noch am Unfallort behandelt werden**, sonst droht eine Beeinträchtigung des Sehvermögens oder sogar der Verlust des Auges. Besonders gefährlich sind Laugen, da sie in die Tiefe dringen.

Symptome: Schmerzen, Brennen, Rötung, Ätzspuren.

Erste Hilfe: Sofortige reichliche Spülung mit großen Flüssigkeitsmengen, besonders bei Laugenverätzungen. Den Kranken in Seitenlage bringen mit dem betroffenen Auge nach unten, damit keine Spülflüssigkeit in das gesunde Auge fließen kann. Augenlider spreizen (bzw. Oberlid an den Wimpern fassen und vom Augapfel abziehen), sodass die Spülflüssigkeit in die Bindehautsäcke von Ober- und Unterlid gelangen kann. Geeignet ist fast jede (allenfalls lauwarme) Flüssigkeit wie: Wasser, Tee, Milch und im Notfall auch Urin! Man soll am inneren Augenwinkel beginnen und reichlich spülen, bis die Schmerzen nachlassen.

Augenspülung

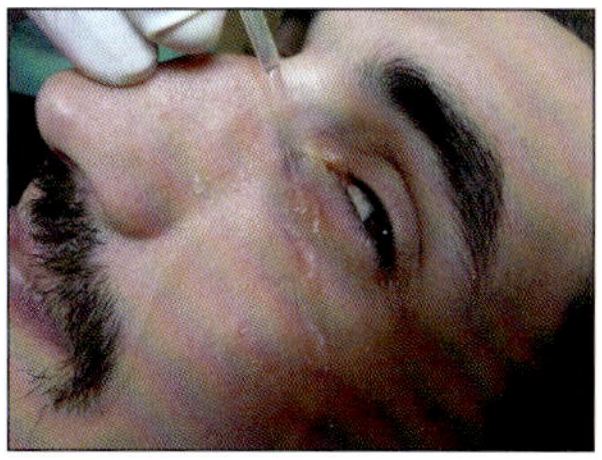

Weitere Behandlung: Nach der ersten Spülung schmerzstillende Augentropfen (Nr. 15.01) geben, um die Hornhaut und die Bindehaut zu betäuben, damit der krampfhafte Lidschluss aufhört. Danach erneut reichlich spülen und eventuelle Fremdkörper (Zement- oder Farbreste) entfernen. Wegen der Infektionsgefahr antibiotische Augensalbe (Nr. 15.03) über 8 Tage verabreichen und Schmerzmittel nach Bedarf geben (Nr. 5.04 oder 5.06). Möglichst bald dem Augenarzt vorstellen.

Verbrennung

B. 19.7. Verbrennung des Auges

Allgemeines: Häufige Ursachen sind heiße Fettspritzer aus der Bratpfanne, Explosionen (Raketen, Gaspistolen), Verpuffungen von Heizöl und Treibstoffen, Schweißbrenner und Gasexplosionen. Betroffen sind meistens die Augenlider, die Hornhaut oder die Bindehäute.

Symptome: Meistens sind Verletzungsspuren und Verbrennungsrückstände, Rötungen, Blasenbildung, Schorf oder eine weißliche Trübung der Hornhaut sichtbar. Es bestehen starke Schmerzen.

Erste Hilfe: Wie bei Verätzung Spülung mit warmem Wasser.

Weitere Behandlung: Wie zuvor bei Verätzungen.

„Verblitzen"

B. 19.8. „Verblitzen" des Auges

Allgemeines: Hierbei handelt es sich um eine Entzündung der Bindehäute und der Hornhaut durch den Einfluss von ultraviolettem Licht, z. B. durch **Schweißen oder intensive Sonneneinstrahlung** (auch im Watt oder auf Schnee- und Eisfeldern).

Symptome: Rötung, Brennen und Schmerzen der Augen, Lichtscheu. Stets sind beide Augen betroffen. Ist nur ein Auge befallen, liegt wahrscheinlich eine Fremdkörperverletzung vor.

Erste Hilfe: Meiden von Sonnenlicht (Sonnenbrille), notfalls Spülen mit kaltem Wasser. Milde Augensalbe (Dexpanthenol Nr. 15.09) macht den Lidschlag weniger schmerzhaft. Augen möglichst geschlossen halten (Ruhigstellung).

Weitere Behandlung: Nur ausnahmsweise einmalige Gabe von schmerzstillenden Augentropfen (Nr. 15.01), wobei die Wirkung etwa 30 Minuten vorhält. Meistens sind die Beschwerden innerhalb von 48 Stunden abgeklungen.

Hat man seine Sonnenbrille verloren, dann lassen sich „provisorische" Schutzgläser aus einem Stück Pappe oder Duct tape (das man 2-lagig verklebt hat) fertigen, in das man Sehschlitze einarbeitet (siehe Abb.).

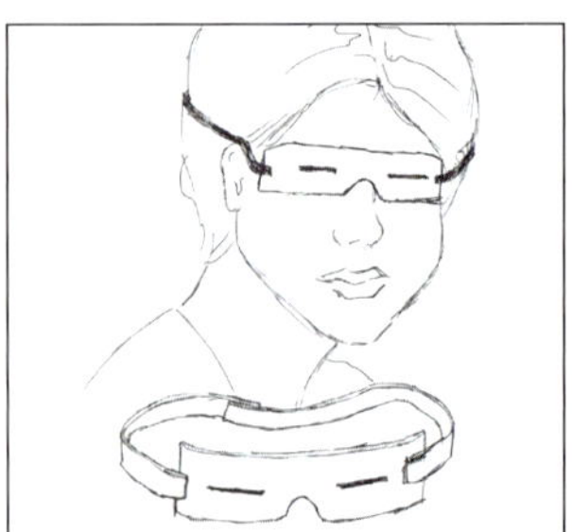

Provisorische Sonnenbrille
(Zeichnung Christine Kreßbach)

B. 19.9. Entzündungen des Auges

Entzündungen

Es gibt zwei Arten von Entzündungen:

- **Einfache Entzündungen**, die primär **nicht durch Krankheitserreger** bedingt sind. Sie sind Reaktionen des Körpers auf mechanische, thermische („Verblitzen“ durch Sonne oder Schweißen) oder chemische Schäden. Sie verschlimmern sich in der Regel nicht und klingen nach Ausschalten der Schadensursache ab (siehe vorige Kapitel, z. B. „Verblitzen“ der Augen). Antibiotika sind deshalb nicht nötig, der Körper hilft sich selbst, es sei denn, dass sich nachträglich Krankheitserreger in dem geschädigten Gewebe ansiedeln (Sekundärinfektion).
- **Eitrige Entzündungen** müssen antibiotisch behandelt werden: Antibiotische Augentropfen (Nr. 15.02) am 1. Tag stündlich, danach alle 2 bis 3 Stunden. Auffällig ist die morgendliche Eiteransammlung im Lidspalt.

B. 19.9.1. Entzündungen an den Augenlidern

Augenlidentzündungen

Entzündungen an den Augenlidern treten auf:
beim **Hagelkorn**, **Gerstenkorn** und bei der **Tränendrüsenentzündung**.

Hagelkorn

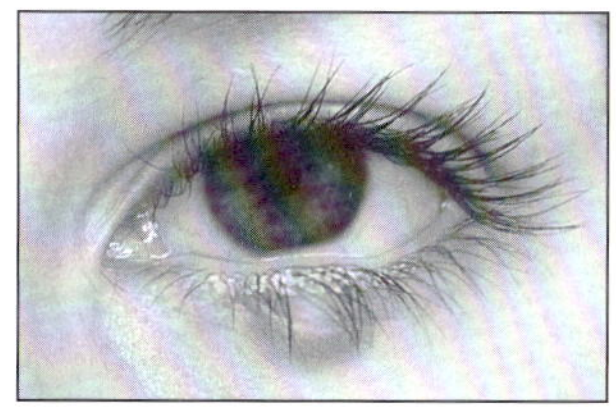

Hagelkorn

Allgemeines: Nicht entzündliche Vergrößerung einer Talgdrüse am Lidrand.

Symptom: Bis erbsengroße, nicht schmerzhafte Schwellung, die sich langsam über Wochen entwickelt hat.

Erste Hilfe: Nicht erforderlich, bei Gelegenheit operative Entfernung.

Gerstenkorn

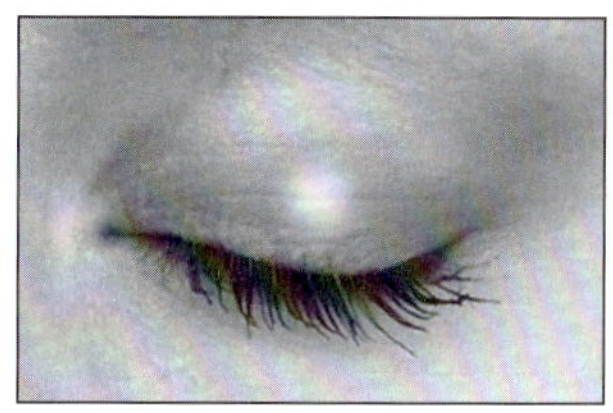

Gerstenkorn

Allgemeines: Haarbälge der Wimpern haben sich entzündet. Dies ist die häufigste Entzündung am Augenlidrand.

Symptome: Schmerzhafte Schwellung und Rötung des Lidrandes. Gelegentlich zeigt sich auch ein Eiterherd.

Erste Hilfe: Antibiotische Augensalbe (Nr. 15.03) oder Augentropfen (Nr. 15.02) zur Vermeidung einer eitrigen Bindehautentzündung. Meistens entleert sich Eiter von allein, nicht drücken, vorsichtig abtupfen, nicht verschmieren.

Tränendrüsenentzündung

Tränendrüsenentzündung

Symptome: Schmerzhafte Schwellung des Oberlids, Lymphknotenschwellung vorm Ohr derselben Seite, auch Sehen von Doppelbildern.

Erste Hilfe: Antibiotische Augentropfen (Nr. 15.02, 5 x 1 Tr./Tag), ggf. Antibiotikum (Nr. 8.01), **Augenarzt!**

B. 19.9.2. Entzündung der Bindehaut (Konjunktivitis, „pink eye“)

Bindehautentzündung

Allgemeines: Krankheitserreger aus der Umgebung haben sich auf der Bindehaut angesiedelt. Sie können u. a. vom Augenlid kommen (voriges Kapitel), durch den Tränennasengang aufgestiegen sein (Schnupfen, Nasennebenhöhlenentzündung), oder sind von anderen Eiterherden (Furunkulose, Tripper, ägyptische Augenkrankheit) verschleppt worden.

Symptome: Schmerzhafte Rötung der Bindehaut, manchmal auch einseitig. Die Hornhaut ist aber glatt, klar und spiegelnd. Starke Lichtscheu, Zwang zum Augenschließen. Eiterabsonderung besonders an den inneren Lidwinkeln.

Erste Hilfe: Antibiotische Augentropfen (Nr. 15.02) bzw. Augensalbe (Nr. 15.03). Anmerkung: Tropfen sind vorzuziehen, da Salbe die Sicht behindert.

Weitere Behandlung: Wichtig ist die Mitbehandlung der Grundkrankheit, z. B. des Schnupfens (Nasentropfen) oder des Trippers (Kapitel B. 16.1.).

Allergische Bindehautentzündung

B. 19.9.3. Allergische Entzündung der Bindehaut

Allgemeines: Liegt eine bekannte Allergieneigung vor, so ist bei geröteter Bindehaut auch an eine allergische Reaktion zu denken. Jeder weitere Kontakt mit der allergieauslösenden Substanz muss vermieden und eine antiallergische Medikation eingesetzt werden.

Symptome: Rötung der Bindehaut, Juckreiz, Brennen, Lichtscheu, Tränenfluss, ggf. massive kissenförmige Schwellung der Bindehaut. Die Hornhaut bleibt klar, kann aber (wegen mangelnder Benetzung mit Tränenflüssigkeit) am Rand eingedellt sein, keine Schmerzen.

Erste Hilfe: Entfernung bzw. Verdünnung der „Fremdsubstanz" durch Spülung mit Wasser oder benetzenden Augentropfen („künstliche Tränen", Nr. 15.08), antiallergische Augentropfen (Nr. 15.04), kalte Kompressen, pflegende Augensalbe (Nr. 15.09) zur Nacht bzw. in Ruhephasen.

Weitere Behandlung: Folgende Maßnahmen helfen bei der Heilung: Häufiges Waschen von Händen, Gesicht und Haaren, kühlende Kompressen auf das Auge legen, Wechsel der Kleidung, Lichtschutzbrille, Schatten aufsuchen.

Ansteckende Hornhaut-/ Bindehautentzündung

B. 19.9.4. Hochansteckende Hornhaut-/Bindehautentzündung („Epidemica")

Allgemeines: Im Rahmen eines Infektes mit „grippeähnlichen" Allgemeinsymptomen kann es zu einer akuten, hoch ansteckenden und zunächst **stets einseitig** auftretenden Bindehautentzündung kommen. Enger Kontakt mit dem Kranken muss vermieden werden! Eine Isolierung sämtlicher Gebrauchsgegenstände (z. B. Essbesteck, Seife, Handtuch) ist wegen der Übertragungsgefahr unbedingt erforderlich.

Symptome: Stets **einseitig**, die Bindehaut ist im inneren (zur Nase hinzeigenden) Anteil auffallend düsterrot und angeschwollen, das Auge tränt, der Kranke ist stark „lichtscheu". Nach 1 bis 2 Wochen bilden sich viele kleine Flecken auf der Hornhaut mit Fremdkörpergefühl. Das zweite Auge erkrankt in der Regel 10 bis 14 Tage später.

Erste Hilfe: Künstliche Tränen (Natriumhyaluronat-Gel, Nr. 15.08 – Berührung mit dem Auge vermeiden!), keine antibiotika- oder kortisonhaltigen Augentropfen verwenden, kalte Kompressen aufs Auge legen.

B. 19.9.5. Herpes der Hornhaut/Herpes Zoster (Gesichtsrose)

Herpes der Hornhaut

Allgemeines: Bei der **Gesichtsrose** (Herpes Zoster der Gesichtsnerven) kann die Bläschenbildung auf die Hornhaut übergreifen. Dies muss ernst genommen werden, da **Verlust der Sehfähigkeit des betroffenen Auges** droht. Ursachen der Herpesinfektion können Stress durch Sonnenlicht, Menstruation und Fieber sowie körperliche oder seelische Belastungen sein. Es ist die **schwerste aller Hornhauterkrankungen**, die bei derselben Person häufiger auftreten kann (deshalb gezielt danach fragen!).

Symptome: Typisch **einseitiges** Auftreten, stark schmerzhaft bei praktisch **aufgehobener Hornhautsensibilität** (!) (Erklärung siehe unten unter Diagnostik), Fremdkörpergefühl, Lichtscheu, die Hornhaut ist nicht mehr glatt, Spiegelbilder erscheinen verzerrt, die Sehschärfe ist erheblich vermindert.

Diagnostik: Schwierig, da trotz starker Beschwerden eine nur mäßige Rötung der Bindehaut besteht – was über die Schwere und Gefährlichkeit der Erkrankung hinwegtäuschen kann, deshalb exakte Inspektion im Schatten bzw. unter Deck (grelles Licht provoziert Lidkrampf, Blendung erschwert die Beurteilung).
Zunächst **orientierende** Betrachtung durch seitliche Beleuchtung mit Lämpchen: Fremdkörper, schleifende Wimper?
Dann **vergleichende Prüfung** der Empfindlichkeit durch Einträufeln von jeweils 1 Tropfen schmerzstillender bzw. betäubender Augentropfen (die normalerweise anfangs brennen!) in **beide** Augen.

Testfrage: Welches Auge hat weniger bzw. gar nicht gebrannt? Ist es das erkrankte Auge, kann die Diagnose Herpes als **gesichert** gelten, jedoch nicht bei seitengleicher Missempfindung. Bei Herpes wird das Auge unempfindlich gegen äußere Reize, deshalb zum Schutz Brille tragen, **keinen Verband anlegen!**

Hornhautschäden lassen sich eindeutig durch Anfärben mit Fluorescin und Betrachtung im kobaltblauen Licht nachweisen (siehe Kapitel B. 3.3.9. „Untersuchung der Augen“).

Befunde: Zunehmende Sehstörung, oft nur mäßige Rötung des Auges, bei voll ausgeprägtem Krankheitsbild zeigen sich girlandenförmige oder verzweigte gelbgrünliche Hornhautdefekte.

Erste Hilfe: Stress vermeiden (Ruhe, wachfrei gehen), kein Verband! Aciclovir-Augensalbe (Nr. 15.05) 5x täglich. Aciclovir 800 mg Tbl., 5x/Tag, Nr. 14.09).
Sonstige (bakterielle) Entzündungen der Hornhaut werden mit antibiotikahaltigen Augentropfen (Nr. 15.02) oder Salbe (Nr. 15.03) behandelt. Weitere Behandlung durch einen Augenarzt ist dringend erforderlich, Schmerzmittel nach Bedarf (Nr. 5.04).

B. 19.9.6. Regenbogenhautentzündung (Iritis)

Regenbogenhautentzündung

Allgemeines: Bei einer **„chronischen“** Iritis hat ein Betroffener diese Erkrankung schon mal gehabt (dies kann Jahre zurückliegen) und kennt die Symptome, dann ist die Diagnose leichter zu stellen. Bei einer **akuten** (erstmalig aufgetretenen) Entzündung besteht allerdings **Verwechslungsgefahr** mit einem **Glaukom** (erhöhter Augeninnendruck – sog. Grüner Star, siehe Kapitel B. 19.10.)! Deshalb muss man, da dies die gefährlichere Erkrankung ist, zunächst das Glaukom ausschließen. Außerdem wird die Iritis mit pupillenerweiternden und kortisonhaltigen Medikamenten behandelt, was man **beim Glaukom nicht** tun darf!

Deshalb erfolgt zunächst die Darstellung der unterschiedlichen **Symptome**:

Akute Iritis	**Glaukomanfall**
meist einseitig	stets einseitig
Tastbefund seitengleich	prallharter Augapfel (im Vergleich zur Gegenseite)
Pupille eng, reagiert träge	Pupille weit, reaktionslos bzw. -arm
Hornhaut glatt, klar, spiegelnd	Hornhaut trübe, weniger empfindlich
geringer dumpfer Schmerz	Schmerzen sehr stark, dazu Übelkeit, Bauchschmerzen (auch mit Erbrechen)
Sehschärfe wenig herabgesetzt	Sehschärfe stark herabgesetzt (wie erblindet), vorher Farbringe, Lichter, Nebel

Erste Hilfe: Bei Iritis kortisonhaltige Augentropfen (Nr. 15.10) 2-stündlich 1–2 Tr. und die Pupille erweiternde Augentropfen (Nr. 15.11) 2 x bis 3 x mal täglich 1 Tr. verabreichen (die Pupille soll stets weit bleiben). Auslöser für Iritis kann u. a. auch eine Zahnerkrankung sein.

Augenhöhlenentzündung

B. 19.9.7. Entzündung der Augenhöhle (Orbitalphlegmone)

Allgemeines: Eiterungen in der Umgebung des Auges, z. B. aus der Kieferhöhle, von den Augenlidern, von Furunkeln der Oberlippe oder der Nase, können sich in die Augenhöhle und unter den Augapfel verlagern und hierdurch den Augapfel vordrängen.
Die Entzündungen können über die Augenhöhle auf das Gehirn und die Hirnhäute übergreifen. Sie sind deshalb lebensgefährlich!

Symptome: Der Augapfel tritt deutlich hervor, die Augenlider sind gerötet und geschwollen, die Augenbewegung ist schmerzhaft. In der Umgebung des Auges befindet sich meistens ein auslösender Eiterherd, z. B. ein Nasenfurunkel. Bei fortschreitender Entzündung kommt es zu schwerstem Krankheitsgefühl mit Kopfschmerzen, Fieber, Schüttelfrost und Brechreiz als Zeichen einer beginnenden Gehirnbeteiligung.

Erste Hilfe: Strengste Bettruhe, kalte Kompressen auf das Auge.

Weitere Behandlung: Antibiotika in hohen Dosen (Nr. 8.01 oder 8.03). Schmerzmittel nach Bedarf (Nr. 5.04 oder 5.06). Behandlung der primären Entzündung, z. B. des Nasenfurunkels. Umgehende Anlandung und Vorstellung bei einem Augen- oder HNO-Arzt.

B. 19.10. **Grüner Star** (Glaukom)

Grüner Star

Glaukomanfall

Allgemeines: Der **Glaukomanfall** (akutes Glaukom) ist eine Notfallsituation ersten Ranges und darf deshalb keinesfalls verkannt werden, es kann sonst zur raschen **Erblindung** kommen! Eine langsame und unmerkliche Erhöhung des Augeninnendrucks bleibt für den Betroffenen anfangs ohne Symptome, wodurch der Sehnerv aber schon geschädigt werden kann. Auch dies kann zur Erblindung führen. Es ist individuell unterschiedlich, ob der jeweilige Augeninnendruck den Sehnerv schädigt. Deshalb kann ein Glaukomschaden am Sehnerv auch dann eintreten, wenn der Augeninnendruck relativ niedrig ist (Gefühl von noch „weichem“ Augapfel).

Anmerkung: Bei **mitreisenden Glaukompatienten** ist auf vorschriftsmäßiges Tropfen zu achten (Patienten neigen dazu, ihre Tropfen unterwegs nicht regelmäßig einzunehmen!). Insbesondere wenn der Betroffene schon mal einen **Glaukomanfall** gehabt hat, sollten neben einem ausreichenden Vorrat an Augentropfen auch **augendrucksenkende Tabletten** in der persönlichen Reiseapotheke vorhanden sein.

Gesichtsfeldausfall

Symptome: Erste Anzeichen sind der zunehmende nasenseitige **Gesichtsfeldausfall**. Bei **plötzlichem Anstieg** des Augeninnendrucks (stets einseitig!) ist das Auge gerötet, die Pupille unregelmäßig vergrößert (entrundet), und bei trüber Hornhaut wird eine Sehverschlechterung angegeben (tags neblig, nachts farbige Ringe und Lichter). Die **Schmerzen** sind qualvoll bis unerträglich und nicht nur auf das Auge konzentriert, sondern strahlen in das ganze Gesicht und den Hinterkopf aus, das Allgemeinbefinden ist erheblich beeinträchtigt!
Wegen der **diffusen Schmerzangaben** werden Migräne, akuter Bauch („Blinddarm“), Nasennebenhöhlenentzündungen, „Kopfgrippe“ bis hin zu Herzinfarkt, Schlaganfall oder Hirntumor vermutet. Deshalb bei Kopf- bzw. auch Leibschmerzen mit Übelkeit und/oder Erbrechen stets an ein akutes Glaukom denken! Selbst bei regelmäßiger Anwendung der Glaukommedikamente kann der Augeninnendruck anfallartig hochschnellen („**Glaukomanfall**“).

Untersuchung: Der wichtigste objektive Befund ist die tastbare Härte (Verhärtung) des glaukomverdächtigen Augapfels im Vergleich mit dem gesunden Auge (**Vorgehen siehe unter** Kapitel B. 3.3.9. **„Untersuchung der Augen“**).
Man beginnt, um sich einen „Eindruck“ zu verschaffen, mit dem gesunden Auge. Der Tasteindruck **„hart“ bzw. „steinhart“** sichert die Diagnose „akutes Glaukom“! Ist der Tasteindruck (-befund) hingegen **„matschweich“**, dann ist der Augeninnendruck anomal niedrig: Es besteht dringender Verdacht auf eine perforierende (durchbohrende) Verletzung des Auges (auch wenn das Unfallereignis schon etliche Tage her sein kann)!

Erste Hilfe: Augentropfen zur Senkung des Augeninnendrucks (Pilocarpin, Nr. 15.06) anfangs als **Tropfenserie**, d. h. jeweils 1 Tropfen alle 10 Minuten über 1 bis 2 Stunden verabreichen, danach 4 x/Tag 1 Tropfen. Dann **Tabletten** zur Senkung des Augeninnendrucks (Acetazolamid, Nr. 15.07 – nicht bei Allergie gegen Sulfonamide einnehmen!) geben, zu Beginn 2 Tbl., dann die 3. Tbl. 1 Stunde später, danach alle 2 Stunden eine weitere Tbl. (max. 6 Tbl. pro Tag). Bei „zierlichen“

Patienten Tbl. halbieren. (Nebenwirkung: Kaliumverlust, deshalb kaliumhaltige Lebensmittel, wie z. B. Banane, Pfirsich, Aprikose essen.) Psychische **„Ruhigstellung“** zur Stressvermeidung (Temazepam, Nr. 6.01 – 2 x 0,5 bis 1 Tbl.) – im Notfall (falls keine Beruhigungsmittel vorhanden sind) darf zur Beruhigung auch hochprozentiger Alkohol gegeben werden, **Schmerzmittel** (Metamizol, Nr. 5.04).

Weitere Behandlung: Strenge Bettruhe, kein Augenverband. **Wichtig:** Wegen vermehrter Urinausscheidung mehr trinken, jedoch nur portionsweise, da durch zu viel Flüssigkeit auf einmal der Augendruck steigen könnte!

Grauer Star

B. 19.11. Grauer Star (Katarakt)

Allgemeines: Beim Grauen Star handelt es sich um eine Trübung der Linse, die meistens erst im höheren Lebensalter allmählich eintritt, bei Stoffwechselkrankheiten auch schon in jüngeren Jahren, wie zum Beispiel beim Diabetes.

Symptome: Langsamer, schleierartiger Sehverlust vornehmlich in der Mitte des Blickfeldes, Empfindlichkeit gegen Blendung, erschwertes Lesen.

Erste Hilfe: Keine nötig und möglich.

Weitere Behandlung: Verschlechtert sich das Sehen sehr, muss bei passender Gelegenheit operiert werden. Eine Dringlichkeit besteht nicht.

Durchblutungsbedingte Sehstörungen

B. 19.12. Durchblutungsbedingte Sehstörungen

Allgemeines: Alle am Sehen beteiligten Organe müssen ausreichend durchblutet sein, sonst kommt es zu einer Beeinträchtigung des Sehens. Sind die Gehirnabschnitte nicht ausreichend durchblutet, kann ein völliger Sehverlust eintreten. Das bekannte „Schwarzwerden vor den Augen“ bei einer Kreislaufschwäche oder einer psychisch bedingten „Ohnmacht“ ist eine kurzfristige, harmlose Minderdurchblutung. Anders ist die Situation nach schweren Unfällen, bei denen es zur Rindenblindheit (Kapitel B. 19.12.5.) kommt oder bei Gefäßverschlüssen. Wird die Netzhaut schlecht durchblutet, kommt es zu Bildausfällen.

Zentralarterienverschluss

B. 19.12.1. Zentralarterienverschluss

Allgemeines: Plötzlicher Verschluss der Arterie, die die Netzhaut ernährt. Hierdurch fällt die Netzhaut für die Bilddarstellung aus. Das Geschehen ist mit einem Herzinfarkt vergleichbar.

Symptome: Plötzliche Blindheit des betroffenen Auges, tritt fast immer einseitig auf.

Erste Hilfe: Massage des Augapfels und Senkung des Augeninnendrucks durch Tabletten (Nr. 15.07).

Weitere Behandlung: Versuch, mit Gaben von Acetylsalicylsäure (Nr. 5.01, 100 mg pro Tag, etwa 1/4 Tablette), eine Verbesserung der Durchblutung zu erreichen. Vorstellung beim Augenarzt, Neurologen und Kardiologen.

B. 19.12.2. Zentralvenenverschluss

Zentralvenenverschluss

Allgemeines: Bei einem Verschluss der Hauptvene kommt es zu Stauungen am Auge mit Netzhautblutungen.

Symptome: Minderung der Sehleistung, Flecken im Blickfeld.

Erste Hilfe und weitere Behandlung: Siehe zuvor unter „Zentralarterienverschluss"

B. 19.12.3. Durchblutungsstörungen der Halsschlagader

Durchblutungsstörungen der Halsschlagader

Allgemeines: Ähnliche Veränderungen wie an den Herzkranzgefäßen können sich auch an der Halsschlagader und ihren Ästen abspielen. Blutgerinnsel können sich lösen. Hierdurch kann die Durchblutung des Auges zeitweilig oder dauernd gestört werden.

Symptome: Oft nur flüchtige Sehstörungen, wobei die Bildausfälle wechseln können.

Erste Hilfe: Strikte Bettruhe, jegliche Anstrengung muss vermieden werden. Kontrolle des Blutdrucks.

Weitere Behandlung: Durchblutungsfördernde Mittel (z. B. Nr. 5.01, 1/4 Tabl. pro Tag) geben, damit sich keine neuen Blutgerinnsel bilden. Umgehend einen Arzt zur weiterführenden internistischen und neurologischen Diagnostik und einen Augenarzt aufsuchen.

B. 19.12.4. Netzhautablösung

Netzhautablösung

Allgemeines: Die Netzhaut liegt wie eine Tapete dem Inneren des Augapfels an. Ist der Augapfel bei einer starken Kurzsichtigkeit verformt, kann sie sich ablösen, wobei Gefäße zerreißen. Auslöser ist häufig eine plötzliche Überanstrengung mit schwerem Heben oder ein Arbeiten über Kopf.

Symptome: Meist einseitiger, vorhangartiger Gesichtsfeldausfall, „Rußflocken", Sehminderung, Lichtblitze, aber auch die zumeist harmlosen „tanzenden Mücken".

Erste Hilfe: Strikte Bettruhe, um eine Netzhautablösung zu vermeiden.

Weitere Behandlung: Vorstellung beim Augenarzt.

B. 19.12.5. Rindenblindheit

Rindenblindheit

Allgemeines: Durch Sturz auf den Hinterkopf wird das Sehzentrum in der Großhirnrinde geschädigt. Die vom Auge aufgenommenen Bilder können nicht verarbeitet werden.

Symptome: Plötzliche Blindheit, sonstige Symptome wie bei der Gehirnerschütterung. Am Auge selbst besteht in der Regel kein krankhafter Befund.

Erste Hilfe und weitere Behandlung: Siehe unter Kapitel B. 4.2.1. „Gehirnverletzungen".

Bindehautblutung

B. 19.12.6. Bindehautblutungen

Allgemeines: Bindehautblutungen sind bei älteren Menschen häufig und können spontan durch Bücken, Pressen, Husten, Niesen, Reiben der Augen oder bei „blutverdünnender“ Therapie (z. B. mit Marcumar®) entstehen.

Symptome: Scharf abgegrenzte Blutung, welche die gesamte Bindehaut betreffen kann.

Erste Hilfe: Nicht erforderlich, Rückgang innerhalb von 1 bis 2 Wochen.

Kontaktlinsen

B. 19.13. Kontaktlinsen

Kontaktlinsenträger sind zu besonderer Sorgfalt verpflichtet:

- kein zu langes Tragen der Kontaktlinsen,
- kein verzögerter Austausch (Vorrat!),
- kein Rechts-/Links-Vertauschen,
- keine umgestülpten oder defekten Kontaktlinsen einsetzen,
- keine Pflegefehler begehen, d. h. stets Pflegemittel erneuern (Vorrat!), Linsen mechanisch reinigen (abreiben!), Linsen-Container turnusmäßig austauschen, Händehygiene.

Vor Antritt der Reise Kontrolle der Kontaktlinsen auf Sitz und Beweglichkeit (Bindehaut des Oberlids inspizieren), am besten durch einen („kontaktlinsenversierten“) Augenarzt, außerdem Kontrolle der Brillen inklusive Lichtschutz.
Bei **Rötung** des Auges bzw. Missempfindung keine Kontaktlinsen tragen, sondern eine Brille (im Zweifelsfall auf Kontaktlinsen verzichten!), Inspektion durch Fachmann.

Notfall: Falls ein Kontaktlinsenträger die Hände nicht gebrauchen kann oder bewusstlos ist, ggf. schmerzstillende Augentropfen verabreichen und die Kontaktlinsen zwischen Daumen und Zeigefinger (als „Pinzette“) erfassen und entfernen.

B. 20. ERKRANKUNGEN DES OHRES

Aufbau und Funktion des Ohres

B. 20.1. Aufbau und Funktion des Ohres

Zum Ohr gehören

- das äußere Ohr, bestehend aus der Ohrmuschel (1) und dem Gehörgang (2),
- das Mittelohr, bestehend aus dem Trommelfell (3) und den Gehörknöchelchen (Hammer, Amboss, Steigbügel) (4) und
- das Innenohr, bestehend aus dem Gehör- (5) und Gleichgewichtsorgan (6).

Über die „Eustachische Röhre“ (Tube, Ohrtrompete) (7) besteht eine Verbindung vom Mittelohr zum Rachenraum. Durch diese Röhre erfolgt der Druckausgleich zwischen Mittelohr und Außenluft. Hierdurch kann das Trommelfell frei schwingen. Anderenfalls ist eine Schallübertragung erschwert und damit ein ungestörtes Hören nicht möglich.

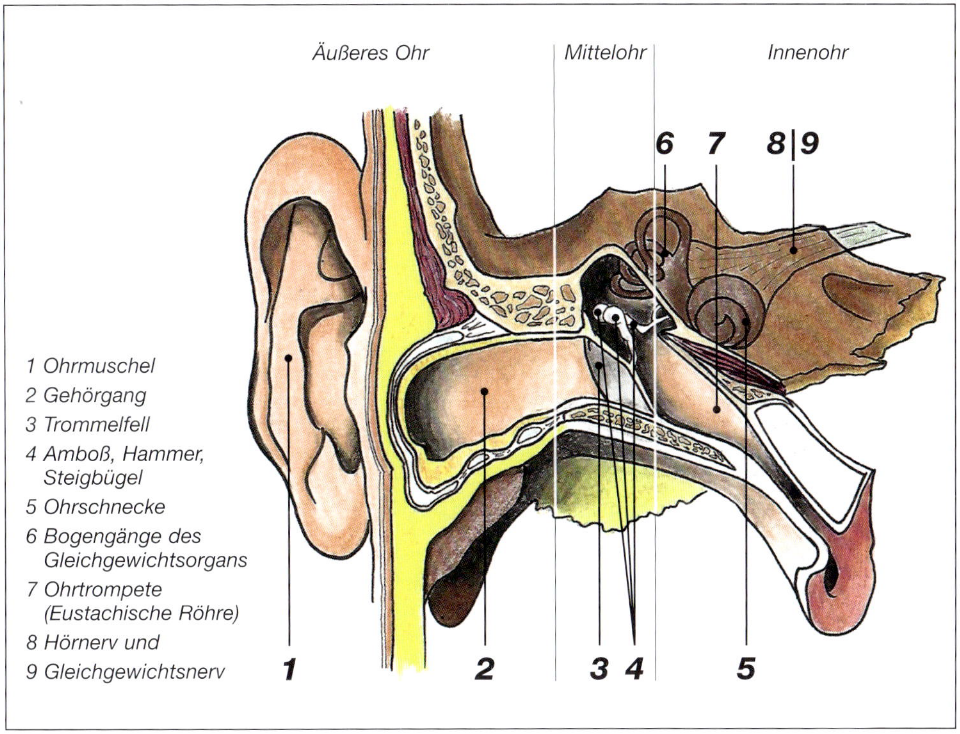

(Zeichnung Rathzi Morales)

B. 20.2. Einbringen von Ohrentropfen

Einbringen von Ohrentropfen

Ohrentropfen werden bei Gehörgangsentzündungen, Gehörgangsekzemen und Mittelohrentzündungen eingesetzt:

- Den Kranken auf die Seite legen, krankes Ohr nach oben, oder den Kopf stark seitlich beugen lassen.
- Die Ohrmuschel nach oben und hinten ziehen.
- Ohrentropfen mit einer Pipette in den Gehörgang rinnen lassen, bis die Flüssigkeit sichtbar wird.
- An der Ohrmuschel mehrfach vorsichtig nach hinten und oben zupfen, bis der Flüssigkeitsspiegel wieder sinkt und langsam eine Luftblase aufsteigt.
- Wieder Ohrentropfen einträufeln, bis der Flüssigkeitsspiegel erneut sichtbar wird.
- Mit etwas Watte den Gehörgang locker (nicht stopfen!) verschließen, damit die Tropfen nicht sofort wieder abfließen.

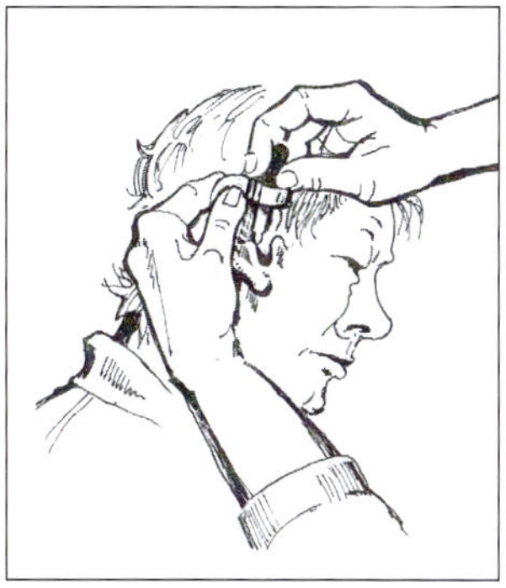

B. 20.3. Erkrankungen des äußeren Ohres

Erkrankungen des äußeren Ohres

B. 20.3.1. Verletzungen der Ohrmuschel

Allgemeines: Sie entstehen meistens durch Gewalteinwirkung, wobei es zu Hautverletzungen, Einrissen in die Ohrmuschel oder zu Blutergüssen kommen kann.

Erste Hilfe: Offene Wunden werden steril verbunden. Stärkere Anschwellungen möglichst mit Eisbeutel etwa 1 Stunde kühlen.

Weitere Behandlung: Die Hauptgefahr besteht in der Infektion des Ohrknorpels. Deshalb sollten **Wunden, die wegen ihrer Größe genäht** werden müssten, möglichst durch einen Arzt versorgt werden. Sonst sind die Wundränder mit Klammerpflaster einander zu nähern.
Hautabschürfungen werden mit Povidon-Jod-Salbe (Nr. 14.12) behandelt.
Blutergüsse bilden sich langsam zurück, wenn sie nicht zu groß sind. Größere Blutergüsse, die sich nicht zurückbilden, bedürfen wegen der Infektionsgefahr einer fachärztlichen Behandlung. Bis dahin keine aktiven Maßnahmen. Sollte sich der Bluterguss entzünden, dann weiter kühlen mit Eisbeutel und Antibiotika geben (Nr. 8.01). Die Entzündung erkennt man an Rötung, Überhitzung, Schwellung und Schmerzen.

Gehörgang, Ohrmuschel

B. 20.3.2. Entzündungen des Gehörganges und der Ohrmuschel

Allgemeines: Meistens dringen durch Hautrisse, Kratzstellen oder Hautausschläge Bakterien in die Haut ein und rufen dort eine Entzündung hervor. Ursache ist oft eine unsachgemäße Ohrreinigung oder verunreinigtes Badewasser. Die Entzündung kann sich auf die Ohrmuschel und den Gehörgang ausdehnen. Der Gehörgang kann zuschwellen, was zu einem momentanen Hörverlust führen kann. Die Entzündung kann auch das umgebende Gewebe erfassen und sich in der Tiefe weiter ausbreiten (siehe Symptomentabelle **B. 1.6.2.**). Diese gefährliche Entzündung bezeichnet man dann als Gehörgangsphlegmone.

Symptome: Anfangs oft Juckreiz, dann Schmerzen beim Kauen, beim Duck auf den Knorpelvorsprung des Gehörgangs, sowie bei Ziehen an der Ohrmuschel, eventuell auch Hörverlust. Wässrige bis eitrige Absonderung aus dem Ohr.

Erste Hilfe: Ohrentropfen (Nr. 16.01) und Schmerzmittel bei Bedarf (Nr. 5.01).

Weitere Behandlung: Bei stärkerer Entzündung mit Schwellung, Rötung, starken Schmerzen und Fieber müssen Antibiotika (Nr. 8.01, bei Unwirksamkeit oder bekannten Allergien auch Nr. 8.03 oder 8.04) gegeben werden. Schwillt der Gehörgang bei der Entzündung unter starken Schmerzen zu, muss ein HNO-Arzt aufgesucht werden.

Fremdkörper

B. 20.3.3. Fremdkörper im Gehörgang

Allgemeines: Fremdkörper sollte man nur dann entfernen, wenn man sie auch sehen kann.
Der Gehörgang besteht aus einem äußeren knorpeligen und einem inneren knöchernen Anteil, die in einem leichten Knick verlaufen. Will man mithilfe einer starken Taschenlampe den Gehörgang in seiner ganzen Länge betrachten, muss man diesen Knick durch Ziehen der Ohrmuschel nach hinten und oben ausgleichen. Beim Einbringen von Ohrentropfen wird ebenso verfahren.

Ohrenschmalz

Häufigster Fremdkörper ist **Ohrenschmalz**, das bei Nässe aufquillt und zu plötzlichem Hörverlust (Symptomentabelle **B. 1.6.3.**) führt. Gelegentlich stopfen sich Kinder beim Spielen Gegenstände (Perlen, Orangenkerne, Erdnüsse, Erbsen) in die Ohren, Watte kann sich von Wattestäbchen lösen.

Hörverlust

Symptome: Hörverlust, Druckgefühl in dem Ohr, eventuell auch Absonderung aus dem Ohr.

Erste Hilfe: Falls man sicher ist, dass das Trommelfell heil ist (nachfragen, ob früher Mittelohrentzündungen oder „Löcher im Trommelfell" bestanden haben), Ohrpfropf mit lauwarmem Seifenwasser (einige Tropfen fettlösendes Geschirrspülmittel zusetzen) aufweichen. Dazu muss man den Kranken auf die Seite mit dem gesunden Ohr legen und die Ohrmuschel nach oben und hinten ziehen. Nach einiger Zeit, etwa 20 bis 30 Minuten, löst sich meistens der Pfropf weitgehend in der Spülflüssigkeit auf und fließt als bräunliche Flüssigkeit aus dem Ohr ab.

Weitere Behandlung: Löst sich bis zum nächsten Tage der **Pfropf** nicht auf und ist man sicher, dass das **Trommelfell intakt** ist (nach früheren Mittelohrentzündungen oder Löchern im Trommelfell fragen), kann man versuchen, den Pfropf vorsichtig herauszuspülen (siehe Abb. rechts). Dies geschieht mithilfe einer möglichst großen Injektionsspritze (mind. 10 ccm, **ohne** Kanüle!), erforderlichenfalls mehrfach, etwa alle halbe Stunde (nur geringen Druck auf den Kolben der Spritze ausüben). Das Wasser muss handwarm – etwa 35 °C – sein und vom Betroffenen als angenehm temperiert empfunden werden. Ist es zu heiß oder zu kalt, kann es zu Schwindelerscheinungen kommen.

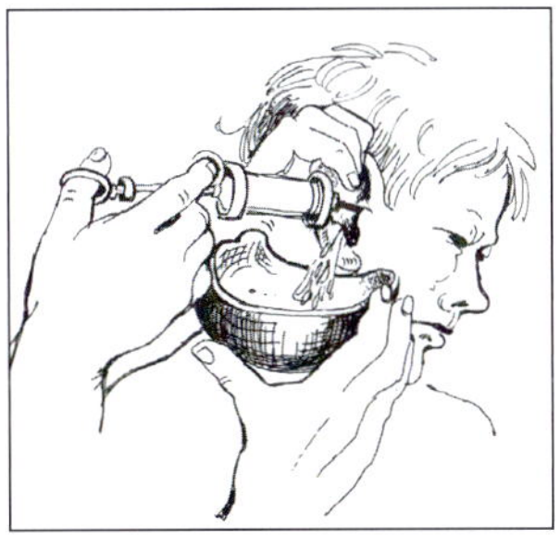

Ohrschmalzentfernung durch Ohrspülung

Wattereste lassen sich mit einer Pinzette fassen. Dabei die Ohrmuschel zugleich nach hinten und oben ziehen, wie bei der Ohrspülung.
Feste Gegenstände, wie Perlen bei Kindern, sollte man möglichst mit einem Häkchen entfernen, z. B. mit einer zurechtgebogenen Büroklammer oder einem Stück Draht. Der Haken sollte 1 bis 3 mm sein und zunächst vorsichtig an dem Gegenstand vorbeigeschoben werden (siehe Abb. rechts). Der Gehörgang hat beim Erwachsenen eine Länge von 2 – 2,5 cm. **Vorsicht**: Gefahr der Verletzung des Trommelfells. Größere Pinzetten oder Watteträger sind in der Regel ungeeignet. Durch sie werden die Gegenstände eher weiter in den Gehörgang geschoben. Lassen sich feste Gegenstände nicht auf Anhieb entfernen, sollte man warten, bis man einen Spezialisten aufsuchen kann. Sollte sich der Gehörgang durch den Fremdkörper entzünden, sind Antibiotika und Schmerzmittel zu geben (siehe oben).

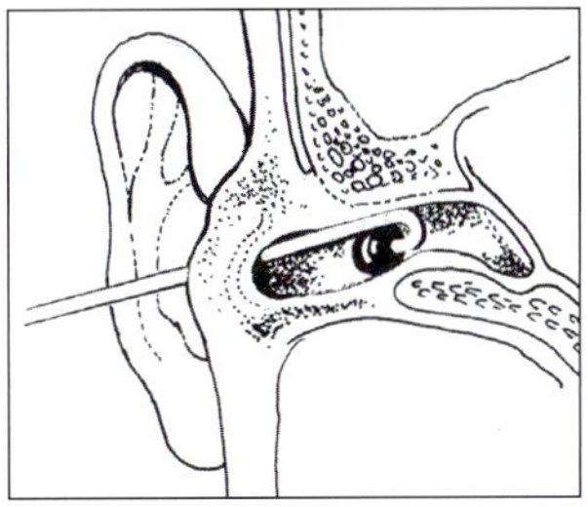

B. 20.4. Erkrankungen des Mittelohres

Mittelohr

B. 20.4.1. Tubenkatarrh

Tubenkatarrh

Allgemeines: Die Tube oder „Eustachische Röhre" belüftet über den Nasen-Rachen-Raum das Mittelohr und sorgt für einen Druckausgleich. Zum äußeren Ohr hin ist sie durch das Trommelfell verschlossen. Würde der Druckausgleich nicht erfolgen, könnten wir schlecht hören, weil das Trommelfell nicht frei schwingen könnte. Bei plötzlichem äußerem Überdruck kann das Trommelfell platzen. Die Tube ist ein knorpelig-knöcherner, mit Schleimhaut ausgekleideter Gang. Schwillt die Schleimhaut durch eine Entzündung bei einer Erkältungskrankheit oder durch eine Allergie an, kann sie das Innere verschließen. Bei Kindern bis zu zehn Jahren begünstigen Entzündungen und Vergrößerungen von Gaumen- und Rachenmandeln („Polypen", „Rachenwucherungen") den Tubenkatarrh.

Symptome: Meistens etwa 1 Woche vorher „Erkältung" mit meist eitrigem Schnupfen. Plötzliches Druckgefühl auf den Ohren, dumpfes Hören, im Gegensatz dazu wird die eigene Stimme gesteigert wahrgenommen. Beim Schlucken verspürt man kein „Knacken" mehr im Ohr. Diese Symptome zeigen sich häufig bei Flugreisen.

Erste Hilfe: Nasentropfen (Nr. 16.02), Dampfinhalationen (Kamille). Nach einigen Minuten versuchen, durch vorsichtiges „Schnauben" bei gleichzeitigem Verschließen der Nase durch Daumen und Zeigefinger einen Druckausgleich zu erreichen. Hört man ein Blasgeräusch und bessert sich das Hören, ist die Durchgängigkeit der Tube wieder erreicht und der Druckunterschied ausgeglichen. Eventueller Überdruck baut sich von alleine wieder ab, unterstützend wirkt Schlucken bei zugehaltener Nase.

Weitere Behandlung: Durch Gaben von Acetylsalicylsäure (Nr. 5.01) kann das Abschwellen der Schleimhaut beschleunigt werden. „Blubbern" von Luftblasen wird durch einen Erguss im Mittelohr hervorgerufen und lässt auf einen verzögerten Heilverlauf schließen. Das Aufsuchen eines Ohrenarztes ist angebracht. Stellen sich zusätzlich starke Schmerzen im Ohr ein, muss davon ausgegangen werden, dass sich aus dem Tubenkatarrh nunmehr eine Mittelohrentzündung entwickelt hat (siehe folgendes Kapitel B. 20.4.2.).

Mittelohrentzündung

B. 20.4.2. Mittelohrentzündung

Allgemeines: Im Verlaufe einer starken Erkältung mit eitrigem („dicker" grünlicher Schleim) Schnupfen können – ähnlich wie beim Tubenkatarrh – Krankheitskeime aus dem Rachenraum durch den Verbindungsgang (Tube oder Eustachische Röhre) zum Mittelohr aufsteigen und dort eine Entzündung verursachen. Diese Entzündung ist sehr schmerzhaft, da sich im Mittelohr Flüssigkeit ansammelt, die auf das Trommelfell drückt. Die Schmerzen lassen nach, wenn das Trommelfell reißt und das wässrig-rötliche Sekret abfließen kann. Ist das Sekret eitrig, spricht dies für eine bakterielle Entzündung.

Symptome: Heftige **Ohrenschmerzen** im Anschluss an eine Erkältung oder eine Infektionskrankheit (z. B. Masern). Die Schmerzen verstärken sich beim Schnauben und bei Druck auf den Gehörgang. Das Hören kann beeinträchtigt sein. Schmerzen im äußeren Ohr sind meistens nicht oder nur sehr gering vorhanden.

Erste Hilfe: Schmerzmittel (Nr. 5.01, eventuell 5.03), Antibiotika (Nr. 8.01 oder 8.03), Nasentropfen (Nr. 16.02) und Ohrentropfen (Nr. 16.01) geben, Bettruhe, körperliche Schonung.

Weitere Behandlung: Behandlung des Schnupfens mit Nasentropfen (Nr. 16.02). Sollte das Ohr „laufen", d. h. Eiter absondern, Ohrentropfen (Nr. 16.01) geben. Ohrenarzt aufsuchen, um Komplikationen zu verhindern und das Trommelfell auf eventuelle Defekte untersuchen zu lassen (Gefahr beim Schwimmen und Tauchen).

Drohende Komplikationen: Übergreifen der Entzündung auf den Knochen, möglicherweise mit Durchbruch zum Gehirn und der Gefahr der Hirnhautentzündung. Anzeichen sind starke Kopfschmerzen, Brechreiz, Nackensteifigkeit, Drehschwindel, Schläfrigkeit. Sofortige Krankenhausbehandlung ist erforderlich.

Meistens verheilt das **Loch im Trommelfell**, wenn das Ohr mit Abklingen der Entzündung nicht mehr „läuft“. Gelegentlich bleiben aber Löcher im Trommelfell, die sich nicht schließen. Dann können Wasser, Waschmittel oder Shampoo nunmehr von außen in das Mittelohr eindringen und dort eine Entzündung verursachen, die meistens leicht verläuft. Gefahr besteht beim Tauchen durch Schwindel und Orientierungsverlust.

B. 20.4.3. Verletzungen des Trommelfells

Trommelfell

Allgemeines: Das Trommelfell ist eine Membran, die durch Schallwellen in Schwingungen versetzt wird. Die Schwingungen werden über die Gehörknöchelchen auf das eigentliche Hörorgan im Innenohr übertragen. Das Trommelfell verschließt das Mittel- und Innenohr nach außen.
Das Trommelfell kann durchbrochen werden durch
- plötzliche Druckerhöhung von außen (Explosion, „Ohrfeige“),
- wenn beim Abtauchen oder Auftauchen der Druckausgleich nicht gelingt,
- Durchbruch von innen durch Erkrankungen des Mittelohres (Kapitel B. 20.4.2.),
- Fremdkörper, wie Wattestäbchen, bei Schweißarbeiten umherspritzende „Schweißperlen“ von Stabelektroden.

Meistens schließen sich Trommelfelldefekte spontan.

Erste Hilfe: Schmerzstillung, falls erforderlich (Nr. 5.02). Bei Mittelohrentzündung s. o.

Weitere Behandlung: Kontrolle durch Ohrenarzt, ob sich Trommelfell wieder geschlossen hat. Eventuell plastische Operation erforderlich.

B. 20.4.4. Erkrankung der Gehörknöchelchen

Gehörknöchelchen

Die **Gehörknöchelchen** können bei einer schweren eitrigen Mittelohrentzündung zerstört werden. Dann ist ein Hören nur noch abgeschwächt möglich.

Erste Hilfe: Wie bei der Mittelohrentzündung.

Weitere Behandlung: Zunächst wie bei der Mittelohrentzündung, dann in einem Spezialkrankenhaus.

B. 20.5. Erkrankungen des Innenohres

Innenohr

B. 20.5.1. Entzündungen des Innenohres

Entzündung

Allgemeines: Seltenes Krankheitsbild, entsteht meistens durch Übergreifen der Mittelohrentzündung auf das Innenohr.
Symptome: Schwindel, Kopfschmerz, Brechreiz, Hörverlust.
Erste Hilfe: Wie bei der Mittelohrentzündung.

Weitere Behandlung: Wie bei der Mittelohrentzündung.

B. 20.5.2. Hörsturz

„Hörsturz“

Allgemeines: Der sogenannte Hörsturz ist keine Durchblutungsstörung im eigentlichen Sinn wie früher angenommen wurde, sondern entsteht ohne erkennbare Ursache (oft jedoch in Verbindung mit Stress) und geht mit einer meist einseitigen (leichten) Hörstörung bis hin zu kompletter Taubheit auf dem Ohr einher. Die Spontanheilung ist glücklicherweise sehr hoch.

Symptome: Einseitige Hörminderung, Ohrgeräusche möglich, Sprache und Geräusche werden verzerrt wahrgenommen, bis hin zum kompletten Hörverlust, Druckgefühl auf dem Ohr, manchmal mit leichtem Schwindelgefühl.

Erste Hilfe und weitere Behandlung: Außer Stressabschirmung nicht möglich (jedoch unbedingt Hörverlust durch aufgequollenen Ohrenpfropfen ausschließen!). Wenn nach 3 Tagen spontan keine Besserung eingetreten ist, dann evtl. (am besten nach funkärztlicher Rücksprache) Versuch einer „Stoßtherapie" mit Kortison (Nr. 10.03), z. B. 1. Tag 30 mg, 2. Tag 20 mg, 3. Tag 10 mg, 4. Tag 5 mg Prednisolon. Weitere Diagnostik muss ansonsten durch einen HNO-Arzt erfolgen.

Drehschwindelanfall

B. 20.5.3. Drehschwindelanfall

Allgemeines: Schwindel kann ein Symptom vieler Erkrankungen sein. Er kann von den Augen oder der Halswirbelsäule herrühren, neurologische Ursachen (z. B. Schlaganfall) haben, durch Medikamentennebenwirkungen (z. B. Blutdrucktabletten) oder Stoffwechselstörungen (hoher/niedriger Blutzucker-Spiegel) hervorgerufen worden sein oder seine Ursache im Gleichgewichtsorgan des Innenohres haben. Manchmal kündigt Schwindel auch einen drohenden Kollaps an. Man unterscheidet grob, ob der Schwindel mit oder ohne Hörverlust einhergeht.

Menière-Krankheit

Dramatisch ist der **akute Drehschwindelanfall** (Menière-Krankheit) mit einseitigem Hörverlust.

Symptome: Plötzlich auftretender heftiger Drehschwindel („das ganze Zimmer dreht sich") mit Übelkeit, Erbrechen, Ohrgeräuschen (Tinnitus) und einseitigem Hörverlust, minuten- bis stundenlang anhaltend. Die Symptome werden bei Bewegung schlimmer, sind aber auch in Ruhe noch vorhanden, weshalb die Kranken versuchen, absolute Ruhe zu halten und den Kopf nicht zu bewegen!

Erste Hilfe: Gegen Erbrechen Dimenhydrinat (Nr. 7.02) als Zäpfchen.

Erkrankungen der Nase

B. 21. ERKRANKUNGEN DER NASE

B. 21.1. Nasenschleimhautentzündung
(Rhinitis, „Schnupfen")

Infektiöse Nasenschleimhautentzündung

B. 21.1.1. Infektiös bedingte Nasenschleimhautentzündung

Allgemeines: Hierunter ist der übliche „Erkältungsschnupfen" zu verstehen, der **in der Regel durch „Erkältungsviren"** hervorgerufen wird. Er ist eine Infektionskrankheit und auch ansteckend. Die Kälte mag bestenfalls die Infektion begünstigen. Sie löst sie aber nicht aus. Durch eine vermehrte Sekretion der Nasenschleimhaut versucht der Körper, die Krankheitserreger hinauszuspülen.

Symptome: Verstärkte, zunächst wässrige Absonderung aus der Nase, Behinderung der Nasenatmung, gestörtes Allgemeinbefinden, Kinder sind „quengelig".

Häufig bestehen gleichzeitig Fieber und Hustenreiz. Eitriger Schnupfen und Fieber lassen auf ein Fortschreiten der Infektion schließen.

Erste Hilfe: Abschwellende Nasentropfen (Nr. 16.02), Kinderdosis beachten. Fiebersenkende und schmerzstillende Mittel (Nr. 5.01) nach Bedarf. Erforderlichenfalls Bettruhe und Schonung („Auskurieren"), zunächst **keine** Antibiotika.

Weitere Behandlung: Bei drohenden Komplikationen und eitrigem Schnupfen besonders bei Kindern zusätzlich Antibiotika (Nr. 8.01). Dampfinhalationen mit Kamille (**Vorsicht**: Verbrühungsgefahr bei Kindern). Bettruhe bis zum Verschwinden der Symptome.

B. 21.1.2. Allergisch bedingte Nasenschleimhautentzündung

Allergische Nasenschleimhaut-entzündung

Allgemeines: Die Nasenschleimhaut kann auf bestimmte, meistens staubförmige Stoffe allergisch reagieren, zum Beispiel auf Pollen als Heuschnupfen. Die Nasenschleimhaut schwillt an und sondert vermehrt Schleim ab.

Symptome: Erschwertes Atmen durch die Nase. Fieber fehlt meistens. Das Allgemeinbefinden ist nicht immer gestört. Die Nasenabsonderung ist stark und wasserklar. Es besteht heftiger Niesreiz. Gelegentlich kommt es gleichzeitig zu asthmatischen Beschwerden.

Erste Hilfe: Auslösende Stäube meiden. Abschwellende Nasentropfen (Nr. 16.01) und Mittel gegen Allergie (Nr. 10.01) geben, **aber keine Antibiotika oder fiebersenkende Mittel.**

B. 21.2. Nasennebenhöhlenentzündungen (Sinusitis)

Nasennebenhöhlen-entzündung

Allgemeines: Die Nasennebenhöhlen sind Hohlräume im Schädelknochen. Sie dienen zusammen mit der Nase als Resonanzorgan beim Sprechen. Sie sind mit Schleimhaut ausgekleidet und stehen durch Gänge mit dem Nasenraum in Verbindung.
Durch die Gänge können Krankheitserreger aufsteigen und Entzündungen verursachen. Die Entzündung kann auf die Nachbarorgane, wie Augenhöhlen, Innen- und Mittelohr, Gehirn und Hirnhäute, übergreifen und hierdurch lebensbedrohlich werden (siehe auch unter **„Entzündung der Augenhöhle"**, Kapitel B. 19.9.7.).
Zu den Nasennebenhöhlen gehören die Stirn-, Kiefer-, Siebbein- und die Keilbeinhöhlen. Am häufigsten erkranken die Kiefer- und Stirnhöhlen.
Bei Kindern können auch Fremdkörper in der Nase (Perlen, Bohnen etc.) Nasennebenhöhlenentzündungen hervorrufen.

Symptome: Eitriger Schnupfen (gelb, grün, blutig), Schmerz und Druckgefühl neben der Nase, hinter den Augenhöhlen, in der Stirn oder im Bereich der Oberkieferzähne. Beim Beklopfen der Stirn bds. über den Augen und der Wangenknochen kann ebenfalls Schmerz ausgelöst werden. Bei starken Entzündungen treten auch Fieber und Schüttelfrost auf.

Erste Hilfe: Wie beim Schnupfen: abschwellende Nasentropfen (Nr. 16.02), Antibiotika (Nr. 8.01 oder 8.03), Schmerzmittel bei Bedarf (Nr. 5.01), Dampfinhalationen mit Kamille, Bettruhe.

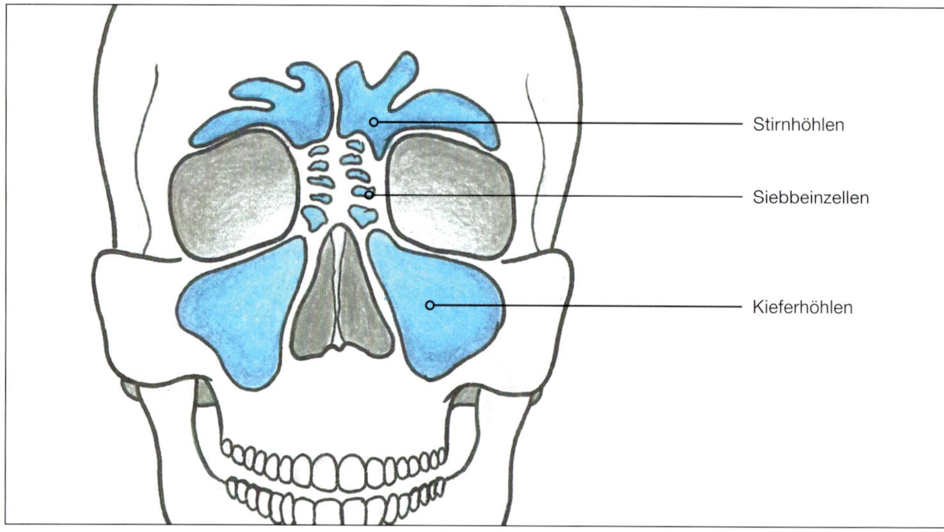

(Zeichnung Rathzi Morales)

Weitere Behandlung: Fieber, starke Schmerzen und Anschwellungen des Oberkiefers und der Augenlider können Zeichen des Übergreifens auf die Nachbarorgane sein. Dann ist eine fachärztliche Behandlung dringend erforderlich. Bei Beteiligung der Zähne kann zahnärztliche Behandlung nötig sein.

Entzündungen im Bereich der Nase und der Oberlippe

B. 21.3. Entzündungen im Bereich der Nase und der Oberlippe

Allgemeines: Entzündungen der Nasenflügel oder am Naseneingang entstehen durch Trockenrisse, in die Bakterien eingedrungen sind, oder als Furunkel, die durch Vereiterungen der Haarbalgdrüsen entstehen. Diese Entzündungen sind nicht nur sehr schmerzhaft, sie sind auch gefährlich, da die Krankheitskeime auf dem Lymph- und Blutweg direkt zum Gehirn verschleppt werden können.

Symptome: Schmerzhafte Schwellung der Nasenflügel oder der Oberlippe, starke Rötung, Eiterbildung an den Haaren der Nase. Schwellungen am inneren Augenwinkel, Kopfschmerzen, Fieber und Schüttelfrost sind Zeichen äußerster Gefahr!

Nasennebenhöhlen

Erste Hilfe: Auf keinen Fall Druck auf die entzündeten Stellen ausüben, **kein „Ausquetschen" von Eiterherden**! Hierdurch werden die Keime in das Gewebe hineingedrückt. Antibiotika (Nr. 8.01 oder 8.04) geben. Den entzündeten Bereich kühlen. Hat sich eine sichtbare **gelbe** Eiterkuppe gebildet, sollte man versuchen, mit der Kanüle vorsichtig die Haut über der Kuppe so weit anzuritzen, dass der Eiter abfließen kann. Mit dem Verbandsmaterial vorsichtig umgehen, es ist infektiös.

Weitere Behandlung: Antibiotika über 7 Tage geben. Bei Fieber, Kopfschmerz und Schwellung des Augenwinkels ist eine Krankenhausbehandlung dringend erforderlich.

B. 21.4. Nasenbluten

Nasenbluten

Allgemeines: Beim Nasenbluten platzen meistens feine Äderchen an der Nasenscheidewand. Meistens platzen sie während eines Schnupfens durch zu starkes Schnauben. Weitere Ursachen bei Erwachsenen sind aus der Symptomentabelle **B. 1.6.1.** zu ersehen.
Kinder leiden besonders oft unter Nasenbluten. Ursache bei ihnen sind beginnende Infektionskrankheiten, Schnupfen, Nasebohren, Nebenhöhlenentzündungen, Fremdkörper oder auch nur ein Schlag auf die Nase beim Spielen, aber auch ohne erkennbare Ursache.

Erste Hilfe: Den unteren weichen Anteil der Nase 10 Minuten zusammendrücken, aufrecht hinsetzen, Eispackungen oder kalte Umschläge auf den Nacken legen. Nicht hinlegen. Einen Wattebausch mit **Nasentropfen** (Nr. 16.02) tränken und ihn in den vorderen Nasenabschnitt schieben. Mit dem Finger leichten Druck auf den Nasenflügel ausüben. Die Watte nach 1 bis 2 Stunden entfernen. Meistens steht nach 10 Minuten die Blutung. Dann dürfen die Blutgerinnsel aber nicht herausgeschnaubt werden, sonst setzt die Blutung wieder ein.

Nasentropfen

Weitere Behandlung: Kommt die Blutung durch die obigen Maßnahmen nicht zum Stehen, muss die Nase mit einer schmalen Mullbinde ausgestopft werden, die man vorher eingefettet hat, z. B. mit Vaseline. Mit einer schmalen anatomischen Pinzette wird am sitzenden Menschen die Mullbinde mit vorsichtigem Druck waagerecht in die Nase bis zur Blutungsquelle vorgeschoben. Man braucht keine Sorge zu haben, dass man die Tamponade zu weit schieben könnte, da sie dann im Rachenraum wieder erscheinen würde. Die Tamponade sollte 2 Tage liegen bleiben.
Steht die Blutung immer noch nicht, muss die Tamponade erneuert werden.
Wurde viel Blut verschluckt, sieht der Stuhlgang am nächsten Tag schwarz aus.
Wiederholt sich das Nasenbluten, muss eine weitere Diagnostik mit HNO-ärztlicher Untersuchung, Blutdruckmessung und Blutuntersuchungen angeschlossen werden.

B. 21.5. Fremdkörper in der Nase

Fremdkörper in der Nase

Häufigste Ursachen sind Wattepfropfen nach Ausstopfen bei starkem Nasenbluten oder Perlen, Erbsen etc. bei spielenden Kindern.

Erste Hilfe: Kräftig ausschnauben lassen.

Weitere Behandlung: Falls das nicht hilft, HNO-Arzt aufsuchen.

B. 22. ERKRANKUNGEN IM MUND- UND RACHENRAUM

B. 22.1. Rachenentzündung (Pharyngitis)

Rachenentzündung

Allgemeines: Bei Schnupfen und Nasennebenhöhlenentzündungen läuft häufig infektiöses Sekret die hintere Rachenwand herunter, die sich dann entzündet.

Symptome: Husten und Schnupfen, Schmerzen beim Schlucken. Die Rachenwand ist gerötet, gelegentlich sieht man auch eitrigen Schleim an der Rachenwand. Die Gaumenmandeln sind meistens an der Entzündung nicht beteiligt.

Erste Hilfe: Behandlung des Schnupfens (Kapitel B. 21.1.1.) oder der Nasennebenhöhlenentzündung (Kapitel B. 21.2.) zunächst mit abschwellenden Nasentropfen. Heißen Zitronensaft trinken lassen. Kalte und feuchte Umschläge um den Hals werden als angenehm empfunden.
Halstabletten (Nr. 16.04) zum Lutschen lindern, können aber nicht die Ursache beseitigen.

Weitere Behandlung: In der Regel nicht erforderlich, da mit Abklingen der Nasennebenhöhlenentzündung oder des Schnupfens auch die Rachenentzündung abklingt.

Mandelentzündung, Pfeiffer-Drüsenfieber

B. 22.2. **Mandelentzündung** (Tonsillitis) **und Pfeiffer-Drüsenfieber** (infektiöse Mononukleose)

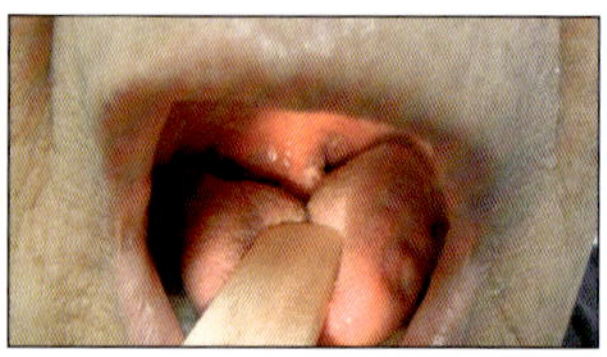

Tonsillitis

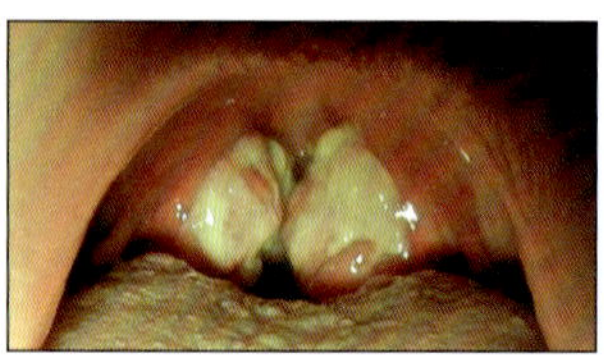

Beläge der Mandeln beim Pfeiffer-Drüsenfieber
(Quelle: siehe Literaturverzeichnis Nr. 63.1)

Allgemeines: Die „Mandeln" liegen im Rachen beiderseits vom Zäpfchen. „Mandelentzündungen" sind im Kindes- und Jugendalter recht häufig. Sie werden durch eine Besiedelung mit Bakterien, gelegentlich auch durch Viren (Pfeiffer-Drüsenfieber), hervorgerufen. Die Mandeln sind Lymphdrüsen, die weiße Blutkörperchen produzieren, die die Krankheitserreger im Rachenraum abtöten sollen.

Symptome: Halsschmerzen, Schluckbeschwerden, hohes Fieber, Anschwellung der Halslymphknoten, weißliche Stippchen auf den Mandeln, Mundgeruch. Beim Pfeiffer-Drüsenfieber auch Bauchschmerzen durch Schwellung der Milz. Beim **Pfeiffer-Drüsenfieber** sind die Mandeln großflächiger und „schmierig" belegt (siehe Abb.), zusätzlich besteht eine deutlichere Schwellung der Halslymphknoten.

Erste Hilfe: Kalte, feuchte Halswickel, Antibiotika (Nr. 8.01). Gegen die Schmerzen und das Fieber hilft Acetylsalicylsäure (Nr. 5.01). Flüssige Kost.

Weitere Behandlung: Antibiotika konsequent über 7 Tage, auch wenn es dem Kranken nach 3 Tagen wieder gut geht und er keine Beschwerden mehr hat. Schlägt die antibiotische Behandlung nicht an, und bestehen zudem Leibschmerzen, besteht der Verdacht auf Pfeiffer-Drüsenfieber, dann Antibiotika absetzen, weiter Halswickel, körperliche Schonung wegen Gefahr des Milzrisses. Funkärztliche Beratung.

Kehlkopfentzündung

B. 22.3. **Kehlkopfentzündung** (Laryngitis)

Allgemeines: Durch das Einatmen gelangen Krankheitserreger aus dem Nasen-Rachen-Raum auch in die tieferen Atemwege und dabei zunächst in den Kehlkopf. Im Kehlkopf befinden sich die Stimmbänder. Er wird durch den Kehldeckel beim Schlucken verschlossen.

Symptome: Die Krankheit beginnt meistens mit Husten und Schnupfen, dann Heiserkeit, weil die Stimmbänder anschwellen. Es kann nur noch geflüstert werden. Zu der Stimmlosigkeit kann es auch ohne einen Infekt kommen, wenn sie überanstrengt wurden, z. B. durch lautes Schreien über einen längeren Zeitraum.

Erste Hilfe: Möglichst nicht mehr sprechen, Inhalieren mit (Kamillen-)Dampf. Bei gleichzeitigem Infekt der oberen Luftwege muss dieser mit behandelt werden (**Kapitel B. 21.1.1.**).

Weitere Behandlung: Meistens stellt sich die Stimme nach 1 bis 2 Tagen wieder ein. Sollten die Beschwerden nicht abklingen, 3 x täglich Acetylsalicylsäure geben (Nr. 5.01).

B. 22.4. **Pseudo-Krupp** (stenosierende Laryngo-Tracheitis)

Pseudo-Krupp

Allgemeines: Durch Viren hervorgerufene Entzündung der oberen Atemwege im Bereich des Kehlkopfes unterhalb der Stimmritze (viraler Krupp), die meist Kleinkinder im Alter zwischen 6 Monaten und 6 Jahren betrifft. Das Krankheitsbild entwickelt sich in der Regel bei vorbestehendem Infekt. Die Anfälle treten häufig in der Nacht auf.

Symptome: Charakteristischer bellender Husten, Heiserkeit, „ziehendes" Geräusch beim Einatmen, in schweren Fällen auch deutliche Luftnot.

Erste Hilfe: Beruhigen, auf den Arm nehmen! Für kühle Luft sorgen (Fenster öffnen oder an Deck gehen) und ein kühles Getränk anbieten. Einmalig Kortisonzäpfchen (100 mg – nicht in der Bordapotheke) zum Abschwellen der Atemwege verabreichen. Bei schwerer Luftnot und bläulicher Verfärbung von Lippen, Nasenspitze und Händen ist Krankenhausbehandlung erforderlich!

B. 22.5. **Kehldeckelentzündung** (Epiglottitis)

Kehldeckelentzündung

Allgemeines: Die Kehldeckelentzündung wird hervorgerufen durch eine hoch akute bakterielle Infektion, z. B. durch Haemophilus. Sie tritt überwiegend im Kleinkindalter auf (2. bis 6. Lebensjahr), ist aber durch die Hib-Impfung selten geworden.

Symptome: Hochakutes Krankheitsbild, Lebensgefahr! Mit starken Schmerzen beim Schlucken, leise kloßige Sprache, oft nur geringes „ziehendes" Geräusch bei der Einatmung, geöffneter Mund und Speichelfluss, hohes Fieber, Kinder sitzen und sind ängstlich!

Erste Hilfe: Ruhe bewahren! Keine Untersuchung (in den Mund schauen) vornehmen! **Schnellste Krankenhauseinweisung!** Bei Ersticken und Bewusstlosigkeit zuerst mit Mund-zu-Mund-Beatmung versuchen. Bei Misserfolg (in verzweifelter Lage) Luftröhrenpunktion (wie in **Kapitel B. 22.7.** beschrieben) und darüber versuchen zu beatmen.

Unterscheidung zwischen Pseudo-Krupp und Epiglottitis

Symptome	**Pseudo-Krupp**	**Epiglottitis**
Fieber	nicht – ca. 38,5 °C	> 39–40 °C
Speichelfluss	kein	stark
Schluckstörung	keine	ja
Husten	bellend	nein
Sprache	heiser	kloßig, leise
Vorgeschichte	oft Infekt der oberen Luftwege, langsamer Beginn	schneller Beginn (innerhalb von Stunden)
Risikofaktoren		
Alter	6 Mo.–3 J., bis 6 J.	3–7 J., ält. Kinder, Erw.
Tageszeit	meist abends, nachts	ganzjährig
Jahreszeit	Herbst/Winter	ganzjährig
Verlauf	gut	unbehandelt hohe Sterblichkeit!
erneutes Auftreten	häufig	selten

Fremdkörper im Rachenraum

B. 22.6. Fremdkörper in Kehlkopf, Luftröhre und Bronchien

Allgemeines: Kleine Kinder atmen am häufigsten Fremdkörper ein, z. B. Erdnusskerne, Apfelstücke oder kleine Spielzeugteile. Bei Erwachsenen sind es Nadeln, Schrauben, Nägel oder Teile von Zahnprothesen. Die Gegenstände werden meistens beim Lachen oder in einer Schrecksituation eingeatmet, nachdem sie zuvor zwischen den Lippen gehalten wurden.
Besonders schwerwiegend ist das Einatmen von Mageninhalt bei Bewusstlosen, da bei ihnen der Hustenreiz fehlt.
Große Fremdkörper können bereits im Kehlkopf stecken bleiben. Die meisten kleineren Fremdkörper gelangen aber sofort in die Luftröhre oder in einen Hauptbronchus, meistens in den rechten. Völliger Verschluss eines Hauptbronchus führt zum Zusammenfallen oder zur Überblähung der entsprechenden Lungenseite.
Manchmal bewegen sich die Fremdkörper wie ein Kugelventil mit der Atmung in der Luftröhre oder im Hauptbronchus. Hierdurch werden wechselnde Zustände von Atemnot (bis Erstickungsgefühl) hervorgerufen.

Erstickung

Jeder nicht entfernte Fremdkörper ruft eine eitrige Lungenentzündung hervor.

Symptome beim **Sitz des Fremdkörpers**
- im **Kehlkopf**: plötzlicher starker Hustenreiz, veränderte Stimme,
- im unteren **Rachenbereich und Kehlkopf** (z. B. Zahnprothese): extreme Luftnot und Fremdkörpergefühl,
- in der **Luftröhre**: pfeifendes Atemgeräusch bei Einatmung,
- in einem **Hauptbronchus**: sichtbar ungleichmäßige Beatmung der Lungenhälften.

Erste Hilfe: Nur sichtbare Fremdkörper mit den Fingern, einer Pinzette oder einer Zange entfernen, husten lassen!
Weiteres Vorgehen: siehe Kapitel C.2.

Weitere Behandlung: Sollte die **anfängliche Luftnot überstanden** und eine ausreichende Atmung vorhanden sein, hat sich der Fremdkörper vermutlich in einer verhältnismäßig günstigen Lage festgeklemmt, **dann keine weiteren Notmaßnahmen ergreifen, sondern den Fremdkörper in einer Fachklinik entfernen lassen!**
Bei drohender **Erstickung** durch einen Fremdkörper im Kehlkopf- oder Kehlkopfeingangsbereich die Luftröhre mit Kanülen punktieren, wie im folgenden Kapitel B. 22.7. beschrieben.

B. 22.7. „Luftröhrenpunktion“ (Notfallkoniotomie)

„Luftröhrenpunktion“

Allgemeines: Wenn es z. B. bei einem Kind nicht gelingt, einen Fremdkörper mechanisch zu entfernen und die Beatmung misslingen sollte – **also wenn sich der Brustkorb nicht hebt und sich das Gesicht zunehmend bläulich verfärbt** –, dann bleibt als letzte Möglichkeit für eine **minimale** Beatmung nur noch die **Punktion der Luftröhre**, am besten mit einer Venenverweilkanüle/Braunüle. Die Sauerstoffzufuhr/Beatmung ist auf diesem Weg kurzfristig **nur beim Kind** ausreichend. Bei einem **Erwachsenen** müsste ein „richtiger“ Luftröhrenschnitt mit Einbringen eines Beatmungstubus erfolgen, was in diesem Buch aber nicht besprochen wird. In dieser verzweifelten Situation kann versucht werden, so viele Braunülen wie möglich an der entsprechenden Stelle einzustechen und über „alle Öffnungen“ zu beatmen.

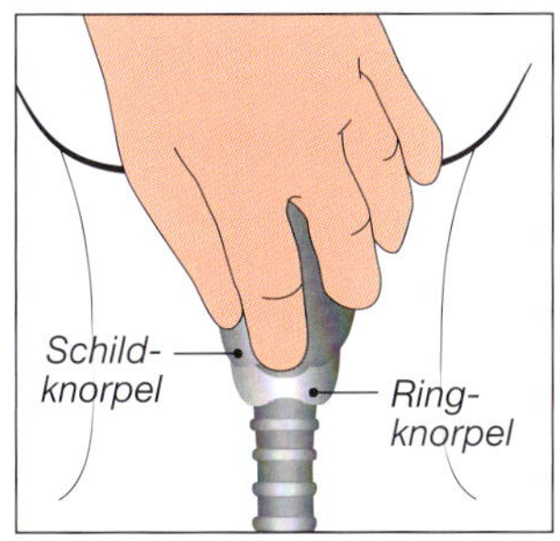

Sog. anatomische Landmarken

Vorgehen (Auffinden des Punktionsortes):
- Als Erstes wird die obere Einkerbung des Schildknorpels („Adamsapfel“) ertastet, in dem der Kopf überstreckt wird und der Zeigefinger vom Kinn kommend in der Mitte des Halses über die Haut streicht, bis die Vertiefung/Einkerbung gefühlt wird.
- Der Schildknorpel hat die Form eines „Schiffsbugs“ an dessen Kante man sich entlang tastet bis zum nächsten Widerstand.
- Hier hat man jetzt den Ringknorpel erspürt.
- Zwischen Schild- und Ringknorpel befindet sich die Krikothyroid-Membran.

Vorbereitung des Instrumentariums:
- Auf die (größte) Venenverweilkanüle wird eine Spritze (z. B. 5 ml), in die man etwas Kochsalz aufgezogen hat, aufgesetzt.

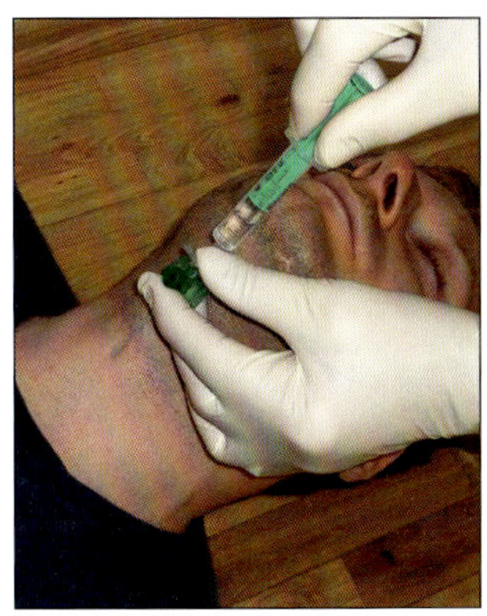

Durchführung der Punktion:
- Dann wird zunächst die Haut (kurz) durchstochen (punktiert) und danach etwas (z. B. 0,5 ml) Flüssigkeit herausgespritzt, um einen möglicherweise die Öffnung verstopfenden Hautzylinder herauszudrücken.
- Danach wird die Kanüle (wie in der Abb. links gezeigt) mit etwas schräger Neigung langsam vorgeschoben und die Membran durchstochen.
- Während des Vorschiebens wird der Spritzenkolben angezogen („man aspiriert“), bis der Widerstand plötzlich nachlässt und Luft angesaugt wird.

• Jetzt wird die Spritze entfernt und der Stahlmandrin aus dem Plastikkatheter der Kanüle gezogen und dann die Öffnung der Kanüle mit einem Beatmungsbeutel verbunden.

Nun kann man den Konnektor eines Tubus mit 3,0 mm Innendurchmesser (nicht in Bordapotheke) direkt mit der Kanüle und einem Beatmungsbeutel verbinden (Abb. unten rechts). Alternativ entfernt man den Kolben einer 2-ml-Spritze und setzt dort den Konnektor eines Tubus mit 8,0 mm Innendurchmesser auf (nicht in Bordapotheke, Abb. unten links und Schema links).

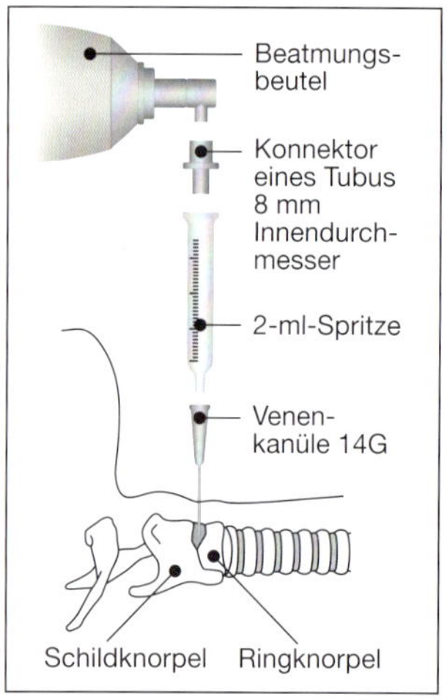

Punktionsort

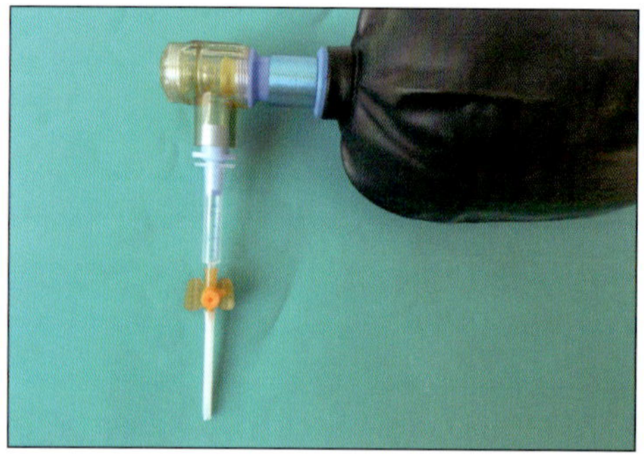

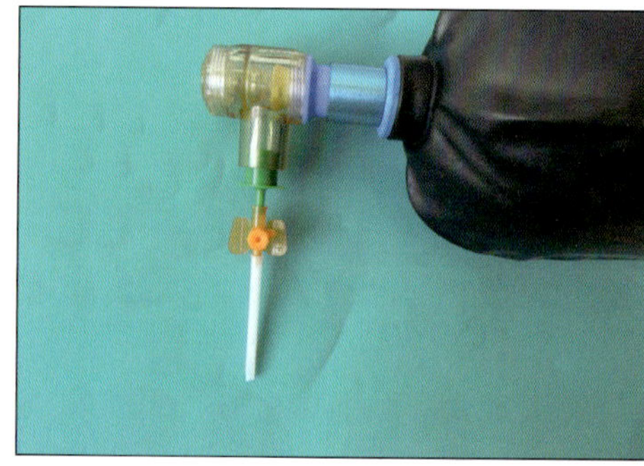

Speicheldrüsen

B. 22.8. Erkrankungen der Speicheldrüsen

(siehe Kapitel B. 13.4. „Erkrankung der Mundspeicheldrüsen“)

Zungenentzündungen

B. 22.9. Entzündungen der Zunge (Glossitis)

Allgemeines: Entzündungen der Zunge äußern sich durch Zungenbrennen, eine einheitliche Ursache lässt sich schwer festlegen.

Symptome: Schmerzen, rote Zunge, gelegentlich seitliche Einrisse.

Erste Hilfe: Mundspülen mit Kamille, Lutschen von Bonbons oder z. B. Kieselsteinen, um die Speichelsekretion anzuregen.

Weitere Behandlung: Möglicherweise Mangel an Vitaminen oder Mineralien, weitere Diagnostik erforderlich.

Zungenverletzungen

B. 22.10. Verletzungen der Zunge

Allgemeines: Meistens durch versehentlichen Zungenbiss oder während eines Krampfanfalls.

Symptome: Unterschiedlich stark ausgeprägte Blutung.

Erste Hilfe: Meistens nicht erforderlich, nur bei großen Wunden muss genäht werden. Blutungen stehen schnell, sekundäre Entzündungen der Wunde sind kaum zu befürchten.

B. 23. ERKRANKUNGEN DER ATEMWEGSORGANE

Atemwegsorgane

Zu den Atemwegsorganen gehören
- Nase und Nasennebenhöhlen,
- Rachen,
- Kehlkopf,
- Luftröhre,
- Bronchien und Lunge.

B. 23.1. Erkrankungen der Bronchien

Bronchienerkrankungen

Die Luftröhre schließt sich an den Kehlkopf an und verzweigt sich in die beiden Hauptbronchien, welche den linken und den rechten Lungenflügel versorgen.
Die Bronchien verzweigen sich in weitere kleinere Äste, die zum Schluss in die Lungenbläschen übergehen. In den Lungenbläschen, deren Oberfläche insgesamt 80 m^2 beträgt, findet der eigentliche Gasaustausch statt. Sauerstoff wird eingeatmet, und Kohlendioxid wieder ausgeatmet.

B. 23.1.1. Bronchitis

Bronchitis

Allgemeines: Die häufigste Ursache für eine Entzündung der Bronchien ist eine Infektion durch Viren. Durch Einatmen von Rauch oder Gasen können die Bronchien ebenfalls geschädigt werden und sich entzünden.

Symptome: Symptome einer Bronchitis sind Hustenreiz und meist klare, allenfalls „gräuliche" Schleimabsonderung beim Husten, manchmal auch Fieber.
Husten ist ein **wichtiger Reflex**, um den Schleim aus den Bronchien zu entfernen und sollte nicht unnötig durch Medikamente unterbunden werden.

Erste Hilfe: Zur Verflüssigung von Schleim viel trinken lassen, Codeintropfen (Nr. 1.01) nur bei unstillbarem quälenden Hustenreiz zur Nacht geben. Ansonsten hilft auch sehr gut zur Linderung 1 Teelöffel Bienenhonig zur Nacht, jedoch nicht für Kinder unter 1 Jahr (Gefahr des Säuglingsbotulismus!).

Weitere Behandlung: Bei hohem Fieber, deutlich gestörtem Allgemeinbefinden, bei eitrigem, d. h. dickem grünlichen Auswurf und bei älteren Personen kann zusätzlich die Gabe eines Antibiotikums (Nr. 8.03) erforderlich werden.

B. 23.2. Erkrankungen der Lunge

Die häufigsten Erkrankungen der Lunge entstehen durch Einatmung von **Krankheitserregern**. Die Krankheitserreger befallen zunächst die Bronchien und werden von dort aus weiter in die Lunge eingeatmet. So kann sich aus einer eitrigen Bronchitis eine Lungenentzündung entwickeln.

B. 23.2.1. Lungenentzündung / Rippenfellentzündung (Pneumonie)

Pneumonie
Lungen-/ Rippenfellentzündung

Allgemeines: Häufigste Ursache für eine Lungenentzündung sind Viren, die während einer **Erkältungs- oder Grippeerkrankung** über die Bronchien in die

Lunge gelangen und dort zunächst einzelne Entzündungsherde verursachen. Im Gefolge einer Virusinfektion kann es aber auch zu einer zusätzlichen bakteriellen Besiedlung der Lunge kommen. Bei einer schweren Erkrankung können sich die Entzündungsherde ausbreiten, ganze Lungenabschnitte befallen und auf das Rippenfell übergreifen.

Symptome: Starker Hustenreiz, Fieber, Atemnot, stark gestörtes Allgemeinbefinden und Auswurf, der rötlich-braun gefärbt sein kann. Einseitige Brustschmerzen beim Einatmen weisen auf eine Rippenfellentzündung hin.

Erste Hilfe: Sitzen in halb aufrechter Position, wie es als angenehm empfunden wird, damit der Kranke besser durchatmen und abhusten kann.

Weitere Behandlung: Zum Lösen des Schleimes reichlich Flüssigkeit trinken lassen, damit die Krankheitserreger abgehustet werden können. Wasser alleine ist entscheidend und völlig ausreichend, medikamentöse „Schleimlöser" bringen nicht mehr. Wenn der Urin immer hellgelb (nicht dunkel verfärbt) aussieht, dann ist der Körper ausreichend mit Flüssigkeit versorgt. Bei Fieber, stark gestörtem Allgemeinbefinden und bei älteren Kranken sind Antibiotika (Nr. 8.03) zu geben. Bei starkem Reizhusten und zur Nacht können zusätzlich hustenreizstillende Medikamente (Nr. 1.01) eingesetzt werden. Besteht nach einer vierwöchigen Behandlung immer noch ein Hustenreiz oder Fieber, ist möglichst bald eine Röntgenuntersuchung der Lunge erforderlich.

Asthma bronchiale

B. 23.2.2. Asthma bronchiale

Allgemeines: Asthma ist eine chronisch entzündliche Erkrankung der Atemwege. Bei Asthma verkrampfen sich die Bronchien und erschweren besonders die Ausatmung. Zäher Bronchialschleim engt die Bronchien ein. Das **allergische Asthma** wird hervorgerufen durch Tierhaare, Pollen, Hausstaub oder Insekten, aber auch durch Nahrungs- und Genussmittel (z. B. Nüsse, Gewürze, Schalentiere, Schokolade, Rotwein). In der Arbeitswelt spielt die Unverträglichkeit z. B. von Mehlstaub beim sog. „Bäckerasthma" eine Rolle. Beim **nicht-allergischen Asthma** spielen Infekte der Atemwege oder Medikamente (z. B. sog. „Rheumamittel") und in der Berufswelt toxisch wirkende Stoffe eine Rolle. Es gibt aber auch Asthma/Hustenbeschwerden durch den Reflux von Magensäure (siehe Kapitel B. 13.1.2.).

Asthma kardiale

Plötzliche Atemnot bei einem **Herzkranken** ist oft ein Zeichen für ein beginnendes Herzversagen, das entsprechend behandelt werden muss (siehe Kapitel B. 14.1.2.). Es wird deshalb auch als „**Asthma kardiale**" bezeichnet. Hierbei staut sich das Blut in der Lunge, wodurch sich die Lungenbläschen (Kapitel B. 23.2.4. „Lungenödem") mit Wasser anfüllen.

Symptome (siehe auch Symptomentabelle B. 1.1.4. „Atemnot"): Kennzeichnend für einen Asthmaanfall ist die Kurzluftigkeit, bei der besonders die Ausatmung erschwert ist. Der Kranke versucht, eine sitzende Stellung einzunehmen. Das Atemgeräusch ist laut hörbar, teils pfeifend, teils keuchend oder rasselnd. Meistens besteht außerdem ein deutliches Angstgefühl. Fieber fehlt in der Regel, falls nicht gleichzeitig ein Infekt vorliegt.

Feuchter Schweiß auf der Stirn, verbunden mit höchster Atemnot, ist ein bedrohliches Zeichen mit dem Verdacht auf ein beginnendes Herz-Kreislauf-Versagen. Der Asthmaanfall ist immer ein Notfall!

Erste Hilfe: Der Kranke soll aufrecht sitzen und sich dabei mit beiden Armen aufstützen. Beruhigend auf den Kranken einwirken.

Weitere Behandlung: Bei **akutem Asthmaanfall** muss zunächst das Mittel Salbutamol (Nr. 1.02) bis zu 6x 2 Hübe/Tag gegeben werden, um die Bronchienverkrampfung zu lösen.
In schweren Fällen muss zusätzlich ein **kortisonhaltiges Mittel** zum Inhalieren (Nr. 1.04) gegeben werden. Alternativ kann ein Kortisonpräparat in **Tablettenform** (Nr. 10.03) in hoher Dosierung gegeben werden (z. B. 1. Tag 3 Tbl., 2. Tag 2 Tabl., 3. Tag 1 Tbl., ab 4. Tag 0,5 Tbl., Tabletten jeweils auf einmal morgens einnehmen.
Bei **„Herzasthma“** (beginnendes **Lungenödem**) helfen Nitrolingual®-Spray (Glyceroltrinitrat, Nr. 2.02)) und ein entwässerndes Medikament (Nr. 2.06).

B. 23.2.3. Chronisch-obstruktive Atemwegserkrankung (COPD)/ Lungenemphysem

Atemwegserkrankung (COPD)
Lungenemphysem

Allgemeines: Chronische Erkrankung der Lunge, meistens bei älteren Menschen, hauptsächlich durch Nikotinschädigung verursacht. Über Jahrzehnte kommt es zu einer Zerstörung der Lungenstruktur (Verlust der Elastizität) mit **„Überblähung“** der Lunge (**Lungenemphysem**), wodurch die Lungenoberfläche für den Gasaustausch drastisch reduziert ist.

„Blählunge“/
Lungenemphysem

Symptome: Zunehmende Kurzluftigkeit bei Belastung, bei Infekten (Bronchitis) auch in Ruhe, (morgendlicher) Husten mit Auswurf, bei schwerer Erkrankung beschleunigte Atmung, Herzrasen, Bewusstseinstrübung.

Erste Hilfe: Sitzend mit erhöhtem Oberkörper, Flüssigkeitszufuhr (um Schleim leichter abhusten zu können), bronchienerweiternde Sprays auch mit Kortisonzusatz (Nr. 1.03), Antibiotika (Nr. 8.03), Krankenhauseinweisung anstreben bei Verschlechterung.

B. 23.2.4. Lungenödem

Lungenödem

Allgemeines: Beim Lungenödem sammelt sich Wasser aus dem Blut in den feinsten Lungenbläschen (Alveolen), in denen sich normalerweise der Gasaustausch abspielt. Da das Wasser den Gasaustausch behindert, droht akute Erstickungsgefahr. Verschiedene **Ursachen** können ein Lungenödem bewirken:

- Beim **Herzversagen** fehlt dem Herzen die Kraft, das Blut in den Körper zu pumpen. Es staut sich zurück in die Lunge, „Blutwasser“ sickert in die Lungenbläschen (siehe Kapitel B. 14.1.3. „Herzmuskelschwäche“).
- Beim **Einatmen und beim Verschlucken größerer Mengen von Salzwasser** zieht dieses durch Osmose Wasser aus dem Blut in die Lungenbläschen.
- Durch **Reizstoffe**, z. B. giftige Gase bei Kunststoffbränden oder Ammoniak aus Kühlanlagen, wird die Wand der Lungenbläschen so geschädigt, dass sie Flüssigkeit durchlässt (Kapitel D. 7.1. „Giftige Gase“).

Somit ist das Lungenödem keine Erkrankung der Lunge, sondern ein Symptom anderer Krankheiten.

Erste Hilfe: Erleichterung der Atmung durch Öffnen beengender Kleidungsstücke, Sitzen in halb aufrechter Position in frischer Luft, Sauerstoff. Eine Tablette Furosemid 40 (Nr. 2.06) geben, eventuell nach einer Stunde eine zweite Tablette. Nitrolingual®-Spray (Glyceroltrinitrat, Nr. 2.02).

Weitere Behandlung: Der Grundkrankheit entsprechend.

Spontanpneumothorax

B. 23.2.5. Spontanpneumothorax

Allgemeines: Durch Einriss von Lungenbläschen (oftmals angeboren) dringt Luft zwischen Lunge und Brustkorb ein. Dies kann (spontan) ohne äußeren Anlass entstehen, aber auch nach körperlicher Anstrengung. Oft ist der Lufteintritt nur gering ohne größere Atemnot, manchmal kommt es jedoch zu erheblicher Atemnot, wenn die betroffene Lungenhälfte zusammenfällt (s. Kapitel B. 4.2.6. „Pneumothorax/Luftbrust").

Symptome: Stechender Schmerz, Hustenreiz, unterschiedlich ausgeprägte Luftnot.

Erste Hilfe: Sitzend lagern, bei wenig Atemnot abwarten (Krankenhausbehandlung zur Röntgendiagnostik erforderlich), bei zunehmender Luftnot muss die Lunge durch **„Entlastungspunktion"** (siehe unter Kapitel B. 4.2.6. „Punktion der Lunge bei Spannungspneumothorax") wieder zur Entfaltung gebracht werden.

Stoffwechselkrankheiten

B. 24. STOFFWECHSELKRANKHEITEN

Porphyrie

B. 24.1. Porphyrie

Allgemeines: Bei dieser erblichen Stoffwechselerkrankung (porphyria = Purpurfarbstoff) liegt eine Störung beim Aufbau des roten Blutfarbstoffes vor. Es kommt zu einer krankhaften Anhäufung von Stoffwechselprodukten, die u. a. im Urin ausgeschieden werden.

Symptome: Akute **Bauchschmerzen** („Koliken"), **Lähmungserscheinungen**/Psychosen und **Herzrasen** sind drei verdächtige Symptome sowie Antriebslosigkeit, Missempfindungen, Krampfanfälle, Wesensveränderungen und Blutdruckkrisen. Ursachen können Stress (z. B. schwere Infektionen), Fasten, Alkohol und Medikamente sein: u. a. Metamizol (gegen Schmerzen), Metoclopramid (gegen Erbrechen), Diazepam (Beruhigungsmittel). In der Hälfte der Fälle findet sich **rötlicher**, beim Stehenlassen sich dunkler verfärbender **Urin** (Flecken in der Unterwäsche!).

Rötlicher Urin

Erste Hilfe: Lebensbedrohliches Krankheitsbild! Ansonsten: Absetzen auslösender Medikamente, bei hohem Blutdruck und Herzrasen Metoprolol (Nr. 2.04), bei Bauchschmerzen Butylscopolamin (Nr. 5.05) oder Paracetamol (Nr. 5.02).

Gicht

B. 24.2. Gicht (siehe Kapitel B. 28.2.2.)

Fettstoffwechselstörungen

B. 24.3. Fettstoffwechselstörungen und Übergewicht

Hierbei kommt es langfristig zu gesundheitlichen Schädigungen, wodurch sich das Risiko für z. B. Herzinfarkt oder Schlaganfall deutlich erhöht. Bei chronischer Zufuhr von

Kalorien in Form von Alkohol können Probleme wie z. B. Gicht (siehe Kapitel B. 28.2.2.) oder Entzündung der Bauchspeicheldrüse (siehe Kapitel B. 13.6.1.) entstehen.

B. 24.4. Störungen des Essverhaltens (Essstörungen)

Störungen des Essverhaltens

B. 24.4.1 Magersucht (Anorexia nervosa)

Magersucht

Allgemeines: Hierbei handelt es sich um eine durch Nahrungsbeschränkung absichtlich herbeigeführte Untergewichtigkeit. Weitere auffällige Verhaltensweisen sind: selbst herbeigeführtes Erbrechen, Gebrauch von Abführmitteln, übertriebene körperliche Aktivität, Gebrauch von Entwässerungsmitteln oder Appetitzüglern. Überwiegend sind Mädchen und Frauen im Alter zwischen 15 und 35 Jahren betroffen.

Erste Hilfe: Bei schwerem Untergewicht kann ein lebensbedrohlicher Zustand vorliegen, manchmal ist Krankenhausbehandlung erforderlich, Psychotherapie – keine Ozeanüberquerung wagen!

B. 24.4.2. Fress-Brechsucht (Bulimia nervosa)

Fress-Brechsucht

Allgemeines: Diese Erkrankung besteht aus wiederholten Essattacken bei Heißhungeranfällen (mindestens 2 x/Woche) und dann selbst herbeigeführtem Erbrechen, in dem Versuch, das Gewicht kontrollieren zu können. Auch hier wird zeitweilig gehungert oder Abführmittel benutzt.

Erst Hilfe: Behandlung nur durch Verhaltens- und/oder Psychotherapie möglich.

B. 25. ERKRANKUNGEN DER DRÜSEN MIT INNERER SEKRETION (Endokrinologie)

Erkrankungen der Drüsen mit innerer Sekretion

B. 25.1. Schilddrüsenerkrankungen

Schilddrüsenerkrankungen

Allgemeines: Schilddrüsenhormone sind lebensnotwendig. Ein wesentlicher Bestandteil für ihre Bildung ist Jod. Allerdings ist Deutschland ein Jodmangelgebiet. Wenn nicht genügend Hormone im Blut vorhanden sind, dann kommt es zu einer krankhaften **Vergrößerung** der Schilddrüse (**Struma**). Wenn dieses bemerkt wird, dann sollte eine weitergehende Diagnostik bei einem Arzt erfolgen.

Struma

B. 25.1.1. Unterfunktion der Schilddrüse

Unterfunktion

Allgemeines: Bei einer Unterfunktion werden zu wenig Schilddrüsenhormone gebildet. Ursache kann ein Zustand nach Entzündung der Schilddrüse oder auch eine zu geringe Hormondosierung bei bekannter Erkrankung sein.

Symptome: Müdigkeit, reduzierte Belastbarkeit, Antriebsarmut, trockene Haut, Kälteempfindlichkeit, Verstopfung, raue Stimme, niedriger Blutdruck und langsamer Puls, bei älteren Menschen auch Depression!

Erste Hilfe: Ärztliche Diagnostik und Therapie veranlassen, ansonsten Erhöhung der bestehenden Hormontherapie nach funkärztlicher Beratung.

Überfunktion

B. 25.1.2. Überfunktion der Schilddrüse

Allgemeines: Zum Beispiel aufgrund einer „Laune der Natur“ kann es zu einer Überfunktion der Schilddrüse (Autoimmunerkrankung, Basedow-Erkrankung) kommen. Aber auch nach exzessiver Jodbelastung (z. B. Untersuchung mit Röntgenkontrastmittel), wenn eine „Neigung“ zur Überfunktion nicht bekannt war und eine vorhergehende Laboruntersuchung versäumt wurde oder auch bei Überdosierung von Hormonen und bei Einnahme bestimmter Herzmedikamente (Amiodaron).

Symptome: Herzrasen, Schwitzen (Fieber bis 41 °C), Unruhe, Angst, Erbrechen, Muskelschwäche, Bewusstseinsstörungen. In höherem Lebensalter können sich die Symptome auch „schleichend“ entwickeln mit: Gewichtsverlust, Kräfteverfall, (Alters-)Depression, Herzschwäche.

Erste Hilfe: bei Hormonbehandlung und/oder Amiodaroneinnahme Reduzierung der Dosis oder Absetzen des Medikamentes nach funkärztlicher Beratung, ansonsten Diagnostik und Therapie (z. B. durch Medikamente) nur an Land möglich. Lebensgefahr möglich!

Diabetes mellitus

B. 25.2. Diabetes mellitus (siehe unter Kapitel B. 13.6.3.)

Nebennierenerkrankung

B. 25.3. Nebennierenerkrankung

Überfunktion

B. 25.3.1. Überfunktion der Nebenniere

Allgemeines: Auch in der Nebenniere werden lebenswichtige Hormone (u. a. Kortison und Adrenalin) produziert. Bei einer Überproduktion von Kortison kommt es zur Umverteilung von Fettgewebe mit Vollmondgesicht und „Stiernacken“.

Weitere Symptome: Muskelschwäche (Kraftlosigkeit passt nicht zu „kräftigem“ Aussehen), hoher Blutdruck, schlecht heilende Wunden, Geschwüre, dünne Haut, psychische Veränderungen.

Erste Hilfe: Nicht möglich, Behandlung an Land!
Eine Überproduktion des Stresshormons **Adrenalin** kommt durch Tumoren des Nebennierenmarks vor und zeichnet sich durch Blutdruckkrisen mit Kopfschmerzen, Schwitzen und Herzklopfen aus. Weitere **Symptome** können Blässe der Haut und Gewichtsverlust sein.

Erste Hilfe: Bei Blutdruckkrisen Metoprolol (Nr. 2.04), Krankenhausbehandlung!

Unterfunktion

B. 25.3.2. Unterfunktion der Nebenniere

Allgemeines: Bei einer Unterfunktion der Nebennierenrinde können unterschiedliche Schweregrade beobachtet werden, von kaum zu merkenden Symptomen im täglichen Leben bis hin zur lebensbedrohlichen Krise!

Symptome: Kraftlosigkeit und schnelle Ermüdbarkeit, Dunkelverfärbung („Pigmentierung“) der Haut, Gewichtsverlust, Austrocknung, niedriger Blutdruck, auch Übelkeit, Erbrechen, Bauchschmerzen bis zu Schockzustand und Koma!

Erste Hilfe: Flüssigkeitszufuhr (evtl. intravenöse Infusion), Krankenhausbehandlung!

B. 26. NERVENKRANKHEITEN/ NEUROLOGISCHE ERKRANKUNGEN

Nervenkrankheiten

Allgemeines: Unter neurologischen Erkrankungen versteht man Krankheitsbilder, bei denen die Nervenbahnen (z. B. der Ischiasnerv) oder das Gehirn (z. B. bei einer Gehirnerschütterung oder durch einen Tumor) durch äußere Einflüsse und/oder durch Krankheiten in ihrer Funktion beeinträchtigt werden.
„Schwache Nerven" im Sinne einer seelischen Erkrankung werden im nächsten Kapitel B. 27. „Psychiatrische Erkrankungen" behandelt.

B. 26.1. Erkrankungen des Gehirns

Erkrankungen des Gehirns

B. 26.1.1. Gehirnverletzungen

Gehirnverletzungen

Allgemeines: siehe Kapitel B. 4.2.1.
Hitzeeinwirkung auf das Gehirn kann folgende Krankheitsbilder auslösen:
- **Hitzekollaps**,
- **Hitzeerschöpfung**,
- **Hitzschlag**,
- **Hitzekrämpfe** und
- **Sonnenstich.**

(Siehe Kapitel B. 9.1. bis B. 9.5.)

B. 26.1.2. Durchblutungsstörungen des Gehirns

Durchblutungsstörungen

Allgemeines: Die Symptome des Schlaganfalls als akute Durchblutungsstörung des Gehirns werden unter Kapitel B. 14.2.2. beschrieben.

B. 26.1.3. Entzündungen des Gehirns / Hirnhautentzündung

Hirnhautentzündung

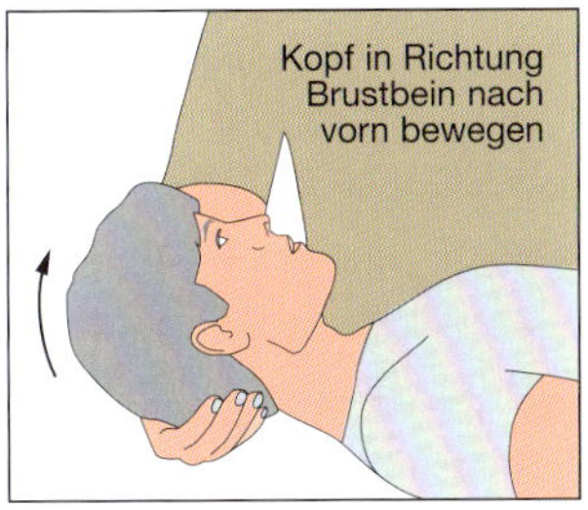

Prüfen der Nackensteifigkeit

Allgemeines: Entzündungen des Gehirns (**Enzephalitis**) oder der Hirnhäute (**Meningitis**) treten häufig im Gefolge von Infektionskrankheiten auf. Auch im Gefolge einer virusbedingten Erkältungskrankheit werden gelegentlich Entzündungen beobachtet. Auch ohne Infektionen, z. B. nach intensiver Sonneneinstrahlung, kann es zu Hirnhautreizungen kommen.

Symptome: Kopfschmerz, Schwindel, Brechreiz, Benommenheit, Fieber und Nackensteifigkeit. Die **Nackensteifigkeit (Meningismus)** ist ein besonders typisches Zeichen. Hierbei kann der Kopf auch mit fremder Hilfe nicht nach vorne gebeugt werden, da sich sofort heftigste Schmerzen einstellen.

Erste Hilfe: Bettruhe, kalte Kompressen auf die Stirn, flüssige Kost, Schmerzmittel (Nr. 5.01). **Medizinischer Notfall!**

Weitere Behandlung: Antibiotika (je nach Primärkrankheit Nr. 8.01 oder bei Unverträglichkeit Nr. 8.03) geben. Umgehend Krankenhausbehandlung anstreben, da Lebensgefahr und auch die Gefahr von Dauerhirnschäden bestehen.

B. 26.1.4. Hirntumoren

Hirntumoren

Allgemeines: Hirntumoren sind sehr selten, können aber in jedem Alter vorkommen. Sie wachsen meistens sehr langsam und machen zunehmend Hirndruckerscheinungen.

Symptome: Allmählich zunehmende Kopfschmerzen, Gesichtsfeldausfälle, Krämpfe, Lähmungen oder Brechreiz, Schwindelanfälle, Pupillendifferenz möglich (siehe **Kapitel B. 3.3.9.**).

Erste Hilfe: Schmerzmittel nach Bedarf (Nr. 5.01, 5.04 oder 5.06). Bei Krämpfen Beruhigungsmittel (Nr. 6.03) geben. Bewusstlosen keine Flüssigkeit einflößen!

Weitere Behandlung: An Bord nicht möglich, umgehende Krankenhausbehandlung notwendig.

Krampfanfall

B. 26.1.5. **Krampfanfall** (Epileptischer Anfall)

Allgemeines: Hierunter wird in diesem Kapitel der Krampf verstanden, der vom Gehirn ausgeht, nicht der Muskelkrampf (z. B. in der Wade).
Ursachen sind Krankheiten, z. B. Epilepsie, Schwangerschaftskrämpfe (Eklampsie), Folgen von Kopfverletzungen, Geburtsschäden, Hirntumoren, Durchblutungsstörungen im Gehirn (**Kapitel B. 26.1.2.**), psychische Einflüsse oder Vergiftungen (**Kapitel B. 6.**). Bei den Vergiftungen spielt auch der Alkoholismus eine Rolle. Alkoholentzug (neue Umgebung, Verschweigen der Alkoholabhängigkeit) oder optische Reize (Betrachten eines Radar-Bildes) können bei bisher anfallsfreien Personen einen ersten Anfall auslösen. Siehe **Kapitel A. 11.**

Symptome: Plötzliche Bewusstlosigkeit, Zucken der Gliedmaßen (entweder symmetrisch oder seitenbetont), Schaum vor dem Mund, Bewegung der Augäpfel in eine bestimmte seitliche Richtung, unwillkürlicher Abgang von Urin und Stuhl, Zungenbiss, blau angelaufenes Gesicht. Meistens gibt sich der Krampfanfall nach einigen Minuten und der Kranke verfällt anschließend in einen tiefen Schlaf. Aber auch nach dem Erwachen kann es sein, dass das Bewusstsein noch nicht wieder voll vorhanden ist. Unkontrollierte Handlungen sind möglich, auch wenn der Betroffene anscheinend wieder klar denken kann.

Erste Hilfe: Auf freie Atemwege achten (Seitenlagerung!), da Erstickungsgefahr durch das Zurückfallen der Zunge oder das Einatmen von Erbrochenem besteht. Beim Umsichschlagen nicht festhalten, nur vor Verletzungen schützen. Nach Abklingen des Krampfes und nach dem Aufwachen ist eine lückenlose Überwachung erforderlich.

Weitere Behandlung: Eine umgehende diagnostische Abklärung des Anfalles ist erforderlich, anschließend eine ursächliche Behandlung. Handelt es sich um ein altes und bekanntes Leiden, muss ein Arzt möglicherweise die Dauermedikation korrigieren. Auf See ohne ärztliche Hilfe kann versucht werden, mit Beruhigungsmittel (Nr. 6.03) die Anfallsbereitschaft zu senken.

Kopfschmerzen/Migräne

B. 26.1.6. **Kopfschmerzen/Migräne**

Allgemeines: Mit Ausnahme der Migräne ist Kopfschmerz keine eigene Krankheit, sondern nur eine Begleiterscheinung zahlreicher anderer Krankheiten, ein Symptom. Es gibt aber kein Symptom, das so häufig auftritt und so schwer zu deuten ist.
Kopfschmerzen können viele Ursachen haben, z. B. können sie die Vorboten einer Seekrankheit (**Kapitel B. 7.**) sein, durch Sonneneinstrahlung (**Kapitel B. 9.5.**)

ausgelöst werden, von der Halswirbelsäule ausgehen (Kapitel B. 28.1.1.), durch Augenerkrankungen (optische Reize, grüner Star, siehe Kapitel B. 19.) oder Nasennebenhöhlenentzündungen (Kapitel B. 21.2.) hervorgerufen werden. Meistens sind sie nur erste Anzeichen eines banalen Erkältungsinfektes. Hunger und Erschöpfung können Kopfschmerzen machen. Bei der Seekrankheit wird der Kopfschmerz durch die fehlende Nahrungsaufnahme noch verstärkt. Aber auch hoher Blutdruck, ein drohender Schlaganfall (Kapitel B. 14.2.2.), eine Kohlenmonoxidvergiftung durch Auspuffgase (Kapitel B. 6.7.) oder eine akute Hirnblutung (siehe unten) führen zu Kopfschmerzen.

Symptome: Bei der Migräne tritt der Kopfschmerz oft halbseitig und anfallsweise auf, gemeinsam mit Flimmern vor den Augen, Lichtscheu und gelegentlichem Brechreiz. Migräne auf See ist selten. Ansonsten ist der Kopfschmerz ein Symptom, das es einzuordnen gilt, wenn die Schmerzen sich verstärken (**Kapitel B. 1.3.1.**).

Erste Hilfe: Kalte Umschläge auf die Stirn, Bettruhe, leichte kohlenhydratreiche Kost, reichlich Mineralwasser oder süße Flüssigkeit trinken lassen. Manchmal hilft auch ein starker Kaffee, bei Übelkeit Metoclopramid (Nr. 3.01), als Schmerzmittel Acetylsalicylsäure (Nr. 5.01) oder Metamizol (Nr. 5.04).

B. 26.1.7. Kopfschmerzen/Subarachnoidalblutung (SAB)

Kopfschmerzen/ Subarachnoidalblutung

Allgemeines: Die SAB ist eine Blutung zwischen der mittleren und inneren Hirnhaut. In diesem Spalt befinden sich Hirnwasser und Blutgefäße. Wenn hier ein Blutgefäß platzt, breitet sich die Blutung in diesem Zwischenraum aus und drückt von außen auf das Gehirn. Es ist somit keine Blutung im Gehirngewebe selbst. Eine spontane SAB kann in seltenen Fällen Ursache eines Schlaganfalls (siehe Kapitel B. 14.2.2.) sein.

Symptome: Heftigste und schlagartig einsetzende Kopfschmerzen, meist im Hinterhauptsbereich, die der Patient in dieser Intensität „noch nie erlebt" hat (sogenannter „**Vernichtungskopfschmerz**"). Es kann zu einer meist vorübergehenden Bewusstseinsstörung kommen, vereinzelt zu Missempfindungen und Lähmungserscheinungen, Erbrechen und Lichtscheu. Es gibt hohen, aber auch niedrigem Blutdruck und im weiteren Verlauf kann es zu epileptischen Anfällen (siehe Kapitel A. 11.) kommen. Ein eindeutiger Befund ist, wenn bei den heftigsten Kopfschmerzen noch eine Nackensteifigkeit (**Meningismus**, siehe Kapitel B. 26.1.3.) festgestellt werden kann.

Vernichtungskopfschmerz

Meningismus

Erste-Hilfe: nicht möglich, **medizinischer Notfall (Lebensgefahr)**, dringende Operation erforderlich, allenfalls Schmerzmittel (Nr. 5.04) bis zur Evakuierung.

B. 26.2. Erkrankungen und Verletzungen der peripheren Nerven

Erkrankungen der peripheren Nerven

Unter den **peripheren Nerven** versteht man die Nervenbahnen, die vom Gehirn in den Körper und vom Körper zum Gehirn führen. Sie leiten die Impulse für die willkürliche Bewegung des Körpers und der Gliedmaßen und geben Informationen über Schmerz, Hitze, Kälte, Druck und Lage im Raum an das Gehirn weiter. Ferner gibt es Nerven für das Sehen, Hören, Schmecken und Riechen (**Gehirnnerven**).

Offene Nervenverletzungen

B. 26.2.1. Offene Nervenverletzungen

Allgemeines: Durch Schnitt oder Stich können Nerven durchtrennt werden.

Symptome: Empfindungslosigkeit oder Lähmungen im Bereich von Wunden und den anschließenden Körperteilen, wie Armen, Händen, Beinen und Füßen, lassen auf eine Nervenschädigung schließen.

Erste Hilfe: Siehe Kapitel C. 6.2. „Wundversorgung“ und Kapitel B. 4.3.1. „Offene Wunden“.

Weitere Behandlung: Durchtrennte Nerven müssen in einem Krankenhaus, möglichst einem Spezialkrankenhaus, genäht werden. Eine Nervennaht ist auch nach einem längeren Zeitraum noch Erfolg versprechend.

Nervenschädigung

B. 26.2.2. Nervenschädigung durch Druck

Allgemeines: Durch einen längeren Druck kann der Nerv so geschädigt werden, dass es zu Lähmungen oder Schmerzen kommt. Am bekanntesten ist die Schädigung des Ischiasnervs (Kapitel B. 28.1.3.) durch den Druck einer Bandscheibe oder das Karpal-Tunnel-Syndrom (Kapitel B. 28.2.8.).
Durch Druck des Kopfes während eines sehr tiefen Schlafes (Alkoholrausch) auf die Oberarminnenseite kann es zu einer teilweisen Unterarmlähmung kommen, die sich aber meistens wieder zurückbildet.

Symptome: Taubheitsgefühl oder Schmerzen, Funktionsausfall durch Kraftlosigkeit.

Erste Hilfe: Zunächst Schonung.

Weitere Behandlung: Meistens gibt sich nach einiger Zeit die Lähmung, wenn der Druck nicht mehr besteht. Aktive Übungen nach einem Tag. Während der Erholungsphase können stärkere Schmerzen von dem geschädigten Nerv ausgehen, die meistens nach einigen Stunden oder Tagen allmählich zurückgehen. Bei Bedarf Schmerzmittel (Nr. 5.01) geben.

Lähmung der Gesichtsnerven

B. 26.2.3. Lähmung der Gesichtsnerven (Fazialisparese)

Allgemeines: Siehe Kapitel B. 14.2.3.

Herpes Zoster

B. 26.2.4. Herpes Zoster (Gürtelrose)

Bei dieser Krankheit handelt es sich um eine schmerzhafte Virusinfektion der Nervenwurzeln. Da sie mit Hautveränderungen einhergeht, wird sie im Kapitel B. 15.5.2. „Hautkrankheiten“ beschrieben. Häufig beginnt diese Krankheit zunächst mit heftigen, oft gürtelförmigen und halbseitigen Schmerzen, bevor es zu dem bläschenförmigen Hautausschlag kommt.

Trigeminusneuralgie

B. 26.2.5. Trigeminusneuralgie

Allgemeines: Sie ist eine schubweise auftretende, schmerzhafte Erkrankung des Gesichtsnervs, deren Ursache weitgehend unbekannt ist.

Symptome: Meistens einseitiger heftigster Gesichtsschmerz, der sich durch äußere Einflüsse (Kälte, Berührung, laute Geräusche) anfallsartig verstärken kann.

Erste Hilfe und weitere Behandlung: In der Regel kennt sich der Kranke mit der Krankheit aus und hat hierfür seine eigenen Medikamente. Da eine ursächliche Behandlung nicht möglich ist, kommen für die Behandlung akuter Schmerzzustände nur Schmerzmittel nach Bedarf (Nr. 5.01 oder Nr. 5.04) infrage.

B. 26.2.6. Begleitende Neuralgien

Begleitende Neuralgien

(Nervenschmerzen)

Begleitende Neuralgien kommen zum Beispiel bei folgenden Krankheiten vor:

- Diabetes mellitus (Kapitel B. 13.6.3.),
- chronischem Alkoholismus (Kapitel B. 27.3.1. und B. 6.3.2.),
- Vergiftungen (Kapitel B. 6.).

Erste Hilfe: Schmerzmittel nach Bedarf.

Weitere Behandlung: Entsprechend der Grundkrankheit.

B. 26.2.7. Nervenlähmung/Muskelschwäche

Nervenlähmung/ Muskelschwäche

(Guillan-Barré-Syndrom)

Allgemeines/Symtome: Nach einem vorhergehenden Virusinfekt (Bronchien/ Magen-Darm) kann es etwa 10 bis 14 Tage später zu einer auffälligen Muskelschwäche kommen, die zuerst in den Beinen beginnt und sich dann „aufsteigend" bis zu den Armen sowie zur Atem- und Schluckmuskulatur ausbreiten kann. Ursache ist eine Entzündung der Nerven, was auch mit Missempfindungen und Schmerzen einhergehen kann. Obwohl die Erkrankung selten ist, können Patienten in jedem Alter (auch Kinder) davon betroffen sein. Bei schweren Verläufen kann eine Beatmung erforderlich werden. Die Symptome bilden sich nach Wochen in umgekehrter Reihenfolge wieder zurück. Eine ursächliche Behandlung gibt es nicht.

Erste Hilfe: Nicht möglich, die Bedrohlichkeit muss erkannt werden, dringende Krankenhausbehandlung wegen Lebensgefahr (Atemlähmung) erforderlich! Reise unterbrechen, Nothafen anlaufen, funkärztliche Beratung anstreben.

B. 26.3. Systemerkrankungen

Systemerkrankungen

Allgemeines: Hierunter versteht man eigene, meist chronisch verlaufende Krankheitsbilder, die **Gehirn, Nerven, Muskeln und Bindegewebe gleichzeitig** befallen, zum Beispiel die Multiple Sklerose oder rheumatische Erkrankungen.
Sie sind zwar selten, können aber auf Hoher See zu **akut bedrohlichen Situationen** führen und müssen umgehend stationär behandelt werden, z. B. akuter Schub eines ***Lupus erythematodes*** (mit häufiger schmetterlingsförmiger Gesichtsrötung einhergehend), was durch intensive Sonneneinstrahlung oder durch Antibiotika ausgelöst werden kann.

Lupus erythematodes

B. 27. NERVENKRANKHEITEN/ PSYCHIATRISCHE ERKRANKUNGEN

Geistes-, Gemütskrankheiten

B. 27.1. Geistes- und Gemütskrankheiten

Schizophrenie

B. 27.1.1. Schizophrenie

Allgemeines: Bei den schizophrenen Psychosen handelt es sich um Geisteskrankheiten, bei deren Entstehung Erbfaktoren, vorgeburtliche Störungen der Hirnfunktion und Umwelteinflüsse eine wichtige Rolle spielen.
Schizophrene Psychosen werden nicht selten durch seelische und körperliche Belastung (Stress) ausgelöst. **Besonders Schlafentzug kann eine auslösende Rolle spielen.** Daran ist bei Langtörns zu denken, bei denen Tag und Nacht gesegelt wird und eine entsprechende Wacheinteilung mit nächtlichen Schlafdefiziten notwendig ist. Wiederholte überlange Wachperioden, z. B. bei Unterbesetzung, sind für Schizophrenanfällige ebenfalls gefährlich.
Ein schizophrener Kranker stellt – ohne dass er dies will – einen erheblichen Unsicherheitsfaktor an Bord eines Schiffes dar. Die Natur seiner Erkrankung macht es ihm unmöglich, sich in die Bordroutine mit ihren verschiedenen Aufgabenzuteilungen einzufügen. Er fällt im Allgemeinen nicht nur als verlässliches Crewmitglied aus, er kann infolge seiner besonderen seelischen Störungen Gefahren für Schiff und Mannschaft hervorrufen.

Symptome: Im Anfangsstadium klagen die Kranken über **Müdigkeit, Erschöpfbarkeit, Gefühl des Unwohlseins, deprimierte Verstimmung, Schlaflosigkeit, Konzentrationsstörungen und über Schwierigkeiten bei dem Erfassen von Zusammenhängen.** Später können wahnhafte **Verfolgungserlebnisse** und **Sinnestäuschungen** auftreten. Vor allem werden **Stimmen gehört**, die sich über den Kranken unterhalten können, sein Tun kommentieren oder **ihm Befehle geben**.
Ist die Symptomatik so weit entwickelt, dass Verfolgungswahn oder Beeinträchtigungen („die anderen reden über mich") sowie Sinnestäuschungen eingetreten sind, ist **jeder Versuch zwecklos, den Kranken von der Unwirklichkeit seiner Erlebnisse und Befürchtungen zu überzeugen**!

Sinnestäuschungen

Er kann **Sinnestäuschungen** auf allen Sinnesgebieten erleben, Gas riechen, Gift schmecken, Dinge sehen, die eigentlich nicht vorhanden sind. Sein Körpergefühl kann verändert sein (Sinnestäuschungen in Form von Hautberührungen und sexuellen Belästigungen).
Die Kranken klagen nicht selten über das Erlebnis, dass ihnen **Gedanken eingegeben** oder **entzogen** werden oder dass andere Menschen ihre Gedanken wissen. Sie können sich gelenkt („wie durch Hypnose") empfinden und beklagen, dass sie Gedanken, Gefühle und ihren eigenen Willen nicht mehr selbst steuern können.
Die als Sinnestäuschung gehörten **Stimmen können auch einmal befehlen, dass der Kranke sich selbst umbringen soll oder dass er andere Menschen angreifen soll. Es können dann gefährliche Situationen entstehen!**

Erste Hilfe: Wenn die geschilderten Symptome auftreten, ist die unverzügliche Anwendung von Haloperidol (Nr. 6.03) bis zu einer Tageshöchstdosis von 20 mg (anfangs 3 x 20–30 Tropfen, nach Besserung 3 x 10–15 Tropfen) angezeigt.

Der Kranke kann nicht allein gelassen werden. Es ist am besten, ihn unter Deck in der Koje zu halten.
Haloperidol (Nr. 6.03) macht müde und schläfrig. Wenn der Kranke in der Koje bleibt, ist dieser Zustand am vorteilhaftesten. Mit Selbsttötungsgefahr ist zu rechnen.
Zur Beruhigung kann auch die zusätzliche Einnahme eines Beruhigungsmittels (Temazepam, Nr. 6.01), bis zu 6 Tabletten täglich, beitragen, was natürlich die psychotische Erkrankung als solche nicht behebt.

Alkohol beeinträchtigt in jeder Form die Wirkungsweise der genannten Medikamente. Er ist daher strikt verboten.
Gefährliche Gegenstände und Medikamente, mit denen sich der Kranke selbst schädigen könnte, müssen von ihm ferngehalten werden.
Möglichst funkärztlichen Rat einholen.

Weitere Behandlung: **Eine Langreise kann mit einem schizophrenen Kranken an Bord nicht fortgesetzt werden. Er gefährdet sich und andere und damit auch die Schiffssicherheit.**
Es ist unverzüglich der nächste Hafen anzulaufen, damit der Schizophrene in ein Krankenhaus an Land aufgenommen werden kann. Die Übergabe des Kranken an ein Schiff mit einem Arzt an Bord ist eine weitere Möglichkeit.

Besondere Hinweise: Haloperidol kann, von Müdigkeit und Schläfrigkeit abgesehen, schon nach der ersten Einnahme Störungen der Muskulatur, vor allem im Zungen-Schlund-Bereich, hervorrufen. Dabei stülpen sich die Lippen rüsselförmig vor, die Zunge wird durch die Lippen vorgeschoben, der Patient ist blass, häufig schwitzt er, er ist ängstlich, es kann zu Blickkrämpfen kommen, bei denen der Kranke unwillkürlich nach oben und zur Seite sieht. Die Nacken- und Halsmuskulatur, seltener auch die Schultermuskulatur und die Muskulatur an Armen und Beinen, können sich krampfartig verspannen. Gegen diese sehr belastenden Nebenwirkungen hilft Biperidin (Nr. 6.04, z.B. Akineton®, 2 x 1 Tablette).

B. 27.1.2. Wahrnehmungsstörungen außerhalb schizophrener Psychosen

Wahrnehmungsstörungen

Allgemeines: Auch außerhalb schizophrener Erkrankungen können **Störungen in der Wahrnehmung** auftreten. Diese Störungen können optisch, akustisch, seltener auch auf den Gebieten des Geruchs, des Geschmacks und der Berührungsempfindlichkeit in Erscheinung treten. Man unterscheidet echte Halluzinationen von Pseudohalluzinationen und Illusionen.

Halluzinationen

Bei **Halluzinationen** nimmt der Erkrankte Dinge wahr, die in Wirklichkeit nicht existieren, die **für ihn** aber **leibhaftig und wirklich** vorhanden sind.
Bei **Pseudohalluzinationen** sind die Wahrnehmungen ähnlich, jedoch nicht so dramatisch, und der Erlebende **weiß, dass sie nicht real existieren**. Sie sind für ihn nicht bedrohlich, da er sie einzuordnen weiß.
Bei **Illusionen** werden tatsächlich **vorhandene Dinge verkannt** und in ihrer Bedeutung für den Wahrnehmenden falsch gewertet. Harmlose Dinge oder vertraute Personen können bedrohlich wirken und Angstreaktionen auslösen.

Auslösende Ursachen für die verschiedenen Formen können sein:
- Schlafentzug,
- Erschöpfung,
- Übermüdung,
- Austrocknung bei fehlender Flüssigkeitszufuhr,
- Mangelernährung (Unterzuckerung, **Kapitel B. 13.6.3.**),
- Unterkühlung (2. Grad, **Kapitel B. 8.1.**),
- Seekrankheit,
- Drogen und Alkohol (**Kapitel B. 27.3.**).

Symptome: Halluzinationen können mit großer **Leibhaftigkeit** auf See bei Erschöpfung, Durstzuständen, Übermüdung und Mangelernährung auftreten, wobei die Krankheitseinsicht fehlt. Sie werden **als real empfunden und rufen entsprechende Reaktionen und Handlungen hervor**. Vor allem optische Halluzinationen sind nicht selten, es werden dann Lichter, Schiffe („Fliegender Holländer") und Küstenabschnitte halluziniert, die in Wirklichkeit nicht vorhanden sind. Auch Geräusche (Musik) und Stimmen („Klabautermann") können gehört werden.
Pseudohalluzinationen sind **nicht leibhaftig**. Der Erlebende weiß, dass ihnen der reale Hintergrund fehlt. Er kann sie kritisch beurteilen und daher entsprechend handeln.

Erste Hilfe: Auslösende Ursachen ausschalten durch körperliche Ruhe, Flüssigkeitszufuhr, kohlenhydratreiche Kost (Traubenzucker). Keine Medikamente geben, auch keine Psychopharmaka.

Manie

B. 27.1.3. Manie

Allgemeines: Manien sind ebenfalls zu den sogenannten **endogenen Psychosen** zu rechnen wie Schizophrenien, ihre körperlichen Ursachen sind nicht sicher bekannt.

Symptome: Der manisch Kranke ist im **Allgemeinen besonders gut gelaunt, heiter, umtriebig, er braucht nachts wenig Schlaf,** er traut sich Dinge zu, die er nicht wirklich beherrscht.
Widerspricht man ihm, so kann die euphorisch **gehobene Stimmung in aggressive Gereiztheit umschlagen**, die sich auch in gewalttätigen Angriffen gegen die Umgebung entladen kann.
Bei geringerer Ausprägung einer Manie wirkt der Kranke wie ein Mensch, der etwas Sekt getrunken hat: heiter, einfallsreich, amüsant.
Da jedoch auch dieses Verhalten nicht gesteuert werden kann, geht der auch nur in milder Form manisch Erkrankte unter den besonderen Lebensbedingungen an Bord den anderen Besatzungsangehörigen bald auf die Nerven. Seine unbeschadet aller Umstände unerschütterlich gute Laune kann auch belastend auf die Crew wirken.
Der Maniker ordnet sich nur schwer oder gar nicht in die Bordroutine ein, er weiß alles besser. Die Verantwortlichkeit des Schiffsführers wird von ihm angezweifelt. Er kann in der Mannschaft Stimmung gegen den Schiffsführer machen. Dieses Verhalten untergräbt die Borddisziplin und führt zu Auseinandersetzungen bzw. Fehlhandlungen in kritischen Situationen.
Beim Maniker kann die Neigung bestehen, vermehrt **Alkohol** zu trinken. Dies **muss unbedingt unterbunden werden**, da die erforderliche Arzneimittelbehandlung durch Alkohol beeinträchtigt werden kann.

Erste Hilfe und weitere Behandlung: Siehe unter Kapitel B. 27.1.1. „Schizophrenie“, dort auch Abschnitt „Besondere Hinweise“ beachten.

B. 27.1.4. Depressionen

Depressionen

Allgemeines: Depressionen befallen fast alle Menschen gelegentlich. Zu unterscheiden sind **zwei Formen, die endogene und die reaktive Depression.**
Während die reaktive Depression als eine Reaktion auf ein traurig stimmendes Ereignis für den Außenstehenden verständlich ist, verläuft die endogene Depression, ähnlich wie die Schizophrenie oder die Manie, ohne erkennbare Ursachen von innen heraus. In der Behandlung unterscheiden sie sich aber nicht.
Selbsttötungshandlungen sind in beiden Formen der Depressionen häufig.

Symptome: Freudlosigkeit, Trauer, Angst und Verzweiflung sind die wichtigsten Erscheinungsformen. Die Hoffnungslosigkeit in depressiven Verstimmungen kann so weit gehen, dass ein Mensch meint, nicht mehr weiterleben zu können und er den Tod dem Weiterleben in der Depression vorziehen möchte.
Der depressive Mensch nimmt **wenig Anteil an seiner Umgebung**, er ist gehemmt, hat auch für einfache Verrichtungen keinen ausreichenden Antrieb mehr.
Er hat wenig Appetit, schläft schlecht und ist am Morgen wie zerschlagen. Die **Schlafstörungen** können sich in Form von Einschlafstörungen oder aber auch von Durchschlafstörungen äußern. Im letzteren Falle wird der Depressive nachts zwischen zwei und vier Uhr wach und kann nicht mehr weiterschlafen. Er grübelt dann über seine verzweifelte Lage nach.
Die **körperliche Leistungsfähigkeit** ist erheblich herabgesetzt. Der Überlebenswille ist vermindert.
In besonderen Formen sog. endogener Depressionen kann es zu depressiven **Wahnformen** kommen. Die Patienten können sich in wahnhafter Weise als völlig verarmt und mittellos empfinden, jede Beruhigung schlägt fehl (**Verarmungswahn**). Andere Kranke sind der festen Meinung, dass sie kriminelle Vergehen begangen hätten, die ihnen nicht verziehen werden können (**Versündigungs- oder Schuldwahn**). Auch **hypochondrische Wahnüberzeugungen** sind möglich. Der Kranke glaubt, an einem Hirntumor, an Darmkrebs oder einem anderen Leiden erkrankt zu sein, das er in Wirklichkeit gar nicht hat. Der hypochondrische Wahn kann sich bis zum nihilistischen Wahn steigern, in dem der Depressive glaubt, er habe keinen Magen oder keinen Darm mehr.

Wahnvorstellungen

Erste Hilfe: In solchen Fällen kann beruhigendes Zureden zwar insoweit günstig auf den Patienten wirken, als er spürt, dass seine Umgebung ihm helfen will, seine subjektive Wahnwirklichkeit kann dadurch jedoch nicht gemindert werden.
Die größte Gefahr bei einem schweren depressiven Verstimmungszustand ist die Selbsttötungsabsicht des hoffnungslosen und verzweifelten Menschen. Sein Verhalten kann zwischen Antriebshemmung und Apathie einerseits und getriebener Unruhe andererseits wechseln.

Verstimmungszustand

Wegen der Selbsttötungsgefahr ist die ständige Beobachtung und die psychische Betreuung des Depressiven notwendig. Der Kranke soll unter Deck gehalten werden. Für den normalen Wachbetrieb ist er nicht einsetzbar. Verantwortliche Führungsaufgaben können von ihm nicht wahrgenommen werden.
Medikamentöse Behandlung unter den besonderen Bedingungen auf See ausnahmsweise auch hier wie bei der Schizophrenie und Manie.

Selbsttötungsgefahr / Suizid

Alkohol ist verboten. Bei gleichzeitiger Gabe von Psychopharmaka können rasch eintretende Rauschzustände einsetzen. Alkohol setzt die Hemmschwelle für Selbstmordhandlungen herab.

Weitere Behandlung: Sie ist an Bord wegen der Selbstmordgefahr nicht möglich. Der depressive Kranke muss so schnell wie möglich an Land in eine psychiatrische Klinik gebracht werden. Auch für ihn gilt wie für schizophrene und manische Kranke, dass notfalls über Funk Beratung und Hilfe angefordert werden müssen. Die ständige Beaufsichtigung eines schwer Depressiven ist notwendig.

Besondere Hinweise: Psychotisch Erkrankte, die an Schizophrenien, Manien oder Depressionen leiden, sind haftungsrechtlich und strafrechtlich, z. B. bei Unfällen und Havarien, nicht verantwortlich. Sie dürfen deshalb vom Schiffsführer auch nicht mit einer verantwortungsvollen Aufgabe betraut werden, wofür der Schiffsführer gegebenenfalls haftet.

Seelisch bedingte Störungen

B. 27.2. Seelisch bedingte Störungen

Persönlichkeitsstörungen

B. 27.2.1. Persönlichkeitsstörungen

Allgemeines: Mit Persönlichkeitsstörungen sind **Erlebens- und Verhaltensweisen gemeint, unter denen der Betroffene selbst leidet oder durch die er seine Umgebung leiden lässt.** Man nannte früher diese Persönlichkeiten, die die beschriebenen Wesenszüge in einer ausgeprägten Weise hatten, psychopathische Persönlichkeiten oder **Psychopathen**. Dieser Ausdruck ist heute aufgegeben worden, weil er als Schimpfwort missbraucht worden ist.

Menschen mit Persönlichkeitsstörungen, auch **abnorme Persönlichkeiten** genannt, sind im medizinischen Sinne **nicht eigentlich krank.** Sie fallen nur durch Wesenseigenschaften auf, die gerade unter den Lebensbedingungen an Bord die Erledigung der gemeinsamen Aufgaben und das Sich-Einfügen in die Bordgemeinschaft empfindlich stören.

Diese Persönlichkeiten können durchaus intelligent sein und viele andere, auch positive Charaktereigenschaften haben.

Anomalien der geschilderten Art können jedoch zur Folge haben, dass das Zusammenleben mit ihnen unerträglich wird.

Streitsüchtige Menschen

Streitsüchtige, explosible, das Gruppenwohl nicht berücksichtigende Menschen gehören zu den entsprechenden Persönlichkeitstypen ebenso wie solche Menschen, die von Haus aus **unangemessen depressiv, schwermütig oder unangemessen heiter und kritiklos** sind.

Willenlose bzw. haltlose Persönlichkeiten sind keine guten Mannschaftsmitglieder an Bord. Ihre Zuverlässigkeit lässt zu wünschen übrig. Allein auf sich gestellt, können sie zu Fehlreaktionen neigen, die Schiff und Mannschaft in Gefahr bringen können.

Abnorm ängstliche, selbstunsichere Menschen sind im Allgemeinen ebenfalls keine guten Seeleute.

Andererseits gilt dies auch für die **abnorm Furchtlosen**, die von ihrer Veranlagung her vermindert fähig oder gar unfähig sind, angemessene Furcht in kritischen Situationen zu empfinden. Furcht oder Angst ist ein manchmal Schlimmes verhütender Affekt, der den Menschen davor warnt, sich in gefährlichen Situationen zu überschätzen. Menschen, die nicht in der Lage sind, auf eine angsteinflößende Situation mit den

entsprechenden Bedenken zu reagieren, mögen zwar imponierend erscheinen, ihre Reaktionen lassen jedoch nicht selten das notwendige Maß an Wirklichkeitssinn vermissen, das unerlässlich ist, um unnötige Gefahren zu vermeiden.
Fanatische, querulatorische Menschen sind keine guten Bordgenossen, sie fügen sich in die Bordgemeinschaft nicht ein, sie beharren auf egoistischen Standpunkten, die sie als ihr gutes Recht ansehen. Entsprechenden Argumenten sind sie schlecht zugänglich.
Ähnliches gilt für **gefühllose** Menschen, die nicht in der Lage sind, die berechtigten Belange ihrer Mitmenschen zu erkennen und zu würdigen. Auch sie fügen sich in eine Bordgemeinschaft nicht gut ein. Rücksichtnahme ist ihnen fremd.
Schwierig ist auch der Umgang mit **geltungssüchtigen Persönlichkeiten**, die ständig im Mittelpunkt stehen möchten. Sie können sich nicht zurücknehmen und im Interesse einer gemeinsamen Aufgabe nach sachlichen Gesichtspunkten handeln. Sie neigen dazu, mit früheren seemännischen Erfahrungen zu prahlen. In Anforderungssituationen stellt sich dann heraus, dass sie den Mund zu voll genommen haben und dass ihre behauptete Leistungsfähigkeit gar nicht besteht.

Geltungssucht

Erste Hilfe: Nicht nötig, da dies keine echte bedrohliche Krankheit ist.

Weitere Behandlung: Schwierig, vermutlich werden sich solche Personen nicht in die Bordgemeinschaft einfügen lassen, da es ihnen nicht möglich ist, ihr Fehlverhalten einzusehen.

B. 27.2.2. Neurotische Störungen / Neurosen

Störungen/Neurosen

Allgemeines: Neurotische Störungen sind seelische Reaktionsformen, bei denen nach der psychoanalytischen Lehre die Ursache **häufig in einer seelischen Schädigung in der Kindheit** zu suchen ist.

Symptome: Neurotiker können abnorm **ängstlich und unsicher** sein (Angstneurose), manche sind ständig **depressiv** verstimmt (depressive Neurose). In einer Neurose kann es zu **körperlichen Störungen** kommen, z. B. Herzrasen (Herzneurose), oder zu seelisch bedingten Lähmungen der Gliedmaßen (psychogene Lähmungen). Es gibt Menschen, die in bestimmten Situationen eine **unbeherrschbare Angst** empfinden.
Der an einer **Klaustrophobie** Leidende kann sich z. B. **nicht in einem engen Raum** aufhalten. Ein solcher Mensch wird kaum in einer Hundekoje schlafen können.
Andere Menschen empfinden Angst angesichts **weiter, unbegrenzter Flächen** (**Agoraphobie**). Die Weite der See kann einem solchen Menschen Angst machen, die ihn untauglich erscheinen lassen kann, sich an Bord eines Schiffes auf Hoher See aufzuhalten.
Weniger störend sind Angstformen, bei denen es beim Betroffenen in der Gesellschaft anderer Menschen zu **Unsicherheitssituationen (z. B. Stottern, Rotwerden, Schweißausbrüchen)** kommt. Solche sozialen Phobien sind vor allem für den daran Leidenden schwer zu ertragen. Eine verständnisvolle Umgebung vorausgesetzt, können sich solche Menschen in gewohnten Situationen einigermaßen angepasst bewegen und für andere annehmbar sein.
Quälend für die Betroffenen und ihre Umgebung sind **allgemeine Angstzustände, die kein bestimmtes Thema haben,** bei denen sich der Betroffene, ohne einen Grund angeben zu können, **ständig vital bedroht, ängstlich und unsicher** fühlt. Eine Form beeinträchtigender Angstzustände sind sog. **Panikattacken**, die

Platzangst

Phobien

Angstzustände

Panikattacken

anfallsartig auftreten und die nicht an eine bestimmte Auslösesituation gebunden sind. Ein Mensch in diesem Zustand hat nicht Angst, **er ist Angst**, er verkörpert sie buchstäblich. Die Angst geht mit erheblichen körperlichen Begleiterscheinungen einher, wie allgemeines Schwächegefühl, Zittern, Schwitzen, Übelkeit, Schwindel, Kopfschmerzen (siehe auch **Hyperventilationssyndrom** in Kapitel B. 14.1.5.).

Hyperventilation

Angst / Gefahrensituationen

Angst als Reaktion auf eine objektiv bestehende Gefahrensituation (Sturm, Kentergefahr, Sinkgefahr infolge von Wassereinbruch im Schiff, Motorausfall, Feuer im Schiff, schwerer Schaden im Rigg, Navigationsfehler, Erschöpfung durch Kälte, Nässe und ungenügende Nahrungszufuhr, Strandungsgefahr) **ist nicht eigentlich ein medizinisches Problem.** Es wird vor allem auf die Führungsqualitäten des Schiffsführers ankommen, der die Mitglieder seiner Mannschaft ermutigt, die angemessenen Maßnahmen veranlasst und selbst nicht die Nerven verliert, wenn die Krise gemeistert werden soll.
In einer solchen Situation ist die Anwendung von Medikamenten nicht angezeigt. Psychopharmaka dämpfen sehr häufig das motorische Reaktionsvermögen, auf das es in Gefahrensituationen besonders ankommt.
Führungseigenschaften und gute Seemannschaft sind am besten geeignet, „Realangst" bei Mannschaftsmitgliedern in gefährlichen Situationen zu lindern oder zu beseitigen.

Erste Hilfe: Bei den beschriebenen Persönlichkeitsstörungen handelt es sich nicht um Krankheiten im medizinischen Sinne. **Die medikamentöse Behandlung kann deshalb auch keine wesentliche Rolle spielen.** Menschen, die an einer Instabilität ihrer Gemütsregungen leiden (reizbare, explosible, durchweg ängstliche und selbstunsichere Persönlichkeiten) können eine Linderung ihrer Beschwerden mithilfe von Beruhigungsmitteln erreichen. In leichteren Fällen genügen pflanzliche Mittel (nicht in der Bordapotheke enthalten), sonst ist Temazepam (Nr. 6.01) geeignet. Die Betroffenen fühlen sich erleichtert, ausgeglichener, und ihre Umgebung kann deshalb besser mit ihnen umgehen. Die Einordnung in eine Bordgemeinschaft gelingt dann leichter.
Verboten ist Alkohol, vollends ungünstig ist die kombinierte Anwendung von Alkohol und Beruhigungsmitteln. Es kann zu schweren Rauschzuständen, sogar zu Bewusstseinsverlust kommen.

Weitere Behandlung: Phobische Zustände – Klaustrophobie, Agoraphobie, soziale Phobie, Tierphobien (z. B. Ängste vor Schlangen oder Mäusen) – können mit niedrigen Dosen Haloperidol (Nr. 6.03, 1 bis 2 mg täglich) gelindert werden.
Da Phobien an bestimmte Auslösesituationen (enge geschlossene Räume, weite, ungeschützte Flächen, Konfrontation mit Gruppen anderer Menschen oder mit bestimmten Tieren) gebunden sind, haben die betroffenen Menschen meistens gelernt, entsprechende Gelegenheiten zu meiden.
Dies lässt sich allerdings an Bord nicht immer bewerkstelligen, sodass auch unter den Bedingungen des Bordlebens mit phobischen Störungen zu rechnen ist. **Günstig wirkt auch die freundliche Gegenwart anderer Menschen, der Phobiker möchte vor allem nicht allein gelassen werden**.
Da er sich selbst über die sachliche Unangebrachtheit seiner Befürchtungen im Klaren ist, helfen keine entsprechenden Ermahnungen, etwa mit dem Tenor: „Reiß dich zusammen!"
Wenn phobische Störungen bzw. Angstanfälle sowie kontinuierliche Angstzustände durch die angegebenen Behandlungsmaßnahmen nicht beseitigt bzw. mindes-

tens erheblich vermindert werden können, ergibt sich die Frage, ob der Betroffene an Bord gehalten werden kann. Auf großen Schiffen wird dies möglich sein, auf Segelyachten kann sich dies auf Dauer als unmöglich erweisen. In einem solchen Fall muss der an Phobie oder Angst Leidende an Land gebracht werden, damit er dort eine entsprechende Behandlung erfahren kann.

Besondere Hinweise: Persönlichkeitsstörungen, Neurosen und Angstzustände können im Zusammenleben an Bord erhebliche Schwierigkeiten hervorrufen.
Es ist deshalb notwendig, vor Antritt einer Reise die Zusammenstellung der Mannschaft überlegt vorzunehmen.
Persönlichkeiten, die aufgrund ihrer psychologischen Besonderheiten nicht gut in die Arbeits- und Lebensgemeinschaft auf See einzufügen sind, sollten, vor allem wenn es an Bord eng zugeht, nicht auf größeren Fahrten mitgenommen werden. Die Ablehnung solcher Menschen bedeutet kein negatives Werturteil, vor allem keine moralische Verurteilung. Sie entspricht nur den Anforderungen, die vor allem an Bord kleiner Schiffe an jedes einzelne Mannschaftsmitglied gestellt werden müssen. Die Tatsache, dass es z. B. „heilpädagogisches Segeln" gibt, das mit Jugendlichen durchgeführt wird, ist kein Gegenargument. Törns werden in diesem Zusammenhang unter therapeutischen Gesichtspunkten organisiert und von entsprechendem Fachpersonal geplant und geleitet.

In der üblichen Bordgemeinschaft sind psychotherapeutische Maßnahmen nicht zu verwirklichen.

B. 27.3. Suchtkrankheiten

Suchtkrankheiten

B. 27.3.1. Alkoholkrankheit

Alkoholkrankheit

Spiegeltrinker

Allgemeines: „Spiegeltrinker" müssen eine ständige Alkoholzufuhr verwirklichen, damit keine Entzugssymptome auftreten und damit sie einigermaßen handlungsfähig bleiben.
„Quartalstrinker" haben zwischen ihren Alkoholexzessen freie Intervalle, in denen sie sich weitgehend unauffällig verhalten. Sie können ganz plötzlich von einer unstillbaren Sucht nach Alkohol ergriffen werden und trinken diesen dann in großen Mengen, manchmal bis zu schweren Räuschen mit Bewusstseinsverlust.

Trunksucht

Die Trunksucht macht Menschen unzuverlässig; den Beteuerungen eines Trinkers, er trinke jetzt nicht mehr und wolle ganz sicher abstinent bleiben, ist im Allgemeinen kein Glauben zu schenken. Die ausgeprägte Sucht ergreift die Persönlichkeit, den Charakter des Menschen so total, dass für Fairness und Vertrauenswürdigkeit kein Raum mehr bleibt.

Symptome: Eine länger bestehende Trunksucht kann alkoholbedingte geistige Störungen hervorrufen.

Wahnvorstellungen

Bekannt sind **Wahnvorstellungen**, z. B. der Eifersuchtswahn der Trinker, der häufig ohne jeden Beweis die sexuelle Untreue des Partners als gegeben annimmt. Aus einer solchen Haltung können sich schwerwiegende Konflikte ergeben.

Alkoholhalluzinose

Manche Trinker leiden an **„Alkoholhalluzinosen"**, d.h. Zuständen, in denen sie Stimmen hören, die ihnen Vorwürfe wegen ihres Alkoholmissbrauchs machen. Die

Kranken sind fest davon überzeugt, dass die Sinnestäuschungen den Äußerungen wirklicher Personen entsprechen. Manchmal erlebt der Kranke eine regelrechte Gerichtsszene, vor allem nachts veranlassen ihn die gehörten Stimmen zum Verlassen seiner Wohnung, er wird an einen einsamen Ort befohlen, wo ihm seine Sünden durch die Stimmen vorgehalten werden. Solche Erlebnisse gehen mit erheblicher Angst einher.

Alkoholdelir

Entzugserscheinungen

Eine gefürchtete und auch potentiell lebensgefährliche alkoholbedingte Krankheit ist das **Alkoholdelir**. Es tritt nicht selten nach der Unterbrechung der Alkoholzufuhr oder auch nach einem Trinkexzess ein. Die Kranken sind unruhig, zittern, vor allem an den Händen, häufig sind Schweißausbrüche. Sie weisen eine merkwürdige Stimmungslage zwischen Angst und Heiterkeit auf („Galgenhumor"). Sie sind bewusstseinsgetrübt, verkennen ihre Umgebung, glauben in einer völlig anderen Situation zu sein, z. B. meinen manche, sie seien in der Kneipe und gingen dort gewohnten Beschäftigungen nach (ein Wirt meint z. B., er stehe an der Theke und zapfe Bier).

Sinnestäuschungen

Kranke im Alkoholdelir sind abnorm suggestibel, man kann ihnen z. B. ein unbeschriebenes Blatt Papier reichen, sie lesen dann ganze zusammenhängende Texte davon ab. Besonders charakteristisch sind **Sinnestäuschungen** optischer Art: Die Kranken sehen kleine bewegte Gegenstände, kleine Tiere, z. B. auch die sprichwörtlich gewordenen weißen Mäuse. Manche dieser Sinnestäuschungen wirken auf die Patienten so drollig, dass sie sich darüber amüsieren. Andere Kranke erleben ganze Szenen, Personen stehen um sie herum, mit denen sie sprechen und die ihnen ihrerseits Antwort geben.

Erste Hilfe: Die Sinnestäuschungen werden geringer bzw. verschwinden, wenn man bei den Kranken bleibt und sich ihnen aktiv zuwendet.

Demenz

Konfabulationen

Eine jahrelange Alkoholabhängigkeit führt zu **schweren Hirnschäden,** die sich in intellektuellen Einbußen äußern können. Die Patienten werden vergesslich, ihre Denkfähigkeit lässt nach, sie können sich nicht mehr konzentrieren, die Aufmerksamkeit ist beeinträchtigt (**Demenz**). Eine besondere Form der alkoholbedingten Gedächtnisausfälle ist das **Korsakow-Syndrom**, bei dem die Kranken ihre Erinnerungslücken durch Erfindungen (**Konfabulationen**) ausfüllen.

Weitere Behandlung: Eine wirksame medikamentöse Therapie gegen die alkoholbedingte Demenz bzw. gegen das Korsakow-Syndrom gibt es nicht. Am wichtigsten ist die Alkoholabstinenz, die möglicherweise einen weiteren intellektuellen Verfall vermeiden lässt. Sie ist in schweren Fällen nur durch stationäre Entzugsbehandlung und anschließende Suchttherapie zu erreichen.

Drogenabhängigkeit

B. 27.3.2. Drogenabhängigkeit

Allgemeines: Bei der **Drogenabhängigkeit** spielen **Opiate** (vor allem Heroin, auch Morphin), **Kokain und Stimulantien** (Amphetamine, „Crack") unter den Gesichtspunkten des Bordlebens die wichtigste Rolle.

Hat man entdeckt, dass man einen Suchtkranken an Bord hat, ist die Fortsetzung eines geplanten Langtörns nicht zu verantworten. Das betreffende Mannschaftsmitglied muss schleunigst an Land gebracht und in ärztliche Behandlung geschickt werden. Es muss mit der Gefahr von Überdosierung, z. B. mit Heroin oder einem Amphetamin gerechnet werden, außerdem ist bei Stoffmangel ein Entzugssyndrom zu befürchten.

Opiatentzug

Der **Opiatentzug** („cold turkey“) ist durch Übelkeit, Erbrechen, innere Unruhe, Angst, Schweißausbrüche, Schwindel, körperliche Schwäche und Gliederschmerzen gekennzeichnet. Der Kreislauf kann schwer darniederliegen, Blutdruckabfall und Herzrasen sind nicht selten. **An Bord eines kleinen Schiffes, gar einer Segelyacht, ergeben sich nahezu unlösbare Probleme.**

Kokainabhängige

Kokainabhängige haben im Allgemeinen keine körperlichen Entzugserscheinungen, insofern ist der Entzug nicht so gefährlich wie bei Opiaten. Fehlt dem Kokainsüchtigen jedoch sein Suchtmittel, so wird er nervös, schlaff, kann sich nicht mehr konzentrieren, leidet unter Antriebsstörungen, als einsetzbares Mannschaftsmitglied fällt er aus.

Amphetamine

Amphetamine können psychotische Zustände hervorrufen, die große Ähnlichkeit mit Schizophrenien haben. Die Suchtkranken hören Stimmen, fühlen sich verfolgt, berichten über optische Sinnestäuschungen, sind erregt und schlaflos.

Angstlösende Medikamente

Angstlösende Medikamente (Tranquillizer, Anxiolytika) gehören zu den verbreitetsten Arzneimitteln überhaupt. Sie wirken angstlösend, schlaffördernd, beruhigend und entspannend. Jahrelang wurde angenommen, dass diese Psychopharmaka nicht zu einer Abhängigkeit führen können, sodass der Verbrauch sich weltweit rasch ausbreitete. Inzwischen ist jedoch bekannt, dass Benzodiazepine (z. B. Tavor®, Lexotanil®, Valium®, Librium®, Praxiten®) Abhängigkeit erzeugen können. Eine Besonderheit dieser Abhängigkeitsform besteht darin, dass in zahlreichen Fällen die sonst bei Drogen- bzw. Arzneimittelabhängigen zu beobachtende Dosissteigerung wegen einer vermehrten Toleranz des Organismus nicht eintritt. Es kommt zur sog. **Niedrigdosisabhängigkeit**. Die Kranken wissen häufig selbst nicht, dass sie abhängig sind. **Bei plötzlicher Unterbrechung der Benzodiazepin-Zufuhr kann es zu akuten, lästigen, unter Umständen auch gefährlichen Entzugserscheinungen kommen, die eine medikamentöse Behandlung erforderlich machen.**

Niedrigdosisabhängigkeit

Haschisch- oder Marihuana
Cannabis

Gegen **Haschisch- oder Marihuanagebrauch** an Bord müssen erhebliche Bedenken geäußert werden. Zwar führt Haschisch (**Cannabis**) nicht zu einer körperlichen Abhängigkeit, es stellt sich jedoch eine seelische Abhängigkeit ein.
Raucht jemand Haschisch oder Marihuana, so wird im Allgemeinen das Bordleben nicht in so ausgeprägtem Maße gestört wie bei der Einnahme von Opiaten, Kokain oder Amphetaminen. **Da die Haschischeinnahme träge und reaktionsverlangsamt macht, ist ein Einsatz in einer verantwortlichen Position an Bord eines Schiffes nicht möglich.** Das Absetzen von Haschisch führt in den meisten Fällen nicht zu nennenswerten Entzugserscheinungen. Eine besondere Arzneimittelbehandlung ist nicht notwendig.

Erste Hilfe: Akute Entzugserscheinungen und Unruhezustände können durch Haloperidolgaben (dreimal 20 Tropfen) überbrückt werden (Nr. 6.03).

Weitere Behandlung: An Bord nicht möglich, weder durch Medikamente noch durch gutes Zureden. Eine umgehende Behandlung in einem Krankenhaus ist im Interesse des Kranken unbedingt erforderlich.

Besondere Hinweise: Alkoholiker bzw. Drogenabhängige sind untauglich für die verantwortliche Arbeit an Bord eines Schiffes. Sowohl der Alkoholkranke als auch der Drogensüchtige konzentrieren den Hauptanteil ihrer Aktivitäten auf die Beschaffung von „Stoff" und auf die Vermeidung von Entzugserscheinungen. Unabhängig hiervon gefährden Süchtige die Schiffssicherheit. Strafbare Handlungen mit allen Konsequenzen auch für die übrige Besatzung sind zu erwarten.

Posttraumatische Belastungsstörung

B. 27.4. Posttraumatische Belastungsstörung (PTBS)

Allgemeines: Eine sogenannte PTBS kann entstehen, wenn Menschen plötzlich mit einem Ereignis konfrontiert werden, welches eine starke Angstreaktion hervorruft oder sogar als lebensbedrohend empfunden wird. Dies kann sein, wenn man Zeuge eines Unfalls mit Personen- und Sachschäden geworden ist, auch ohne direkt in das Ereignis verwickelt gewesen zu sein, bei tätlichen Übergriffen (körperliche und/ oder sexuelle Gewalt), aber auch wenn man durch ein „Beinaheereignis" betroffen wurde, als Folge eigener Über- oder Fehleinschätzung. Ursache können aber auch Ereignisse sein, die bei anderen aufgetreten sind (Überfall, schwere Verletzung, Tod nahe stehender Personen), oder z. B. die Nachricht, dass das eigene Kind eine lebensbedrohende Erkrankung hat.
Derartige Ereignisse rufen Gefühle von intensiver Bedrohung, Angst und Hilflosigkeit hervor. Man fühlt sich der Situation schutzlos ausgeliefert und verfällt, da die eigenen Möglichkeiten zur Bewältigung nicht mehr gegeben sind, in eine „Erstarrungsreaktion", die im schlimmsten Fall über Jahre anhalten kann.
Symptome: Unter anderem Albträume, Schlafstörungen, „Flashbacks" (das Ereignis wird immer wieder erlebt), Gedächtnisstörungen, Reizbarkeit, Unruhe, Gefühlsabstumpfung. Bei anhaltendem Verlauf ohne Therapie kann der Alltag von den Betroffenen vielfach nicht mehr strukturiert werden.

Erste Hilfe und weitere Behandlung: Erkennen, dass sich nach einem entsprechenden Ereignis eine PTBS entwickeln könnte, den Betroffenen beobachten und darauf ansprechen. Von verantwortungsvollen Tätigkeiten entbinden! Unbedingt zu professioneller (psychotherapeutischer) Hilfe raten, Medico-Gespräch führen.

Orthopädische Erkrankungen

B. 28. ORTHOPÄDISCHE ERKRANKUNGEN

Die Orthopädie beschäftigt sich überwiegend mit Erkrankungen der Knochen, der Bänder, der Muskeln und der Gelenke, die durch Fehlhaltungen oder Fehlbelastungen entstanden sind.
Sitzen in Zwangshaltung, langes Stehen, Verdrehen, Verheben, Arbeiten unter Deck in gebückter Haltung und beständiges Ausgleichen der Schiffsbewegungen über viele Stunden belasten in erster Linie die Wirbelsäule.
Ursachen für viele Beschwerden sind nicht nur Fehlhaltungen und Fehlbelastungen, sondern auch mangelndes Training, das zu Verkürzungen der Muskeln und zu einer Anfälligkeit der Sehnen führt.

B. 28.1. Erkrankungen der Wirbelsäule

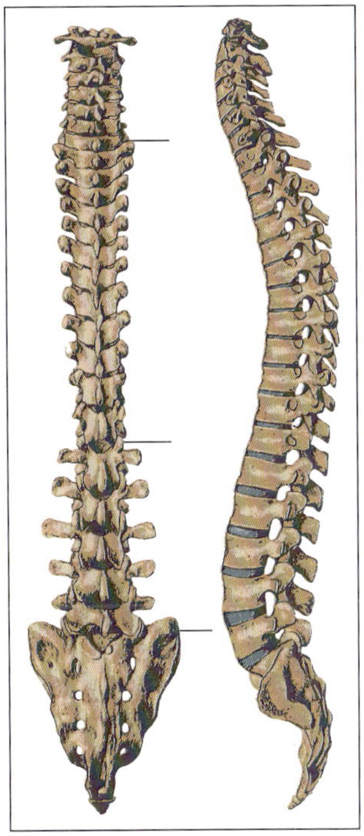

Den sieben Halswirbeln folgen zwölf Brustwirbel und fünf Lendenwirbel, dann das Kreuz- und das Steißbein.

B. 28.1.1. Akutes Hals-Schulter-Arm-Syndrom, „Schiefhals" oder Halswirbelsäulen-Syndrom

Allgemeines: Die Ursache ist etwa die gleiche, wie beim „Hexenschuss" in Kapitel B. 28.1.3. beschrieben. Auslösend sind häufig langes Sitzen an der Ruderpinne oder plötzliche akute Überbelastungen durch Heben oder Reißen an den Schoten. Aber auch schon „verdrehtes" Liegen im Schlaf kann dieses Krankheitsbild auslösen.

Symptome: Schmerzhafte Bewegungseinschränkung der Schulter oder des Nackens, in den Arm ausstrahlende Schmerzen, Kopfschmerzen. Die Muskulatur des Nackens ist verspannt. Die Kopfschmerzen verstärken sich beim Druck mit dem Daumen auf die Nackenmuskeln.

Erste Hilfe: Schonung, Wärme, Anlegen einer Halskrawatte.

Weitere Behandlung: Schmerzstillende Mittel (Nr. 5.01 oder 5.03) nach Bedarf.

B. 28.1.2. Akutes Brustwirbelsäulen-Syndrom (BWS-Syndrom)

Allgemeines: Wie beim Halswirbelsäulen-(HWS-) oder Lendenwirbelsäulen-(LWS-) Syndrom gleichen sich die Ursachen und werden bei diesen Krankheitsbildern (Kapitel B. 28.1.1. und B. 28.1.3.) beschrieben. Wirbel- und Rippengelenke sind blockiert.

Symptome: Schmerzen in der Brust **bei Bewegungen** des Armes, des Oberkörpers oder beim Einatmen. Sie sind stechend und lassen sich mit dem Finger lokalisieren. Diese Brustschmerzen werden oft als Herzschmerz fehlgedeutet, besonders, wenn sie linksseitig auftreten. Der Herzschmerz ist jedoch nicht bewegungsabhängig, vom Charakter her dumpf und lässt sich nicht genau lokalisieren. Siehe auch Symptomentabelle **Kapitel B. 1.1.6.** „Schmerzen in der Brust".

Erste Hilfe: Schonung, Wärme.

Weitere Behandlung: Schmerzstillende Mittel (Nr. 5.01 oder 5.03) nach Bedarf.

B. 28.1.3. Akutes LWS-Syndrom, „Hexenschuss", Lumbago, Ischias oder Bandscheibenschaden

Akutes LWS-Syndrom, „Hexenschuss", Lumbago, Ischias oder Bandscheibenschaden

Allgemeines: Hinter diesen geläufigen Bezeichnungen verbirgt sich meistens das gleiche Krankheitsbild.
Ähnlich wie beim Brust- und Halswirbelsäulen-Syndrom kommt es durch die Überbelastung der kleinen Wirbelgelenke über eine reflektorische Muskelverspannung zu starken Schmerzen, was man als Hexenschuss oder Lumbago bezeichnet.
Verlagert sich die zwischen den Wirbeln liegende Bandscheibe, so kann diese auf die Nervenstränge drücken und Schmerzen, Taubheitsgefühle oder Lähmungen hervorrufen, die ins Bein ausstrahlen. Dieses Krankheitsbild wird als Ischias oder als Bandscheibenvorfall bezeichnet. Meistens hat man sich vorher „verdreht", „verhoben", oder man hat schief gesessen.

Bandscheibenvorfall

Symptome: Plötzliche Schmerzen im Bereich des Rückens mit Einschränkung der Beweglichkeit. Beim **Bandscheibenvorfall** verstärken sich die Schmerzen beim Husten, Niesen und Pressen. Die Schmerzen können an der Rückseite des Oberschenkels entlang bis in das Bein ausstrahlen (Ischias). Es können aber auch Taubheitsgefühl, Lähmungen des Beines oder schlimmstenfalls Blasen- und Mastdarmstörungen auftreten. Stuhl- und Urinabgang können dann nicht mehr kontrolliert werden. Das Aufrichten aus dem Liegen ist ohne fremde Hilfe nicht mehr möglich.

Erste Hilfe: Auf den Rücken legen und versuchen, zu entspannen. Wärme (nicht wärmer als 38 °C) in Form von Wärmflasche oder heißen Packungen wird als angenehm empfunden.

Weitere Behandlung: Schmerzstillende Mittel (Nr. 5.01 oder 5.03) nach Bedarf geben, bei sehr starken Schmerzen zusätzlich Versuch mit Temazepam (Nr. 6.01). Sie lindern nicht nur den manchmal sehr heftigen Schmerz, sondern auch die Verkrampfung der Muskulatur. Dann kann die Bandscheibe leichter wieder in ihre ursprüngliche Lage zurückrutschen. Gelegentlich helfen auch Aushängeübungen, z. B. am Großbaum oder Niedergang.

Bei Taubheitsgefühl, Lähmungen des Beines oder wenn Stuhl und Urin nicht mehr gehalten oder kontrolliert werden können, ist eine sofortige Krankenhausbehandlung erforderlich.

Blockierung des Kreuz-Darmbein-Gelenks

B. 28.1.4. Blockierung des Kreuz-Darmbein-Gelenks

(ISG-Blockierung)

Allgemeines: Durch Verheben oder wenn man nach einer Treppenstufe „ins Leere“ tritt, kommt es zu einer Verschiebung im Kreuz-Darmbein-Gelenk (Ileo-Sacralgelenks-/ISG-Blockierung). Die „Verbindung“ zwischen dem Kreuzbein und den Beckenschaufeln besteht aus straffem Bindegewebe und ist kein Gelenk im eigentlichen Sinn, das man bewegen kann.

Symptome: Tief sitzende Rückenschmerzen, meist einseitig, verstärkt nach längerem Sitzen, besser werdend nach Bewegung und Wärmeanwendung. Schmerzausstrahlung in die Leiste und ins Gesäß kommen vor.

Erste Hilfe: Schmerzmittel (Nr. 5.01 oder 5.03), Wärmeanwendung.

B. 28.2. Entzündliche Gelenkerkrankungen und Verletzungen der Gelenke

Entzündliche Gelenkerkrankungen

Allgemeines: Bei **entzündlichen Gelenkerkrankungen** kommt es zu Schmerzen, Hitze, Rötung, Schwellung und Bewegungseinschränkung der befallenen Gelenke. Die Erscheinungen treten meistens plötzlich auf. Im Gegensatz zu schmerzenden Gelenken infolge einer äußeren Gewalteinwirkung sind entzündliche Gelenkerkrankungen u. a. auch auf Abnutzung/„Verschleiß“ (z. B. Arthrose), fehlerhaften Stoffwechsel (z. B. Gicht) oder Störungen im Immunsystem (z. B. Rheuma) zurückzuführen. Sie können aber auch eine Begleiterscheinung akuter oder zurückliegender Infektionen wie Magen-Darm oder Erkältungskrankheiten sein.

Erste-Hilfe: Ruhigstellung der kleineren Gelenke bei Bedarf, Schonung, Kühlen, Schmerzmittel bei Bedarf.

Weitere Behandlung: Bei Verdacht auf eine bakterielle Infektion Antibiotika (z. B. Nr. 8.05) geben.

B. 28.2.1. Rheuma

Rheuma

Allgemeines: Unter rheumatischen Erkrankungen (oder allgemein „Rheuma") versteht man mehrere unterschiedliche Krankheitsformen. Allen gemeinsam sind die schmerzenden, geschwollenen und nach jahrelangem Verlauf teilweise deformierten Gelenke.

Symptome: Schmerzhafte Schwellung überwiegend kleineren Gelenke (Finger, Zehen). Grundsätzlich kann aber jedes Gelenk betroffen sein.

Erste Hilfe: Im akuten Schub Schonung, zusätzlich Kühlung, Schmerzmittel (Nr. 5.01, bei starken Schmerzen zusätzlich Nr. 5.03) geben.

Weitere Behandlung: Wenn keine deutliche Linderung zu erreichen ist, dann (am besten nach funkärztlicher Rücksprache) zusätzlich Kortison (Nr. 10.03) geben.

B. 28.2.2. Gicht

Gicht

Allgemeines: Gicht ist eine Stoffwechselerkrankung, bei der es zu einem Anstieg der Harnsäure im Blut kommt. Die Harnsäurekristalle können sich in den Gelenken ablagern und dort zu Entzündungen führen. Eine auslösende Ursache kann ein erhöhter chronischer Alkoholgenuss sein. Oft besteht gleichzeitig eine Fettstoffwechselstörung (erhöhte Blutfette) oder ein Diabetes mellitus (Zuckerkrankheit, siehe Kapitel B. 13.6.3.).

Symptome: Plötzliche Entzündung eines kleinen Gelenkes, vorzugsweise des Großzehengrundgelenkes. Aber auch alle anderen Gelenke können betroffen sein.

Erste Hilfe: Ruhigstellung, Kühlung, Schmerzmittel (Nr. 5.01) geben, Alkoholentzug, kalorienarme Kost.

B. 28.2.3. Degenerative Gelenkerkrankungen (Arthrose)

Degenerative Gelenkerkrankungen

Allgemeines: Durch Alter, Abnutzung oder abgelaufene entzündliche Gelenkerkrankungen kann es im Laufe der Jahre zu Gelenkveränderungen kommen, die den Gebrauch der Gelenke beeinträchtigen und Schmerzen verursachen können.

Erste Hilfe: Schonung, Schmerzmittel (Nr. 5.01 oder 5.03) bei Bedarf.

B. 28.2.4. Schleimbeutelentzündung (Bursitis)

Schleimbeutelentzündung

Allgemeines: Zum Schutz von Sehnen und Muskulatur befinden sich über knöchernen Vorsprüngen im Bereich diverser Gelenke (Schulter, Ellenbogen, Hüfte,

Knie) **Schleimbeutel** („flüssigkeitsgefüllte Polster"), die sich auf abnorme Belastung (Druck, Stoß, Verletzung, Infektion) entweder akut oder chronisch entzünden können. Im Einzelnen wird diese Erkrankung bei den entsprechenden Gelenken abgehandelt.

Erste Hilfe und weitere Behandlung: Grundsätzlich soll gekühlt und geschont werden, Schmerzmittelgabe und Antibiotikum bei Bedarf.

Schulterschmerzen

B. 28.2.5. Schulterschmerzen

Allgemeines: Ursache von Schulterschmerzen können Abnutzungserscheinungen (Arthrose) sein mit Veränderungen an den Gelenkflächen oder Schleimbeutelreizungen oder Einklemmungserscheinungen durch knöcherne Veränderungen bei bestimmten umfangreichen Bewegungen. Die Behandlung erfolgt mit Schonung, Kälte- oder Wärmeanwendung (je nachdem, was als angenehm empfunden wird) und Schmerzmittelgabe (z. B. Nr. 5.01 oder 5.03).
Eine **Sonderform** ist der akut aufgetretene Schulterschmerz, der sich über Nacht entwickelt hat und morgens am stärksten ist (ohne Unfallereignis!). Ursächlich sind aufquellende Verkalkungsherde, die den Schleimbeutel entzündet haben.

Symptome: Reflektorische Schonhaltung, Arm an die Brust gedrückt, hochgezogene Schulter, selbst kleinste Bewegungen sind wegen der starken Schmerzen nicht möglich!

Erste Hilfe: Hier hilft nur Kortison (Nr. 10.03): 30 mg auf einmal (!) einnehmen, täglich um 5 mg reduzieren, zusätzlich „entzündungshemmende" Schmerzmittel (Nr. 5.03).

Ellenbogenschmerzen

B. 28.2.6. Schmerzen des Ellenbogens

Allgemeines: Durch Stoß- oder chronische Druckeinwirkung (Kopf aufstützen) kann es zur Schleimbeutelreizung oder auch -entzündung kommen.

Symptome: Haut rot, heiß, geschwollen, Schmerzen.

Erste Hilfe: Kühlung, Antibiotika (z. B. Nr. 8.04 oder 8.05).

Bei reizloser (ohne Schmerzen), weicher Schwellung hat sich ein Schleimbeutelerguss gebildet, der an Land von einem Arzt punktiert werden muss.

Karpal-Tunnel-Syndrom

B. 28.2.7. Schmerzen des Handgelenkes (Karpal-Tunnel-Syndrom)

Allgemeines: Bei diesem Krankheitsbild handelt es sich um eine Schädigung des mittleren Armnervs, der an der Innenseite des Handgelenkes verläuft und unter den quer verlaufenden Bändern hindurchzieht. Ursache kann eine Gewebsschwellung bei mechanischer Überbelastung des Handgelenkes sein, bei bereits bestehendem engen Karpal-Tunnel.

Symptome: Starke Schmerzen, besonders **nachts**, im Bereich des Handgelenkes und der Finger, die aber auch in den ganzen Arm ausstrahlen können, verbunden mit Missempfindungen (eingeschlafenes Gefühl, Ameisenlaufen). Durch Änderung der Körperhaltung lassen die Schmerzen sich nur wenig beeinflussen. Missempfindungen im Bereich der Hand können noch andere Ursachen haben, wie Einengung eines Nerven im Bereich des Ellenbogens oder eine Druckschädigung des Armnervengeflechts im Hals-Schlüsselbein-Bereich.

Erste Hilfe: Schonung des Armes.

Weitere Behandlung: Zunächst schmerzstillende Mittel (Nr. 5.01) geben. Falls die Schmerzen nicht abklingen, **nachts** mit einer angewickelten Schiene das Handgelenk ruhig stellen. Dies verhindert ein Abknicken des Handgelenks im Schlaf. Notfalls eignet sich auch eine Zeitschrift.
Sollten die Schmerzen im Handgelenk dennoch bestehen bleiben oder sich Lähmungen und Gefühlsstörungen an den Fingern entwickeln, muss unbedingt ein Arzt aufgesucht werden, da möglicherweise eine Operation erforderlich wird.

B. 28.2.8. Schmerzen im Hüftgelenk

Hüftgelenkschmerzen

Allgemeines: Ursächlich sind Abnutzungserscheinungen am Knorpel der Gelenkflächen, wovon in erster Linie ältere Personen betroffen sind. Die Schmerzen werden direkt im Gelenk verspürt.

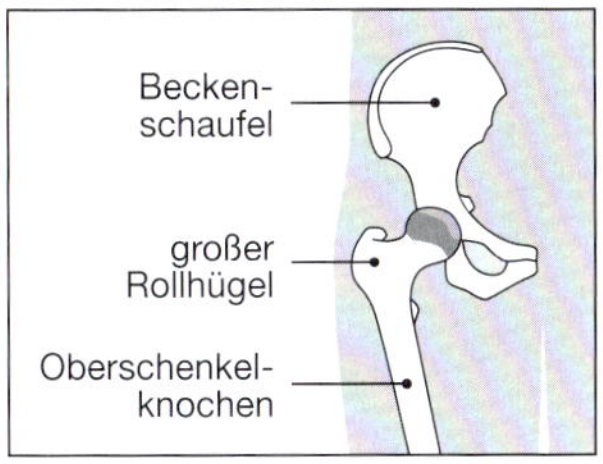

Rechtes Hüftgelenk mit Oberschenkelknochen

Symptome: Typisch ist der morgendliche Schmerz, sobald man beginnt zu laufen (sog. Einlaufschmerz), mit nachfolgender Besserung. Zum Ende des Tages treten dann mit zunehmender Belastungsdauer wieder stärkere Schmerzen auf.

Erste Hilfe: Schonung, Schmerzmittel (Nr. 5.01 oder 5.03).
Werden Schmerzen seitlich im Bereich des „Großen Rollhügels" am Hüftgelenk angegeben (lokalisierter Druckschmerz, Darauflegen beim Schlafen), dann handelt es sich meist um eine **Schleimbeutelentzündung**, die akut ebenfalls mit Schmerzmitteln behandelt wird.

Weitere genaue Diagnostik und Therapie erfolgen dann aber beim Facharzt.

B. 28.2.9. Schmerzen im Kniegelenk

Kniegelenkschmerzen

Allgemeines: Schwellungen, Schmerzzustände, Bewegungseinschränkungen ohne ein eindeutiges Unfallereignis können sich aufgrund von Überbelastung bei

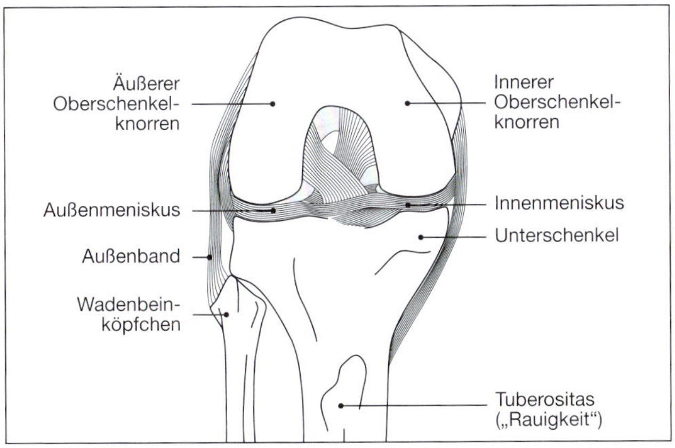

Rechtes Knie (von vorn)

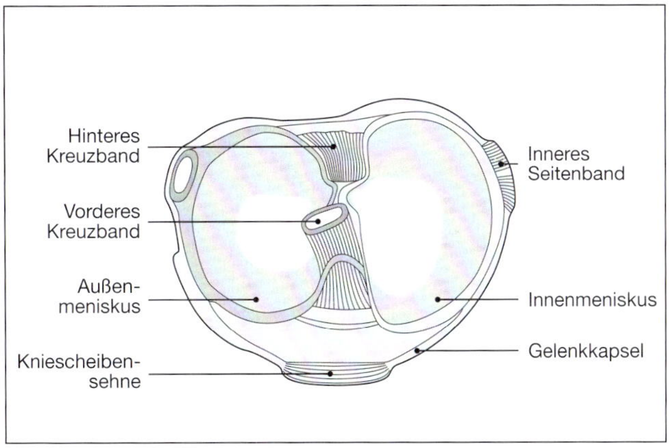

Rechtes Knie (von oben)

einem schon vorgeschädigten Kniegelenk einstellen. Eine Gelenksperre weist auf sich einklemmende freie Gelenkkörper oder auf Meniskusschäden hin. In jedem Falle sind fachärztliche Diagnostik und Therapie notwendig.

Erste Hilfe: Kühlung, Schonung, Schmerzmittel.

Schmerzen im Sprunggelenks- und Fußbereich

B. 28.2.10. Schmerzen im Sprunggelenks- und Fußbereich

Allgemeines: Wenn in der Vergangenheit gehäuft „umgeknickt" wurde, dann liegt wahrscheinlich eine chronische Instabilität der **Außenbänder** des „oberen" Sprunggelenks vor. Dies führt zu vorzeitigem Verschleiß des Gelenks mit Reizergüssen und Schwellungszustand (siehe Abb.). Verdickungen der **Achillessehne** an der Fußrückseite sind ebenfalls ein Zeichen für Überlastung mit möglichen Einrissen der Sehne.

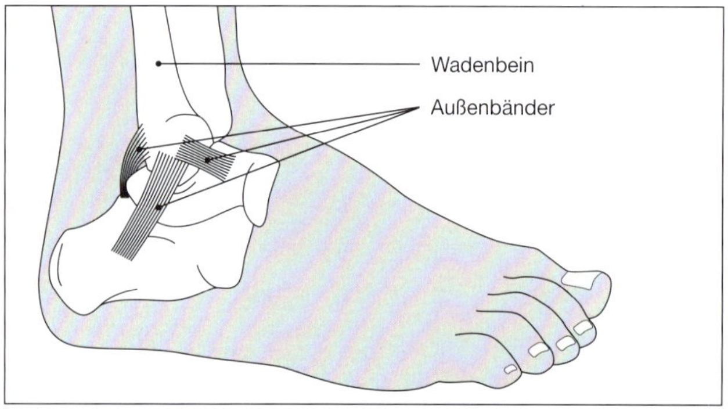

Sehnenscheidenentzündungen werden in Kapitel B. 28.3.4. besprochen.
Bei Schmerzen unterhalb der Fußsohle im Bereich des Hackens handelt es sich meist um einen sogenannten **Fersensporn** (Knochenauswuchs bei chronischer Überlastung des Fußgewölbes).

Erste Hilfe: An Bord ist nur die Gabe von **Schmerzmitteln** möglich, weitere Diagnostik und Therapie an Land.

Sehnen- und Muskelerkrankungen

B. 28.3. Verletzungen und Erkrankungen der Sehnen und Muskeln

Sehnen übertragen den Zug der Muskeln auf die Knochen. Jeder Sportler, der ungefährdet eine gute Leistung bringen will, wärmt sich vor Belastung auf und macht Dehnübungen. An Bord bedingen die Zwangshaltungen eine Verkürzung der Muskeln, zum ausgleichenden intensiven Dehnen oder Strecken kommt es kaum. Hieraus resultiert eine erhöhte Anfälligkeit für Beschwerden (**Myalgien**) und Verletzungen.

Myalgien

Muskelkrämpfe

B. 28.3.1. Muskelkrämpfe

Allgemeines: Die Ursache von Muskelkrämpfen ist nicht eindeutig. Sie kann in einer Funktionsstörung innerhalb der Muskelzelle liegen, aber auch in dem Verlust an Mineralstoffen nach länger dauernder Anstrengung (Natrium, Kalium, Magnesium) oder durch Flüssigkeitsverlust. Zudem können Muskelkrämpfe auch durch „Ischiasbeschwerden" hervorgerufen werden und bessern sich nach Änderung der Körperhaltung.

Symptome: Häufig vor allem nächtliche Verkrampfungen der Muskulatur.

Erste Hilfe: Überstrecken der Muskulatur, orale Aufnahme von Mineralstoffen (Salz, Banane, Aprikose, Apfel) – bei Verdacht auf bandscheibenbedingte Ursache Schmerzmittel (Nr. 5.03) versuchen.

B. 28.3.2. Muskel(faser)risse

Muskel(faser)risse

Allgemeines: Durch plötzliche Überanstrengung können Muskelfasern, besonders bei Kälte oder bei älteren Personen, reißen. Betroffen sind häufig die Wadenmuskeln, z. B. beim Sprung vom Boot aus auf die Pier, und die Oberarmbeuger (Bizeps) beim plötzlichen Reißen an Leinen. Ursache des sogenannten **„Muskelkater"** nach dem Training sind auch kleinste Muskelfasereinrisse, also eine echte Verletzung des Muskels, die nur durch Schonung ausheilen können!

Muskelkater

Symptome: Plötzlicher, heftiger, schlagartiger Schmerz im Bereich des Risses. Nach etwa 1 Tag lässt sich in diesem Bereich häufig ein lila-bläulicher Bluterguss beobachten. Der gerissene Muskel verkürzt sich und wirkt dadurch verdickt. Da der Muskel selten völlig reißt, sondern meist nur einzelne Muskelfasern, bleibt die Funktion meistens erhalten.

Erste Hilfe: Ruhigstellung und Schonung, kalte Umschläge und mäßig strammer Kompressionsverband (für 3 Tage).

Weitere Behandlung: Ruhigstellung und Schonung. Der Muskelriss heilt in etwa 4 bis 6 Wochen aus. Operationen sind in der Regel nicht erforderlich.

B. 28.3.3. Sehnenrisse (Sehnenreizungen)

Sehnenrisse/ (Sehnenreizungen)

Allgemeines: Sehnen stellen die Verbindung zwischen dem Muskel und dem Knochen her. Ähnlich wie beim Muskelriss können bei plötzlicher Überbeanspruchung Sehnen reißen, die oft schon durch chronische Überbelastung vorgeschädigt sind. Besonders häufig ist die **Achillessehne** an der Ferse beim Sprung oder Spurt betroffen. Vorhergehende chronische Reizzustände der Achillessehne (sog. **Achillodynie**) führen zu Schmerzen und Verdickungen der Sehne und des sie umgebenden Weichteilgewebes. An den Fingern reißen gelegentlich die Strecksehnen, die Beugesehnen kaum.

Achillodynie, Achillessehnenriss

Therapie bei Reizzuständen: Kühlung, Schonung, Dehnübungen der Achillessehne, indem man sich mit den Zehenballen auf eine Treppenstufe (oder sonstige Erhöhung) stellt und die Fersen beider Füße absacken lässt (ohne abzurutschen), diesen Zustand 5 Sekunden hält und sich wieder aufrichtet. Das Ganze 5x wiederholen.

Symptome: Plötzlicher heftiger Schmerz, Funktionsausfall. Die Achillessehne reißt hörbar mit einem „Knall".
Erste Hilfe: Ruhigstellung der kleinen Gelenke, Kühlung.

Weitere Behandlung: Möglichst umgehend Krankenhausbehandlung, eventuell ist eine Operation erforderlich.

B. 28.3.4. Sehnenscheidenentzündung

Sehnenscheidenentzündung

Allgemeines: Sehnen müssen umgelenkt werden, wenn sich ihre Zugrichtung ändert. An den Umlenkpunkten laufen sie durch Sehnenscheiden, die durch eine Flüssigkeit gleitfähig gemacht werden. Bei Überbeanspruchung funktioniert diese Schmierung nicht mehr. Es kommt zu einem entzündlichen Reizzustand. Häufig betroffen ist der Unterarm in Handgelenksnähe, aber auch im Bereich des Fußgelenkes und an der unteren Schienbeinvorderkante kann ein solcher Reizzustand auftreten.

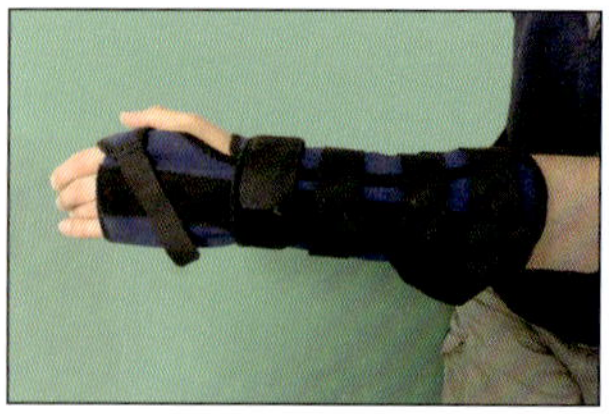

Ruhigstellung in Orthese mit Klettverschluss (Nr. 19.13a)

Symptome: Schmerzen bei Bewegungen, die entzündete Stelle ist oft gerötet und wärmer als die Umgebung. Bei stark ausgeprägtem Krankheitsbild verspürt die aufgelegte Hand bei den Bewegungen auch ein **Reiben** und **„Knarren“**.

Erste Hilfe: Ruhigstellung, Schonung, Kühlung.

Weitere Behandlung: Schiene anlegen (siehe Abb.), etwa eine Woche belassen, Schmerzmittel Nr. 5.03.

Reizungen des Sehnenansatzes

B. 28.3.5. Reizungen des Sehnenansatzes

Allgemeines: Hierbei handelt es sich um einen schmerzhaften Reizzustand am Ansatz der Sehnen des Unterarms, die an den seitlichen Knochenvorsprüngen des Oberarms im Ellenbogenbereich befestigt sind. Genaugenommen handelt es sich um eine Reizung der Knochenhaut durch eine mechanische Überbeanspruchung (ständig wiederkehrende Bewegung) der Muskulatur. Befindet sich der Schmerzpunkt an der Außenseite des Ellenbogens spricht man vom „Tennisellenbogen“, bei Schmerz an der Innenseite vom „Golferellenbogen“.

Symptome: Umschriebener Schmerzbereich an typischer Stelle bei entsprechenden Drehbewegungen im Ellenbogengelenk, auf Druck auslösbar.

Erste Hilfe: Kühlung, Schonung, Schmerzmittel bei Bedarf.

Einklemmungen

B. 28.3.6. Einklemmungserscheinungen / Gelenksperre

Durch kleine (wenige Millimeter), aber auch deutlich größere freie Gelenkkörper kann die Beugung oder Streckung in einem Gelenk schmerzhaft eingeschränkt sein. Hier hilft nur eine umgehende **Arthroskopie** (Gelenkspiegelung) zur Entfernung der Gelenkkörper, da es sonst zunehmend zu Knorpelschäden kommt.

Myofasziale Schmerzsyndrome

B. 28.3.7. Myofasziale Schmerzsyndrome

Allgemeines: Insbesondere im Bereich der unteren Extremitäten kann es bei Arthrose und nach operativen Eingriffen durch Fehlbelastungen, Fehlhaltungen und bei ungleichmäßig ausgebildeter Muskulatur zu Verkürzungen der Muskulatur und zu Verklebungen derselben mit dem umhüllenden Bindegewebe, der Faszie, kommen. Ungleichmäßige Belastung eines Beines kann auch zur Reizung der **Achillessehne** (siehe Kapitel B. 28.3.3.) führen.

Symptome: Ziehende Schmerzen in der Muskulatur z. B. des Unter- und Oberschenkels, manchmal verbunden mit eingeschränkter Beuge- und Streckfähigkeit des Beines. Oft ständige Beschwerden beim Gehen.

Erste-Hilfe: Im eigentlichen Sinne nicht möglich, bei starken Schmerzen nur für kurze Zeit Schmerzmittel (Nr. 5.03) geben.

Weitere Behandlung: Physiotherapie, bis dahin Dehnübungen, z. B. mit durchgestrecktem Knie (3 x hintereinander für jeweils 30 Sekunden halten), Kniebeugen zum Muskelaufbau, unter starkem Druck die verhärteten Schmerzpunkte massieren (kräftig mit dem Daumen oder den Knöcheln der Finger oder mit einem Tennisball).

B. 29. FRAUENKRANKHEITEN

Frauenkrankheiten

Vor Antritt einer längeren Reise sollte jede Frau einen Frauenarzt aufsuchen, eine Vorsorgeuntersuchung vornehmen und sich allgemein über gynäkologische Probleme beraten lassen.

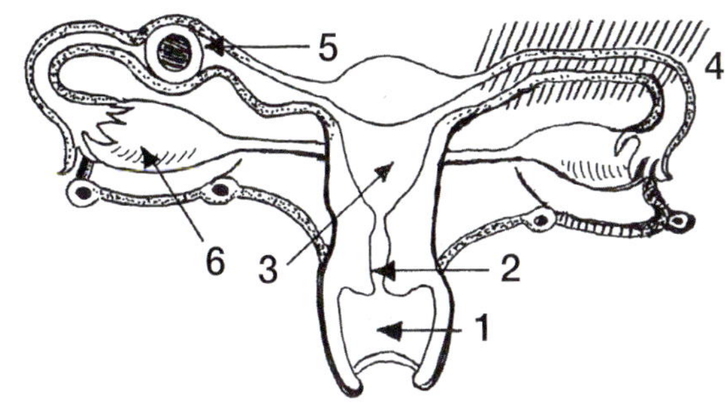

1 Scheide (Vagina)
2 Gebärmutterhals (Cervix)
3 Gebärmutter (Uterus)
4 Eileiter (Tube)
5 Eileiterschwangerschaft
6 Eierstock (Ovar)

Dabei sollten auch die verschiedenen Möglichkeiten der **Empfängnisverhütung** besprochen werden. Die Wirkung der „Pille" kann ausbleiben, wenn infolge von Seekrankheit und Erbrechen die Aufnahme der Wirksubstanz über den Magen und den Darm ins Blut gestört ist. Eine Spirale sollte vor der Reise auf ihren Sitz kontrolliert und eventuell gewechselt werden. Auch ein Hormonimplantat senkt das Risiko des Pillenversagens entscheidend.
Treten während der Reise Erkrankungen auf und kann nicht sofort ein Frauenarzt aufgesucht werden, sollten alle Symptome und Ereignisse genau aufgeschrieben werden, damit dem später aufgesuchten Frauenarzt die Diagnostik erleichtert wird.
Im Vordergrund der Beschwerden stehen meistens die **akuten Schmerzen im Unterbauch** (siehe auch **Tabelle B. 1.2.3.** Leitsymptome „Unterbauchschmerz bei Frauen"). Schmerzen unterhalb des Nabelbereichs lassen bei Frauen an eine Erkrankung der weiblichen Geschlechtsorgane denken, können aber auch durch Erkrankungen anderer Organe bedingt sein, wie z. B. Blinddarmentzündung, Blasen- oder Nierenerkrankungen und Darmerkrankungen.
Deshalb sind insbesondere die Tabellen über die Leitsymptome (**Kapitel B. 1.**), die Kapitel über die Untersuchung (**Kapitel B. 3.**), Erkrankungen der Verdauungsorgane (**Kapitel B. 13.**) und urologische Krankheiten (**Kapitel B. 18.**) zu beachten.

B. 29.1 Erkrankungen der Eileiter und Eierstöcke

Eileiter und Eierstöcke

B. 29.1.1. Eileiterentzündung (Adnexitis)

Eileiterentzündung

Allgemeines: Die Eileiterentzündung wird oft durch Infektionen hervorgerufen, die über die Scheide und die Gebärmutter hochgewandert sind. So können eitrige Entzündungen entstehen, die sich in schweren Fällen zu Abszessen entwickeln. Das Krankheitsbild ähnelt dann einer akuten Blinddarmentzündung mit der Gefahr der Bauchfellentzündung mit bedrohlichem Verlauf. Es droht immer die chronische Erkrankung im Unterbauch mit den Folgen anhaltender Schmerzen oder gar Unfruchtbarkeit. **Das Krankheitsbild ist deshalb ernst zu nehmen und bedarf der frühzeitigen Behandlung.** Die Eileiterentzündung tritt selten bei schwangeren Frauen auf. **Ursachen sind in der Regel aufsteigende Infektionen** vom Darm ausgehend. Sie können aber auch durch Geschlechtskrankheiten (Gonorrhö, Syphilis, Chlamydien-Infektion) ausgelöst werden.

Symptome: Andauernde Schmerzen, verstärkt beim Geschlechtsverkehr oder Druck auf den Muttermund, eitriger Ausfluss, Fieber (rektale Messung). Bei zusätzlicher Scheidenentzündung treten in der Folge auch Schwellungen der Leistenlymphknoten auf.

Erste Hilfe: Körperliche Ruhe. Gegen die Schmerzen und das Fieber Acetylsalicylsäure (Nr. 5.01), bis 4 Tabletten täglich oder Naproxen (Nr. 5.03), bis 2 Tabletten täglich geben.

Weitere Behandlung: Gegen die Entzündung eine kombinierte antibiotische Therapie (8.04 und 8.07) für mindestens 7 Tage durchführen. Bei der ersten Gelegenheit Frauenarzt aufsuchen. **Keine örtliche Wärmeanwendung!**

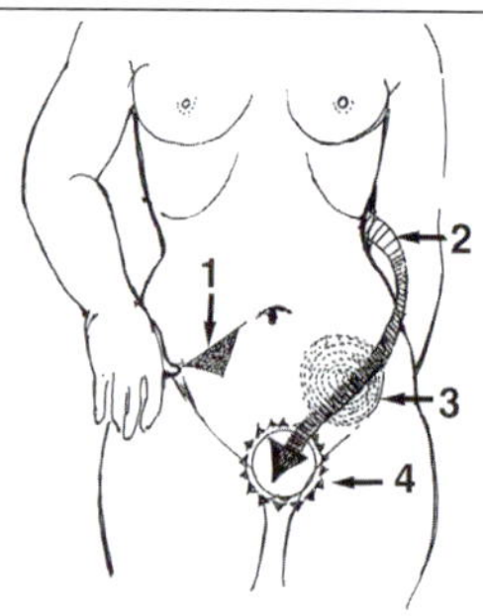

1 Blinddarmentzündung
2 Nieren- und Harnleiterkolik mit typischer Schmerzausstrahlung
3 Eierstockentzündung/ Eileiterschwangerschaft
4 Blasenentzündung

B. 29.1.2. Eileiter- und Bauchhöhlenschwangerschaft

Allgemeines: Während bei der normalen Schwangerschaft das im Eileiter befruchtete Ei in die Gebärmutter wandert und dort heranreift, verbleibt bei der Eileiterschwangerschaft das Ei im Eileiter oder wird in die Bauchhöhle abgestoßen, und beginnt dort zu wachsen. Schon nach Tagen oder wenigen Wochen kann der Eileiter zerstört werden. Eine für die Mutter gefährliche innere Blutung kann die Folge sein.

Symptome: Ausbleiben der Regelblutung über 6 bis 8 Wochen und nur schwache Blutung mit Dauerschmerz. Es können allgemeine Schwangerschaftszeichen wie Übelkeit und Spannungsgefühl in der Brust bestehen. Ein empfindlicher Schwangerschaftstest kann positiv sein (Nr. 22.07). Die Schmerzen können krampfartig auftreten und nehmen an Stärke zu. Blutiger Ausfluss oder sogar eine regelrechte menstruationsähnliche Blutung kann bestehen.

Erste Hilfe: Wie bei der Eileiterentzündung, Flüssigkeitszufuhr, körperliche Ruhe.

Weitere Behandlung: Bei einem – auch nur leisen – Verdacht auf eine Eileiter- oder Bauchhöhlenschwangerschaft **muss** eine Abklärung im Krankenhaus erfolgen! Es besteht eine **lebensbedrohliche** Situation aufgrund der innerlich ablaufenden Verblutungsgefahr!

Mittelschmerz und Ovulationsblutung/ Ovulationshemmer

B. 29.1.3. Mittelschmerz und Ovulationsblutung

Allgemeines: Werden von einer Frau im gebärfähigen Alter keine **Ovulationshemmer** („Pille") eingenommen und besteht keine Schwangerschaft, dann findet alle 4 Wochen ein Eisprung (Ovulation) statt. Dieser Eisprung geschieht etwa 11 bis 16 Tage nach dem Beginn der letzten Regelblutung. Es erfolgt somit in der Mitte zwischen den Regelblutungen und kann mit Schmerzen verbunden sein, deshalb die Bezeichnung **„Mittelschmerz"**. Auch kurzfristige Blutungen in die freie Bauchhöhle können auftreten, die aber harmlos sind und meist keine bedrohlichen Ausmaße annehmen.

Symptome: Diffuser Unterbauchschmerz in einem Zeitraum von wenigen Stunden bis zu 3 Tagen, kein Temperaturanstieg, kein eitriger Ausfluss, kein schweres Krankheitsbild.

Erste Hilfe: Körperliche Ruhe. Bei starken Schmerzen Acetylsalicylsäure (Nr. 5.01) bis zu 3 Tabletten täglich.

B. 29.1.4. Eierstockzysten

Eierstockzysten

Allgemeines: Zysten sind mit Flüssigkeit gefüllte Blasen, die sich an und in verschiedenen Körperorganen bilden können, so auch an den Eierstöcken. Sie wachsen meist nur langsam und verursachen Schmerzen durch Druck auf die umgebenden Organe oder durch Zug an den Eileitern. Bei gestörtem Eisprung können solche Zysten am Eierstock in erheblicher Größe auftreten und sind dann in der zweiten Zyklushälfte auch schmerzhaft.

Symptome: Meist einseitige Schmerzen im Unterbauch, die in Ruhe kaum auftreten, sich aber bei Bewegungen und beim Geschlechtsverkehr verstärken. Kein Ausfluss, kein Fieber, Verspäten oder Ausbleiben der Regelblutung. Bei großen Zysten kann es bei heftiger körperlicher Bewegung zu plötzlich einsetzenden sehr starken Schmerzen kommen. Dann muss an eine **„Torsion"** (Verdrehung) des Eierstocks gedacht werden! Der Eierstock ist dann nur durch eine sehr baldige Operation zu retten, weil die Blutzufuhr akut unterbrochen wird.

Eierstocktorsion

Erste Hilfe: Körperliche Schonung, bei Bedarf gegen Schmerzen Acetylsalicylsäure (Nr. 5.01).

Weitere Behandlung: Bei starken Schmerzen möglichst bald einen Arzt aufsuchen, da die Abgrenzung gegen das Vorliegen einer Eileiterschwangerschaft schwierig ist (siehe Kapitel B. 29.1.2.), eventuell ist ein Schwangerschaftstest durchzuführen.

B. 29.2. Erkrankungen der Scheide

Erkrankungen der Scheide

B. 29.2.1. Scheidenentzündung

Scheidenentzündung

Allgemeines: Sie kann in jedem Alter auftreten und sehr schmerzhaft sein. Ursache ist meistens eine Pilz- oder bakterielle Infektion (siehe auch Kapitel B. 15. „Hautkrankheiten" und Kapitel B. 16. „Sexuell übertragbare Erkrankung"). In höherem Alter führt Hormonmangel zu vermehrten Scheidenentzündungen. Pilzerkrankungen sind häufiger als bakterielle Erkrankungen.

Symptome: Eitriger, riechender Ausfluss, Rötung der Scheide, Wundsein, Brennen beim Wasserlassen und Schmerzen beim Geschlechtsverkehr.

Erste Hilfe: Körperliche Schonung, entzündungshemmende Vaginaltabletten (Nr. 13.03), Spülungen mit Wasser.

Weitere Behandlung: Nach der Entzündungsbehandlung empfiehlt sich eine Therapie mit Milchsäure in Form von Vaginaltabletten (nicht in der Bordapotheke), zum Aufbau einer gesunden Scheidenflora und um damit weiteren Entzündungen vorzubeugen.

B. 29.2.2. Verletzungen im Genitalbereich

Verletzungen im Genitalbereich

Allgemeines: Durch Sturz oder andere Gewalteinwirkungen kann es zu Verletzungen im Genitalbereich kommen, die meistens den äußeren Schambereich betreffen. Blutergüsse oder Platzwunden können die Folge sein. Tiefe, in die Scheide oder den Mastdarm dringende sogenannte Pfählungsverletzungen sind selten, dann aber gravierend.

Erste Hilfe: Blutergüsse werden mit kalten Umschlägen gekühlt, Wundversorgung. Starke äußere Blutungen können einen Druckverband erforderlich machen, starke Blutungen aus der Scheide eine Tamponade.

Weitere Behandlung: Besteht der Verdacht auf eine Verletzung der Scheide oder des Mastdarmes, muss möglichst umgehend eine operative ärztliche Versorgung erfolgen.

Blasenentzündung

B. 29.3. Blasenentzündung (Cystitis)

Allgemeines: Aufsteigende Krankheitskeime bei Scheideninfektionen können zu Blaseninfektionen führen. Eine Senkung der Gebärmutter und der Scheide oder Unterkühlungen im Genitalbereich durch nasse Kleidung begünstigen das Auftreten von Blasenentzündungen.

Symptome: Schmerzhafter Harndrang und häufiges Wasserlassen von geringen Harnmengen. Gelegentlich besteht auch Fieber.

Erste Hilfe und Weitere Behandlung: Siehe Kapitel B. 18. „Urologische Krankheiten".

Gebärmuttererkrankungen

B. 29.4. Erkrankungen der Gebärmutter

Gebärmuttersenkung, Gebärmuttervorfall

B. 29.4.1. Gebärmuttersenkung und Gebärmuttervorfall

Allgemeines: Der muskulöse Beckenboden sowie verschiedene Bänder tragen die Gebärmutter, die Blase und den Darm. Bei Frauen mit mehrfachen Geburten, aber besonders bei Veranlagung zu „schwachem Bindegewebe", ist die Gefahr für das Auftreten einer Senkung vergrößert. Nach schwerem Heben und Tragen kann es zum Absenken der Gebärmutter und der Scheide kommen. Hierdurch kommt es zu einer bleibenden Senkung des Beckenbodens mit Blase, Gebärmutter und Darm.

Symptome: Druckgefühl im Bereich der Scheide und des Unterbauches, vermehrter Harndrang, unwillkürlicher Urinabgang oder Harnsperre. In extremen Fällen kann der Gebärmuttermund oder die gesamte Gebärmutter aus der Scheide hervortreten.

Erste Hilfe: Schonung, bei Vorfall vorsichtiges Hochschieben der Gebärmutter. Vermeiden von Heben und Tragen sowie plötzlichen Bewegungen.

Weitere Behandlung: Einlegen eines „Ringes" durch einen Frauenarzt, eventuell Operation.

Gebärmuttertumore

B. 29.4.2. Gebärmuttertumore

Allgemeines: An und in der Gebärmutter können sich gutartige und bösartige Tumoren entwickeln, die unbedingt fachärztlich behandelt werden müssen.

Symptome: Unregelmäßige Blutungen, blutiger oder schleimiger Ausfluss, Druckgefühl im Unterbauch. Blutungen jenseits der Wechseljahre sind besonders verdächtig. Schmerzen und Temperaturen fehlen meistens.

Erste Hilfe: Bei starker Regelblutung siehe Kapitel B. 29.6.

Weitere Behandlung: **Die geschilderten Symptome sind dringender Anlass, einen Frauenarzt aufsuchen, auch wenn die Beschwerden gering sind!**

B. 29.5. Erkrankungen der Brust

Brusterkrankungen

B. 29.5.1. Entzündungen der Brust

Entzündungen

Allgemeines: Entzündungen der Brust treten meistens während der Stillphase auf, wenn die Brust nicht völlig entleert wurde. Weiterhin kann es durch Infektionen zu Entzündungen der Brust kommen. Lokal begrenzte Entzündungen auch ohne erkennbare Ursachen treten selten auf, sollten dann aber dringend durch einen Arzt untersucht werden.

Symptome: Meistens einseitige, umschriebene Rötung, starke Schmerzen, Schwellung der Lymphknoten in der Achselhöhle.

Erste Hilfe: Körperliche Ruhe, Kühlen durch Umschläge mit Eis, Wasser oder Alkohol, Hochbinden mit Büstenhalter.

Weitere Behandlung: Antibiotika (z. B. Nr. 8.01 oder 8.04). Schmerzstillung mit Acetylsalicylsäure (Nr. 5.01). Bei eitriger Einschmelzung Abszesseröffnung durch radiäre Schnittführung (von der Brustwarze wegführend).

B. 29.5.2. Prellungen der Brust

Brustprellungen

Allgemeines: Durch Prellungen kann es zu schweren Blutergüssen kommen, die sehr schmerzhaft sein können.

Erste Hilfe: Kühlen durch Umschläge mit Eis, Wasser oder Alkohol.

Weitere Behandlung: Meistens nicht erforderlich. Sollte auch nach Rückbildung des Blutergusses noch ein Knoten bleiben, muss er ärztlich untersucht werden.

B. 29.5.3. Tumore der Brust

Brusttumore

Allgemeines: Tumore der Brust kommen relativ häufig vor.

Symptome: Knoten unterschiedlicher Größe.

Erste Hilfe: **Jeder Knoten in der Brust ist krebsverdächtig.** Möglichst umgehend einen Arzt konsultieren.

Weitere Behandlung: Nach Anweisung des Arztes.

B. 29.6. Regelblutungsstörungen

Regelblutungsstörungen

Alle Störungen der Regelblutung sind Anlass, möglichst umgehend einen Frauenarzt aufzusuchen, denn hinter jeder Regelstörung kann sich eine

ernste Krankheit verbergen, für die es auf See möglicherweise keine Hilfe gibt. Sichere Diagnosen lassen sich durch Laien und an Bord kaum stellen, deshalb wird die Erste Hilfe in den Vordergrund gestellt (siehe Tabelle Seite 334, „Maßnahmen bei starken, nicht termingerechten Regelblutungen"), die Diagnostik und die weitere Behandlung müssen durch den Frauenarzt erfolgen, wenn durch Maßnahmen der Ersten Hilfe die Krankheit nicht behoben werden konnte.

Ausbleiben der Regelblutung

B. 29.6.1. Ausbleiben der Regelblutung

Allgemeines: Das Ausbleiben der Regelblutung lässt einerseits zunächst an das Vorliegen einer Schwangerschaft denken. Trotz der Anwendung von Verhütungsmitteln kann es zur Schwangerschaft kommen. Bei regelmäßiger Einnahme der „Pille" ist dies allerdings unwahrscheinlich, es sei denn, dass z. B. gleichzeitig Antibiotika eingenommen werden mussten, die die Wirksamkeit dann beeinträchtigen könnten. Andererseits kann auch die plötzliche Änderung der Lebensbedingungen, z B. Reisestress, Angst, Änderung der Essgewohnheiten und starke körperliche Belastungen, zu einem Ausbleiben der Regel führen.

Erste Hilfe: Keine.

Weitere Behandlung: Falls kein Kinderwunsch besteht, muss auch nach Ausbleiben der Regel die „Pille" nach Vorschrift weiter eingenommen werden. Bei erster Gelegenheit Frauenarzt aufsuchen.

Verstärkte Regelblutung

B. 29.6.2. Verstärkte Regelblutung

Termingerechte Regelblutung

Verstärkte, termingerechte Regelblutung

Allgemeines: Termingerechte, verstärkte Blutungen sind zumeist ungefährlich. Sie können zwar wegen des starken Blutverlustes sehr beeindruckend sein, hören aber nach etwa 1 Woche auf.

Symptome: Termingerechter Beginn, eventuell starker Blutverlust, keine Gewebsstücke, jedoch auch größere Blutgerinnsel, Schmerzen.

Erste Hilfe: Körperliche Ruhe, Methylergometrin (Nr. 13.01), bei starken Schmerzen (Nr. 5.04 bzw. 5.06).

Weitere Behandlung: „Pille" weiter einnehmen. Bei dauernder verstärkter Regelblutung könnte sich eine Blutarmut entwickeln, deshalb ist bei Gelegenheit ein Arzt aufzusuchen.

Nicht termingerechte Regelblutung

Verstärkte, nicht termingerechte Regelblutung

Blutungen ohne Ovulationshemmer („Pille") oder bei unsicherer Einnahme

- **Ohne wesentliche Schmerzen:**
  Mögliche Diagnose: „Regelstörung", drohende Fehlgeburt.

  Erste Hilfe: Körperliche Schonung, Bettruhe.

- **Mit starken Schmerzen:**
  Mögliche Diagnose: Eileiterentzündung, Eileiterschwangerschaft, Fehlgeburt.

  Erste Hilfe: Körperliche Schonung, Bettruhe, Einnahme der „Pille“ fortsetzen, Methylergometrin (Nr. 13.01), Schmerzmittel (Nr. 5.04).

- **Mit starken Schmerzen und Fieber:**
  Mögliche Diagnosen: Infektion der Gebärmutter und Eileiter, Fehlgeburt.

  Erste Hilfe: Bettruhe, Methylergometrin (Nr. 13.01), Schmerzmittel (Nr. 5.04), Antibiotika (Nr. 8.01).

  Weitere Behandlung: Möglichst bald einen Arzt aufsuchen.

  Weitere Behandlung der Blutung: Wenn bisher keine Ovulationshemmer eingenommen wurden, aber an Bord mitgeführt werden, dann jetzt mit der Einnahme beginnen. Ansonsten bei starken Blutungen, am besten nach funkärztlicher Rücksprache, Methylergometrin (Nr. 13.01) intramuskulär (i.m.-Injektion siehe Kapitel C. 4.2.1.) verabreichen.

Nicht termingerechte Blutungen bei fehlenden Verhütungsmaßnahmen können auf eine Abortblutung („Fehlgeburt“) hinweisen (Kapitel B. 30.1.3.).

Blutungen mit regelmäßiger Einnahme von Ovulationshemmern („Pille“)

- **Ohne wesentliche Schmerzen:**
  Mögliche Diagnose: „Regelstörung“.

  Erste Hilfe: Körperliche Schonung, Einnahme der „Pille“ fortsetzen.

  Weitere Behandlung: Falls nach 8 Tagen noch die Blutung anhält, Methylergometrin (Nr. 13.01) geben.

- **Mit starken Schmerzen:**
  Mögliche Diagnosen: Eileiterentzündung, Bauchfellentzündung, Fehlgeburt (selten als „Pillenversager“).

  Erste Hilfe: Bettruhe.

  Weitere Behandlung: Methylergometrin (Nr. 13.01), Acetylsalicylsäure (Nr. 5.01).

- **Mit starken Schmerzen und Fieber:**
  Mögliche Diagnosen: Eileiterentzündung, Bauchfellentzündung.

  Erste Hilfe: Bettruhe.

  Weitere Behandlung: Methylergometrin (Nr. 13.01), Acetylsalicylsäure (Nr. 5.01), Antibiotika (Nr. 8.01), Arzt aufsuchen.

Maßnahmen bei starken, nicht termingerechten Blutungen

	Erste Hilfe	Weitere Behandlung	Mögliche Diagnosen und diagnostische Hinweise
ohne „Pille“ ohne Fieber ohne Schmerzen	körperliche Schonung Methylergometrin	falls erste Hilfe versagt, ärztliche Hilfe	Regelstörung, Eierstockzyste
ohne „Pille“ mit Schmerzen ohne Fieber	körperliche Schonung Methylergometrin, Schmerzmittel	**unbedingt** ärztliche Hilfe	Fehlgeburt, Eileiterschwangerschaft, Eierstockzyste
ohne „Pille“ mit Schmerzen mit Fieber	körperliche Schonung, Methylergometrin, Antibiotika, Schmerzmittel	**unbedingt** ärztliche Hilfe	Fehlgeburt, Eileiterschwangerschaft, Eileiter- oder Bauchfellentzündung
mit „Pille“ ohne Fieber ohne Schmerzen	körperliche Schonung, „Pille“	falls nach 8 Tagen noch Blutungen, Methergin,	Regelstörung
mit „Pille“ mit Schmerzen ohne Fieber	Bettruhe, Methylergometrin, „Pille“, Schmerzmittel	ärztliche Hilfe	Eileiterentzündung Fehlgeburt
mit „Pille“ mit Schmerzen mit Fieber	Bettruhe, Methylergometrin, „Pille“, Schmerzmittel, Antibiotika	**unbedingt** ärztliche Hilfe	Eileiter- oder Bauchfellentzündung, Fehlgeburt

Weitere Informationen über Bauchfellentzündung im Kapitel B. 13.3.8.**, Fehlgeburt im** Kapitel B. 30.1.3.

B. 30. SCHWANGERSCHAFT UND GEBURT

Schwangerschaft

B. 30.1. Schwangerschaft (Gravidität)

Sicher sind Schwangerschaft und Geburt keine Krankheiten. In Berichten über Reisen besonders in früherer Zeit liest man gelegentlich über erfolgreiche Entbindungen auf See. Dennoch darf kein Zweifel darüber bestehen, dass man damals wenig über die Schwangerschaftsverhütung wusste und solche Ereignisse wahrscheinlich ungewollt waren. Heute weiß man – und dessen sollte man sich bewusst sein –, **dass eine Geburt unter den eingeschränkten Bedingungen an Bord ein hohes Risiko für Mutter und Kind bedeutet.**

Schwangerschaftsverhütung

B. 30.1.1. Schwangerschaftsverhütung

Je länger eine Reise dauert, desto wichtiger ist eine sichere Schwangerschaftsverhütung. Durch das unregelmäßige Bordleben und die Umstellung können die Monatsblutungen ausbleiben oder unregelmäßig werden. Deshalb lässt sich auch der Zeitpunkt des Eisprunges schwer bestimmen, und es besteht die große Gefahr einer ungewollten Schwangerschaft.

Bei regelmäßiger Einnahme bietet die „Antibabypille" neben der Hormon- und der Kupferspirale den sichersten Schutz, auch wenn die Monatsblutung nicht wie gewohnt auftreten sollte.

Wird aber die Pilleneinnahme vergessen oder wird die Pille z. B. wegen Seekrankheit erbrochen, besteht **während des ganzen Zyklus** die Gefahr einer ungewollten Schwangerschaft. Dann sind **örtliche Verhütungsmittel**, Schaum-Ovula oder Kondome, bis zur nächsten Blutung anzuwenden. Danach besteht bei regelmäßiger Einnahme wieder ein sicherer Schutz. Eine Zeitverschiebung in der Einnahme darf 12 Stunden nicht überschreiten. Darauf ist besonders bei **Seekrankheit** zu achten.
Wird die **Pille** etwa 4 Stunden nach der Einnahme **erbrochen**, kann eine weitere Pille eingenommen werden, **wenn die Einnahmezeit noch innerhalb der zwölfstündigen Solleinnahmezeit liegt.** Konnte die zwölfstündige Zeit nicht eingehalten werden, sollte die Pille **trotzdem weiter** eingenommen werden, da es sonst zu unregelmäßigen und verstärkten Blutungen kommen könnte. **Ein Schutz besteht aber nicht!** Deshalb müssen Kondome oder Schaum-Ovula angewendet werden, bis sich die Blutungen normalisiert haben.
Die **„Pille danach"** (z. B. Ellaone®, Duofem® oder Pidana®) kann bei fehlender Verhütung noch 72 Stunden später eingenommen werden. Sie bietet einen einigermaßen sicheren Schutz. Je eher sie eingenommen wird, desto sicherer ist der Schutz.

Besondere **Hygienemaßnahmen** sind bei gesunden Frauen an Bord nicht erforderlich. Die Monatshygiene kann in gewohnter Weise fortgesetzt werden. Tampons bieten sich an, wie bei anderen Sportarten auch.

B. 30.1.2. Normale Schwangerschaft

Normale Schwangerschaft

Eine Schiffsreise bei normal verlaufender **Schwangerschaft** in Küstennähe und unter günstigen Bedingungen stellt in den ersten 6 Monaten kein erhöhtes Risiko dar.

Ohne die Möglichkeit einer sofortigen ärztlichen Hilfe ist allerdings eine Reise über See nicht zu verantworten! Die Gefahren einer Fehlgeburt werden im folgenden Kapitel beschrieben.

B. 30.1.3. Fehlgeburt

Fehlgeburt

Allgemeines: Blutungen, die während einer Schwangerschaft auftreten, sind verdächtig auf eine beginnende Fehlgeburt. Wurde die Pille nicht eingenommen und tritt eine verspätete und verstärkte Blutung auf, ist dies ebenfalls verdächtig auf eine Fehlgeburt.

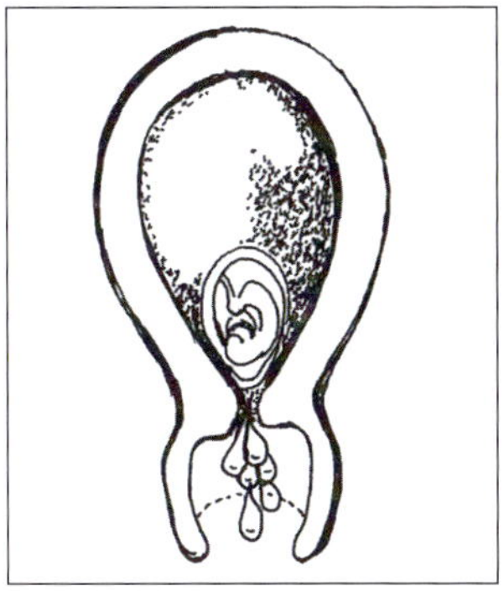

Blutung bei Fehlgeburt

Symptome: Blutung nicht termingerecht, etwa 4 bis 10 Wochen verspäteter Abgang von Gewebsstücken. Schwangerschaftsanzeichen, wie Übelkeit, Erbrechen, Spannungsgefühl in der Brust. Starke, zum Teil wehenartige Schmerzen, starker Blutverlust.

Erste Hilfe: Strenge Bettruhe, Methylergometrin (Nr. 13.01).

Weitere Behandlung: Die Entfernung etwaiger Reste der Schwangerschaft aus der Gebärmutter durch Ausschabung durch einen Arzt ist unbedingt erforderlich.

Besondere Hinweise: Lebensbedrohliches Krankheitsbild, sofortige Anlandung erforderlich wegen der Gefahr der Verblutung.

B. 30.2. Geburt und Entbindung

Gefahren

Bei der **Geburt und Entbindung drohen zahlreiche weitere Gefahren für Mutter und Kind**:
- Fehllagen,
- zu enge Geburtswege im Verhältnis zur Kindsgröße,
- Wehenschwäche,
- Nabelschnurkomplikationen,
- unstillbare Nachblutungen,
- Infektionen und Kindbettfieber.

Sie sind ohne einen erfahrenen Arzt oder eine Hebamme nicht zu beherrschen. Dennoch kann es vorkommen, dass durch nicht vorhersehbare Umstände eine Geburt auf See erfolgen muss. **Nur für diesen Notfall und wenn es völlig unmöglich ist, fachgerechte Hilfe zu bekommen, sind die folgenden Hinweise gedacht.**

Vorbereitungen

B. 30.2.1. Vorbereitungen vor der Geburt

- Bereitstellung eines **Besatzungsmitgliedes zur Hilfestellung.**
- Vorbereitung einer **geeigneten Koje** für den Entbindungsvorgang. Sie sollte wegen der Schiffsbewegungen möglichst mittschiffs liegen, im Beckenbereich der Mutter gut abgepolstert und mit einer Plastikfolie abgedeckt sein. Helfer sollten guten Zugang haben. Ausreichende Kopffreiheit für die Mutter.
- Bereitstellung einer ausreichenden Zahl von **sauberen Tüchern und Handtüchern**.
- Da unter der Entbindung mit dem Abgang von Fruchtwasser und möglicherweise auch von Stuhl und Urin zu rechnen ist, sind entsprechende Vorbereitungen zu treffen, z. B. durch Bereitlegen von **Plastikfolien und saugfähigen Papiertüchern**.

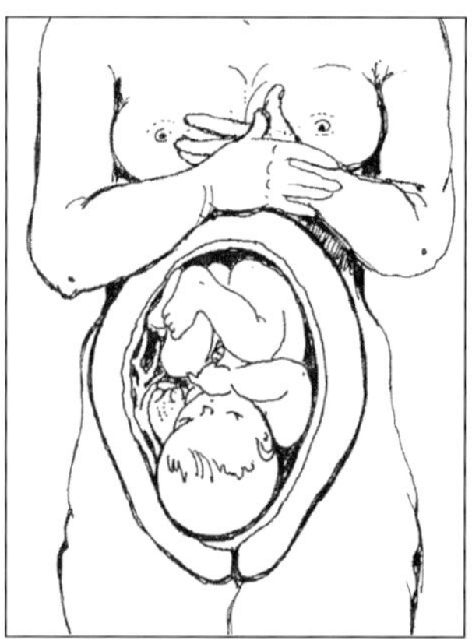

- Bereitstellung von abgekochtem **Wasser zum Waschen** von Mutter und Kind.
- Bereitstellung eines großen sauberen und möglichst weichen **Handtuchs zum Einwickeln des Kindes** nach dem Abtrocknen zum Schutz gegen Wärmeverlust und Infektionen.
- Zur **Versorgung des Nabels** werden benötigt:
  - 2 saubere, ausgekochte Bändsel (etwa 30 cm), besser 1 sterile Mullbinde,
  - steriles Verbandsmaterial für die Nabelwunde,
  - 1 sterile Schere (auskochen, dann abflammen mit hochprozentigem Alkohol oder Spiritus).
- Bereitstellen eines **weichen, ca. 25 cm langen Schlauches** z. B. von einem Infusionsbesteck (Nr. 11.02) von knapp Bleistiftstärke zum Absaugen von Schleim aus dem Rachenraum des Kindes nach der Geburt.
- Planung der **Lagerung des Neugeborenen** unter ständiger Aufsicht der Mutter.
- Bereithalten von reichlich **Flüssigkeitsersatz für die Mutter** (Tee, Wasser).

Geburt

B. 30.2.2. Geburt

Erste Anzeichen der beginnenden Geburt sind zunächst noch in unregelmäßigen Abständen auftretende, ziehende Leibschmerzen, die ersten Wehen. Mit Nähern der Geburt werden sie stärker und regelmäßiger, etwa alle 5 bis 10 Minuten. Nun tritt auch ein Druckgefühl auf den Damm (Bereich zwischen Scheide und After) auf, das zunächst noch erträglich ist. Die werdende Mutter sollte jetzt eine möglichst bequeme Position einnehmen. Sitzen, Stehen, aber auch Herumlaufen werden erleichternd empfunden.

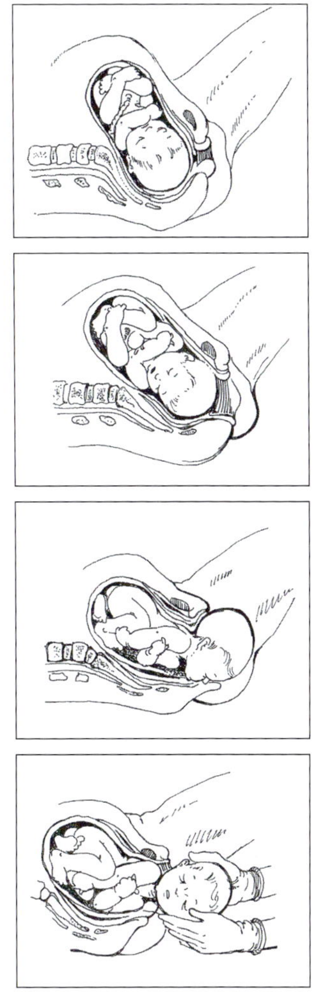

Während dieser Phase, der **Eröffnungsphase**, erweitert sich der Muttermund. Das Kind tritt – zumeist mit dem Kopf voran – tiefer. Dann werden die Wehenschmerzen intensiver, der Druck auf den Damm wird stärker und die Wehen werden häufiger.
Die Gebärende sollte sich nunmehr auf die Seite legen, bei Bedarf die Seite wechseln, **ruhig und kontrolliert atmen und nicht versuchen, durch Pressen die Geburt zu beschleunigen**. Von dem richtigen Verhalten hängt der optimale Verlauf der Entbindung ab.
Beim Atmen sollte nur die Bauchatmung betätigt werden, der Brustkorb sollte sich nicht oder nur wenig bewegen. Durch Auflegen der Hand auf den Bauch kann man am Heben und Senken spüren, ob richtig geatmet wird. **Dabei wird langsam durch die Nase eingeatmet und noch langsamer durch die zusammengepressten Lippen ausgeatmet**. Kribbeln in den Händen und im Mundbereich oder Angstgefühl sind Anzeichen für eine zu schnelle Atmung. Die Wehen nehmen allmählich an Stärke zu, die Abstände der Wehen werden kürzer.

Der plötzliche, manchmal schwallartige Abgang von Fruchtwasser kündigt in der Regel den **Beginn der Austreibungsphase** an. Jetzt ist der Pressdrang nicht mehr unterdrückbar, die Gebärende sollte sich auf den Rücken legen, die Beine anziehen und die Knie spreizen. Der kindliche Kopf tritt durch den äußerst gespannten Scheidenausgang. Durch beruhigendes Zureden soll die Hilfsperson versuchen, die Geburt möglichst ruhig und ohne zu viel Pressen verlaufen zu lassen. Sonst erhöht sich die Gefahr des Einreißens des Dammes. Der Riss des Dammes kann bis zum After gehen. Während der Austreibungsphase sollten Scheiden- und Aftergegend immer wieder mit frischem Wasser gereinigt werden, um Infektionen des Kindes zu vermeiden.

Ist der **kindliche Kopf ausgetreten**, ist der schwierigste Teil der Entbindung überstanden. Körper und Beine folgen ohne Schwierigkeiten. Das Kind liegt dann an der Nabelschnur zwischen den aufgestellten Beinen der Mutter. Ist der Raum zu eng, wird es **ohne Zug an der Nabelschnur** auf den Bauch der Mutter gelegt.

B. 30.2.3. Erstversorgung des Kindes, Abnabeln

Erstversorgung des Kindes, Abnabeln

Die wichtigste Aufgabe in der Versorgung des Kindes ist, für **freie Atmung** zu sorgen. Unmittelbar nach der Geburt müssen das Gesicht und der Mund mit einem sauberen Tuch gereinigt werden. Befindet sich Schleim im Nasen-Rachen-Raum, wird er mit dem vorbereiteten Schlauch abgesaugt, erst aus dem Mund, dann aus der Nase.
Trockenreiben des Kindes und Pusten in das Gesicht oder auf den Brustkorb sind Reize, um die Atmung in Gang zu bringen oder zu erhalten. Diese Maßnahmen sind so lange durchzuführen, **bis das Kind kräftig schreit. Erst dann wird abgenabelt**. Gesunde Neugeborene werden der Mutter auf die Brust gelegt, zugedeckt und so warm gehalten (mögliche Wiederbelebung siehe Kapitel B. 30.3.).

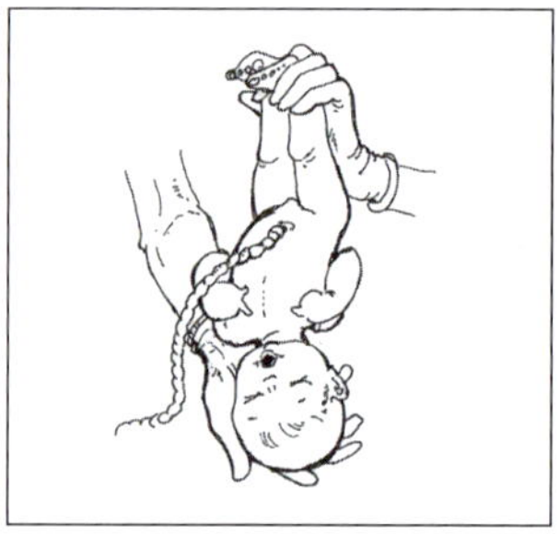

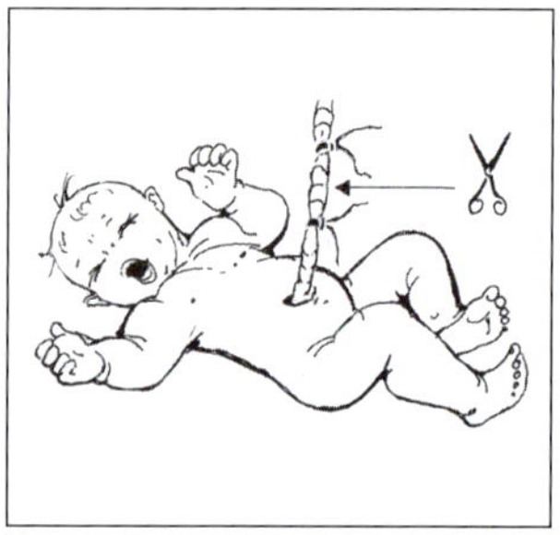

Abnabeln des Kindes
Schreit das Kind kräftig, wird nach etwa 3 (frühestens 1 Minute nach der Geburt) die Nabelschnur mit den beiden vorbereiteten sauberen Bändseln abgebunden:
1. Abbindung in 4 cm Entfernung von der Bauchdecke des Kindes,
2. Abbindung in weiteren 3 cm Entfernung von der ersten Abbindung.
Dazwischen wird die Nabelschnur mit einer **scharfen, sterilisierten Schere** durchtrennt.
Der Nabelschnurstumpf wird mit sterilem Verband abgedeckt und dem Kind auf den vorher abgetrockneten Bauch gewickelt.
Anschließend wird das Kind sorgfältig abgetrocknet, in das vorbereitete große Handtuch gewickelt und der Mutter in den Arm gelegt.

Wärmeerhalt ist von erheblicher Bedeutung für das Neugeborene, deshalb: warme Umgebung schaffen, warme Tücher, keine Zugluft! Die **Versorgung** eines Neugeborenen richtet sich nach der abgelaufenen Zeit mit Geburt des Kindes, deshalb am besten Stoppuhr mitlaufen lassen.

Beurteilung des Neugeborenen
Ein **gesundes** Neugeborenes hat einen **kräftigen Muskeltonus** (Spannungszustand der Muskulatur), es beugt die Arme und Beine, es sieht **rosig** aus an Brust, Bauch, Lippen und Zunge (eine bläuliche Verfärbung der Extremitäten in den ersten Lebensminuten ist normal). Kräftiges **Schreien** und **regelmäßige Atmung** beginnen meistens innerhalb der ersten 30 Sekunden. Der Herzschlag soll mindestens 100/min betragen, am besten direkt über dem Herzen abhorchen (Stethoskop oder Ohr an die Brustwand legen oder Tasten des Pulses der Nabelschnur).
Warnzeichen: Bewusstlose Neugeborene mit einem schlaffen Muskeltonus oder mit bleibender bläulicher Verfärbung des Körperstamms oder mit fehlender, unregelmäßiger oder auch Schnappatmung benötigen unterstützende Maßnahmen.
Es wird streng nach dem ABC-Schema vorgegangen (siehe Kapitel B. 30.3. „Wiederbelebung des Neugeborenen“)!

Erstversorgung der Mutter, Nachgeburt

B. 30.2.4. Erstversorgung der Mutter, Nachgeburt
Nach der Geburt befindet sich in der Gebärmutter noch der sogenannte Mutterkuchen (**Plazenta**), durch den das Kind ernährt wurde. An ihm hängt der Rest der Nabelschnur. Der Mutterkuchen wird etwa 30 Minuten nach der Geburt des Kindes durch Wehen ausgestoßen (**Nachgeburt**).

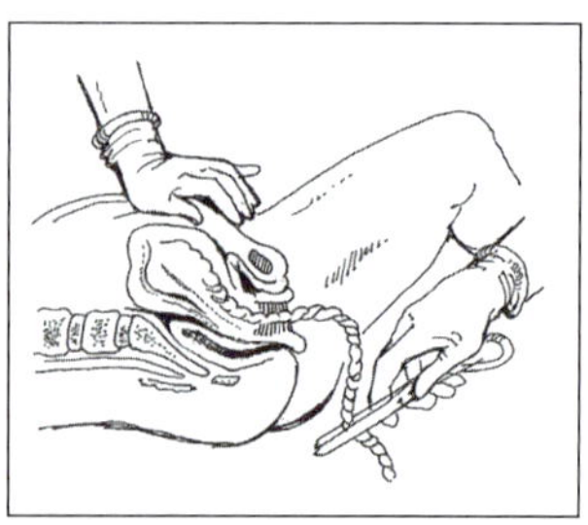

Die **Nachgeburt** erfolgt normalerweise unter Wehen spontan, an der Nabelschnur darf nicht gezogen werden. Fehlen die **Wehen**, können sie durch festes Reiben des Bauches zwischen Nabel und Schambein angeregt werden.
Rissverletzungen können unter der Geburt an Scheide, Damm und selten auch an der Gebärmutter entstehen. Dabei können erhebliche Blutungen auftreten. Eine ordnungsgemäße Versorgung ist nur durch einen Spezialisten möglich.

Erste Hilfe: Bettruhe, Beine übereinander schlagen, Wunde mit steriler Wundauflage versorgen, reichlich trinken lassen. Zur guten Kontraktion der Gebärmuttermuskulatur sollte nach der Geburt Oxytocin i.v. (nicht in der Bordapotheke) gegeben werden.

Nachblutung

Beim Notfall einer sogenannten **„atonischen Nachblutung“** (massiver Blutverlust durch die sich nicht zusammenziehende Uterusmuskulatur) gelten alle Hinweise unter **Kapitel A. 7.** **(Schock)** und die zusätzliche Gabe von 3 Tbl. (= 600 mg) Misoprostol, die auch rektal eingeführt werden können (dies ist eine sog. „off-label" Anwendung!) und die zusätzliche Gabe von Tranexamsäure, 500 mg Tbl.: 3x täglich 2–3 Tbl. für 3–4 Tg. geben.

Weitere Behandlung: Möglichst bald einem Arzt vorstellen.

B. 30.2.5. Stillen und Ernähren des Neugeborenen

Stillen und Ernähren

Schon nach einer halben Stunde kann das Neugeborene bei der Mutter an die Brust gelegt werden. Hierdurch wird die Milchproduktion gefördert, und das Kind lernt besser trinken. Die **Muttermilch** ist die wertvollste Nahrung. Ist das Kind wach, sollte es auch trinken. Am dritten Tag sollte es auf etwa 100 ml Trinkmenge gekommen sein, dann nimmt die Trinkmenge täglich um 50 ml zu.
Kann die Mutter nicht stillen und steht keine Spezialnahrung zur Verfügung, kann **im Notfall Halbmilch** (halb Milch, halb abgekochtes Wasser) durch eine Säuglingsflasche gegeben werden. Fehlt eine Flasche, lässt man mit viel Geduld die Milch aus einem kleinen Löffel schlürfen oder aus einem getränkten Tuch saugen.

B. 30.2.6. Ernährung der Mutter

Ernährung der Mutter

Nach der Geburt reichlich trinken lassen, leichte Kost nach Wunsch und salziges Gebäck anbieten.

B. 30.2.7. Wochenbett

Wochenbett

In den Tagen nach der Entbindung kommt es bei der Mutter zu reichlichem blutigem Ausfluss, dem sogenannten **Wochenfluss**. Dieser wird später weißlich und kann von Bakterien besiedelt sein. Der Ausfluss ist **für das Kind hochgradig infektiös**. Peinlich saubere Körperpflege ist deshalb erforderlich. Das Kind darf auch nicht über Tücher oder verunreinigte Hände mit dem Ausfluss in Berührung kommen. Die Brust der Mutter muss beim **Stillen** vollständig entleert werden, sonst geht die Milchproduktion zurück oder es kommt zu einer Brustentzündung (siehe Kapitel B. 29.5.1. „Entzündungen der Brust"). Nicht getrunkene Milch muss deshalb abgepumpt oder ausgedrückt werden.

B. 30.3. Wiederbelebung / Reanimation des Neugeborenen

Wiederbelebung / Reanimation

Allgemeines: Komplikationen können unerwartet bei jeder Geburt auftreten. Die **ersten 30 Sekunden** nach Geburt wird (in Ruhe) beurteilt: **Muskeltonus, Atmung, Herzfrequenz**. Ein Neugeborenes, das nicht ausreichend atmet, eine Herzfrequenz unter 100/Minute hat, bläulich (zyanotisch), weiß oder schlaff bleibt, wird abgetrocknet, in ein warmes Tuch gewickelt (evtl. zusätzlich vorhandene wärmende Lampe nutzen) und wiederbelebt (Quelle: siehe Literaturverzeichnis Nr. 32.):

A = Airway = Atemwege frei machen und freihalten: Kopf in sog. Neutralposition bringen (Handtücher von 2 bis 3 cm Dicke unter die Schultern legen) und die Atemwege durch Anheben des Kinns öffnen (Kopf nicht überstrecken, nicht zu weit beugen; siehe Abb. 1–4, Seite 341).

B = Breathing = (Be-)Atmung: Durch Abtrocknen, Reiben über den Rücken, Massieren der Fußsohlen stimuliert man die Atmung. Kommt es hierdurch in den

ersten 30 Lebenssekunden nicht zu einer ausreichenden Atmung, dann müssen die Lungen durch eine (Überdruck-)**Beatmung** zur Entfaltung gebracht werden. Es werden (vorsichtig) **5** Beatmungen (Mund-zu-Mund/Nase) über **2–3 Sekunden** durchgeführt, wobei man am Ende den Druck kurz beibehält (Lippen auf dem Gesicht belassen). Meistens kommt es hiernach schon zu einem Anstieg der Herzfrequenz (!), was die Effektivität der Beatmung beweist.
Ansonsten wird danach mit **30 Atemhüben / Minute** über jeweils 1–2 Sekunden Dauer weitergemacht. Eine effektive Beatmung (und damit die richtige Kopfposition mit offenen Atemwegen) ist an **seitengleichen Bewegungen** des Brustkorbs (Thorax) zu erkennen (möglicherweise muss nach einzelnen Beatmungen der Kopf neu positioniert werden!). Die Beatmung ist die entscheidende Maßnahme!

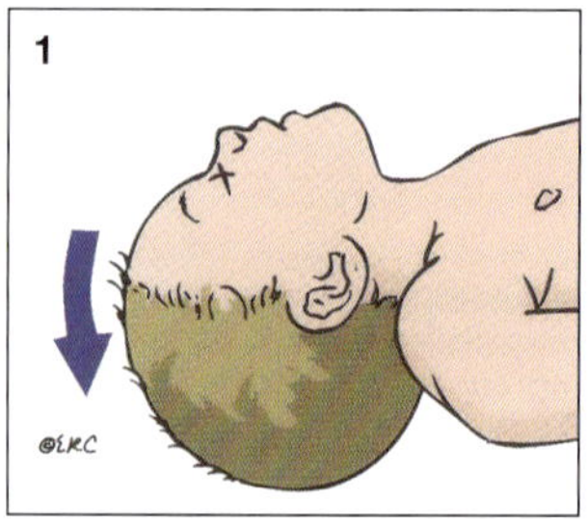

Falsche Kopfposition: Überstreckung

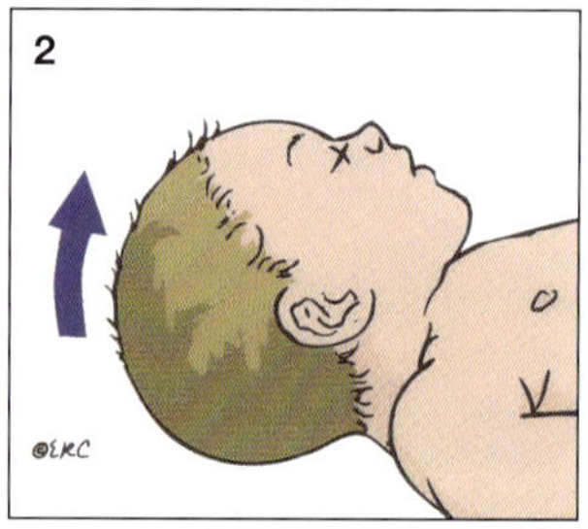

Falsche Kopfposition: Beugung

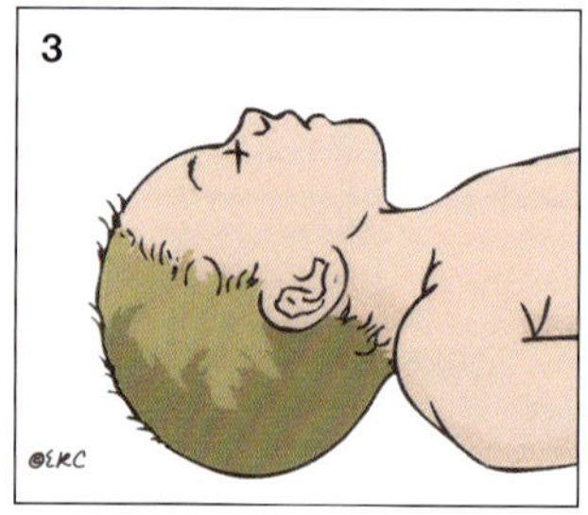

Richtige Kopfposition: Neutralposition

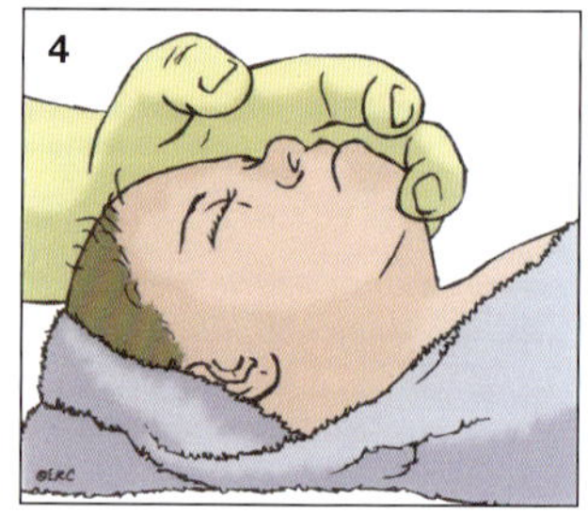

Neutralposition und Anheben des Kinns

Dieser Handlungsablauf darf **weitere 60 Sekunden** in Anspruch nehmen.

C = (Circulation) = Kreislauf überprüfen und wiederherstellen: Bleibt die Herzfrequenz trotz ausreichender Brustkorbbewegung **unter 60/min**, dann müssen **Thoraxkompressionen** durchgeführt werden. Bevorzugt wird die **Zwei-Daumen-Methode** durchgeführt (Abb. 5 und 6), wobei die Daumen auf die untere Hälfte des Brustbeins gelegt werden, während die anderen Finger den Brustkorb am Rücken umfassen.

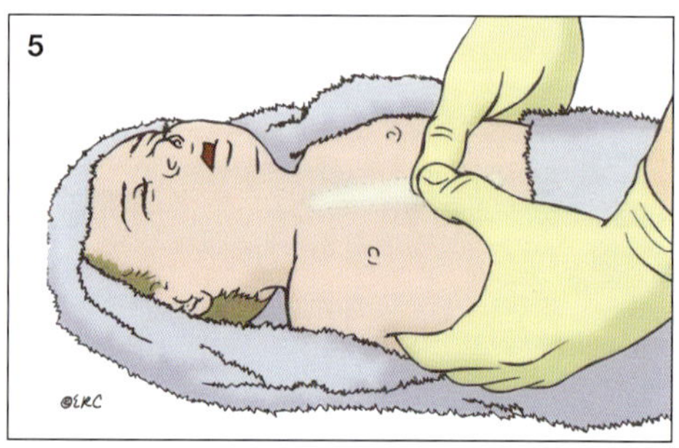

Zwei-Daumen-Technik

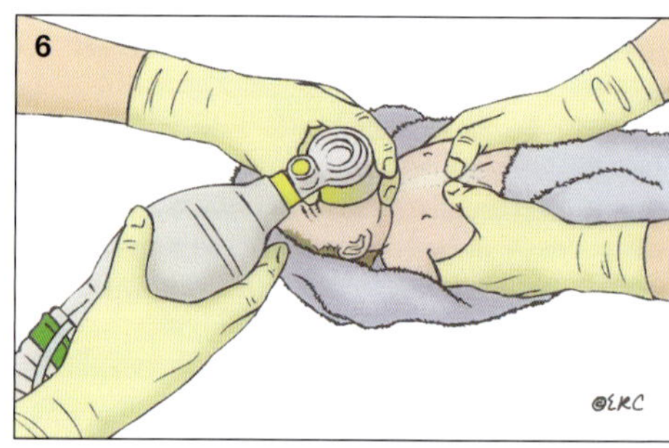

Beatmung mit Beutel und Maske in Kombination mit Thoraxkompression

(Quelle: siehe Literaturverzeichnis Nr. 32)

Der Brustkorb wird um etwa **ein Drittel des Brustdurchmessers (für Kleinkinder sind das 4 cm, für Schulkinder 5 cm)** eingedrückt, wobei das Verhältnis Kompression zu Beatmung **3:1** beträgt mit einer Kompressionsfrequenz von **120 / Minute**.

REANIMATION DES NEUGEBORENEN

(in Anlehnung an die ERC-Reanimationsleitlinien 2021)

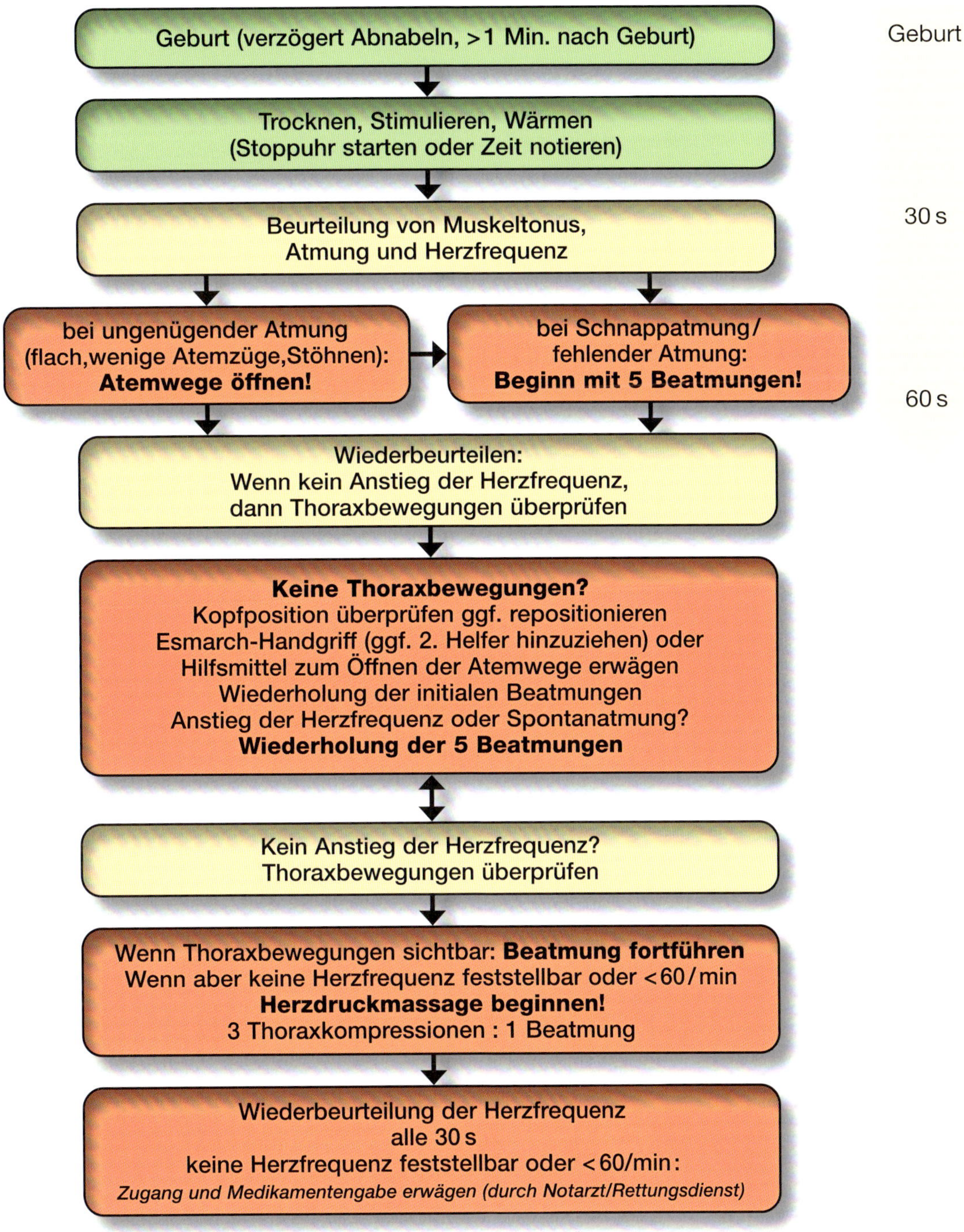

Tropische Krankheiten

B. 31. TROPISCHE KRANKHEITEN

Tropische Krankheiten sind zahlreich und vielfältig. Sie ausführlich abzuhandeln, ist im Rahmen dieses Buches nicht möglich. Hier sollen einige Tropenkrankheiten erwähnt werden, die schwere Schäden zur Folge haben könnten. Besondere **Gefahr** besteht **bei Ausflügen ins Landesinnere**.

Durch **vorbeugende Maßnahmen** lassen sich tropische Infektionen weitgehend vermeiden, hierzu gehören
- ein guter **Gesundheitszustand**,
- die **Kenntnis der Infektionswege,** um Infektionen zu vermeiden,
- die Beachtung allgemeiner **Hinweise für Ernährung und Hygiene**.

Die häufigsten gesundheitlichen Probleme für Tropenreisende entstehen durch Krankheiten, die durch **Insekten** übertragen werden und infolge von **Durchfallerkrankungen**.

Gesundheitszustand

Gesundheitszustand

Europäer kommen selten mit Tropenkrankheiten in Kontakt, deshalb reagiert ihr Immunsystem nicht so effektiv auf diese Infektionen. **Das Infektionsrisiko ist deshalb größer** als bei Einheimischen. **Kinder und Schwangere sind besonders gefährdet!**
- Deshalb sollte sich jeder mindestens 3 Monate vor Antritt einer Reise in Tropenregionen von einem Reisemediziner fachärztlich beraten lassen.
- **Impfungen** bieten einen weitgehenden Schutz, erfassen aber nicht alle Krankheiten und sollten Monate vor Reiseantritt durchgeführt worden sein. Eine internationale Bescheinigung über Impfungen zu haben, ist wichtig, besonders für das tropische Afrika und das nördliche Südamerika wegen der dort vorgeschriebenen Gelbfieberimpfung.

Internationaler Impfausweis

Infektionswege

Infektionswege

Krankheiten, die durch Insekten (Mücken, Fliegen, Wanzen, Flöhe, Läuse, Zecken, Milben) übertragen werden (AF = Afrika, AM = Amerika, AS = Asien, AU = Australien, WP = Westpazifik, EU = Europa)**:**
- Malaria, Filariosen (Elefantiasis): Anopheles-**Stechmücke** (AF, AM, AS, WP)
- Gelbfieber, Dengue-Fieber, Chikungunya, West-Nil-Fieber, Filariosen und weitere: Aedes-**Stechmücken** (AF, AM, AS, AU, WP, EU)
- Japanische Enzephalitis, Chikungunya: Culex-**Stechmücken** (AF, AM, AS, AU, WP, EU)
- „Flussblindheit" (Onchozerkose): **Kriebelmücken** (AF, AM)
- Leishmaniasen (Orientbeule, Kala Azar) und weitere: **Sandmücken** (AF, AM, AS, WP, EU)
- Filariosen (Mansonella): **Gnitzen** (AF, AM)
- Loa Loa (Fadenwurmerkrankung): **Bremsen** (AF)
- „Schlafkrankheit" (Afrikanische Trypanosomiasis): **Tsetsefliegen** (AF)
- Chagaskrankheit (Amerikanische Trypanosomiasis): **Raubwanzen** (AM)
- Pest, Fleckfieber und weitere: **Flöhe** (AF, AM, AS, AU, WP, EU)
- Fleckfieber, Rückfallfieber und weitere: **Läuse** (AF, AM, AS, EU)
- FSME, Borreliose, Zeckenbissfieber, Krim-Kongo-Fieber, Hämorrhagisches Fieber und weitere: **Zecken** (AF, AM, AS, AU, WP, EU)
- Krätze, Tsutsugamushi-Fieber und weitere: **Milben** (AF, AM, AS, AU, WP, EU)

Übertragung durch Verschlucken:
- Ruhr,
- Cholera,
- Hepatitis A, E,
- Wurmeier-Infektionen,
- Larveninfektionen (Bandwürmer, Trichinen),
- Kinderlähmung (Poliomyelitis),
- Salmonellen,
- Typhus.

Krankheitserreger, die sich durch die Haut bohren:
- Darm- und Blasenegel (Bilharziose, Schistosomiasis),
- Hakenwürmer (Ancylostomiasis),
- Zwergfadenwürmer (Strongyloidiasis),
- Krätze (Skabies).

Kontaktinfektionen:
- HIV,
- Geschlechtskrankheiten,
- Hepatitis B, C und D,
- Herpes genitalis,
- Hautpilz,
- Augenentzündungen (Trachom),
- z.B. Ebola-Infektion (hämorrhagisches Fieber),
- Lepra.

Tröpfcheninfektionen (Anhusten, Anniesen, Ansprechen) und nicht genau bekannte Infektionswege:
- Kinderlähmung (Poliomyelitis),
- Tuberkulose,
- Lepra,
- Masern
- Influenza (Grippe), Corona- oder sonstige Viren für Atemwegsinfektionen.

Vorbeugende Maßnahmen

Hinweise, um vorbeugend Infektionen zu verhindern:
Nur einwandfreie Nahrungsmittel verwenden.
- **Durch Hitze über 100 °C** (Kochen, Braten, Grillen, Backen) **lassen sich die meisten Krankheitserreger abtöten**. Zu beachten ist jedoch:
  - Erwärmen in einer **Mikrowelle** reicht meistens **nicht** aus.
  - **Gifte** von Meerestieren sind meistens **hitzebeständig** (Kapitel B. 6.5.).
  - **Gegen Kälte sind viele Krankheitserreger unempfindlich,** deshalb Vorsicht vor Eiswürfeln und aufgetauter, nicht sofort erhitzter Tiefkühlkost, z. B. Geflügel.
- **Trinkwasser** muss einwandfrei sein:
  - abgekocht,
  - aus eigener gewarteter Aufbereitungsanlage oder
  - Mineralwasser.

  Auch wenn das Wasser aus der Wasserleitung eines guten Hotels kommt, ist dies nicht unbedingt eine Garantie für einwandfreies Wasser, deshalb auch zum

Zähneputzen abgekochtes Wasser oder Mineralwasser verwenden. Gemüse und Salate nur mit einwandfreiem Wasser gründlich reinigen, Obst schälen.
- Vorsicht ist besonders beim Genuss von **Salaten, Mayonnaisen, Speiseeis und Fruchtsäften** geboten. Am besten ist es, sich in den Tropen an folgende Grundregel zu halten: „Cook it, boil it, fry it, peel it – or forget it" („Koche es, siede es, brate es, schäle es – oder vergiss es"), auch wenn sich dieses Vorgehen nicht konsequent anwenden lässt.

Schutz vor **Mücken- und Insektenstichen** durch:
- Tragen von schützender **Kleidung** (lange Ärmel, lange Hosen, Strümpfe, dicht gewebter Stoff, festes Schuhwerk) – dünnere Gewebe (Mücken können leicht hindurchstechen) sollten zumindest mit Permethrin imprägniert werden.
- Verwenden von industriell vorimprägnierten **Moskitonetzen** (Wirkung über 5 Jahre) oder diese nachträglich mit Permethrin imprägnieren (Schutzdauer dann 6 bis 12 Monate).
- Einreiben der unbedeckten Haut mit sogenannten **Repellents** (50 % DEET ist erste Wahl, z. B. Nobite®, bei Unverträglichkeit Icaridin).
- Vermeiden von Unterkünften mit **Ungezieferbefall**.
- Nicht in möglicherweise **kontaminierten/verunreinigten Flüssen** oder Seen baden.

Keine ungeschützten Sexualkontakte, siehe Kapitel B. 16. „Sexuell übertragbare Erkrankungen/Geschlechtskrankheiten".

B. 31.1 Krankheiten, die durch Insektenstiche übertragen werden

Malaria

B. 31.1.1. Malaria

Allgemeines: Die Malaria (**M.**) kommt weltweit in den tropischen und subtropischen Regionen (siehe Karte Seite 346) vor. Hierbei werden Parasiten (Plasmodien, **P.**) durch den Stich der *Anopheles*-Mücke (vor allem in der Dämmerung und nachts) übertragen. Man unterscheidet derzeit 5 Malariaerreger, von denen P. **falciparum** die lebensbedrohende **Malaria tropica** überträgt (P. vivax, P. ovale und P. malariae übertragen die leichter verlaufende Malaria tertiana und quartana, nach dem typischen Fieberverlauf als 3- oder 4-Tage-Fieber bezeichnet). Die neue **Knowlesi-Malaria** (P. **knowlesi**) kann wegen der hohen Parasitenzahl im Blut ebenfalls tödlich verlaufen. Die **Inkubationszeit** für die lebensbedrohende Malaria tropica beträgt 7–28 Tage, sodass bei **Fieber** ab dem 7. Tag (nicht vorher!) nach Einreise in ein Malariagebiet bis zum Beweis des Gegenteils eine Malaria angenommen werden muss! Auch wenn mehr als **1 Jahr** nach Rückkehr aus den Tropen vergangen ist, muss bei unklarem Fieber an eine Malaria gedacht werden (siehe auch Symptomtabelle „Fieber mit Tropenaufenthalt", **Kapitel B. 1.9.2.**).

Symptome: Fieber, Schüttelfrost, Kopfschmerzen, Blässe, manchmal beidseitige Bindehautentzündungen, die Patienten wirken sehr krank! Bei 10 % der Patienten tritt kaum Fieber auf, hier überwiegen anfangs Gliederschmerzen und Magen-Darmsymptome (Übelkeit, Erbrechen, Durchfall). Da die unbehandelte Malaria tropica eine Sterblichkeit von bis zu 20 % hat, kann nur eine **schnelle Diagnose lebensrettend** sein! Ohne rechtzeitige Therapie kann es zur fortschreitenden

Zustandsverschlechterung mit Nieren- und Leberversagen (Gelbsucht), Atemnot, Schocksymptomatik, spontanen Blutungen und Bewusstseinstrübung bis zum Koma kommen.

Vorbeugende Maßnahmen: Grundsätzlich zur Vermeidung von Insektenstichen **immer** eine sogenannte **Expositionsprophylaxe** betreiben, d. h. (für die Malaria):

- An Land in der **Dämmerung** (von abends bis zum Morgengrauen) möglichst viel hautbedeckende **helle Kleidung** (Hemden, Hosen, Strümpfe, Schuhe) tragen (am besten imprägniert). Da die Mücken nicht aufs Meer hinausfliegen, ist man am Ankerplatz relativ sicher.
- Unbedeckte Haut zusätzlich mit **Repellents** (DEET) einreiben (mind. alle 2 Std. wiederholen).
- Möglichst imprägnierte **Moskitonetze** (beim Schlafen an Land/am Strand) benutzen.
- Verwenden von sogenannten **„Insect Coils"** (zum Verdampfen) in geschlossenen Räumen (diese ersetzen aber nicht das Mückennetz).
- Hotelzimmer mit **Klimaanlage** (Air Condition) wegen der niedrigen Temperaturen bevorzugen.

Medikamentöse Vorbeugung (Chemoprophylaxe)

Da die Mücken gegen viele Medikamente „Abwehrmechanismen" (**Resistenzen**) entwickelt haben, bietet die Chemoprophylaxe keinen 100 %igen Schutz (**nie** die Expositionsprophylaxe vergessen!).

Nachfolgend aufgeführte Medikamente werden zur Prophylaxe und Therapie der Malaria bei Erwachsenen, sowie KIndern und Jugendlichen empfohlen (Quelle: 52.1):

Tab. 1 Dosierung von Antimalariamitteln zur Prophylaxe und Therapie bei Erwachsenen.

Medikament (Handelsname)	Prophylaxe	Therapie inkl. notfallmäßige Selbstbehandlung (NSB)
Atovaquon/Proguanil[1] (Malarone® und Generika)	1 Tbl. pro Tag (= 250/100 mg); 1–2 Tage vor bis 7 Tage nach Aufenthalt in einem Malariagebiet; ab KG ≥ 40 kg	4 Tbl. (1000/400 mg) als Einmaldosis pro Tag an 3 aufeinanderfolgenden Tagen; ab KG ≥ 40 kg
Doxycyclin[2] (diverse Monohydratpräparate)	100 mg pro Tag; 1–2 Tage vor bis 4 Wochen nach Aufenthalt in einem Malariagebiet	Außerhalb einer Kombinationstherapie nicht geeignet
Mefloquin[3] (Lariam® u. a.)	Besondere Vorsichtsmaßnahmen beachten; 1 Tbl. pro Woche (= 250 mg); ab 90 kg KG: 1,5 Tbl. pro Woche (= 375 mg); ab 120 kg KG: 2 Tbl. pro Woche (= 500 mg); 1–3 Wochen vor bis 4 Wochen nach Aufenthalt in einem Malariagebiet	Wird nicht mehr empfohlen
Arthemether/Lumefantrin[4] (Riamet® u. a.)	Nicht geeignet	4 Tbl. initial (= 80/480 mg); 4 Tbl. nach 8 h; an Tag 2 und 3: je 2-mal tgl. 4 Tbl.; ab KG ≥ 35 kg

1 Einnahme mit Mahlzeit oder Milchprodukten zur jeweils gleichen Tageszeit
2 Einnahme mit Mahlzeit und reichlich Flüssigkeit, nicht mit Milchprodukten, formal „Off-Label-Use"
3 bei erstmaliger Mefloquinprophylaxe, 2–3 Wochen vor Einnahme beginnen
4 Einnahme mit Mahlzeit oder Milchprodukten

Tab. 2 Dosierung von Medikamenten zur Malariaprophylaxe bei Kindern und Jugendlichen.

Körpergewicht (kg)	Alter	Tabletten/Tag Atovaquon/Proguanil 62,5/25 mg (Junior) [28]	Tabletten/Tag Doxycyclin 100 mg [Berechnung gem. Dosierung bei Antibiotikagabe]	Tabletten/Woche Mefloquin 250 mg [29]
5<9	< 4 Monate	1/2 (bis 8 kg, Off-Label-Use)	–	1/8
9<11	4–11 Monate	3/4 (ab 8 kg, Off-Label-Use)	–	1/4
11<15	1–2 Jahre	1	–	1/4
15<19	3–4 Jahre	1	–	1/4 + 1/8
19<25	5–7 Jahre	1 bzw. 2, wenn KG ≥ 21 kg	–	1/2
25<36	8–10 Jahre	2 bzw. 3, wenn KG ≥ 31 kg	1/2	1/2–3/4
36<50	11–13 Jahre	3 Tbl. Junior bzw. 1 Tbl. Erwachsene (250/100 mg), wenn KG ≥ 40 kg	3/4	3/4–1
ab 50	> 13 Jahre	1 Tbl. Erwachsene (250/100 mg) ab 40 kg	1	1

Anmerkung: Doxycyclin ist ein Antibiotikum und darf bei Schwangerschaft und in der Stillzeit nicht gegeben werden (Kontraindikation). Kinder unter 8 Jahren dürfen es ebenfalls nicht einnehmen!

Erste Hilfe: Bei jedem plötzlichen Fieber in einem Malariagebiet muss, auch wenn eine Chemoprophylaxe durchgeführt wurde(!), eine Malaria als Ursache unterstellt und sofort behandelt werden, wenn nicht innerhalb von 24 Std. eine qualifizierte ärztliche Untersuchung und Therapie möglich ist (jede Verzögerung kann lebensbedrohend sein!). Das Fieber **nicht mit Acetylsalicylsäure** (wegen der Blutungsgefahr) behandeln, sondern z. B. mit Nr. 5.02. Flüssigkeit, wenn möglich als Infusion.

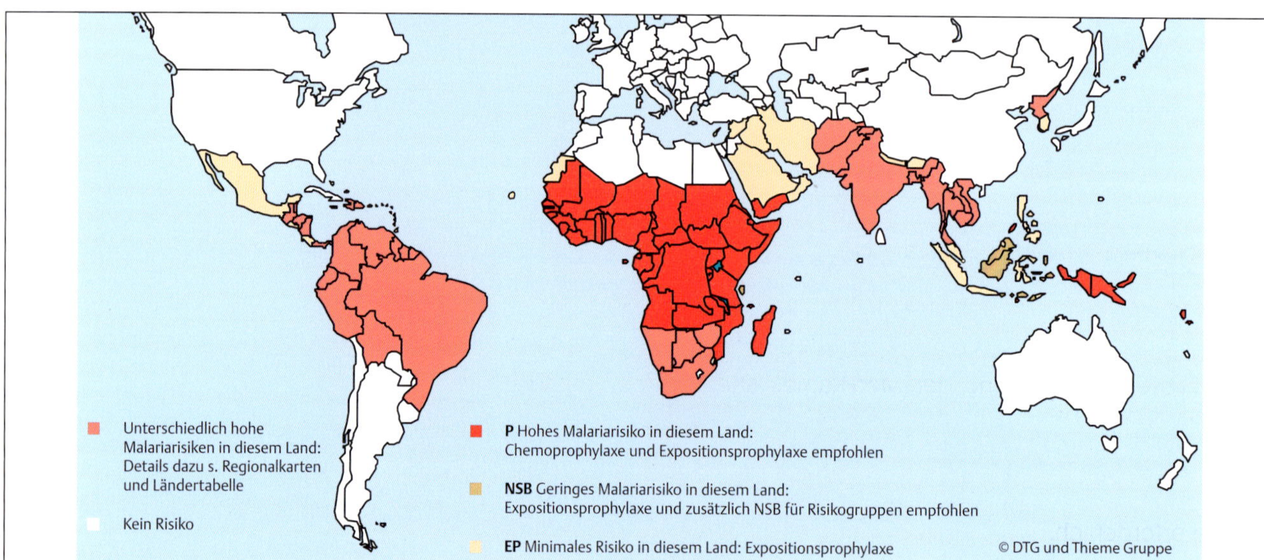

Empfehlungen zur Malariaprävention (Quelle: 52.1.)

Notfalltherapie

Notfalltherapie: Die Entscheidung zur **notfallmäßigen Selbstbehandlung** bei Aufenthalt in einem Gebiet mit **geringem** Malariarisiko (d.h. **ohne** durchgeführte Chemoprophylaxe, wird anhand der nachfolgend aufgeführten Kriterien entschieden.

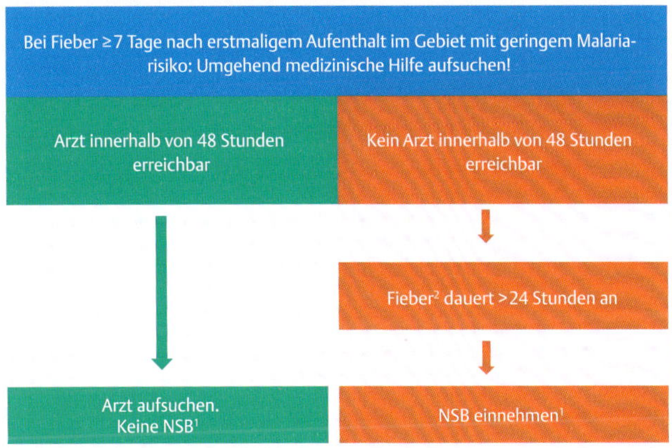

Vorgehen im Erkrankungsfall bei Reisen in Gebiete mit geringem Malariarisiko.
[1] NSB = Notfallselbstbehandlung. Diese entspricht einer 3-tägigen Einnahme von Atovaquon/Proguanil oder Artemether/Lumefantrin
[2] Fieber = > 38 °C axillär

Notfallmäßige Selbsttherapie

Die Dosierungen für Erwachsene sind aus Seite 345 zu entnehmen.

Tab. 3 Dosierungsempfehlungen von Atovaquon/Proguanil zur NSB bei Kindern.

Körpergewicht (kg)	Anzahl Tabletten pro Dosis und Tag (Gabe 1-mal tgl., Therapiedauer: 3 Tage)
5–<9	2 Tbl. Junior[1]
9–<11	3 Tbl. Junior
11–<21	1 Tbl. Erwachsene[2]
21–<31	2 Tbl. Erwachsene
31–40	3 Tbl. Erwachsene
> 40	4 Tbl. Erwachsene

1 Tbl. Junior: Atovaquon/Proguanil 62,5/25 mg
2 Tbl. Erwachsene: Atovaquon/Proguanil 250/100 mg

Tab. 4 Dosierungsempfehlungen von Artemether/Lumefantrin zur NSB bei Kindern.

Körpergewicht (kg)	Anzahl Tabletten[1] pro Dosis (Gabe 2-mal tgl., Therapiedauer: 3 Tage)
5–<15	1
15–<25	2
25–<35	3
≥ 35 und ab 12 Jahren	4

1 Eine Tabl. Artemether/Lumefantrin 20/120 mg

Die Dosierungen für Kinder sind der Tabelle 2 zu entnehmen.
Wenn **Erbrechen** während der Medikamenteneinnahme vorhanden ist, soll man wie folgt vorgehen:

- Erbrechen innerhalb von **30 Minuten** nach Einnahme: Volle Dosis erneut geben.
- Erbrechen zwischen **30 – 60 Minuten** nach Einnahme: Halbe Dosis erneut geben.
- Sind die Medikamente **mehr als 1 Stunde** im Magen verblieben: Keine erneute Gabe erforderlich.

Weitere Behandlung: An Bord nicht möglich! Umgehende Krankenhauseinweisung!

Schlafkrankheit

B. 31.1.2. Schlafkrankheit (Afrikanische Trypanosomiasis)

Allgemeines: Die Übertragung der Krankheitserreger (Trypanosomen) erfolgt durch den Stich der Tsetsefliege, die nur im äquatorialen Afrika (14° N – 29° S) vorkommt.

Symptome: Etwa 5 bis 21 Tage (evtl. auch länger) nach dem Stich entstehen an der Einstichstelle Knötchen und Geschwüre. Später schwellen die Lymphknoten dieses Gebietes an, Fieber hält anfangs für 2 bis 3 Wochen an, dann stellen sich unregelmäßige Fieberschübe ein. Nach Wochen kommt es durch die Gehirnentzündung zu Gemütsschwankungen und psychischen Veränderungen, später setzt ein zunehmendes Schlafbedürfnis ein, bis hin zum Koma.

Erste Hilfe: Bettruhe, fiebersenkende und schmerzstillende Mittel (Nr. 5.01 oder 5.02).

Weitere Behandlung: Sie ist an Bord nicht möglich, eine Krankenhausbehandlung ist unbedingt erforderlich, da der Verlauf ohne Behandlung **immer tödlich** ist!

Chagas-Krankheit

B. 31.1.3. Chagas-Krankheit (Amerikanische Trypanosomiasis)

Allgemeines: Diese Erkrankung kommt in Mittel- und Südamerika (bis nach Argentinien und Chile) vor. Die Erreger werden in der Nacht durch den (meist schmerzlosen) Stich (häufig) in das Gesicht schlafender Menschen von **Raubwanzen** verursacht, die sich in den Ritzen von Dächern und Wänden einfacher Lehmhütten aufhalten.

Symptome: Dreiviertel der Infektionen verlaufen symptomlos. Akute Krankheitserscheinungen können jedoch nach wenigen Tagen auftreten mit Schwellung und Rötung der Haut in der Umgebung des Einstichs, verbunden mit Fieber, Gliederschmerzen und Schwäche. Die akute Entzündung des Herzmuskels (Myokarditis) kann bei 10 % der Patienten in dieser Phase bereits zum Tode führen!

Erste Hilfe: Körperliche Schonung, Schmerz- und fiebersenkende Medikamente bei Bedarf, umgehend Krankenhausbehandlung!

Gelbfieber

B. 31.1.4. Gelbfieber

Allgemeines: Gelbfieber ist eine **Virusinfektion**, die hauptsächlich durch Stechmücken der Gattung *Aedes*, aber auch durch andere Mücken übertragen wird. Der Virus kommt im tropischen Afrika und im nördlichen Südamerika vor. Eine **Impfung** mit einem abgeschwächten Lebendimpfstoff ist möglich und ausgesprochen effektiv (Impfabstände beachten)!

Symptome: Einige Tage nach dem Mückenstich kommt es wie bei einer Grippe zu hohem Fieber, Gliederschmerzen, schwerem Krankheitsgefühl, Magenbeschwerden, Übelkeit und Unruhe- und Angstzuständen. Nach einer kurzen Entfieberung nach 3 bis 4 Tagen kommt es zu einem erneuten Fieberanstieg auf 39 °C bis 40 °C. Durch den Leberschaden verfärbt sich die **Haut gelb**, daher der Name Gelbfieber. Dem **Urin, dem Erbrochenen und dem Stuhl ist Blut** beigemengt, **die Nase und das Zahnfleisch bluten**. Ein plötzlicher Pulsanstieg ist ein schlechtes Zeichen und kündigt ein Kreislaufversagen an (siehe **Kapitel B. 1.9.2.**).

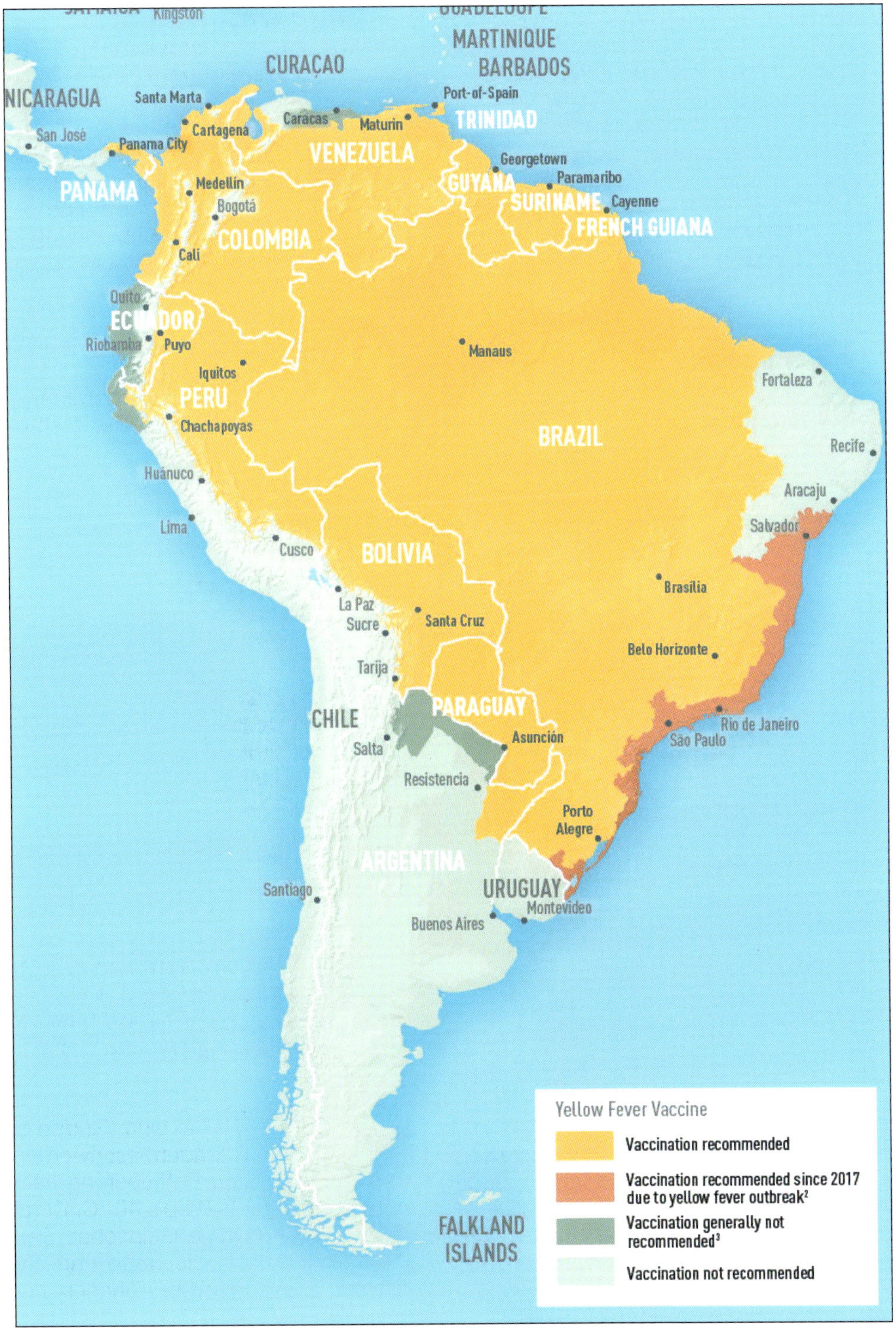

Gelbfieberkarte Südamerika
(Quelle: CDC, Yellow Fever Map, South America, May 2018)

Erste Hilfe: Strenge Bettruhe muss eingehalten werden. **Große Mengen von Flüssigkeit**, die Salz und Traubenzucker enthalten sollten, müssen **laufend** angeboten werden, um den Kreislauf stabil zu halten und ein Austrocknen des Körpers durch den Flüssigkeitsverlust zu verhindern.

Weitere Behandlung: Schmerzmittel (Nr. 5.01 oder 5.02) nach Bedarf, bei Angst- und Unruhezuständen Beruhigungsmittel (Nr. 6.01). Eine **Krankenhausbehandlung ist dringend** erforderlich.

Gelbfieberkarte Afrika
(Quelle: CDC, Yellow Fever Map, South Africa, January 2017)

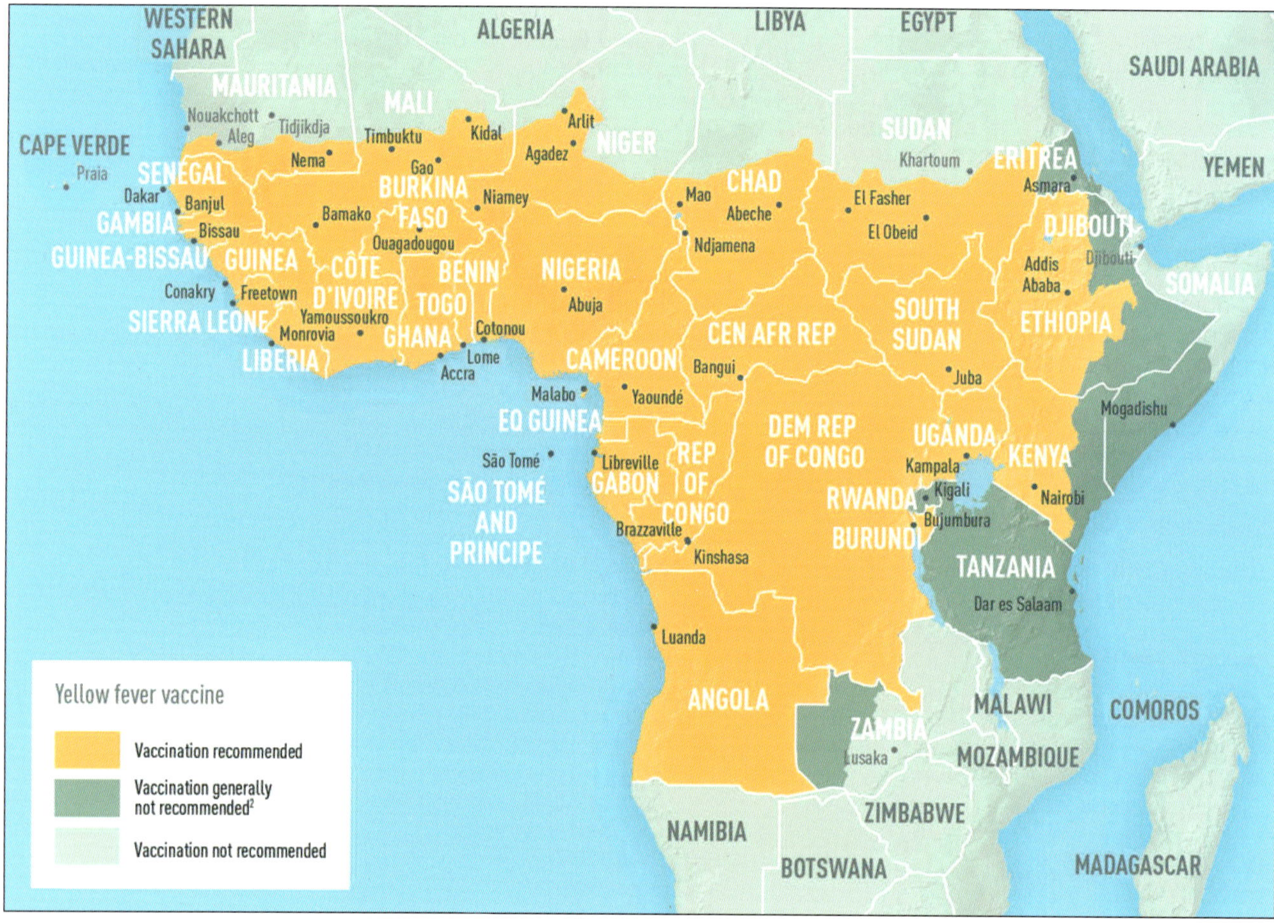

Dengue-Fieber

B. 31.1.5. Dengue-Fieber

Allgemeines: Der Dengue-Virus wird ebenfalls durch *Aedes*-Stechmücken übertragen und kommt weltweit in den Tropen und Subtropen (siehe Karte der WHO) vor. Die Mücken haben sich aber auch schon in Südeuropa verbreitet und es ist zu nachgewiesenen Infektionen in Madeira, Spanien, Frankreich und Kroatien gekommen. Die Moskitos (im Gegensatz zur Malaria) sind tag- und nachtaktiv und übertragen die Erkrankung meistens in den Städten. Die Mücken brüten in Trink- und Regenwasserbehältern.

Symptome: Nach einer Inkubationszeit (siehe **Kapitel B. 32.**) von 3 bis 7 (14) Tagen kann es bei leichteren Verläufen zu „grippeähnlichen" Symptomen oder wie bei einer schweren Grippe zu Schüttelfrost mit hohem Fieber, Kopfschmerzen, starken Muskel- (Glieder-) und Gelenkschmerzen (daher auch der Name „Knochenbrecherkrankheit"), zu Übelkeit, Erbrechen, einem masernähnlichen Hautausschlag sowie Haut- und Schleimhautblutungen kommen. Wenn man mit dem Knöchel eines Fingers über den Ausschlag streicht, dann zeigt sich ein typisch heller Abdruck. Nach einer Fieberpause von 1 bis 2 Tagen dann erneuter Fieberschub mit wieder auftretenden Blutungen. Bei einer erneuten Infektion desselben Patienten mit einem anderen Erregertyp kann es zu wesentlich schwereren Verläufen und Blutungen bis hin zum **„Dengue-Schock-Syndrom"** kommen (siehe **Kapitel B. 1.9.2.**).

Dengue-Schock-Syndrom

Erste Hilfe: Symptomatisch mit Fieber- und Schmerzmittel (Paracetamol, Nr. 5.02), **keine Acetylsalicylsäure** wegen der Blutungsgefahr, unbedingt Krankenhauseinweisung!

Hinweis: Man kann selbst „testen", ob ein **Schocksyndrom** mit Blutungsgefahr droht: Wie bei der Blutentnahme wird an den Oberarm ein Stauschlauch für 5 Minuten (z. B. Zeising) angelegt (keine stramme Abbindung!), d. h. nur der Rückfluss des Blutes zum Herzen wird verhindert, das Blut staut sich also im Unterarmbereich. Wenn **punktförmige Blutungen** in der Haut sichtbar werden, dann besteht **Lebensgefahr**. Der Patient muss dringend ins Krankenhaus!

Dengue-Ausbreitungsgebiet – nach WHO (2013)

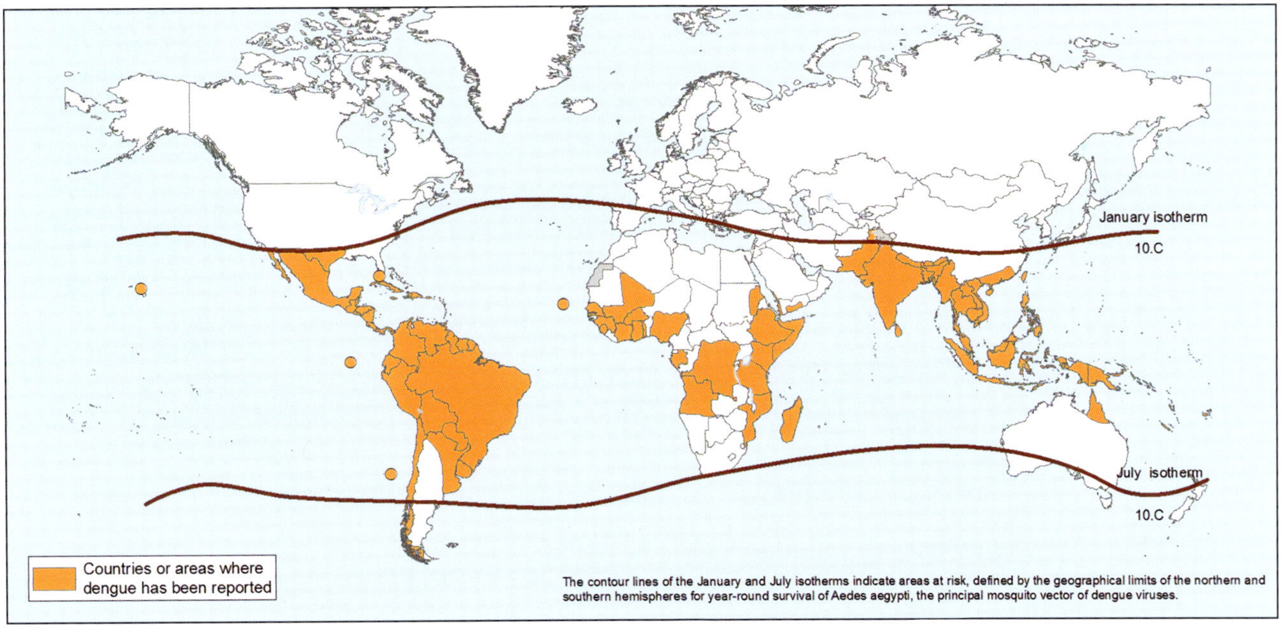

B. 31.1.6. Leishmaniasen

Leishmaniasen

Allgemeines: Krankheitserreger sind Parasiten, die durch Insektenstiche (Sandmücken) übertragen werden. Die Krankheit kommt in den Tropen, insbesondere Peru, Kolumbien, östl. Afrika und Asien, aber auch im Mittelmeerraum vor. Die Hautinfektionen heilen meistens mit ausgedehnten Narben aus. Besondere Verlaufsformen (Kala-Azar) befallen die inneren Organe und verlaufen meistens tödlich.

Symptome: An der Einstichstelle entwickelt sich ein Knötchen, dass später geschwürig aufbricht (Aleppobeule, Orientbeule) und mit der Zeit narbig abheilt. Bei Kala-Azar-Erkrankung schwellen Leber und Milz an. Blutige Durchfälle treten auf, die Haut verfärbt sich schwärzlich.

Erste Hilfe: Behandlung der Wunde mit Povidon-Jod-Salbe (Nr. 14.12).

Weitere Behandlung: An Bord nicht möglich, muss medikamentös durch Arzt erfolgen. Schutz vor Insektenstichen (Moskitonetz).

Pest

B. 31.1.7. Pest

Allgemeines: Sie kommt in den Ländern Asiens, Afrikas und im tropischen Lateinamerika vor. Die Übertragung der Bakterien erfolgt durch Flöhe von Nagetieren (besonders Ratten) auf den Menschen oder von Mensch zu Mensch (bei der Lungenpest).

Symptome: Einige Tage nach der Infektion stellt sich hohes Fieber ein. Der Allgemeinzustand ist schlecht. Die Lymphknoten schwellen an. Beim Befall der Lunge entwickelt sich eine Lungenentzündung mit blutigem Auswurf, der stark ansteckend ist. Bei Pestsepsis (Eindringen der Erreger in die Blutbahn) kommt es zu Blutungen in die Haut, die sich schwarz färbt („Schwarzer Tod“).

Erste Hilfe: Bettruhe, strengste Hygienemaßnahmen mit Händedesinfektion, Mundschutz tragen, reichlich Flüssigkeit anbieten. Doxycyclin (Nr. 8.02) 200 mg 1 x täglich für 10 Tage, sofortige Krankenhausbehandlung, Meldepflicht!

Fadenwurmerkrankungen

B. 31.1.8. Fadenwurmerkrankungen (Filarieninfektionen)

Allgemeines: Die Larven der **Fadenwürmer** *(Nematoden)* werden über nachtaktive Stechmücken (Moskitos) übertragen, Vorkommen in den Tropen (gehäuft in Süd- und Südostasien und Brasilien). Die erwachsenen Würmer wandern in die Lymphbahnen ein, die sich erweitern und damit einen Lymphstau entstehen lassen.

Symptome: Manchmal Fieberschübe, Lymphbahnentzündung, Lymphdrüsenschwellung, bis hin zu massiven chronischen Gewebsschwellungen (z. B. Extremitäten, Hoden).

Erste Hilfe: Behandlung mit Wurmmittel (Anthelminthikum).

Weitere Behandlung: Sekundärinfektionen aufgrund des geschwächten Immunsystems verhindern. Bei großen Flüssigkeitsansammlungen in Hoden oder Brüsten kann eine Operation erforderlich werden.

B. 31.1.9. Weitere Virusinfektionen

Weitere, ebenfalls durch Mücken übertragene Erkrankungen der Tropen, die mit **uncharakteristischen** Symptomen wie Fieber, Kopf- und Gliederschmerzen, Abgeschlagenheit einhergehen und gegen die es **keine gezielte Therapie** gibt, sind u. a.: das **Chikungunya-Fieber**, das **Ross-River-Fieber**, das **Rift-Valley-Fieber** und das **West-Nil-Fieber**.

B. 31.2. Hämorrhagisches Fieber

Hämorrhagisches Fieber

Ursache dieses Symptoms sind in den **Tropen** erworbene fieberhafte Virusinfektionen, die mit oft schwer verlaufenden Haut- und Schleimhautblutungen einhergehen. Sie sind allesamt nach dem Infektionsschutzgesetz **meldepflichtig**. Einige von ihnen (**Ebola-Fieber, Marburg-Virus-Krankheit, Lassa-Fieber, hämorrhagisches Krim-Kongo-Fieber**) erfordern besondere Schutzmaßnahmen für das medizinische Personal und eine konsequente Isolierung der Erkrankten und Krankheitsverdächtigen. Die zuvor behandelten Tropischen Krankheiten **Gelbfieber und Dengue-Fieber** werden ebenso dem hämorrhagischen Fieber zugeordnet wie auch bakterielle Infektionen, z. B. durch Meningokokken (Kapitel B. 31.4.6.) oder Leptospiren (Kapitel B. 32.32.). Siehe auch **Kapitel B. 1.9.2.**.

B. 31.2.1. Lassa-, Ebola- und Marburg-Virus-Fieber

Lassa-, Ebola- und Marburg-Virus-Fieber

Allgemeines: Lebensgefährliche Virusinfektionen in Afrika, die mit Fieber und Blutungen einhergehen, die aber bisher nur **lokal begrenzt** aufgetreten sind und in der Regel die einheimische Bevölkerung betreffen. Obwohl sie mit einer hohen Sterblichkeit einhergehen, ist die reisemedizinische Bedeutung eher gering. Fledertiere scheinen das **Ebola-** und **Marburgvirus** in sich zu tragen, wie auch Primaten (vor allem Schimpansen und Gorillas) die Krankheit (über Fleischverzehr) übertragen können. Beim **Lassa-Virus** sind es Kleinnagetiere, wo die Übertragung durch Kontakt- und Schmierinfektion stattfindet.

Die **Übertragung** von Mensch zu Mensch erfolgt über ausgeschiedene Sekrete (Urin, Erbrochenes, Durchfall) bei direktem Kontakt oder über infektiöse (kontaminierte) Materialien.

B. 31.3. Wurmerkrankungen

Wurmerkrankungen

Allgemeines: In Ländern mit schlechten hygienischen Bedingungen sind Wurmerkrankungen ein großes Problem. Beim Menschen unterscheidet man Erkrankungen durch **Fadenwürmer (Spul-, Peitschen- und Hakenwürmer** verursachen weltweit die häufigsten Infektionen), **Bandwürmer** (Rinder-, Schweine-, Fisch-, Hunde- und Fuchsbandwurm) und **Saugwürmer** (Leber-, Darm- und Lungenegel). Die Infektion erfolgt auf **fäkal-oralem** Weg durch verunreinigte Lebensmittel, wobei einige Saugwürmerarten auch über **Haut- und Schleimhautkontakte** (Schistosomiasis) übertragen werden. Das Risiko einer derartigen parasitären Infektion ist für Reisende jedoch eher niedrig und hängt vom „Reisestil" (Trekking, „Low-Budget", Aufenthaltsdauer) ab.

Spulwurm

Symptome: Ascariasis *(Spulwurm)*: Lungenentzündung (Würmer wandern vom Darm auf dem Blutweg in die Lunge), Fieber, asthmatische Beschwerden, aber auch Gallenwegserkrankung, Leberabszess oder Darmverschluss können vorkommen.

Peitschenwurm

Trichuriasis *(Peitschenwurm)*: Chronische Dickdarmentzündung mit Bauchschmerzen, Durchfällen, Gewichtsverlust, Blutarmut.

Madenwurm

Oxyuriasis *(Madenwurm)*: Juckreiz am After, diffuse Bauchschmerzen.

Fadenwurm

Trichinellose *(Trichinella/Fadenwurm)*: Muskelschmerzen, Fieber, allergische Reaktionen, Gewebsschwellungen.

Bandwürmer

Bandwurmbefall: Keine oder nur geringe Beschwerden, die unspezifisch, d. h. nicht „wegweisend" sind.

Saugwürmer

Saugwürmer *(Egel)*: Bei Befall von Leber und Darm Bauchschmerzen, Fieber und allgemeine Erkrankungssymptome; bei Befall der Lunge Husten, Auswurf, Brustschmerzen.

Vorbeugung: Kein Verzehr von rohen Fleisch- und Fischprodukten (auch kein rohes Krebsfleisch) oder von frischen Wasserpflanzen!

Bilharziose

Zu den **Saugwürmern** gehören auch die Erreger der **Schistosomiasis** *(Bilharziose)*, bei der sich infektiöse **Larven** *(Zerkarien)* in die intakte Haut- oder Schleimhaut bohren. Zwischenwirte der Larven sind Wasserschnecken, die auf Wasserpflanzen im Uferbereich leben. Infektionen mit Zerkarien sind auch an heimischen Baggerseen möglich.

Symptome: Einige Wochen nach Infektion Fieber, schweres Krankheitsgefühl, Hautausschlag, blutiger Urin bei Befall der Blase.

Vorbeugung: Längere Aufenthalte im Flachwasserbereich meiden, nach dem Schwimmen gleich duschen, gut abtrocknen, Badesachen wechseln, vorbeugend Körper mit Sonnenschutzlotion einreiben!

Hakenwürmer

Hakenwürmer: Diese dringen aktiv über die Haut bei direktem Kontakt mit kontaminiertem Boden (Barfußlaufen, Sitzen) in den Körper ein, Verbreitungsgebiet weltweit, gehäuft in den tropischen Regionen **Südamerikas und Asiens**.

Symtome: Hängen vom Wurmbefall ab, von symptomlos bis zur Blutarmut (chronischer Blutverlust) und Eiweißverlust.

Zwergfadenwurm

Zwergfadenwurm: Direktes Eindringen in die Haut bei Bodenkontakt, Verbreitungsgebiet wie bei den Hakenwürmern.

Symptome: Vielfältig mit Hautreaktion, Lungenentzündung, Magen-Darm-Beschwerden, Übelkeit, Gewichtsverlust, Hirnhautentzündung („unspezifische" Symptome können möglicherweise jahrzehntelang nach Tropenaufenthalt andauern).

Vorbeugung: Tragen von „Badelatschen" an Stränden, um direkten Haut-Bodenkontakt zu vermeiden!

Mögliche Infektionsursachen sind in nachfolgender Tabelle aufgeführt:

Frage	Beispiel	Mögliche parasitäre Infektion
Verzehr von rohem oder unzureichend gegartem Rind- oder Schweinefleisch, Wildschweinfleisch?	Tartar, Mett, Steaks, nur gepökelte/geräucherte Wurstwaren	Rinderbandwurm, Schweinebandwurm, Trichinellen
Verzehr von rohem oder unzureichend gegartem Fisch?	Sushi, traditionell mit rohem Fisch zubereitete Salate in Asien	Fischbandwurm, Chinesischer Leberegel, Katzenleberegel
Verzehr von rohem oder unzureichend gegartem Krebs- oder Krabbenfleisch?	Salate mit rohem Krebs-/Krabbenfleisch in Asien	Lungenegel
Verzehr von Produkten mit rohen Wasserpflanzen?	Brunnenkresse in Europa, „Chinese spinach", „Swamp cabbage", „Water morning glory" in Asien	Großer Leberegel
Schwimmen oder anderweitiger Süßwasserkontakt in Afrika/Asien?	Viktoriasee, Malawisee, Nil, Orno River, Seen in Oasen der Sahara	Schistosomiasis
Verzehr von Lebensmitteln, die unter eingeschränkten hygienischen Bedingungen hergestellt oder gelagert wurden?	Blattsalate, Obst- und Gemüsesalate, Lebensmittel von lokalen Imbissständen, sofern nicht durchgegart	Askariasis, Trichuriasis, Oxyuriasis

(Quelle: siehe Literaturverzeichnis Nr. 59)

B. 31.4. Durchfallerkrankungen

Durchfallerkrankungen

B. 31.4.1. „Reisedurchfall" („Reisediarrhoe")

„Reisedurchfall"

Allgemeines: Das Risiko an einem Reisedurchfall zu erkranken, ist stark vom Reiseland abhängig (nach Th. Küpper, Nr. 59: Es beträgt 4 bis 6 % bei Reisen in den Alpenraum, Skandinavien und Nordamerika, 10 bis 15 % für den Mittelmeerraum und liegt bei 60 – 80 % für Afrika und Asien). Hinsichtlich des Übertragungsmechanismus sind Händehygiene und das Reinigen von Tellern und Besteck von herausragender Bedeutung. Je nach Erregerart und Keimzahl tritt die Erkrankung innerhalb von 6 Stunden bis zu einigen (bis 3) Tagen nach Ankunft im Reiseland auf.
Ein erhöhtes Risiko besteht für Personen, die wegen chronischer Magenbeschwerden mit sog. Säureblockern, z. B. Protonenpumperhemmern (u. a. Omeprazol, Pantoprazol) oder H2-Blockern (Ranitidin) behandelt werden (im Magen ist dann zu wenig keimabtötende Salzsäure vorhanden). Erreger für Durchfallerkrankungen können Viren, Bakterien, sog. Einzeller (Protozoen) und Würmer sein.

Symptome: Wässriger, teilweise schleimiger Durchfall, krampfartige Bauchschmerzen, evtl. Fieber bis 38,5 °C, je nach Flüssigkeitsverlust dick belegte trockene Zunge, Erbrechen. Die „unkomplizierte" Reisediarrhoe klingt nach 3 bis 4 Tagen wieder ab.

Erste Hilfe: Reichliche Zufuhr von Flüssigkeit, zusätzlich Elektrolytlösung (Nr. 3.06) oder 1 Liter abgekochtes Wasser (es soll mind. 1 Minunte sprudeln) + 1 Teelöffel Salz + 10 Teelöffel Zucker + 1 Teelöffel Backpulver + 1 Glas Fruchtsaft

Mineralstofflösung

(z. B. Apfelsaft) + 1 **Banane** (kräftig umrühren). Solange der Durchfall anhält, täglich 1 Liter dieser Lösung, aber **keinen Kaffee, keinen schwarzen Tee**, da hierdurch dem Körper mehr Flüssigkeit entzogen wird. Cola ist in den Tropen in Ordnung, da verschlossene Cola-Flaschen keine Keime enthalten können, der Koffeingehalt in der Durchfallsituation zu vernachlässigen ist und der Zuckergehalt eine schnelle Energiezufuhr garantiert.
Diese **„Mineralstofflösung"** jeden Tag neu zubereiten, solange der Durchfall anhält. Zusätzlich noch täglich einen (geriebenen) **Apfel** essen. Es gibt keine bestimmte Diätempfehlung! Wenn der Patient Hunger hat, darf er essen, was er möchte.
Promethazin (Nr. 3.01) gegen Erbrechen nur, wenn keine Flüssigkeit aufgenommen werden kann. Mit dem frei verkäuflichen **Loperamid** (Nr. 3.04) sehr zurückhaltend sein. Es „lähmt" nur das Gedärm, dadurch verbleiben die Giftstoffe/Toxine länger im Körper, es ist kein Heilmittel! Es darf höchstens 2 Tage genommen werden und dann sicherheitshalber nur zusammen mit Azithromycin 500 mg, (Nr 8.08), **nie** bei **blutigem Stuhlgang** einnehmen, Lebensgefahr! Besser – und auch zur Prophylaxe geeignet – ist **Tannacomp** (Nr. 3.03). Dosierung für Erwachsene als Prophylaxe: 1 Tbl. 2 x/Tag, als Therapie: 1 bis 2 Tbl. 4 x/Tag. Bei starken Symptomen, insbesondere bei länger anhaltendem und auch blutigem Durchfall, ist evtl. ein **Antibiotikum** (Nr. 8.08) notwendig.

blutiger Stuhlgang

Umgehend ist ärztlicher Rat einzuholen, wenn die Durchfallerkrankung länger als 5 Tage anhält, bei blutigem oder eitrigem Stuhlgang mit heftigsten Krämpfen, bei Fieber über 40 °C oder auch wenn die Patienten Kleinkinder, Schwangere, ältere (über 70 Jahre) oder sonst chronisch kranke Personen sind, die evtl. auch noch das Immunsystem schwächende Medikamente (z. B. bei Rheuma oder Asthma) einnehmen!

Cholera

B. 31.4.2. Cholera

Allgemeines: Die Infektion erfolgt durch Verschlucken von Krankheitserregern, die mit dem Stuhl von Erkrankten ausgeschieden wurden. Infektionsquellen sind verunreinigte Speisen und verseuchtes Trinkwasser. Bei schwerer Erkrankung besteht Lebensgefahr (massiver Flüssigkeitsverlust). Impfungen bieten nur einen unvollständigen Schutz (etwa zu 60 %) für ca. 6 Monate.

Symptome: Massive, literweise (!) wässrige Durchfälle, die aber im Gegensatz zur Ruhr nicht blutig sind. Sie sind gelegentlich ab der 3. Woche reiswasserartig und farblos. Es bestehen starker Durst und Leibschmerzen.

Erste Hilfe: Peinlichste Hygiene, Flüssigkeitsersatz durch reichliches Trinken, am besten ein Elektrolytgemisch (Nr. 3.06).

Weitere Behandlung: Ein Versuch mit Antibiotika (Doxycylin Nr. 8.02) ist angezeigt, sofortige Krankenhausbehandlung.

Typhus

B. 31.4.3. Typhus

Allgemeines: Typhus ist eine Salmonelleninfektion des Dünndarmes und wird durch Verschlucken von Keimen, die mit dem Kot ausgeschieden wurden, verursacht.

Symptome: 5 – 21 Tage nach der Infektion kommt es zu langsam ansteigenden Temperaturen, die bis 40 °C erreichen können. Anfangs Verstopfung, Müdigkeit, Durst und Benommenheit treten ein, auffällig **langsamer** Puls für das hohe Fieber.
Etwa ab der 3. Krankheitswoche kann es zu erbsbreiartigen Durchfällen kommen. Am 8. bis 10. Tag zeigen sich gelegentlich einzelne rote Flecken auf der Bauchhaut, die auf Druck kurzzeitig verschwinden. Gefahr der Darmblutung und des Darmdurchbruchs mit Bauchfellentzündung (Peritonitis, Kapitel B. 13.3.8.).
Erste Hilfe: Peinlichste Beachtung von Hygienemaßnahmen (Händedesinfektion), Flüssigkeitsersatz durch reichliches Trinken von Früchtetee, Kochsalz (0,9 %ig) und (Trauben-)Zuckerlösung (5 %ig).

Weitere Behandlung: Krankenhauseinweisung.

B. 31.4.4. Flüssigkeitsverlust (Exsikkose/Austrocknung)

Flüssigkeitsverlust

Die größten Probleme bei Durchfallerkrankungen entstehen durch den **Flüssigkeitsverlust** (Exsikkose). Wenn Trinken nicht oder nicht ausreichend möglich ist, soll versucht werden, eine intravenöse **Infusion** anzulegen. Wenn dies nicht gelingt, dann die Infusion subcutan anlegen (siehe Kapitel C. 3.).

B. 31.4.5. Meningokokken-Meningitis

Meningokokken-Meningitis

Allgemeines: Die Erreger kommen weltweit vor (vor allem in Teilen Südamerikas, Asiens und Afrika) und werden durch Tröpfchen von Mensch zu Mensch übertragen. Im Bereich des sogenannten Meningitisgürtels (südlich der Sahara quer durch Afrika) sind 15 % der einheimischen Bevölkerung Träger der Bakterien im Nasen-Rachenraum, ohne selbst erkrankt zu sein. Die Inkubationszeit kann Tage bis Wochen umfassen.

Symptome: Plötzlicher Beginn mit starken Kopfschmerzen und hohem Fieber. Zeichen der Hirnhautentzündung mit Unruhe, Schläfrigkeit, Eintrübung des Bewusstseins, **Nackensteifigkeit** (siehe Kapitel B. 26.1.3.) und Krämpfen. Schwerstes Krankheitsbild bei Auftreten von punktförmigen Blutungen am ganzen Körper mit hoher Sterblichkeit.

Erste Hilfe und weitere Behandlung: Umgehend Krankenhausbehandlung zur Therapie mit Penicillin als Infusion. Kontaktpersonen erhalten ebenfalls vorsorglich eine antibiotische Behandlung.

B. 32. INFEKTIONSKRANKHEITEN

Infektionskrankheiten

Allgemeines: Unter einer Infektionskrankheit versteht man eine Krankheit, die durch das Eindringen von einem für diese Krankheit **typischen Krankheitserreger** in den menschlichen Körper hervorgerufen wird. Sie nimmt dann ebenfalls einen für die Krankheit **typischen Verlauf.**

Einige Begriffe für das Verständnis von Infektionskrankheiten:

Inkubationszeit

- Die **Inkubationszeit** ist die Zeit vom Eindringen der Krankheitserreger in den Körper bis zum Ausbruch der Krankheit.

Antikörper
Immunität

- Der Körper bildet nach der Überwindung einer Krankheit eigene Abwehrstoffe (**Antikörper**), die dafür sorgen, dass beim nächsten Kontakt die Krankheit nicht wieder auftritt oder leichter verläuft. Es entsteht eine **Immunität**.
- Halten die Immunstoffe **lebenslänglich** vor, spricht man von einer **absoluten Immunität** (z. B. bei Masern und Gelbfieber).
- Halten die Immunstoffe **nur für eine gewisse Zeit** vor, können Zweiterkrankungen vorkommen. Man spricht dann von einer **relativen Immunität** (z. B. bei Scharlach, Mumps und Grippe).

Die wichtigsten Infektionskrankheiten in alphabetischer Reihenfolge:

AIDS

B. 32.1. AIDS

(siehe Kapitel B. 17.)

Borreliose

B. 32.2. Borreliose (Lyme-Arthritis)

Allgemeines: Weltweit verbreitete bakterielle Infektion, die durch Zeckenstich übertragen wird, tritt besonders auf in Europa und den USA, auch in Russland, Asien und Australien. Verlauf in drei Stadien:

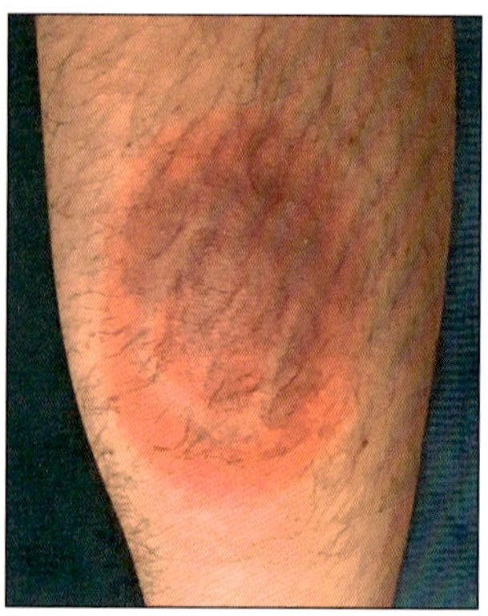

Erythema migrans (Wanderröte) auf einem männlichen Unterschenkel.
(Quelle: siehe Literaturverzeichnis Nr. 64.1)

Stadium I: Tage bis Wochen nach dem (oft nicht bemerkten) Zeckenstich **Rötung** an der Einstichstelle, die sich langsam **ringförmig ausbreitet**. Sie ist oft verhärtet. Begleitend bestehen grippeähnliche Erscheinungen mit Kopfschmerz, Fieber, eventuell Übelkeit und Erbrechen. Das Stadium dauert 2 Tage bis zu 10 Wochen, im Mittel 4 Wochen. Die Rötung kann länger bestehen. Allerdings zeigt sich die Borreliose **nicht immer** mit dem „klassischen" Ringerythem (Wanderröte) mit sichtbarem Stich im abgeblassten Mittelpunkt. Die **Hautveränderungen**, die auch einem großflächigen Bluterguss ähneln können, finden sich auch entfernt von der ursprünglichen Einstichstelle, zusätzlich können gehäuft auftretende Hautrötungen (Erytheme) an unterschiedlichen Körperstellen vorkommen.
Vor allem bei Kindern kann sich die Borrelieninfektion mit Schwellungen und Rötungen um den Mundbereich im Gesicht und am Ohr zeigen. Dabei besteht völliges Wohlbefinden!

Erste Hilfe: Antibiotika (Amoxycillin, Nr. 8.01 oder Doxycyclin, Nr. 8.02) für 20 Tage, Schmerzmittel (Nr. 5.01 oder 5.02).
Unbehandelt kann die Krankheit in das **Stadium II** mit **neurologischen Symptomen** übergehen, wie Kopfschmerz, Nackensteifigkeit, Nervenschmerzen, Lähmungen, Brechreiz. Die Nervenbeschwerden können chronisch werden. In etwa 10 % der Fälle kann es zu einer Herzbeteiligung mit Herzmuskelentzündungen (Kapitel B. 14.1.3.) und Herzrhythmusstörungen (Kapitel B. 14.1.4.) kommen.

Im **Stadium III** stehen Entzündungen überwiegend der großen Gelenke im Vordergrund der Beschwerden, aber auch mehrere kleine Gelenke können befallen sein. Zusätzlich neurologische Symptome bei Entzündung des Gehirns (Nervenstörungen, Lähmungen).

Behandlung: Erst Diagnosestellung, dann intravenöse Gabe von Cephalosporinen.

B. 32.3. Botulismus

Botulismus

(siehe unter Kapitel B. 6.2.2. Botulismus)

B. 32.4. Cholera

Cholera

(siehe Kapitel B. 31.4.3.)

B. 32.5. Coronavirus SARS-CoV-2

COVID 19

(COVID 19) siehe Kapitel B. 32.26. SARS

B. 32.6. Diphtherie

Diphtherie

Allgemeines: Trotz vorhandener Schutzimpfung tritt die Krankheit weltweit auf, vor allem in Indien, in vielen Ländern Asiens, Afrikas und des Südpazifiks, aber auch in Osteuropa und in den Ländern der ehemaligen Sowjetunion. Die Inkubationszeit beträgt 2 bis 5 Tage. Sie wird durch Tröpfcheninfektion übertragen.

Symptome: Grau-grünliche, haftende Beläge im Rachenraum, die auf die Rachenmandeln übergreifen. Beim Ablösen der Beläge entstehen leichte Blutungen. Temperaturen um 38 °C (bei der Mandelentzündung meistens höher). Schweres Krankheitsgefühl, süßlicher Mundgeruch, geschwollene Halslymphknoten. Gefahr der Erstickung und von Herzrhythmusstörungen.

Erste Hilfe: Isolierung, Mundschutz, Eiskrawatte oder kalte Umschläge um den Hals, reichlich trinken lassen.

Weitere Behandlung: Sofortige Krankenhauseinweisung, Impfung mit Diphtherie-Serum, bis dahin Amoxycillin (Nr. 8.01).

B. 32.7. Fleckfieber (Rickettsiose)

Fleckfieber

Allgemeines: Seltene Krankheit, deren Erreger (Rickettsien) durch Bisse von Zecken, Milben, Flöhen und Läusen übertragen werden. Die Inkubationszeit beträgt 10 bis 14 Tage. Vorkommen in den Küstenbereichen von Afrika, Mittel- und Südamerika, Ostasien, vereinzelt wurde auch über Fälle aus dem Mittelmeerraum berichtet.

Symptome: Grippeähnlicher Beginn mit Schüttelfrost und Fieber um 40 °C. Nach 4 bis 6 Tagen zeigen sich braun-rötliche, linsengroße Flecken am ganzen Körper, auch an den Hand- und Fußflächen. Der Kranke ist benommen und unruhig. Die Entfieberung erfolgt nach der zweiten Krankheitswoche. Dabei schuppt die Haut.

Erste Hilfe: Antibiotika (Doxycyclin Nr. 8.02).

Frühsommer-Meningo-Enzephalitis

B. 32.8. Frühsommer-Meningo-Enzephalitis (FSME)

Allgemeines: Vorkommen besonders von April bis November in Süddeutschland, Bayern, im Schwarzwald, Odenwald, Rhein-Neckar-Gebiet, in der Schweiz, in Österreich, Lettland, Estland, Schweden, Tschechien, Polen, Slowenien, Ungarn, Albanien, Polen und einigen Staaten der ehemaligen Sowjetunion. Der Erreger ist ein Virus, der nicht nur durch den Stich einer Zecke, sondern auch durch ungekochte Milch, infizierter Haustiere oder auch über die Muttermilch übertragen werden kann. Die Inkubationszeit liegt zwischen 2 bis 28 Tagen, im Mittel um 7 Tage. Die Sterblichkeit liegt bei 1 bis 2 %; Folgeschäden bleiben in 20 % der Fälle. Die Krankheit hinterlässt lebenslängliche Immunität.

Symptome: Grippeähnliche Erscheinungen mit Kopfschmerz, Fieber und Gliederschmerzen über 2 bis 4 Tage, nach einem fieberfreien Intervall erneuter hoher Fieberanstieg mit schwerem Krankheitsgefühl. Bei etwa 20 % kommt es zu neurologischen Symptomen, wie Kopfschmerz und Lähmungen, Spätschäden bis zu 20 %. Weitere Diagnostik durch spezielle Laboruntersuchungen.

Erste Hilfe: Entfernung der Zecke, fiebersenkende Mittel (Nr. 5.01) und Schmerzmittel nach Bedarf.

Gasbrand

B. 32.9. Gasbrand

Allgemeines: Erreger sind Bakterien (Clostridien), die einen Giftstoff (Toxin) produzieren, der über verunreinigte Wunden in den Körper gelangt. Die Erreger finden sich weltweit vor allem in Entwicklungsländern im Erdreich, in (Ab-)Wasser, Staub und landwirtschaftlichen Produkten. Die Inkubationszeit beträgt im Mittel 3 bis 5 Tage (von 8 Stunden bis 3 Wochen). Gefährdung besteht durch ältere, schlecht durchblutete Wunden und nach Verbrennungen.

Symptome: Akut einsetzende Schmerzen, Schwellung und bläuliche Verfärbung der Wunden, oft „Knistern“ durch „Lufteinschluss“ im Unterhautgewebe (Gasbrand), wenig Fieber, aber schneller Puls, im weiteren Verlauf Schockzustand.

Erste Hilfe: **Lebensgefahr (!)**, chirurgische Behandlung, bis zur definitiven Therapie Antibiotika (z. B. Metronidazol Nr. 8.07).

Gelbsucht

B. 32.10. Gelbsucht (Hepatitis)

(siehe Kapitel B. 13.5.1.)

Grippe und grippeähnliche Erkrankungen

B. 32.11. Grippe und grippeähnliche Erkrankungen

(Erkältungsinfekte / Atemwegsinfektionen durch Viren)

Erkältungsinfekte/ Atemwegsinfektionen

Allgemeines: Häufigste Infektionskrankheit, die durch verschiedene Viren hervorgerufen wird. Leichtere Verlaufsformen werden meistens als „Erkältung“ bezeichnet. Die Atemwege (Nase, Nasennebenhöhlen, Hals, Rachen und Bronchien) sind meistens befallen. Komplikationen drohen bei echter Grippe (Influenzaviren!) durch Lungenentzündung, Hirn- und Hirnhautentzündungen sowie Herzmuskelentzündungen mit Herzrhythmusstörungen.

Symptome: Schüttelfrost, Abgeschlagenheit, Fieber, Gliederschmerzen, Husten und Schnupfen, auch ein begleitender Hautausschlag ist möglich.

Erste Hilfe: Bettruhe, reichlich Flüssigkeit trinken lassen.

Weitere Behandlung: Nach Bedarf (Fieber > 40 °C) fiebersenkende Mittel (Nr. 5.01), Hustentropfen (Nr. 1.01) und Nasentropfen geben. Eine medikamentöse Behandlung der Virusinfektion selbst ist nicht möglich. Durch die Schwächung der Abwehrkräfte können sich aber unter Umständen auch Bakterien verstärkt vermehren, die dann durch Antibiotika bekämpft werden können. Bei längerem und schwerem Verlauf oder Komplikationen durch eine Lungenentzündung oder eine Gehirnbeteiligung kann ihr Einsatz (Nr. 8.04) sinnvoll sein.
Die Erholungsphase kann sich über Wochen erstrecken, körperliche Schonung (Faustregel: Für jeden Tag Fieber 1 Woche keinen Sport machen).

B. 32.12. Gürtelrose

Gürtelrose

(siehe Kapitel B. 15.5.2.)

B. 32.13. Keuchhusten (Pertussis)

Keuchhusten

Allgemeines: Krankheit des Kindesalters, die leider keine zuverlässige Immunität hinterlässt, auch Erwachsene können erkranken. Nach 4 Wochen ist die Krankheit ausgeheilt und nicht mehr ansteckend, der Hustenreiz kann aber noch länger andauern.

Symptome: Er beginnt wie ein üblicher Erkältungshusten, der sich immer mehr, besonders nachts, steigert. Im Hustenanfall ziehendes Einatmungsgeräusch, zähes Hustensekret, blau-rotes Gesicht. Kaum Fieber, im hustenfreien Intervall ist das Allgemeinbefinden wenig gestört.

Erste Hilfe: Hustentropfen (Nr. 1.01).

Weitere Behandlung: Antibiotika bei schwerem Verlauf (Nr. 8.03)

B. 32.14. „Kinderlähmung" (Poliomyelitis)

„Kinderlähmung"

Allgemeines: Durch die Impfung sind nach Angaben des Robert-Koch-Instituts (RKI) die WHO-Regionen: Amerika, Europa, Südostasien und Westpazifik poliofrei. Endemisch („heimisch") kommen die Polio-Wildviren nur noch in Pakistan und Afghanistan vor. In Ländern mit schlechter Durchimpfung der Bevölkerung wie Afrika kommt es immer wieder zu Ausbrüchen, aber auchin Russland und angrenzenden Staaten (Tadschikistan, Turkmenistan, Kasachstan). Die Virusübertragung erfolgt durch Verschlucken (fäkal-oral), seltener durch Tröpfcheninfektion. 90 % der Erkrankungen verlaufen ohne Symptome. Wenn Erwachsene an einer manifesten

Polio erkranken, dann schwerer als bei Kindern. Die Inkubationszeit beträgt 3 bis 35 Tage.

Symptome: Bei leichterem Verlauf Fieber, Kopfschmerzen und Magen-Darm-Beschwerden. Bei 10 bis 20 % der Erkrankten kommt es bei Befall des Nervensystems zur Hirnhautentzündung und zu schlaffen Lähmungen der Beine mit Muskelschmerzen.

Erste Hilfe: Nur symptomatisch möglich, Krankenhausbehandlung, da auch eine Beatmung notwendig werden kann und die Sterblichkeit etwa 10 % beträgt!

Legionellose

B. 32.15. Legionellose

Allgemeines: Erreger sind weltweit verbreitet, verursachen Lungenentzündung, sitzen in Wasserrohren, Wascharmaturen, Whirlpools, Klimaanlagen (Hotels!), vermehren sich bei Temperaturen von 25 bis 50 °C. Die Übertragung erfolgt durch Inhalation (oder Aspiration = „Verschlucken") von bakterienhaltigem Wasser, die Inkubationszeit beträgt 2 bis 10 Tage.

Symptome: Anfangs Unwohlsein, Kopf- und Gliederschmerzen, trockener Reizhusten, dann hohes Fieber (über 40 °C), Brustschmerzen, Luftnot. 25 bis 50 % haben wässrige Durchfälle, Erbrechen, Bauchschmerzen.

Erste Hilfe: Symptomatisch, Antibiotikum, Krankenhausbehandlung.

Masern

B. 32.16. Masern

Allgemeines: Sehr stark ansteckende Kinderkrankheit, die durch einen Virus hervorgerufen wird. Sie hinterlässt lebenslängliche Immunität. Die Inkubationszeit beträgt etwa 10 bis 14 Tage. Die größte Ansteckungsgefahr besteht während der ersten Krankheitsphase.

Symptome: Uncharakteristischer Beginn mit leichten Temperaturen, hartnäckigem Husten und Schnupfen. Nach 2 bis 3 Tagen Entfieberung, dann **zweiter Fieberanstieg** mit hohen Temperaturen bis 40 °C (zweigipfliger Fieberverlauf). Gleichzeitig kommt es jetzt zu einem Hautausschlag (Kapitel B. 15.2.4.), der meistens am Kopf hinter den Ohren beginnt und sich dann schubweise innerhalb von 3 Tagen über den ganzen Körper ausbreitet. Zunächst bestehen nur Flecken, die sich aber ausbreiten und zusammenfließen können. Die Augen sind während dieser Zeit gerötet und lichtempfindlich. Mit dem Abblassen des Hautausschlages sinkt auch das Fieber. Ein **erneuter Fieberanstieg** wäre ein Zeichen einer Komplikation, z. B. durch eine Lungenentzündung.

Erste Hilfe: Bettruhe, reichlich trinken lassen, feucht-kalte Wadenwickel.

Weitere Behandlung: Bekämpfung des Hustenreizes (Nr. 1.01), Fiebersenkung falls nötig mit Acetylsalicylsäure (Nr. 5.01).

B. 32.17. MERS (Middle East Respiratory Syndrome – siehe SARS, Kapitel B. 32.26.)

MERS

Allgemeines: Erstmals im Jahr 2012 festgestellte Coronavirusinfektion, vor allem in Saudi-Arabien aufgetreten. Verursacht beim Menschen ein schweres Krankheitsbild mit Lungenentzündung und akutem Nierenversagen.

B. 32.18. Mononukleose, infektiöse

(Pfeiffer-Drüsenfieber, siehe Kapitel B. 22.2.)

Mononukleose, infektiöse

B. 32.19. Mumps

(siehe Kapitel B. 13.4.1.)

Mumps

B. 32.20. Norovirus (infektiöse Durchfallerkrankung)

Norovirus

Allgemeines: Weltweites Vorkommen, typisch in den Wintermonaten, oft als Epidemie in **Gemeinschaftseinrichtungen** (Krankenhäuser, Heime, Passagierschiffe), hoch ansteckend! Übertragung durch Tröpfcheninfektion und als Schmierinfektion (fäkal-oral) über Stuhl und Erbrochenes.

Symptome: Akuter wässriger Durchfall, Übelkeit, schwallartiges Erbrechen, oft schweres Krankheitsgefühl mit Muskel- und Gelenkschmerzen, Bauchkrämpfe, selten Fieber.

Erste Hilfe: Ersetzen des Flüssigkeits- und Mineralstoffverlustes, Isolierungsmaßnahmen, Händedesinfektion.

B. 32.21. Pfeiffer-Drüsenfieber

(infektiöse Mononukleose, siehe Kapitel B. 22.2.)

Pfeiffer-Drüsenfieber

B. 32.22. Pocken

(gelten seit 1980 als ausgerottet)

Pocken

B. 32.23. Rickettsiosen

(Fleckfieber, siehe Kapitel B. 32.7.)

Rickettsiosen

B. 32.24. Röteln

Röteln

Allgemeines: Virusinfektion, die in der Regel harmlos verläuft. Gefürchtet ist nur die Fruchtschädigung von Ungeborenen während der ersten 3 Monate einer Schwangerschaft. Hirnhautentzündungen bei Erwachsenen als Komplikation sind extrem selten. Die Inkubationszeit beträgt 2 bis 3 Wochen.

Symptome: Zunächst uncharakteristisches, grippeähnliches Vorstadium, dann Hautausschlag (siehe Kapitel B. 15.2.3.). Typisch und beweisend sind Anschwellungen der Lymphknoten des Nackens und des Halses.

Erste Hilfe: Erforderlichenfalls Fiebersenkung (Nr. 5.01).

Salmonellen

B. 32.25. Salmonellen

(siehe Kapitel B. 31.4.4. „Typhus“)

SARS

B. 32.26. SARS
(Schweres Akutes Respiratorisches Syndrom)

Coronavirusinfektion

Allgemeines: Coronavirusinfektion, die durch **Tröpfchen** (Anhusten, Anniesen) und **Aerosole** übertragen wird, erstmals als Epidemie in China 2003 aufgetreten (10 % Todesfälle). Die Inkubationszeit beträgt 2 bis 12 Tage.

Corona-Symptome (im Unterschied zu Grippe und Erkältung)

Symptome	Covid-19	Grippe	Erkältung
Fieber	••••	••••	•
Gliederschmerzen	••	••••	••••
Kopfschmerzen	••	••••	•
Halsschmerzen	••	••	••••
Schnupfen	•	••	••••
Niesen			••••
Husten (trocken)	••••	••••	•••
Husten (mit Auswurf)	•	•	••••
Geruchs-/ Geschmackslosigkeit	••	••	
Müdigkeit	••	••••	••

Symptome: •••• häufig ••• wenig •• manchmal • selten

Symptome: Fieber über 38 °C, Husten, Atembeschwerden, bis hin zur Lungenentzündung.

Die Pandemie (seit 2019) mit Covid-19 wird durch das SARS-CoV-2-Virus hervorgerufen.

Zur Unterscheidung der Symptome von COVID-19, einer Grippe oder einer banalen Erkältung gibt die Tabelle links eine Entscheidungshilfe.

Erste Hilfe: Symptomatisch, evtl. Krankenhausbehandlung, Isolierung, Mund-Nasen-Schutz am besten durch FFP2-Maske.

Scharlach

B. 32.27. Scharlach

Allgemeines: Durch Bakterien (Streptokokken) hervorgerufene Halsentzündung, die überwiegend Kinder, aber auch Erwachsene befällt. Die Inkubationszeit beträgt 2 bis 4 Tage. An Komplikationen können Nierenentzündungen, Herzinnenhautentzündungen und Rheuma vorkommen.

Symptome: Bezüglich des Hautausschlages siehe Kapitel B. 15.2.2. und Symptomentabellen B. 1.5. Typisch ist der **einmalige Fieberanstieg** zu Beginn der Krankheit. Mandelentzündung, meistens eitrig. Zunge „himbeerartig“ gerötet. Bei schwerem Verlauf Erbrechen, Durchfälle, Krämpfe, Benommenheit, Kreislaufversagen (Herzmuskelentzündung!).

Erste Hilfe: Bettruhe, Antibiotika (Nr. 8.01) über 10 Tage.

Weitere Behandlung: Urinkontrolle drei Wochen nach Ausbruch der Krankheit, um eine eventuelle Nierenentzündung (positiver Nachweis von roten Blutkörperchen, eventuell auch von Eiweiß) nicht zu übersehen.

B. 32.28. **Tetanus** siehe **Wundstarrkrampf**

(siehe Kapitel B. 32.34.)

B. 32.29. Tollwut

Tollwut

Allgemeines: Die Übertragung des Virus erfolgt durch den Speichel eines erkrankten Haus- oder Wildtieres. Meistens geschieht dies durch einen Biss, Infektionen können aber auch erfolgen, wenn der Speichel in schon vorhandene Wunden dringt. Überträger können u. a. Hunde, Katzen, Füchse, Rehe, Hasen, Rinder und Fledermäuse sein (d. h. im Grunde jedes Säugetier). Zu 99 % ist der Hund jedoch Überträger!

Die **Inkubationszeit** soll zwischen 4 Tagen und 9 Jahren betragen können, jedoch haben Bisse im Bereich des Kopfes (Kinder!) die kürzeste Inkubationszeit, da der Virus über die Nerven zum Gehirn wandert.
Die Prognose ist bei ausgebrochener Erkrankung **tödlich**! Nur eine **sofortige** Postexpositionsprophylaxe durch Impfung kann das Leben retten! Eine Aktivimpfung vor Reiseantritt schützt zuverlässig!

Symptome: Nach einem grippeähnlichen Vorstadium entwickeln sich bei gleichzeitig auftretenden Erregungszuständen Schluckkrämpfe und Krämpfe der Atemmuskulatur, später Lähmungen.

Erste Hilfe: Wunde sofort mit Wasser und Seife ausgiebig spülen und desinfizieren (Octenisept, Nr. 14.11) sonst auch mit Alkohol oder Jod. Sofortige Krankenhausbehandlung!

Weitere Behandlung: Kommt die Erkrankung fernab der Zivilisation zum Ausbruch, dann ist keine Therapie möglich, der Patient wird unter Qualen versterben. Er muss zum Helferschutz (infektiöser Speichel) an Armen und Beinen gefesselt werden.

B. 32.30. Tuberkulose

Tuberkulose

Allgemeines: Durch Medikamente, Impfungen, Röntgen-Reihenuntersuchungen und verbesserte Hygiene ist die Krankheit in Europa zurzeit weitgehend ausgerottet. In den Ländern, in denen weniger günstige Voraussetzungen gegeben sind, kommt die Tuberkulose aber noch vor, besonders in tropischen Ländern. Die Ansteckung erfolgt meistens durch Tröpfcheninfektion über die Lunge, selten auch durch Verschlucken. Die häufigste und ansteckendste Form ist die Lungentuberkulose. Durch späteres Verschleppen der Keime auf dem Blutwege können aber auch die anderen Organe, wie z. B. Nieren, Knochen oder Gehirn, befallen werden.

Symptome: Husten, Abgeschlagenheit, nächtliche Schweißausbrüche, gelegentlich geringe Fieberschübe, später auch blutiger Auswurf.

Erste Hilfe: Bekämpfung des Hustenreizes durch dämpfende Mittel (Nr. 1.01). Bei Verdacht auf das Vorliegen einer Tuberkulose ist umgehend eine Röntgenkontrolle der Lunge vorzunehmen.

Weitere Behandlung: Krankenhausbehandlung dringend erforderlich. Nur durch einen Arzt ist nach der Stellung der Diagnose mit speziellen Medikamenten (Tuberkulostatika) eine Hilfe möglich.

B. 32.31. Typhus (siehe Kapitel B. 31.4.4.)

Weil'sche Erkrankung

B. 32.32. Weil'sche Erkrankung

Allgemeines: Erreger sind Bakterien (Leptospiren), die durch den Urin von Ratten, Mäusen und anderen Nagetieren ausgeschieden werden. Sie können sich in verunreinigten Gewässern, z. B. in Häfen und Kanälen, aufhalten und durch Hautverletzungen in den menschlichen Körper eindringen. Eine Übertragung von Mensch zu Mensch findet nicht statt. Die Krankheit ist selten. Als Komplikationen drohen Hirnhautentzündungen, Leber- und Nierenversagen, Blutungen.

Symptome: Plötzlicher Beginn mit Schüttelfrost und Temperaturen bis 40 °C, Bindehautentzündung, Kopfschmerz, Nackensteifigkeit, nach einigen Tagen Gelbsucht. Der Rückgang der Urinausscheidung weist auf ein beginnendes Nierenversagen hin.

Erste Hilfe: Antibiotika (Penicillin Nr. 8.01) schon bei geringstem Verdacht.

Windpocken

B. 32.33. Windpocken

Allgemeines: Stark ansteckende Virusinfektion, die meistens im Kindesalter auftritt und eine praktisch lebenslängliche Immunität hinterlässt. Die Inkubationszeit beträgt 14 – 16 Tage, die Ansteckung besteht von 1 Tag vor Auftreten der ersten Bläschen und erlischt mit dem Abschilfern der letzten Krusten des Hautausschlages (bzw. wenn keine neuen Bläschen mehr aufgetreten und alle eingetrocknet sind). An Komplikationen droht in seltenen Fällen eine Hirnhautentzündung. Als Zweiterkrankung kann Jahre später eine **Gürtelrose** auftreten (siehe Kapitel B. 15.5.2.).

Symptome: Plötzlicher Fieberanstieg mit kleinfleckigem Hautausschlag, der sich über den ganzen Körper ausbreitet und auch die **behaarte Kopfhaut** und die **Mundschleimhaut** befällt. Aus den Flecken entstehen wassergefüllte Bläschen, die platzen und dann verschorfen. In den nächsten Tagen kommen immer neue Hautausschläge hinzu, während die alten abheilen. Es besteht starker Juckreiz. Aufgekratzte Blasen können vereitern und Narben bilden.

Erste Hilfe: Bettruhe, reichlich trinken lassen, gegen das Fieber Acetylsalicylsäure (Nr. 5.01). Gegen Juckreiz helfen kalte feuchte Umschläge oder Puder, notfalls Zahnpasta.

Weitere Behandlung: Bei starkem Juckreiz hilft möglicherweise ein Allergiemittel (Nr. 10.01), auf **keinen** Fall aber kortisonhaltige Mittel geben!

B. 32.34. Wundstarrkrampf (Tetanus)

Wundstarrkrampf

Allgemeines: Die Sporen der Erreger (Clostridien) befinden sich im Erdreich und bleiben lange vermehrungsfähig. Es handelt sich um eine Infektion mit deren Giftstoffen (Toxine). Sie können über den Staub in Wunden gelangen. Die Inkubationszeit beträgt 4 bis 14 Tage (evtl. länger). Je kürzer die Inkubationszeit, desto schwerer der Verlauf. Die Impfung bietet größtmöglichen Schutz.

Symptome: Grippeähnlicher Beginn. Allmählich kommt es zu sehr schmerzhaften Krampfanfällen der Muskeln der Gliedmaßen, des Gesichtes, des Rückens und der Atemmuskulatur. Die Krämpfe steigern sich und können durch äußere Reize (Berührung, Schall, Licht) ausgelöst werden. Im Endstadium kommt es unter hohem Fieber zu Erstickungsanfällen und zu einem qualvollen Tod.

Erste Hilfe: Möglichst optimale Wundversorgung mit Beseitigen von Gewebsresten und Wundtaschen, keine Salbenverbände! Absolute Bettruhe, nicht bewegen, möglichst alle äußeren Reize fernhalten. Gegen die Krampfauslösung Beruhigungsmittel (Nr. 6.02), gegen Schmerzen und Fieber Acetylsalicylsäure (Nr. 5.01) geben, Antibiotikabehandlung (Nr. 8.01 oder 8.04) bis zur Krankenhausbehandlung.

Weitere Behandlung: Nur auf der Intensivstation eines Krankenhauses möglich. Vor dem Transport müssen hohe Dosen des Beruhigungsmittels (Nr. 6.02) gegeben werden, möglichst bis der Kranke schläft.

B. 32.35. Zeckenstich-Krankheiten

Zeckenstich-Krankheiten

Genau genommen sind es **zwei** verschiedene Krankheiten, die durch einen **Zeckenstich** übertragen werden können, nämlich die **Frühsommer-Meningo-Enzephalitis (FSME)** (siehe Kapitel B. 32.8.), eine Viruskrankheit, und die **Lyme-Borreliose** (siehe Kapitel B. 32.2.), eine bakterielle Infektion.
Zecken finden sich vorwiegend in Laubwäldern, sie **saugen Blut** aus Warmblütern (Menschen, Haustiere, Wild). Vorbeugend sollte in Wäldern eng anliegende Kleidung getragen werden. Repellentien sind nützlich.

Erste Hilfe: Hat sich eine **Zecke** festgesogen, muss sie **umgehend** entfernt werden. Die Zecke wird dabei möglichst dicht über der Haut mit einer Pinzette (Nr. 21.10) **vorsichtig erfasst und langsam nach hinten herausgezogen**. Sie sollte **nicht verletzt** werden, denn sterbende Zecken geben noch eine große Menge von infiziertem Speichel und Darminhalt ab. Deshalb darf auch nicht versucht werden, sie mithilfe von Öl, Nagellack, Salben, Alkohol oder Fett zu ersticken.

Weitere Behandlung: Stichstelle beobachten und ggf. anhand der Symptome behandeln.

Zahnkrankheiten

B. 33. ZAHNKRANKHEITEN

Bau des Gebisses

B. 33.1. Bau des Gebisses

Der **Zahn** besteht aus der Krone, dem Zahnhals und einer oder mehreren Wurzeln. Die äußeren Schichten des Zahns – Zahnschmelz und Zahnbein (Dentin) – sind hart. Im Zahninneren ist das weiche Zahnmark (Pulpa). In der Pulpa sind die Blutgefäße und Nerven, die aus dem Kiefer kommen und durch den Wurzelkanal verlaufen. Die Nerven reagieren auf Schmerz, Wärme, Kälte und Druck. Durch die faserige Wurzelhaut ist der Zahn im Kiefer elastisch befestigt.

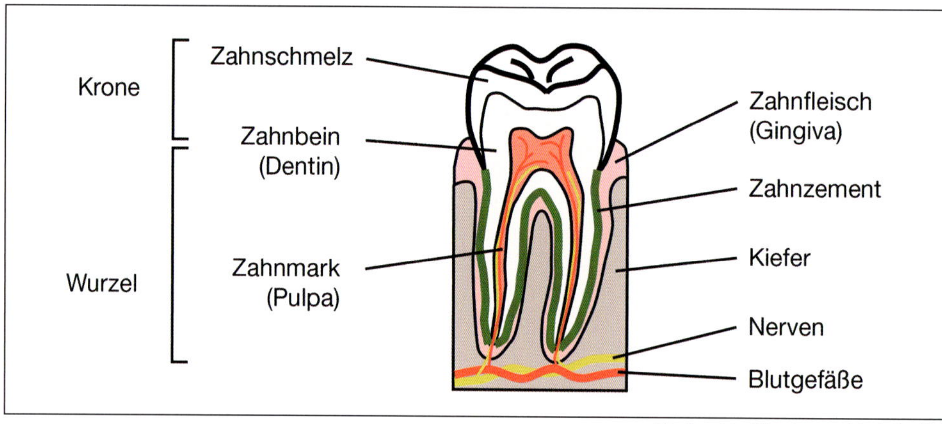

Aufbau von Zahn und Zahnbett

(Quelle: siehe Literaturverzeichnis Nr. 65.1)

Das Gebiss des Erwachsenen hat 32 Zähne, nämlich 8 Schneidezähne, 4 Eckzähne, 8 Backen- (Praemolaren) und 12 Mahlzähne (Molaren).
Zur Identifizierung eines Zahns (z. B. für funkärztliche Beratungen) dient das folgende Zahnschema (oder auch die „Internationale Zahnformel“, siehe Abb. links), wobei sich die Seitenbezeichnung auf den Kranken bezieht, sie ist also spiegelbildlich für den Betrachter:

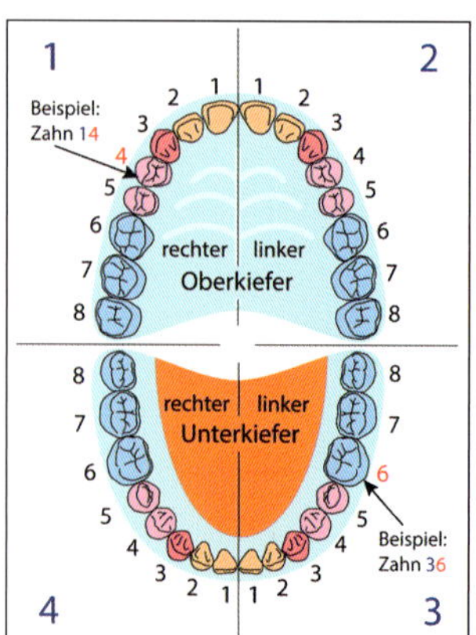

Internationales Zahnschema
(Quelle: siehe Literaturverzeichnis Nr. 66.1)

Oberkiefer

rechts															**links**
8	7	6	5	4	3	2	1	1	2	3	4	5	6	7	8
8	7	6	5	4	3	2	1	1	2	3	4	5	6	7	8

Unterkiefer

1 und 2	Schneidezähne	4 und 5	Backenzähne (Prämolaren)
3	Eckzähne	6, 7 und 8	Mahlzähne (Molaren)

Allgemeines: Zahnkrankheiten auf See können dem Betroffenen starke Schmerzen bereiten. Sie lassen sich nur schwer mit „Bordmitteln“ und auch nur überbrückend behandeln.

Das sicherste Mittel gegen Zahnerkrankungen ist das Vorbeugen.

- Eine **regelmäßige Überwachung** ist erforderlich, wenn langwierige Behandlungen vermieden werden sollen. Die Nerven und die Blutgefäße bereits behandelter Zähne, die große Löcher aufweisen, können auch nach langer Zeit noch absterben und dann Vereiterungen verursachen.
- Möglichst schon 1 bis 2 Jahre vor dem Antritt einer Langreise sollte der Zahnarzt aufgesucht werden.
  Eine **gründliche Sanierung** kann notwendig werden und dann einen längeren Zeitraum in Anspruch nehmen. Vor dem Auslaufen zu einer längeren Reise sind gründliche Zahnsanierungen in wenigen Wochen oft nicht mehr möglich.
  Musste der Zahnarzt erst **kurz vor dem Auslaufen einen Zahn ziehen**, kann es trotz anfangs beschwerdefrei verlaufender Heilung zu Wundheilungsstörungen kommen (siehe Kapitel B. 33.3.10.).
- Eine weitere Maßnahme der Vorbeugung ist die **regelmäßige Zahnpflege**, die auch an Bord intensiv und gründlich durchgeführt werden muss. Alle Zähne sollen von innen und außen geputzt werden. Besondere Beachtung ist den Zwischenräumen zwischen den Zähnen und dem Übergang zwischen Zahn und Zahnfleisch zu widmen. Die Zwischenräume sollten mit Zahn-Zwischenraum-Bürsten gereinigt werden.
- Auch **Zahnprothesen** müssen regelmäßig gereinigt werden.

Zahnschmerzen sind oft das erste Anzeichen für eine Zahnerkrankung. Für den Kranken stehen diese Schmerzen meistens im Vordergrund. Der Griff zum Schmerzmittel ist deshalb verständlich. Das gebräuchlichste und leichteste Schmerzmittel ist Paracetamol (Nr. 5.02). Bei stärkeren Schmerzen empfiehlt sich Metamizol (Nr. 5.04). **Die Schmerzstillung ersetzt aber nicht eine ursächliche Zahnbehandlung, die in jedem Falle anzustreben ist.**

Die **Symptomentabelle** (siehe **Kapitel B. 1.8.** „Zahnschmerzen“) hilft beim Feststellen der Ursache.

B. 33.2. Zahnbehandlung

Zahnbehandlung

Die Zahnbehandlung an Bord durch zahnmedizinische Laien kann nur die Überbrückung akuter Notsituationen oder das Lindern starker Schmerzen zum Ziel haben und ersetzt nicht die fachgerechte Behandlung durch einen Zahnarzt.
Das Ziehen von Zähnen ist bewusst nicht beschrieben worden. Es ist in der Regel nicht erforderlich, birgt erhebliche Risiken und muss deshalb unterbleiben. Eine Ausnahme bilden Zähne, die sich nach einem schweren Unfallereignis auf See schon lose in einem Bruchspalt eines Kieferbruches befinden.

Für pflegerische Maßnahmen und einfache Eingriffe werden folgende Instrumente benötigt (siehe Abbildungen unten):

- 1 Mundspiegel (1),
- 1 zahnärztliche Pinzette (2),
- 1 Sonde (3),
- 1 Spatel (Heidemann) (4),
- 3 Einmalskalpelle (5),
- 1 Tamponadenstopfer (6, nicht in der Bordapotheke),

- 1 Kugelstopfer (7),
- 1 Anmischblock mit Spatel,
- 1 Exkavator (17.11),
- 1 selbstabbindendes Calciumhydroxidpräparat zum Schutz des Zahnnervs (Nr. 17.03),
- Selbsthärtendes Mittel für den Verschluss von Löchern (Nr. 17.02),
- 1 Braun-Einmal-Spritze mit Acufirm-Edelstahl-Kanüle 1425aLL – 3 (nicht in Bordapotheke, Anwendungsbeispiel siehe Abb. Seite 368),
- Watterollen,
- Kältespray zum Testen des Zahns (Nr. 21.06 „Vereisungsspray"),
- Schaumstoffpellet.

Untersuchungsmethoden: Um zu beurteilen, ob ein Zahn noch lebt (vital ist) oder ob der Nerv schon abgestorben ist, muss er mit einem Kältespray getestet werden. Dies ist wichtig zur Diagnostik. Dazu nimmt man ein Schaumstoffpellet in die Pinzette und sprüht es kräftig mit dem Kältespray ein. Hierauf wird es an den Zahn gehalten. Reagiert er auf die Kälte, ist der Zahn noch vital.

Wichtige Instrumente zur Zahnversorgung:
1 Mundspiegel (Nr. 17.06)
2 Zahnärztliche Pinzette (Nr. 17.07)
3 Sonde (Nr. 17.08)
4 Spatel (Nr. 17.09)
5 Skalpell (Nr. 21.03. oder 21.04)
6 Tamponadenstopfer
7 Kugelstopfer (17.10)

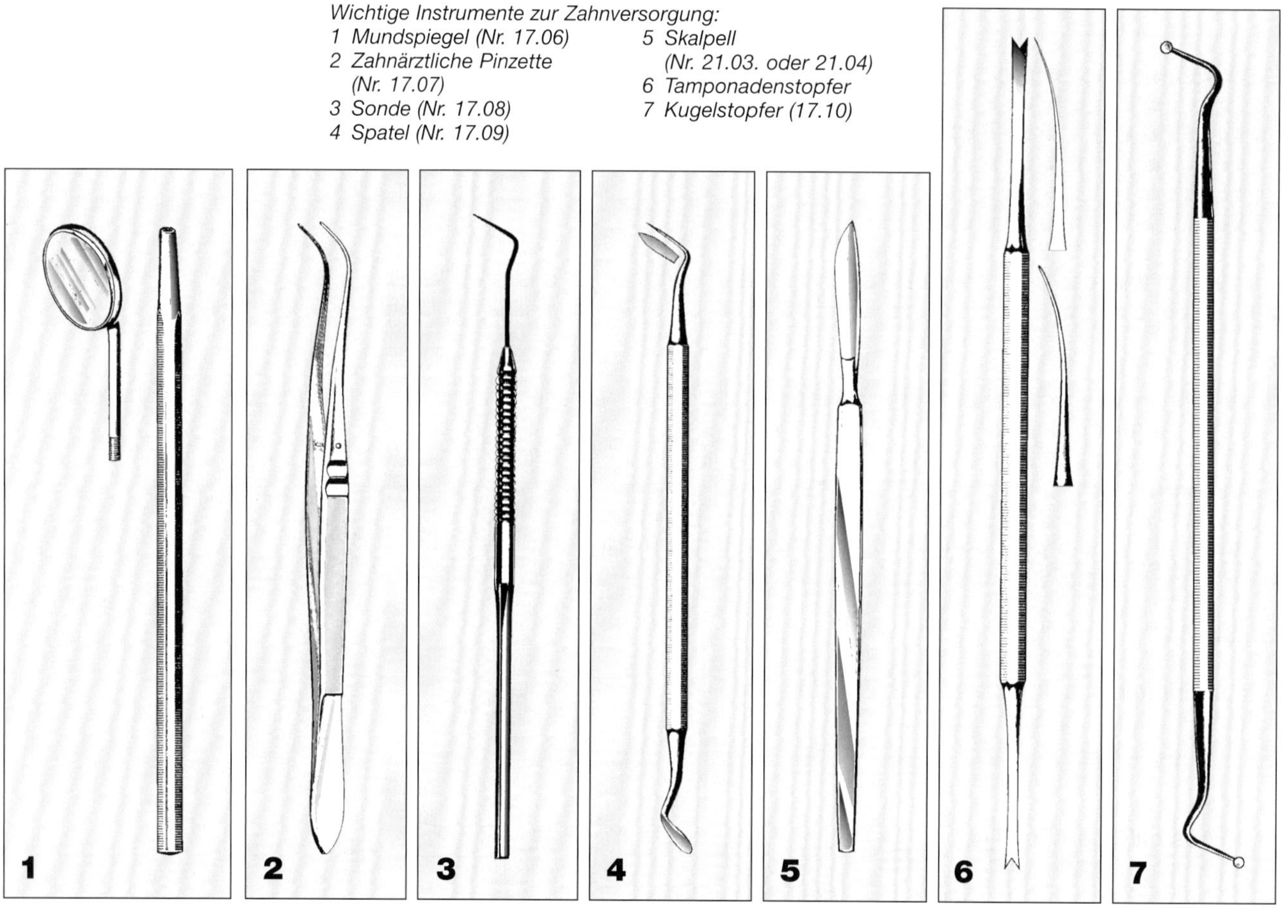

B. 33.3. Erkrankungen des Zahns

Zahnerkrankungen

Anfällig für Erkrankungen sind besonders die Backen- oder Mahlzähne. Sie sind einem hohen Druck ausgesetzt, und sie müssen die meiste Kauarbeit verrichten. In ihren Kauflächen sammeln sich leicht bakterienhaltige Speisereste.

B. 33.3.1. Zahndefekt

Zahndefekt

(„Loch" im Zahn, Verlust einer Zahnplombe)

Allgemeines: Häufigste Ursache ist der Verlust einer Plombe.

Symptome: Meistens entdeckt man die Plombe beim Essen im Speisebrei (hart, zahnfarben oder metallisch-grau) oder tastet mit der Zunge einen Zahndefekt. Oft ist der Zahn kälteempfindlich. Dies zeigt, dass der Zahn noch lebt (vital ist).

Erste Hilfe: Um zu verhindern, dass sich Speisereste im Defekt sammeln, die dann das Auftreten einer Karies begünstigen würden, kann versucht werden, den Hohlraum zu reinigen und bei leichten Beschwerden ihn zunächst so zu belassen.

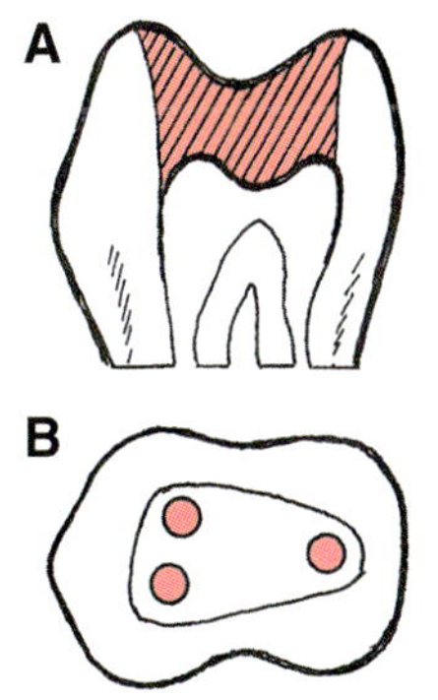

A Aufgebohrter Bereich (von der Seite gesehen)
B Wurzelkanaleingänge (von oben gesehen)

Weitere Behandlung: Sie sollte durch einen Zahnarzt erfolgen. Besteht aber für einen längeren Zeitraum keine Möglichkeit, einen Zahnarzt aufzusuchen, kann versucht werde n, das Loch mit Cavit zu verschließen. Der Zahn muss aber noch lebendig (vital) und frei von Karies (s. u.) sein.

Verschluss eines Zahndefektes:

1. Zunächst Kältetest durchführen, ob der Zahn noch vital ist.
2. Danach den Zahn mit dem Exkavator durch kräftige Schäl- und Schabbewegungen reinigen, die erweichte Substanz herauslöffeln und damit die Kariesreste auch aus dem Hohlraum entfernen. Bei tiefen Löchern muss versucht werden, mit einem Wattebausch den Hohlraum zu trocknen.
3. Zum Schutz der Pulpa ein Calciumhydroxidpräparat (Nr. 17.03) in den Zahn einbringen. Dieses Zwei-Komponenten-Material wird zu gleichen Teilen auf dem Anmischblock (oder einer Glasplatte) gut durchmischt und mit dem Kugelstopfer oder einer Sonde auf den Boden der Höhle im Zahn dünn aufgetragen.
4. Nach kurzer Aushärtezeit wird mit dem Heidemannspatel in die trockengelegte Höhle ein provisorisches Füllungsmittel (selbsthärtend, Nr. 17.02) eingefüllt.

B. 33.3.2. Zahnfäule (Karies)

Zahnfäule/ Karies

Allgemeines: Diese Krankheit kommt sehr häufig vor. Durch Defekte in der Kaufläche dringen Krankheitskeime in das Zahninnere und zerstören es. Es kommt zur Entzündung des Nervs, die bis in die Wurzeln und darüber hinaus gehen und auf das benachbarte Gewebe und den Kiefer übergreifen kann. Eine Entzündung des Mundbodens kann eitrig einschmelzen (Abszess) oder zu einer flächigen Zellgewebsentzündung (Phlegmone) führen. Sie ist dann lebensbedrohlich.
Das Ausmaß der Entzündung bestimmt das weitere Vorgehen. Deshalb muss anhand der Symptome (siehe Symptomentabelle „Zahnschmerzen" **Kapitel B. 1.8.**) die Tiefe der Entzündung festgestellt werden.

Symptome: Schmerzen beim Kauen, bei Kälte und beim Essen von Süßigkeiten, z. B. Speiseeis. Ein Kältetest hilft bei der Diagnostik.

Erste Hilfe: Mit flüssiger Kost ernähren, bei Bedarf Schmerzmittel (Paracetamol, Nr. 5.02, oder Metamizol, Nr. 5.04) geben.

Weitere Behandlung: Die weiche Substanz (Zahnfäule) mit dem Exkavator entfernen, sonst wie beim Verlust der Plombe (voriges Kapitel) vorgehen, solange noch Kälteempfindlichkeit besteht. Besteht sie nicht mehr, muss versucht werden, bis zu einer Versorgung durch einen Zahnarzt das Loch bis in den Raum der Pulpa mit einem Exkavator zu eröffnen und mit einem Wattebausch offen zu halten.

Zahnmarkentzündung/ Pulpitis

B. 33.3.3. Zahnmarkentzündung (Pulpitis)

Allgemeines: Durch Fortschreiten der Karies in die Tiefe entzündet sich auch die Pulpa, in der die Nerven und Gefäße verlaufen.

Symptome: Es besteht eine Empfindlichkeit für Hitze und Kälte. Die Schmerzen werden stärker, halten auch länger an und können wellenartig auftreten. Oft sind diese jetzt erst auftretenden Symptome die ersten Anzeichen einer schon länger bestehenden Zahnerkrankung.

Erste Hilfe: Durch Einlegen oder Kauen einer Gewürznelke kann eine Schmerzlinderung versucht werden. Eugenol (Nelkenöl, Nr. 17.01), bis zu 10 Tropfen in ein Glas mit lauwarmem Wasser (150 ml), mehrmals täglich spülen. Sonst sind Schmerzmittel (Nr. 5.01 oder Nr. 5.02) nach Bedarf zu geben.

Weitere Behandlung: Wenn der Zahn klopfempfindlich wird, auch Antibiotika (Nr. 8.01) geben. Möglichst bald ist eine zahnärztliche Behandlung anzustreben.

Zahnmarkfäule

B. 33.3.4. Zahnmarkfäule (Gangrän)

Allgemeines: Bei der Zahnmarkfäule ist die Pulpa bereits so weit geschädigt, dass sich Infektionen leicht ausbreiten können. Sie zerfällt dabei eitrig. Je nach Stadium der Erkrankung kann noch eine Restvitalität (d. h. Schmerzempfindlichkeit) vorhanden sein.

Symptome: Es besteht eine Empfindlichkeit für Hitze, während Kälte eher die Beschwerden lindert. Das Aufbeißen schmerzt.

Erste Hilfe: Das Ausbreiten der Infektion muss vermieden werden, deshalb dürfen keine Speisereste in das Loch gelangen, zumindest sollten sie sich möglichst wieder entfernen lassen. Der Raum der Pulpa sollte mit einem Exkavator eröffnet und das gesamte Loch offen gehalten werden. Dazu muss man vor den Mahlzeiten Watte einlegen, die nach den Mahlzeiten wieder entfernt wird (siehe auch Kapitel B. 33.3.2.).
Mundspülungen nach dem Essen, z. B. mit Kochsalzlösung (etwa 1 Teelöffel Salz auf 1 Liter Wasser), durchführen. Schmerzmittel nach Bedarf (s. o.) geben.

Weitere Behandlung: Die Zahnhöhle muss offen bleiben, bei Zunahme der Beschwerden hat sich die Höhle möglicherweise verschlossen. Die Höhle wieder eröffnen und Antibiotika (Nr. 8.01) geben. Wegen der Gefahr des Übergreifens der Entzündung auf den Zahnhalteapparat und den Kiefer ist eine baldige Sanierung (Wurzelbehandlung oder Extraktion) durch den Zahnarzt anzustreben.

B. 33.3.5. Entzündung der Zahnwurzelhaut

Entzündung der Zahnwurzelhaut

Allgemeines: Zur Zahnwurzelhautentzündung kommt es, wenn die Zerstörung des Zahns weit fortgeschritten ist. Es droht das Übergreifen der Entzündung auf den Kiefer.

Symptome: Es besteht eine Druck- und Klopfempfindlichkeit des Zahns. Sie äußert sich beim Kauen durch das Gefühl, der Zahn sei „zu lang".

Erste Hilfe und weitere Behandlung: Siehe zuvor **Kapitel B. 33.3.4.**

B. 33.3.6. Zahnwurzelabszess

Zahnwurzelabszess

Allgemeines: Die Entzündung hat nunmehr auf den Kieferknochen übergegriffen und der Eiter kann sich nicht in das umgebende Weichgewebe entleeren.

Symptome: Der entzündete Bereich ist stark angeschwollen („dicke Backe") und heiß. Es bestehen starke Schmerzen, oft mit Fieber verbunden. Oft schwellen nach einiger Zeit auch die Lymphknoten im Kieferwinkel an.

Erste Hilfe: Kalte Umschläge auf den entzündeten Bereich bringen, Schmerzmittel (5.02 oder 5.04) und Antibiotika (Nr. 8.01, bei Unverträglichkeit Nr. 8.02) verabfolgen, Zahn möglichst eröffnen (siehe **Kapitel B. 33.3.4.**).

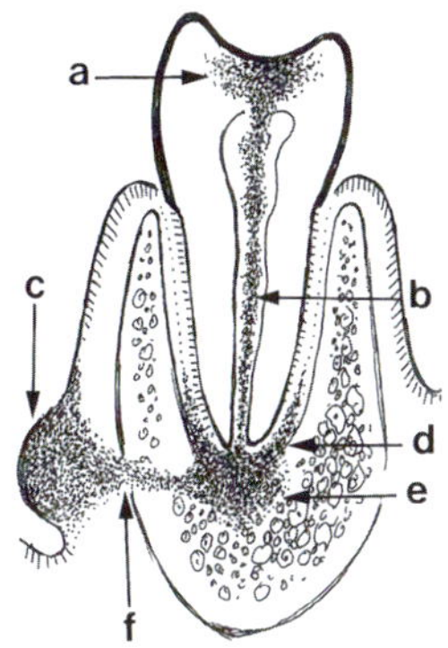

a Karies
b Pulpitis
c Abszess
d Wurzelhautentzündung
e Eiterherd
f Durchbruch

Weitere Behandlung: Findet sich über der Zahnwurzel eine weiche, elastische, schmerzempfindliche Schwellung, sollte sie mit einem Skalpell am schmerzempfindlichsten Punkt bis auf den Knochen aufgeschnitten werden, bis sich Eiter entleert hat. Anschließend wird die Wundhöhle locker mit einem Mullstreifen (mit antibiotischer Augensalbe, Nr. 15.03, bestreichen) mithilfe des Tamponadenstopfers ausgestopft und so offen gehalten. Den Streifen bis zum Abklingen der Beschwerden täglich wechseln.

Das Schneiden im Bereich der Außenseite (backenseitig, in der Fachsprache „vestibulär") des **Unterkiefer**s ist relativ gefahrlos. Nur zwischen den Zähnen 4 und 5 ist Vorsicht geboten, da hier Nerven und Gefäße verlaufen. An der zungenwärtigen Seite (in der Fachsprache „lingual") des Unterkiefers sollte nicht geschnitten werden.

Am **Oberkiefergaumen** innen (in der Fachsprache „palatinal") sollte nur auf Anweisung durch einen Funkarzt geschnitten werden, da hier Nerven und Arterien verlaufen, die nicht durchtrennt werden dürfen. Die Arterien könnten bei ihrer Verletzung sehr stark bluten und müssten dann mit einer Naht umstochen werden, was für einen Laien extrem schwierig ist. Die Schnittführung bei der Spaltung eines Abszesses erfolgt **immer parallel** zur Zahnreihe.

Außen im **Mundvorhof** des Oberkiefers besteht kaum Gefahr, Nerven oder Gefäße versehentlich zu durchtrennen. Nur beim 3. Zahn sollte nicht zu weit nach oben geschnitten werden, da hier ein Nerv verläuft.

Mundbodenabszess, Mundbodenphlegmone

B. 33.3.7. Mundbodenabszess, Mundbodenphlegmone

Allgemeines: In sehr seltenen Fällen kann die Entzündung sich auch auf den Mundboden ausbreiten und von dort halsabwärts fortschreiten. Dieser Zustand ist lebensbedrohlich!

Symptome: Schwer gestörter Allgemeinzustand, Schluckbeschwerden, harter, geschwollener Mundboden, geschwollene Lypmhknoten am Hals, hohes Fieber.

Achtung: Der Mumps kann ähnliche Symptome machen, es fehlt dann aber der Zahnbefund, und die Schluckbeschwerden sind weniger intensiv (siehe **Kapitel B. 13.4.1.**).

Erste Hilfe: Kalte Umschläge verabfolgen, Antibiotika (Nr. 8.01, bei Unverträglichkeit Nr. 8.03) und flüssige Kost geben.

Weitere Behandlung: Haben die bisherigen Maßnahmen nicht zum Erfolg geführt, ist eine umgehende Krankenhausbehandlung notwendig. Weiterführende gezielte Maßnahmen sind an Bord dann nicht mehr möglich.

Verletzungen des Zahns

B. 33.3.8. Verletzungen des Zahns

Allgemeines: Die Zahnverletzungen erfolgen in der Regel durch einen Sturz oder einen Schlag.

Erste Hilfe: Sie ist nicht erforderlich, wenn es sich nur um Zahnabsprengungen handelt. Weitere Maßnahmen sind von dem Ausmaß der begleitenden Verletzungen abhängig. Bei gleichzeitiger Kieferverletzung siehe **Kapitel B. 33.5.**

Weitere Behandlung: Gelockerte Zähne sollten nicht voreilig gezogen werden. Besonders bei Kindern werden sie häufig wieder fest. Ist der Kiefer gebrochen und der Zahn in dem Bruchspalt, sollte er jedoch mit einer Pinzette oder Zange entfernt werden. Sonst droht eine Kieferinfektion.

Zahnrettungsbox

Ausgeschlagene Zähne dürfen nicht austrocknen und werden am besten in einer Zahnrettungsbox (Nr. 17.13) aufbewahrt und sind dort für 24–48 Std. lebensfähig. Alternativ können sie in H-Milch (**keine** Vollmilch) (Konservierung bis 2 Std., bei Kühlung vielleicht 8–10 Std.) oder in Kochsalzlösung (Konservierung möglich für 30 min.) eingelegt werden.

Blutungen nach Zahnverlust

B. 33.3.9. Blutungen nach Zahnverlust

Allgemeines: Besonders nach dem Ziehen von Zähnen mit mehreren Wurzeln kann es verstärkt nachbluten. Verstärkte Blutungen sind auch zu erwarten, wenn bestimmte Medikamente, zum Beispiel von Herzkranken (Aspirin®, Marcumar®), eingenommen werden. Bei Kranken, die Marcumar® oder sonstige blutverdünnende Medikamente erhalten, dürfen keine Zähne gezogen werden.

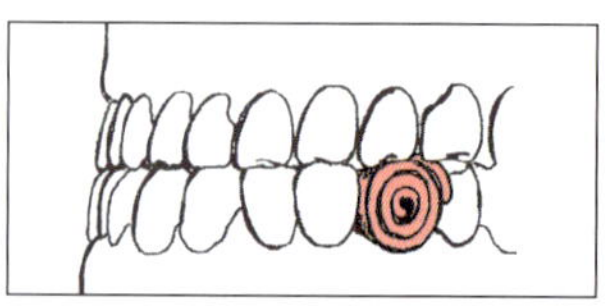

Erste Hilfe: Eine Mullkompresse zusammenrollen, in die Zahnlücke schieben und mindestens 30 Minuten lang, nötigenfalls auch länger, kräftig auf die Kompresse beißen lassen.

Weitere Behandlung: Mit Gaze austamponieren, erforderlichenfalls Wunde zunähen.

B. 33.3.10. Wundheilungsstörung nach Zahnverlust

Wundheilungsstörung nach Zahnverlust

Allgemeines: Entzündungen im Bereich der Zahnextraktionswunde sind selten. Sie äußern sich durch fauligen Geschmack, Schmerzen und gegebenenfalls durch Schwellung des umgebenden Gewebes.

Erste Hilfe: Wundbeläge vorsichtig mit einer Pinzette entfernen, Wunde häufig mit Kamillentee oder Chlorhexidin-Lösung (Nr. 16.03) spülen. Einlegen eines Gazestreifens mit Jodoform-Paste (**nicht** bei Jodallergie) oder einer antibiotischen Lösung in die Wundhöhle.

Weitere Behandlung: Verschlimmern sich Entzündung, Schmerzen oder Fieber, sind Antibiotika zu geben (Nr. 8.01 oder 8.03). Schmerzmittel nach Bedarf verabfolgen.

B. 33.3.11. Erschwerter Durchbruch eines Weisheitszahnes

Erschwerter Durchbruch eines Weisheitszahnes

Allgemeines: Die Weisheitszähne liegen am weitesten hinten (Nr. 8 des Zahnschemas von Seite 368), deshalb nehmen sie am Kauakt kaum teil. Sie brechen oft verspätet durch. Dabei entstehen Nischen im Zahnfleisch, in denen sich Bakterien ansiedeln können. Meistens entzündet sich dann nur das Zahnfleisch (siehe Kapitel B. 33.4.). Die Entzündungen können aber auch auf das benachbarte Gewebe übergreifen. Abszesse können sich bilden. Schlimmstenfalls kann die Entzündung in die seltene Mundbodenphlegmone (siehe Kapitel B. 33.3.7.) übergehen. Dann ist eine Krankenhausbehandlung notwendig.

Symptome: Schwellung des Zahnfleisches, Schluckbeschwerden, Schmerzen, Kieferklemme.

Erste Hilfe: Den Mund mit Chlorhexidin-Lösung (Nr. 16.03) spülen. Flüssig ernähren. Die Zähne besonders gründlich reinigen. Schmerzmittel (Nr. 5.02, 5.04) nach Bedarf geben.

Weitere Behandlung: Bei Zunahme der Entzündung und der Schmerzen, bei Schluckbeschwerden und dem Auftreten von Fieber Antibiotika (Nr. 8.01, bei Unverträglichkeit Nr. 8.03) geben und antibakterielle Salbe (Nr. 14.12 oder 15.03) mittels stumpfer Kanüle zwischen Zahn und Zahnfleisch spritzen. Ein oberflächliches Auftragen eines Medikamentes würde die Entzündung verstärken. Entzündete Schleimhauttaschen vorsichtig öffnen und Gazestreifen einlegen (siehe Kapitel B. 33.3.6.). Bei drohender Mundbodenphlegmone (Zunahme der Kieferklemme, harter Mundboden) ist eine Krankenhausbehandlung angezeigt.

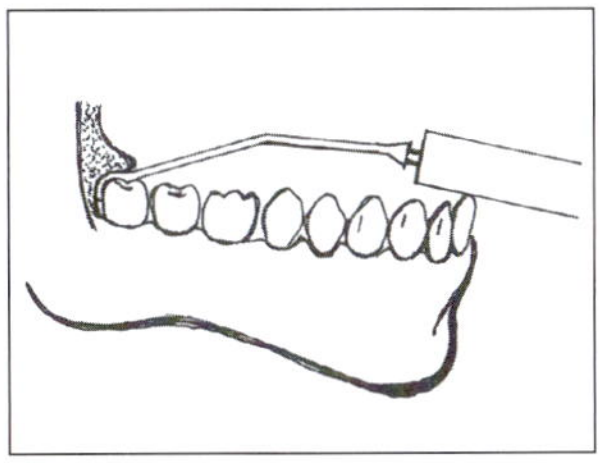

B. 33.3.12. Verlust einer Zahnkrone

Bei Verlust einer Zahnkrone wird der Hohlraum mit Zahnpasta aufgefüllt und die Krone wieder aufgesetzt. Eine Kaubelastung ist auf jeden Fall zu vermeiden. Wird die Krone verschluckt, so wird sie nach gegebener Zeit unversehrt wieder ausgeschieden werden (deshalb Stuhlgang auffangen und sorgfältig „durchsuchen“).

Zahnfleischerkrankungen

B. 33.4. Erkrankungen des Zahnfleisches

Entzündungen

B. 33.4.1. Zahnfleischentzündungen

Allgemeines: Das Zahnfleisch entzündet sich, wenn Bakterien in vorgeschädigtes Gewebe eindringen, wie zum Beispiel beim erschwerten Durchbruch eines Weisheitszahnes.

Bei der Parodontose (siehe Kapitel B. 33.4.4.) bilden sich durch Zahnstein Zahnfleischtaschen, in denen sich Bakterien ansiedeln können. Auch Fremdkörper in der Nahrung oder Nahrungsbestandteile können in das Zahnfleisch eindringen, zum Beispiel Reste eines Apfelkerngehäuses oder Fischgräten.

Erste Hilfe: Fremdkörper mit einer Pinzette entfernen. Mundspülung mit Chlorhexidin-Lösung (Nr. 16.03). Schmerzmittel nach Bedarf. Besonders gründliche Zahnreinigung.

Weitere Behandlung: Wie zuvor beim erschwerten Durchbruch eines Weisheitszahnes (siehe Kapitel B. 33.3.11.).

Zahnfleischbluten

B. 33.4.2. Zahnfleischblutungen

Allgemeines: Zahnfleischblutungen sind meistens nicht behandlungsbedürftig, wenn der Betroffene sich normal mit genügender Vitaminzufuhr ernährt und seine Zähne sonst gesund sind. Zahnfleischblutungen können ein Zeichen für eine einfache Zahnfleischentzündung oder eine Parodontose sein. Bei langen Seereisen und ungenügender Zufuhr von Vitamin C (Obst und Gemüse) ist auch an Skorbut zu denken.

Symptome: Geringe Blutungen des Zahnfleisches beim Zähneputzen oder bei einem Biss in einen Apfel.

Erste Hilfe und weitere Behandlung: Bessere Mundpflege, besonders der Übergänge zwischen Zahn und Zahnfleisch, der Zahnzwischenräume und der Zahnflächen. Bei Verdacht auf Skorbut muss die Vitaminzufuhr erhöht werden.

Skorbut

B. 33.4.3. Skorbut

Allgemeines: Skorbut war in früheren Jahrhunderten eine gefährliche Vitamin-C-Mangelerkrankung. Heute ist sie auch bei längeren Seetörns kaum zu erwarten, solange ausreichende Mengen von Vitamin C zur Verfügung stehen. Abgelagertes Obst hat allerdings nur noch einen geringen Vitamin-C-Gehalt.

Symptome: Zahnfleischblutungen, Zahnausfall, Gelenkschwellungen, allgemeine Schwäche, Anfälligkeit für Infektionskrankheiten, Entzündungen der Mundschleimhaut.

Erste Hilfe und weitere Behandlung: Vitamin C in Form von frischem Gemüse und Obst, in schwereren Fällen Vitamin C in Tablettenform.

Parodontose

B. 33.4.4. Parodontose

Allgemeines: Die Parodontose ist eine Krankheit des Zahnfleisches und des Zahnhalteapparates mit Wurzelhaut, Zement und Knochen. Durch eine chronische Entzündung lockern sich die Zähne und fallen allmählich aus. Die Entzündung entsteht meistens durch mangelhafte Zahnpflege.

Symptome: Zahnfleischbluten, Rückgang des Zahnfleisches, Lockerung der Zähne, Aufbissempfindlichkeit.

Erste Hilfe: Mundspülungen mit Chlorhexidin-Lösung (Nr. 16.03), Zähne gründlich reinigen.

Weitere Behandlung: Systematische Zahnpflege betreiben. Zahnfleischtaschen mit antibiotischer Salbe (Nr. 14.12) behandeln. Bei Abszessbildung siehe Kapitel B. 33.3.6. An Land systematische Parodontosebehandlung bei einem Zahnarzt durchführen lassen.

B. 33.4.5. Aphten, Mundfäule

Aphten, Mundfäule

Allgemeines: Sie sind meistens durch Virusinfekte, manchmal auch durch Bakterien bedingt.

Symptome: Schmerzhafte Geschwüre oder manchmal mit gelblichem Inhalt gefüllte Bläschen auf dem Zahnfleisch, der Wangenschleimhaut oder der Zunge. Manchmal ist auch das Allgemeinbefinden gestört mit Abgeschlagenheit und Fieberschüben.

Erste Hilfe: Mundspülungen mit Chlorhexidin-Lösung (Nr. 16.03). Bepinseln der befallenen Stellen mit Chlorhexidin-Lösung mithilfe eines Wattestäbchens.

Weitere Behandlung: Sorgfältige Hygiene durch Händedesinfektion. Essgeschirre, Handtücher und Waschlappen nicht von mehreren Personen gemeinsam benutzen lassen. Bei Fieber und schwer gestörtem Allgemeinbefinden Antibiotika (Nr. 8.01) geben.

B. 33.5. Erkrankungen des Kiefers

Kiefererkrankungen

B. 33.5.1. Unterkieferbruch

Unterkieferbruch

Allgemeines: Er entsteht meistens durch direkte Gewalteinwirkung durch Schlag (Winschenkurbel) oder Sturz. Geht der Bruch durch eine Zahnhöhle, ist der Bruch als sogenannter offener Bruch zu betrachten. Es droht eine Knochenmarkseiterung (siehe Kapitel B. 4.2.11. „Verletzungen"), besonders bei schon bestehenden Zahnwurzelentzündungen.

Symptome: Häufig verschieben sich die Bruchenden und bilden hierdurch am Unterkieferrand eine kleine Stufe. An der Bruchstelle besteht meistens eine empfindliche Schwellung.

Erste Hilfe: Provisorische Ruhigstellung durch Kinnschleuder oder Heftpflasterverband (siehe Kapitel C. 7.3.4.). Eine sachgerechte Schienung ist mit Bordmitteln nicht möglich. Ziel der Erste-Hilfe-Maßnahmen ist zunächst nur die Überwindung eines lebensbedrohlichen Zustandes bei Erstickungsgefahr und die Erzielung von weitgehender Schmerzfreiheit.

Weitere Behandlung: Befindet sich ein lockerer Zahn im Bruchspalt, sollte man diesen mit einer Pinzette oder Zange entfernen, am besten in einer Zahnrettungsbox (siehe Kapitel B. 33.3.8.) lagern und Antibiotika geben (Nr. 8.01, bei Unverträglichkeit Nr. 8.03). Schmerzmittel nach Bedarf verabreichen. Eine ärztliche Versorgung ist erforderlich. Zahnprothesen können möglicherweise als Hilfsschiene dienen. Die Heilungsdauer beträgt etwa 4 bis 6 Wochen.

Unterkieferverrenkung

B. 33.5.2. Unterkieferverrenkung (Kiefergelenksluxation)

Allgemeines: Häufigste Ursache ist extremes Gähnen, dabei kann der Unterkiefer ein- oder beidseitig ausrenken. Unfallbedingte Verrenkungen sind meistens einseitig.

Symptome: Der Mund steht weit offen und lässt sich nicht mehr schließen. Es besteht eine schmerzhafte Kiefersperre. Ist nur ein Gelenk ausgerenkt, weicht die Kinnspitze seitlich ab.

Erste Hilfe: Es sollte versucht werden, den Kiefer **sofort** wieder einzurichten (siehe Kapitel C. 7.3.3.), wenn feststeht, dass der Kiefer nicht gebrochen ist, dass z. B. kein schwerer Unfall vorgelegen hat und der Kiefer beim Gähnen ausgerenkt ist. Hierbei wird versucht, den Kieferwinkel der kranken Seite nach unten und etwas nach hinten zu schieben. Kann das Einrenken nicht sofort erfolgen, müssen wegen des schmerzhaften Krampfes der Kaumuskulatur starke Schmerzmittel (Nr. 5.06) gegeben werden. Dabei muss der Behandler aufpassen und seine Finger gegen den Beißreflex nach dem Einrenken schützen (Beißkeil oder Ähnliches durch Hilfsperson sicherheitshalber zwischen die Zähne halten).

Weitere Behandlung: Erforderlichenfalls Einrichtung durch Arzt in Narkose. Schmerz- (Nr. 5.06) und Beruhigungsmittel (Nr. 6.02) nach Bedarf geben.

Kiefergelenkentzündung

B. 33.5.3. Kiefergelenkentzündung

Allgemeines: Meistens im Gefolge einer rheumatischen Erkrankung.

Symptome: Schmerzen beim Kauen und bei Druck auf das Gelenk.

Erste Hilfe und weitere Behandlung: Erforderlichenfalls flüssig ernähren und Schmerzmittel (Nr. 5.04) geben.

Oberkieferbruch

B. 33.5.4. Oberkieferbruch

Schädel-Hirn-Verletzung

Allgemeines: Er kommt selten und meistens nur durch erhebliche umschriebene Gewalteinwirkung vor. Kombinationen mit einer **Schädel-Hirn-Verletzung** sind möglich (siehe Kapitel B. 4.2.1. und Kapitel B. 26.1.1.). Geht der Bruchspalt durch eine Zahnhöhle oder in eine Nasennebenhöhle, liegt ein sogenannter offener Bruch vor. Hierdurch droht eine Infektion des Knochens.

Symptome: Durch sorgfältige Betrachtung des Gesichtes von verschiedenen Seiten lassen sich eventuell vorliegende Stufenbildungen oder Asymmetrien des Gesichtes erkennen.

Erste Hilfe: Zunächst müssen lebensbedrohliche Situationen beim Vorliegen einer gleichzeitigen Schädel-Hirn-Verletzung (siehe Kapitel C. 1.) beherrscht werden.

Dann sind die Wunden zu versorgen. Auf die angeschwollenen Partien zur Schmerzlinderung kalte Umschläge verabreichen. Befindet sich ein lockerer Zahn im Bruchspalt, sollte er vorsichtig mit Pinzette oder Zange entfernt werden.

Weitere Behandlung: Schmerzmittel nach Bedarf geben. Antibiotika (Nr. 8.01, bei Unverträglichkeit Nr. 8.03) müssen verabreicht werden, wenn der Verdacht auf das Vorliegen eines offenen Bruches besteht. Eine möglichst umgehende ärztliche Versorgung einschließlich Röntgendiagnostik ist anzustreben.

B. 34. MEDIZINISCHE AUSRÜSTUNG UND BORDAPOTHEKE

B. 34.1. Bordapotheke für die Sportschifffahrt

Zusammensetzung und Umfang richten sich nach:

- dem **Fahrtbereich**,
- der Stärke der **Besatzung**,
- der **Dauer** der Reise,
- dem **Gesundheitszustand** der Besatzung und
- dem **Alter** der Besatzung.

Fahrtbereich

Grundausstattung

Als **Grundausstattung** für Törns im heimischen Revier haben wir die sogenannte „Kleine Bordapotheke für den Tagestörn“ (siehe S. 381) zusammengestellt. Wenn man sich dann noch zusätzlich mit einem KFZ-Verbandskasten bzw. einer Verbandstasche ausrüstet, dann ist man während der Saison gut und ausreichend versorgt.
Für eine längere Reise außerhalb des Küstenbereichs ohne unmittelbare ärztliche bzw. rettungsdienstliche Versorgung (z. B. bei einer Überquerung der Nordsee) sind weitere Medikamente, Möglichkeiten der Wundversorgung, ein umfangreicheres Sortiment an Verbandsmitteln und Material zum Schienen von Knochenbrüchen erforderlich. Dies gilt in gleichem Maße für eine Ozeanüberquerung.

Tropenaufenthalt

Für einen **Aufenthalt in den Tropen** werden zusätzliche Medikamente, z. B. für die Malaria-Prophylaxe, benötigt, die sich aber **jedes** Besatzungsmitglied (nach reisemedizinischer Beratung) selbst besorgen muss. In der Bordapotheke sollte lediglich eine Packung mindestens eines Malariamedikamentes für die notfallmäßige Selbstbehandlung vorhanden sein, wenn keine Chemoprophylaxe betrieben wurde.
Die Medikamente sollten dann „**wärmestabil**“ sein, d.h. eher keine Zäpfchen mitnehmen, es sei denn es gibt eine Kühlmöglichkeit.

Antibiotika/ Beruhigungsmittel

Antibiotika und Beruhigungsmittel sollen nur dann eingesetzt werden, wenn dieses unbedingt erforderlich ist, in Zweifelsfällen ist eine funkärztliche Beratung empfehlenswert.

Stärke der Besatzung
Dauer der Reise

Stärke der Besatzung und Dauer der Reise

Die in diesem Abschnitt vorgenommene Zusammenstellung der Medikamente ist für eine **vierköpfige Besatzung** und eine **vier- bis sechswöchige Reisedauer** gedacht. Bei größerer Personenzahl ist besonders die Menge der Mittel gegen Schmerzen, Infektionskrankheiten (Antibiotika) und Durchfälle entsprechend zu erhöhen.

Hinweis: Für größere Crews, die an **Offshore-Regatten** teilnehmen, hat die International Maritime Health Association ein „Medical Kit Inventory" zusammengestellt (www.intmarhealth.pl). Die Bestückung geht von 10 Personen aus und ist jeweils angepasst an die „World Sailing Offshore Racing" – Kategorien 0–4.

Gesundheitszustand der Besatzung

Chronisch Kranke müssen ihre eigenen Medikamente der Reisedauer entsprechend mitbringen und sollten in jedem Fall vor Reiseantritt ihren Hausarzt konsultiert haben.

Selbstausunft der Crew

Der Behandlungsbedürftige sollte sich mit der Wirkung und den eventuellen Nebenwirkungen seiner Mittel auskennen und soll den **Schiffsführer über seine Krankheit und eventuell notwendig werdende Maßnahmen** (z. B. beim Diabetiker) **informieren!**

Impfausweis

Dies sollte in Form einer **Liste** geschehen, in der die aktuellen **Diagnosen**, die einzunehmenden **Medikamente** mit der täglichen **Dosierung**, die wesentlichen **Vorerkrankungen** sowie **Größe** und **Gewicht** aufgeführt sind. Der **Impfausweis** sollte **immer** mitgenommen werden.

Kontaktlinsenträger

Ähnliches gilt auch für **Kontaktlinsenträger**. Sie müssen ausreichend Linsen- und Pflegemittelvorrat mitnehmen und zudem Brillen (inkl. Ersatz) mit entsprechender Sehschärfe, falls das Tragen der Kontaktlinsen unterbleiben muss. Brillengläser aus Kunststoff gelten als stabiler und sind denen aus Glas vorzuziehen.
Auch der Patient mit einem Glaukom (erhöhter Augeninnendruck) ist chronisch krank und muss entsprechend der Reisedauer Augentropfen dabei haben und eventuell auch bezüglich der regelmäßigen Einnahme erinnert/ermahnt werden!

Hat ein Besatzungsmitglied (dies muss erfragt werden!) schon mal eine Regenbogenhautentzündung (Iritis) oder eine Herpesinfektion am Auge gehabt, so besteht für ihn das Risiko eines erneuten Auftretens (Rezidiv). Deshalb müssen entsprechend Augentropfen in der Bordapotheke mitgeführt werden.
Ein Allergiker sollte nicht mit Bordtieren (Hunde-, Katzenhaare) in Kontakt kommen.
Hörgeräteträger sollten ausreichend Batterien mitnehmen.

Das Einrichten der Bordapotheke

Medikamente / Verbandsmittel

Die sogenannte Bordapotheke beinhaltet die Bevorratung von **Medikamenten** (Medikamentenkasten) und **Verbandsmitteln** gleichermaßen. Diese sollten grundsätzlich **getrennt aufbewahrt** werden. In welcher Form dies geschieht, mag jede/r Schiffsführer/in selbst entscheiden. Dies richtet sich nach persönlichen Vorlieben und Stauraum an Bord. Medikamente sollten in einem festen Behältnis verstaut werden, damit die Packungen nicht gedrückt werden.
Verbandsmittel und **sonstige Ausrüstungsgegenstände** der Ersten Hilfe, Wundversorgung und Wiederbelebung lassen sich am besten in Modultaschen abpacken und in wasserdichten Taschen verstauen. Hier gibt es mehrere Anbieter auf dem Markt, die das Equipment sehr sinnvoll zusammengestellt haben.

Kleine Bordapotheke für den Tagestörn

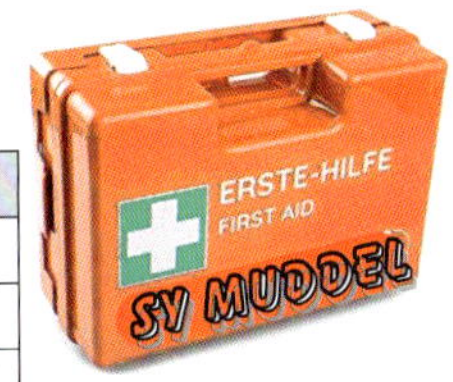

Lfd.Nr.	Kontrolle	Verfallsdatum	Krankheiten/Beschwerden	Medikamentenvorschlag
			Augen	
1			(eitrige) Bindehautentzündung	Floxal®Edo Augentr.
2			**Halsschmerzen**	Salbeilutschtbl./Mallebrin® Konz. (Lsg.)
			Atmungsorgane	
3			verstopfte Nase m. Ohren -/ Kopfschmerzen	Xylometazolin Nasenspray/-tropfen
4			(starker) Reizhusten	Prospan®Saft f. Kdr. Codein Tr. f. Erw.
			Verdauungsorgane	
5			Übelkeit, Erbrechen	MCP® Tbl./Vomex®Drg.
6			Durchfall	Tannacomp®Tbl.
			Blase/Nieren	
7			Harnwegsentzündung	Monuril® Granulat (nur f. Frauen) Infectotrimet 100® Tbl.
			Schmerzmittel	
8			Leichtere Schmerzen, hohes Fieber	Paracetamol 500 ®Tbl.
9			Starke Schmerzen	Metamizol 500 ® Tbl.
10			Entzündungshemmendes Schmerzmittel	Ibuprofen 400® bzw. Naproxen 500 ® Tbl.
			Allergien	
11			juckender Hautauschlag/ Sonnenbrand	Fenistil ® Gel
12			starker Juckreiz	Cetirizin ® 10 mg Tbl.
			Infektionen/Antibiotika*	
13			Rachen/Nasennebenhöhlen	Amoxicillin®1000 mg Tbl.
14			Bronchien/Lungenentzündung	Clarithromycin®500 mg Tbl.
15			**Seekrankheit mit Erbrechen**	Dimenhydrinat®150 mg Supp. f. Erw.
			Verbandsmittel	
16			Klammerpflaster	3M® Steristrips
17			Wundpflaster	Hansamed ®Soft 6 cm
18			Pflasterrolle	Leukoplast ® 2,5 cm x 5 m
19			Wundauflagen	Sterile Kompressen 10 x 10 cm (5x)
20			Mullbinden	8 cm Breite (4x)
21			elastische Binden	10 cm Breite (2x)

*Ausrüstung mit diesen **Antibiotika** ist nur sinnvoll, wenn ein Arzt nicht innerhalb von 3 Tagen erreichbar ist.
Die mit Warenzeichen ® genannten Arzneimittel/Medizinprodukte sind nur beispielhaft zu verstehen.

Lagertemperatur

Die Medikamente sollen an Bord **kühl** und **trocken** aufbewahrt werden. Die **Lagertemperatur** wird für alle Medikamente bis **max. 25 °C** angegeben. Bei Lufttemperaturen über 28 °C können Zäpfchen schmelzen, deshalb müssen sie in ihren Folien bleiben. In kaltem Wasser werden sie aber wieder fest. In den Medikamentenkasten gehört auch eine Liste der Medikamente, die sich in dem Behälter befinden.

Betäubungsmittel

Betäubungsmittel dürfen normalerweise nicht an Bord mitgeführt werden. Es gibt aber Krankheiten (z. B. Herzinfarkt) oder auch Verletzungen (z. B. Knochenbrüche), die mit derart heftigen Schmerzen einhergehen, dass nur die stärksten Schmerzmittel (**Opiate**) Linderung versprechen. Aus diesem Grunde wurden sie in die Medikamentenliste aufgenommen.

Betäubungsmittelgesetz

Bundesopiumstelle

Nach dem **Betäubungsmittelgesetz** dürfen Ärzte Betäubungsmittel u. a. „zum Zwecke der ärztlichen Berufsausübung oder ersten Hilfeleistung mitführen und verwenden“. Wenn sich also ein Arzt als Crewmitglied an Bord befindet, darf er Betäubungsmittel mitnehmen. Auskünfte hierzu erteilt die **Bundesopiumstelle**.

B. 34.2. Medikamentenliste

Medikamentenliste

Die folgende Liste beinhaltet Mittel gegen gängige Krankheitsbilder, die in diesem Buch beschrieben werden und mit denen auch auf See zu rechnen ist. Die Medikamente sind entsprechend mit **Nummern** versehen.

Bei der **funkärztlichen Beratung,** sei es durch „Medico-Cuxhaven“ (siehe **A. 18. Notruf**) oder einen privaten Anbieter, soll man sich vor Reiseantritt rückversichern, dass die aktuelle Medikamentenliste dort vorliegt. Fast alle gängigen Krankheitsbilder sind erfasst worden. Soweit wie nur möglich wurden die Medikamente mit ihren **internationalen Kurznamen (Generic names)** bezeichnet. Außerdem enthält die Liste Angaben über die Packungsgrößen. Einige der Mittel sind **verschreibungspflichtig**, z. B. Antibiotika, starke Schmerz- und Beruhigungsmittel. Auskunft gibt der Apotheker oder der Arzt. Sie sollten nur bei dringender Indikation eingesetzt werden. Schlaf- und Beruhigungsmittel (Gruppe 6) beeinträchtigen die Reaktionsfähigkeit, können zur Abhängigkeit führen und vertragen sich nicht mit Alkohol.

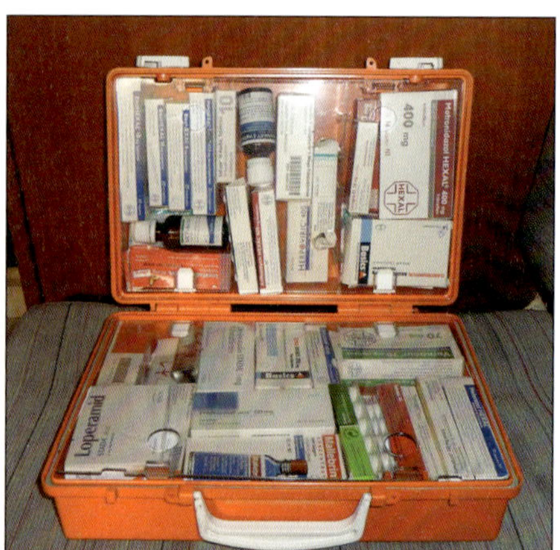

Eine **Liste der Medikamente** ist der Apotheke beizufügen. In der Spalte „Notizen“ lassen sich der Verbrauch oder der Verfall von Medikamenten dokumentieren. Die Liste ist sehr umfangreich. Welche Mittel man tatsächlich mitführen will, sollte man mit seinem Hausarzt besprechen, der erforderlichenfalls auch verschreibungspflichtige Medikamente rezeptieren kann.

Welche **Instrumente** mitgeführt werden sollen, richtet sich nach der **medizinischen Vorbildung** der Besatzung, ob diese z. B. in der Lage ist, kleinere chirurgische Eingriffe vorzunehmen, Spritzen zu geben oder Infusionen anzulegen. Die Apotheke ist hierauf zu überprüfen und **erforderlichenfalls nach eigenem Ermessen zu ergänzen**. Auch wenn die eigene Besatzung nicht über medizinische Vorkenntnisse verfügt, ist eine möglichst komplette Apotheke für den Fall vorteilhaft, dass kompetente Helfer verfügbar sind, die aber keine Notfallausrüstung bei sich haben.

Medikamente beschriften

Beim **Einrichten einer Apotheke** sollte man die **Medikamente entsprechend der Aufstellung** besorgen und die Packungen möglichst auf allen Seiten groß **mit einem Filzschreiber mit den Nummern** versehen, die in der **ersten Spalte** (in **„Medizin auf See“**) aufgeführt sind, und auf die im **Text dieses Buches** verwiesen wird. Dies erleichtert das Finden der Medikamente, die Kontrolle auf Vollständigkeit und erspart das Merken von Präparatenamen.

Die mit Warenzeichen® genannten Arzneimittel und Medizinprodukte sind beispielhaft zu verstehen.

	Notizen*	Anwendungsgebiet	Wirkstoff Artikel	Menge Langfahrt
1.0		**1. Erkrankung der Atmungsorgane**		
1.01		Mittel gegen Hustenreiz	Codein, Tropfen, 30 ml, oder Tabletten	1
1.02		Mittel gegen Asthma (Spray, Akutbehandlung)	Salbutamolsulfat, Dosier-Aerosol	2
1.03		Mittel gegen Asthma (Pulver, Dauerbehandlung)	Viani® 50/250, Inhalationspulver	1
1.04		Mittel gegen Asthma (Spray mit verzögertem Wirkungseintritt)	Budesonid, Dosier-Aerosol mit Inhalierhilfe, 200 Hübe	1
2.0		**2. Erkrankungen von Herz und Kreislauf**		
2.01		Mittel zur Erweiterung der Herzkranzgefäße	Isosorbidmononitrat (ISMN), 20 mg, Tabletten	30
2.02		Mittel zur Erweiterung der Herzkranzgefäße	Glyceroltrinitrat (z.B. Nitrolingual®), Spray	1
2.03		Mittel gegen erhöhten Blutdruck	Amlodipin, 5 mg, Tabletten	30
2.04		Mittel gegen erhöhten Blutdruck und schnelle Herzrhythmusstörungen	Metoprolol, 50 mg, Tabletten	30
2.05		Mittel zur Blutdrucksteigerung und Schockbehandlung	Adrenalin, 1:1000, Ampullen, i. m.	10
2.06		Mittel zur Anregung der Harnausscheidung	Furosemid, 40 mg, Tabletten	30

* In dieser Spalte kann der Verbrauch oder der Verfall von Medikamenten dokumentiert werden.

	Notizen*	Anwendungsgebiet	Wirkstoff Artikel	Menge Langfahrt
3.0		**3. Erkrankung der Verdauungsorgane**		
3.01		Mittel gegen Übelkeit und Erbrechen	Promethazin 20 mg/ml, Tropfen 30.0	1
3.02		Mittel gegen Sodbrennen und Magengeschwüre	Pantoprazol, 20 mg, Tabletten	30
3.03		Mittel gegen Durchfall	Tannacomp®, Tabletten	40
3.04		Mittel gegen Durchfall	Loperamid 2 mg, Tbl./Kps.	20
3.05		Mittel gegen Entzündungen der Mundschleimhaut	Kamillenextrakt, 30 ml, oder Kamistad®-Gel	1 20 g
3.06		Mittel zum Elektrolytausgleich bei Flüssigkeitsverlusten (z. B. anhaltende Durchfälle)	Elektrolytgemisch (orale Rehydrierungssalze), Beutel zum Auflösen in Wasser	10
3.07		Mittel gegen Vergiftung durch Verschlucken	Aktivkohle (Ultracarbon®), 50 g, im Mischgefäß	1
3.08		Mittel bei Verstopfung	Bisacodyl, 5 mg, Tbl. bzw. Drg.	20
3.09		Mittel gegen Hämorrhoiden	Posterisan akut® mit Lidocain Salbe 25 g	2
3.10		Mittel gegen Hämorrhoiden	Posterisan akut® Zäpfchen	10
4.0		**4. Erkrankungen der Harnröhre, der Blase und der Nieren**		
4.01		Mittel zum Schutz vor sexuell übertragbaren Krankheiten	Kondome mit CE-Kennzeichnung	5 Stck./ Besatzung
4.02		Mittel gegen Harnwegsinfekte	Infectotrimet 100 mg, Tbl. Monuril® Granulat nur für Frauen	20 2
4.03		(Reservemittel) gegen Harnwegsinfekte	Cefpodoxim, 200 mg, Tabletten	10
4.04		Katheter-Gleitmittel	Steriles Gel (Instillagel®), Einmalspritze 6 ml	–

	Notizen*	Anwendungsgebiet	Wirkstoff Artikel	Menge Langfahrt
5.0		**5. Schmerz- und entzündungshemmende Mittel**		
5.01		Mittel gegen leichte Schmerzen und Fieber	Acetylsalicylsäure, 500 mg, Tabletten	30
5.02		Mittel gegen leichte Schmerzen und Fieber	Paracetamol, 500 mg, Tabletten	30
5.03		Mittel gegen Gelenk- und Muskelschmerzen	Naproxen, 500 mg, Tabletten	30
5.04		Mittel gegen mittelstarke Schmerzen	Metamizol, 500 mg, Tabletten	30
5.05		Mittel gegen krampfartige Schmerzen	Butylscopolamin, 10 mg, Zäpfchen	10
5.06		Mittel gegen starke Schmerzen	Tramadolhydrochlorid, 50 mg, Tabletten, oder Tilidin 50/4 Retard Tbl.	10 20
5.07		Mittel gegen sehr starke Schmerzen bei Unfällen	Esketaminhydrochlorid (Ketanest® S), 25 mg/ml, Injektionsflaschen, 10 ml, i. m.	5
5.08		Mittel gegen sehr starke Schmerzen (Betäubungsmit.)	Morphinhydrochlorid, 10 mg, Ampullen i.m., Actiq® 200 mcg Lutschtbl. mit Applikator	10 3
5.09		Mittel zur örtlichen Betäubung	Lidocainhydrochlorid, 2 %, 5 ml, Ampullen	5
6.0		**6. Beruhigungs- und Schlafmittel**		
6.01		Kürzere Wirkdauer Beruhigungsmittel	Temazepam, 10 mg, Tabletten	20
6.02		Stärker wirkendes, auch krampflösendes Beruhigungsmittel	Midazolam, 15 mg/3 ml, Ampullen	5
6.03		Stark wirksames Mittel bei psychischen Erregungszuständen **Funkärztliche Beratung erforderlich**	Haloperidol, 30 ml, Tropfflasche	1
6.04		Mittel gegen Nebenwirkungen von 6.03 und 3.01 **Funkärztliche Beratung erforderlich**	Biperidinhydrochlorid, 2 mg, Tabletten	10

	Notizen*	Anwendungsgebiet	Wirkstoff Artikel	Menge Langfahrt
7.0		**7. Mittel gegen Seekrankheit**		
7.01		Mittel gegen Seekrankheit	Dimenhydrinat, 50 mg, Tabletten	10
7.02		Mittel gegen Seekrankheit	Dimenhydrinat, 150 mg, Zäpfchen	10
7.03		Mittel gegen Seekrankheit	Scopolamin, 1,5 mg, Membranpflaster	10
7.04		Mittel gegen Seekrankheit	Arlevert®, 20 mg/40 mg, Tabletten	30
8.0		**8. Antibiotika (AB)**		
8.01		AB mit breitem Wirkungsspektrum	Amoxicillin, 1000 mg, Tabletten	20
8.02		AB mit eingeschränktem Wirkungsspektrum	Doxycyclin, 200 mg, Tabletten (nicht für Kinder unter 8 Jahren)	10
8.03		AB mit zielgerichtetem Wirkungsspektrum und bei Penicillinallergie	Clarithromycin, 500 mg, Tabletten	20
8.04		AB mit breitem Wirkungsspektrum (und bei Unverträglichkeit von Erythromycin)	Cefpodoxim, 200 mg, Tabletten	20
8.05		AB mit speziellem Wirkungsspektrum	Amoxicillin+Clavulansäure 875/125 mg Tabletten	12
8.06		AB gegen Harnwegsinfekte	siehe 4.02	
8.07		AB z. B. bei entzündlichen Darmerkrankungen	Metronidazol, 400 mg, Tabletten	14
8.08		AB gegen blutigen Reisedurchfall	Azithromycin, 500 mg, Tabletten	6

	Notizen*	Anwendungsgebiet	Wirkstoff Artikel	Menge Langfahrt
9.0		**9. Mittel gegen Malaria**		
9.01		Mittel zur Expositionsprophylaxe	Mückenabwehrendes Insektenspray, 1 Spraydose/Person (DEET 30–50 %, z. B. Nobite®, 100 ml)	Der Besatzungs-stärke entsprechend
9.02		Mittel zur Malariaprophylaxe	Doxycyclin, 100 mg, Tabletten	Der Besatzungs-stärke entsprechend
9.03		Mittel zur Malariaprophylaxe und Therapie	Atovaquon / Proguanil (Malarone®), 250 mg/100 mg, Tabletten	Der Besatzungs-stärke entsprechend
9.04		„Stand-by"-Medikament (**nur** zur Notfalltherapie)	Artemether / Lumefantrin (Riamet®) 20/120 mg, Tbl.	24
10.0		**10. Allergien**		
10.01		Mittel gegen allergische Reaktionen	Cetirizin, 10 mg, Tabletten	7
10.02		Mittel gegen allergische Raektionen	Clemastin, 1 mg, Tabletten	20
10.03		Stärker wirkendes Mittel gegen allergische Reaktionen	Prednisolon 20 mg, Tabletten	20
10.04		Starkes Mittel bei Allergien zum Spritzen (intramuskulär)	Dexamethason, 40 mg, Fertigspritze	1

	Notizen*	Anwendungsgebiet	Wirkstoff Artikel	Menge Langfahrt
11.0		**11. Infusionen**		
11.01		Mittel gegen Schock, Flüssigkeits- und starken Blutverlust (auch zur Augenspülung geeignet)	Ringerlösung (z.B. Ringer-Acetat), 500 ml	3
11.02			Universal-Infusionsbesteck (DIN 58362) 180 cm Braunüle 20 G (rosa)	3 5
11.03		Venenpunktion	Vasofix Braunüle®/Venenverweilkanüle (einzeln) G 18 (grün) G 20 (rosa)	 5 5
11.04		Venenpunktion/subkutane Infusion	Flügelkanüle („Butterfly"), grün	10
11.05		Kochsalzlösung (zum Aufziehen/Verdünnen von Medikamenten)	0,9 % NaCl, 10 ml, Ampullen	10
11.06			Einhand-Venenstauer	1
11.07			Kanülen-Abwurfbehälter (klein, 0,5 l)	1
12.0		**12. Notfallmedizinische Ausrüstung**		
		z.B. als Set für professionelles Rettungsdienstpersonal		1
13.0		**13. Frauenkrankheiten und Geburtshilfe** (wenn Frau an Bord)		
13.01		Mittel gegen Blutungen aus der Gebärmutter (nach Entbindung)	Tranexamsäure, 500 mg, Tabletten	20
13.02		Mittel gegen Blutungen aus der Gebärmutter (nach Entbindung) (Lagerung bei +2 bis +8 °C)	Methylergometrinhydrogenmaleat, 0,2 mg, Ampullen, i. m. (Methergin®)	–
13.03		antibiotisch wirksame Vaginaltabletten	Metronidazol, 100 mg, z.B. Arilin®, 6 Vaginalzäpfchen	1
13.04		Mittel zur Verhinderung einer Schwangerschaft („Pille danach") bis zu 72 Std. nach ungeschütztem GV	Levonorgestrel (Postinor®) 1500 Mikrogramm Tabletten	1

	Notizen*	Anwendungsgebiet	Wirkstoff Artikel	Menge Langfahrt
14.0		**14. Krankheiten und Verletzungen der Haut**		
14.01		Mittel zur Hautpflege	Indifferente Hautsalbe, pH 5, 50 g	1
14.02		Mittel gegen Juckreiz, Sonnenbrand und Insektenstiche	Fenistil®, 20 g, Gel	2
14.03		Stärker wirkendes Mittel gegen Juckreiz, Sonnenbrand und Insektenstiche	Triamcinolon, 20 g, Creme	2
14.04		Mittel gegen nässende Ekzeme	Zinkoxid, 10 %, 25 g, Salbe	2
14.05		Mittel gegen nicht nässende Ekzeme	Zinkoxid, 25 %, 100 g, Emulsion	2
14.06		Mittel gegen lokale bakterielle Infektionen der Haut	vgl. 15.03	
14.07		Mittel gegen Hautpilz- und Fußpilzinfektionen	Clotrimazol 1 %, 20 g, Creme	4
14.08		Mittel gegen Herpesinfektionen der Haut und Schleimhäute	Aciclovir, 2 g, Creme	2
14.09		Mittel gegen schwere Herpesinfektionen der Haut und Schleimhäute sowie Gürtelrose	Aciclovir, 800 mg, 35 Tbl.	1
14.10		Mittel gegen Parasiten (auch gegen Scabies)	Antiscabiosum® 25 % Emulsion (Benzylbenzoat), 200 g	1
14.11		Mittel zur Desinfektion von Haut und Wunden und vor Injektionen	Octenisept®, 50 ml, Spray	2
14.12		Mittel bei eitrigen Wunden und Verbrennungen	Povidon-Jod, 25 g, Salbe	2
14.13		Mittel bei Prellungen und Blutergüssen	Heparin Gel 50.000, 40 g	1
14.14		Mittel gegen Hefepilze	Nystatin-Salbe, 20 g	1
14.15		Mittel gegen großflächige allergische Hautreaktionen	Anästhesulf® Lotio, 100 g	1
14.16		Mittel gegen Kopfläuse	Permethrin z.B. InfectoPedicul® + Nissenkamm 100ml	1

	Notizen*	Anwendungsgebiet	Wirkstoff Artikel	Menge Langfahrt
15.0		**15. Krankheiten der Augen**		
15.01		Mittel zur Schmerzstillung des Auges	Oxybuprocain, EDO, Tropfen (Conjuncain®), 20 x à 0,5 ml	1
15.02		Mittel gegen bakterielle Infektionen	Ofloxacin (Floxal®), EDO, Tropfen, 10 x à 0,5 ml	2
15.03		Mittel gegen bakterielle Infektionen	Ofloxacin (Floxal®), Augensalbe 3 g	2
15.04		Mittel gegen allergische Reaktionen	Ketotifen EDO (Zaditen ophtha sine® 0,25 mg/ml) 20 x 0,4 ml	1
15.05		Mittel gegen Herpes	Aciclovir (Acic-Ophtal®) Augensalbe, 4,5 g	1
15.06		Mittel gegen erhöhten Augeninnendruck (Glaukom)	Pilocarpin 1 % ® AT 10 ml	1
15.07		Mittel gegen erhöhten Augeninnendruck	Acetazolamid (Glaupax®) 250 mg, 10 Tabletten	1
15.08		Mittel gegen trockene Augen	Natriumhyaluronat, 3 mg (Vismed gel®) 20 x 0,45 ml	1
15.09		Mittel zur Pflege (Horn-, Bindehaut, Lider)	Dexpanthenol, 5 g, (Bepanthen®) Augensalbe	1
15.10		Mittel gegen Iritis	Dexamethason (Dexa-Ophtal sine®), EDO, 10 x 0,5 ml	1
15.11		Mittel zur Pupillen-erweiterung (bei Iritis)	Atropin-POS®, 0,5 %, Augentropfen	1
Hilfsmittel zur Untersuchung des Auges siehe Nr. 22.07 – 22.10				
16.0		**16. Krankheiten des Halses, der Nase und der Ohren**		
16.01		Mittel gegen Entzündungen und Schmerzen des äußeren Gehörganges	Antibiotika-Kombinations-präparat mit Corticosteroid, 5 ml (CILODEX® Ohrentropfen)	1
16.02		Mittel zum Abschwellen der Nasenschleimhaut (auch bei Mittelohrentzündung)	Xylometazolinhydrochlorid, Einzeldosispipetten	1
16.03		Mittel zur Mund- und Rachendesinfektion	Chlorhexidin, 200 ml, Lösung	1
16.04		Mittel gegen Schmerzen im Mund- und Rachenraum	Dorithricin® Halstabletten, classic	20

	Notizen*	Anwendungsgebiet	Wirkstoff Artikel	Menge Langfahrt
17.0		**17. Krankheiten der Zähne**		
17.01		Mittel zur örtlichen Behandlung von Zahnschmerzen	z. B. Gewürznelkenöl	1
17.02		Mittel zum provisorischen Zahnverschluss	Selbsthärtendes Verschlussmittel (z. B. Cavit-W ™)	1
17.03		Mittel zum Pulpaschutz	Calciumhydroxid (z. B. Dycal® oder Kerr-Life®), 5 g, Paste	1
17.04		Mittel gegen Zahnfleischentzündungen	Prednisolonacetat, 5 g, Salbe (z. B. Dontisolon D® Mundheilpaste)	1
17.05		Zylinderspritze mit Applikator		1
17.06		Mundspiegel, mittlere Größe		1
17.07		Zahnärztliche Pinzette		1
17.08		Zahnsonde		1
17.09		Zahnfüllspatel, doppelendig		1
17.10		Kugelstopfer		1
17.11		Exkavator, doppelendig		1
17.12		Obere Prämolarenzange (sog. Universalzange)		1
Alternative: **Dentanurse® Dental Notfall Set** zur Wiederbefestigung von losen Kronen, Brücken und Füllungen (Inhalt: Mundspiegel, Spatel, Kugelstopfer, Verschlussmittel auf Zweikomponenten-Basis)				
18.0		**18. Desinfektionsmittel**		
18.01		Mittel zur Haut- und Händedesinfektion	Sterillium®, 500 ml, Lösung	2
18.02		Mittel zur Feindesinfektion von Instrumenten	z.B. Helipur®, 1000 ml	1
18.03		Mittel zur Hautdesinfektion (von Wunden)	Octenisept® Sprühflasche, 50 ml	1

	Notizen*	Anwendungsgebiet	Artikel	Menge Langfahrt
19.0		**19. Verbandsmaterial**		
19.01		Wundauflagen bei frischen Wunden	Mullkompressen, 2 Stück, steril verp., 10 cm x 10 cm	10
19.02		Hydrokolloide Wundauflage zum Abdecken oberflächlicher Wunden	Draco Hydro®, dünn 10 cm x 10 cm à 10 Stück	
19.03			Verbandsmull, 10 cm x 1 m	1
19.04		Zum Fixieren von Wundauflagen	Mullbinden, 6 cm x 4 m, elastisch, einzeln verpackt, feste Kante (Elastomull®)	5
19.05		Zum Fixieren von Wundauflagen	Mullbinden, 8 cm x 4 m, elastisch, einzeln verpackt, feste Kante	5
19.06		Zum Fixieren von Schienen	Dauerelastische Binde, 8 cm x 5 m	4
19.07		Zum Fixieren von Schienen	Dauerelastische Binde, 10 cm x 5 m	4
19.08		Verbrennungen und Verbrühungen	Kompresse (mit aluminiumbedampfter Wundauflage, steril) 10x15 cm (einzeln verpackt)	10
19.09		Verbrennungen und Verbrühungen	DracoFoam® Wundauflage, 10 cm x 10 cm, à 10 Stück	1
19.10		Verbrennungen und Verbrühungen	DracoTül® Wundgaze, 10 cm x 10 cm, à 10 Stück	1
19.11		Armtragetuch und zur Befestigung von Schienen	Dreiecktuch, 130 cm x 90 cm	2
19.12		Zum Fixieren von Wundauflagen	Fixomull® stretch, 10 cm x 2 m	2
19.13		Zum Ruhigstellen von Gliedmaßen	Schienenmaterial, z. B. AEROresc® EASY Splint (als Set)	1
19.14		Wundschnellverband	Pflasterwundverband, hautfreundlich, im Karton, 4 cm x 1 m (Hansamed Soft®)	2
19.15		Wundschnellverband	Pflasterwundverband, hautfreundlich, im Karton, 6 cm x 1 m	2

	Notizen*	Anwendungsgebiet	Artikel	Menge Langfahrt
		Fortsetzung Verbandsmaterial		
19.16		Zum provisorischen Verschluss klaffender Wunden	Klammerpflaster, Steri-Strip® 3M, 3 mm x 76 mm, à 2 x 5 Stück	2
19.17		Zum Fixieren von Wundauflagen	Fixierpflaster (Leukopor®), hautfreundl., 2,5 cm x 5 m	2
19.18		Pflaster für Tapeverband	Hansaplast® Fixierpflaster classic 1,25 x 5 m	2
19.19			Leukoplast® Fixierpflaster, wasserfest, 2,5 cm x 5 m	2
19.20			Lederfingerlinge	2
19.21			Augenklappe mit Band	1
19.22			Sicherheitsnadeln, Gr. 3, nicht rostend, 12 Stück	1
19.23			Einmalrasierer	2
19.24		Sprühkleber (zusätzl. wasserabweisender Verband nach Wundversorgung)	z. B. HansaPlast Sprühpflaster®, 32,5 ml	2
20.0		**20. Krankenpflegemittel**		
20.01			Krankenunterlagen, 60 cm x 90 cm	1
20.02		Prellung, Verstauchung, Bluterguss	Kältesofortkompressen (Einmalgebrauch)	5
20.03			Watteträger, kleiner Wattekopf, 15 cm	20
20.04			Einmal-Kunststoffkatheter nach Tiemann, steril, Charrière 12 und 16	1
20.05			Kanüle zur Blasenpunktion, 0,90 mm x 70 mm, 20 G (gelb, steril)	5
20.06			Nierenschale, 24 cm	1
20.07			Urinauffangbeutel	1
20.08			Katheterset mit Instillagel® (Alternative zu Einzelartikeln)	1

	Notizen*	Anwendungsgebiet	Artikel	Menge Langfahrt
21.0		**21. Chirurgische Instrumente**		
21.01			Einmalspritze, einzeln steril verpackt a) 2 ml b) 5 ml c) 10 ml	je 10 10 10
21.02			Kanüle 20 G, 0,6 x 25 mm	je 6
21.03			Einmalskalpell, halbrund, steril	3
21.04			Einmalskalpell, spitz, steril	3
21.05		Mittel zur örtlichen Betäubung	Lidocain 1 %, 1 Flasche à 50 ml	1
21.06		Vereisung (zur kurzfristigen örtl. Betäubung) (auch als Kältespray zur Zahndiagnostik geeignet)	Chloräthylspray Dr. Henning® 100 ml	1
21.07			Verbandsschere nach Lister, 18 cm	1
21.08			Cooper'sche Schere, 14,5 cm	1
21.09			gerade Schere, spitz, 14,5 cm	1
21.10			anatomische Pinzette, 14,5 cm	1
21.11			chirurgische Pinzette, 14,5 cm	1
21.12			Splitterpinzette nach Feilchenfeld, 11 cm	1
21.13			Schlinge zum Entfernen von Augenfremdkörpern (z. B. Angelsehne)	1
21.14			Hautklammergerät, 35 Klammern	1
21.15		chirurgische Wundversorgung	Einmal-Nahtset, steril (Pinzette, Nadelhalter, Schere, Lochtuch, Mulltupfer, Kompresse)	1
21.16		chirurg. Wundverschluß	Nahtmaterial, USP 3/0 und USP 2/0	jeweils 2
21.17		Verschluss nicht klaffender Wunden	Wundkleber (TRUglue®), Single-Dosierung, 5 x 0,3 ml	2
21.18		Hilfsmittel bei Wundversorgung	Einweg-Pinzetten, einzeln steril verpackt	20
21.19		Entfernung von Hautklammern	Einweg-Hautklammerentferner	1
21.20			Operationshandschuhe, paarweise steril verpackt, Größe 7,5 und 8,5	je 3 Paar

	Notizen*	Anwendungsgebiet	Artikel	Menge Langfahrt
22.0		**22. Hilfsmittel zur Untersuchung und Überwachung**		
22.01		Thermometer, digital, Messbereich 32 bis 43 °C	Fieberthermometer	1
22.02		Teststreifen zur Urinuntersuchung auf Zucker, Eiweiß, Blut, Aceton und Nitrit	Combur-9 Urintest®, 50 Teststreifen	1
22.03		Blutzuckermessen ohne Gerät (25 Teststreifen)	Glucoflex R 20-800®	1
22.04		Blutstropfengewinnung zur BZ-Bestimmung	Einmal Sicherheitslanzetten	30
22.05		manuelle Blutdruckmessung	Blutdruckmessgerät mit Klettmanschette	1
22.06		Diagnostik des Herzinfarktes	Troponin Test (Packung à 5 Stück)	1
22.07		Schwangerschaftstest	diverse Anbieter	1
22.08		Racheninspektion	Holzmundspatel (unsteril)	30
22.09		Kombinationsarznei zur Schmerzstillung und zum Anfärben der Horn- und Bindehaut	Thilorbin®-Augentropfen, (50 x 0,5 ml)	1
22.10		Kleinlampe mit kobaltblauem Filteraufsatz (z. B. www.mellert.de)	Inspektionslampe	1
22.11			Lidhalter Desmarres	1
22.12		zur Augenfremdkörperdarstellung	Taschenlupe 20 D / 5 x / Ø 30 mm	1
22.13		Untersuchungshandschuhe (unsteril)	Vasco® Sensitive Gr. M + L (jeweils à 100 St.)	jeweils 1
22.14		Messung von O_2-Sättigung + Puls	Finger-Pulsoximeter	1
22.15		Aufschneiden von Kleidung	Profi Rettungs-(Kleider-, Notfall-) schere	1
22.16		Not-(Druck-) Verband zur Erstversorgung	Emergency Bandage TM®	1
22.16.a		Blutstillung	QuikClot® EMS 4x4 Dressing (TM), 3 Stk/Pkg	1

	Notizen*	Anwendungsgebiet	Artikel	Menge Langfahrt
		Fortsetzung Hilfsmittel zur Untersuchung und Überwachung		
22.17		zum Abbinden (Blutstillung) bei Extremitätenverletzungen	Combat Application Tourniquet® (C-A-T®)	1
22.18		intranasale Medikamentengabe in der Notfallmedizin	Mucosal Atomization Device (MAD), Nasalzerstäuber + 3 ml Spritze	2
22.19		liegender Patiententransport	Rettungstragetuch mit 8 Griffen	1
22.20		passiver Kälteschutz/ Wärmeerhalt	Blizzard Reflexcell TM® Rettungsdecke	1
23.0		**23. Hilfsmittel zur Wiederbelebung (optional)**		
23.01			Wendeltuben (3 Größen)	1
23.02			Guedeltuben (3 Größen)	1
23.03			Taschenbeatmungsmasken (z. B. Fa. Ambu, Laerdal)	1

C. SOFORTMASSNAHMEN – BEHANDLUNG – TRANSPORT

C. 1. HERZ-LUNGEN-WIEDERBELEBUNG (CPR)

Basismaßnahmen zur Wiederbelebung Erwachsener (BLS = Basic Life Support)

(nach den ERC-Reanimationsleitlinien 2021)

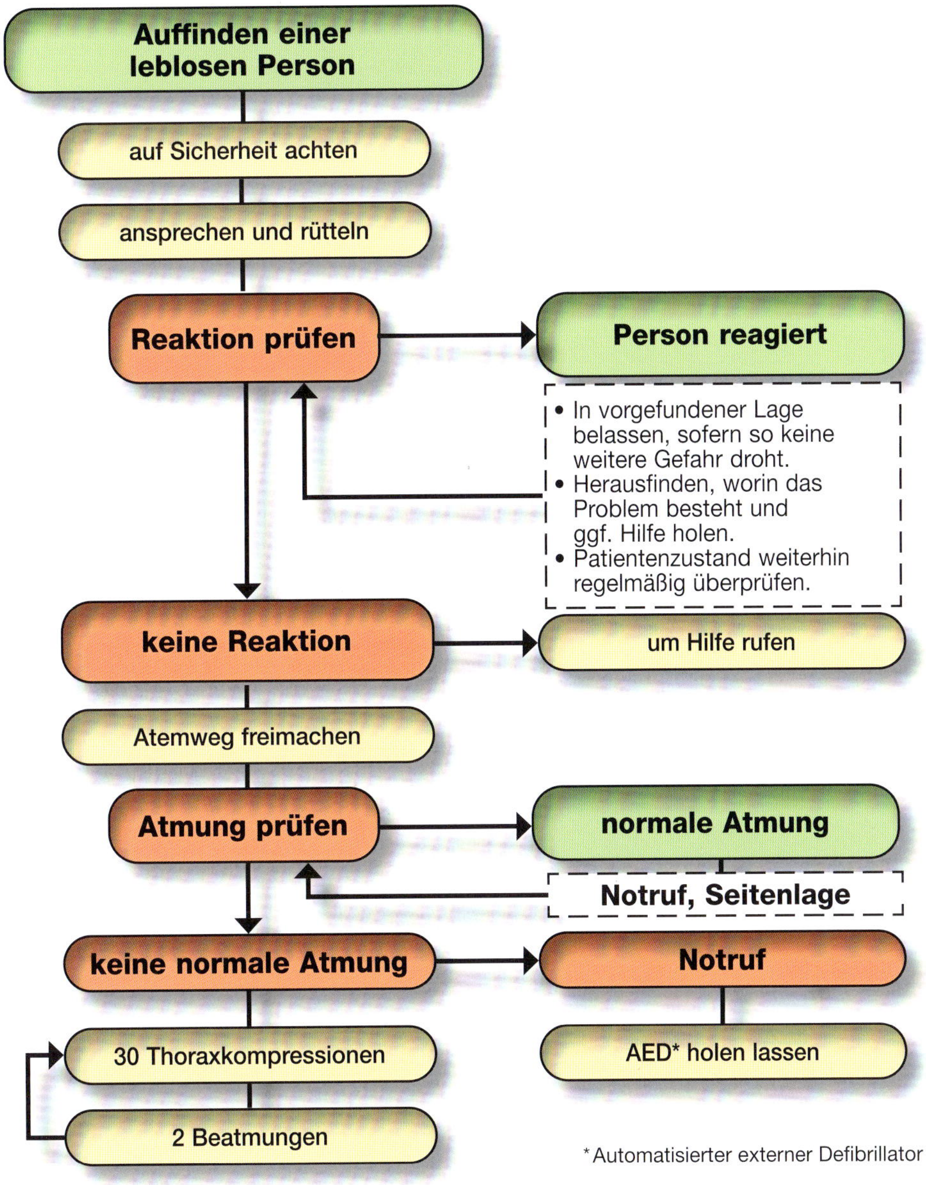

* Automatisierter externer Defibrillator

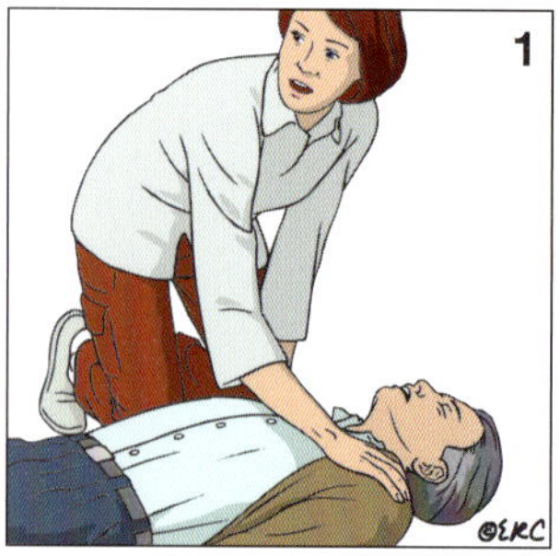

Beim Auffinden einer leblosen Person auf die **eigene Sicherheit** achten!

- **Bewusstsein** prüfen („shake and shout"), indem der Patient leicht an den Schultern gerüttelt und **laut** angesprochen wird: „Hallo, ist alles in Ordnung?".
- Wenn **keine Reaktion** erfolgt: Laut um Hilfe rufen (Abb. 1), dann den Patienten auf den Rücken drehen und **Atemwege** durch **Überstrecken** des Halses und Anheben des Kinns frei machen (Abb. 2 sowie 4 und 5 = **„Esmarch-Handgriff"**).
- Die **Atmung** kontrollieren durch Sehen, Hören, Fühlen (Bewegung des Brustkorbs, Atemgeräusche, Luftstrom an der Wange, Abb. 3). Es zählt nur die offensichtlich **„normale"** Atmung! Vereinzelte Atemzüge („Schnappatmung"), wie sie unmittelbar nach einem Herzstillstand auftreten können (in etwa „wie ein Karpfen auf dem Trockenen nach Luft schnappt"), sind keine normale Atmung. Dauer der Kontrolle nicht länger als **10 Sekunden!**

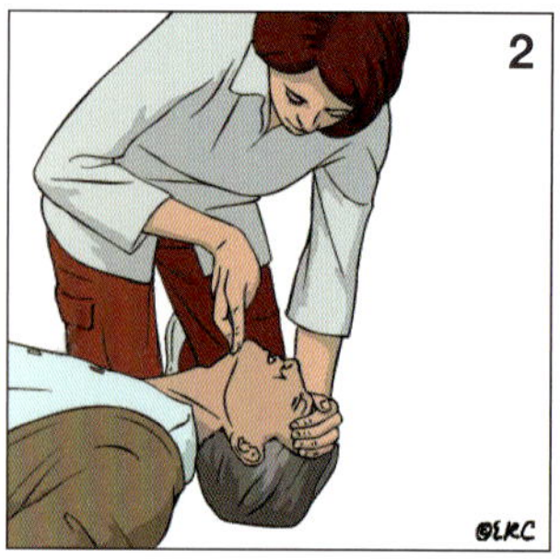

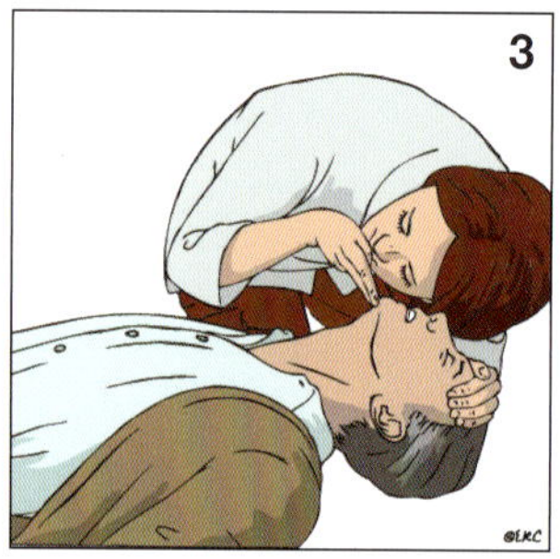

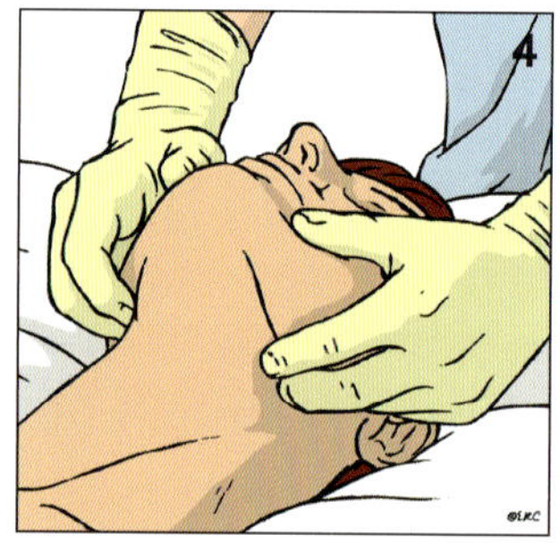

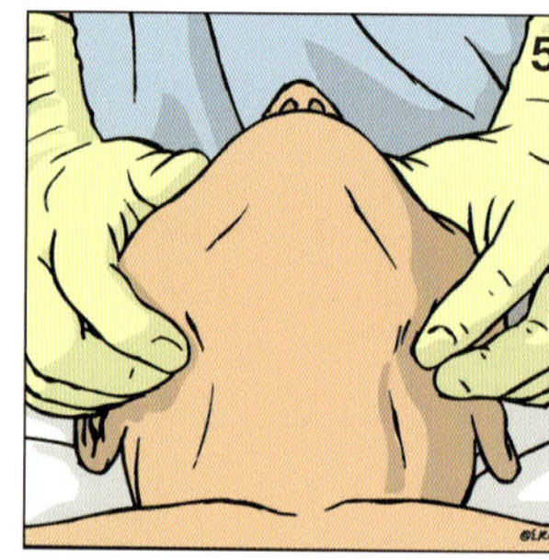

(Quelle: siehe Literaturverzeichnis Nr. 30)

- Wenn der Patient **normal** atmet: **Stabile Seitenlage!** (siehe Abb. Seite 399)
- Wenn der Patient **nicht normal** atmet: **Herz-Lungen-Wiederbelebung!**
- **Brustkorb** freimachen.
- **Druckpunkt** in der Mitte des (gesamten) Brustkorbs (d. h. die untere Hälfte des Brustbeins) aufsuchen (siehe Abb. unten links, dabei so dicht wie möglich mit den Knien an den Patienten heranrücken).
- Einen Handballen dort platzieren, den Ballen der anderen Hand auf dem Handrücken der ersten Hand aufsetzen, die Finger ineinander verschränken (Abb. unten Mitte).
- Beide **Arme** sind **gestreckt** (Schultern und Arme bilden eine Linie, Abb. unten rechts)!
- Das Brustbein soll mindestens **5 cm** (aber nicht mehr als 6 cm) eingedrückt werden.
- Nach jeder Herzdruckmassage muss der Brustkorb **komplett entlastet** werden, **ohne** dass die Hände den Kontakt zur Brust des Patienten verlieren.
- Es wird **hart und schnell** gedrückt (mit ganzem Körpereinsatz!): **Druckfrequenz**: 100 Kompressionen/min., aber nicht mehr als 120 Kompressionen/min.!

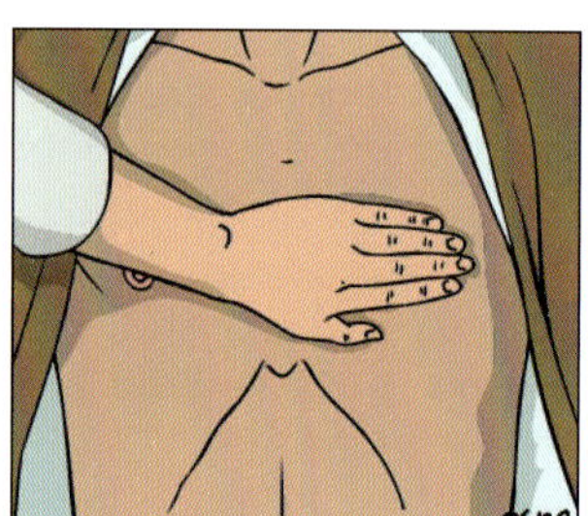

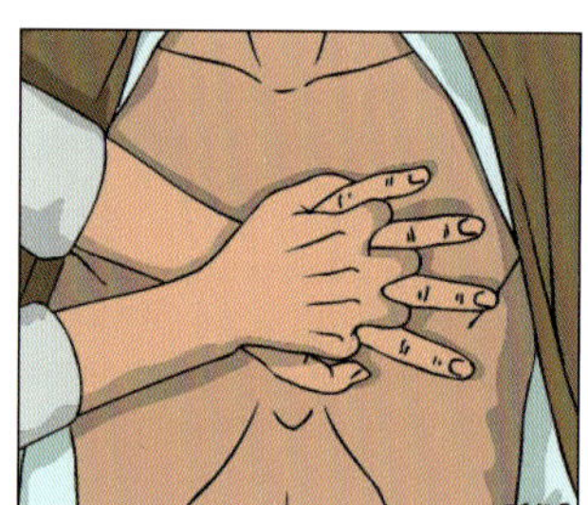

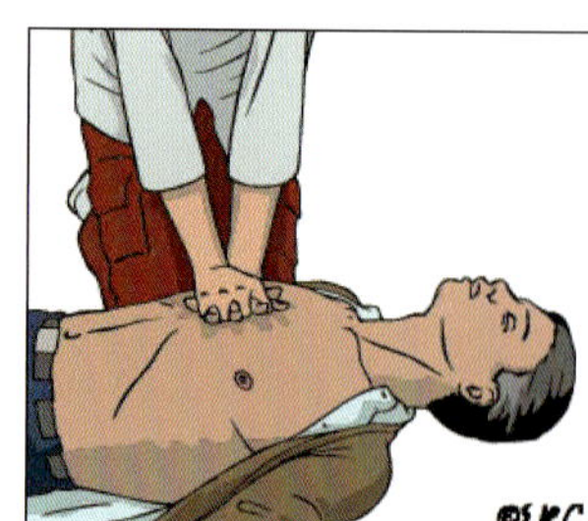

(Quelle: siehe Literaturverzeichnis Nr. 30)

Stabile Seitenlage

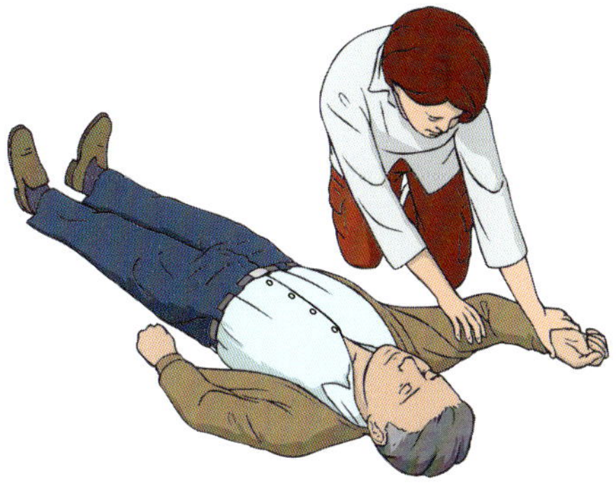

Legen Sie den Ihnen nächstgelegenen Arm rechtwinklig zum Körper, den Ellenbogen angewinkelt und mit der Handfläche nach oben.

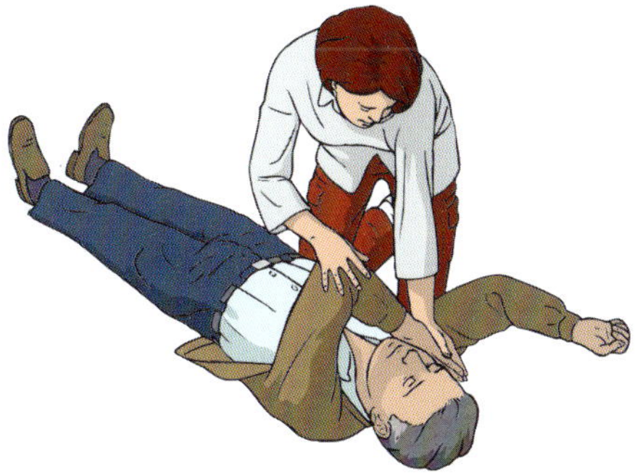

Legen Sie den entfernt liegenden Arm über den Brustkorb und halten Sie den Handrücken gegen die Ihnen zugewandte Wange des Patienten.

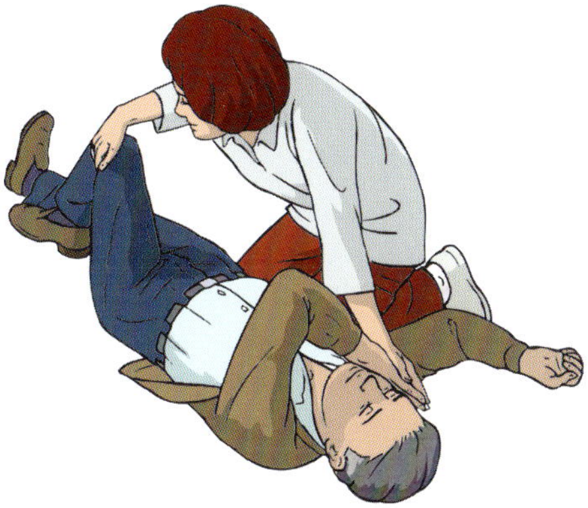

Greifen Sie mit Ihrer anderen Hand das entfernt liegende Bein knapp über dem Knie und ziehen Sie es hoch, wobei der Fuß auf dem Boden bleibt. Dann drehen Sie den Patienten zu sich.

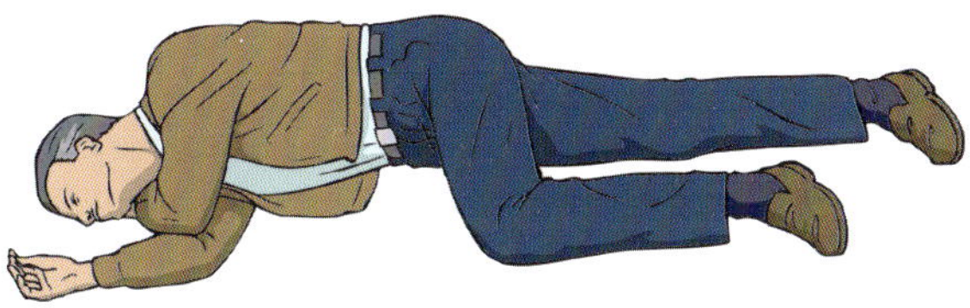

Fertige stabile Seitenlage. Überstrecken Sie den Hals, um die Atemwege frei zu halten; das Gesicht soll nach unten zeigen, um den Abfluss von Flüssigkeiten aus dem Mund zu ermöglichen.

(Quelle: siehe Literaturverzeichnis Nr. 30)

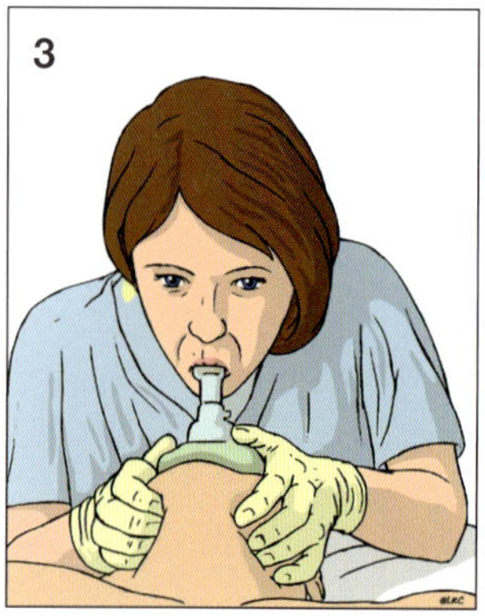

(Quelle: siehe Literaturverzeichnis Nr. 30)

Die Herzdruckmassage wird dann mit **2 Beatmungen** kombiniert.

- Nach 30 Herzdruckmassagen: **Atemwege** durch Überstrecken des Kopfes frei machen.
- Mit Daumen und Zeigefinger der auf der Stirn liegenden Hand die Nasenöffnungen verschließen.
- (Nur) normal einatmen, Lippen um den Mund des Patienten legen (für gute Abdichtung sorgen).
- **Gleichmäßig** (mit nicht zu starkem Druck) für 1 Sekunde in den Mund blasen und beobachten, wie sich der Brustkorb eben **hebt (dann liegt eine effektive Beatmung vor)**.
- Während des erneuten Einatmens beobachten, wie sich der Brustkorb wieder **senkt** (dabei muss die **Kopfposition beibehalten** werden!).
- Danach in gleicher Weise **wie beim 1. Mal** beatmen.
- Das „Einlegen" von Hilfsmitteln zur Beatmung wie Guedeltubus (siehe Abb. 1) oder Wendeltubus (siehe Abb. 2) erleichtert die Maßnahme.
  Eine **Beatmungsmaske** (siehe Abb. 3) kann bei Ekel hilfreich sein (Tuben und Masken siehe Bordapotheke Nr. 23.01–23.03).

Dann unverzüglich mit den Herz-Druck-Massagen weitermachen!

Diese Abfolge (30:2) soll für 2 Minuten (= 5 Zyklen) durchgeführt werden.

Hinweis: Um die Abfolge „ordnungsgemäß" durchzuführen, soll laut mitgezählt werden (von 1 bis 30 für die Herzdruckmassage, dann „eine/zwei" für die ersten beiden Beatmungen, dann wieder 1, 2 bis 30 für die Kompressionen und „drei/vier" für die nächsten Beatmungen, weiter bis zuletzt „neun/zehn" für die 5. Beatmungsserie, dann sind 5 Zyklen „abgearbeitet").

Nach 2 Minuten soll (wenn möglich) ein Helferwechsel durchgeführt werden!

„Hands-Only" – CPR

Hinweis: Wer sich eine Beatmung nicht zutraut oder nicht willens ist (Ekel) eine zu beginnen, der soll wenigstens durchgehend (bis zum Eintreffen des Rettungsdienstes) die **Herzdruckmassage** durchführen. Das Überleben eines Patienten **ohne** Beatmung hängt davon ab, ob der Rettungsdienst innerhalb von 10 Minuten vor Ort ist!

(Quelle: siehe Literaturverzeichnis Nr. 30)

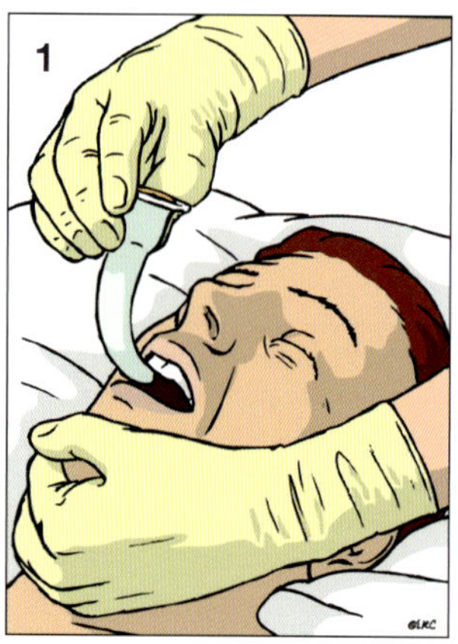

Ein Guedeltubus wird zuerst mit Spitze zum „harten Gaumen" eingelegt. Nachdem er bis zur Hälfte eingeführt wurde, wird er um 180° gedreht und so bis zum „Anschlag" vorgeschoben.

(Quelle: siehe Literaturverzeichnis Nr. 72)

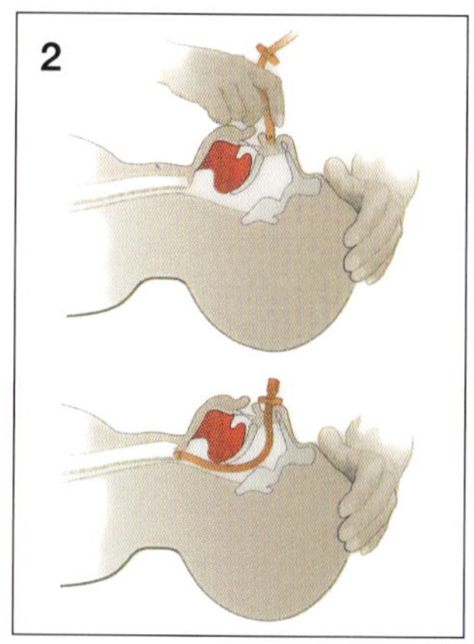

Zunächst wird der Wendeltubus angefeuchtet (mit Gleitmittel oder Wasser). Dann mit leicht drehenden Bewegungen und ohne größere Kraftaufwendung in senkrechter Richtung bis zum am Ende liegenden Ring in ein Nasenloch der bewusslosen Person einführen.

C. 1.1. Herz-Lungen-Wiederbelebung (CPR) mit automatisiertem externem Defibrillator

Handlungsanweisung mit Anwendung eines automatisierten externen Defibrillators (AED)
(in Anlehnung an die ERC-Reanimationsleitlinien 2021)

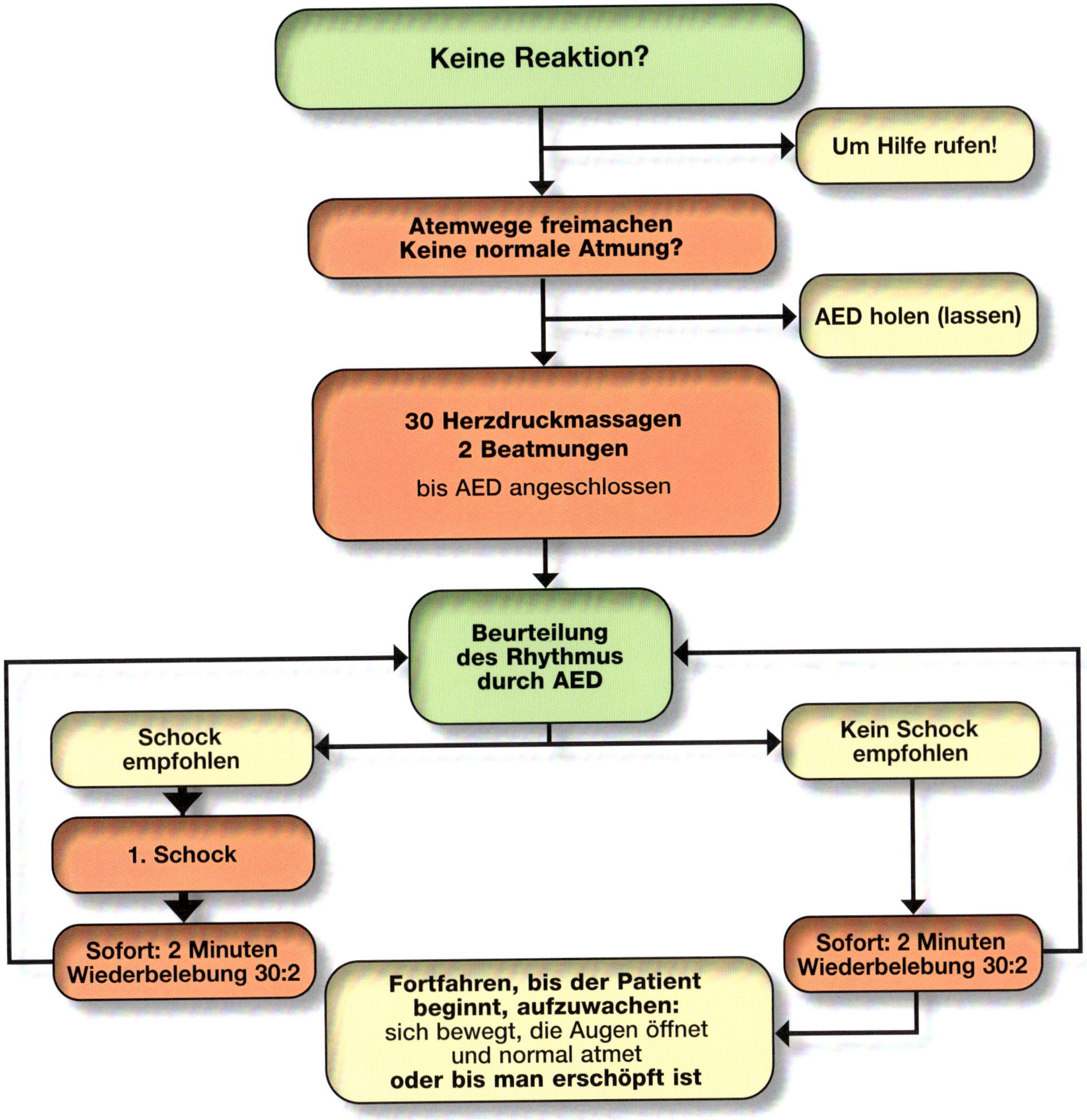

Die **Wahrscheinlichkeit**, dass ein Herzstillstand (plötzlicher Herztod) überlebt wird, erhöht sich erheblich, wenn „Augenzeugen“ mit einer Reanimation beginnen und dann ein **AED** (automatisierter externer Defibrillator) zur Verabreichung von „Elektroschocks“ eingesetzt werden kann.

Zur Erinnerung: Ein Herzstillstand liegt dann vor, wenn der Patient bewusstlos ist und nicht normal atmet. Der Ersthelfer beginnt dann mit den **Wiederbelebungsmaßnahmen**, während eine weitere Person um Hilfe ruft und einen AED sucht/bringt.

Entscheidend ist jedoch die bestmögliche und konsequente Durchführung der Herz-Lungen-Wiederbelebung (CPR = cardio-pulmonale Reanimation)! Die ersten Handlungsschritte stimmen mit denen des „Basic Life Support“ (BLS, Basismaßnahmen) vollständig überein.

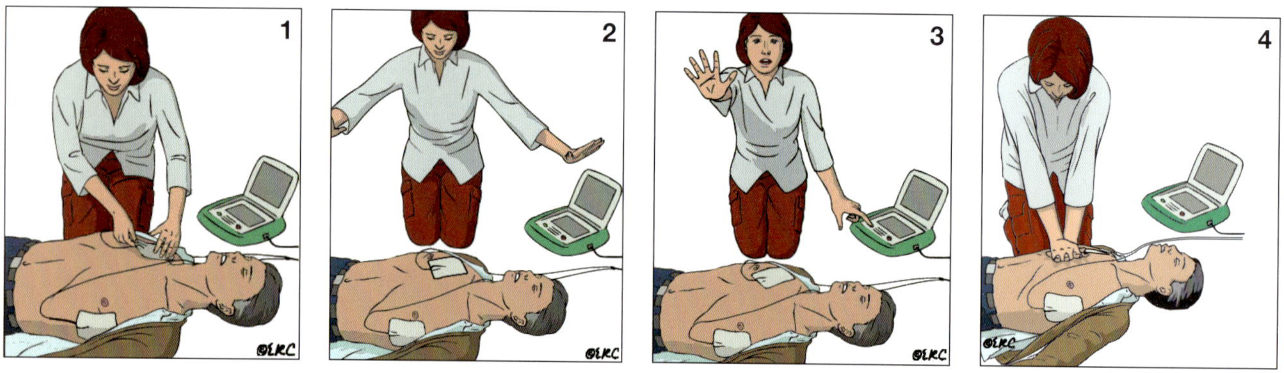

(Quelle: siehe Literaturverzeichnis Nr. 30)

Bedienung des AED:
Unter **laufender Reanimation** wird das Gerät betriebsbereit gemacht:

1. Elektroden korrekt (Abb. 1) auf den Brustkorb aufkleben (schnelles Rasieren bei starker Brustbehaarung erforderlich, schnelles Abwischen von feuchter Haut, Entfernen von evtl. vorhandenen Pflastern im „Elektrodenbereich“).
2. Den Anweisungen des AED (optisch/akustisch) folgen; Patient nicht berühren (Abb. 2); Schock auslösen (Abb. 3); Reanimation (nach Schockauslösung) fortsetzen (Abb. 4).

Hinweis: Wenn nur **ein Helfer** zur Verfügung steht, dann muss er selbst (am besten über Mobiltelefon/auf See roten UKW-DSC-Knopf drücken) um Hilfe rufen. Ein AED kann nur dann geholt werden, wenn dieser in unmittelbarer Nähe greifbar ist! Je später die Herz-Lungen-Wiederbelebung (CPR) beginnt und je öfter diese durch Pausen unterbrochen wird, desto schlechter sind die Überlebenschancen für den Patienten.

Wenn der AED einen **Schock empfiehlt**, dann darf der Patient im Augenblick der Schockabgabe nicht berührt werden und man setzt die **CPR nach** Schockauslösung **unmittelbar** fort (keine weitere Pause machen!).

Wenn **kein Schock empfohlen** wird, dann wird **nach** der Analyse **sofort** mit den CPR-Maßnahmen weitergemacht.

C. 1.2. COVID-19-Leitlinien zur Reanimation
(des European Resuscitation Council vom 24. April 2020)

Zusätzliche Hinweise zu den **Basismaßnahmen** zur Wiederbelebung Erwachsener (die neuesten Empfehlungen finden sich unter www.erc.edu), bei denen eine **bestätigte** oder **vermutete** COVID-19 Erkrankung vorliegt.

Bei Wiederbelebungsmaßnahmen können Aerosole (infektiöse Atemwegssekret) entstehen, deshalb:

- Sollen Laienhelfer nur schauen ob eine normale Atmung vorliegt, aber nicht die Atemwege öffnen. Man soll ebenfalls nicht mit dem Gesicht neben dem Mund/der Nase des Opfers hören bzw. fühlen.

- Wenn möglich sollen Laienhelfer ein Tuch/Handtuch über Mund und Nase des Betroffenen legen, bevor Thoraxkompressionen und Defibrillationen durchgeführt werden.

- Nach der Wiederbelebung sollen Helfer ihre Hände so bald wie möglich gründlich mit Wasser und Seife waschen oder mit einem Handgel auf Alkoholbasis desinfizieren. Anschließend sollen sie Kontakt zu den Gesundheitsbehörden für eventuelle Testungen (Screening) aufnehmen.

Bei der **Wiederbelebung von Kindern** wird angeregt, dass Laienhelfer, die dazu bereit, geschult und in der Lage sind, Kindern zusätzlich zu den Thoraxkompressionen auch die Atemwege öffnen und Atemspende geben können.

Im Falle einer **Atemwegsverlegung** durch Fremdkörper (siehe nächste Kapitel) sollen Ersthelfer oder professionelle Helfer weiterhin zum Husten auffordern, wenn Husten noch als wirksame Maßnahme angesehen wird, während sie ausreichend Abstand halten.

C. 2. STÖRUNG DER ATEMTÄTIGKEIT/ FREMDKÖRPERVERLEGUNG (FREMDKÖRPERASPIRATION)

C. 2.1. Maßnahmen beim Erwachsenen

Maßnahmen bei Verlegung der Atemwege durch einen Fremdkörper (Fremdkörperaspiration) beim **Erwachsenen** *(in Anlehnung an die ERC-Reanimationsleitlinien 2021).*

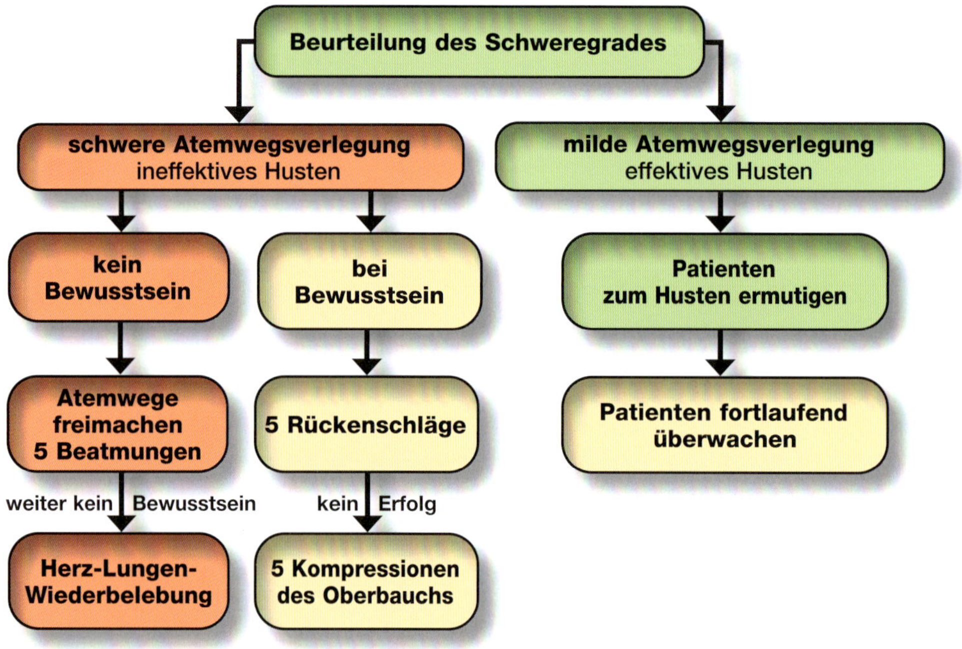

C. 2.2. Maßnahmen beim Kind / Säugling

Zeichen einer Fremdkörperaspiration

Beobachtetes Ereignis
Husten oder Würgen
Plötzlich einsetzende Symptomatik
Kind hat zuvor gegessen oder mit kleinen Gegenständen gespielt

Ineffektives Husten	Effektives Husten
Stimmlosigkeit	Schreien oder Antworten auf Ansprache
Leises/stummes Husten	Lautes Husten
Atemnot	Einatmen vor dem Husten möglich
Zyanose (Blaufärbung der Haut)	Bewusstseinsklar
Zunehmende Bewusstseinstrübung	

Tabelle: Zeichen einer Fremdkörperaspiration (Quelle: siehe Literaturverzeichnis Nr. 32)

Maßnahmen bei der Verlegung der Atemwege durch einen Fremdkörper beim **Kind / Säugling**:
Wenn ein Fremdkörper in die Atemwege gelangt, reagiert das Kind **reflexartig** mit Husten. Das eigene **spontane Husten** ist die effektivste Möglichkeit einen Fremdkörper zu entfernen. Wenn das Kind nicht mehr ausreichend effektiv hustet, muss der Helfer eingreifen. Meistens wird das Ereignis beobachtet. Die häufigsten Fremdkörper, die aspiriert werden, sind **Nahrungsmittel und Spielzeug**.

Keine Oberbauchkompressionen (Heimlich-Manöver) beim Säugling durchführen (Gefahr der Leberverletzung)!

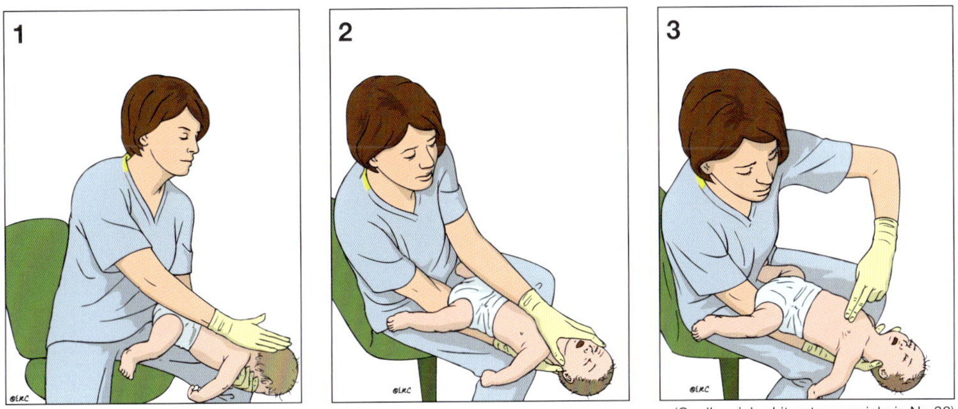

(Quelle: siehe Literaturverzeichnis Nr. 32)

Kind / Säugling bei Bewusstsein

Erste Hilfe: Rückenschläge beim Säugling

- Säugling liegt in Bauchlage auf dem Unterarm des Helfers, der Kopf ist der tiefste Punkt (Abb. 1).
- Stabilisierung des Kopfes, in dem die Kieferwinkel zwischen dem Daumen und ein oder zwei Fingern des Helfers gehalten werden – ohne Druck auf die Halsweichteile auszuüben!
- Mit der flachen Hand werden bis zu **5 „ruckartige" kräftige Schläge** zwischen die Schulterblätter verabreicht. Es erfolgt keine Serie von 5 Schlägen, sondern mit jedem einzelnen Schlag soll versucht werden, den Fremdkörper zu entfernen – deshalb auch kurz Pause einhalten.

Thoraxkompressionen beim Säugling

- Drehen des Säuglings in Rückenlage (Abb. 2), indem der Arm längs der Wirbelsäule platziert wird, gleichzeitig mit der Hand den Hinterkopf festhalten.
- Arm des Helfers auf dem Oberschenkel abstützen, der Kopf ist der tiefste Punkt, die Atemwege müssen offen gehalten werden.
- Druckpunkt für die Kompression ist die untere Hälfte des Brustbeins eben oberhalb des Schwertfortsatzes (Abb. 3).
- Ähnlich wie bei der Wiederbelebung werden Thoraxkompressionen verabreicht, nur langsamer und ruckartiger.

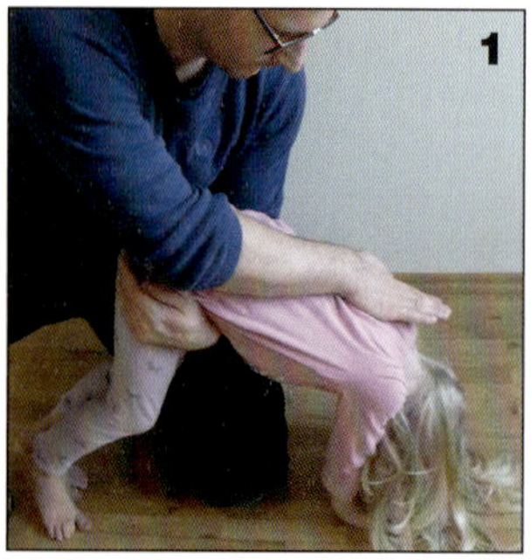

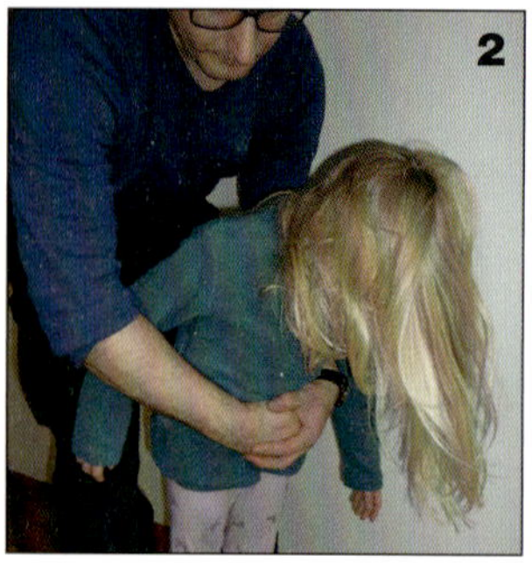

Erste Hilfe: Rückenschläge beim Kind über 1 Jahr (siehe Abb. 1 links)

- Das Kind soll ebenfalls in Bauchlage in Kopftieflage gebracht werden.
- Ein kleines Kind wird über den Oberschenkel des Helfers gelegt.
- Ansonsten wird es vornüber gelehnt und mit einem Arm umfasst und festgehalten.

Oberbauchkompression beim Kind über 1 Jahr (Heimlich-Manöver)

- Der Helfer steht oder kniet hinter dem Kind, wobei mit beiden Armen der Brustkorb umfasst wird – unter die Arme des Kindes greifen (siehe Abb. 2 links)!
- Eine Hand wird zur Faust geballt, dann mit der anderen Hand umfasst und zwischen Nabel und Brustbein platziert.
- Ruckartig wird der Bauch mit der Faust eingedrückt, wobei die Bewegungsrichtung nach „oben" unter den Brustkorb zielt. Nicht den Schwertfortsatz des Brustbeins oder den knöchernen Rippenbogen eindrücken!

Die Haltung der Hände beim Heimlich-Manöver zeigen die beiden Abbildungen rechts.

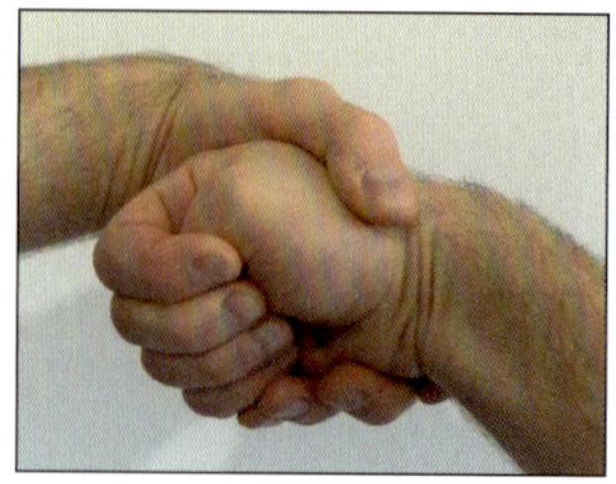

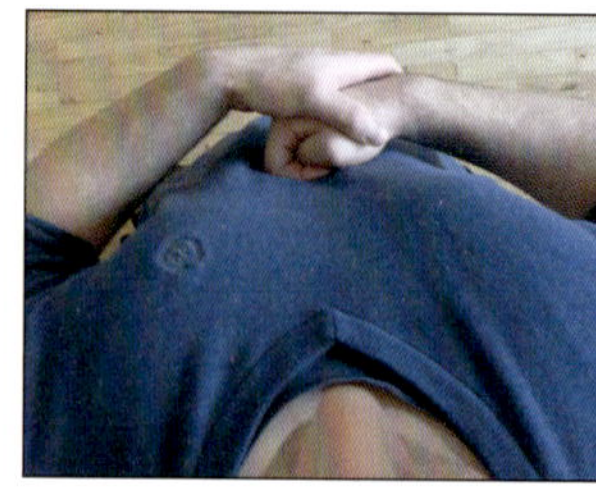

Bewusstloses Kind

Bewusstloses Kind (bewusstloser Säugling)
Allgemeines:

- Wenn das Kind **bewusstlos** ist oder im Verlauf der Maßnahmen das Bewusstsein verliert, wird es mit dem Rücken flach auf eine harte Unterlage gelegt.

Erste Hilfe/Wiederbelebung:

- **Atemwege freihalten** oder frei machen, indem der Mund geöffnet wird. Schauen, ob ein Fremdkörper zu sehen ist und nur dann diesen gezielt entfernen. Kein „blindes" Auswischen des Mundes, weil ein Fremdkörper sonst möglicherweise tiefer geschoben wird.
- **Atemwege geöffnet** halten und **5 Beatmungen** verabreichen. Nach jeder einzelnen Beatmung schauen, ob sich der Brustkorb auch **wirklich hebt, sonst den Kopf** vor jeder Beatmung **neu** positionieren.
- Wenn das Kind nach Beatmung keine Reaktion zeigt (Bewegung, Husten, spontane Atmung) dann werden sofort Thoraxkompressionen durchgeführt. **Verhältnis 30:2 für den Laienhelfer – 15:2 für professionelle Retter.**

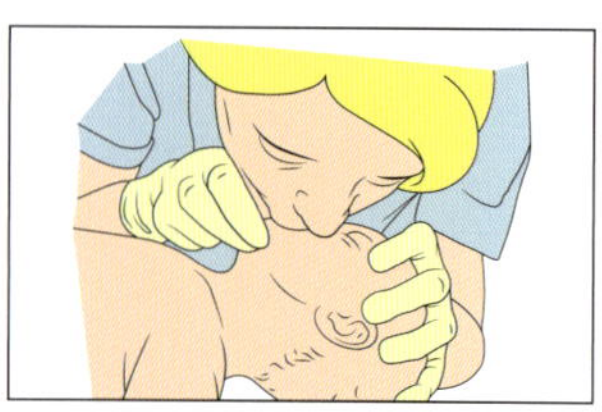

Mund-zu-Mund-Beatmung beim Säugling (Mund und Nasenöffnung des Säuglings werden vom Mund des Helfers bedeckt, den Kopf nicht überstrecken)

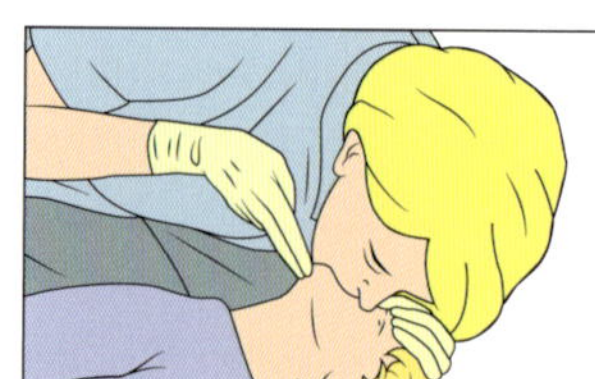

Mund-zu-Mund-Beatmung beim Kind > 1 Jahr (Nacken überstrecken, Kinn anheben)

(Quelle: siehe Literaturverzeichnis Nr. 13.1)

Dieses Vorgehen gilt in gleicher Weise für größere Kinder, Jugendliche und Erwachsene!

C. 3. ANLEGEN VON INFUSIONEN

Infusionen sollen den Kreislauf auffüllen, wenn durch Flüssigkeits- oder Blutverluste die kreisende Blutmenge nicht mehr ausreicht, einen Minimalkreislauf aufrechtzuerhalten. Das Anlegen einer Infusion sollte man in Lehrgängen üben.
Für einen wenig oder nicht Geübten kann das Anlegen schwierig werden, insbesondere wenn sich die Kreislaufverhältnisse verschlechtern. Deshalb muss eine Infusion **stets rechtzeitig** angelegt werden, wenn nach der Vorgeschichte des Krankheitsbildes ein Kreislaufversagen befürchtet werden muss, z. B. ein schwerer Unfall oder ein hoher Flüssigkeitsverlust durch starke Durchfälle vorgelegen hat.

C. 3.1. Infusion, intravenös

intravenöse Infusion

Für die **Infusion** benötigt man die Infusionslösung aus einer Infusionsflasche und das Infusionsbesteck, bestehend aus einem Schlauchsystem und einer Venenverweilkanüle (sog. „Braunüle"). Die Schlauchsysteme haben an einem Ende ein kleines Reservoir und einen Hohlspieß, der mit einer Plastikkappe geschützt ist. Am anderen Ende befindet sich ein Adapter für die Braunüle. Die Braunüle besteht aus einem biegsamen Plastikkatheter, in dem sich ein, mit einem Hohlraum versehener, angeschliffener Metallstab (Mandrin) zur Stabilisierung beim Einstechen befindet. Wenn die Braunüle gut in der Vene liegt, wird dieser entfernt.

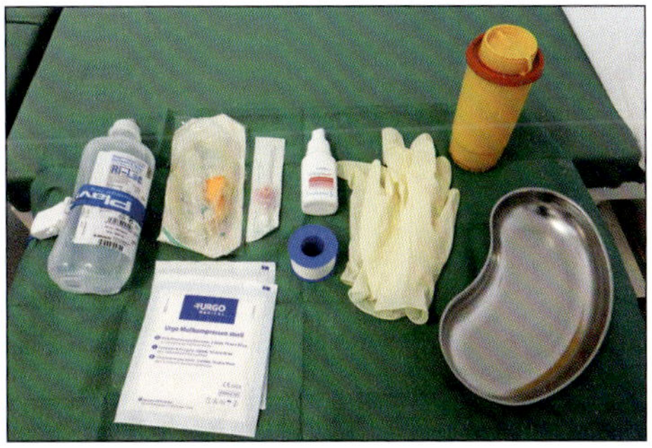

Material für Infusion

Vorbereiten der Infusion:

1. Der Patient wird **flach und möglichst bequem gelagert**. Dabei wird der Kopf etwas unterpolstert.

2. Der **Arm** sollte seitlich ausgestreckt werden und bequem liegen. Infusionen können länger dauern. Die Braunüle soll nicht verrutschen können.

3. Alle für die Infusion benötigten Gegenstände zusammensuchen und auf **Vollzähligkeit** prüfen (siehe Abb.):
   - genügend Mullkompressen (Nr. 19.01),
   - Desinfektionsmittel (Nr. 14.11),
   - Braunüle (Nr. 11.02),
   - Infusionslösung (Nr.11.01),
   - Infusionsbesteck (Nr. 11.02),
   - Stauschlauch (Nr. 11.04),
   - Fixierpflaster (Nr. 19.17),
   - Unterpolsterung für den Arm,
   - saugfähige Unterlage bzw. ein Handtuch,
   - Kanülenaburfbehälter (klein) (Nr. 11.05).

4. Mit dem Helfer die Reihenfolge der einzelnen **Maßnahmen in Ruhe besprechen**, Rückfragen zulassen, Unklarheiten beseitigen. Sich mit dem Mechanismus des Infusionsbesteckes und der Braunüle(!) vertraut machen. Am Schlauchsystem befindet sich ein **Verschlussmechanismus** (Abb. 3, Klemmrad, das den Schlauch

zusammendrückt). Das Schlauchsystem muss beim Anstechen **geschlossen** sein.

5. Zunächst eine Flasche bereitlegen und das Infusionsbesteck aus der Verpackung entnehmen (Abb. 1).

6. Von der Infusionsflasche wird die **Schutzfolie** entfernt (Abb. 2). Durch die darunter erscheinende Membran wird der **Hohlspieß durchgestochen** (Abb. 4). Membran und Hohlspieß dürfen dabei nicht mit den Fingern berührt werden, sie müssen keimfrei bleiben. Die Infusionsflasche wird mind. 1/2 m über dem Patienten, z. B. an einem Handläufer (Zeising/Bändsel durch die Lasche am Boden der Flasche ziehen) befestigt.

7. Mehrmals seitlich auf das **Reservoir drücken** (Abb 5), bis es sich halb gefüllt hat (Abb. 6).

8. Danach wird das Schlauchsystem mit Flüssigkeit gefüllt. Die Schutzkappe am Schlauchende wird entfernt, das Klemmrand weit geöffnet und die Flüssigkeit abgelassen (nicht zu viel „opfern"), danach wieder komplett verschließen und Schlauch an der Klemmvorrichtung einhängen (Abb. 7 – 9).

9. **Luftblasen aus dem Schlauchsystem entfernen** durch Beklopfen des Schlauches mit dem Zeigefinger („schnippen"), damit die Blasen nach oben ins Reservoir wandern. Das gesamte Schlauchsystem muss komplett mit Flüssigkeit gefüllt sein.

10. **Arm kräftig stauen** (Abb. 10), Faust machen und Hand öffnen und schließen lassen, bis die Venen deutlich hervortreten. Der Puls muss aber noch tastbar bleiben. Zum Stauen kann auch eine Blutdruckmanschette verwendet werden (**jedoch nie** dünne Bändsel).

11. **Geeignete Vene suchen** (Abb. 10). Die Vene in der Ellenbeuge eignet sich meistens am besten, sonst Venen am Unterarm in Verlängerung des Daumens (Armbanduhr entfernen) oder am Handrücken aufsuchen.

12. Über der Vene die **Haut desinfizieren** (Abb. 11).

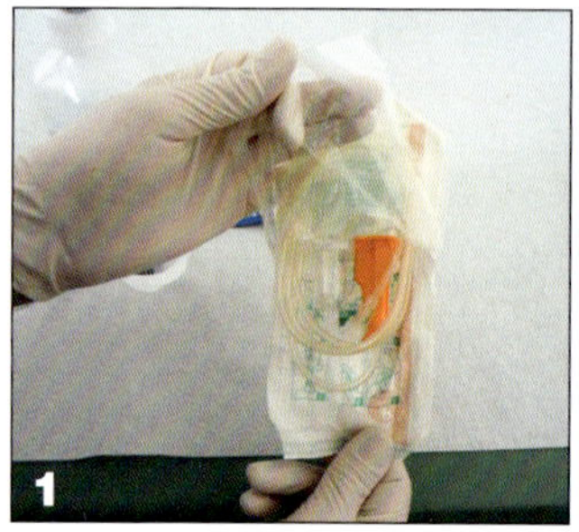
1

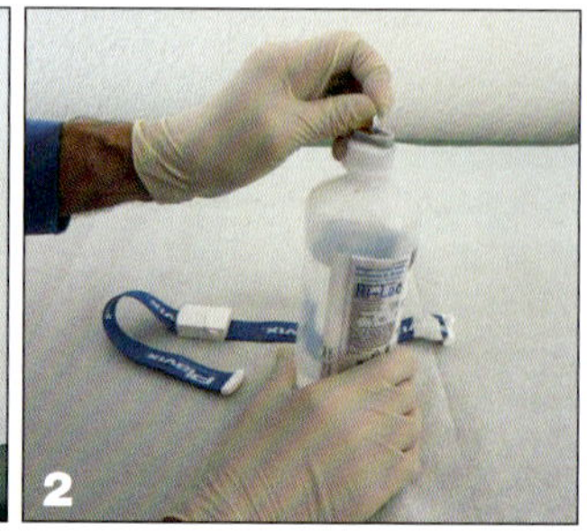
2

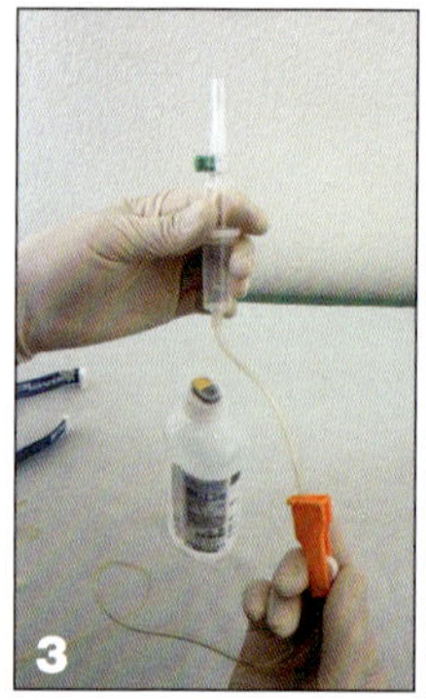
3

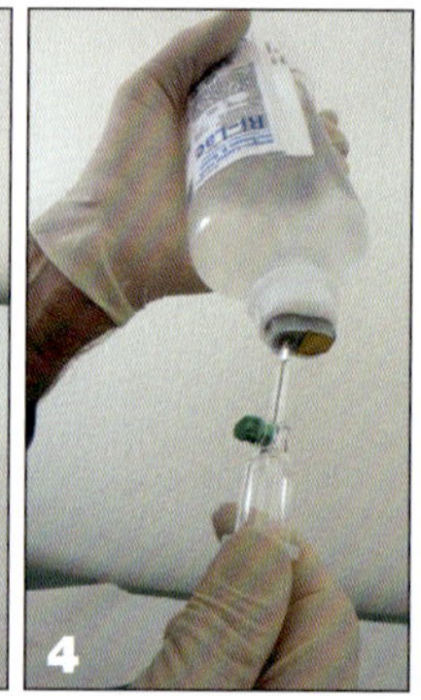
4

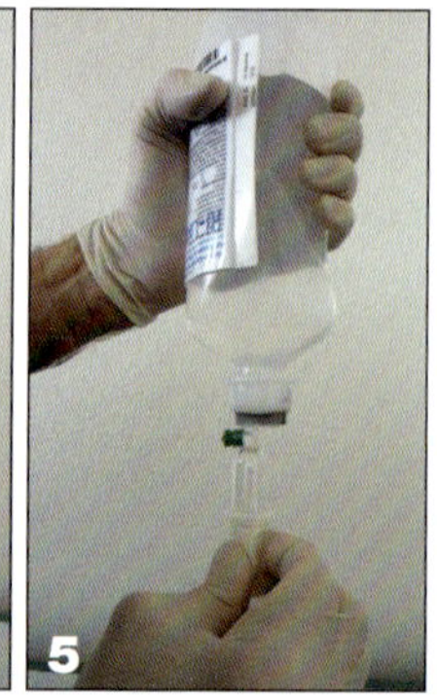
5

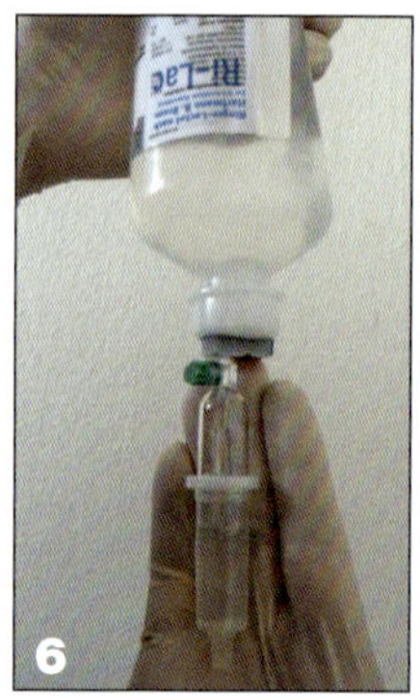
6

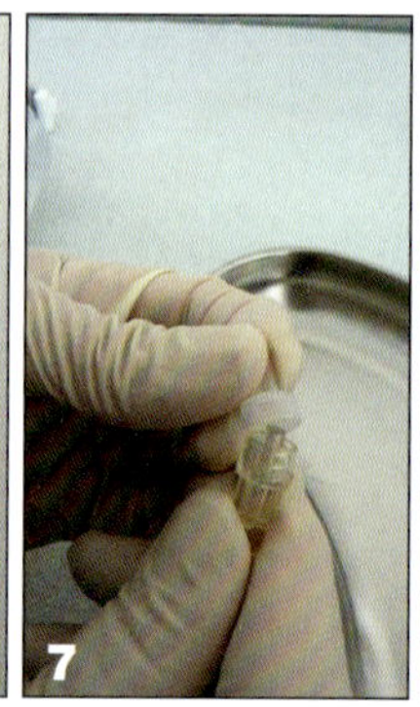
7

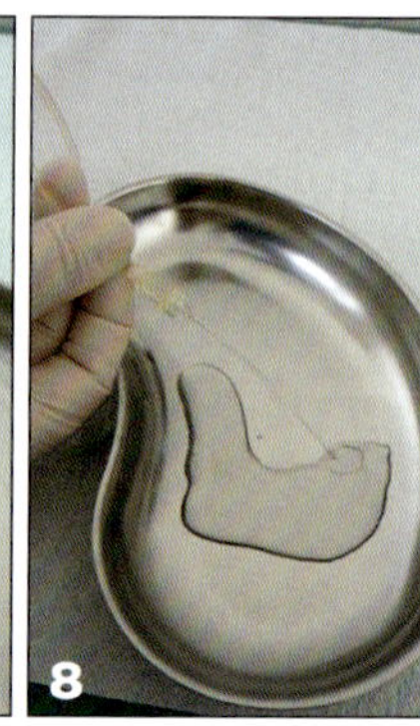
8

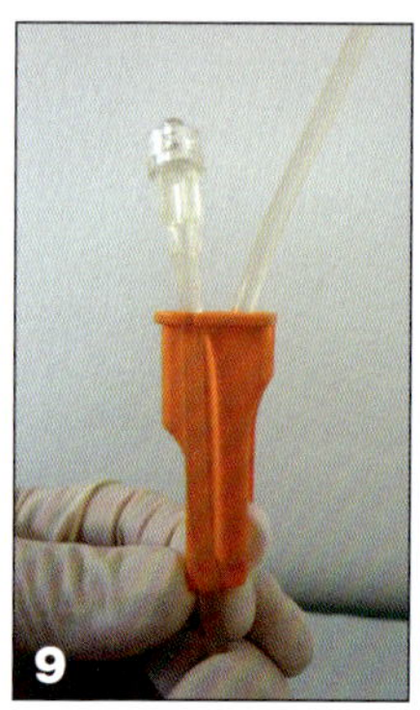
9

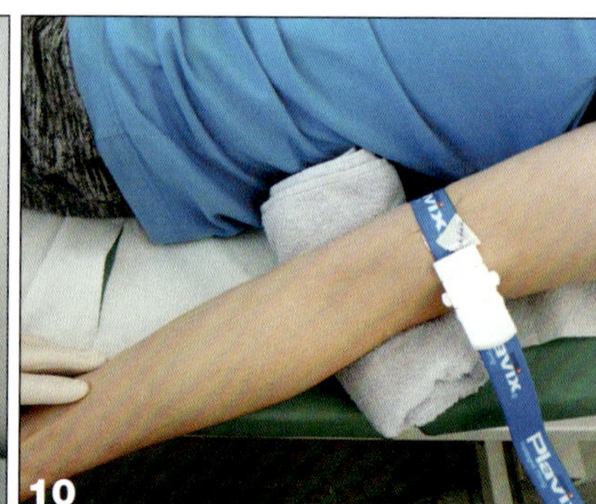
10

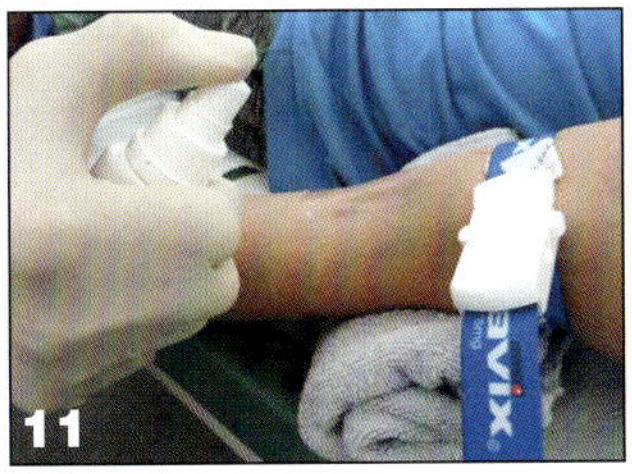
11

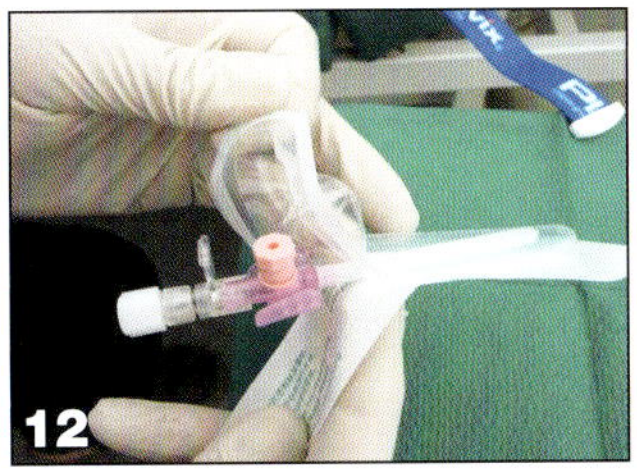
12

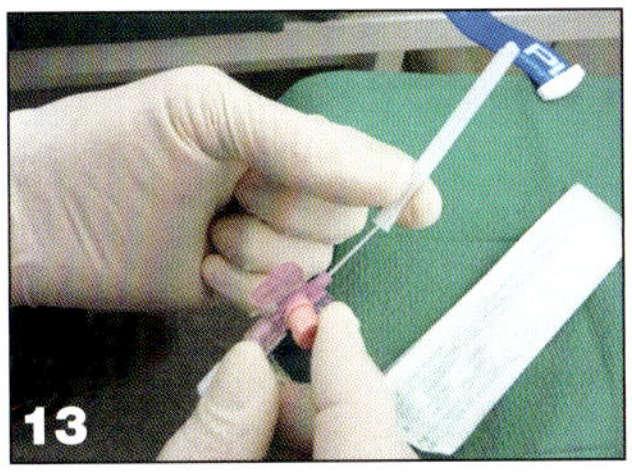
13

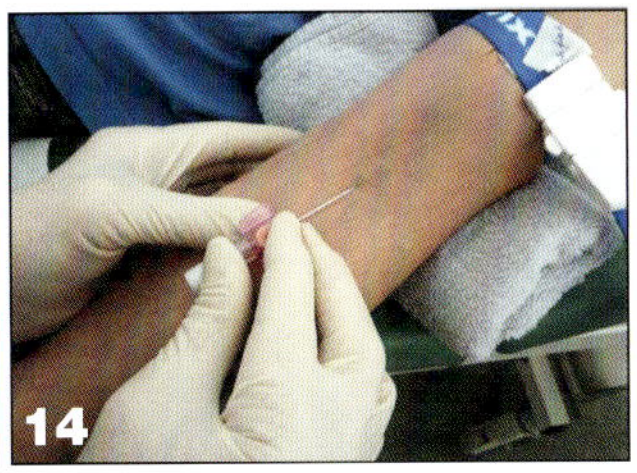
14

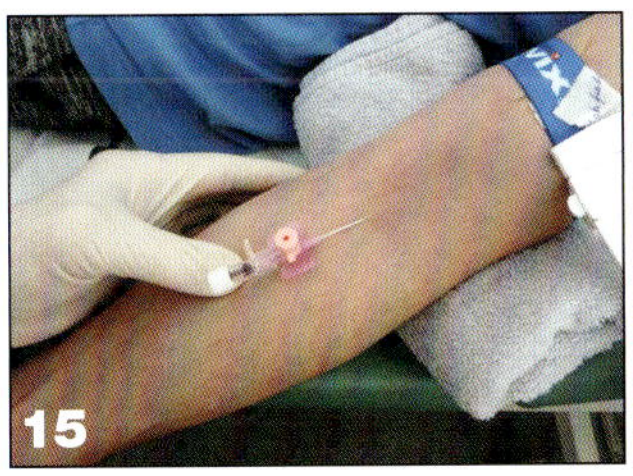
15

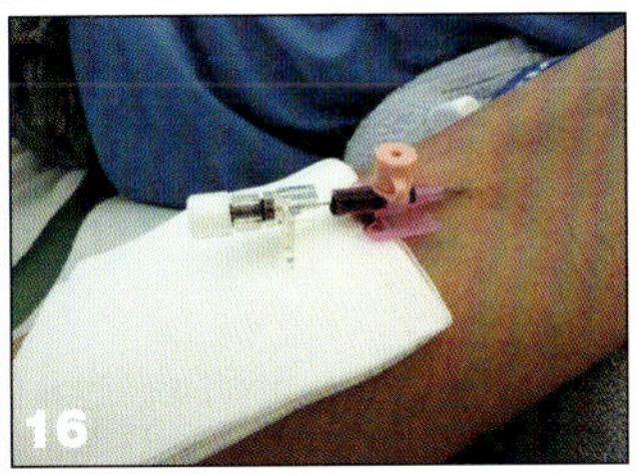
16

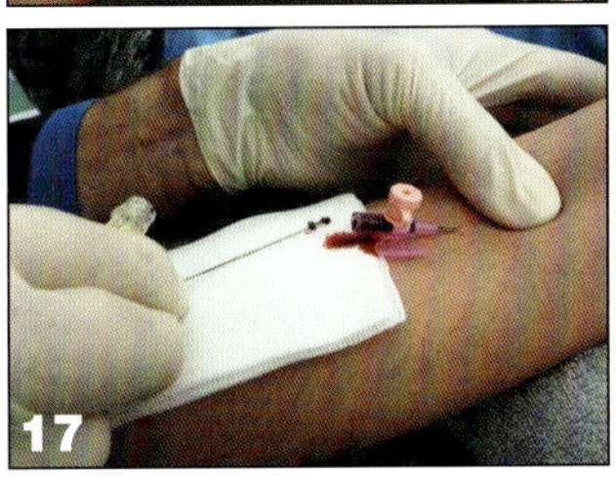
17

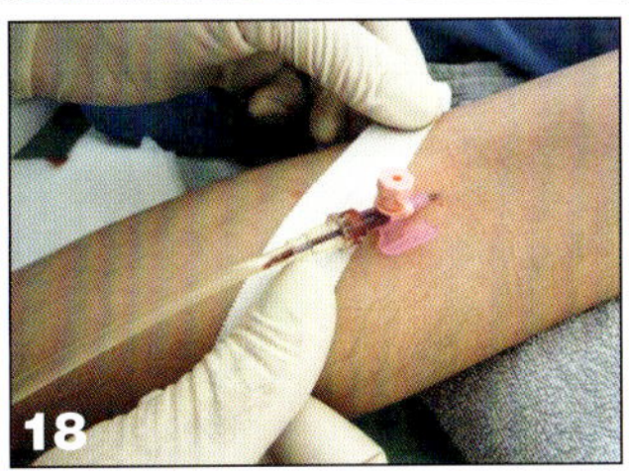
18

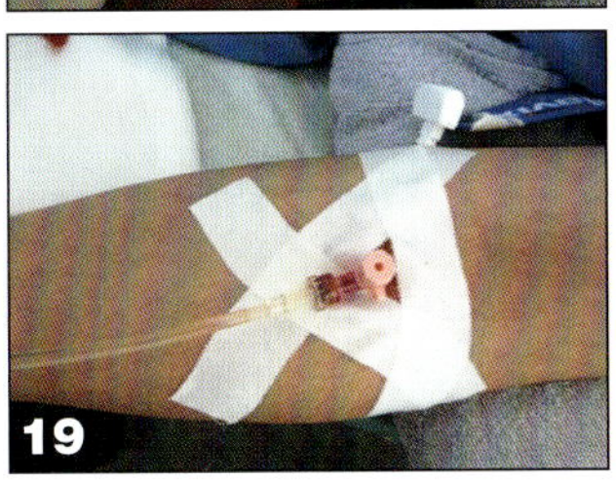
19

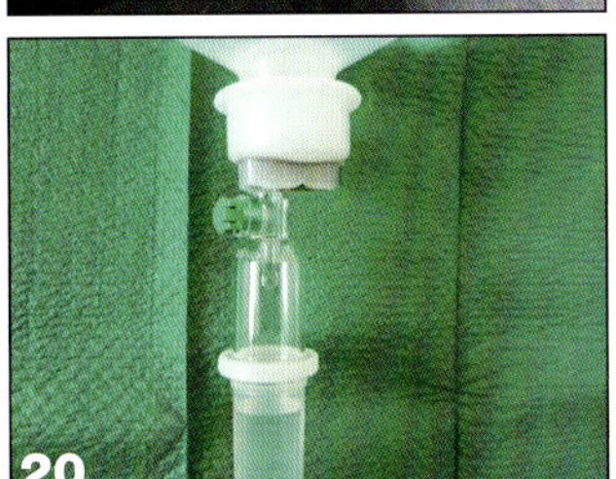
20

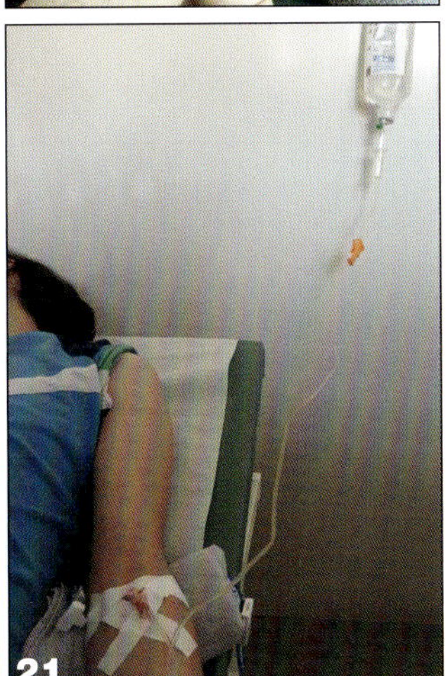
21

13. **Schutzkappe von der Braunüle entfernen** (Abb. 12 und 13) und die Kanüle in einem Winkel von ca. 30° zum Arm körperwärts **einstechen** (dabei mit dem Daumen der (hier: linken) Hand die Haut unterhalb der geplanten Punktionsstelle straffen, Abb. 14). Abwarten, bis sich Blut am durchsichtigen Ende der Braunüle (vor der weißen Verschlusskappe) zeigt (Abb. 15), dann noch etwa 1 cm weiterschieben.

14. Danach das **Metallteil (Mandrin, Metallspieß) vorsichtig halb aus dem Plastikkatheter herausziehen** (Abb. 16). Dann die Braunüle vorsichtig vorschieben, am besten bis zum „Anschlag", zumindest so weit wie möglich, es muss leicht gehen. **Nicht** versuchen, einen Widerstand zu überwinden!

15. **Mandrin jetzt ganz herausziehen**. Kommt Blut aus der Braunüle gelaufen, sitzt diese richtig (Abb. 17). Braunüle mit Heftpflaster gegen Verrutschen sichern (Abb. 18). Dabei versuchen mit dem Daumen durch leichten Druck über dem Ende des Braunülenkatheters, den Rückfluss des Blutes aus der Braunüle zu verhindern.

16. **Stauung lösen**.

17. **Infusionsbesteck auf Braunüle aufschrauben, Klemmrad lösen**.

18. Mit **Heftpflaster** Infusionsschlauch gegen Verrutschen sichern (Abb, 19).

19. **Infusionslösung einlaufen lassen**. Je stärker ausgeprägt der Schockzustand ist, desto schneller muss die Infusion einlaufen (Tropfgeschwindigkeit anpassen, ggf. wie im „Strahl"). Wichtig: Der Tropf muss ständig laufen, das heißt, die Infusion samt Schlauch darf nicht auf dem Boden liegen, sondern muss kontinuierlich hochgehalten werden, da sonst Blut ins Infusionssystem zurückläuft, dort gerinnt und die Braunüle verstopft.

20. **Infusionsgeschwindigkeit regeln** mithilfe des Klemmmechanismus am Schlauch. Die Tropfenzahl sieht man im Reservoir (Abb. 20).

21. **Vor dem Leerlaufen des Reservoirs Schlauch abklemmen**.

22. **Nächste Infusion** anhängen, d.h. Infusionssystem aus leerer Flasche herausziehen und in volle Flasche einstecken. Dadurch füllt sich das Reservoir wieder etwas. Es muss zumindest immer soviel Luft im Reservoir sein, dass man die heraus laufende Flüssigkeit gut sehen kann (Abb. 20 und 21).

Subkutane Infusion

C. 3.2. Infusion, subkutan

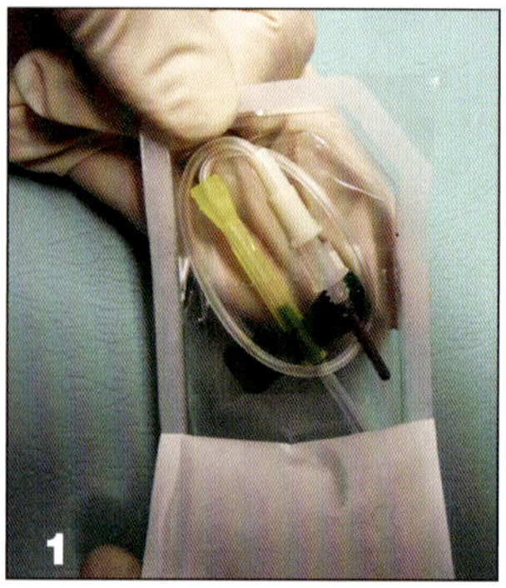
1

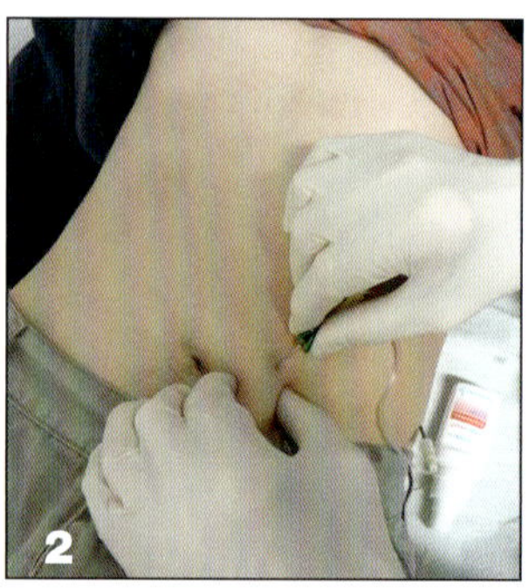
2

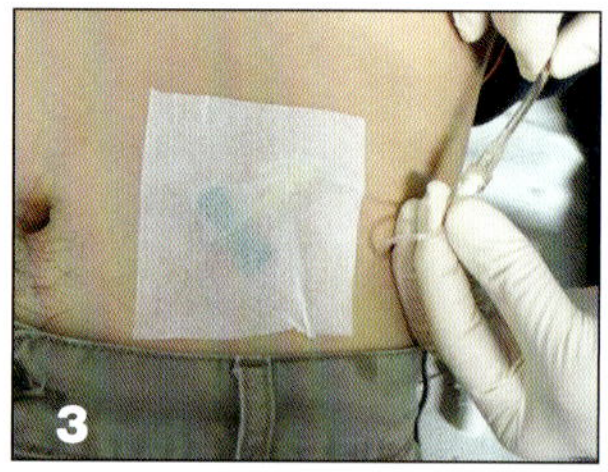
3

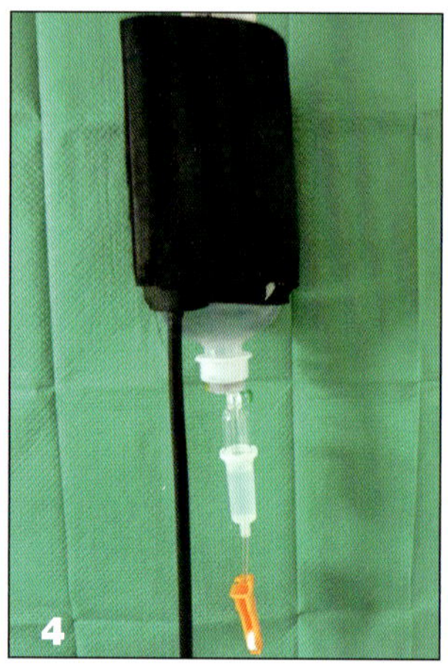
4

Allgemeines: Wenn es bei einem starken Flüssigkeitsverlust (Durchfall, Seekrankheit, Verletzung) nicht gelingt, eine intravenöse Infusion anzulegen, bleibt immer noch die Möglichkeit, Flüssigkeit über eine Infusion unter die Haut (subkutan) zu verabreichen. Auch wenn es hierbei Stunden dauert, bis die Infusionslösung über das Unterhautfettgewebe in den Körper aufgenommen wird, sollte man es machen, wenn die medizinische Notwendigkeit gegeben ist. Von der Lokalisation bietet sich der Bauch an, die Haut darf nicht verletzt sein.

Vorgehen: Die Infusionsflasche (mit Infusionsbesteck) wie unter C.1. (Nr. 6–9) beschrieben vorbereiten. Nach **Desinfektion** der Haut (das Desinfektionsmittel mindestens 30 Sekunden einwirken lassen) eine Hautfalte mit Daumen und Zeigefinger anheben und eine **Flügelkanüle** (Abb. 1) in einem Winkel von 45° bis zum Anschlag durch die Haut stechen (Abb. 2). Man kann dabei nichts verletzen! Dann die Kanüle mit z.B. Fixomull®pflaster (Abb. 3) fixieren, beide Schlauchsysteme miteinander verbinden und die Rändelmutter komplett aufdrehen. Den Infusionsschlauch ebenfalls mit Fixomull® großflächig auf dem Bauch festkleben und die Infusionsflasche so hoch wie möglich aufhängen. Wenn die Flüssigkeit allein durch die Schwerkraft nicht mehr ausreichend tropft, Druck (z.B. durch eine Blutdruckmanschette (Abb. 4)) auf die Flasche ausüben.
Eine Hälfte des Bauches kann 500 ml Flüssigkeitsvolumen fassen. Sollte eine weitere Infusion notwendig werden (siehe C.1. Nr. 22), neue Flügelkanüle nehmen und in die andere Bauchseite einstechen.

Intranasale Medikamentengabe

C. 3.3. Intranasale Medikamentengabe über MAD® *(Mucosal Atomization Device)*

Allgemeines: Für z. B. eine effektive **Schmerzbekämpfung** werden in der Notfallmedizin Medikamente intravenös (in die Vene) verabreicht. Eine geeignete Vene zu finden, ist mitunter ausgesprochen schwierig. Gleichwertig ist in diesem Fall die Medikamentengabe über die Nasenschleimhaut mithilfe eines „Zerstäubers" (**MAD**, siehe Abb. 1). Auf die Darstellung der technisch schwierigeren intraossären (in das Knochenmark) Punktion wird in diesem Zusammenhang verzichtet.

Auch wenn die in Frage kommenden Notfallmedikamente keine Zulassung für die Verabreichung über die Nasenschleimhaut haben (sog. **„Off-Label-Use“**), ist dieses Verfahren in der Notfallmedizin gängige Praxis (47.1). Dieses Verfahren hat insbesondere bei Notfällen mit Kindern eine große Bedeutung! Grundsätzlich sollte immer versucht werden, ein derartiges Vorgehen mithilfe **funkärztlicher** Beratung abzustimmen. Gleichwohl sind auf See Notsituationen denkbar (defekte Kommunikationsmittel, auf dem Ozean, in der Rettungsinsel), die zur selbstständigen Entscheidung der Besatzung zwingen.
Es geht vorrangig um das Schmerzmittel „Esketamin“ und das Beruhigungsmittel „Midazolam“ (z. B. beim Krampfanfall). Die Medikamentendosis sollte jeweils auf **beide** Nasenlöcher aufgeteilt und **im Wechsel** immer eine **kleine** Menge (0,5–1,0 ml) verabreicht werden (siehe auch: www.intranasal.net).

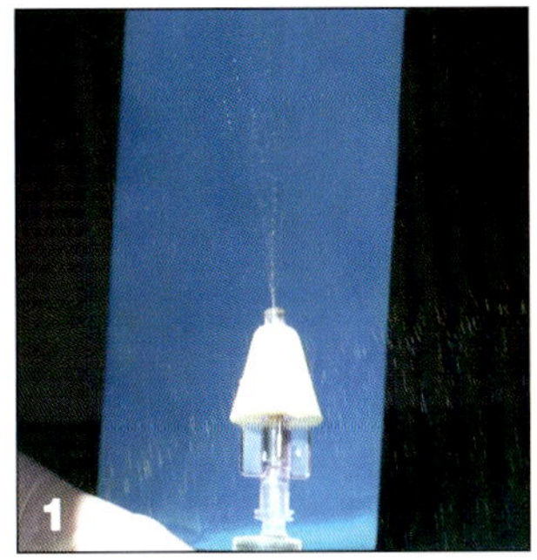

„Zerstäubung“ des Medikamentes

Vorgehen: Errechnete Medikamentenmenge in eine Spritze aufziehen, dann die Spritze mit dem MAD® fest verbinden, den Kopf des liegenden Patienten im Nacken etwas anheben, den Konus des MAD® in eine Nasenöffnung drücken (Abb. 2) und eine kleine Menge (s. oben) herausspritzen. **Nase vor Medikamentengabe schnäutzen!**

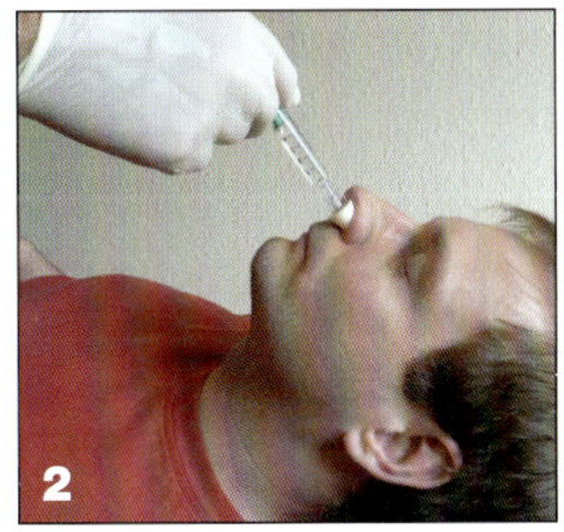

Gabe des Medikaments durch ein Nasenloch

Dosierung:	**Esketamin:**	25 mg/ml (z. B. in 10-ml-Ampullen)
(Quelle 1.1)		0,5–2,5 mg/kg KG (Körpergewicht)
	Beispiel:	1,0 mg/kg KG (für 70 kg) = 70 mg = 1,5 ml
	Midazolam:	5 mg/ml (z. B. 15 mg/3-ml-Ampullen)
		Sedierung („Ruhigstellung“ z. B. in Kombination mit Esketamin): 0,4–0,5 mg/kg KG
	Beispiel:	0,5 mg/kg (für 70 kg) = 35 mg ~ 6 ml
		Krampfanfall: 0,2–(0,5) mg/kg KG
	Beispiel:	0,2 mg/kg (für 70 kg) = 14 mg ~ 3 ml
		0,5 mg/kg (für 70 kg) = 35 mg ~ 6 ml

Alle Dosierungen wurden nach bestem Wissen sorgfältig recherchiert und hier aufgeführt. Dies entbindet den Anwender nicht davon, die Dosierungen vor der Anwendung zu überprüfen bzw. an den Zustand des Patienten anzupassen. Es kann keine Gewähr für die Richtigkeit übernommen werden!

C. 3.4. Injektion, intramuskulär

Vorgehen: Den Inhalt einer Ampulle in eine 2-ml-Spritze aufziehen, dann eine neue 2er-Kanüle (Nr. 21.02) aufsetzen und im mittleren Drittel seitlich in den Oberschenkelmuskel injizieren (siehe Abb. links).

Intramuskuläre Injektion

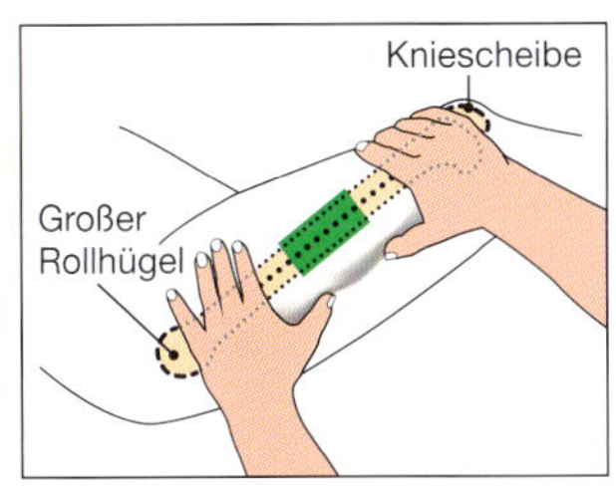

In dem grünen Punktionsbereich wird injiziert

Der Muskel liegt unterhalb des Fettgewebes: Wenn man mit Daumen und Zeigefinger eine Hautfalte bildet (wie beim Kneifen), dann hat man die „doppelte“ Fettgewebsschicht zwischen den Fingern. Dieses hilft abzuschätzen, wie weit man mindestens durch die Haut stechen muss (man darf die „doppelte Distanz“ nehmen, der Muskel ist dick und kräftig). Man „schiebt“ die Spritze mit sanftem Druck durch die Haut – ohne den Spritzenstempel beim Vorschieben herunterzudrücken! Je dicker der Patient ist, desto senkrechter muss man auf den Knochen zugehen. Trifft man den Knochen, dann soll die Spritze um 1 cm zurückgezogen werden.

„Aspirationsvorgang“

Bevor das Medikament injiziert wird, muss man noch **„aspirieren“** (ansaugen), d. h., bei der schon eingestochenen Spritze wird der Spritzenkörper mit Daumen und Zeigefinger fixiert (festgehalten), dann wird der Spritzenkolben nach „oben“, sozusagen gegen den Widerstand gezogen. So testet man, dass kein Blut kommt, andernfalls wäre man in einer Ader und würde das Medikament in die Blutbahn injizieren – das soll nicht sein! Wenn kein Blut kommt, dann erfolgt die Injektion. Wenn Blut auftaucht, dann die Spritze etwas (um 2 cm) zurückziehen und danach in eine andere Richtung (auch um 2 cm versetzt) wieder vorschieben. Dann Aspirationsvorgang noch mal wiederholen.

Subkutane Injektion

C. 3.5. Injektion, subkutan

Vorgehen: Haut an der Injektionsstelle (z. B. Bauch oder Oberschenkel) desinfizieren, Hautfalte anheben und Spritze flach (etwa im Winkel von 30°) zügig durch die Haut stechen und bis zum Anschlag der Kanüle vorschieben. Anschließend langsam injizieren.

Blutzucker messen

C. 3.6. Blutzucker messen

Allgemeines: Der Blutstropfen für die Bestimmung des Blutzuckerwertes wird am seitlichen Rand eines Fingerendgliedes (weniger schmerzhaft als an der Fingerbeere) oder am Ohrläppchen gewonnen.

Vorgehen: Material zusammenstellen (Abb. 1).
Nach Desinfektion der Haut wird seitlich am (hier) Zeigefinger mit der Einmallanzette (fest aufsetzen) punktiert. Mit dem Daumen wird leichter Druck auf die Fingerbeere ausgeübt, um das Blut etwas zu „stauen“ (Abb. 2).
Der erste Blutstropfen wird abgewischt. Dann wird unter leichtem Druck ein möglichst großer Blutstropfen produziert. Jetzt Teststreifen, hier von einem Blutzuckermessgerät (vorher einschalten, Codierung des Teststreifens am Gerät programmieren, Teststreifen einlegen), an den Blutstropfen halten (Abb. 3).
Dieser wird „automatisch“ durch Kapillarwirkung aufgesogen (im Falle eines visuellen Teststreifens wird der Blutstropfen vom Testfeld aufgesogen, Ablesung erfolgt nach der vorgegeben Zeit). Punktionsstelle mit Kompresse abwischen und mit Pflaster versorgen, Blutzuckerwert ablesen (Abb. 4).

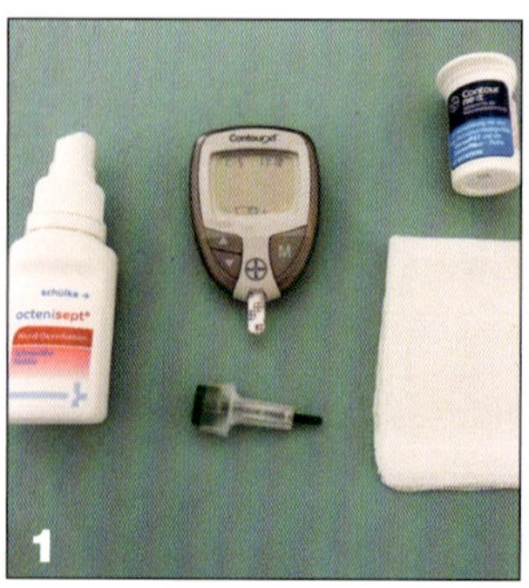
1

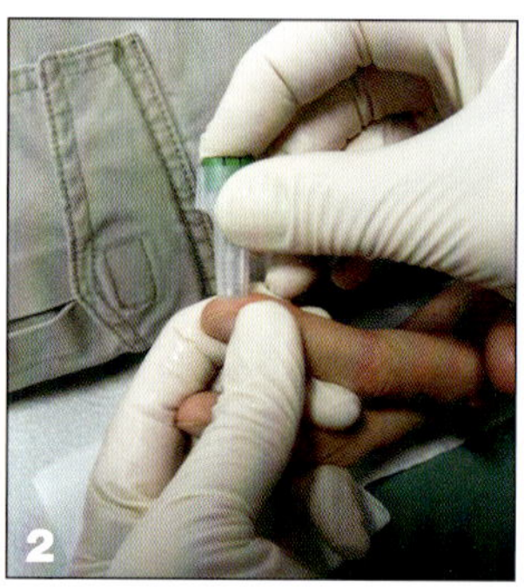
2

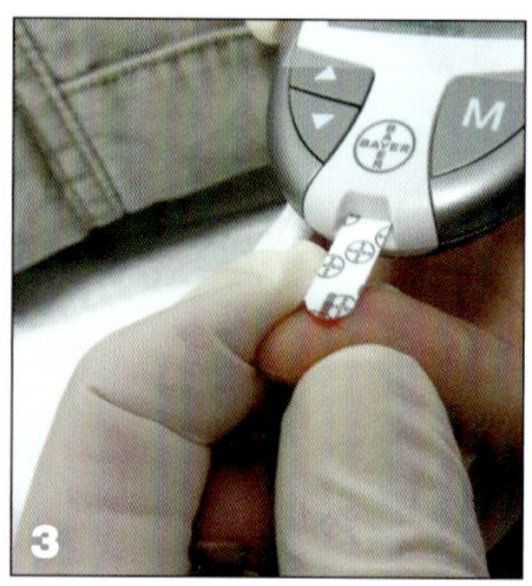
3

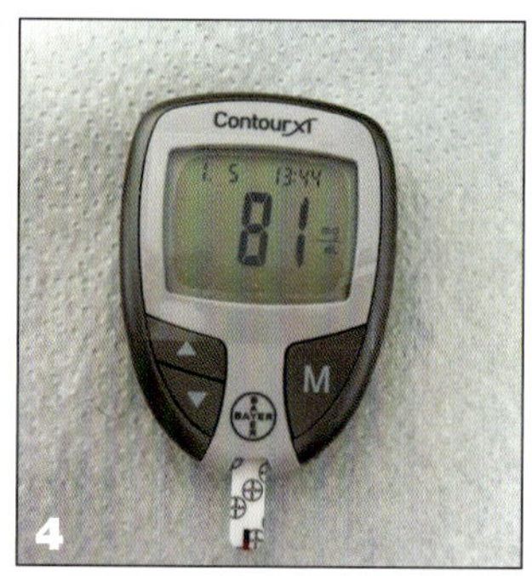

4

C. 3.7. **Medikament aufziehen** (aus Ampulle)

Medikament aufziehen

Die Ampulle wird senkrecht gehalten und ein- oder zwei Mal nicht zu heftig von oben nach unten bewegt, damit alle Flüssigkeit auf den Boden der Ampulle sackt. Danach wird sie zwischen Daumen und Zeigefinger der einen Hand gehalten. Zum Schutz gegen mögliche Splitterverletzungen, kann man die Ampulle auch mit einer Kompresse (Tuch) umfassen (Abb. 1).
Die Ampullen haben entweder einen farblich markierten „Bruchring“ an der „Taille“ der Ampulle oder eine punktförmige Markierung, auf die man beim Aufbrechen schaut und über die man das schmale obere Teil der Ampulle zur Gegenseite wegbricht. Man hält dann die geöffnete Ampulle schräg und saugt die Flüssigkeit am besten über eine entsprechend lange Kanüle in die Spritze an (Abb. 2).

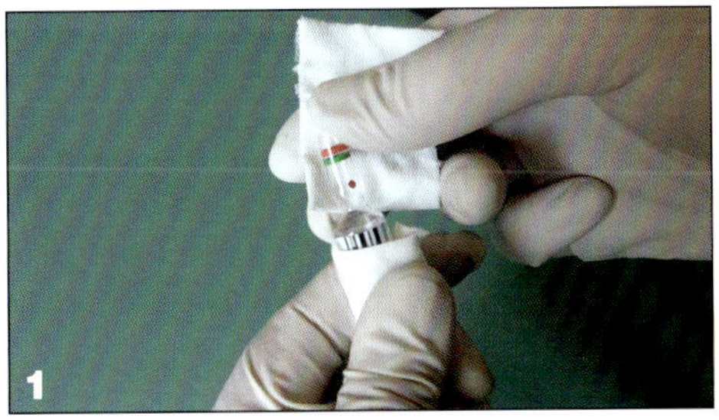

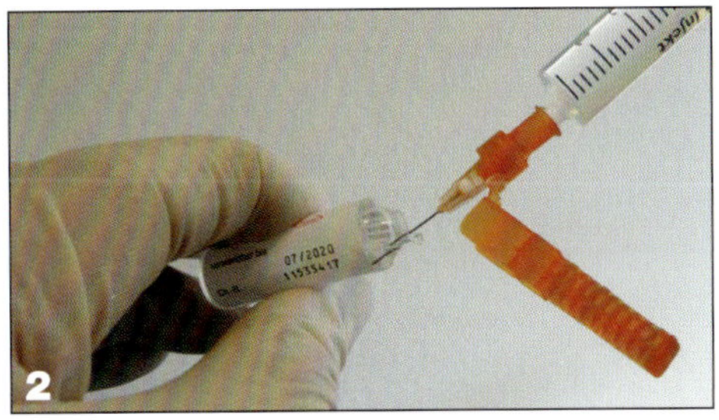

Schockbehandlung

C. 4. SCHOCKBEHANDLUNG

Hinter der Bezeichnung Schock (siehe **Kapitel A. 7.** und **B. 4.1.**) verbergen sich verschiedene Krankheitsbilder, die unterschiedlich behandelt werden müssen.

C. 4.1. **Schock durch Blut- und/oder Flüssigkeitsverlust** (Volumenmangelschock)

Volumenmangelschock

Allgemeines: Ursachen können sein:
- **Blutverlust** (500 ml Blutverlust können bereits einen Schock auslösen), z. B.
  - **bei Unfällen** durch **Blutverlust**,
  - **bei Krankheiten** durch **innere Blutungen**, z. B. blutende Magengeschwüre, Eileiterschwangerschaften.
- **Extremer Flüssigkeitsverlust**, z. B. durch massive Durchfälle oder ständiges Erbrechen, schwere Verbrennungen.

Symptome: Blässe, kalter Schweiß, Angst, schnelle Atmung, schneller Puls (peripher oft nicht mehr tastbar, evtl. noch an Schlagader der Leisten), Bewusstseinstrübungen, auf Druck bleiben Fingernägel auch nach Nachlassen des Druckes blass.

Flachlagerung

Erste Hilfe: Flachlagerung, Druckverband (siehe **Kapitel C.6.**) bei sichtbaren Blutungen, Infusion (siehe **Kapitel C. 3.**) anlegen. Funkärztliche Beratung.

Anaphylaktischer Schock

C. 4.2. Anaphylaxie / Anaphylaktischer Schock
(„allergischer" Schock)

Überempfindlichkeitsreaktion

Allgemeines: Ursache ist eine **Überempfindlichkeitsreaktion** auf eine Substanz im Sinne einer Allergie auf z. B. ein Medikament (siehe Kapitel B. 15.1.2.), auf Nahrungsmittel (siehe Kapitel B. 6.) oder Insektengifte (siehe Kapitel B. 6.6.). Das Krankheitsbild kann sich schnell und dramatisch entwickeln! **Wichtig** ist zu erkennen: Atemwegsprobleme (durch Schleimhautschwellung), Atemprobleme (Keuchen oder dauerhafter Husten) oder Kreislaufprobleme (niedriger Blutdruck). Dies kann sowohl mit als auch ohne Haut- oder Schleimhautveränderungen einhergehen. Manchmal ist eine Allergieneigung bekannt, manchmal gibt es darauf keinen Hinweis.

(Haupt-) Symptome: Hautausschlag, Luftnot und/oder Schockzustand!

Weitere Symptome: Hautjucken, Schwellungen im Gesicht (Lippen, Zunge), Gesichtsrötung, Kopfschmerzen, Schwindel, schneller Puls, Durchfall, Angstgefühl.

Erste Hilfe: Auslösende Ursache stoppen! Dann: sofort Adrenalin (Nr. 2.05) intramuskulär (i.m.) spritzen (siehe Kapitel C. 3.4.), Schocklagerung.

Dosierung: Erwachsene und Kinder ab 12 J: 0,5 ml (die Hälfte der 1-ml-Ampulle), Kinder von 6–12 Jahren erhalten: 0,3 ml. Bei Erfolglosigkeit dieselbe Dosierung nach 5 Minuten wiederholen.

Bei **Luftnot** Lagerung mit erhöhtem Oberkörper, Asthma-Spray (Nr. 1.02) inhalieren lassen, Mittel gegen Allergie geben (Nr. 10.01 und 10.03 bzw. 10.04), bei **Hypotonie**: Schocklagerung

Weitere Behandlung: Man soll versuchen, eine intravenöse Infusion (Nr. 11.01) anzulegen (siehe Kapitel C. 3.1.) und so schnell wie möglich einlaufen lassen.

Bei Atem- und Herzstillstand Herz-Lungen-Wiederbelebung (siehe Kapitel C. 1.) durchführen.

Septischer Schock

C. 4.3. Septischer Schock

Allgemeines: Bakterien sind plötzlich in die Blutbahnen eingedrungen („Blutvergiftung" siehe Kapitel B. 4.3.3.), werden durch den Blutstrom in den ganzen Körper verschleppt und lösen hierdurch möglicherweise ein Herz-Kreislauf-Versagen aus.

Symptome: Schüttelfrost, plötzliches hohes Fieber, Schweißausbruch, schneller Puls, schnelle Atmung, Angstgefühl, Blutdruckabfall, Bewusstseinstrübung.

Erste Hilfe: Reichliche Flüssigkeitszufuhr, kalte Umschläge auf die Leistengegend (zum Senken des Fiebers), Antibiotika (Nr. 8.01), fiebersenkende Mittel (Nr. 5.01), dringende funkärztliche Beratung.

C. 4.4. Schock bei Zuckerkrankheit

Hypoglykämischer Schock

(Hypoglykämischer Schock, siehe Kapitel B. 13.6.3.)

C. 5. LAGERUNG

C. 5.1. Lagerung bei Schock

(siehe Kapitel C. 4.2. – Anaphylaxie)

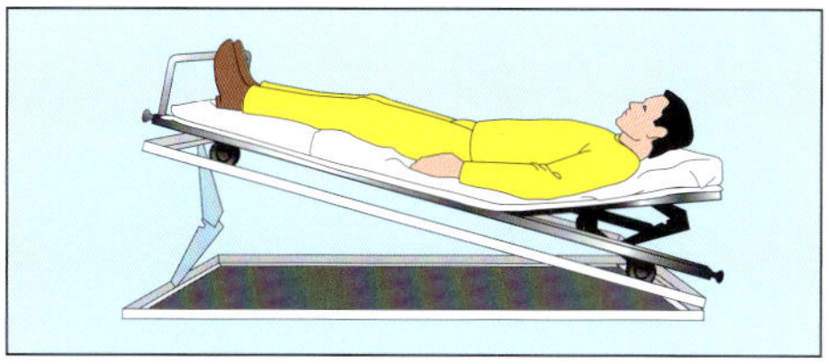

C. 5.2. Lagerung bei Bewusstlosigkeit

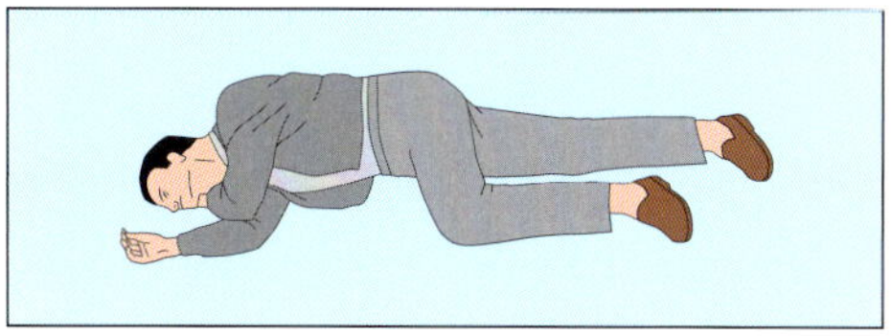

Bewusstlose werden in die stabile Seitenlage gebracht, damit sie nicht ersticken (schrittweises Vorgehen siehe Kapitel C. 1. auf S. 397). Die stabile Seitenlage ist auch angebracht bei stark Betrunkenen und bei blutenden Gesichtsverletzungen.

C. 5.3. Lagerung bei Atemstörungen

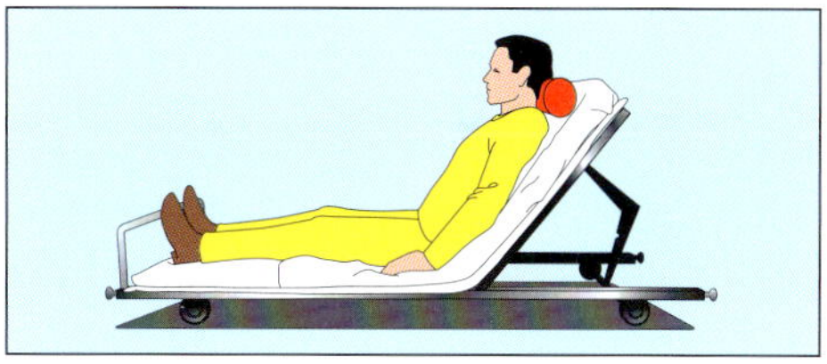

Die Lagerung erfolgt in einer halbsitzenden Position, in der der Kranke am besten Luft bekommt.
Brustkorbverletzte sollten halbsitzend die Lage einnehmen, die ihnen angenehm ist. **Asthmakranke** sollten die Möglichkeit haben, ihre Arme seitlich aufstützen zu können.

C. 5.4. Lagerung bei Herzbeschwerden

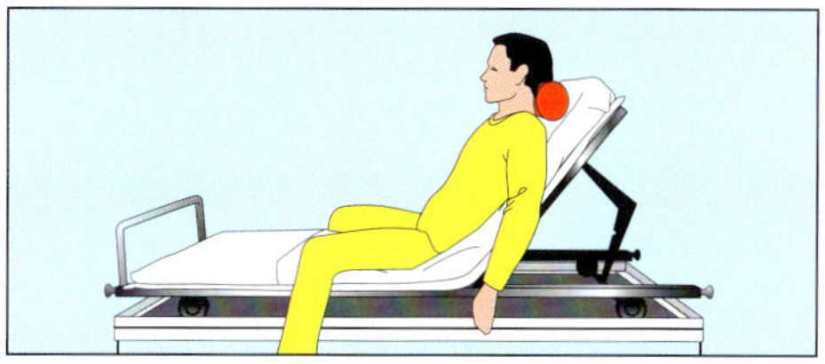

Herzkranke im Herzanfall (Angina pectoris) werden mit erhöhtem Oberkörper gelagert (Kapitel B. 14.1.1.), bei gleichzeitigen Atembeschwerden siehe zuvor Kapitel C. 5.3.
Herzkranke mit Atembeschwerden (Lungenödem) sollten ihre Beine hängen lassen können.

C. 5.5. Lagerung bei Leibschmerzen

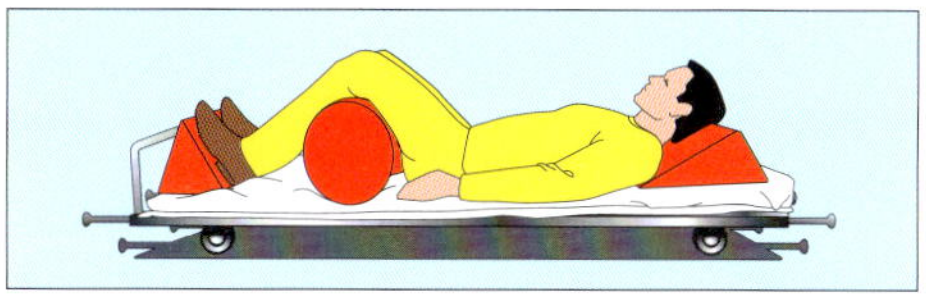

Rückenlage. Kopf und Knie unterpolstern, damit die Bauchdecken entspannt werden.

C. 5.6. Lagerung bei Rückenschmerzen

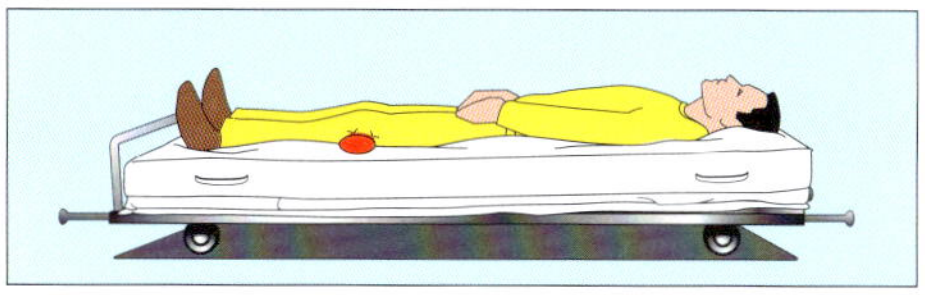

Rückenlage auf möglichst harter und gerader Unterlage. Nacken und obere Schulterpartie nach Bedarf unterpolstern, ebenfalls die Knie.

C. 5.7. Lagerung bei Schädel-Hirn-Verletzungen

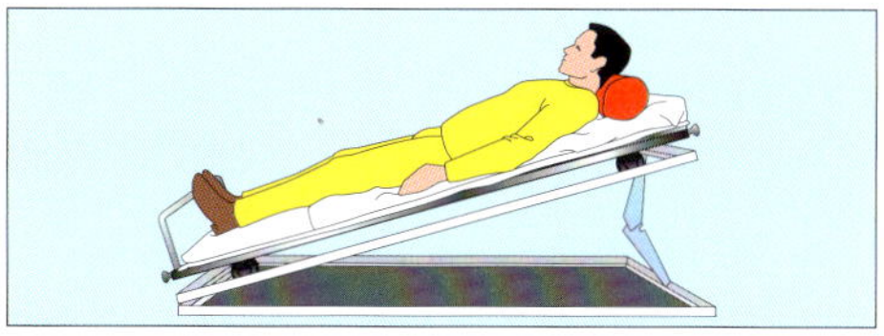

Der Oberkörper sollte erhöht liegen. Dafür Schrägstellung der Matratze oder der Krankentrage in einen Winkel von etwa 15°.

„Log-Roll"-Manöver

C. 5.8. „Log-Roll"-Manöver (achsengerechte Drehung)

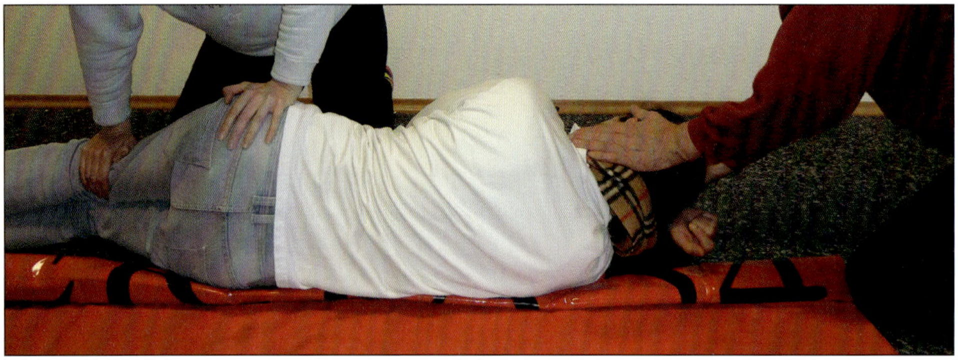

C. 6. STILLUNG VON BLUTUNGEN, VERBÄNDE, WUNDVERSORGUNG

(siehe auch Kapitel B. 4.3.)

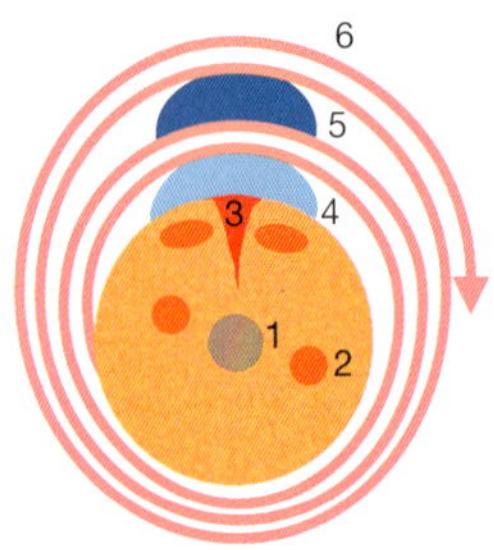

Druckverband anlegen

Blutungen aus Venen sind dunkelrot, fließend.

Erste Hilfe: Hochlagerung, wenn es aus einer Extremität blutet und ein Verband aus:
- Wundauflage (im Notfall, wenn nichts anderes zur Hand ist, ist ein sauberes Taschentuch ausreichend), besser ist jedoch eine sterile Kompresse (Nr. 19.01) und
- einer fixierenden Mullbinde (Nr.19.04 oder 19.05) oder einem fixierenden Pflaster (Nr. 19.12 od. 19.17).

Blutungen aus Arterien sind hellrot, „pulssynchron" spritzend, da sie unter höherem Druck stehen als venöse Blutungen.

Erste Hilfe: In der Regel ist ein **Druckverband** ausreichend (siehe Abb. rechts).
- Er besteht aus mehreren Lagen Kompressen (Nr. 19.01),
- einer die Wunde komprimierenden Auflage (zusammengerollte Mullbinde Nr. 19.05) und
- einer fixierenden und Druck ausübenden elastischen Binde (Nr. 19.06).

Der Verband muss fest genug angelegt sein, sollte aber die arterielle Blutversorgung der Extermität (vorerst) nicht beeinträchtigen (d.h. ein Puls muss tastbar bleiben!). Blutet ein Verband durch, wird ein weiterer Verband **über** den ersten gewickelt. Sollte der Verband weiterhin durchbluten, wird das Material vollständig entfernt und durch einen Druckverband aus dem militärischen Bereich ersetzt (Nr. 22.16).

Schlagaderverletzung

Stärkster Blutverlust droht bei der Verletzung von großen **Schlagadern.** Sie sind extrem selten, z. B. beim Verlust von Armen oder Beinen oder Stichverletzungen der großen, tief liegenden Gefäße. Die Blutung ist hellrot, pulsierend und spritzt weit. Nur diese seltenen Fälle verlangen eine **Abbindung** wie in Kapitel B. 4.4.3. beschrieben, wenn das Abdrücken nicht ausreicht.

Als **erste Notfallmaßnahme** kann versucht werden, den Blutfluss aus der Arterie an den entsprechenden Punkten (siehe Abb. rechts) durch kräftigen Druck zu unterbinden.

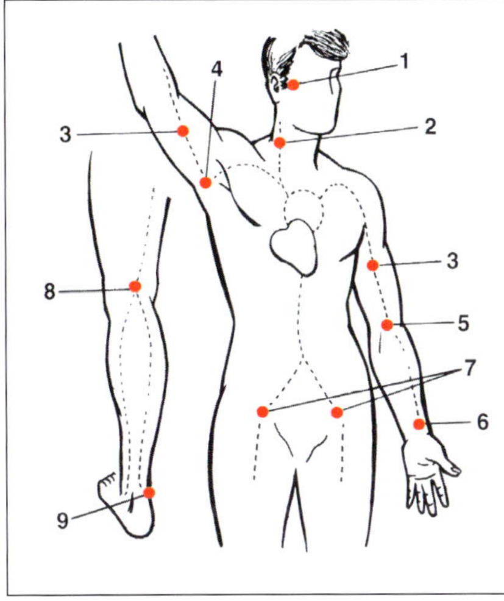

Schlagadern
1. *Schläfe*
2. *Hals*
3. *Oberarm*
4. *Achselhöhlen*
5. *Ellenbeugen*
6. *Handgelenk*
7. *Leistenbeugen*
8. *Kniekehle*
9. *Innenknöchel*

Weitere Behandlung: Infusion anlegen, falls sich erste Schocksymptome (siehe **Kapitel A. 7.** und C. 4.1.), zeigen, oder ein erheblicher Blutverlust von über 1 Liter Blut vorliegt.
Auch kleinere **Wunden verbinden**.
Schmerzmittel nach Bedarf (Nr. 5.06 oder 5.07) geben. Bei ausgedehnten Blutergüssen oder dem Verdacht auf das Vorliegen innerer Blutungen **keine** Salicylsäurepräparate (Nr. 5.01) geben.
Antibiotika bei stark verschmutzten Wunden geben, falls eine ärztliche Versorgung nicht innerhalb von 6 bis 8 Stunden möglich ist.

Zum Abbinden geeignet ist möglichst breites Material, wie elastische Binden, Dreiecktücher, Handtücher, Schals oder Betttuchstreifen, zusätzlich benötigt man einen Knebel (Abb. Seite 418). **Ungeeignet sind Leinen oder Bändsel wegen möglicher Nerven- und Gewebeschäden durch Einschnürung.**

Tourniquet

Abbindung

Eine bessere Abbindung des Ober- oder Unterarms gelingt mit einem **Tourniquet** (s.u.). Die Haut unterhalb (distal) der Abbindung muss blass/weiß aussehen! Die **Abbindung** muss immer zwischen Wunde und Körper erfolgen und sollte möglichst dicht bei der Wunde liegen. Arme und Beine möglichst hoch lagern.
Eine Abbindung ist die letzte (verzweifelte) Möglichkeit, eine Blutung zum Stehen zu bringen!

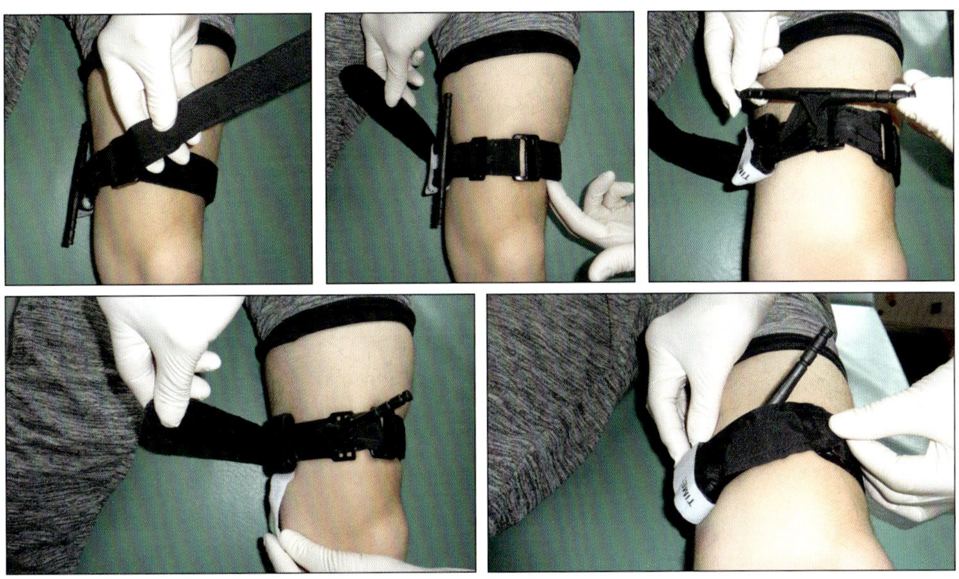

Abbindung mit Tourniquet (CAT)

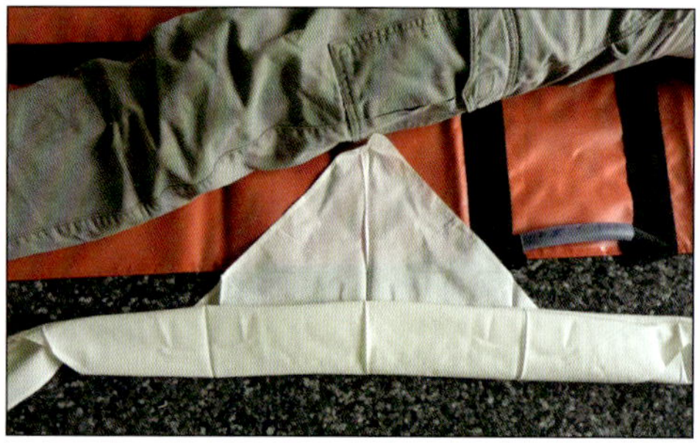

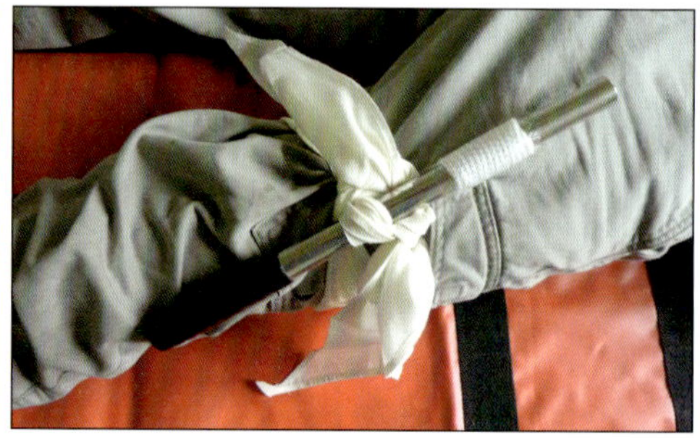

Abbindung mit Tuch und Knebel

Wenn z.B. ein T-Shirt fest oberhalb der Blutung verknotet wurde, dann schiebt man einen „Knebel“ (z.B. Schwengel der Lenzpumpe) darunter und dreht kräftig zu.

Achtung: Dies erzeugt heftigste Schmerzen, es muss aber „energisch“ weitergedreht werden bis die Blutung steht! Eine Wundgaze reduziert deutlich das Verkleben der Wunde mit dem Verbandsmaterial.

Verbände/Verbandstechniken

C. 6.1. Verbände/Verbandstechniken

Allgemeines: Oberflächliche, nicht stark blutende Wunden, müssen ebenfalls verbunden werden, damit Wundsekret aufgesaugt und sich die Wunde durch Keime von außen nicht zusätzlich infizieren kann. Der Wundverband dient auch der Schmerzlinderung. Abhängig von der Größe der Verletzung werden sterile Kompressen (Nr. 19.01) allein oder in Kombination mit Wundgaze (Nr. 19.10), was das Verkleben der Kompresse mit der Wunde reduziert, oder Hydrokolloid-Auflagen (Nr. 19.02) verwendet.

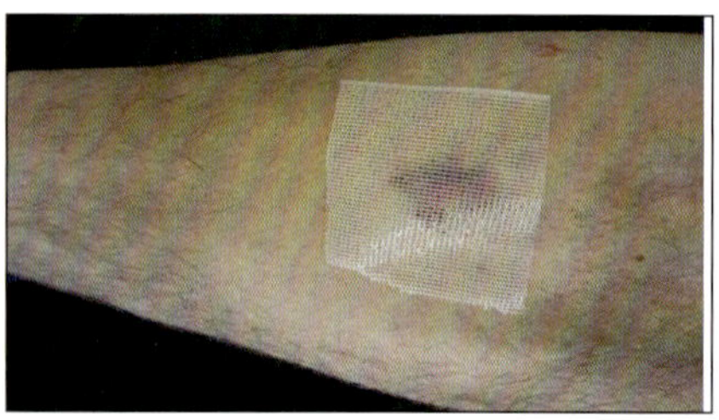

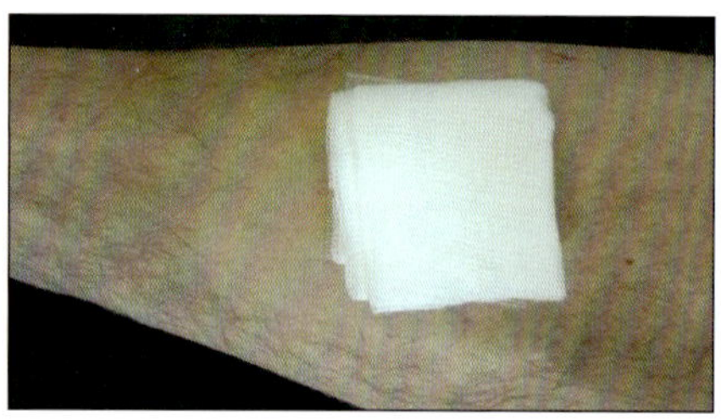

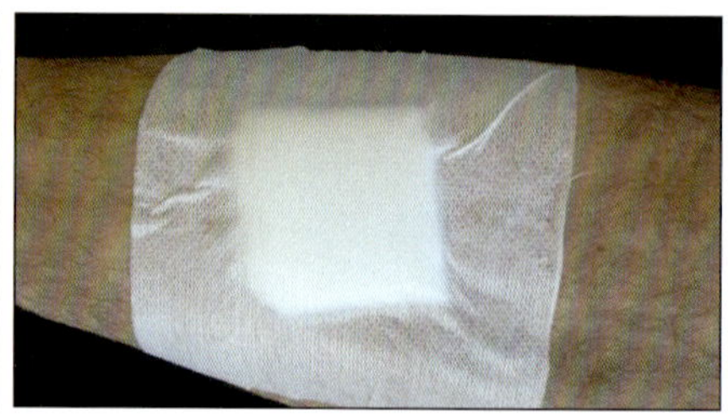

C. 6.1.1. Verbandstechniken

Vorgehen: Das Blut wird abgetupft (dafür dürfen im ersten Augenblick auch Lagen einer Küchenrolle verwendet werden), danach wird die Wunde desinfiziert (mit Nr. 18.02, wenn dieses nicht vorhanden ist kann sauberes Süßwasser verwendet werden) und wird anschließend mit einer sterilen Wundauflage abgedeckt. Die Fixierung des Verbandes erfolgt mit Fixierpflaster (Nr. 19.12) oder durch eine Binde (Nr. 19.04).

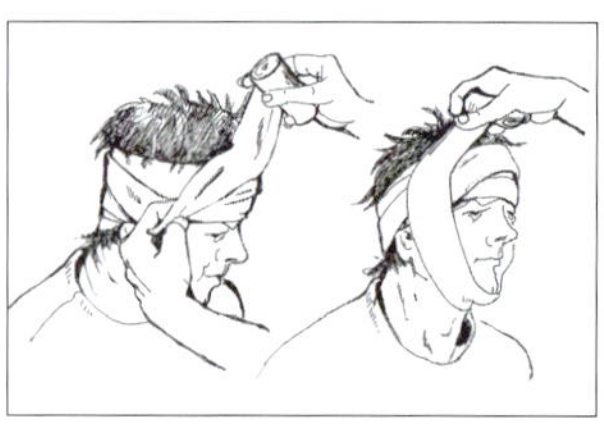

Kopfverband anlegen

C. 6.1.2. Kopfverband anlegen

Siehe folgende Abbildungen mit einer Mullbinde (Abb. links) und unter Verwendung einer Emergency Bandage (Nr. 22.16, Abb. S. 419).
Bei oberflächlichen Wunden, die mit einem „Hydrokolloid“-Verband (Nr. 19.02) versorgt wurden, sammelt sich das Wundsekret unter der „Folie“ (sog. feuchte Wundbehand-

lung). Nach Entfernen der Folie, dies ist völlig schmerzfrei, sieht die Wunde schmierig aus und riecht. Einfach Sekret abtupfen und mit Octenisept® (Nr. 18.02) desinfizieren, danach neuen Verband aufkleben (die Hydrokolloidfolie kann je nach Wundsekretion 2 – 7 Tg. auf der Wunde verbleiben). Es darf auch großzügig mit (abgekochtem) Wasser gespült werden, wenn keine Desinfektionsmittel vorhanden sind.

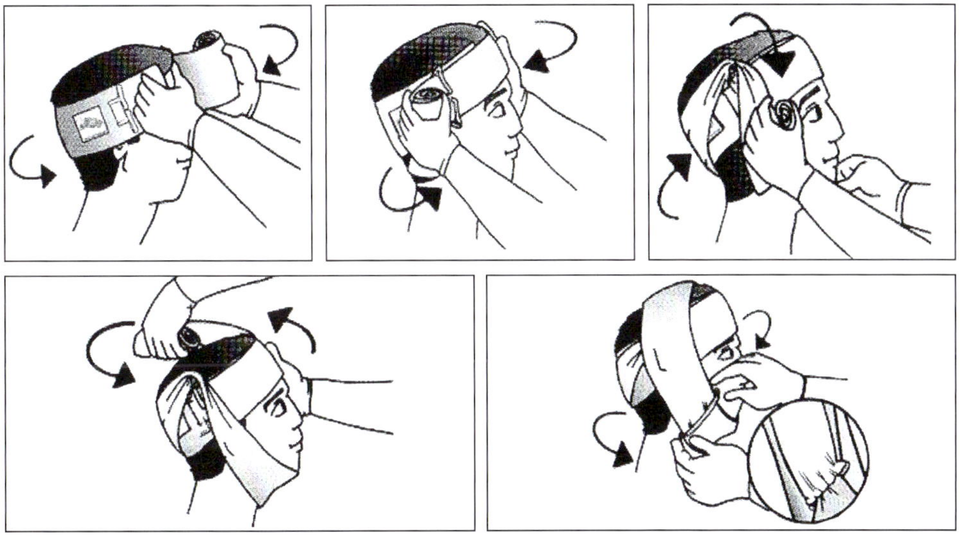

(Quelle: siehe Literaturverzeichnis Nr. 55.1)

Emergency Bandage

Sollte eine Kompresse mit der Wunde verklebt sein, dann mit Kochsalzlösung (Nr. 11.03) oder einfach Wasser durchfeuchten, 2 Minuten einwirken lassen und Verband vorsichtig abziehen.

C. 6.1.3. **Verbände um Gelenke** oder die die Gelenke übergreifen, werden achtförmig – ähnlich wie beim Leine belegen auf einer Klampe – angelegt.

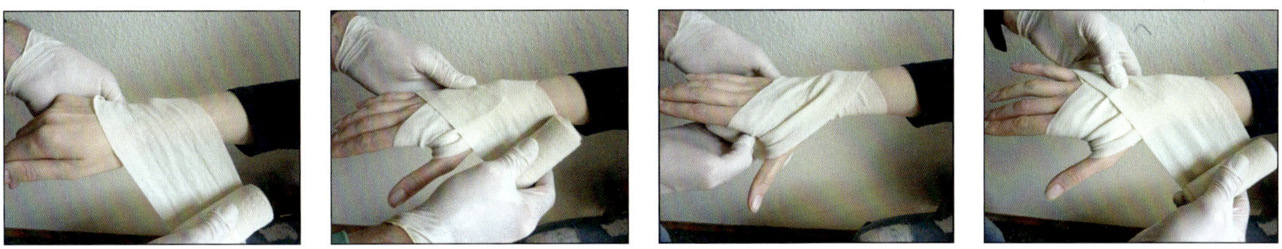

C. 6.1.4. Augenverband

Als Augenverband dient **steriler Mull**, der mit **Pflaster** befestigt wird. Er darf nicht drücken. Eine **Augenklappe** oder die Brille über dem Verband schützt vor Druck. Es sollten stets **beide** Augen verbunden werden, damit das verletzte Auge ruhig gestellt wird. Wenn das gesunde Auge nicht mit verbunden wird, würde sich das kranke Auge reflektorisch mitbewegen, wodurch eine Verschlimmerung eintreten kann.

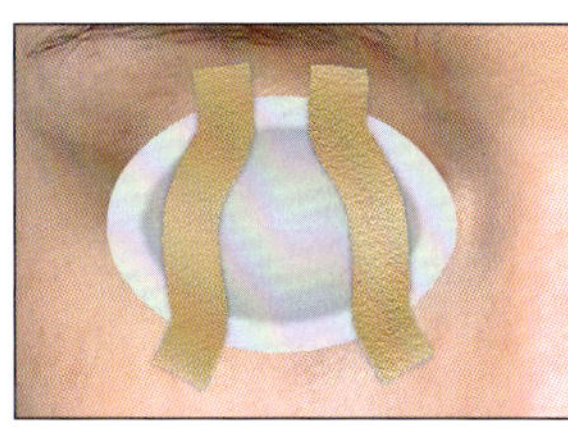

Abdeckung mit einer zweiten Augenkompresse und Fixierung mit Pflasterstreifen

Verband bei Augapfelverletzung

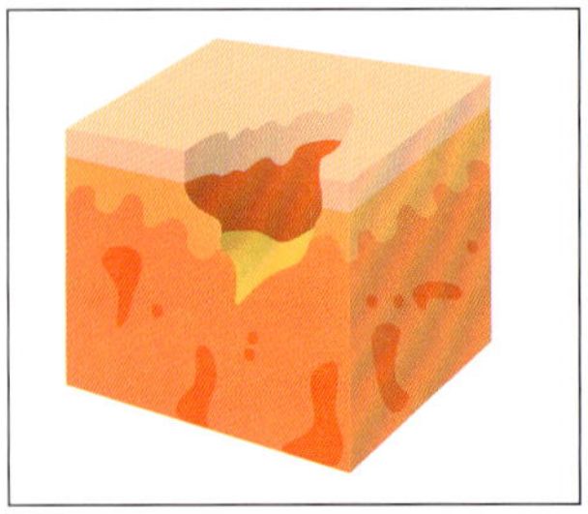

Risswunde

C. 6.2. Wundversorgung

Bei jeder Verletzung muss kontrolliert werden, ob der Impfschutz gegen Tetanus (Wundstarrkrampf) noch ausreichend ist. Eine Grundimmunisierung von 3 Impfungen muss dokumentiert sein, die letzte Impfung sollte nicht länger als 10 Jahre her sein).

Jede Wunde muss gründlich betrachtet werden (dafür die Wundränder vorsichtig spreizen), damit keine Fremdkörper in der Tiefe übersehen werden. Diese müssen bei der Wundversorgung entfernt werden.

Oberflächliche Hautabschürfungen müssen nur vorsichtig von Fremdkörpern gereinigt (durch Spülung (Nr. 11.03) und Desinfektion (Nr. 18.02)) und dann verbunden werden. Waren sie stark verunreinigt, sollte zusätzlich eine antiseptische Salbe (Nr. 14.12) dünn aufgebracht werden, die auch das Ankleben der Verbände verhindert und den Verbandswechsel erleichtert, der anfangs bei starker Wundabsonderung täglich erfolgen sollte.

Klammerpflaster

C. 6.2.1. Versorgung mit einem Klammerpflaster

Riss-Quetsch-Wunden sollten innerhalb von 6 bis 8 Stunden nach dem Unfallereignis verschlossen werden, wenn sie die Haut durchtrennt haben, nicht zu tief gehen und der Wundgrund überschaubar ist. Stehen die Wundränder nicht unter Spannung und fügen sie sich gut aneinander, genügt ein **Klammerpflaster** (Nr. 19.16) zum Zusammenziehen der Wundränder, was etwa 7 bis 10 Tage belassen werden sollte (siehe Abb.). Die Haut, auf dem das Klammerpflaster kleben soll, muss trocken sein. Sonst muss sie zunächst mit Wasser und dann mit Alkohol gereinigt

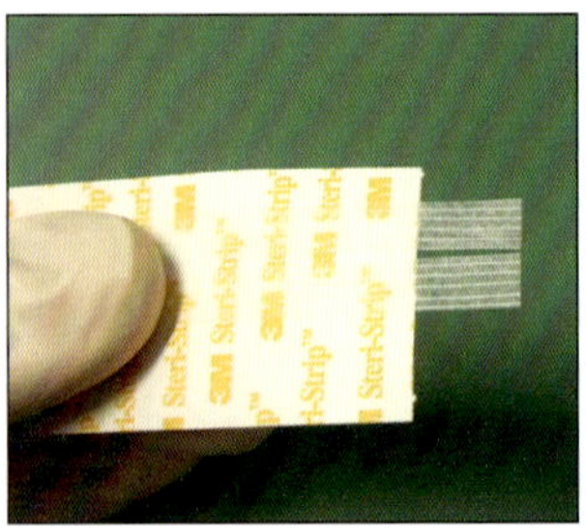

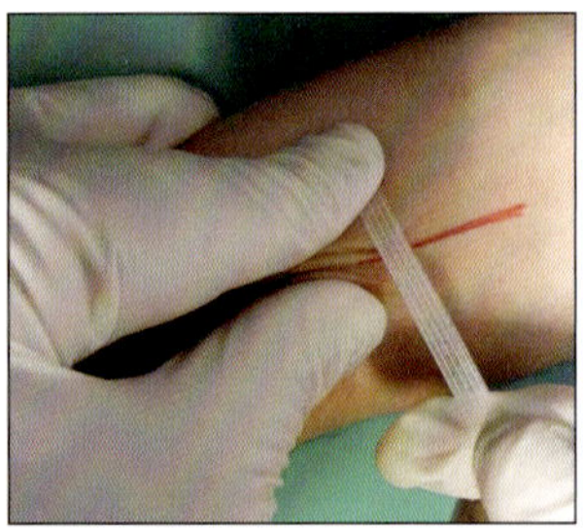

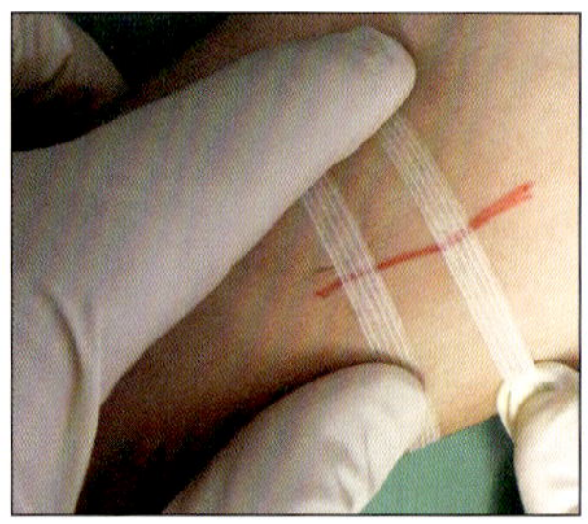

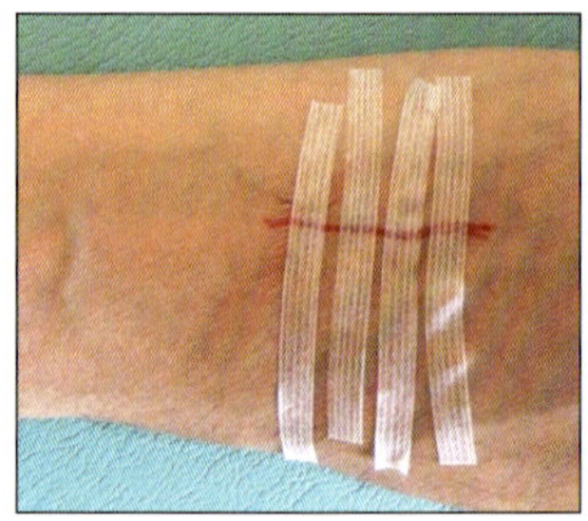

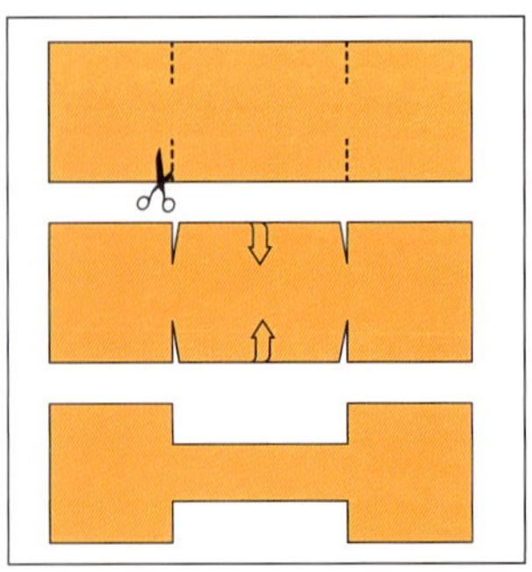

Klammerpflaster aus Heftpflasterstreifen selbst herstellen

werden. Die Wunde dann mit einer Lage Verbandsmull verschließen. Diesen Verband anfangs täglich wechseln, wobei das Klammerpflaster belassen wird.
Steht kein Klammerpflaster zur Verfügung, kann man sich aus dem 2,5 cm breiten Heftpflaster oder aus Tape ein Klammerpflaster provisorisch anfertigen (Abb. links), indem man von beiden Rändern jeweils zweimal ein Viertel der Breite einschneidet und die Lappen nach innen verklebt und den so geschaffenen Steg mit einem Feuerzeug kurz sterilisiert.
Sind die Wundränder nicht glatt bzw. gequetscht, dann sollten sie nur locker adaptiert (einander angenähert) werden, da sich die Wunde eher entzünden könnte (die Durchblutung des Wundrandes ist gestört).
Glatte **Schnittwunden** heilen am besten. Im Gesichtsbereich (vor allem bei Kindern) kann die mit einer sterilen Kompresse trocken getupfte Wunde mit den Fingern zusammengedrückt und mit Gewebekleber (Nr. 21.17) bestrichen werden.

Wenn sie klaffen, werden die Wundränder mit Klammerpflaster zusammengezogen. Sind die Wundränder glatt und sauber, klaffen jedoch stark und lassen sich mit einem Klammerpflaster nicht zusammenziehen, sollten sie genäht (Nahtset Nr. 21.15) oder mit Hautklammern (Nr. 21.14) versorgt werden.
Stich- und Schusswunden sind nur mit einem sterilen Verband abzudecken und müssen dringend in einem Krankenhaus (Lebensgefahr!) versorgt werden.

Sekundäre Wundversorgung

Für einen **medizinischen Laien** wird somit in den weitaus meisten Fällen die so genannte **sekundäre Wundversorgung** infrage kommen, bei der nach einer vorsichtigen Wundreinigung und der Stillung von starken Blutungen die Wunde locker mit einem Verband verschlossen wird. Die Wunde reinigt sich dann selbst, wobei allerdings die Wundheilung eine längere Zeit in Anspruch nimmt und eine stärkere Narbenbildung hinterlässt.

Primäre Wundversorgung

Die **primäre operative Wundversorgung**, die nur innerhalb von etwa 8 Stunden möglich ist, und bei der die Wunde durch eine Naht oder Hautklammern verschlossen wird, ist **in der Regel dem Arzt vorbehalten**. Der Laie sollte sie nur dann vornehmen, wenn eine **glattrandige Schnittwunde vorliegt und diese so stark klafft, dass sich die Wundränder durch Klammerpflaster nicht genügend zusammenziehen lassen**.
Bei ausgedehnten und tiefen Wunden der Kopfschwarte kann eine effektive Blutstillung möglicherweise nur mit einer „tief durchgreifenden" Naht mit einer großen Nadel, die alle Schichten der Kopfhaut erfasst, gelingen.

Wundnaht

C. 6.2.2. Wundnaht

Vorbereitung zur operativen Wundversorgung:

1. **Wahl eines günstigen Ortes.** Der Ort muss außerhalb des Gefahrenbereiches liegen. Soll der Verletzte im Sitzen versorgt werden, muss er sich hinlegen können, falls ihm flau wird. Der Helfer oder die Helfer müssen genügend Bewegungsfreiheit haben. Ablage für Instrumente und Verbandsmaterial muss vorhanden und gegen Verrutschen gesichert sein.

2. **Bereitlegen des benötigten Instrumentariums.** Sämtliche eventuell benötigten Instrumente (Pinzetten, Schere, Naht- oder Klammermaterial, sterile Handschuhe, steriles Lochtuch (zum „Freilassen" der Wunde und Abdeckung des „Arbeitsbereiches"), werden bereitgelegt und auf Vollzähligkeit überprüft. Sie müssen steril sein, sonst müssen sie über 20 Minuten in sauberem Trinkwasser ausgekocht werden. Sie dürfen dann nur noch mit sterilen Händen oder sterilen Handschuhen berührt werden. Verbandsmaterial, Handtücher und saubere Taschentücher bereitlegen.

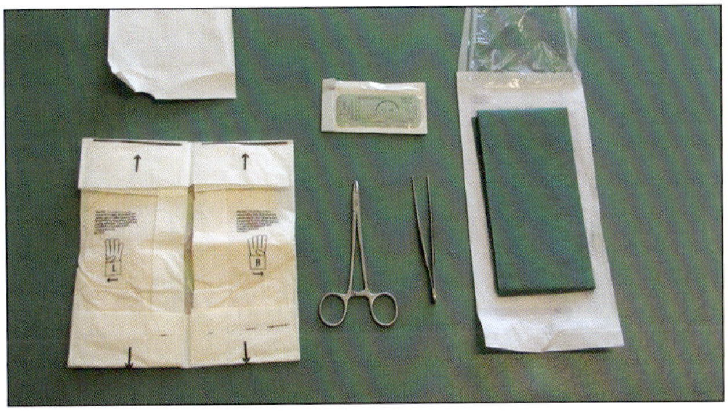

3. **Vorbeugende Medikation**
   1. **Schmerzmittel** (Nr. 5.06) geben, falls mit stärkeren Schmerzen zu rechnen ist, **nötigenfalls auch Beruhigungsmittel** (Nr. 6.01).
   Präparate, die Salicylsäure (Nr. 5.01) enthalten, sind **nicht** geeignet, da sie die Blutungsneigung erhöhen. Mit dem Eingriff lange genug warten, bis das

Mittel wirkt (Spritze etwa 15 Minuten, Zäpfchen etwa 30 Minuten, Tabletten etwa 30 bis 45 Minuten).

2. **Bei starker Wundverschmutzung** soll außerdem ein **Antibiotikum** (Nr. 8.01 oder 8.04) gegeben werden.

4. **Abnahme des Notverbandes** und Inspektion der Wunde. Bei stärkerer Blutung muss ein Besatzungsmitglied (Handschuhe tragen!) eine sterile Kompresse weiterhin auf die Wunde drücken.

5. **Wundumgebung reinigen**, zunächst mit Wasser, dann mit Desinfektionslösung. Dabei von der Wunde fortwischen. Wenn mehr als zwei Nähte (bzw. Hautklammern) gesetzt werden müssen, dann örtliche Betäubung der Wunde erwägen.

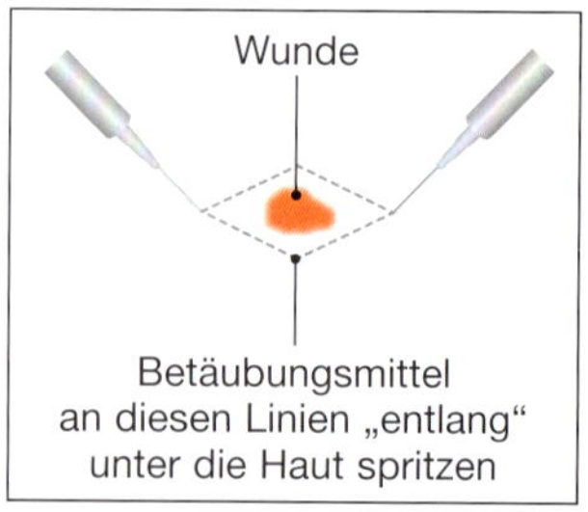

Lokalanästhesie

6. **Örtliche Betäubung der Wundumgebung durch Umspritzen** mit Mitteln zur örtlichen Betäubung (Nr. 5.09). Das Mittel wird, von einer Ecke der Wunde („Wundpol“) ausgehend in die mittlere Hautschicht (in etwa 3 – 5 mm Tiefe) unter die Haut gespritzt, wobei unter ständigem (Milliliter für Milliliter) spritzen die Kanüle langsam und zuletzt bis zum Anschlag vorgeschoben wird. Derselbe Vorgang wird durch Zurückziehen der Nadel für den gegenüberliegenden Wundrand wiederholt. Danach geht man in gleicher Weise vom anderen Wundpol vor. Die Haut muss sich durch die eingespritze Flüssigkeit „quaddelartig“ vorwölben. Durch mehrmaliges Einstechen wird die Wunde rhombenförmig umspritzt.

7. **Händedesinfektion des Unfallhelfers („Operateur“)** durch gründliches Waschen der Hände. Zwischenzeitlich Abtrocknen mit sauberem Handtuch. Anschließend Sterillium® (Nr. 18.01) großzügig über die Hände und Unterarme verreiben und antrocknen lassen.

8. Die nachfolgende Bildsequenz zeigt das sterile Anziehen von Operationshandschuhen:

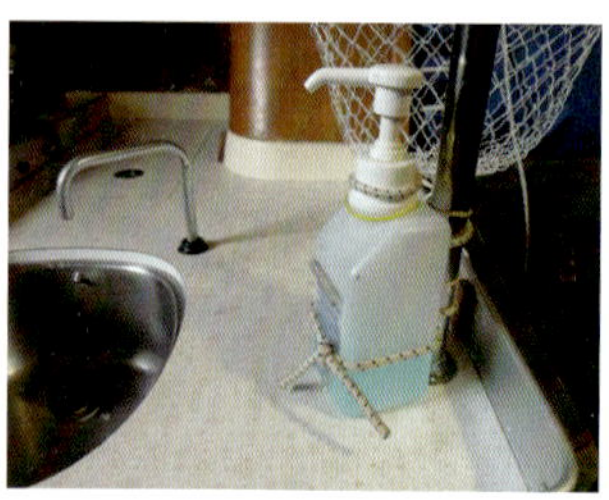

Sterilliumflasche im Bereich der Pantry

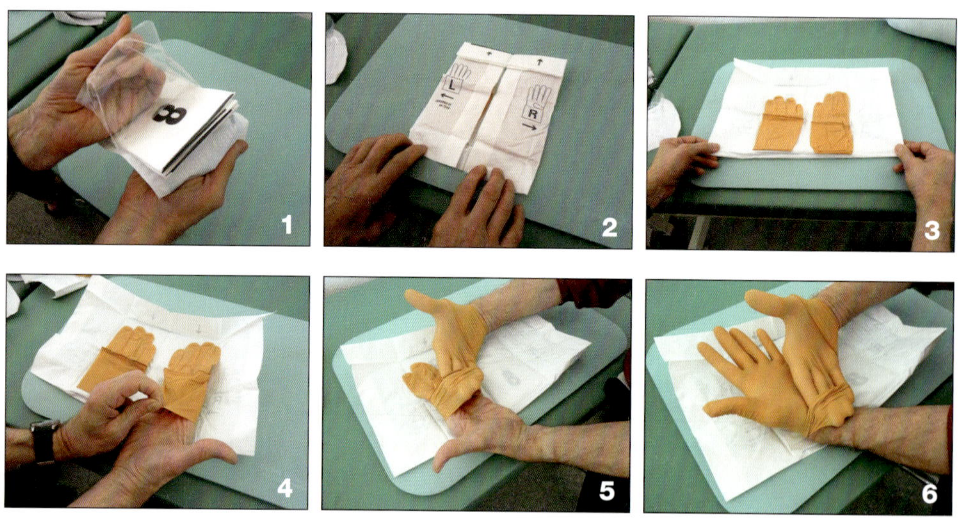

1. Verpackung mit beiden Händen öffnen (1).
2. Papier auseinanderfalten und unteren Rand gegen „Hochschlagen" umknicken (2 u. 3).
3. Mit „spitzen" Fingern den umgeschlagenen Saum (innerer Bereich) des Handschuhs anfassen und über die Hand ziehen (4).
4. Die Finger der (jetzt sterilen) behandschuhten Hand in den umgeschlagenen Saum des Handschuhs schieben und beim Reinstecken der (unsterilen) anderen Hand „gegenhalten"(5).
5. Danach den Saum „überschieben"(6).

9. Wundversorgung (nach Abdeckung der Wunde mit einem „Lochtuch"):
1. **Sorgfältige Betrachtung der Wunde durch vorsichtiges Spreizen der Wundränder**, um verdeckte Fremdkörper oder Verschmutzungen nicht zu übersehen. Diese vorsichtig mit Pinzette entfernen.
2. **Wunde durch Naht verschließen.** Als Erstes wird vom Helfer das steril verpackte Nahtmaterial angereicht (1), die Verpackung an der Markierung geöffnet (2) und dann die Nadel mit dem Nadelhalter entnommen. Die gebogene Nadel wird im letzten Drittel im 90°-Winkel im Nadelhalter fixiert (3).

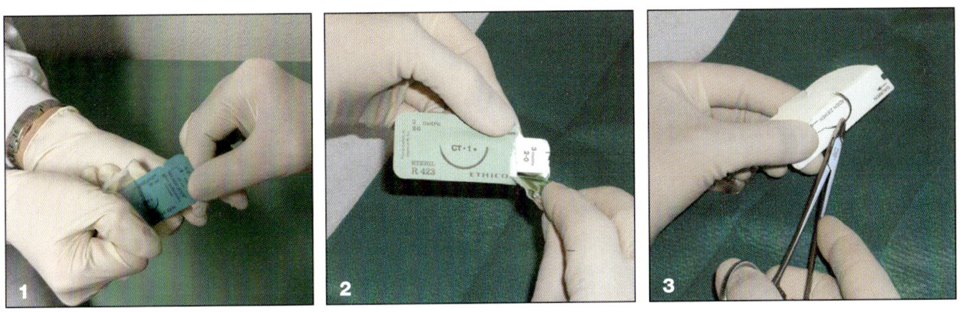

Öffnen und Entnehmen der steril verpackten Nadel

Mit der chirurgischen Pinzette wird der Wundrand vorsichtig gegriffen und angehoben (1, Bildsequenz unten), dann wird die Nadelspitze senkrecht durch die Haut (ca. 1/2 cm Abstand von der Wunde) gestochen (2) und auf der anderen Seite wieder herausgeführt (3).
Die Nadel wird wieder richtig mit dem Nadelhalter gegriffen und in gleicherweise wird der gegenüberliegende Wundrand diesmal von „innen" nach „außen" mit der Nadel durchstochen (4).

Das Nähen einer Wunde kann an einer Schweineschwarte geübt werden.

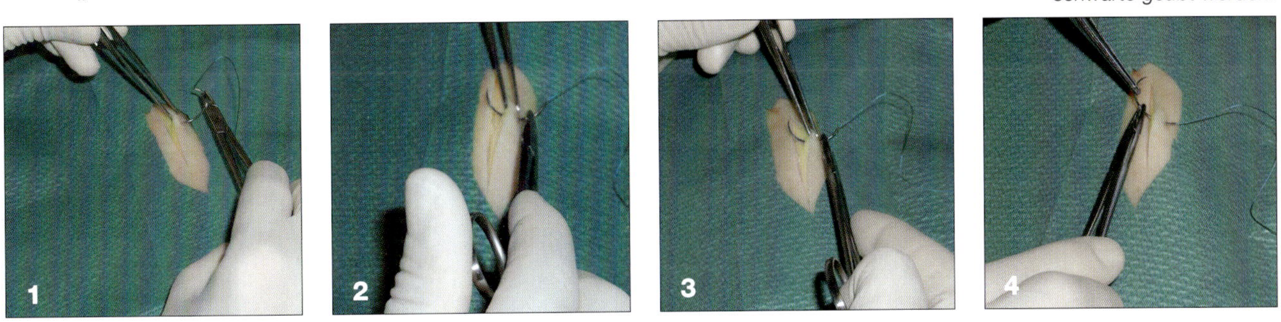

3. **Knotentechnik:** Nadelhalter von Nadel lösen und den Faden bis auf einen Rest von 2–3 cm durch die Wunde ziehen. Das längere Ende des Fadens, an dem die Nadel hängt, wird etwa 10 cm vom Wundrand entfernt mit Daumen und Zeigefinger der einen Hand gegriffen, dann Nadelhalter wieder in die andere Hand nehmen. Diese 10 cm Faden (zwischen Wundrand und Daumen/Zeigefinger) werden 2x (damit sich der rutschige Faden besser durch Reibung „bekneift") im Uhrzeigersinn locker um die „Spitze" des Nadelhalters (wie ein 2-maliger Rundtörn) gelegt (5).
   Danach wird die Wunde unter gleichmäßigem „Zug" und „Gegenzug" (6) vorsichtig zusammengeführt.
   Wenn die Wundränder zusammen liegen, dann wird erneut der Faden um den Nadelhalter geführt, diesmal nur mit einem Rundtörn (das ist ausreichend) und wieder zusammengezogen, wie bei einem „Überhandknoten" (7 u. 8). Diesen Vorgang insgesamt 4x wiederholen, dann sitzt der Knoten fest.
   Beide Fadenenden werden 1cm über der Wunde abgeschnitten.
   Der **Verbandswechsel** erfolgt zunächst täglich, bei starker Wundabsonderung auch 2x täglich. Ist die Wunde trocken, genügen zweitägige Abstände.

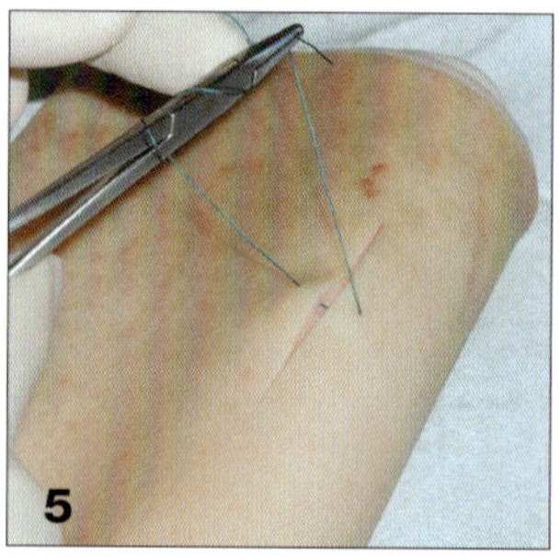
5

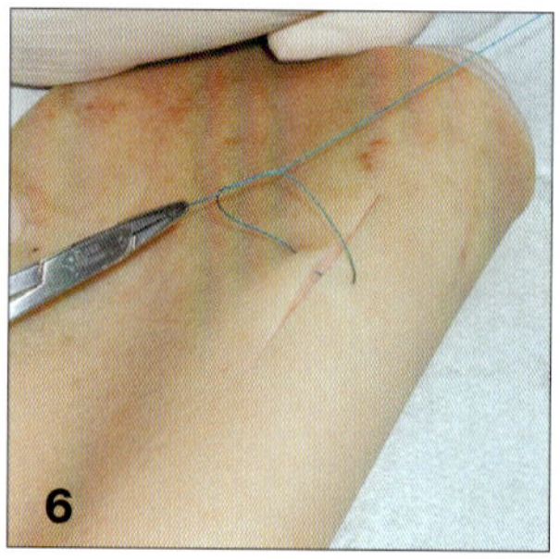
6

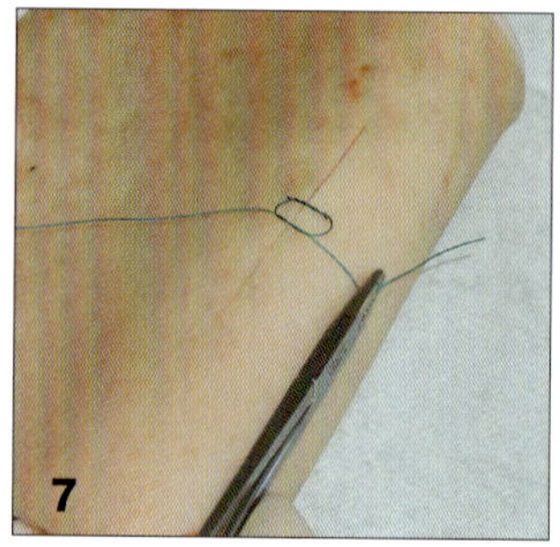
7

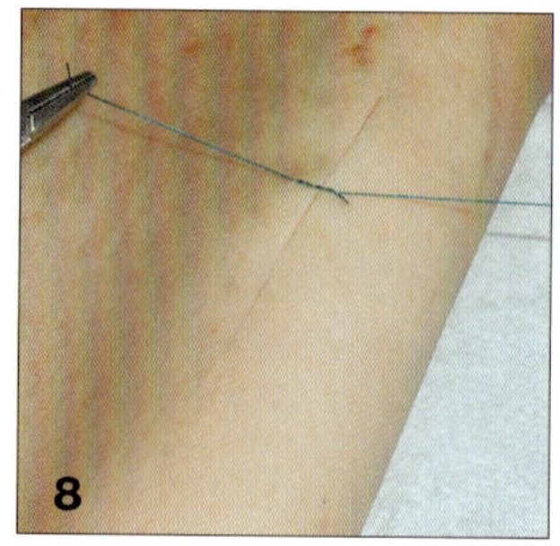
8

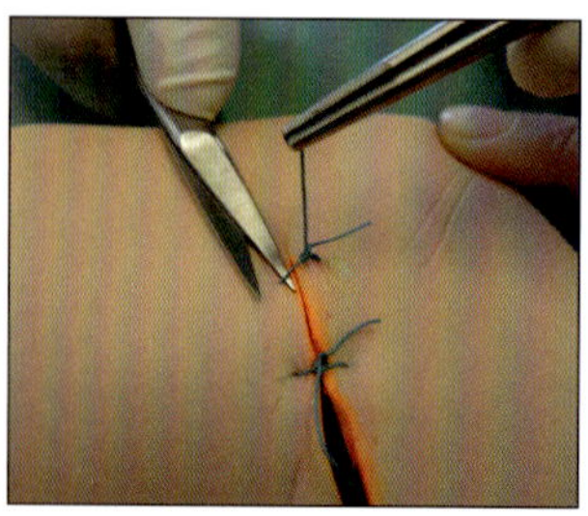

4. Die **Fäden** werden nach erneutem Desinfizieren der Wunde nach 8 bis 10 Tagen entfernt. Standen die Nähte anfangs sehr unter Spannung, wird zunächst nur jeder zweite Faden entfernt, nach 2 Tagen der Rest.
   Zum **Entfernen** der Fäden (Abb. li.) wird eines der Fadenenden mit der Pinzette angehoben und der in der Haut liegende Faden abgeschnitten.
   Hatte sich die genähte Wunde entzündet (Hitze, Rötung, Schmerz, Eiter, verstärkte Wundabsonderung, Schüttelfrost, Fieber), müssen die Fäden sofort entfernt werden, damit das Wundsekret oder der Eiter abfließen kann.

Klammern einer Wunde

C. 6.2.3. Klammern einer Wunde

Anstelle einer Wundnaht kann eine Wunde auch mit Hautklammern verschlossen werden. Kosmetisch ist das Ergebnis nicht so schön wie bei einer Naht, die Wundversorgung geht aber deutlich schneller.

Das **Hautklammergerät** (Nr. 21.14) wird der sterilen Packung entnommen (Abb. 1) und an einem Wundpol mit leichtem Druck auf die Wunde aufgesetzt. Eine zweite Person muss entweder per Hand oder mithilfe von zwei Pinzetten (Abb. 2) die Wundränder aneinanderhalten. Anschließend wird das Klammergerät ausgelöst. Das fertige Ergebnis zeigt Abb. 3.

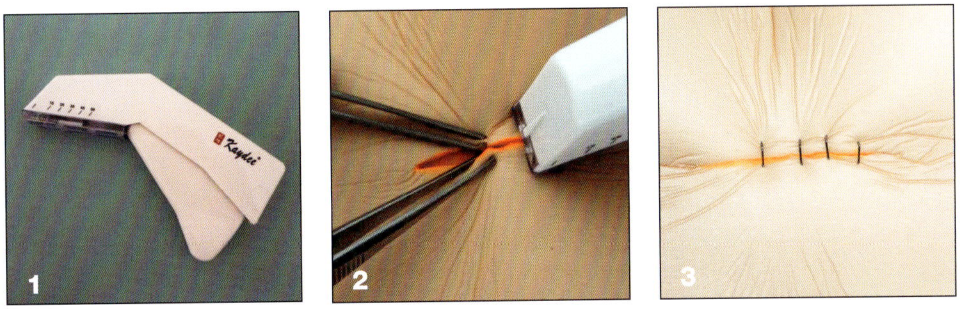

Entfernen der Hautklammern

Nach 7–10 Tagen werden die Hautklammern mit einem Klammerentferner (Nr. 21.19) entfernt (siehe Abb. 1 und 2).

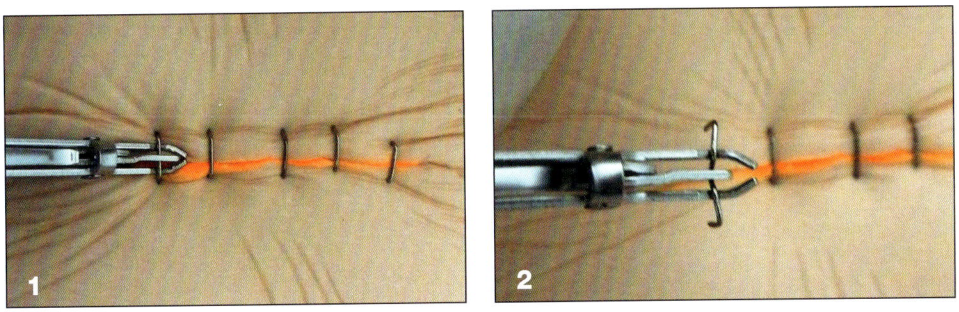

Wundverschluss am Kopf

C. 6.2.4. Wundverschluss am Kopf

Wenn die Kopfhaare lang genug sind, lässt sich eine Wunde auch damit verschließen. Hierzu werden die Haare über die Länge der Wunde zu beiden Seiten „verdrillt“ (Abb. 1). Auf die Wunde wird eine zusammengedrehte Kompresse gelegt und auf die Kompresse ein Faden (z. B. kräftiger Faden oder Takelgarn, Abb. 2, blau). Die „Haarzöpfe“ werden über der Kompresse gegenläufig zusammengezogen und die Wunde damit verschlossen. Sodann wird das Haar von einer zweiten Person durch den Faden mit einem Überhandknoten gesichert / verknotet (Abb. 3).

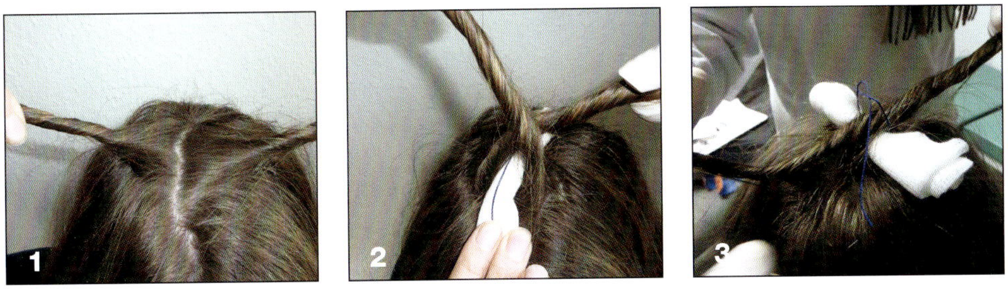

Quetschungen

C. 6.2.5. Fingerendgliedquetschungen

Fingerendgliedquetschungen führen oft zu Blutergüssen unter den Fingernägeln, die sehr schmerzhaft sein können. Man erkennt sie an einer dunkelblau-schwärzlichen Verfärbung. Ein Aufbohren des Nagels in diesem Bereich ermöglicht ein

Abfließen des Blutergusses und sorgt für eine schlagartige Schmerzfreiheit. Am elegantesten geschieht dies mithilfe einer aufgebogenen Büroklammer, die man mit einem Feuerzeug erhitzt und unter leichtem Druck durch den Nagel schmilzt. Meistens muss dabei die Klammer mehrfach erhitzt werden, vorhandene Ringe vorher vom verletzten Finger entfernen.

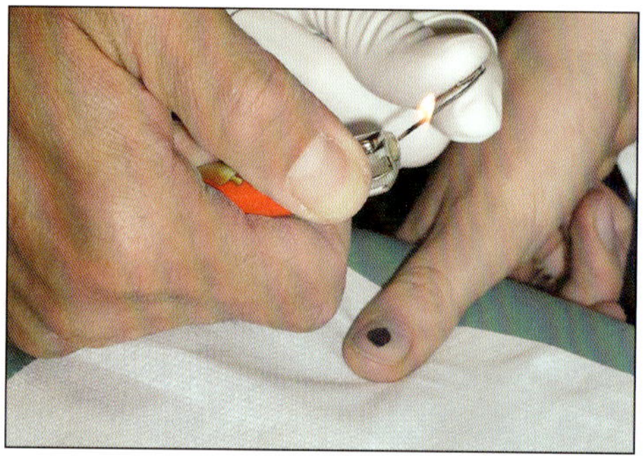

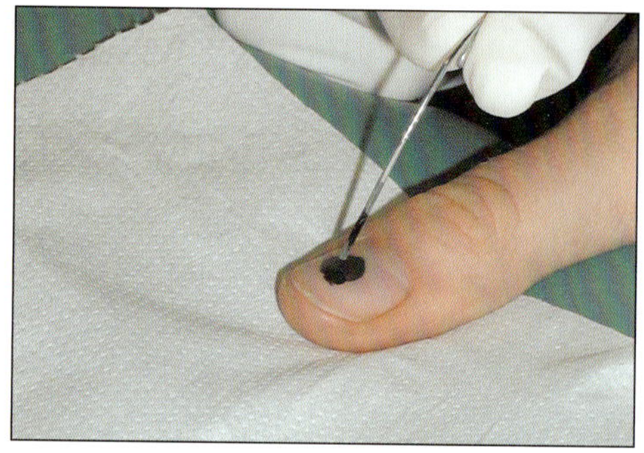

Abszesseröffnung

C. 6.2.6. Abszesseröffnung und Drainage

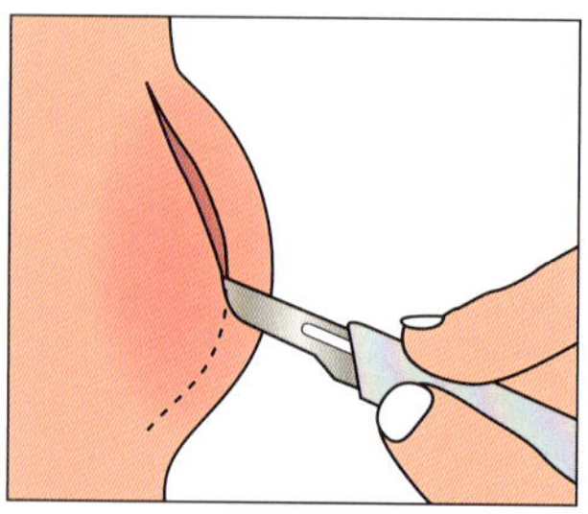

Der Kranke soll hingelegt werden. Die Prozedur ist leider nicht schmerzfrei. Der Helfer muss Handschuhe tragen.

Nach **Desinfektion** der Haut über dem Abszess (Nr. 14.11, mind. 2 Minuten einwirken lassen), kann eine Infiltration mit **Lokalanästhesie** (siehe S. 422 „Örtliche Betäubung der Wundumgebung durch Umspritzen") an der Grenze zwischen (entzündlich) geröteter und „normaler" Haut versucht werden. Das Einspritzen des Betäubungsmittels ist recht schmerzhaft. Danach wartet man mind. 10 Minuten ab, damit die Wirkung sich entfalten kann. Alternativ kann Vereisungsspray (Nr. 21.06) angewendet werden: Dabei wird der Abszess aus 10 cm Höhe so lange besprüht, bis sich eine weißliche **Vereisungsschicht** gebildet hat. Dann sofort „beherzt" mit dem Skalpell (Nr. 21.04) über der „Eiterbeule" einstechen und den Schnitt zügig um 1 bis 2 cm erweitern. Durch vorsichtigen seitlichen Druck den Eiter herausdrücken, danach mit der Pinzette (Nr. 21.18) die gesamte Wundhöhle mit einer ausgezogenen Kompresse (mit Jodsalbe, Nr. 14.12 bestreichen) ausstopfen, dann den Bereich mit Wundkompressen abdecken und diese mit Pflaster oder Fixomull® (Nr. 19.12) fixieren.

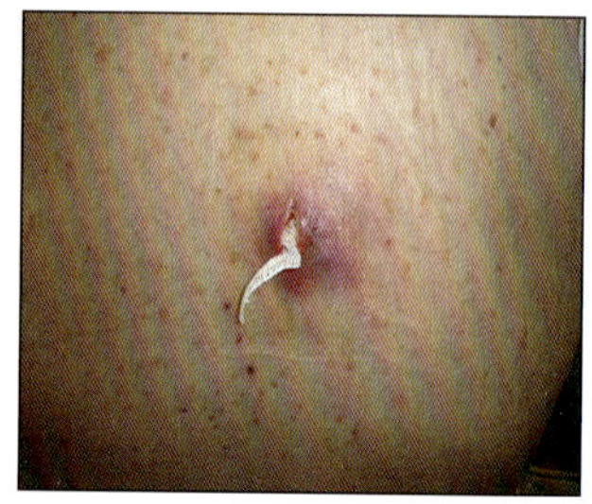

eröffneter Furunkel mit Tamponade

Angelhakenverletzung

C. 6.2.7. Angelhakenverletzungen

Sie kommen vor allem bei Angelfahrten recht häufig vor. Wegen des Widerhakens sollte möglichst ein Arzt den Haken entfernen. Ist dies innerhalb von 6 bis 8 Stunden nicht möglich, sollte man versuchen, den Haken zu entfernen. Eventuell ist eine örtliche Betäubung (Lokalanästhesie, Nr. 21.05) erforderlich (siehe Abbildung rechts).

Leitungsanästhesie

Vor Durchführung der sog. **„Leitungsanästhesie"** (Blockade der Nervenleitung) wird die Basis des zu betäubenden Fingers großzügig von allen Seiten (auch die „Unterseite" des Fingers) desinfiziert. Das Desinfektionsmittel (Nr. 14.11) drei

Minuten einwirken lassen. Von oben direkt neben dem Knochen senkrecht in die Haut einstechen (Abb. 1) und gleich 1 ml des Lokalanästhetikums an dieser Stelle injizieren. Danach wird die Nadel unter weiterem Einspritzen von etwa 2 ml bis zum „unteren“ Ende des Fingers vorgeschoben (Abb. 2). Die Haut an der Unterseite möglichst nicht durchstechen (wenn es passiert Nadel zurückziehen), deshalb Fingerdicke und Nadellänge versuchen abzuschätzen. Den gleichen Vorgang an der anderen Seite wiederholen. Das Medikament mindestens 5 Minuten wirken lassen.

- Sitzt der Widerhaken noch in der Haut (Abb. 1), den Angelhaken mit einer schmalen Flachzange oder einem Nadelhalter ganz durchdrücken und den Widerhaken mit einem Seitenschneider abkneifen (Abb. 2), dann den Hakenrest entfernen (Abb. 3).
- Wunde verbinden.

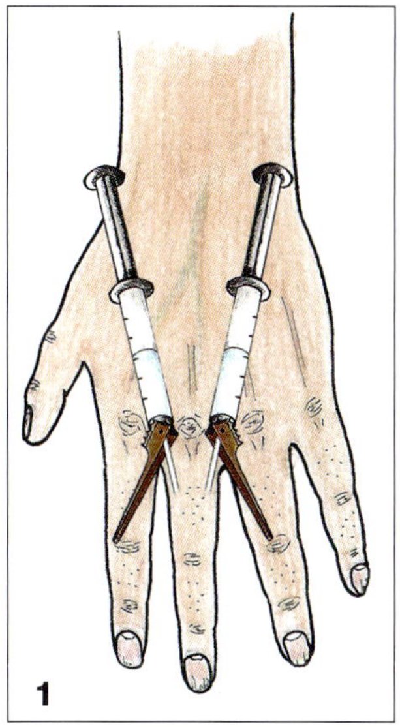

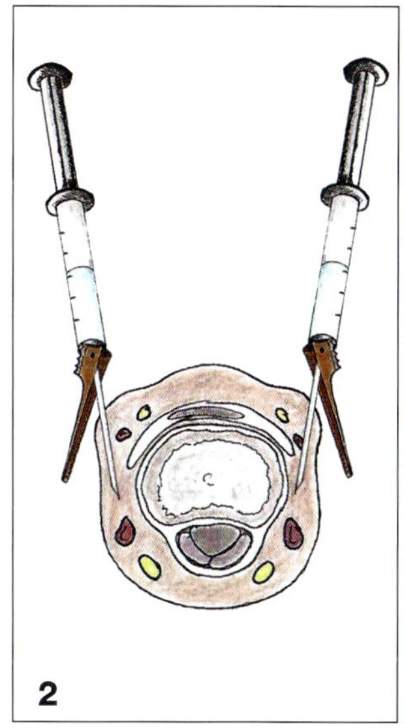

Lokalanästhetikum an die vier Fingernerven injiziert
(Zeichnungen Rathzi Morales)

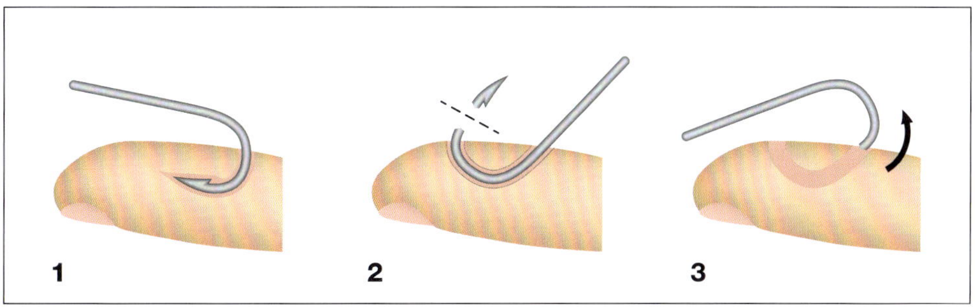

Angelhaken entfernen

C. 6.2.8. Splitterverletzungen / Fremdkörper der Haut

Häufig sind Holzsplitterverletzungen, bei denen Splitter oder Dornen in die Tiefe dringen und abbrechen.

- Zunächst die Haut desinfizieren (Nr. 14.11).
- Mit einer Einmal-Kanüle (Nr. 21.02, Gr. 1) den Splitter vorsichtig seitlich möglichst weit freilegen, damit man ihn in seiner ganzen Größe übersehen kann. Alte Holzsplitter brechen leicht ab.
- Den Splitter mit der Kanüle vorsichtig anheben, durch seitliche Bewegungen den Splitter lockern und ihn entgegengesetzt zur Eindringrichtung herausschieben, oder ihn mit einer sogenannten Splitterpinzette (Nr. 21.12) herausziehen.

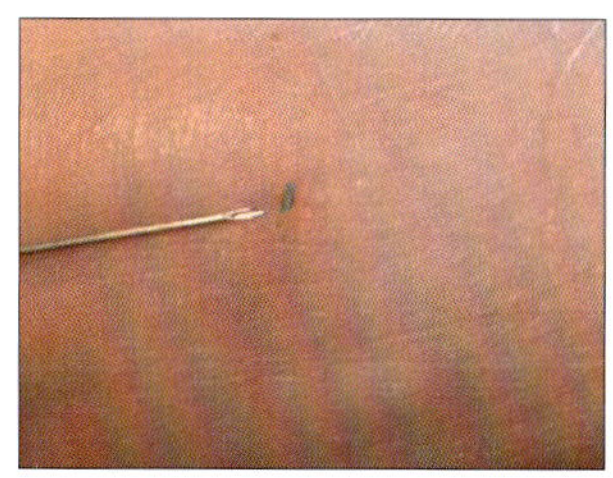

C. 7. **FRAKTUREN** (KNOCHENBRÜCHE) **UND LUXATIONEN** (VERRENKUNGEN)

siehe auch Kapitel B. 4. **„Unfälle“**

Schienen

C. 7.1. Schienen

Durch Schienung bei Verletzungen sollen
- **die Schmerzen gelindert,**
- **und die Transportfähigkeit hergestellt werden.**

Eine **Schiene** sollte gut sitzen, deshalb vorher an der gesunden Seite anpassen und möglichst die beiden benachbarten Gelenke mit ruhig stellen.

Druckstellen

Alle Schienen und Verbände können zu Druckstellen oder Schnürfurchen führen, wenn sie schlecht sitzen. Deshalb müssen die **Schienen, Binden sofort (!) gelockert werden, wenn der Verletzte über Engegefühl oder Schmerzen klagt**. Der Verletzte wird nur anfangs über Schmerzen an den Druckstellen klagen. Manchmal empfindet er auch unter dem Einfluss von Schmerzmitteln keine Schmerzen. Die Haut kann schon nach **wenigen Stunden** so stark geschädigt sein, dass die schmerzempfindenden Nervenzellen abgestorben sind. Dann kann es zu Druckgeschwüren kommen, die langsam heilen, Infektionen hervorrufen und tiefe Narben hinterlassen können.

Das Durchnässen des Verbandes an einer Schmerzstelle ist ein **höchstes Alarmzeichen!**

Bei dem Verdacht auf eine Druckschädigung muss die betroffene **Gliedmaße vorsichtig mit genügend Helfern ganz aus der Schiene gehoben** und die Gliedmaße genau (auch von unten) betrachtet werden. Dabei muss ein Verschieben der Bruchenden vermieden werden. **Der Schaden durch Druckstellen ist aber in der Regel größer als der Schaden, der durch das Anheben aus der Schiene an der Bruchstelle entstehen könnte.**

Für das Anlegen einer Schiene steht in der Regel mehr Zeit zur Verfügung, als der Ersthelfer unter dem Eindruck eines Unfallgeschehens annimmt.
Meistens hat der Verunfallte schon unmittelbar nach dem Unfallereignis reflektorisch eine Stellung oder Haltung eingenommen, in der er im Augenblick die wenigsten Schmerzen verspürt. Die Linderung der Schmerzen ist nicht nur für den Patienten subjektiv angenehm, sie vermindert auch objektiv die Schockgefahr. Deshalb sollten, wenn es die Umstände erfordern und erlauben, bei Knochenbrüchen oder Verrenkungen vor dem Anlegen von Schienen oder dem Umlagern starke Schmerzmittel (Nr. 5.06 oder 5.07) gegeben und deren Wirkungseintritt (bei Tabletten etwa 30 Minuten) auch abgewartet werden, bevor man die verletzten Gliedmaßen anfasst oder bewegt.
Diese Zeit sollte genutzt werden, um geeignetes Schienenmaterial und genügend Helfer zu finden.

Im Notfall sind z.B. auch gerollte Handtücher, Decken und Zeitungen, die durch feste Gegenstände (z.B. Segellatten) erforderlichenfalls versteift werden können, geeignet.

C. 7.1.1. Vorgefertigte Schienen (Orthesen)

Vorgefertigte Schienen sollten sich auf jedem Schiff befinden, das nicht innerhalb weniger Stunden einen Hafen erreichen kann.
Zu den gängigen vorgefertigten Schienen gehören z.B. Orthesen (mit Klettbändern zu fixieren) für Handgelenk (Nr. 19.13a) und Sprunggelenk (Nr. 19.13b).

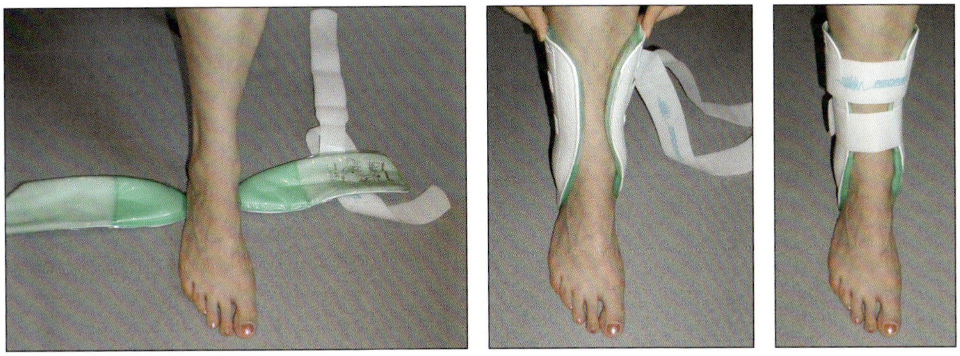

Sprunggelenkschiene: AIR-CAST®

Unterschenkelschiene: SAM®SPLINT

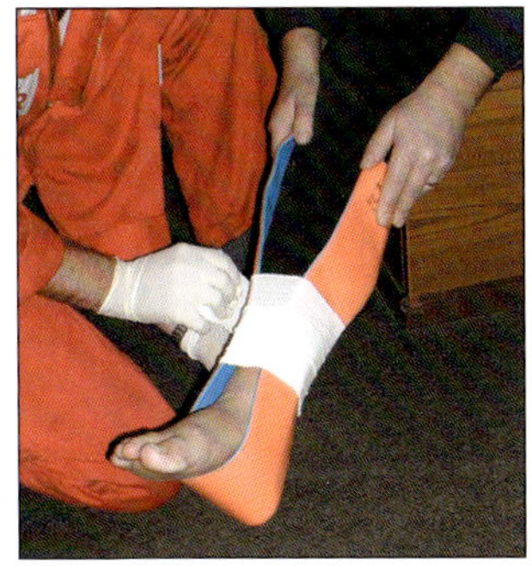

C. 7.1.2. **Flexible Schienen** (Aluminium)

Für den Notfall am besten geeignet sind biegsame Aluminiumschienen (Nr. 19.13), die sich für jede Gelenkverletzung anpassen lassen (siehe Abb. rechts).

C. 7.2. **Einrichten von Knochenbrüchen** (Frakturen)

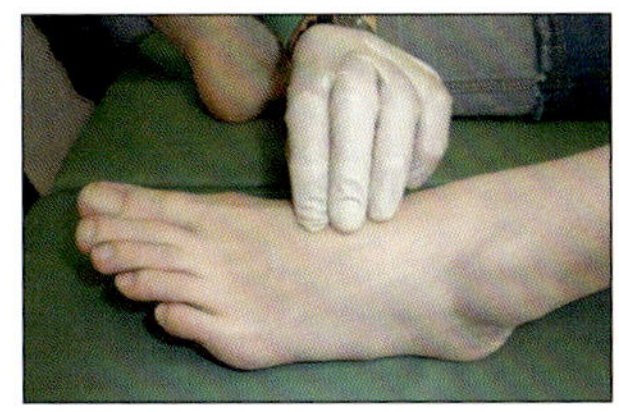

Tasten des Fußpulses zum Ausschluss einer Durchblutungsstörung werden Zeige-, Mittel- und Ringfinger auf die Haut des Fußrückens zwischen 1. und 2. Mittelfußknochen aufgesetzt und durch leicht dosierten Druck versucht man den Puls darunter zu fühlen.

Die Maßnahme dient zur **Vorbereitung** der Anlage eines Verbandes und einer Schiene. Vor jedem Eingriff ist Folgendes zu beachten:

- Eine ausreichende Anzahl von Helfern sollte zur Verfügung stehen.
- Alles benötigte Material muss bereitgelegt werden.
- Die zu ergreifenden Maßnahmen müssen mit allen Beteiligten in Ruhe und ausführlich geplant, abgesprochen und dann zügig ausgeführt werden:
  - Wer macht was?
  - Wer fasst wo an?
  - Wer gibt das Kommando?

Erste Hilfe:

- Vor jedem größeren Eingriff sollten ausreichend starke Schmerz- und Beruhigungsmittel gegeben und ihr Wirkungseintritt abgewartet werden (20 bis 30 Minuten). Starke Schmerzen könnten einen bestehenden Schock verstärken.
- Die später benötigte Schiene (Kapitel C. 7.1.) vorbereiten und schon an der unverletzten Seite anprobieren, damit später beim Anlegen an die verletzte Gliedmaße möglichst keine Korrekturen mehr erforderlich werden.
- Die gebrochene Gliedmaße muss durch gleichmäßigen und kräftigen Zug von beiden Enden aus (Zug und Gegenzug) durch zwei Helfer gestreckt werden. Ein weiterer Helfer verhindert ein Durchbiegen an der Bruchstelle durch ein vorsichtiges Unterstützen der Bruchstelle, z. B. beim Ober- oder Unterschenkelbruch, falls dies notwendig sein sollte.
- Ist es gelungen, eine achsengerechte Stellung der Gliedmaße zu erreichen, bzw. hat das Gelenk die annähernd gleichen Umrisse wie das gesunde Gelenk, wird die Schiene möglichst unter Beibehalten des Zuges angewickelt.
- Die Schiene darf nicht zu fest angelegt werden. Nach dem Anlegen einer Schiene an Armen oder Beinen müssen sich die Finger bzw. die Zehen noch gut bewegen lassen, Gefühlsstörungen dürfen nicht bestehen. Die Nägel müssen eine rosige Farbe haben. Die Haut darf nicht blau-rot verfärbt sein.

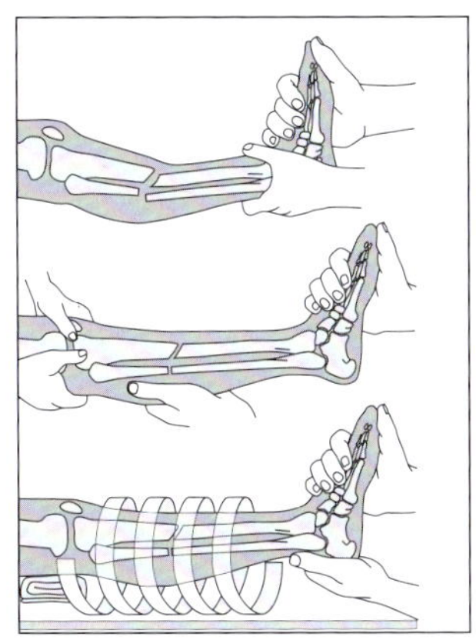

Einrichten einer Unterschenkelfraktur

Brüche von langen Röhrenknochen sind besonders instabil, hierzu gehören Ober- und Unterarm und Ober- und Unterschenkel. Sie sollten vor der Schienung unter Zug achsengerecht gestellt werden.
Die Abbildungen zeigen das Prinzip von „Zug- und Gegenzug" beim Unterarm- bzw. Handgelenksbruch und bei der Fraktur des Unterschenkels. Anstelle eines 2. Helfers kann der „Gegenzug" durch einen fixierten Gurt erfolgen.

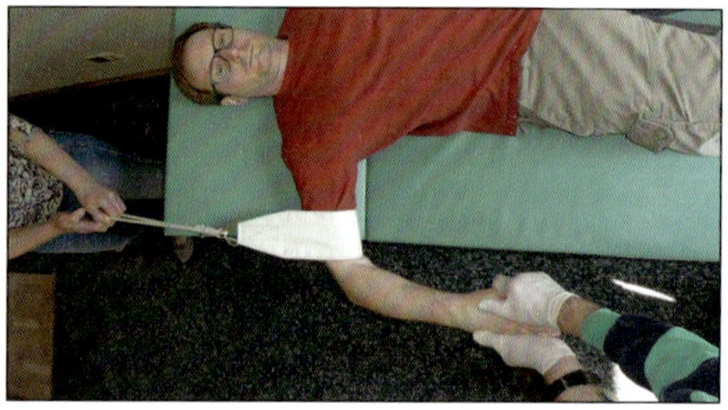

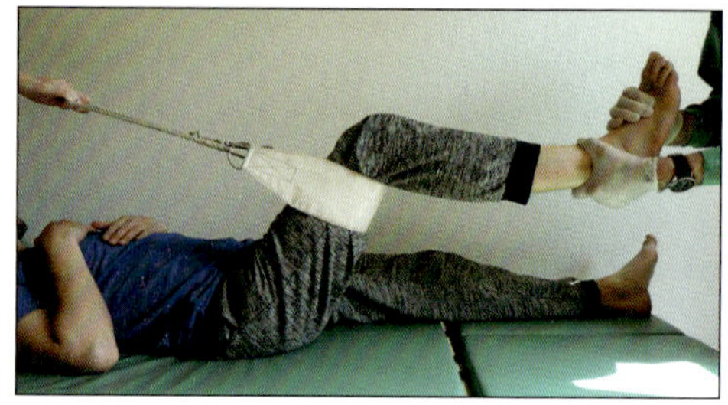

Unterarmfraktur einrichten (Abb. links) und Unterschenkel-Sprunggelenkfraktur einrichten (Abb. rechts)

C. 7.3. **Einrichten von Verrenkungen** (Luxationen)

Allgemeines: Von Verrenkungen sind Gelenke betroffen. Durch das Unfallereignis werden die Bänder und die Kapsel, die das Gelenk zusammenhalten, überdehnt. Der Gelenkkopf gleitet aus der Gelenkpfanne und springt nicht wieder in seine ursprüngliche Lage zurück.

Reposition Schulter

C. 7.3.1. **Reposition** (Einrenkung) **der ausgekugelten Schulter**

Die Reposition der Schulterluxation erfolgt am liegenden Patienten, der den betroffenen Arm selbst vor dem Bauch festhält (Abb. 1). Es wird beruhigend auf den Patienten eingeredet, indem die Maßnahmen erklärt werden und dieser dadurch abgelenkt wird. Der Helfer steht direkt neben dem Patienten.

1. **Vorbereitung:** Der Oberarm bleibt seitlich am Körper des Patienten liegen. Im Bereich des Handgelenks wird der Arm (fest) umgriffen und langsam nach oben geführt, d. h. im Ellenbogengelenk gestreckt. Der Patient soll versuchen, den Arm entspannt und locker zu lassen (Abb. 2).
2. **Reposition:** Unter weiterem ständigen Zug (ohne ruckartige Bewegungen) streng nach „oben" (Hinweis: „Ich ziehe jetzt vorsichtig den Arm gerade, keine Angst, wir machen es ganz langsam, es wird nicht wehtun, usw.") wird mit der anderen Hand (Abb. 3) der Oberarm zwischen Schulter und Ellenbogen umfasst und zeitgleich ein leichter seitlicher Druck (vom Patienten weg) ausgeübt.
   Es ist hilfreich, wenn ein weiterer Helfer mit seiner Hand unterhalb der Achselhöhle des Patienten mit leichtem Gegendruck verhindert, dass bei dem Manöver der Brustkorb angehoben wird. Das „Zurückgleiten" des Gelenkkopfes in die Pfanne wird mit einem leichten Ruck deutlich spürbar.
3. Nach gelungener Reposition wird der Arm (ohne loszulassen) langsam vor den Bauch des Patienten zurückgeführt und anschließend mit einer Schlinge oder im Dreiecktuch ruhiggestellt.

Erste Hilfe: Ruhigstellung wie beim Knochenbruch durch Schienen.

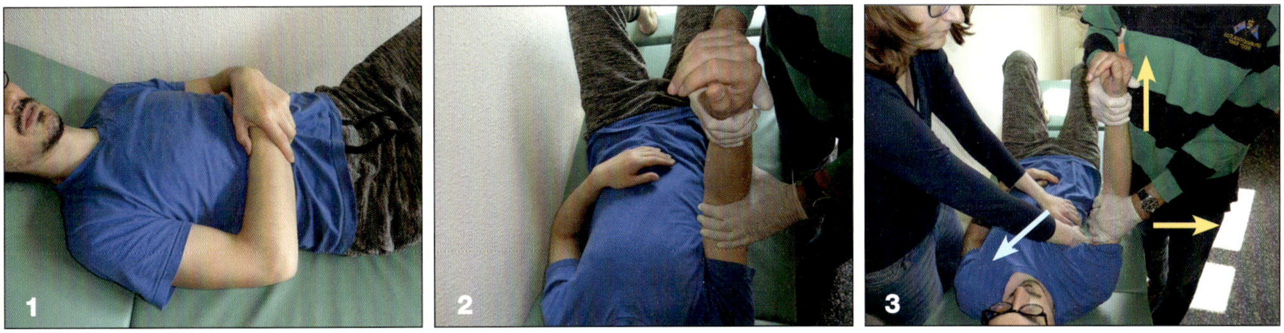

Reposition Sprunggelenk

C. 7.3.2. Reposition der Sprunggelenksluxation

Diese muss unter Gabe von einem starken Schmerz- und auch Beruhigungsmittel unbedingt durchgeführt („erzwungen") werden (siehe Kapitel B. 4.2.27.). Der Helfer, der den Zug am Fuß ausführt, muss Vorfuß und Ferse des Verletzten fest und sicher umgreifen können, d. h. zumindest ein Gummistiefel muss entfernt werden.
Der Oberschenkel muss im Hüftgelenk gebeugt von einem zweiten Helfer fest umfasst oder mithilfe einer Schlinge sicher fixiert werden (siehe Abb. rechts auf S. 430).
Wenn die Medikamente wirken, wird auf Kommando „energisch" gezogen, auch wenn der Patient Schmerzen lautstark äußern sollte! Danach erfolgt die Ruhigstellung mit einer U-förmig gebogenen Schiene und Kontrolle der Fußpulse (an der Rückseite des Innenknöchels oder zwischen dem ersten und zweiten Mittelfußknochen auf dem Fußrücken).

Reposition Unterkiefer

C. 7.3.3. Reposition des Unterkiefers

Der Patient soll mit erhöhtem Oberkörper (halb sitzend) gelagert werden, wobei der Hinterkopf fest abgestützt sein muss, damit der Patient mit dem Kopf nicht zurückweichen kann kann (Abb. 1). Der Kopf soll sich etwa in Hüfthöhe des Behandlers befinden, damit dieser von einer optimalen Position aus arbeiten kann.

1. **Vorbereitung:** Der Helfer steht seitlich vor dem Patienten und legt die Daumen beider Hände so weit wie möglich hinten im Kiefer auf die Backenzähne. Die übrigen Finger umgreifen von unten das Kinn (Abb. 2).
2. **Reposition:** Es sollte erst die eine, dann die andere Seite eingerenkt werden. Mit dem Daumen der entsprechenden Seite wird nach unten gedrückt (Abb. 3.: Pfeil nach hinten und unten 3.), während die Finger am Kinn eine „Kippbewegung" (gebogene Pfeile 1 und 2)) im Handgelenk ausführen und damit das Kinn anheben. So wird das Gelenkköpfchen des Unterkiefers über einen Knochenvorsprung an der Gelenkpfanne „gehebelt" und gleitet ins Gelenk.

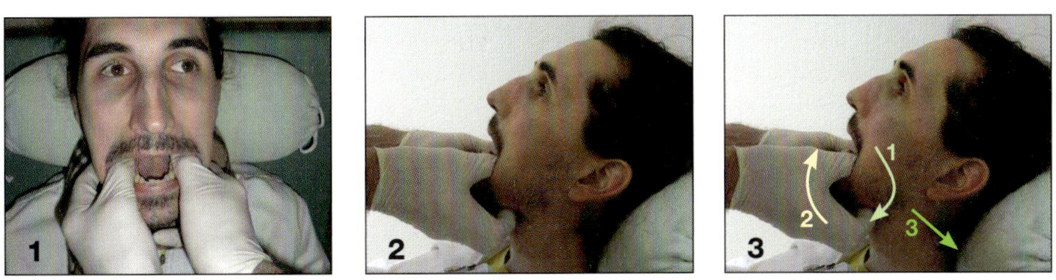

Schienung Unterkiefer/ „Kinnschleuder“

C. 7.3.4. „Schienung“ bei Unterkieferfraktur

Ein zusammengefaltetes Dreiecktuch („Kinnschleuder“) mittig um das Kinn legen und dann zu beiden Seiten die „Krawatte“ gegenläufig um 180° verdrehen, damit das Kinn fest „eingefasst“ ist (Abb. 1).
Die Enden werden um den Kopf geführt und dann über einer Schläfe gekreuzt (Abb. 2). Dann wird das Tuch um Stirn und Hinterkopf herumgeführt und an der gegenüberliegenden Schläfe verknotet.

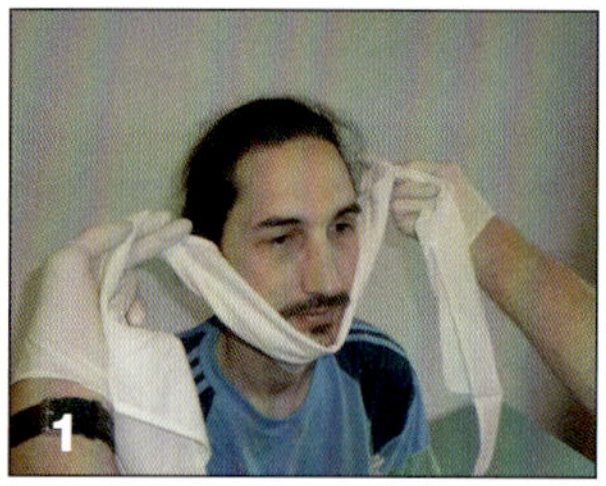

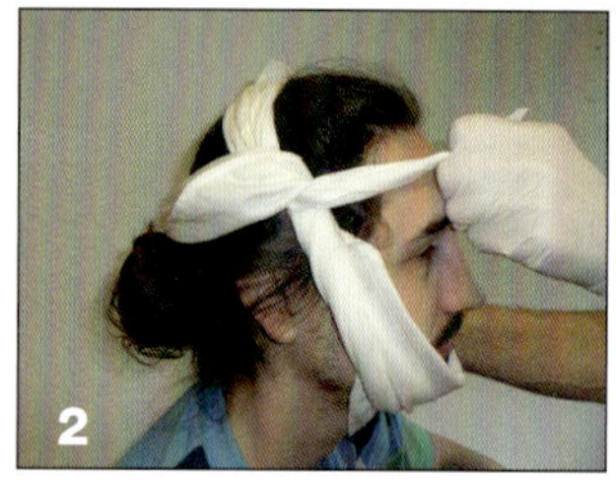

C. 8. RETTUNG UND TRANSPORT

Rettung aus dem Wasser

C. 8.1. Rettung aus dem Wasser

Jeder Schiffsführer muss wissen, wie er **mit seinem Schiff** einen im Wasser Treibenden an Bord bekommen kann. Hierfür ist erforderlich, dass

- der Schiffsführer ein **genaues Konzept** hat, wie im Ernstfall das Manöver und die Rettung abzulaufen haben,
- die **technischen Voraussetzungen** (z. B. Bergegurt, Leinen, Taljen) für eine Rettung aus dem Wasser vorhanden und stets einsatzbereit sind und
- die **Mannschaft vor Antritt der Reise** über die Handhabung informiert und eingewiesen worden ist.

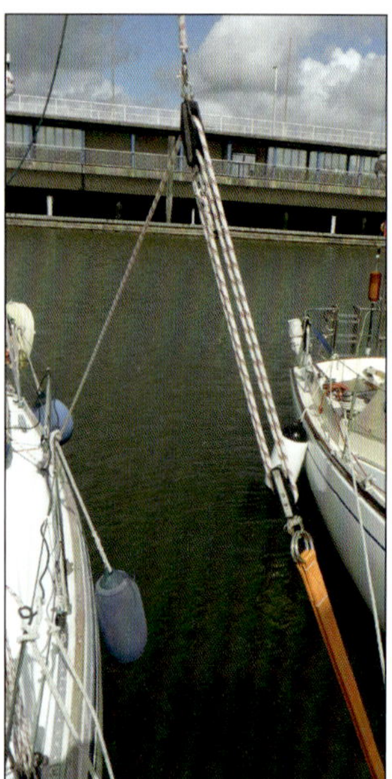

Rettungstalje

Zu der im Wasser treibenden Person muss eine Leinenverbindung hergestellt werden, wobei zu berücksichtigen ist, dass **unterkühlte** Menschen oft **nicht** mehr in der Lage sind, eine Leine zu ergreifen oder durch Muskelkraft bei der eigenen Rettung mitzuhelfen. Trägt der/die Verunfallte keine Rettungs-/Schwimmweste, kann es passieren, dass beim **Versuch** eine Leine zu ergreifen oder wenn versucht wird, ans Schiff heranzuschwimmen, die letzte verbleibende Luft, die gerade noch für **Restauftrieb** sorgt, aus der Kleidung entweicht und die Person in Sichtweite untergeht! **Diese Gefahr wird umso größer, je kälter das Wasser ist und je länger das „Mensch (Mann/Person)-über-Bord-Manöver“ dauert!**

Bei ausreichender Crewstärke sollte deshalb einkalkuliert werden, dass eine **zweite Person** (aber nur mit Überlebensanzug!) durch eine Leine gesichert **ins Wasser** geht und den Rettungsvorgang unterstützt. Deshalb ist unbedingt erforderlich, eine flexibel anzubringende **Badeleiter** oder (besser) ein **Kletternetz** (siehe nächste Seite beide Abb. rechts) an der Bordwand zu haben.
Bei **bewusstseinsgetrübten** Personen besteht der Verdacht der Unterkühlung, sie sollten wenn möglich **horizontal** gerettet werden! (siehe folgende Abb.)

Unabhängig von der ärztlicherseits empfohlenen horizontalen Rettung gilt es in folgender Situation schnell zu handeln: Wenn eine Person so **geschwächt** oder auch **bewusstlos** ist und das Gesicht mit den Atemwegen (Mund und Nase) beim Manöver **unter Wasser** gerät, dann muss derjenige so schnell wie möglich (und egal in welcher Körperlage! – siehe Literatur Nr. 37.) sofort aus dem Wasser gezogen werden, **es droht unmittelbares Ertrinken!**

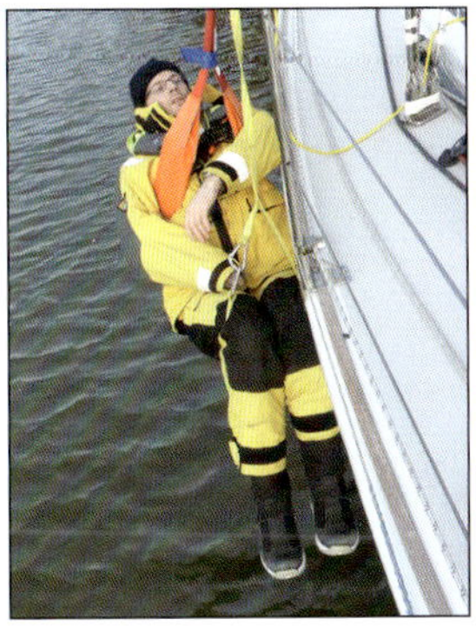
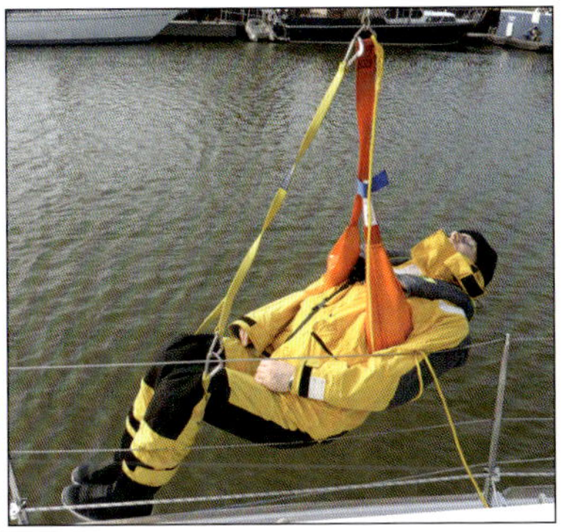
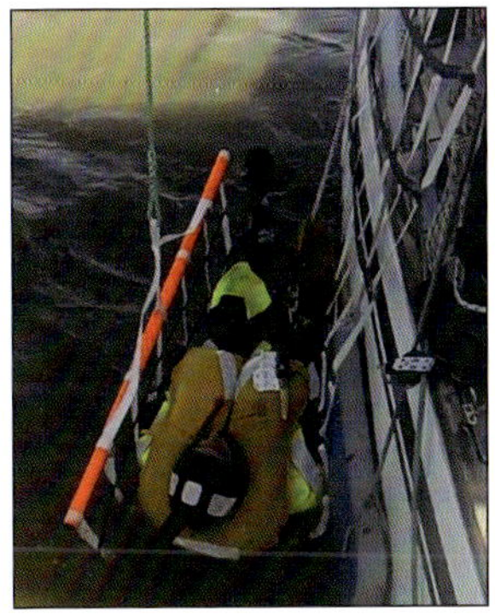
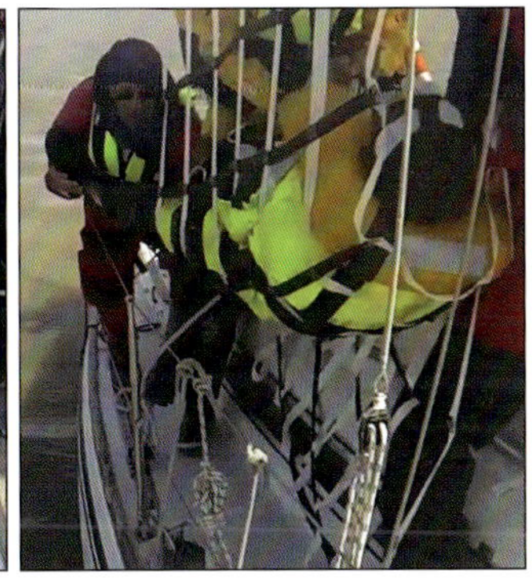

C. 8.2. Rettung aus Luken, Niedergängen oder sonstigen Gefahrenbereichen

Die verschiedenen Rettungsarten sind aus den Abbildungen ersichtlich.

Als Gurt beim Retten aus Mannlöchern oder beim Transportieren empfiehlt sich ein Arbeits- oder Sicherheitsgurt, notfalls ein mehrfach gefaltetes Dreiecktuch (Abb. links).

Mit dem **Rautek-Griff** lässt sich eine verunfallte Person am schnellsten aus dem Gefahrenbereich retten (Abb. rechts).

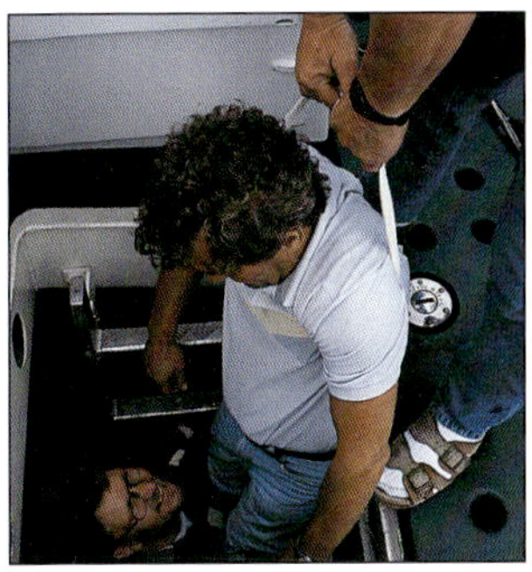
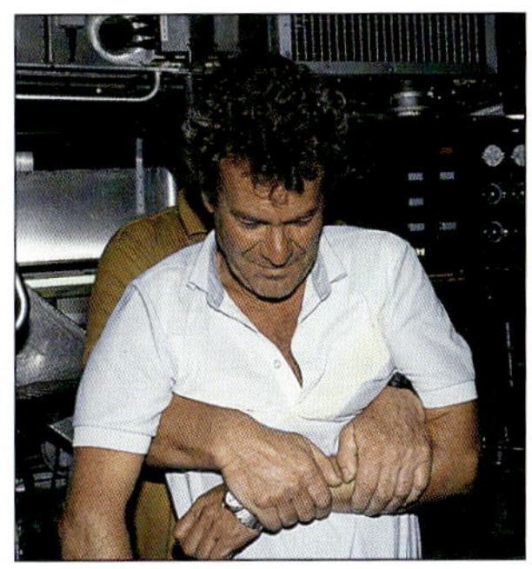

Rautek-Griff

C. 8.3. Rettung durch Hubschrauber

Hubschrauberrettung

Allgemeines: Hubschrauber werden zum Suchen und Retten (Search and Rescue, abgekürzt **SAR**) sowie zu sonstigen Hilfeleistungen eingesetzt.
Hubschrauber können unbeeinträchtigt von navigatorischen Hindernissen (Sandbänken oder Untiefen) schnell große Gebiete absuchen und über den in Not befindlichen Objekten zum Stehen kommen.
Das **Wetter** spielt für die Einsatzfähigkeit unter anderem folgende Rolle:
- Für den stationären Schwebeflug ist für jeden Hubschrauber eine Windanströmung von vorne für die Leistungsdaten des Hubschraubers vorteilhaft. Dieses kann bei Windstille durch die gewählte Schiffsgeschwindigkeit erzielt werden (der stationäre Schwebeflug, auch „Hovern“ genannt, bei Windstille oder Wind

von achtern, verlangt eine deutlich höhere Triebwerksleistung. Eine Anströmung von vorne ist deshalb von Vorteil).
- Gewitter, gefrierender Regen und/oder gefrierender Nebel schließen einen Hubschraubereinsatz aus. Extreme Wetterlagen, wie zum Beispiel Orkan oder sehr geringe Sichten, können unter Umständen ebenfalls einen Hubschraubereinsatz einschränken oder ausschließen. In solchen Fällen entscheidet letztendlich die Besatzung bzw. der verantwortliche Pilot anhand der Vorschriftenlage, ob ein Einsatz geflogen wird oder nicht.

Für die Bundesrepublik befindet sich die **Leitstelle** für den Such- und Rettungsdienst See der Bundeswehr – das Rescue Coordination Center, abgekürzt **RCC** – für den Bereich Nord- und Ostsee **in Glücksburg**.
Diese Leitstelle arbeitet eng mit dem **seegebundenen** Rettungsdienst – Maritime Rescue Coordination Center, abgekürzt **MRCC** – der **Deutschen Gesellschaft zur Rettung Schiffbrüchiger in Bremen** zusammen. Beide Leitstellen sind über **Direktleitungen** miteinander verbunden und koordinieren die Einsätze.

Bei der **Seenotrettung durch die Marine** kommt in der Regel die MK 41 **Sea King** zum Einsatz und in Ausnahmefällen als SAR-Mittel 2. Grades die MK 88a **Sea Lynx** (Bordhubschrauber der Marine).

Der Hubschrauber **Sea King** wird im **Jahr 2023** durch den **Sea Lion** ersetzt, der dann die Tätigkeiten im SAR-Dienst übernimmt.

Die **Bundespolizei** verfügt über Hubschrauber vom Typ **EC 155** und vom Typ **Super Puma**, die auch für die Rettung auf See mitunter eingesetzt werden. Der **ADAC** hält einen Hubschrauber vom Typ H 145 zur Offshorerettung vor. Die hier beschriebenen Verfahren sind allgemeingültig und unabhängig der verschiedenen Hubschraubermuster anzuwenden.

Die Marinehubschrauber sind rund um die Uhr einsetzbar und haben eine Besatzung von bis zu vier Personen. Sie können Personen zur Hilfeleistung absetzen, z. B. einen Arzt, der schon vor Ort tätig werden kann.
Ein Arzt gehört jedoch nicht zur ständigen Besatzung eines Marinehubschraubers. Er muss vor dem Einsatz (meist durch das RCC) angefordert und aufgenommen werden.

Die Höchstgeschwindigkeit eines Hubschraubers ist von der Windrichtung und Windgeschwindigkeit abhängig, kann aber im Mittel mit 120 kn angenommen werden. Die Suchgeschwindigkeit beträgt im Mittel 60 bis 80 kn.

Die Einsatzzeit beträgt etwa 3,5 Stunden und verlängert sich, wenn die Möglichkeit zum zwischenzeitlichen Auftanken gegeben ist, z. B. auf Bohrinseln oder Schiffen mit Hubschrauberlandeplattform.
Der Marinehubschrauber ist blindflugfähig, nachtbergefähig und fast bei jedem Wetter einsetzbar. Er verfügt über eine Radareinrichtung, Leuchtkörper, Funkpeiler für UHF und VHF und Funksprechverbindungen auf UHF, VHF, HF und UKW. Er verfügt über ein automatisches Anflugverfahren und über eine Hoverautomatik, mit deren Hilfe er über einem bestimmten Punkt längere Zeit schweben kann.
Das Seil der Rettungswinde ist etwa 75 Meter lang.

C. 8.3.1. Zusammenarbeit des Hubschraubers mit dem Havaristen

Notmeldung

Die Notmeldung
Muss wegen einer dringenden Gefahr für Schiff oder Besatzung **Hilfe angefordert** werden, hat die **Meldung (an alle Seefunkstationen)** Angaben zu enthalten über
- die **Art** des Notfalls,
- die **Position** (Länge und Breite oder möglichst genaue Ortsbeschreibung),
- **Schiffsname, Rufzeichen**, geschaltete Frequenz, eventuell Angaben über eine Relaisstation,
- weitere **wichtige Einzelheiten**, z. B. Angaben, die die Identifizierung des Schiffes erleichtern (Typ, Größe, Rumpffarbe, Takelungsart, Segelnummer) oder Aufschlüsse über die Situation an Bord erlauben,
- **die Uhrzeit,**
- Angaben über die **Möglichkeit des Kontaktes für Rückfragen** (Ansprechwege, UKW-Kanal, Relaisstationen).

Siehe auch Kapitel A. 16. „Notruf“ und C. 9. „Überleben im Seenotfall“.

Kontaktaufnahme

Die Kontaktaufnahme mit dem Hubschrauber sollte möglichst frühzeitig erfolgen, um Zeitverluste zu vermeiden.

Auf dem Funkwege: Der Marinehubschrauber hört auf **Kanal 16** (Anrufkanal), und er verweist dann auf einen Arbeitskanal, in der Regel auf Kanal 10 oder 8. Der Funkkontakt sollte möglichst rechtzeitig hergestellt werden, wenn der Hubschrauber sich noch im Anflug befindet. Schwebt der Hubschrauber über dem Havaristen, ist wegen des Fluglärms eine Funkverbindung kaum möglich. Dann ist Zeichensprache notwendig (siehe Kapitel C. 8.3.3.).

Sichtkontakte: Besonders bei größeren Schiffsansammlungen kann es für die Hubschrauberbesatzung schwierig sein, das hilfesuchende Fahrzeug optisch zu identifizieren. Es muss sich möglichst deutlich kenntlich machen.
Damit die Hubschrauberbesatzung die Signale überhaupt wahrnehmen kann, muss er sich im Anflug befinden, oder die Kanzel des Hubschraubers muss gut sichtbar sein.
Das **Bemerkbarmachen nach Aufforderung durch den Hubschrauber** kann z. B. erfolgen durch:
- **Seenotsignale**, wie z. B. **Tagesrauchsignale (geben zusätzliche Information über vorherrschende Windrichtung), Handfackeln**, Scheinwerfer, Spiegel, Blitzbojen. Achtung: **Fallschirmsignale dürfen nur dann eingesetzt werden, wenn der Hubschrauber noch so weit entfernt ist, dass er durch sie nicht gefährdet wird,**
- **Vorsegel** hissen und bergen,
- **Winken** mit auffälligen Gegenständen, wie z. B. mit Flaggen, Laken oder Tüchern,
- **Positionslampen** einschalten und eingeschaltet lassen.

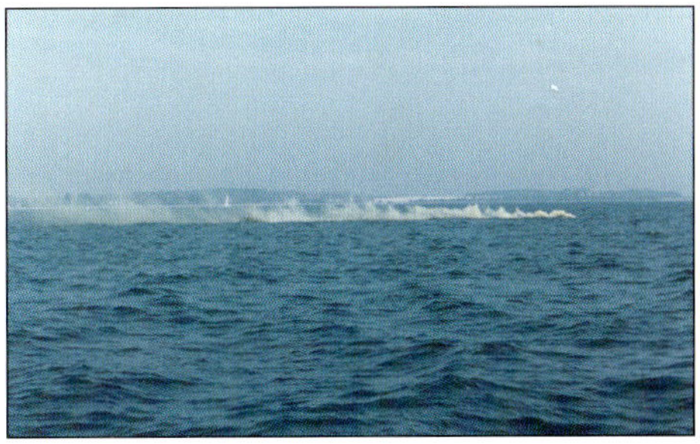

Bemerkbarmachung durch Tagesrauchsignale

Achtung: Unterlassen Sie während der Dunkelheit unbedingt eine **Blendung der Hubschrauberbesatzung,** z. B. durch
- helle **Lampen**,
- **Blitzlicht von Kameras (!)** und
- **Leuchtfallschirme**.

Durch Blendung gefährden Sie nicht nur die Hubschrauberbesatzung, sondern auch die eigene Besatzung!

Die Annährung an den Havaristen ist abhängig von unterschiedlichen Umwelteinflüssen. Ein mögliches und von den Hubschrauberbesatzungen oftmals gewähltes Anflugverfahren lässt sich wie folgt beschreiben:
Hierbei wird
- das Schiff **einmal überflogen,**
- dann **ein Kreis von einer Seemeile Durchmesser** geflogen,
- dann **kommt** der Hubschrauber zurück,
- **verliert an Höhe** und
- kommt in geringer Höhe **neben dem Schiff zum Schweben (Hoverautomatik)**,
- um dann mit der eigentlichen **Rettungsarbeit** zu beginnen.

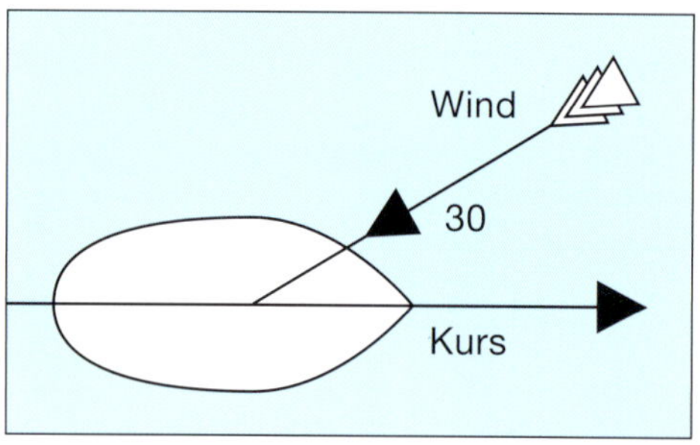

Das **Schiff fährt –** sobald der Hubschrauber in unmittelbarer Nähe ist – **mit einer konstanten, nicht zu geringen Geschwindigkeit, mit der es noch gut steuerbar ist, einen konstanten Kurs gegen den Wind.** Der Hubschrauber nähert sich in der Regel dem Schiff **von achtern und gegen den Wind**.
Handelt es sich um einen Marinehubschrauber, was in der Regel der Fall ist, soll der Kurs so gewählt werden, dass der **Wind mit etwa 20–30° von Backbord einfällt** (Windeinfall von Backbord deshalb, weil sich die Winde an der Steuerbordseite des Hubschraubers befindet), der Hubschrauber fliegt also die Backbordseite des Havaristen an.

Auf keinen Fall darf der Havarist während des Manövers von sich aus Kurs oder Geschwindigkeit ändern! Ein Hubschrauber kann Hilfebedürftige entweder
- **vom Deck eines Schiffes,**
- **aus einer Rettungsinsel,**
- **einem Beiboot oder**
- **aus dem Wasser**

aufnehmen.

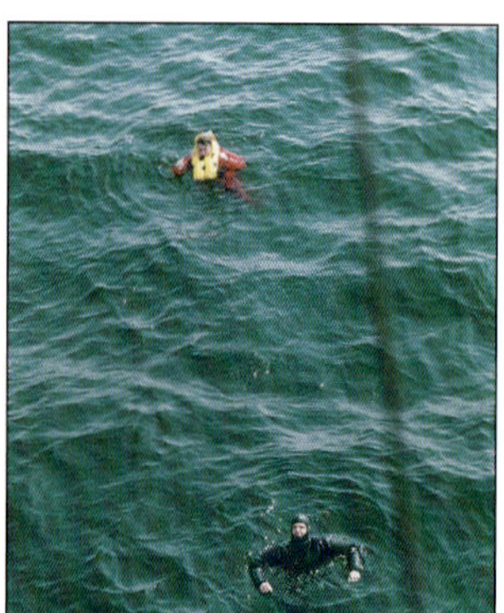

Gut sichtbare Kleidung dient der besseren Erkennbarkeit

Die Rettung erfolgt **je nach Gesundheitszustand** des Betroffenen oder in Abhängigkeit von der vorgefundenen Situation an Bord
- **mit der Einzelschlinge,**
- **im Doppelwinschverfahren,**
- **im Stretcher (Rettungstrage mit Führungsleine),**
- **im Astronautenkorb.**

Bei schweren Verletzungen oder Erkrankungen, z. B.
- bei **starker Unterkühlung** (siehe Kapitel B. 8.1.),
- schwerem **Schockzustand,**
- **Brustkorb- oder Wirbelverletzungen**,
- **Oberschenkelbruch**,
- **Herzinfarkt** oder
- akutem **Bauchschmerz,**

darf der Betroffene nicht mit einer Schlinge, sondern muss nach Möglichkeit mit einer Trage oder in einem Astronautenkorb gewinscht werden.

C. 8.3.2. Vorbereitung auf das Winschmanöver

Die Schiffsbesatzung muss vorher **durch den Schiffsführer** darüber informiert werden,

- wie das Manöver ablaufen soll,
- wie die **Verständigung** mit einem Hubschrauber erfolgen soll, z. B. wie
- ein **Hubschrauber** über Seefunk **angefordert** werden kann,
- wie der **Havarist zu orten** (Position, Schiffsbeschreibung) ist,
- ein **Funkkontakt** auf UKW erfolgt (siehe Kapitel C. 8.3.1.),
- dass von dem Augenblick an, in dem sich der Hubschrauber über dem Havaristen befindet („hovert"), wegen des Fluglärms eine Verständigung per Funk nicht mehr möglich ist, sondern durch **Handzeichen** erfolgt (siehe Kapitel C. 8.3.3.) und
- dass dann ein **dauernder Blickkontakt** mit der Hubschrauberbesatzung zu halten ist.

Auf großen Schiffen:

- **Klarieren des Decks**,
- Entfernen eventuell **störender Teile der Takelage**.

Auf Segelyachten:

- **Segel bergen und festzurren**, damit sie nicht durch den Abwind der Rotorblätter (etwa 150 km/h), den „Downwash", erfasst werden können.
- **Dirk wegnehmen.**
- **Großbaum an Deck** legen oder **bis zum Want** vorfieren und festsetzen („Bullentalje").
- Alle **losen Gegenstände werden unter Deck verstaut** oder festgezurrt.
- Alle am Manöver beteiligten Personen legen **Rettungswesten** an.

Auf keinen Fall dürfen sich der Rettungsgurt, die Trage oder der Astronautenkorb im Rigg verfangen!

Erforderlichenfalls muss für den Verletzten ein **Beiboot oder eine Rettungsinsel an einer extra angeschlagenen Schleppleine** klargemacht werden:

- Rettungsinseln und Beiboote **bleiben dabei im Schlepp** oder man muss versuchen,
- ein **Vertreiben** durch den „Downwash" (Abwind des Hubschraubers) **möglichst zu verhindern** (durch Nachschleppen von Treibanker oder Fender, die durch einen Anker beschwert werden).
- In der **Rettungsinsel** hinsetzen, um sie zu **stabilisieren**. Sollen mehrere Personen aus einer Rettungsinsel aufgewinscht werden, müssen die letzten zwei auf der Spritzschutzdecke der Rettungsinsel sitzen, um ein Kentern durch den „Downwash" zu vermeiden.

Sind auch diese Möglichkeiten nicht gegeben, muss möglicherweise der Betroffene **aus dem Wasser** geborgen werden. Er muss vorher eine **Rettungsweste anlegen und sich durch warme Kleidung vor Unterkühlung schützen**.

C. 8.3.3. Winschmanöver

Der Hubschrauber **fiert das Seil** weg. Das Seil der Winde ist abhängig vom Hubschraubermuster zwischen 30 und 75 Meter lang. Kurz vor Erreichen des Schiffes oder der Person wird die Rettungsschlinge zur Erdung ins Wasser getaucht, **sonst könnte derjenige, der das Seil zuerst berührt, einen sehr**

schmerzhaften elektrischen Schlag erhalten – es besteht jedoch keine Lebensgefahr.

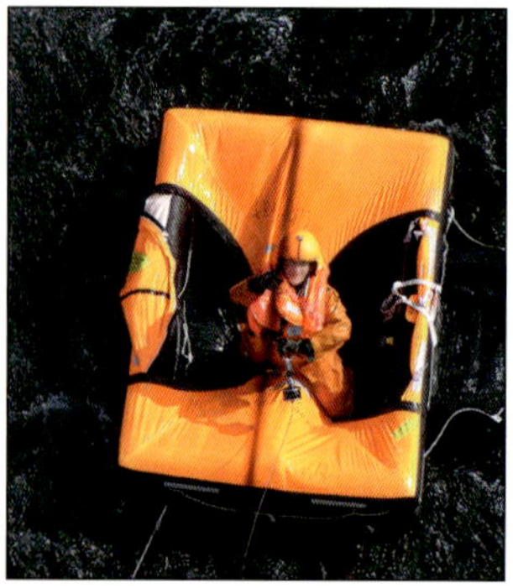

Winschen aus der Rettungsinsel

Auf keinen Fall darf die Führungsleine, der Astronautenkorb oder das Ende der Rettungsschlinge an irgendeinem Teil des Schiffes belegt oder unter Deck genommen werden!

Wenn sich der Hubschrauber unmittelbar über dem Havaristen befindet, erfolgt die **Verständigung durch Handzeichen, da** wegen des Fluglärms eine **Verständigung per Funk nicht mehr möglich** ist:

- **Daumen oder Arm nach oben** bedeutet **„Aufwinschen“** oder bezeichnet eine **positiv zu beurteilende Situation**,
- **Faust geballt oder waagerechte Armbewegung: „Stopp“** oder bezeichnet eine **unklare Situation**,
- **Daumen oder Arme nach unten** gestreckt bezeichnet eine **negativ zu beurteilende Situation**.
- **Für das Fieren gibt es kein Zeichen.**
- **Verstanden werden aber auch Zeichen, wie sie in der Seefahrt beim Löschen und Laden üblich sind.**
- Die **Zeichen des Besatzungsmitgliedes** des Hubschraubers sind **laufend zu beobachten,** seine **Anordnungen sind zu befolgen**.

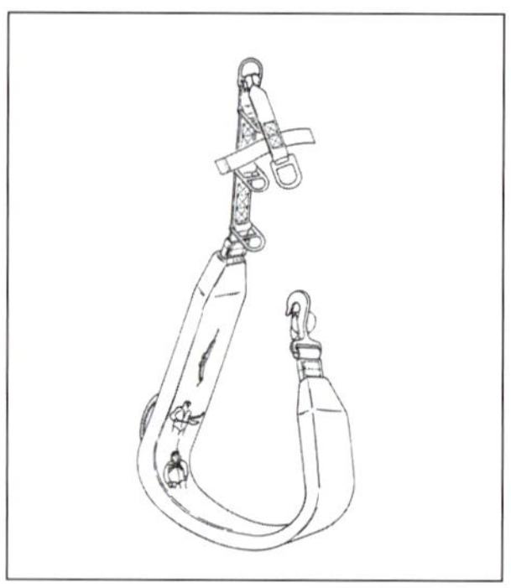

Rettung mithilfe der Einzelschlinge (siehe Abb.):

- **Schlinge annehmen**, nicht abhaken (**1**).
- **Gewicht** am Seilende **festhalten** (nicht belegen!), damit keine Gesichtsverletzungen auftreten.
- **Schlinge umlegen** (**2**) oder überstreifen (**4**), dabei
  - Gurt unter die Achseln, nicht zu eng anlegen, beide Arme nach unten halten,
  - Rückenteil über die Schulterblätter,
  - Karabinerhaken vorn.
- **Karabinerhaken dem Körperumfang entsprechend** einhaken (***3***), meistens in den mittleren Ring.
- **Klarzeichen** zum Hubschrauber geben (Daumen nach oben), der dann aufwinscht.
- Sind die Füße vom Fahrzeug frei, zum Vermeiden von Verletzungen die **Beine schließen** und leicht **anwinkeln**, die **Arme seitlich vom Körper** anlegen oder **vor** dem Körper verschränken oder die **Handgelenke umfassen. Kopf** auf die Brust **beugen** (**5**).

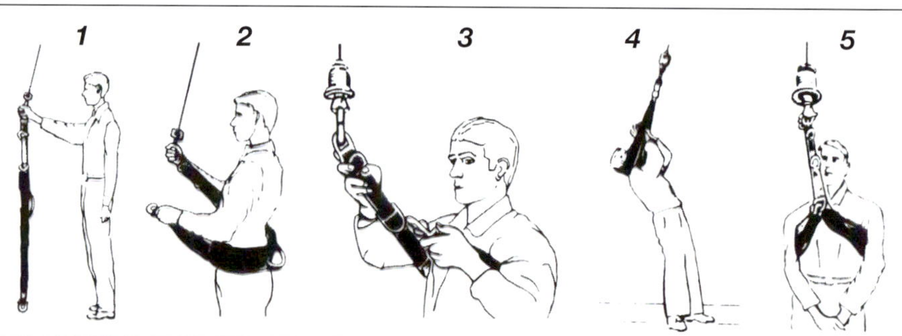

1 Vorbereitung
2 Einstieg
3 Anlegen des Rettungsgurtes
4 Einstieg bei geschlossener Schlinge
5 Aufwinsch-Haltung

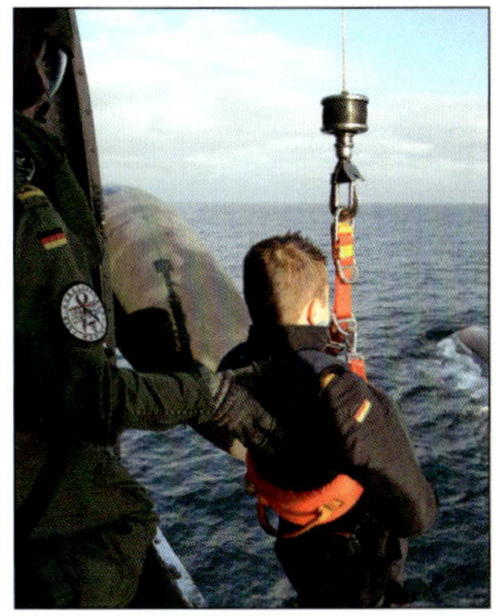

- Während des Aufwinschens **nicht das Seil oder den Haken umfassen!**
- Während des Aufwinschens **passiv verhalten,** auch beim Erreichen des Hubschraubers.
- Das **Crewmitglied des Hubschraubers** zieht den Geretteten mit dem Rücken zuerst in den Hubschrauber (Abb. rechts). Eine aktivierte Rettungsweste wird im Hubschrauber entlüftet. Hierbei ist darauf zu achten, dass das ausströmende CO_2 nicht eingeatmet wird!

Das Doppelwinschverfahren wird angewandt, wenn ein Verletzter aktionsunfähig ist. Dann wird ein Besatzungsmitglied des Hubschraubers in einem Spezialgurtzeug abgeseilt, das die Einzelschlinge dem Verletzten umlegt und ihn zusätzlich mit den Armen und Beinen beim Aufwinschen festhält (siehe folgende Abb.).

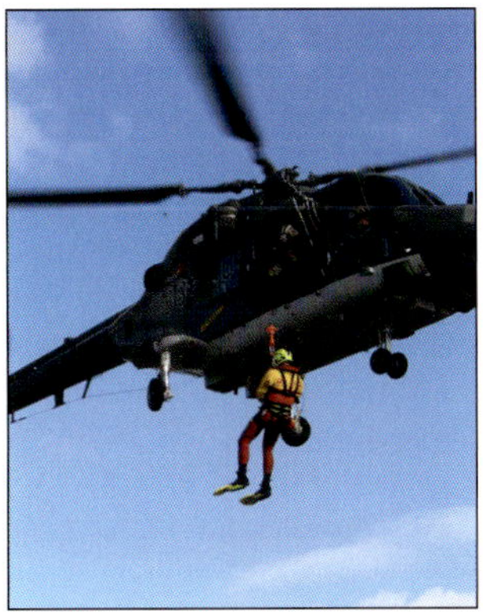

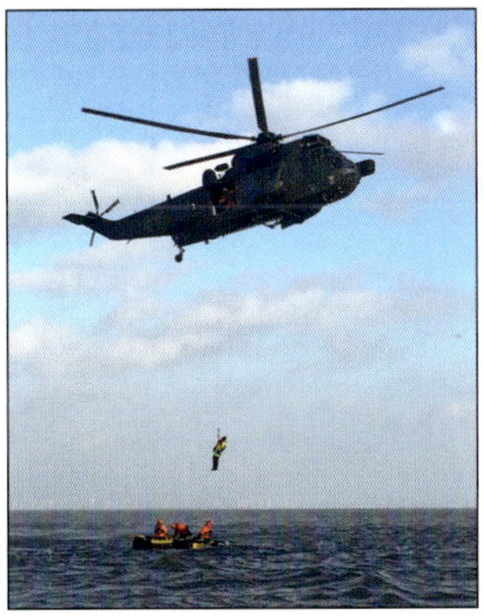

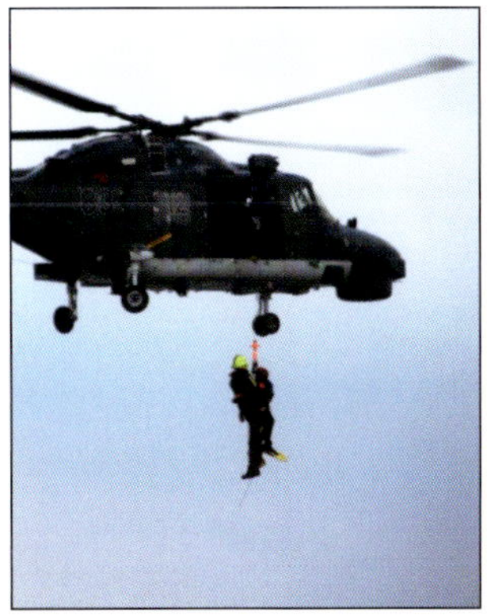

Die **Rettung** mithilfe eines **Stretchers (Trage) oder Astronautenkorbes** erfolgt, wenn die vorigen Verfahren nicht durchführbar sind oder der Gesundheitszustand es erfordert. Der Stretcher ist eine Spezialkrankentrage, die an dem Windenhaken angeschlagen und abgeseilt wird (siehe Abb. Seite 440).
Achtung: Ein Radarmast am Heck, an der Backbordseite angebracht, behindert das Manöver!

- **Stretcher und Astronautenkorb** haben eine mit Gewichten beschwerte **Führungsleine**,
- die zuerst wahrzunehmen (**Handschuhe** tragen) und
- **unter Zug** zu halten ist. Leine von **Kinken** klarhalten, führen, **nicht belegen, nicht abschlagen.**
- **Klarzeichen** geben, Stretcher wird auf Relingshöhe gefiert, dann erfolgt Anflug.
- Sobald der Stretcher an Deck steht, wird der **Windenhaken sofort abgehakt**, falls dies nötig ist. Dabei wird der Winschenhaken **geführt, auf keinen Fall jedoch belegt**.
- **Hubschrauber entfernt sich** zunächst.
- **Zwei** der vier **Drahtstander** des Stretchers werden **auf einer Seite** zunächst ausgehakt.
- Der Kranke wird – durch Decken gut geschützt – **in der Trage festgeschnallt**, damit er nicht herausfallen kann.

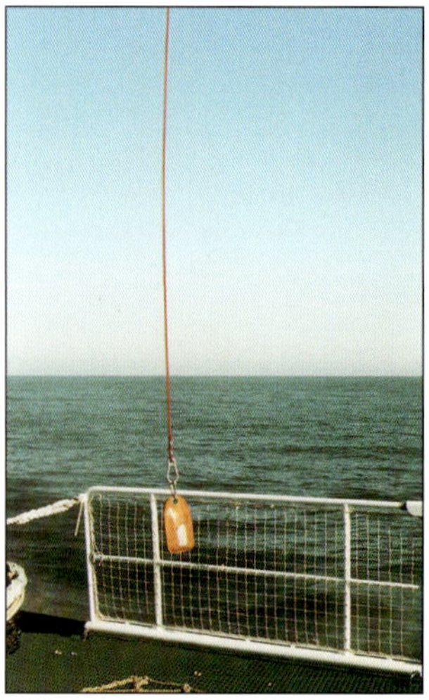

Führungsleine

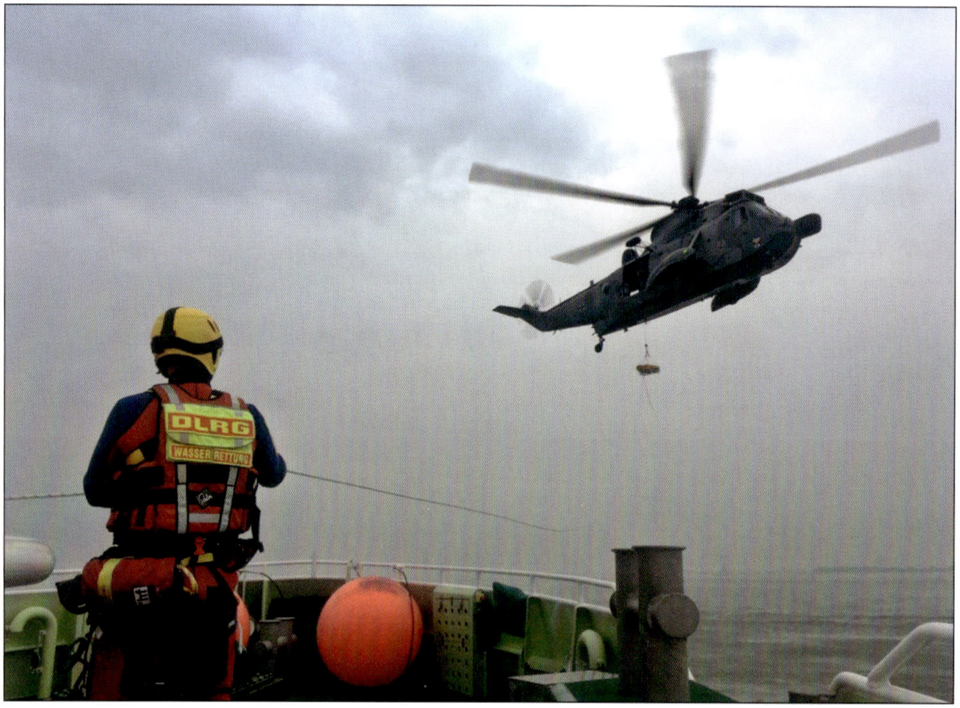

Rettung mit Stretcher, am Manöver beteiligtes Personal trägt Rettungswesten

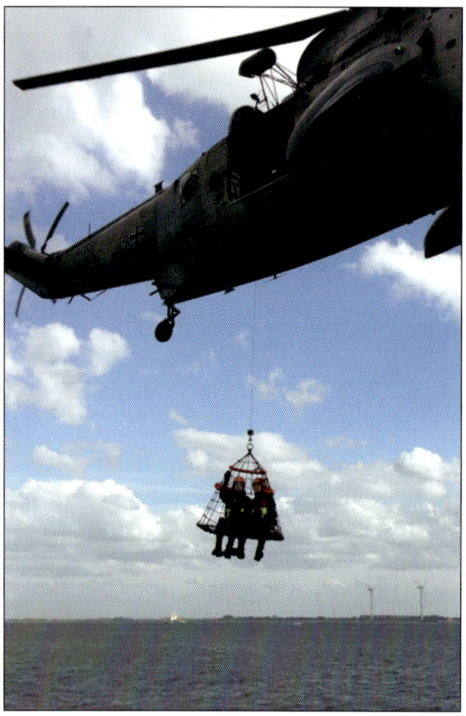

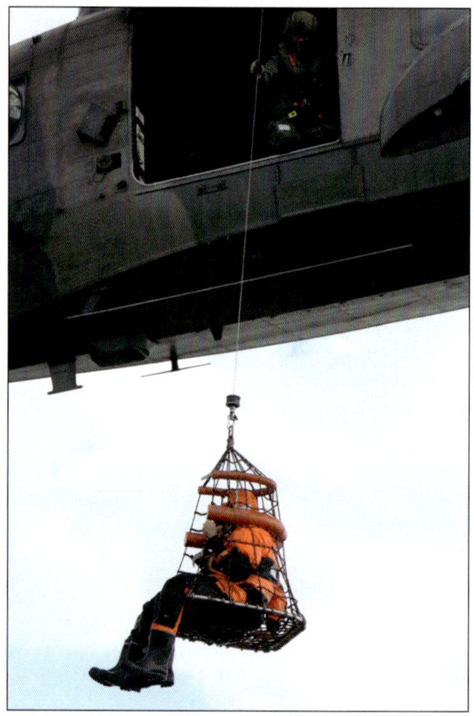

Retten mit dem Astronautenkorb

- Sind alle Drahtstander wieder eingehakt, wird der **Hubschrauber wieder herangewinkt**, die Führungsleine angenommen und der
- **Windenhaken eingehakt**.
- **Führungsleine auf Freigängigkeit überprüfen.**
- **Blickkontakt** zum Hubschrauber, dann **Klarzeichen** geben.
- Hubschrauber winscht Stretcher bis auf **Relingshöhe** und setzt sich dann langsam **ca. 15 m nach Backbord** ab, dabei wird Stretcher gegen Rotieren in der Längsachse durch **Führungsleinen** stabilisiert.
- Hubschrauber winscht, Stretcher wird durch Führungsleine weiter stabilisiert, bis Stretcher **parallel zum Hubschrauberladetor**.
- Hubschrauberbesatzung nimmt Führungsleine wahr, Leine nicht ins Wasser werfen.

Die Rettung mit dem Astronautenkorb erfolgt in ähnlicher Weise, der Astronautenkorb wird aber **nicht abgehakt**.

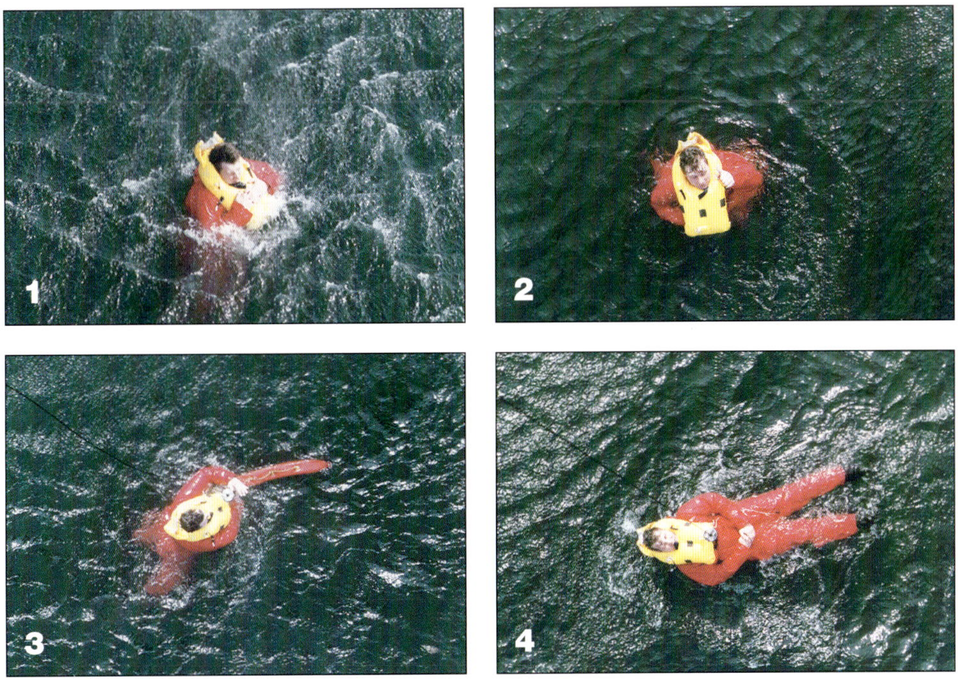

1 Warteposition des zu Rettenden – Rückenlage mit über der Brust verschränkten Händen.
2 Der zu Rettende ist bereit und signalisiert das mit dem Daumen oben.
3 Der zu Rettende hat die Rettungsschlinge ergriffen.
4 Nach dem Umlegen der Rettungsschlinge werden die Hände auf dem Bauch verschränkt, das Seilende wird nicht angefasst.

C. 8.4. Krankenbegleitschein

Name Name	Vorname First name
Geburtsdatum Date of birth	
Schiffsname Ship's name	Rufzeichen Call sign
Heimathafen Home port	Nationalität Nationality
Heimatanschrift Home adress	Tel./Phone Fax
Nächste Angehörige Next of kin	Tel./Phone Fax
Krankenkasse Insurance	
Diagnose Diagnosis	
Beginn der Krankheit Beginning of illness	
Frühere Krankheiten Earlier illnesses	
Beschwerden Complaints	
Befunde (Temperatur, Puls) etc. Finding (temperature, pulse)	
Behandlung Treatment	
Verabreichte Medikamente Drugs given	
Verlauf Result	

C. 9. ÜBERLEBEN IM SEENOTFALL

C. 9.1. Die menschliche Psyche in Katastrophensituationen

Schiffsunglücke (nach 57.1) haben ihre Ursache zu 60–80 % in menschlichem Versagen. Wie eine **Krisensituation** wahrgenommen wird, interpretiert jeder Mensch auf der Basis seiner bisher im Leben gewonnen Erfahrungen unterschiedlich. Es ist wichtig zu wissen, dass unser Gehirn nur über begrenzte Ressourcen der Informationsverarbeitung verfügt, d. h. wir können nur **eine** komplexe Situation zur Zeit bearbeiten, wir sind also **nicht** „multitaskingfähig". In diesem Prozess spielt unser eigener Zustand, d. h. die **eigene Befindlichkeit** mit Hunger, Durst, Müdigkeit oder ob man sich in der Rolle als Schiffsführer/in sicher oder unsicher fühlt, ebenso eine Rolle wie die Vielzahl von Informationen, die von „außen" einwirken. Ein plötzlicher akustischer Alarm kann z. B. eine Fluchtreaktion bewirken, und eine schon mal erlebte ähnliche Situation kann Entscheidungswege beeinflussen.
Um zu einer **Entscheidung** zu kommen, muss man so viele Informationen wie möglich haben und in der Lage sein, alle Lösungsansätze der einzelnen Alternativen voneinander zu unterscheiden und beurteilen zu können. Zusätzlich muss auch noch Zeit vorhanden sein, um das alles zu bewerkstelligen.
In diesem Prozess passieren **Fehler**, die sich durch Erschöpfung, hohe Stressbelastung, unzureichendes Training und/oder mangelnde Erfahrung häufen. Schlafmangel an Bord hat viele Ursachen (u. a. zu geringe Crewstärke, Seekrankheit, Geräuschbelastung). Auch ist das Wachegehen über 24 Stunden nicht mit dem menschlichen Biorhythmus in Einklang zu bringen. Die **Aufmerksamkeit** ist in den **frühen Morgenstunden** (zwischen 02 und 06 Uhr) und am **Nachmittag** (zwischen 14 und 18 Uhr) **schlechter** und tagsüber (zwischen 07 und 14 Uhr) und am frühen Abend (zwischen 19 und 21 Uhr) besser. Die mentale Leistungsfähigkeit soll bei 24 Stunden ohne Schlaf (Einhandsegeln!) einem Blutalkoholgehalt von 1/°° entsprechen und mit einer 7 Mal höheren Unfallhäufigkeit einhergehen.
Fehler in der **Kommunikation** werden für 25 % der Schiffsunglücke verantwortlich gemacht. Hier ist es wichtig, dass man für jede Anweisung (Befehl) eine Rückmeldung einfordert und dass es in einer Crew keine Angst vor Hierarchien gibt.
Die **Notwendigkeit**, in kritischen Situationen eine Fülle von Signalen aufzunehmen und zu verarbeiten, führt bei manchen Menschen schnell zur **Überforderung** und dem Gefühl, die Situation nicht mehr im Griff zu haben. Dieser **Kontrollverlust** wird als Bedrohung erlebt und der „Tunneleffekt" in der Wahrnehmung führt zu **Denkblockaden** („Schockstarre") und kann auch dazu führen, dass auf einmal gar keine Entscheidung mehr getroffen wird. Deshalb ist es wichtig, dass zumindest eine weitere kompetente Person mit an Bord ist!

C. 9.2. Verlassen des Schiffes

Verlassen des Schiffes

Es passiert immer wieder, dass noch schwimmfähige Schiffe aufgegeben werden. Sei es im Sturm nach Wassereinbruch, nach (wiederholten) „Knockdowns", Ruderausfall oder Verlust des Mastes mit nicht mehr kontrollierbaren Schiffsbewegungen. Ein Berufsseemann fasste es wie folgt zusammen (3.1.): *„Die Leute sind durchnässt, seekrank, voller Angst und wollen nur noch nach Hause."*

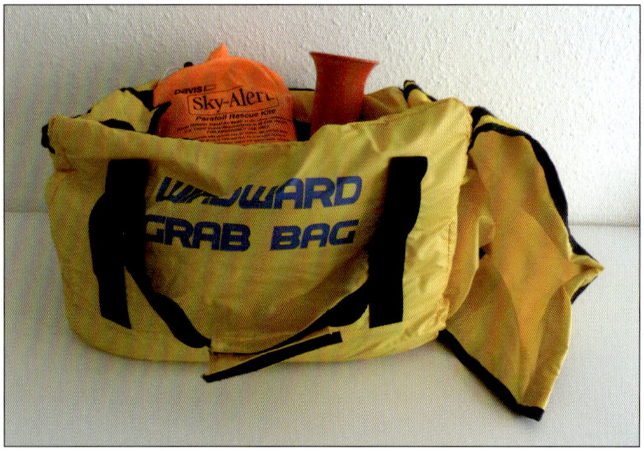

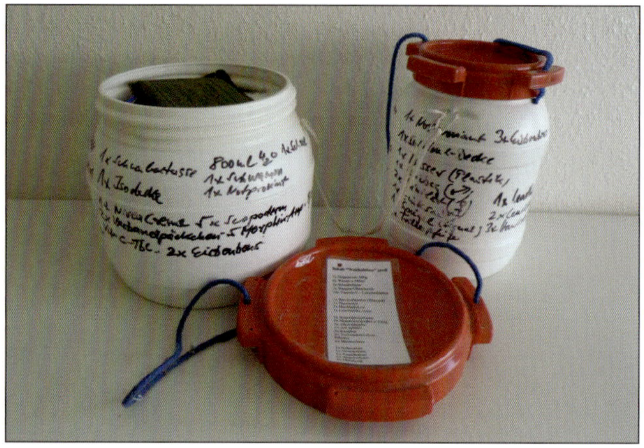

„Grab Bag“ und Zusatzausrüstung

Man sollte dabei aber nie vergessen, dass das Abbergen von Personen von einem „Havaristen“ ein hohes Verletzungsrisiko bedeuten kann.

Grundsätzliche Überlegungen (*Literatur bei 36*), um auf eine derartige Notsituation vorbereitet zu sein:

- Vor **jedem** Auslaufen (auch zu einem Tagestörn) **immer** eine Sicherheitseinweisung („safety briefing“) durchführen und sich **rechtzeitig** im Notfall für einen PANPAN- oder MAYDAY-Ruf entcheiden!
- Nie davon ausgehen, dass ein Seenotfall nicht passieren könnte.
- Man braucht Glück, aber man sollte gut auf diese Situation vorbereitet sein.
- Ein **„Grab Bag“** (Notfallausrüstung) ist griffbereit vorhanden und ausreichend bestückt (u. a. UKW-Handfunkgeräte!).
- Eine „Reserveliste“ über zusätzliche Gebrauchsgegenstände (z. B. Verbandsmittel, Behälter, Werkzeuge, Bekleidung) ist vorbereitet, wenn Zeit zum Einpacken vorhanden ist.
- Sicherheits- und Überlebensstrategien wurden geplant und Vorbereitungen getroffen, d. h.:
  - die Sicherheitsausrüstung ist gewartet,
  - „Überleben auf See“-Kurse wurden (am besten von jedem!) absolviert (das Aktivieren und Besteigen der Rettungsinsel geübt) und
  - die Auswirkungen einer Notsituation auf den menschlichen Körper und die Psyche sind bekannt.
- Man sollte nie **vergessen**: solange das eigene Schiff noch schwimmt, ist es das beste Rettungsboot!
- Niemand hat ein Recht aufs **Überleben**, für das Überleben **muss** gekämpft werden!
- **In einer Überlebenssituation darf man niemals aufgeben!**

Überleben in kaltem Wasser

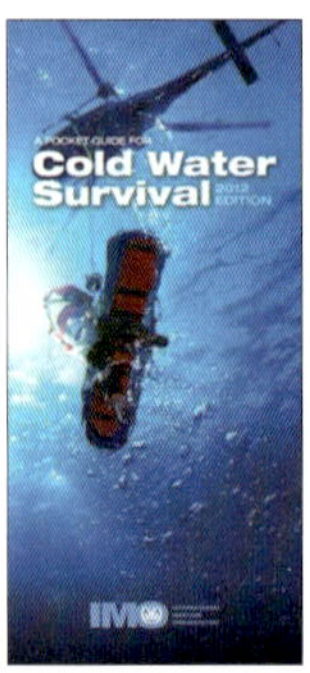

Pocket Guide for Cold Water Survival *(Quelle: siehe Literaturverzeichnis Nr. 44)*

Die **beiden** größten Gefahren im Seenotfall sind: **Kälte** und zu wenig **Trinkwasser**.

Die nachfolgenden Ausführungen sind dem **„Pocket Guide for Cold Water Survival“** der IMO (International Maritime Organization) entnommen, der zum Ziel hat, die Überlebenschancen einer Besatzung nach einer Schiffskatastrophe insbesondere in kaltem Wasser zu erhöhen (denn die ungünstigsten Bedingungen fürs Überleben sind Kälte, schlechtes Wetter, Dunkelheit, unvollständige „persönliche Schutzausrüstung", fehlende sonstige Überlebensausrüstung sowie Krankheit oder Verletzungen):

1. Man soll so viel **trockene Kleidung** wie möglich anziehen und versuchen, die Wetterschutzbekleidung an Händen und Füßen so gut wie möglich zu verschließen (ggf. mit Extra-Tape), um Eindringen von Wasser zu verhindern bzw. zu verringern.
2. Wenn ein **Kälteschutz- oder Überlebensanzug** vorhanden ist, dann diesen anziehen (er sollte vorher anprobiert worden sein und passen).

3. **Rettungsweste** anlegen (mit festsitzendem Brustgurt und ebenso fest angezogenem Schrittgurt!). **Achtung:** In kaltem Wasser verliert man sehr schnell die Kraft und Greiffähigkeit von Händen und Fingern.

Kleidung

Anmerkungen zu Überlebensanzügen *(in Kombination mit einer Rettungsweste): Diese sind wichtig und hilfreich, aber nur wenn sie perfekt sitzen, d. h., wenn die Manschetten am Hals und an den Handgelenken wirklich exakt anliegen und abdichten und kein Wasser eintritt. Anzüge, die nur nach Körpergröße gekauft wurden und nicht am Hals, sondern über die Haube am Gesicht abdichten, werden diese Bedingungen nicht immer erfüllen. Bei solchen Anzügen ist es nicht zu verhindern, dass es bei Seegang immer zum Eintritt von Wasser in den Anzug kommt. Wenn sich 1/2 Liter Flüssigkeit in einem Anzug befindet, dann reduziert sich die Isolationsfähigkeit um 30% und eine Wellenhöhe von 1 m kann weitere 15% Reduktion ausmachen. Je mehr Wasser (auch durch Undichtigkeit der Nähte), eintritt, desto geringer wird auch der Auftrieb.*

Überlebensanzug

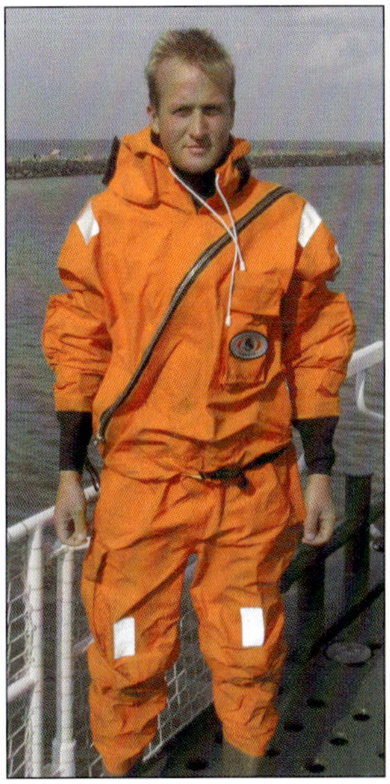

Überlebensanzug

Wenn über dem Anzug eine Rettungsweste getragen wird, dann muss der Brustgurt eng anliegen. Zudem muss ein Schrittgurt vorhanden sein, der so fest wie möglich angezogen werden muss!

Die eingeschlossene Luft im Anzug soll man so gut wie möglich entweichen lassen – am besten in Hockstellung über die geöffnete Halsmannschette. Andernfalls führen die Luft in den Beinen in Kombination mit einer über den Kopf rutschenden Weste, die nicht über einen Schrittgurt fest am Körper anliegt, zu einer extrem ungünstigen (gefährlichen!) Schwimmlage („wie eine Schildkröte auf dem Rücken"). So wäre man nicht mehr in der Lage, die Beine unter Wasser zu bekommen, um den Oberkörper aufrichten zu können!

4. So früh wie möglich **Medikamente gegen Seekrankheit** einnehmen! In der Rettungsinsel wird sehr wahrscheinlich jeder seekrank, auch der sonst immer seefeste Segler!

Seekrankheit

5. Unter allen Umständen **vermeiden**, ins Wasser zu springen, stattdessen versuchen, trocken in die Rettungsinsel/das Rettungsboot zu gelangen.

6. Überhaupt soll man so lange wie möglich im **„Trockenen"**, d. h. außerhalb des Wassers bleiben. Auf jeden Fall versuchen, die **„Kälteschockreaktion"** durch

Kälteschock

plötzlichen Fall in kaltes Wasser (ohne Schutzbekleidung) zu vermeiden. Lässt sich ein Sprung ins kalte Wasser nicht umgehen, dann soll man die Ellenbogen abspreizen und mit einer Hand versuchen, Mund und Nase zu bedecken. Man soll möglichst nicht auf das Dach der Rettungsinsel springen (Verletzungsgefahr für Insassen).

Kontrolle der Atmung

7. Befindet man sich im **Wasser**, muss man erst einmal versuchen, die **Atmung unter Kontrolle** zu bringen und sich dann zu orientieren: Wo ist die Rettungsinsel, wo sind andere Überlebende oder treibende Gegenstände, an denen man sich festhalten kann? Wenn man aus Eile nur unvollständig angezogen war, soll man jetzt unbedingt versuchen, Reiß- oder Klettverschlüsse zu schließen, ein Licht zu aktivieren oder eine Trillerpfeife hervorzuholen und die Rettungsweste manuell zu aktivieren, wenn sie sich noch nicht automatisch aufgeblasen haben sollte.

Wärmeverlust

8. Im **Wasser** soll man versuchen, Schwimmbewegungen zu vermeiden, da die isolierende Luftschicht innerhalb der Kleidung sonst verloren geht. Es sei denn, man kann eine Rettungsinsel oder einen treibenden Gegenstand oder einen Schiffbrüchigen in unmittelbarer Nähe erreichen.
Bewegungen von Armen und Beinen verstärken den **Wärmeverlust** (bei gleicher Temperatur entzieht Wasser dem Körper 25-mal mehr Wärme als an der Luft, das bedeutet, dass man im Wasser 3–4x schneller auskühlt!).

Windchill-Faktor

Überlebensanzug

9. Wann immer möglich, soll man versuchen, so schnell wie möglich aus dem Wasser herauszukommen – dies gilt auch für das warme Wasser der Tropen! Die nasse Kleidung reduziert die **Isolationsfähigkeit** drastisch. Außerhalb des Wassers soll man versuchen, sich windgeschützt aufzuhalten, um Auskühlung durch Wind (den **„Wind-Chill-Faktor“**) zu reduzieren. Dies kann durch Verschließen der Einstiegsöffnung der Rettungsinsel, durch Folien, Decken oder durch Körperwärme, indem man eng aneinander rückt, geschehen.
Hinweis: *Wenn man das Glück hat, in einem* ***Überlebensanzug*** *im Wasser zu treiben, dann gibt es die Empfehlung, alle 20 Minuten für 5 Minuten mit den Beinen „Wassertreten“ zu machen. So wird durch die Muskulatur Wärme produziert, die durch die isolierende Schicht des Überlebensanzuges nicht so schnell nach außen entweichen kann. Auf diese Weise kann man die drohende Unterkühlung hinauszögern.*

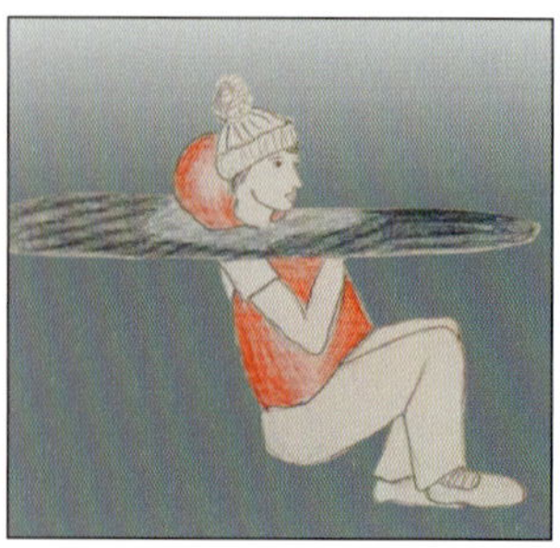

HELP-Position
(Zeichnung Christine Kreßbach)

10. Ist man gezwungen im Wasser zu treiben, so ist die **Körperhaltung**, die man einnimmt, ganz wesentlich, um nicht unnötig Wärme zu verlieren. Man soll versuchen, eine sog. **Embryohaltung (HELP-Position** = **H**eat **E**scape **L**essening **P**rocedure) einzunehmen und sich möglichst ruhig verhalten. In dieser Position ist am wenigsten Körperoberfläche dem kalten Wasser ausgesetzt.

11. **Zusammenbleiben (Anleinen!)**, je nach Wetter und Situation z. B. als „Raupe“ oder als „Stern“, um besser sichtbar zu sein. Wenn Retter gesichtet werden, dann kräftig mit den Beinen das Wasser treten (s. Abb. S. 447).

Überlebenswille

12. **Man darf die Hoffnung auf Rettung nie aufgeben! Der unbedingte Wille zum Überleben hat schon oft unglaublich erscheinende Überlebenszeiten möglich gemacht!**

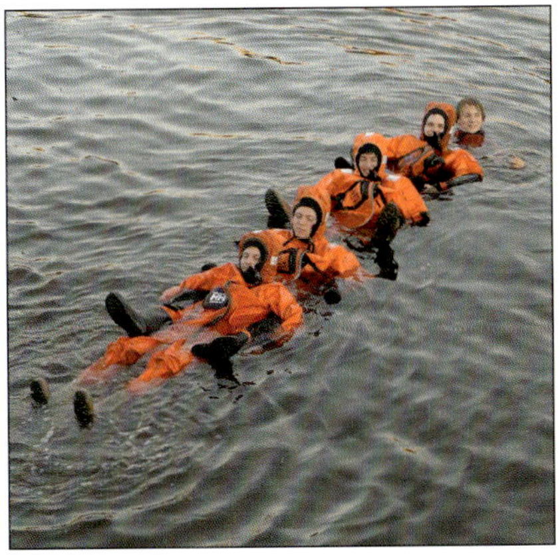

„Raupe“

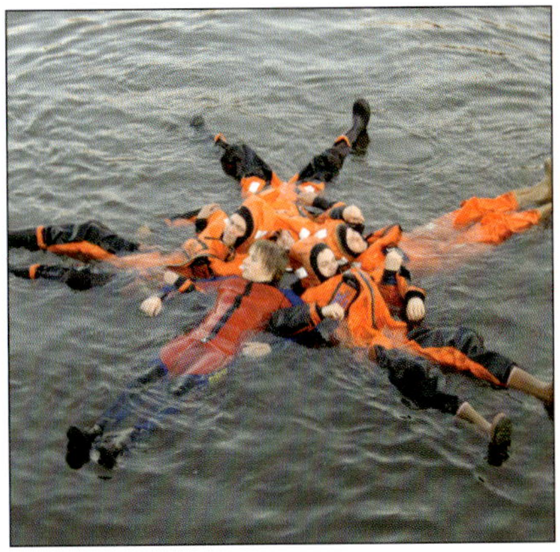

„Stern“

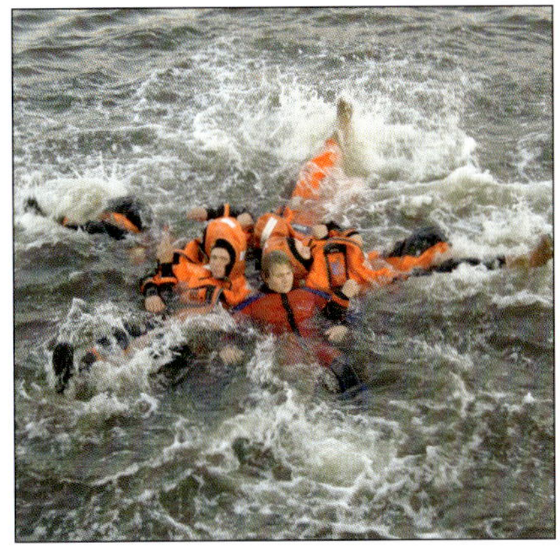

„Retter in Sicht“

C. 9.3. Überleben in der Rettungsinsel

Sich in einer Überlebenssituation in einer Rettungsinsel wiederzufinden, ist der schlimmste nur vorstellbare Notfall. Zum einen muss man gegen die Naturgewalten kämpfen und zum anderen die eigenen körperlichen Grenzen erfahren und versuchen, Panik und Verzweiflung zu widerstehen.

Je nach Möglichkeit, sich mit Flüssigkeit und Nahrung zu versorgen, hat es schon Überlebenszeiten von über einem Jahr gegeben!

Berichte Überlebender

Lesenswerte Literatur (Auswahl): *Callahan: Im Atlantik verschollen* (76 Tage), *Callahan/Nalepka: Gekentert* (119 Tage im Pazifik verschollen), *Franklin: 438 Tage, Überlebenskampf auf dem Pazifik*.

EPIRB-Boje

Die **EPIRB** (Emergency Position Indicating Radio Beacon) **-Boje** sollte **vor** dem Besteigen der Rettungsinsel aktiviert werden (falls man sie beim „Boarding“ der Insel verliert). Man sollte die Rettungsinsel **möglichst trocken** besteigen und die fittesten Personen zuerst einsteigen lassen, damit diese die Schwächeren hereinziehen können.

Erste Maßnahmen

Nach dem Verlassen des Havaristen sollte folgendermaßen vorgegangen werden:
- Rettungsinsel vom Havaristen lösen *(„cut“)*,
- Treibanker ausbringen *(„stream“)*,
- Schutzdach verschließen *(„close“)*,
- Leben in der Insel organisieren *(„maintain“), beginnend mit dem Ausschöpfen von Wasser aus der Insel.*

Bordroutine

Ist man der einzige Überlebende an Bord, sollte man immer versuchen, jeden Tag zu „strukturieren“ und eine **Bordroutine** einzuhalten. Eine detaillierte Darstellung (zu Fischfang, zubereiten von Fischen, Solardestillation usw.) mit kreativen Lösungen zahlreicher Probleme findet sich ausführlich beschrieben im Buch von Steven Callahan „Im Atlantik verschollen“.

Weitere Maßnahmen

Folgende Maßnahmen sind bei einer Gruppe Überlebender zu ergreifen:
- Eine **„Führungsperson“** übernimmt, wie an Bord auch, das Kommando.
- Frühzeitig sollen Medikamente gegen Seekrankheit eingenommen werden.
- **Organisation** des Lebens in der Rettungsinsel und Aufgabenverteilung: Ausguck/Wache gehen, Bestandsaufnahme der geretteten Gegenstände, Schlaf-/Sitzordnung nach Körpergröße, Trockenhalten des Inselbodens, Isolierung gegen Kälte, medizinische Versorgung von Verletzten, Zuteilung der Wasser- und Nahrungsrationen.
- Entscheidung darüber treffen, wann Seenotsignale verwendet werden und wie häufig ein Notruf über ein UKW-Handfunkgerät gesendet werden soll.

Mit welchen medizinischen/gesundheitlichen Problemen ist in einer Rettungsinsel zu rechnen?

Seekrankheit

Seekrankheit
Dies ist eine akute Erkrankung, die mit Appetitverlust, Schwindel, Übelkeit und Erbrechen einhergeht und dann zu massiven Flüssigkeitsverlusten führen kann (siehe Kapitel B. 7.). Präventive Maßnahmen (Medikamente rechtzeitig einnehmen) sind enorm wichtig, doch nur wenige Medikamente helfen, wenn es zum ständigen Erbrechen gekommen ist. Diese sind: **Scopolamin-Pflaster** (z. B. Scopoderm TTS®, Nr. 7.03), die auf die Haut am besten hinter dem Ohr aufgeklebt und alle 72 Stunden gewechselt werden müssen. **Ondansetron**-Filmtabletten *(*nicht in der Bordapotheke*)*, 4–8 mg, alle 12 Stunden, die sich auf der Zunge auflösen und leicht geschluckt werden können (dies ist eine „off-label“ Anwendung, die Stoffgruppe der „Setrone“ ist nicht zur Behandlung der Seekrankheit zugelassen. Nur nach ärztlicher Konsultation mitführen!).

Aus-/Unterkühlung

Aus-/Unterkühlung
Nachdem ein Sturz in kaltes Wasser überlebt wurde, ist die Aus- bzw. Unterkühlung die größte Gefahr für Schiffbrüchige, da sie bei nasser Kleidung in ungeschützter, kalter Umgebung mehr Wärme verlieren, als der Körper produzieren kann (siehe Kapitel B. 8.1.).

Sonnen-/Hitzeeinwirkung

Sonnen-/Hitzeeinwirkung
Verbrennungen der ungeschützten Haut durch Sonneneinstrahlung sind ein grundsätzliches Problem für Überlebende auf offener See, unabhängig von der geografischen Breite des Schiffsunglücks (siehe Kapitel B. 9.). Deshalb nie die Haut unbedeckt lassen! Sonnenschutz unter einem Verdeck suchen! **Sonnenbrille** tragen und Sonnencreme oder Zinkpaste (sofern vorhanden) auf die der Sonne ausgesetzten Körperstellen auftragen.
Kühlung der Haut (wenn erforderlich) durch Auflegen feuchter Tücher.

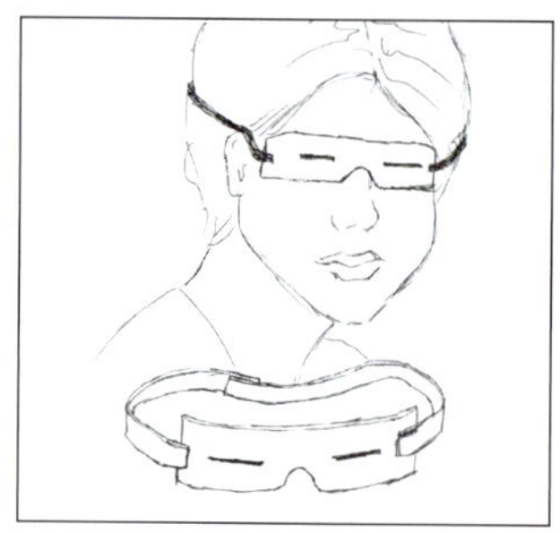

Provisorische Sonnenbrille
(Zeichnung Christine Kreßbach)

Austrocknung und Mangelernährung

Austrocknung und Mangelernährung
Je länger das Dasein als Schiffbrüchiger dauert, desto vordringlicher wird die Rationierung der Trinkwasserreserven (Flüssigkeit ist wichtiger als feste Nahrung!). Wichtig ist die gleichmäßige und gerechte Verteilung unter den Überlebenden, am

besten in Form eines graduierten Gefäßes. Ausnahmen davon bestehen allenfalls für Personen, die länger im Wasser getrieben oder auch Seewasser verschluckt haben.

Seewasser trinken

Nie (niemals) Seewasser trinken! Der Grund ist folgender:
Die Körperflüssigkeit enthält 0,9 % Salz, das sind 9 g auf 1 Liter Flüssigkeit. Seewasser enthält 3,0–3,9 % Salz, das entspricht im Mittel 35 g/Liter. Mit dem Urin können nur 2 % also 20 g/Liter Salz ausgeschieden werden, so dass rechnerisch nach Ausscheidung von 1 Liter Urin noch 15 g Salz im Körper verbleiben. Hierfür müsste der Körper noch mal ¾ Liter an Urin produzieren, was bei einem ausgetrockneten Körper aber nicht möglich ist.
Das bedeutet, dass nach Trinken von Seewasser der Grad der Austrocknung zunehmen würde. Die hohe Salzkonzentration führt außerdem zu vermehrtem Durchfall mit zusätzlichem Flüssigkeitsverlust. Der Tod tritt schneller ein, da es zum rapiden körperlichen Verfall mit Nierenversagen kommt.
In tropischem Klima während des Tages und der größten Hitze Ruhe halten und möglichst nicht körperlich anstrengen! Körperliche Aktivitäten, wann immer möglich, auf die kühleren Zeiten (Dämmerung) des Tages verschieben. Das Lutschen von Zitronendrops lindert das Durstgefühl.

Gewinnung von Flüssigkeit (Trinkwasser)

Gewinnung von Flüssigkeit (Trinkwasser)
Versuchen Regenwasser aufzufangen (Behälter sollten genügend vorhanden sein). Ungenießbares Wasser nicht verwerfen, da man damit Wunden spülen/reinigen oder als „Einlauf" bei Verstopfung verwenden kann. Weiterhin kann man Flüssigkeit aus den Augen von (größeren) Fischen und aus der Wirbelsäule gewinnen, Fleisch der Fische auszupressen (anstrengend und wenig ergiebig), Blut von Schildkröten zu trinken, Verdunstungsflüssigkeit durch Destillation („Solar-Still") zu gewinnen (hierbei entstehen jedoch nur geringe Flüssigkeitsmengen).
Hilfreich wäre ein „Watermaker", der nach dem Prinzip der Umkehrosmose funktioniert. Kondenswasser kann man mit einem sauberen Schwamm abwischen und auspressen.

Nahrungsbeschaffung

Nahrungsbeschaffung
Angeln: Fischfleisch kann auch roh oder nach Trocknen von Streifen Fischfilet gegessen werden.

Todesfälle

Todesfälle
Die Entscheidung einen Leichnam an Bord zu behalten oder der See zu übergeben oder „Kannibalismus" zu betreiben (worüber auch berichtet wurde) ist situationsabhängig und soll hier nicht weiter erläutert noch bewertet werden.

Moral

Moral
Es kann immer wieder vorkommen, dass Schiffe in unmittelbarer Nähe vorbeifahren (manchmal die Rettungsinsel beinahe überfahren) und keiner an Deck nimmt die Schiffbrüchigen wahr! **Dennoch: Nie die Hoffnung aufgeben**, dass ein weiteres Schiff kommen wird!

C. 10. VERHALTEN BEI TODESFÄLLEN

Todesfeststellung an Bord

Sichere Todeszeichen

Allgemeines: Todesfälle an Bord von Schiffen konfrontieren die Schiffsbesatzungen mit besonderen Herausforderungen, denn die Todesfeststellung ist normalerweise eine ärztliche Maßnahme. Wenn kein Arzt an Bord ist, dann muss die Todesfeststellung durch medizinische Laien erfolgen. Dies geschieht anhand **der vier sicheren Todeszeichen:**
- Leichenflecke,
- Leichenstarre,
- Fäulnis,
- nicht mit dem Leben zu vereinbarende Verletzungen.

Totenflecke und Totenstarre sind teilweise sehr bald nach dem Todeseintritt zu beobachten, sodass Wiederbelebungsmaßnahmen dann eingestellt werden können.

Unsichere Todeszeichen

Fehlerhafte Feststellung des Todes: Irrtümlicherweise können tief bewusstlose (komatöse) Personen mit stark eingeschränkten Lebensfunktionen für tot gehalten werden. Sogenannte **unsichere** Todeszeichen sind: tiefe Bewusstlosigkeit (Koma) ohne Schmerzreaktion, Blutdruck und Puls nicht mess- bzw. fühlbar, keine feststellbaren Atembewegungen, weite Pupillen ohne Reaktion auf Licht, keine auslösbaren Reflexe, erniedrigte Körpertemperatur, kalte und blasse Haut.
In diesen Fällen muss eine Therapie, z. B. Wiederbelebung erfolgen. Das gilt insbesondere für unterkühlte Personen.

Leichenflecke

Leichenflecke

Nach Stillstand des Herzens kommt es infolge der Schwerkraft zu einem Absinken des Blutes in die abhängigen Körperpartien, wodurch es anfänglich zu einer bläulich-lividen Verfärbung der Haut kommt. Die Bereiche von eng anliegender Kleidung und die Aufliegestellen des Körpers sind ausgespart. Leichenflecke treten 15 – 30 Minuten nach Eintritt des Todes vereinzelt im Kopf- und Nackenbereich auf, fließen nach 1 – 4 Stunden zusammen und erreichen nach 3 – 16 Stunden ihre maximale Ausdehnung.

Bei Kohlenmonoxid- oder Blausäurevergiftungen sowie bei Lagerung der Leiche in der Kälte zeigen die Leichenflecke eine hellrote Farbe (siehe Abbildung).

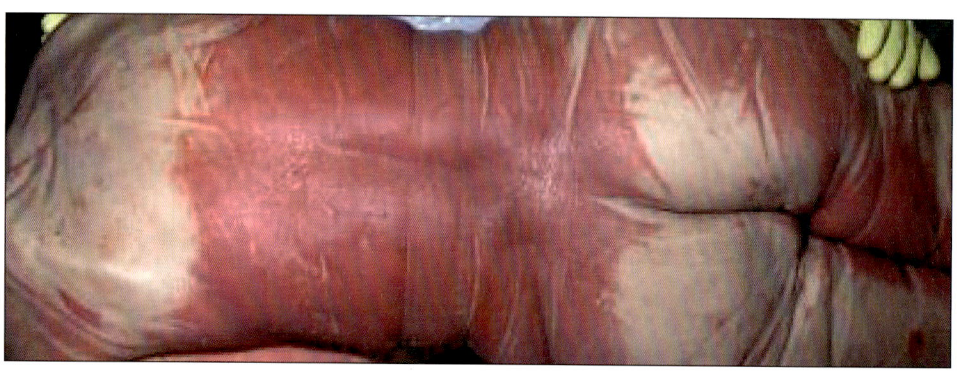

(Institut für Rechtsmedizin der Charité, Berlin)

Wird die Position der Leiche verändert, so verändern sich auch die Leichenflecke vollständig nach den Regeln der Schwerkraft bis zu 6 Stunden nach Todeseintritt. Wird die Position der Leiche innerhalb von 6 bis 12 Stunden nach dem Tod verändert, so finden sich die Leichenflecke sowohl in den aktuell abhängigen wie auch in den „früher" abhängigen Körperpartien. Außerdem kann es noch unter Einwirkung der Schwerkraft zur Ausbildung von punktförmigen „Berstungsblutungen" in den Leichenflecken kommen (siehe Abb. Seite 450).

Innerhalb der ersten 20 Stunden sind die Leichenflecke auf Fingerdruck vollständig wegdrückbar, 36 Stunden nach Todeseintritt kann dieser Mechanismus nicht mehr nachgewiesen werden.

Leichenstarre

Leichenstarre

Die Leichenstarre entsteht durch chemische Veränderungen im Körper. Die Ausbreitung beginnt regelhaft nach 15 Minuten bis 3 Stunden mit der Kiefergelenksmuskulatur und setzt sich über die Armmuskulatur bis zu den Beinen fort. Nach 6 – 10 Stunden ist sie vollständig ausgebildet. Bis zu 8 Stunden nach dem Tod kann sich die Leichenstarre nach Bewegung erneut bilden. Die Lösung der Leichenstarre geschieht sozusagen von selbst nach 2 bis 4 (max. 8 Tagen) in der gleichen Reihenfolge wie die Entstehung („von oben nach unten").

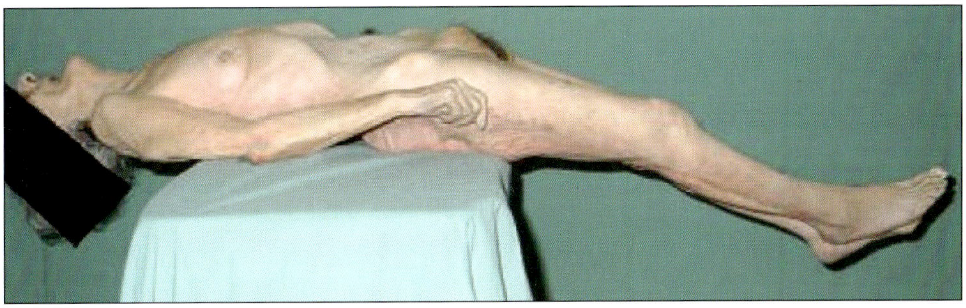

(Institut für Rechtsmedizin der Charité, Berlin)

Die Prüfung der Leichenstarre geschieht immer an mehreren großen Körpergelenken und im Seitenvergleich: Zunächst wird versucht den Mund zu öffnen – danach versucht man erst die Arme und dann die Beine zu bewegen.

Fäulnis

Fäulnis

Als erstes sichtbares Zeichen der Zersetzung eines Leichnams (durch Bakterien und Auflösung der Zellen) kommt es nach 2 bis 3 Tagen zur Grünverfärbung der Oberhaut. Diese beginnt meist im rechten Unterbauch, da hier der Darm dicht unter der Bauchwand liegt.
Nach 4 bis 5 Tagen sinken die Augäpfel ein und es kommt zu einer zunehmenden Grünverfärbung der gesamten Haut mit sich deutlich abzeichnenden Blutgefäßen. Nach 10 bis 14 Tagen bilden sich Fäulnisblasen, und 2 bis 3 Wochen nach Todeseintritt kommt es zur Ablösung der Haut in Fetzen, wobei der Körper stark aufgedunsen ist.

Die angegebenen Zeiträume dieser drei Stadien stellen nur Richtwerte dar. Sie sind stark abhängig von der Umgebungstemperatur (wobei Kälte die Prozesse verlangsamt und Wärme beschleunigt) und der Bekleidung der Leiche.

Nicht mit dem Leben zu vereinbarende Verletzungen können schwere Unfälle mit Enthauptung oder Zerreißungen des gesamten Körpers sein. Allerdings können auch Verletzungen, die äußerlich nicht sichtbar sind, den unmittelbaren Tod eines Menschen zur Folge haben (innere Blutungen infolge Organzerreißungen).

Bereits das Vorliegen EINES der vier sicheren Todeszeichen genügt, um den Tod eines Menschen unabhängig von der vermuteten Todesursache mit ausreichender Sicherheit festzustellen – weitere Diagnostik und Therapie kann dann eingestellt werden, ohne dass man sich wegen Fahrlässigkeit oder Vorsatz strafbar macht.

Todesarten

Todesarten

Die Feststellung der Todesart eines Menschen (nicht zu verwechseln mit Todesursache) soll klären, ob es sich um einen „natürlichen" oder „nicht natürlichen" Tod handelt oder ob die Todesart „ungewiss" ist:

- **natürlich** – ein natürlicher Tod entsteht aus innerer körperlicher Ursache, z. B. infolge von Krankheiten,
- **nicht natürlich** – ein nicht-natürlicher Tod ist z. B. Folge äußerer Gewalt (u. a. Unfälle, strafbare Handlungen),
- **ungewiss** – dann ist unklar, ob Tod aus innerer oder äußerer Ursache entstand, die Todesart ist ohne Obduktion nicht zu klären.

Leichenschau

Leichenschau an Bord

Jede Leiche ist zur Feststellung des Todes, des Todeszeitpunktes, der Todesart und der Todesursache von einem Arzt zu untersuchen (Leichenschau). Unter den Bedingungen auf einem Schiff bzw. „auf See" (wenn sich kein Arzt an Bord befindet) muss dieses durch einen medizinischen Laien ggf. unter Inanspruchnahme von funkärztlicher Unterstützung (siehe Kapitel B. 3.4.) übernommen werden.

Die Ankunft im Zielhafen des Schiffes kann keinesfalls abgewartet werden. Die Leichenschau muss so schnell wie möglich durchgeführt werden, weil die Feststellungen über die Todesursache auch durch geringe Verzögerungen an Zuverlässigkeit verlieren können!

Insbesondere sind hier oberflächliche Haut- und Schleimhautbefunde zu nennen, die trotz Kühlung der Leiche (auf Passagierschiffen) im Verlauf weniger Tage durch Vertrocknung verloren gehen können, aber wichtige Hinweise auf die zugrunde liegende Todesursache und Todesart geben können:

Stauungsblutungen

- **Punkt- oder fleckförmige Stauungsblutungen** im Kopf- und Halsbereich, vor allem an den Schleimhäuten, als Ausdruck einer Stauung in den Blutgefäßen entweder aus innerer (vom Herzen kommend) oder äußerer Ursache (z. B. durch Gewalt gegen den Hals).
- **Injektionsstellen:** als Hinweis auf mögliche Vergiftungen oder Suchtbehandlung.

Strommarken

- **Strommarken:** Nachweis auch zur Sicherheit weiterer Besatzungsmitglieder und von Passagieren wichtig.
- **Kleinere Blutergüsse und Schwellungen:** z. B. im Halsbereich nach Erdrosseln.

Durchführung Leichenschau

Praktische Durchführung

Die Leichenschau entspricht prinzipiell der körperlichen Untersuchung am lebenden Menschen: Der Untersucher trägt Handschuhe. Die Leiche wird bei guten Lichtverhältnissen zunächst **komplett entkleidet**! Dann wird systematisch von Kopf bis Fuß nach aufgeführtem Ablaufschema vorgegangen. Die einzelnen Fragen werden umfassend abgearbeitet.

Ablaufschema Leichenschau

Personalien des Verstorbenen (falls bekannt) Name, Vorname, Geburtsdatum:	**Datum, Unterschrift des Leichenschauenden:**		
Sichere Todeszeichen:			
Ausprägung und Intensität von			
Leichenflecken	☐ nein	☐ ja	
Leichenstarre	☐ nein	☐ ja	
Fäulniserscheinungen	☐ nein	☐ ja	
Körperrückseite:			
Wirbelsäule und Schulterblätter tastbar stabil?	☐ nein	☐ ja	☐ Beschreibung: ________
Narben/Verletzungen auf der Haut?	☐ nein	☐ ja	☐ Beschreibung: ________
Kopf:			
Knöcherner Schädel stabil?	☐ nein	☐ ja	☐ Beschreibung: ________
Behaarte Kopfhaut unverletzt?	☐ nein	☐ ja	☐ Beschreibung: ________
Gesichtsschädel und Nasenskelett stabil?	☐ nein	☐ ja	☐ Beschreibung: ________
Gesichtshaut unverletzt?	☐ nein	☐ ja	☐ Beschreibung: ________
Stauungsblutungen *im Kopf- und Halsbereich an typischer Lokalisation vorhanden, d. h.*			
in den Augenbindehäuten und den Lidhäuten?	☐ nein	☐ ja	☐ Beschreibung: ________
hinter den Ohren?	☐ nein	☐ ja	☐ Beschreibung: ________
in den Schleimhäuten des Mundvorhofes?	☐ nein	☐ ja	☐ Beschreibung: ________
Hals:			
Strangmarken, Würgemale, Schwellungen? CAVE: Es empfiehlt sich, den Hals NICHT zu betasten, da Tastbefunde am Hals schwierig zu erheben sind und im Falle einer versehentlichen Zerstörung der fragilen Kehlkopfknorpel sich mehr Fragen aufwerfen als beantworten!			
Brustbereich:			
Knöcherner Brustkorb stabil?	☐ nein	☐ ja	☐ Beschreibung: ________
Haut des Brustkorbes verletzt/auffällig (Narben, Verletzungen)?	☐ nein	☐ ja	☐ Beschreibung: ________
Bauch- und Beckenbereich:			
Haut des Bauches verletzt/auffällig (Narben, Verletzungen)?	☐ nein	☐ ja	☐ Beschreibung: ________
Genital- und Afterregion verletzt/auffällig?	☐ nein	☐ ja	☐ Beschreibung: ________
Beine:			
Knöchern stabil?	☐ nein	☐ ja	☐ Beschreibung: ________
Auffälligkeiten auf der Haut der Beine und Füße (Narben, Verletzungen)?	☐ nein	☐ ja	☐ Beschreibung: ________
Arme:			
Knöchern stabil?	☐ nein	☐ ja	☐ Beschreibung: ________
Auffälligkeiten auf der Haut der Arme (Narben, Verletzungen)?	☐ nein	☐ ja	☐ Beschreibung: ________
insbesondere:			
Injektionsstellen in den Ellenbeugen?	☐ nein	☐ ja	☐ Beschreibung: ________
Abwehrverletzungen zwischen den Fingergelenken?	☐ nein	☐ ja	☐ Beschreibung: ________
Frische/ältere Pulsaderschnitte an den Innenseiten der Handgelenke?	☐ nein	☐ ja	☐ Beschreibung: ________

Dokumentation

Dokumentation

Die bei der Leichenschau erhobenen Befunde müssen nachvollziehbar dokumentiert werden.
Nach Feststellung der Identität wird der Todesfall unter Angabe der Personalien des Verstorbenen, des Todeszeitpunktes bzw. Todeszeitraumes, des Sterbeortes (geogr. Breite und Länge) und der Todesumstände im **Logbuch/Schiffstagebuch** eingetragen. Ferner sollte eine **„vorläufige Todesbescheinigung"** durch den Schiffsführer ausgestellt werden.

Ferner empfiehlt es sich, Fotos von der Leiche, der Leichenschau und dem Leichenfundort anzufertigen. So lassen sich auch diskrete Befunde sichern und nachträglich belegen.

Lagerung

Lagerung

An Bord eines Passagierschiffes (mit Kühlraum) ist eine Lagerung des Leichnams durchaus möglich, um den Körper des Verstorbenen bei Ankunft im Bestimmungshafen den Behörden zu übergeben.

Auf einem Segler mitten auf dem Ozean in den Tropen geht das sicherlich nicht und man muss sich tatsächlich Gedanken über eine **Seebestattung** machen. Sofern möglich sollte man sich mit der funkärztlichen Beratungsstelle absprechen.

Ein Todesfall an Bord ist für die gesamte Besatzung ein einschneidendes Ereignis. Der Schiffsführer sollte dafür Sorge tragen, dass des Toten in gebührender Form gedacht wird.

Seetestament

Seetestament

Wünscht ein Sterbender ein Testament zu machen, so ist dies auch an Bord eines Schiffes möglich. Es ist ein Nottestament, wobei die einzelnen Voraussetzungen und Bedingungen im § 2251 BGB verankert sind.

„Da ein Seetestament unter besonderen Voraussetzungen errichtet wird, unterscheidet sich dieses maßgeblich von den anderen Nottestaments-Formen. So wird ein Seetestament vor drei Zeugen mündlich an Bord eines Schiffes abgegeben, wobei es sich bei den Zeugen nicht um Erben handeln darf. In einer derartigen Situation ersetzen die Zeugen den Notar und übernehmen hierbei dessen Funktion. Nachdem der Erblasser sein Testament mündlich verkündet hat, muss dieses selbstverständlich noch schriftlich festgehalten werden. Diese Niederschrift muss den Vorschriften des Beurkundungsgesetzes entsprechen."
(www.erbrecht-heute.de/ratgeber/seetestament)

Für die Abfassung eines Seetestaments braucht **keine akute Lebensgefahr** bestehen (im Unterschied zu anderen Nottestamenten). Da es an Bord von Schiffen immer zu Unglücken kommen kann und dann keine Zeit mehr für ein Testament bleibt, darf ein Seetestament jederzeit errichtet werden.

Das Seetestament verliert seine Gültigkeit, wenn der Erblasser nach 3 Monaten nach Errichtung des Seetestaments noch lebt – sofern er nicht in dieser Zeit eine weitere Seereise antritt oder die entsprechende Seereise noch nicht beendet hat.

Vorläufige Bescheinigung des Todes,

weil diese Bescheinigung nicht die amtliche Todesbescheinigung ersetzt

Name | Geburtsdatum | Nationalität | ☐ männlich ☐ weiblich

Vorname

Anschrift

vorgefundener Ort (Schiffsposition) | *Längengrad* | *Datum*
Breitengrad | *Uhrzeit*

zuletzt lebend gesehen | *Längengrad* | *Datum*
Breitengrad | *Uhrzeit*

Reanimationsmaßnahmen? | *Datum*
☐ ja ☐ nein | *Uhrzeit*

Funkärztliche Beratung? | *Datum*
☐ ja ☐ nein | *Uhrzeit*

Der Tod wurde durch den Unterzeichner festgestellt: | *Datum*
Uhrzeit

Sichere Todeszeichen:
☐ Leichenflecken
☐ Leichenstarre
☐ Fäulnis
☐ Nicht mit dem Leben zu vereinbarende Verletzungen

Todesart: ☐ ungewiss ☐ natürlich ☐ nicht natürlich

Bemerkungen (z. B. Auffindesituation/Unfallhergang/Dokumentation):

Hafenärztlichen Dienst verständigt? | *Datum*
☐ ja ☐ nein | *Uhrzeit*

Korrekte Lagerung der Leiche? | *Datum*
☐ ja ☐ nein | *Uhrzeit*

Name des Schiffes | Reederei

Name des Schiffsführers | Unterschrift/Stempel

Diese Bescheinigung ist bei Übergabe der Leiche dem Hafenärztlichen Dienst des Bestimmungshafens auszuhändigen

Vorläufige Todesbescheinigung

D. UNFALLVERHÜTUNG/ KRANKHEITSPRÄVENTION

D. 1. Gesund bleiben an Bord – Krankheitsprävention

Um auf einer Seereise gesund, d. h. physisch und mental leistungsfähig, zu bleiben, sollte man ständig die „gefürchteten fünf" Probleme („The Fearsome Five" [Quelle 3.1.]) im Blick behalten.

Diese sind:

- **„Food"** (Nahrung): Die Crew sollte sich gut ernähren. Die Mahlzeiten auf einer langen Seereise, sollten hochkalorisch, einfach zuzubereiten und leicht verdaulich sein. Manchmal sollte sie vorsorglich (bei aufziehendem schlechten Wetter) zubereitet werden, damit der „Koch" nicht zu lange unter Deck bleiben muss, was das Risiko für Seekrankheit minimiert. Für „Zwischendurch" sollten Energieriegel, frische oder Trockenfrüchte sowie Cracker bereitliegen. Und immer wieder etwas trinken, um dieses besser verdauen zu können.

- **„Fluid"** (Flüssigkeit): Flüssigkeitsverluste treten bei exzessivem Schwitzen (körperliche Anstrengung, vor allem in warmer Umgebung), bei Fieber, Durchfall, Erbrechen oder Seekrankheit auf. Allein der „normale" Flüssigkeitsverlust in thermoneutraler Umgebung über Haut, Lungen und Nieren beträgt 1500 ml am Tag. Zu wenig Flüssigkeit führt zu: Kopfscherzen, Schwindel, Übelkeit, Lethargie/Apathie und niedrigem Blutdruck. 2 Liter am Tag trinken ist das Minimum, das Durstgefühl warnt zu spät!

- **„Fahrenheit"** (Körpertemperatur): Auskühlung bzw. Unterkühlung muss unbedingt vermieden werden.

- **„Fatigue"** (Müdigkeit): Zu wenig Schlaf beeinträchtigt die körperliche und geistige Leistungsfähigkeit. Es kommt häufiger zu Fehlentscheidungen und man ist anfälliger für Seekrankheit. Ein regelmäßiger Wachrhythmus ist wichtig, aber auch vernünftige Seekojen in Schiffsmitte (nicht zu breit gegen Umherrollen, Leesegel gegen Herausfallen). Medikamente gegen Seekrankheit verursachen oft Schwindel, was wiederum den Schlafrhythmus beeinträchtigen kann.

- **„Fitness"**: Beeinträchtigungen entstehen am häufigsten durch Seekrankheit, Sonnenbrand und Austrocknung (Dehydrierung), aber auch durch Infektionen (z. B. entzündete Hautabschürfungen oder auch Atemwegs- und Magen-Darm-Erkrankungen). Also immer auch an sorgfältiges Hände- waschen und Händedesinfektion denken!

D. 2. Unfallverhütung

D. 2.1. Gefahrenbereiche auf einer Segelyacht

(nach: Skipper's Medical Emergency Handbook)

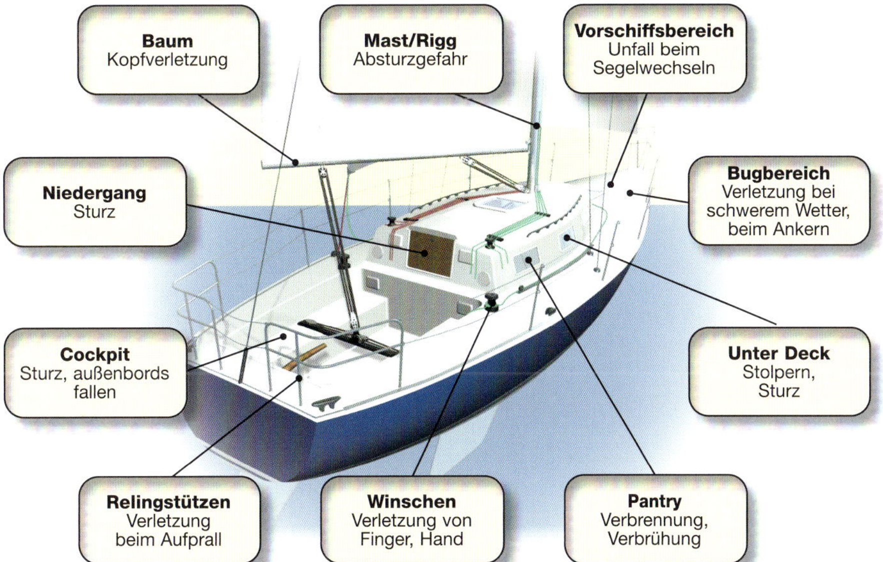

D. 2.2. Verletzungsgefahren für die Crew

(nach: Skipper's Medical Emergency Handbook)

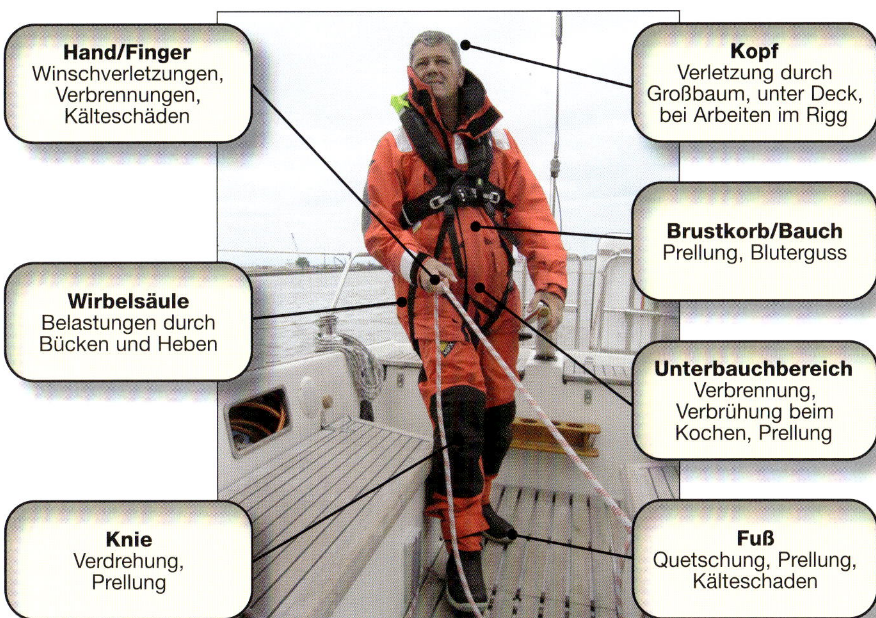

D. 2.3. Die 12 „goldenen“ Regeln der Unfallverhütung

(nach Skipper’s Medical Emergency Handbook)

1. Eine Hand für Dich, eine Hand fürs Schiff.
2. Achte (immer) auf den Großbaum.
3. Pass bei schlechtem Wetter auch unter Deck auf.
4. Schütze Deine Füße durch geeignetes Schuhwerk.
5. Trage immer eine Rettungsweste und picke Dich in der Nacht und bei schlechtem Wetter ein.
6. Trage eine Ölhose und einen Sicherungsgurt beim Kochen.
7. Halte Dich körperlich fit.
8. Erweitere Deine (theoretischen) Kenntnisse und sammle (praktische) Erfahrung.
9. Iss und trink ausreichend.
10. Ruhe Dich aus und schlafe, wann immer es möglich ist.
11. Keinen Alkohol (während der Reise) und (grundsätzlich) keine Drogen an Bord.
12. Kommunikation: Briefing vorm Manöver, klare Anweisungen geben, Rückmeldungen einfordern, jeder darf sich äußern (keine Angst vor Hierarchien)

D. 3. ARBEITEN UNTER DECK

D. 3.1. Kochen

Warme Nahrung ist einerseits wichtig für das Wohlbefinden und die Leistungsfähigkeit der Besatzung. Auf der anderen Seite ist das hierfür benötigte Feuer eine dauernde latente Gefahr für die Sicherheit von Schiff und Besatzung.
Während das Kochen im Hafen meistens keine Schwierigkeiten bereitet, steigt beim **Kochen auf See** die Unfallgefahr erheblich. Töpfe mit heißem Inhalt können unvermutet „über Stag“ gehen und üble Verbrühungen beim Koch oder bei Personen in der Nähe (Kinder!) hervorrufen. Aber auch **im scheinbar ruhigen Hafen** ist Vorsicht geboten. Plötzlich auftretender Schwell durch vorbeifahrende Fahrzeuge kann unvermutet die Töpfe verrutschen lassen, besonders, wenn die kardanische Aufhängung blockiert wurde. Auf kleinen, ranken Schiffen kann ein unerwartet an Bord kletternder freundlicher Besucher eine mittlere Katastrophe in der Pantry auslösen, wenn durch sein Gewicht das Schiff plötzlich krängt.

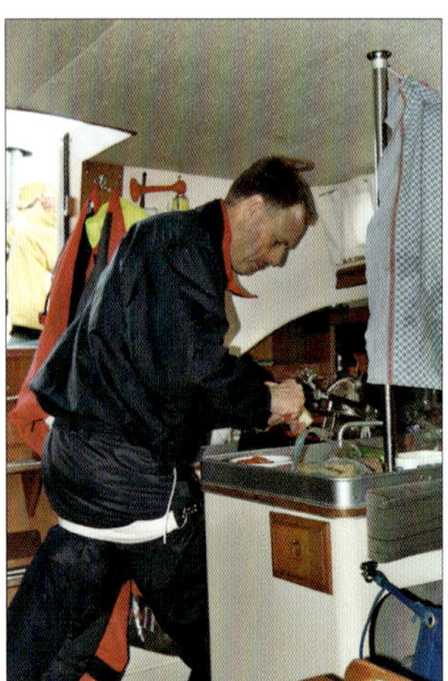
Sicherung durch Gurt

In der Umgebung des Kochers sollte sich kein brennbares Material, wie z. B. Vorhänge, befinden. Bei halbkardanischer Aufhängung muss er genügend Freiraum haben, damit die Flammen nicht die Umgebung gefährden oder die Kochtöpfe vom Kocher gestoßen werden. In der Nähe des Kochers sollten sich ein Feuerlöscher und eine feuerhemmende Decke befinden. Um die Brenner herum sollte sich eine Vorrichtung befinden, die das Verrutschen der Töpfe verhindert.
Beim Kochen sollte der Koch eine Kleidung tragen, die besonders die Beine **vor Verbrühungen schützt**, z. B. eine Ölhose. **Druckkochtöpfe** haben sich bewährt, da die Kochzeiten kurz sind und der Inhalt nicht überschwappen kann.
Ein Hüft-/Beckengurt (siehe Abb.) sorgt für sicheren Halt bei Schräglage.

Weitere Informationen sind den Sicherheitsrichtlinien der Kreuzer-Abteilung „Flüssiggasanlagen auf Sportbooten“ und den Vorschriften des Germanischen Lloyd zu entnehmen.

D. 4. ARBEITEN AN DECK

D. 4.1. Schutzbekleidung

Schutzbekleidung

Schuhwerk

Schuhwerk

An Deck sollte nicht barfuß gelaufen werden, auch nicht an heißen Tagen!

Verletzungen drohen u. a. durch
- Aug- und Ringbolzen,
- scharfe Kanten von Schienen für Leitblöcke oder Leitösen,
- Klampen,
- Anker,
- herabfallende Gegenstände.

Die Folgen können Zehenbrüche, Riss- und Quetschwunden sein.

Schutzhelm

Schutzhelm

Vor allem Kopfverletzungen können durch herunterfallende Gegenstände (z. B. Werkzeug, wenn jemand im Mast arbeitet) oder durch „übergehende“ Lasten (schwingende Groß- aber auch Spinnakerbäume) entstehen. Auch sind schon Segler bei einer „Patenthalse“ von der Großschot getroffen, ins Cockpit geschleudert und beim Aufprall mit dem Kopf (z. B. auf einer Winsch) tödlich verletzt worden!
Und ein schwerer Großbaum, der nur von einer Dirk gehalten wird, kann herunterkrachen, wenn diese oder ein Beschlag/Schäkel bricht.
Auch ein Mastbruch kann nie ausgeschlossen werden, sodass man für den Weg aufs Vorschiff eher die Luvseite wählen sollte. Insbesondere bei Spinnakermanövern auf dem Vorschiff oder auch bei schlechtem Wetter könnte man sich überlegen, einen Schutzhelm (z. B. für Kajakfahrer oder Bergsteiger) zu tragen.

Schutzhandschuhe

Schutzhandschuhe

Die Frage, ob Schutzhandschuhe getragen werden sollen, lässt sich nicht generell beantworten. Beim Umgang mit **Drahttauwerk** und mit Ketten, z. B. beim Ankern, sollten Lederhandschuhe oder eventuell auch mit Kevlar beschichtete Handschuhe aus dem Arbeitsschutz getragen werden. **Ausreichend kräftige Lederhandschuhe** bieten einen guten Schutz gegen die sogenannten Fleischhaken des Drahttauwerks, die üble Stich- und Risswunden der Hohlhand mit Vereiterungen nach sich ziehen können.

Gummihandschuhe

Gummihandschuhe sollten stets **bei Gewitter** als Berührungsschutz vor spannungsführenden Teilen getragen werden.

Stoffhandschuhe

Stoffhandschuhe sind Bekleidungsstücke zum **Schutz gegen Kälte,** aber keine Schutzhandschuhe! Das Tragen von Stoffhandschuhen **beim Umgang mit Tauwerk** ist sogar **gefährlich**, z. B. beim Fieren von Leinen. Die Stoffhandschuhe können sonst schnell mit den Fingern von der Leine in eine Winschentrommel oder in einen Block gezogen werden, ohne dass es noch möglich ist, sich der Handschuhe schnell genug zu entledigen.

D. 4.2. Rettungswesten

Bei den Rettungswesten unterscheidet man je nach Bauart grundsätzlich zwischen **vollautomatischen** (aufblasbaren) **Rettungswesten**, die den Verunfallten

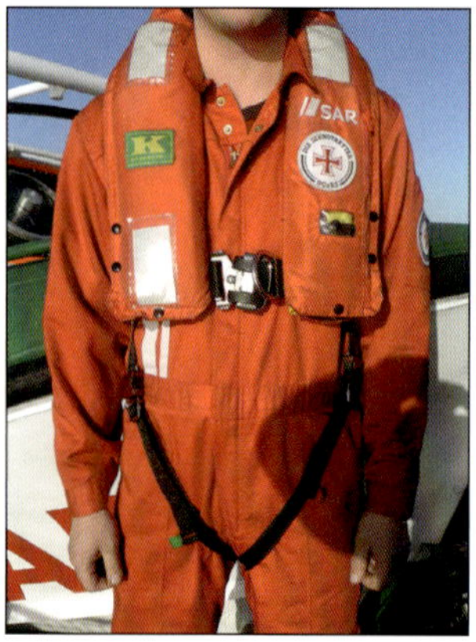

Rettungsweste mit Schrittgurt

auch bei Bewusstlosigkeit in eine sichere Rückenlage drehen und den Kopf über Wasser halten sollen, und den **Feststoffwesten** (allgemein noch als „Schwimmwesten" bezeichnet), die nicht „ohnmachtssicher" sind. Sie sind ein unverzichtbarer Bestandteil der persönlichen Schutzausrüstung und sollten **grundsätzlich**, also auch bei „bestem" Wetter, an Bord getragen werden.

Die **Auftriebsklasse** richtet sich nach Körpergröße, Einsatzgebiet und getragener Wetterschutzbekleidung. Jede vollautomatische Rettungsweste sollte mit einem Spraycap (Spritzschutzhaube), einer Seenotleuchte (SOLAS-Blinklicht), einer Trillerpfeife, einem Schrittgurt und einer Lifeline (Sicherheitsleine) versehen sein (**Normen**: DIN EN ISO 12401/12402).

D. 4.3. Sicherheitsgurte, Sicherheitsleinen

Um ein „Über-Bord-Gehen" zu verhindern, sollte man zur Eigensicherung mit einer **Sicherheitsleine** (Lifeline) „eingepickt" sein. Diese wird entweder über den Brustgurt der Rettungsweste oder an einem eigenständig getragenen **Sicherheitsgurt** (Lifebelt/Harness) mit einem Karabinerhaken eingeklinkt und bordseitig mit einem festen „Anschlagpunkt" (Augbolzen, Strecktau) verbunden.
Beide Komponenten sollten entsprechend der **Norm** DIN EN 1095 gefertigt sein. Am Besten geeignet ist eine 3-Punkt-Lifeline, wobei der kürzere Teil ca. 90 cm (zur Sicherung im Sitzen) und der längere Teil ca. 180 cm (aber nicht mehr als 2 m) betragen sollte.

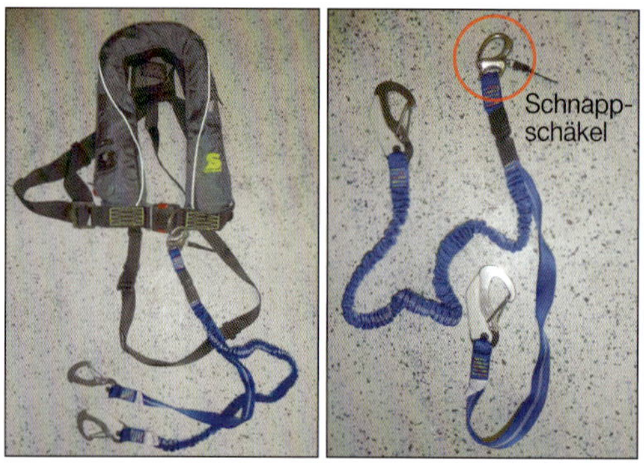

Links: Rettungsweste für Segler mit Lifeline.
Rechts: Lifeline mit Schnappschäkel.

Anmerkung: Damit man sich beim Durchkentern des Bootes (mit aufgeblasenem Auftriebskörper der Rettungsweste) eventuell selbst „befreien" kann, sollte man sich in den „D-Ring" des Brustgurtes mit einem „Schnappschäkel" einpicken (siehe Abb. oben rechts), der auch „unter Last" geöffnet werden kann. Andernfalls kann ein Gurtschneidemesser „am Mann" lebensrettend sein.

Hinweis: In der Vergangenheit gab es mehrere Berichte über Unglücksfälle, bei denen Segler bei der Arbeit auf dem Vorschiff über Bord gefallen sind und fest eingepickt am längeren Gurt der Sicherheitsleine mit dem Kopf voran unter Wasser gezogen wurden und ertrunken sind. Oder es ist zu Situationen gekommen, bei denen man sich aushaken musste, weil der Gurt zu kurz war und dann in der Stresssituation vergaß, sich erneut wieder zu sichern.
Die **Gefahrensituationen** waren also ein zu langer Gurt, der ein „Über-Bord-Fallen" nicht verhindern konnte oder ein zu kurzer Gurt, der nicht genügend Spielraum zum Arbeiten ließ. Eine flexibel zuverstellende Sicherung mit einer Seilklemme aus der Kletterei könnte in diesen Fällen von Nutzen sein. Die Fotos (Abbildungen links) zeigen ein vom Autor zusammengestelltes System. Es wird ausdrücklich darauf hingewiesen, dass die Komponenten für diesen Zweck (Kontakt mit Seewasser) nicht zertifiziert sind, das Risiko liegt beim Anwender.

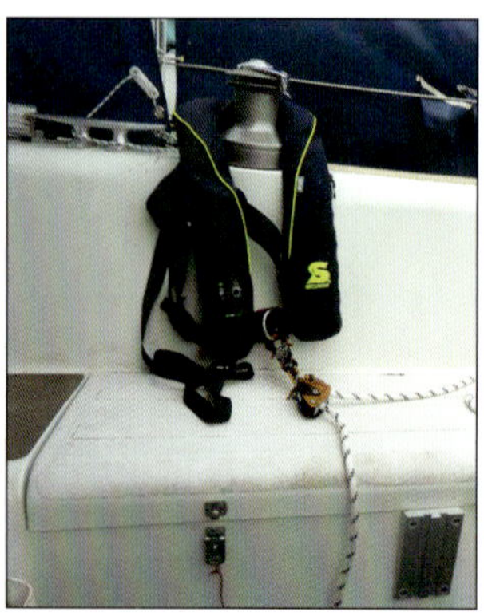

Die **Strecktaue**, die zum Einpicken nach dem Verlassen des Cockpits dienen, sollen
- möglichst ein Bewegen von achtern nach vorne und umgekehrt ohne erneutes Einpicken erlauben,

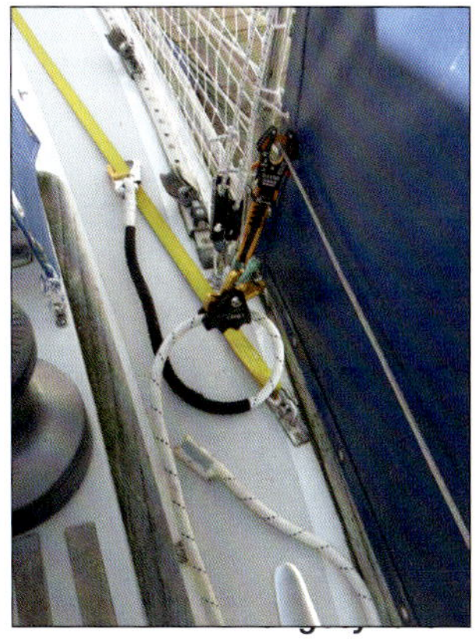

- möglichst dicht mittschiffs verlaufen und
- so stark und so am Rumpf des Schiffes befestigt sein, dass sie den Anforderungen an die Bruchlast für die Sicherheitsleinen und Sicherheitsgurte genügen.

Strecktaue können aus Drähten, Leinen und Gurten bestehen. Drähte und Leinen können jedoch beim Drauftreten seitlich wegrollen. Hierdurch kann es zu Knöchelverletzungen kommen.
Bei Gurten ist diese Gefahr nicht so sehr gegeben, sie können aber auf nassen Kunststoffdecks verrutschen und verlieren im Laufe der Jahre durch UV-Strahlen an Bruchfestigkeit.

D. 4.4. Arbeiten im Mast

Bei Arbeiten im Mast Gefahr des **„Hängesyndroms“** beachten (siehe Kapitel B. 11.). Alle am Manöver beteiligten Personen, d.h. auch die an Deck befindlichen, sollten einen Schutzhelm tragen.

D. 5. UMGANG MIT LEINEN

Leinen

Ein großer Teil der praktischen Tätigkeit an Bord besteht im Umgang mit Leinen. Der Umgang erfordert Übung.
Gefährdet sind die Finger durch Quetschen und die Handinnenflächen durch Verbrennungen, verursacht durch ausrauschendes Tauwerk, sowie durch Stich- und Risswunden, verursacht durch „Fleischhaken“ von Drahttauwerk.

„Fleischhaken“

D. 5.1. Ausrauschende Leinen

Reflektorisch ist man meistens bemüht, eine nicht beabsichtigt ausrauschende Leine, zum Beispiel ein Spinnakerfall, mit den Händen zu halten. Hierbei kann es zu starken Verbrennungen an den Handinnenflächen und den Fingern kommen. Finger können gequetscht werden, wenn sie in Blöcke, Lippen, Klüsen oder Klampen gezogen werden.

Vorsichtsmaßnahmen
- Alle Leinen, die unter Zug stehen, sollen stets mit mindestens einem Rundtörn um einen möglichst runden, festen Gegenstand (Rohring, Klampe, Spillkopf) gesichert sein, **bevor** sie gefiert werden.
- Genügend Sicherheitsabstand zum Block, der Klampe, dem Spill oder zur Winsch wahren, damit die Finger nicht gefährdet werden, und damit erforderlichenfalls ein Helfer eingreifen kann.
- Jede Leine, die man zugeworfen bekommt, zunächst mit mindestens einem Rundtörn um den nächsten festen Gegenstand (Poller, Rohring, Want, Spillkopf) sichern, bevor sie auf Spannung kommt. Erst dann die Leine belegen.
- Beim Überhaken eines zugeworfenen Auges dieses seitlich ergreifen, damit die Finger nicht gequetscht werden können.
- Nicht in Leinenbuchten oder Kinken treten (s. u.)!
- Lässt sich eine Leine nicht mehr halten, dann soll man sie loslassen, ehe die Finger verletzt werden – auch wenn der Skipper tobt!

D. 5.2. Brechende Leinen

die unter hoher Last stehen, stellen eine große Gefahr dar. Sie schnellen wie ein Gummiband und können bei entsprechender Leinenstärke schwere Verletzungen hervorrufen. **Man sollte sich deshalb nie in der Nähe von Leinen aufhalten, die unter Last stehen, und stets einen ausreichenden Sicherheitsabstand wahren.**

Besonders gefährlich sind Schleppleinen. Auch das schleppende Fahrzeug ist gefährdet, nicht nur durch die brechende Schleppleine, sondern auch durch **herausgerissene Klampen und Poller**. Geschlagenes modernes Kunststofftauwerk dehnt sich stark, bricht dann aber ohne Vorwarnung. Bei längerer, stärkerer Belastung verschweißt sich das Kunststofftauwerk innen, verliert an Elastizität und neigt dann zum Brechen. Drahttauwerk dehnt sich nur wenig, bevor es bricht.

D. 5.3. Kinken in Leinen

sind Buchten (Schlingen, Schlaufen, Augen, Törns) in Leinen, Stahltrossen oder Ketten, die vorher kreisförmig aufgeschossen waren und nun in die Länge gezogen werden. Tritt man bei einer ausrauschenden Leine oder einer Ankerkette in eine derartige Bucht, kann es zu schweren Verletzungen bis zur Amputation von Gliedmaßen kommen. Deshalb soll man stets **„aus den Kinken treten“**.

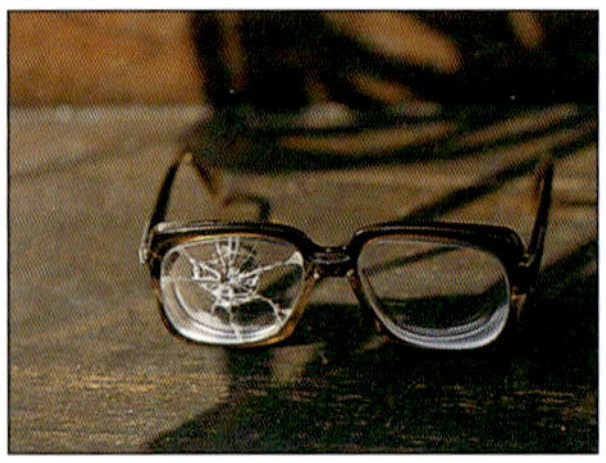

Durchgeschlagenes Brillenglas

D. 5.4. Gummistropps

mit Holzknebeln oder Plastikkugeln an den Enden werden gerne zum Auftuchen der Segel oder zum Befestigen von Bootshaken an den Wanten benutzt. Wenn sie unter Zug aus der Hand gleiten, kann es aber zu gefährlichen Augenverletzungen kommen. Die Knebel können sogar ein Brillenglas durchschlagen oder das ungeschützte Auge derartig schädigen, dass mit dem Verlust des Sehvermögens gerechnet werden muss. Das Arbeiten mit Zeisingen oder Bändseln geht leichter und ist ungefährlich.

D. 5.5. Angeln

ist für viele ein nutzloser Zeitvertreib, bei dem selten eine für eine Mahlzeit ausreichende Menge Fisch gefangen wird. Beißt aber doch der Fisch, kommt Hektik auf, die Besatzung verfällt in einen Fangrausch und wird blind gegen mögliche Gefahren:
Angelhaken, besonders von Blinkern, Pilken und Wurfangeln, machen leicht den Angler zum Geangelten, wenn man sich in einem Fischschwarm befindet. Besitzer von Angelkuttern berichten, dass es keinen menschlichen Körperteil gäbe, aus dem nicht schon ein Angelhaken notfallmäßig entfernt werden musste (siehe Kapitel C. 6.2.3.)! Besonders gefährlich sind Augenverletzungen.
Angelhaken können sich am Grund oder an ausrauschenden Ankerketten zeitweilig verfangen. Beim Freikommen werden sie durch die **elastische Angelschnur** aus dem Wasser herausgeschnellt und können den Angler verletzen.

Besonders tropische Fische haben häufig **giftige Stacheln oder scharfe Zähne**, deshalb sollte man besonders beim Fischen mit Schleppangel Schutzhandschuhe tragen.

D. 6. BRANDVERHÜTUNG UND BRANDBEKÄMPFUNG

Feuer im Schiff kann schlimmer sein als ein massiver Wassereinbruch, denn das Feuer gefährdet durch Hitze, Gase, Rauch und Dämpfe auch unmittelbar die Gesundheit der Besatzung.

Die Brandgefahr hat sich im Laufe der Jahre nicht verringert. Die moderne Technik und die persönliche Bequemlichkeit führen zum gesteigerten Gebrauch von Energien für die Fortbewegung und den persönlichen Komfort. Die modernen Werk- und Konservierungsstoffe sind häufig brennbar und entwickeln im Brandfall große Mengen von gesundheitsschädlichem Rauch.

Über Brandverhütung wird im Allgemeinen nicht ausreichend nachgedacht. Es genügt nicht, nur die meisten Gefahrenquellen im Auge zu behalten – **alle Gefahrenquellen müssen beachtet werden, um Brände zu verhüten.**

Der folgende Beitrag erwähnt die wichtigsten Punkte zu diesem Themenkomplex und will für die Problematik sensibilisieren. Ausführliche Informationen sind zu erhalten u. a. in den Schriften

- der Kreuzer-Abteilung des Deutschen Segler-Verbandes „Brandschutz und Brandabwehr auf Yachten“,
- des Kreuzer Yacht Club Deutschland (KYCD) und
- des BSH „Sicherheit auf dem Wasser“.

Wer sich nicht nur theoretisch informieren will, sollte an einem praktischen Ausbildungslehrgang der Kreuzer-Abteilung, des DSV und des KYCD teilnehmen.

D. 6.1. Brandverhütung

Brandverhütung

Die Brandverhütung beginnt mit der **Konstruktion** und dem **Bau** eines Bootes. Werften kennen sich in der Regel aus. Wertvoll ist die Aufsicht des „Germanischen Lloyd“. Eigenbauer sollten den Rat von Fachleuten einholen.

Elektrik, Motor, Treibstofftank und Treibstoffleitungen, Flüssiggasanlagen und Koch- und Heizeinrichtungen verdienen besondere Beachtung.
Wassersportverbände und Feuerwehren bieten häufig Kurse in der Brandbekämpfung an.
Fest **installierte Warneinrichtungen**, z. B. im Maschinenraum, sind empfehlenswert. Auch im Kabinenbereich sollten Rauchmelder angebracht werden.

Der richtige Umgang der Besatzung mit feuergefährlichen Substanzen oder Einrichtungen, die einen Brand hervorrufen können, ist von größter Wichtigkeit:

- **Vorsichtiger Umgang mit allen brennbaren Flüssigkeiten**. Am gefährlichsten ist Benzin, dann folgen Spiritus, Petroleum und Diesel.
- Umfüllen möglichst nur im Freien, hierbei nicht rauchen, keine offenen Flammen, ausreichender Luftwechsel, statische Aufladung beachten.
- Besonders gefährlich ist das Nachfüllen von Benzin in den Tank eines noch heißen Motors! Möglichst nur geringe Reservemengen an Bord fahren.
- Vorsichtiger Umgang mit **Lösungsmitteln, Farben, Reinigern, Beschleunigern** bei der Kunststoffverarbeitung.
- Getränkte **Putzlappen** können sich selbst entzünden und dürfen nicht unter Deck aufbewahrt werden, besser: vorher noch auswaschen.
- **Gasflaschen und Gaskocher** einschließlich ihrer Leitungen bedürfen einer dauernden Wartung und einer peniblen Bedienung der Absperreinrichtungen.
- Defekte oder strommäßig überlastete **Elektroleitungen** können **Kabelbrände** verursachen, besonders gefährlich bei Kunststoffschiffen.
- **Offenes Feuer unter Deck** darf nie ohne Aufsicht sein (Petroleumlampen, Kerzen, glimmende Tabakreste). Nicht in der Koje rauchen.
- Bei länger laufendem Motor regelmäßig die **Brennstoffleitungen und Kabelanschlüsse** kontrollieren.
- **Polklemmen an Batterien** müssen fest angezogen sein (Gefahr der Funkenbildung)

Mittel zur Brandbekämpfung

Generell müssen die **Mittel zur Brandbekämpfung** für den jeweiligen Zweck geeignet sein.

Geeignet sind
- **feuerhemmende Decken** (keine Kunstfaserdecken), sogenannte Löschdecken, zum Ersticken kleinerer Brandherde,
- **Wasser** zum Löschen **fester Stoffe (Pütz!)**, z. B. von Holz, Textilien, Kunststoffen, GFK, Papier; **nicht von brennendem Fett**, z. B. in einer Bratpfanne (Explosionsgefahr!),
- **Pulver** (ABC-Löscher) zum Bekämpfen **von allen Bränden**,
- **Kohlendioxid** (CO_2-Löscher) zum Ersticken von allen Bränden (ist schwerer als Luft),
- **Schaum**, der durch Ersticken gegen brennbare feste und flüssige Stoffe (Brandklasse A und B) wirkt.

Die Anschaffung eines Feuerlöschers allein genügt nicht, man muss ihn auch bedienen können!
Feuerlöscher sollen regelmäßig (alle 2 Jahre) gewartet werden. Pulver kann verklumpen und muss gegebenenfalls ausgetauscht werden. Einmal verwendete Löscher sind unbedingt zu ersetzen.

Nicht geeignet ist
- **Wasser** zum Löschen von
  - **heißem Fett**, z. B. in der Bratpfanne, wodurch es zu **explosionsartigem** Umherspritzen von heißem Fett und zu einer Flammenbildung kommen kann,
  - **brennenden Flüssigkeiten**, z. B. überlaufendem brennendem Spiritus eines Kochers, da das Wasser die brennende Flüssigkeit verteilen und der Brand sich hierdurch weiter ausbreiten könnte, und
  - **elektrischer Anlagen** wegen möglicher Kurzschlüsse und der Stromschlaggefährdung bei höherer Betriebsspannung (Landanschluss!),

- **Kohlendioxid (CO_2)**, wenn es sich verteilen und damit den Brandherd nicht ersticken kann (somit unwirksam ist), weil in tiefer gelegenen Räumen beim Betreten ohne schweres Atemschutzgerät Erstickungsgefahr besteht (siehe D. 7.1.).

Die **Löschmittel** müssen an **gut erreichbaren** Stellen **im Schiff verteilt** und **gut sichtbar** angebracht werden und **in ausreichender Menge** vorhanden sein. Der Zugang zu ihnen muss auch im Brandfall möglich sein. Wo befinden sich z. B. die Pützen?

Eine **fest installierte Löscheinrichtung im Motorenraum** erhöht die Sicherheit und senkt meistens auch die Versicherungsprämie.

Die **Besatzung** muss **mit dem Umgang vertraut** sein oder gemacht werden.

D. 6.2. Brandbekämpfung

Ein Brand an Bord eines Sportfahrzeuges lässt sich nur im Anfangszustand noch löschen, deshalb:

1. Sofort, auch beim kleinsten Brand, die gesamte Besatzung alarmieren mit dem Ruf: **„Feuer im Schiff!“**
2. Ruhe bewahren und der Besatzung ihre **Aufgaben zuweisen**.
3. **Schiff stoppen**, dabei Windrichtung beachten, damit der Brand nicht noch mehr angefacht und die Besatzung nicht durch Qualm und Hitze gefährdet wird. Das Verlassen des Schiffes und der Zugang zu den Rettungsmitteln muss möglich sein.
4. **Dringlichkeitsmeldung** (PAN-PAN) oder auch **Notmeldung(!)** (MAYDAY) auf dem Funkwege sofort absetzen. Die Funkanlage kann bei Ausbreitung des Brandes oder durch Kurzschluss ausfallen. Keine Hemmungen haben. Ist der Brand unter Kontrolle, Meldung sofort(!) widerrufen.
5. **Brand sofort (!)** und energisch mit den geeigneten Löschmitteln **bekämpfen,** die sich in der Nähe des Brandherdes befinden. Keine Rücksicht auf eventuelle Löschmittelschäden nehmen.
   Achtung: Das Feuer kann auch an völlig unerwarteten Stellen ausbrechen, da sich die Hitze vom ursprünglichen Brandherd durch Metalle, wie z. B. Rohrleitungen, Drähte und Kabel, ausbreiten und andere Bereiche an Bord in Brand setzen kann.
6. **Fettbrand:** Topf oder Pfanne am besten mit Deckel (oder auch Löschdecke) abdecken und sicherheitshalber 30 Minuten warten, bis sich der Topf abgekühlt hat (Fett neigt zur Selbstentzündung).
7. Nicht an der Brandbekämpfung beteiligte Besatzungsmitglieder **bereiten das Verlassen des Schiffes vor** (siehe Kapitel C. 9.). Schiff aber **nur im äußersten Notfall** oder bei (meistens überbewerteter) Explosionsgefahr und **nur auf Anordnung des Schiffsführers** verlassen.
8. Ist der **Brand gelöscht** oder unter ausreichender Kontrolle, abgegebene **Notmeldung widerrufen**.
9. Laufende **Kontrolle des abgelöschten Brandherdes** auf eventuelle Schwelbrände.

10. Kontrolle und **Wiederherstellung der Betriebsfähigkeit** des Schiffes und der Feuerlöschmittel. **Bilge kontrollieren**.
11. **Erste-Hilfe-Leistung und ärztliche Versorgung** bei Verbrennungen (**Kapitel** B. 9.7.) und Rauchvergiftungen (**Kapitel D. 7.1.** und B. 6.7.3.).
12. **Beseitigung der Löschmittelschäden**.
13. **Lüften.**

D. 7. GASE

Giftige Gase

D. 7.1. Giftige Gase

Kohlenmonoxid

Kohlenmonoxid

Allgemeines: Kohlenmonoxid (CO) entsteht durch die unvollständige Verbrennung von Kohle und kohlenstoffhaltigen Stoffen, z. B. in schlecht ziehenden Öfen und Auspuffgasen.

Rauchvergiftung

Eigenschaften: Das Gas ist farblos, geruchlos, **leichter als Luft und sehr giftig**. Der Sauerstoffaustausch im Blut wird behindert, es kommt zu einer „inneren Erstickung".

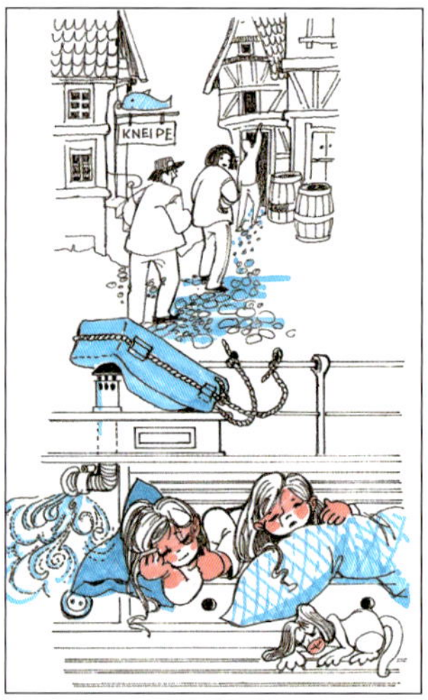

Symptome der Vergiftung: Kopfschmerz, Übelkeit, Brechreiz, Bewusstlosigkeit, Gesichtsfarbe gelegentlich etwas rosig.

Gefahrenquellen:
- Auspuffgase, die in das Schiff gelangen, z. B. durch
  - defekte Auspuffleitungen,
  - Motoren bei flauen achterlichen Winden,
  - Auspuffgase von Nachbarschiffen (Batterieladen in Häfen).
- Heizöfen mit offenem Verbrennungskreislauf, wie
  - Kohleöfen,
  - Petroleumöfen,
  - Diesel-Standheizungen.
- Diesel-Standheizungen, deren Abgase durch ungünstige Windrichtung oder Belüftungseinrichtungen unter Deck gelangen.

Besonders gefährdet sind kleine Kinder, die schlafen sollen und deren Eltern von Bord gegangen sind.

Symptome, Erste Hilfe und weitere Behandlung: Siehe **Kapitel B. 6.7.** „Vergiftung durch Gase".

Kohlendioxid

Kohlendioxid

Allgemeines: Kohlendioxid (CO_2) entsteht bei vollständiger Verbrennung von Kohlenstoff und bei Gärungsvorgängen. Ferner findet es sich in Feuerlöschern.

Eigenschaften: Es ist **schwerer als Luft**, unsichtbar, geruch- und farblos, ungiftig und nicht brennbar. Da es aber die leichtere Luft verdrängt, erstickt man in reinem Kohlendioxid, da kein Sauerstoff mehr für die Atmung vorhanden ist. Wie beim Ertrinken handelt es sich dann um ein „äußeres Ersticken", also nicht um eine echte Vergiftung.

Gefahrenquellen: Auf Schiffen kann es sich nach dem Löschen von Bränden mit CO_2-Feuerlöschern am Boden sammeln.

Symptome, Erste Hilfe und weitere Behandlung: Siehe Kapitel B. 6.7. „Vergiftung durch Gase".

Giftige Gase beim Brennen von Kunststoffen
Allgemeines: Beim Brennen von Kunststoff entstehen **große Mengen** giftiger Gase, die Lungenschäden verursachen können.

Gefahrenquelle: Brände von Kunststoffschiffen und Kabelbrände. Siehe auch Kapitel D. 6. „Brandverhütung und Brandbekämpfung".

Giftige Gase in Kühlsystemen
Allgemeines: Hierbei handelt es sich um verschiedene Gase mit unterschiedlichen Wirkungsmechanismen, die auf größeren Handelsschiffen aus lecken Kühlsystemen austreten können.
Ammoniak entfaltet eine starke Reizwirkung auf Augen, Schleimhäute und Lunge, wobei die eigentliche Giftwirkung gering ist. Es kann aber durch die Lungenreizung zu Erstickungsanfällen (bis zum Lungenödem) kommen (siehe Kapitel B. 23.2.4.).
Trichlorethylen darf wegen seiner starken Giftigkeit eigentlich nicht mehr verwendet werden, findet sich aber noch gelegentlich in veralteten Kühlanlagen und Feuerlöschern. Es wirkt stark narkotisch, gehirn- und leberschädigend.
Propan und Butan sind zwar nicht giftig, jedoch hochexplosiv (siehe folgendes Kapitel).

D. 7.2. Explosive Gase und gasförmige Gemische

Heizgase

Heizgase
Allgemeines: Brennbare Gase aus Gasflaschen werden in unterschiedlicher Zusammensetzung zum Heizen und zum Kochen benutzt. Ihnen gemeinsam ist die hohe Explosivität, sie sind oft geruchlos, oder sie riechen nur wenig, sie sind farblos, geschmacklos und schwerer als Luft. Sie sammeln sich deshalb besonders in Rümpfen von Schiffen. Schon ein elektrischer Funke kann eine Explosion auslösen. Gemische mit Benzindämpfen sind besonders gefährlich.

Gefahrenquellen: Fehlerhaft installierte Anlagen, fehlende Zündsicherungen, Leckagen im Leitungssystem, Beschädigungen an den Armaturen, Verlöschen der Flamme des Gasherdes durch Überkochen oder Luftzug (Umspringen oder Auffrischen des Windes bei offenem Luk).

Knallgas

Knallgas
Allgemeines: Knallgas ist ein Gemisch aus Wasserstoff und Sauerstoff, das bei der elektrolytischen Spaltung von Wasser oder wässrigen Säuren entsteht. Es ist leichter als Luft und explodiert bei Zündung mit lautem Knall – daher der Name.

Gefahrenquellen: Beim Laden von Batterien durch elektrisch ungeregelte Ladegeräte „kochen" die Batterien. Hierbei handelt es sich nicht um echtes Kochen, sondern um die Entwicklung von Knallgas. Der Funke einer elektrischen, automatischen Bilgepumpe kann schon genügen, eine Explosion auszulösen. Deshalb dürfen Batterien nur unter Aufsicht und bei genügender Lüftung geladen werden.

Explosive Dämpfe

Explosive Dämpfe
Allgemeines: Dämpfe sind Gemische aus verdampfter Flüssigkeit und Luft, die je nach Beschaffenheit der Flüssigkeit hochexplosiv sein können. Je flüchtiger die Flüssigkeit (niedriger Flammpunkt) ist, desto explosiver sind in der Regel die Gemische. Sie können sich schon bei normaler Umgebungstemperatur bilden. Deshalb ist stets für gute Lüftung unter Deck zu sorgen.
Während Dämpfe von Petroleum, Diesel und Spiritus meistens weniger Gefahren bieten, sind **Benzindämpfe** sehr gefährlich. Sie sind schwerer als Luft und sammeln sich auf dem Boden.

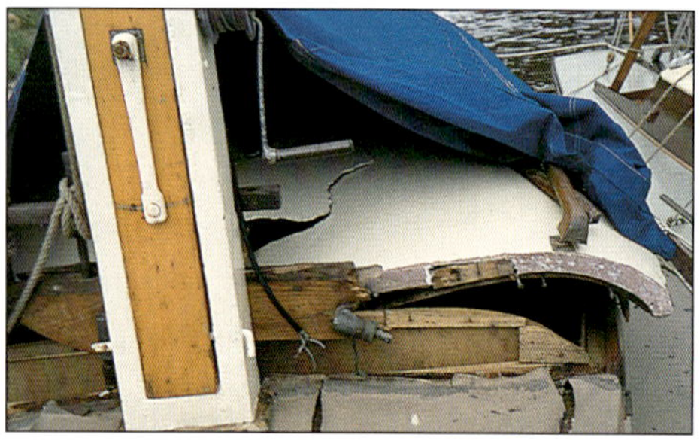
Durch Explosion geborstenes Kajütdach

Gefahrenquellen: Verschüttetes Benzin bei der Treibstoffübernahme, beim Umfüllen, beim Betanken von Außenbordmotoren oder bei Reinigungsarbeiten. Besonders gefährlich sind Tanks und Kanister mit geringen Restmengen. Die Entzündung erfolgt durch Funken, Flammen oder glühende Gegenstände.

Funken entstehen durch elektrische Anlagen (Schalter, Elektromotoren in Spills und Pumpen), durch statische Elektrizität (Reibung, Kunststoffboote, Gewitter). So ist es schon bei der Übergabe von fast leeren Treibstoffkanistern von Kunstoffbooten an Land zu Explosionen gekommen.

Flammen haben Kerzen, Streichhölzer, Petroleumlampen und Kocher.

Glühende Gegenstände sind u. a. Zigaretten, heiße Auspuffrohre oder heiße Motorteile.

D. 8. ELEKTRIZITÄT

Elektrounfälle siehe Kapitel B. 10.

Stromeinwirkung

D. 8.1. Stromeinwirkung

Bordelektrik animiert zum Basteln, lassen sich doch Kenntnisse, erworben im Physikunterricht oder durch den Umgang mit Elektro-Baukästen, scheinbar gefahrlos in die Praxis umsetzen. Dies mag für G hstrom mit Spannungen bis 24 Volt gelten. **Wechselstrom hingegen, wie er auf Schiffen u. a. über die Landstromleitung mit 230 Volt bezogen wird, ist schon ab 50 Volt gefärlich.**

Gleichstrom

Gleichstrom
So ganz problemlos ist aber selbst der Umgang mit 12-Volt-Gleichstrom nicht. Gefährlich ist die Hitzeentwicklung im durchflossenen Gebiet beim Stromdurchfluss. Bei zu geringem Kabelquerschnitt und zu hohem Stromfluss kann es zu Kabelbränden kommen, die besonders Kunststoffschiffe gefährden. Aber auch Kriechströme können zu Kabelbränden führen. Deshalb muss beim Verlassen eines Schiffes stets der Hauptschalter ausgeschaltet werden. Feuer im Schiff ist mei-

stens gefährlicher als ein Wassereinbruch, ganz abgesehen von dabei sich schnell bildenden stark giftigen Gasen (siehe **Kapitel D. 7.**).

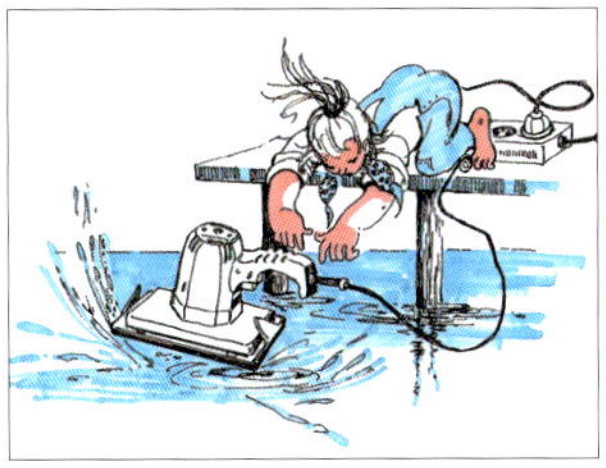

Wechselstrom
Wechselstrom führt nicht nur zu Verbrennungen, sondern löst auch Muskelverkrampfungen und Herzrhythmusstörungen aus und führt zu Schäden an inneren Organen (siehe **Kapitel B. 10.** „Elektrounfälle"). Tödliche Unfälle durch Verwendung von 230-Volt-Wechselstrom sind somit möglich.

D. 8.2. Blitzschlag

Blitzschlag

Blitze lassen sich nicht genau berechnen. Ein absolut sicherer Blitzschutz ist deshalb leider nicht möglich. Gefährlich sind direkt in einen Menschen einschlagende Blitze, aber auch indirekte Blitzwirkungen durch Blitzeinschläge in der Nähe, da sich dann hohe Spannungen im Boden oder im Wasser entwickeln.
Der Tod droht durch Kreislauf- oder Atemstillstand. Die Hitzeeinwirkung kann zu schwersten Verbrennungen bis hin zu Verkohlungen führen, mit der Gefahr des Nierenversagens.

D. 8.3. Radarstrahlen

Radarstrahlen

Radarstrahlen senden im Hochfrequenzbereich. Sie führen zwar nicht zu akuten Schädigungen, können sich aber langfristig auf den menschlichen Organismus schädigend auswirken. Es sind dies Trübungen der Augenlinse (Katarakt) und Strahlenschädigungen der Haut bis hin zur Krebsentstehung.
Aus diesem Grunde muss der Scanner des Radargerätes in ausreichender Höhe und Entfernung vom Rudergänger oder der Cockpitbesatzung installiert sein. Das gleiche gilt für elektronische Radarreflektoren (sog. RTE's – Radar Target Enhancer), welche die auftreffenden Radarstrahlen auf elektronischem Wege „zurückwerfen" und auf gar keinen Fall auf dem Heckkorb montiert sein dürfen.

D. 9. SCHUTZ DER AUGEN

Schutz der Augen

Gutes Sehvermögen wird auch im modernen Zeitalter der Technik mit Recht immer noch von jedem Seemann verlangt. Es ist Voraussetzung für sichere Schiffsführung und damit für das Leben und Überleben auf See. Dem Augenschutz kommt deshalb auf See besondere Bedeutung zu.

Bei einer Erkrankung oder Verletzung des Auges kommt es verständlicherweise rasch zu Angst und Panik, zumal die Kenntnisse über Augenerkrankungen und die Erste Hilfe bei Augenverletzungen unter medizinischen Laien in der Regel gering sind.

Bei gefährlichen Arbeiten, bei denen Splitter, Späne und Stäube entstehen könnten, oder beim Umgang mit ätzenden Flüssigkeiten (Laugen, Säuren) ist stets eine **Schutzbrille** zu tragen, die auch über einen **seitlichen Schutz** verfügen sollte. Sie sollte, wie die Schutzhandschuhe, zur Schiffsausrüstung gehören.

E. Medizinische Fachausdrücke

DEUTSCH – FACHAUSDRUCK – ENGLISCH

Deutsch	Fachausdruck	Englisch
A		
Abbindung	Abbindung, Ligatur	ligation
Allergie	Allergie	allergy
ansteckend	infektiös, kontagiös	infectious, contagious
Apotheke	Apotheke	pharmacy, drugstore, chemist's shop
Atemnot	Dyspnoe	shortness of breath
Atemstillstand	Apnoe	absent of breathing, apnoe
Augapfel	Bulbus	eyeball
Ausfluss	Fluor	discharge, outflow, drainage
Ausschlag	Exanthem	exanthema, rash
B		
Bauch	Abdomen	abdomen
Bauchfellentzündung	Peritonitis	peritonitis
Beatmung, künstliche	Beatmung	arteficial respiration
Bewusstlosigkeit	Coma	unconsciousness
Bindehautentzündung	Konjunktivitis	conjunctivits
Blähungen	Flatulenz, Meteorismus	flatulence, meteorism, wind
Blasenbildung	Bullae, Vesiculae	blistering, eruption,
Blasenentzündung	Cystitis	inflammation of the bladder, cystitis
Blinddarmentzündung	Appendizitis	appendicitis
Bluterguss	Hämatom	effusion of blood
Blutdruck	Blutdruck	blood pressure
Bluthochdruck	Hypertonus	hypertension
Blutung	Sanguinatio	bleeding, haemorrhage
Blutvergiftung	Sepsis	blood-poisoning
Bordapotheke	Bord-, Schiffsapotheke	first-aid-kit, medicine-chest
Bruch, Bauchwand-	Hernie	rupture, hernia
Bruch, Knochen-	Fraktur	fracture
– geschlossener	– einfache	– simple
– offener	– komplizierte	– compound
Brustkorb, -kasten	Thorax	chest, thorax
D		
Darmkatarrh	Diarrhoe	diarrhea
Druckverband	Kompressionsverband	pressure-bandage
Durchfall	Diarrhoe	diarrhea

Deutsch	Fachausdruck	Englisch
E		
Eierstock	Ovarium	ovary
Eileiterschwangerschaft	Tubargravidität	tubal pregnancy
Eiter	Pus	pus, matter
Eiterherd	Abszess	abscess, gathering
Entzündung	Entzündung	inflammation
Erbrechen	Vomitus	vomiting
F		
Fehlgeburt	Abort	abortion, miscarriage
G		
Gallenblase	Vesica fellea	gallbladder
Gallenblasenentzündung	Cholezystitis	cholecystitis
Gehirnerschütterung	Commotio	concussion of the brain
Gelbsucht	Ikterus	jaundice
Geschlechtskrankheit	venerische Infektion	v. d., venerel disease
Gifte	Toxine	poison
Grippe	Grippe, Influenza	influenza, flu
grauer Star	Cataracta, Katarakt	cataract
grüner Star	Glaukom	glaucoma
Gürtelrose	Herpes zoster	zoster, shingles, zona
H		
Hals-, Mandelentzündung	Angina	lacunar angina
Harn	Urin	water, urine
Hautausschlag siehe Ausschlag		
Hautkrankheit	Dermatose	skin-disease, dermatosis
Hautpilz	Dermatomykose	dermatophyt
Herzanfall	Angina pectoris	angina pectoris
Herzinfarkt	Myocardinfarkt	myocardial infarction
Herzmassage	Herz-Lungen-Wiederbelebung	cardio pulmonary resuscitation (CPR)
Herzstillstand	Asystolie	cardiac arrest
Hexenschuss	Lumbago	lumbago
Hoden	Testes, Testikel	testicle

Deutsch	Fachausdruck	Englisch
I		
Impfung	Vakzination	inoculation, vaccination
J		
Juckreiz	Pruritus	itching
K		
Krampf	Spasmus	spasm, cramp
Krampfadern	Varizen	varicose, varix
Krampfanfall	Konvulsion	convulsion, fit
kurzluftig	dyspnoisch	dyspnoic, short of breath
L		
Lähmung	Paralyse	paralysis
Leberentzündung	Hepatitis	hepatitis
Leibschmerzen	akutes Abdomen	abdominal pain, tummy ache
Leistenbruch	Hernia inguinalis	inguinal hernia
M		
Magen	Ventriculus, Gaster	stomach, tummy
N		
Nasenbluten	Epistaxis	nose bleeding, rhinorrhagia
Niere	Nephros	kidney, nephros
O		
Ohnmacht	Synkope	faint, syncope
Ohrschmerz	Otalgie	earache, otalgia
P		
Prellung	Kontusion	contusion, bruise
Puls	Puls	pulse
R		
Rauchvergiftung	Rauchintoxikation	poisoning by smoke
Regelblutung	Menstruation, Periode	menstruation, period
Röntgenuntersuchung		x-ray examination, radiography

Deutsch	Fachausdruck	Englisch
S		
Seekrankheit	Kinetose	seasickness
Syphilis	Lues	syphilis, syph, lues
Sch		
Scheide	Vagina	sheath, vagina
Schiene	Schiene	splint
Schlaganfall	Apoplex(ie)	apoplexy
Schwangerschaft	Gravidität	pregnancy
Schwindel	Vertigo	giddiness, dizziness
St		
Stuhl	Exkremente, Fäkalien	stools, faeces
T		
Tauchunfall	Barotrauma	divers paralysis
Tollwut	Lyssa	rabies, lyssa
Tripper	Gonorrhoe	gonorrhoea, clap
U		
Unfall	Trauma	accident
V		
Vergiftung	Intoxikation	poisoning
Verrenkung	Luxation	luxation, wrench, wrick, sprain
W		
Wiederbelebung	Reanimation	Resuscitation
Z		
Zerrung	Distorsion	strain
Zuckerkrankheit	Diabetes mellitus	diabetes mellitus

FACHAUSDRUCK – DEUTSCH – ENGLISCH

Fachausdruck	Deutsch	Englisch
A		
Abbindung, Ligatur	Abbindung	ligation
Allergie	Allergie	allergy
Apotheke	Apotheke	pharmacy, drugstore, chemist's shop
Apnoe	Atemstillstand	absent of breathing, apnoe
Abort	Fehlgeburt	abortion, miscarriage
Abdomen	Bauch	abdomen
Appendizitis	Blinddarmentzündung	appendicitis
Abszess	Eiterherd	abscess, gathering
Asystolie	Herzstillstand	cardiac arrest
akutes Abdomen	Leibschmerzen	abdominal pain, tummy ache
Apoplex(ie)	Schlaganfall	apoplexy
Angina	Hals-, Mandel-entzündung	lacunar angina
Angina pectoris	Herzanfall	angina pectoris
B		
Beatmung	Beatmung	artificial respiration
Bulbus	Augapfel	eyeball
Blutdruck	Blutdruck	blood pressure
Bullae, Vesiculae	Blasenbildung	blistering, eruption
Bord-, Schiffsapotheke	Bordapotheke	first-aid-kit, medicine-chest
Barotrauma	Tauchunfall	divers paralysis
C		
Coma	Bewusstlosigkeit	unconsciousness
Cystitis	Blasenentzündung	inflammation of the bladder, cystitis
Cataracta, Katarakt	grauer Star	cataract
Cholezystitis	Gallenblasenentzündung	cholecystitis
Commotio	Gehirnerschütterung	concussion of the brain
D		
Diarrhoe	Darmkatarrh, Durchfall	diarrhea
Dyspnoe	Atemnot	shortness of breath
dyspnoisch	kurzluftig	dyspnoic, short of breath
Distorsion	Zerrung	strain

Fachausdruck	Deutsch	Englisch
Dermatose	Hautkrankheit	skin-disease, dermatosis
Diabetes mellitus	Zuckerkrankheit	diabetes mellitus
Dermatomykose	Hautpilz	dermatophyt
E		
Entzündung	Entzündung	inflammation
Exkremente, Fäkalien	Stuhl	stools, faeces
Exanthem	Ausschlag	exanthema, rash
Epistaxis	Nasenbluten	nose bleeding, rhinorrhagia
F		
Fluor	Ausfluss	discharge, outflow, drainage
Flatulenz, Meteorismus	Blähungen	flatulence, meteorism, wind
Fraktur	Bruch, Knochen-	fracture
– einfache	– geschlossener	– simple
– komplizierte	– offener	– compound
G		
Gonorrhoe	Tripper	gonorrhoea, clap
Gravidität	Schwangerschaft	pregnancy
Grippe, Influenza	Grippe	influenza, flu
Glaukom	grüner Star	glaucoma
H		
Hämatom	Bluterguss	effusion of blood
Hepatitis	Leberentzündung	hepatitis
Hernia inguinalis	Leistenbruch	inguinal hernia
Herzmassage	Herzmassage	cardiac massage
Hypertonus	Bluthochdruck	hypertension
Hernie	Bruch, Bauchwand-	rupture, hernia
Herz-Lungen-Wiederbelebung	Herzmassage	cardio pulmonary resuscitation (CPR)
Herpes zoster	Gürtelrose	zoster, shingles, zona
I		
Ikterus	Gelbsucht	jaundice
infektiös, kontagiös	ansteckend	infectious, contagious
Intoxikation	Vergiftung	poisoning

Fachausdruck	Deutsch	Englisch
K		
Katarakt	grauer Star	cataract
Kinetose	Seekrankheit	seasickness
Kompressionsverband	Druckverband	pressure-bandage
Konjunktivitis	Bindehautentzündung	conjunctivits
kontagiös, infektiös	ansteckend	contagious, infectious
Kontusion	Prellung	contusion, bruise
Konvulsion	Krampfanfall	convulsion, fit
L		
Lues	Syphilis	syphilis, syph, lues
Lumbago	Hexenschuss	lumbago
Luxation	Verrenkung	luxation, wrench, wrick, sprain
Lyssa	Tollwut	rabies, lyssa
M		
Menstruation, Periode	Regelblutung	menstruation, period
Myocardinfarkt	Herzinfarkt	myocardial infarction
N		
Nephros	Niere	kidney, nephros
O		
Otalgie	Ohrschmerz	earache, otalgia
Ovarium	Eierstock	ovary
P		
Paralyse	Lähmung	paralysis
Peritonitis	Bauchfellentzündung	peritonitis
Pruritus	Juckreiz	itching
Puls	Puls	pulse
Pus	Eiter	pus, matter
R		
Rauchintoxikation	Rauchvergiftung	poisoning by smoke
Reanimation	Wiederbelebung	Resuscitation
Röntgenuntersuchung	Röntgenuntersuchung	x-ray examination, radiography

Fachausdruck	Deutsch	Englisch
S		
Sanguinatio	Blutung	bleeding, haemorrhage
Sepsis	Blutvergiftung	blood-poisoning
Spasmus	Krampf	spasm, cramp
Synkope	Ohnmacht	faint, syncope
Sch		
Schiene	Schiene	splint
T		
Testes, Testikel	Hoden	testicle
Thorax	Brustkorb, -kasten	chest, thorax
Toxine	Gifte	poison
Trauma	Unfall	accident
Tubargravidität	Eileiterschwangerschaft	tubal pregnancy
U		
Urin	Harn	water, urine
V		
Vagina	Scheide	sheath, vagina
Vakzination	Impfung	inoculation, vaccination
Varizen	Krampfadern	varicose, varix
venerische Infektion	Geschlechtskrankheit	v. d., venereal disease
Ventriculus, Gaster	Magen	stomach, tummy
Vertigo	Schwindel	giddiness, dizziness
Vesica fellea	Gallenblase	gallbladder
Vomitus	Erbrechen	vomiting

F. Stichwortverzeichnis

A

C

D

E

F

G

	Kapitel	Seite

H

M

N

N

O

P

Q

Q

R

R

S

T

T

Z

Z

G. Literaturverzeichnis der 4. und 5. Auflage

1.1 AGNN: **Therapieempfehlungen für die Notfallmedizin**, 2021

2.1 arznei-telegramm: **Fakten und Vergleiche für die rationale Therapie**, jeweils letzte aktuelle Ausgabe, 2022

3.1 Auerbach: **Auerbach's Wilderness Medicine**, Elsevier, 7th ed., Volume 1 + 2, 2017

4.1 Bierens, J. (Ed.): **Drowning – Prevention, Rescue, Treatment**, Springer Verlag, 2nd ed., 2014

5.1 Briggs/Mackenzie: **Skipper's Medical Emergency Handbook**, Adlard Coles Nautical, 2nd. ed., 2018

6.1 Briggs/Mackenzie: Outdoor Medical Emergency Handbook, Firefly, 2nd ed., 2016

7.1 CRM Handbuch Reisemedizin 2020

8.1 **DER ARZNEIMITTELBRIEF**: Unabhängiges Informationsblatt, jeweils letzte Aktuelle Ausgabe, 2022

9.1 Dombrowski: **Taktische Verwundetenversorgung für Militär-Polizei und Rettungskräfte**, 5. Aufl. 2019

10.1 DTG: **Hinweise und Empfehlungen zu Reiseimpfungen**, Stand 2020

11.1 DTG: **Hinweise zur Prophylaxe und Therapie der Malaria**, Stand 2019

12.1 Brown, Brugger, Boyd et al: **Accidental Hypothermia**, N Engl J Med 2012

13.1 ERC-Reanimationsleitlinien 2021: **Notfall + Rettungsmedizin**, Springer Medizin Verlag, 4 – 2021
Copyright European Resuscitation Council – www.erc.edu (http://www.erc.edu/) - 2020_NGL_010

14.1 Gonzales: **Deep Survival – Who Lives, Who Dies, and Why**, W.W.Norton, 2003

15.1 Gosling et al.: **Fotoatlas Anatomie, Urban & Fischer**, 1. Aufl. 2005

16.1 Herold: **Innere Medizin**, 2019

17.1 Hodgetts/Turner: **Trauma Rules 2 – Incorporating Military Trauma Rules**, Blackwell Publishing, 2nd ed., 2006

18.1 IMO: **IAMSAR – Manual Volume II, Mission Coordination**, 2016 Edition

19.1 IMRF: **Mass Rescue Operations**, 3rd ed., 2017

20.1 Koch A, Cascorbi I, Westhofen M, Dafotakis M, Klapa S, Kuhtz-Buschbeck JP (2018): **The neurophysiology and treatment of motion sickness.** Dtsch Arzteblatt Int 2018; 115: 687-96. DOI: 10.3238/arztebl.2018.0687.

21.1 Kornhall et al.: **The Norwegian guidelines for the prehospital management of adult trauma patients with potential spinal injury**, Scandinavian Journal of Trauma, Volume 25, 2017

22.1 Kreuzer-Abteilung des DSV: **OSR-Sicherheitsrichtlinien** (World Sailing), 2017

23.1 Lechner et al.: **Notärztliche Strategie beim Hängetrauma**, Thieme Verlag, Notarzt 2018; 34

24.1 Matreitz: **Erste Hilfe, Basics**, Urban & Fischer, 1. Aufl. 2014

25.1 MCA: **The Human Element – a guide to human behaviour in the shipping Industry**, TSO, 1st ed., 2010

26.1 McRae: **Praxis der Frakturbehandlung**, Gustav Fischer, 1984

27.1 ©InfectoPharm Arzneimittel und Consilium GmbH

28.1 Medical Tribune: **Infektiöse Mononukleose**, 53. Jahrgang Nr. 13, 2018

29.1 **Medizinisches Handbuch See, BG Verkehr**, Dingwort Verlag, 1. Aufl. 2019

30.1 NAEMT (Hrsg.): **Präklinisches Traumamanagement – Das PHTLS-Konzept**, 3. Aufl. 2016

31.1 Neitzel/Ladehof: **Taktische Medizin – Notfallmedizin und Einsatzmedizin**, Springer Verlag, 2. Aufl. 2015

32.1 Nikolic et al.: **A Medical Support in Offshore Racing Workshop Lorient**, France, 2017

33.1 Notfall + Rettungsmedizin, **Geburt im Rettungsdienst**, Springer Medizin Verlag, 2 – 2018

34.1 Notfall + Rettungsmedizin, **Kiefergelenksluxation**, Springer Medizin Verlag, 8 – 2019

35.1 Notfall + Rettungsmedizin, **Reposition der Schulterluxation**, Springer Medizin Verlag, 6 - 2019

36.1 Pernkopf Anatomie: **Atlas der topographischen Anatomie**, Urban & Schwarzenberg, 1. Band, 3. Aufl., 1991

37.1 Ripley: **Survive, Katastrophen – Wer sie überlebt und warum**, Scherz Verlag, 2009

38.1 Safetics: **The Sailor's Check-List – Your Safety Guide**, 2013

39.1 Sailpartner: **Medizinische Ausrüstung für den Yachtsport**, In Zusammenarbeit mit Dr. Jens Kohfahl, 2020

40.1 Seekamp et al.: **Das Trauma-Buch – Präklinische Versorgung Verletzter**, S+K Verlag, 3. Aufl. 2018

41.1 Seemanschaft: **Handbuch für den Yachtsport**, DK Verlag, 32. Aufl. 2019

42.1 Shattock/Tipton: **‚Autonomic conflict': a different way to die during cold Water immersion?** The Journal of Physiology, 2012

43.1 Steigenberger et al.: **Decision Modes in Complex Task Environments**, CRC Press, 2017

44.1 STIKO: **Impfempfehlungen** 2019/2020

45.1 VDST: **NeuroCheck für Taucher**, 2019

46.1 Wirth: **Erste Hilfe unterwegs, Reise Know-How**, Verlag, 6. Aufl. 2019

47.1 **BAND-Statement zur intranasalen Medikamentenapplikation in**

der prähospitalen Notfallmedizin, 24.08.2019

48.1 Brehm et al.: **Notfallmäßige Selbstbehandlung für Reisende in Malariagebiete mit geringem Transmissionsrisiko**, Flug u. Reisemedizin 2017; 24: 227-229

49.1 Hoffmann et al.: **Therapieoptionen bei Vernesselungen durch Quallen an deutschen Küstengewässern**, Notfall + Rettungsmedizin 5 – 2017

50.1 **Leitlinie Tauchunfall der GTUEM** (e.V.):
https://www.gtuem.org/files/319/072-001l-s2k-tauchunfall-2014-10.pdf

51.1 Ott/Zinkernagel: **Erstversorgung von Patienten mit Augenverletzungen**, Notfall + Rettungsmedizin 2, 2020

52.1 Rothe et al.: **Empfehlungen zur Malariaprophylaxe**, Flug und Reisemedizin 2019; 26: 105-132

53.1 Valter/Mokwa: **Geburt im Rettungsdienst**, Notfall + Rettungsmedizin 2 – 2020

54.1 Wagenlehner et. al: **Klinik, Diagnostik und Therapie sexuell übertragbarer Infektionen**, Deutsches Ärzteblatt, Jg. 113, Heft 1-2, 2016

55.1 WERO.MED-X: **Lifesaving products**, Katalog 2020

56.1 Rettungsdienst, **Zeitschrift für Präklinische Notfallmedizin**, 42. Jahrgang, 4 – 2019

57.1 Rohen: **Topographische Anatomie**, Schattauer Verlag, 6. Aufl. 1977

58.1 Sobotta/Becher: **Atlas der Anatomie des Menschen**, Urban & Schwarzenberg, Band 3, 17. Aufl. 1972

59.1 **The Human Element – a guide to human behaviour in the shipping industry**, Maritime and Coastguard Agency (MCA), April 2010

60.1 https://de.wikipedia.org/wiki/Datei:Before_and_after_dynamic_smile_reconstruction.jpg
Beschreibung English: Preoperative and postoperative image of a dynamic smile reconstruction. Datum: 14. Januar 2009
Quelle: http://www.aetc.af.mil/news/story.asp?id=123131265
Urheber: Sue Campbell/U.S. Air Force; Lizenz: Public domain
Diese Datei ist ein Werk eines Angestellten der U.S. Air Force, das im Verlauf seiner offiziellen Arbeit erstellt wurde. Als ein Werk der Regierung der Vereinigten Staaten ist diese Datei gemeinfrei.

61.1 Quelle Scabies:©InfectoPharm Arzneimittel und Consilium GmbH

62.1 https://www.kurkliniken.de/blog/nagelbettentzuendung-und-eiterung-panaritium.html
Erklärung zu Gemeinfrei: https://irights.info/artikel/gemeinfreiheit-wie-frei-ist-frei/29619

63.1 https://commons.wikimedia.org/wiki/File:Mononucleosis.JPG

64.1 https://de.wikipedia.org/wiki/Datei:Erythema_migrans_(Wanderröte).jpg
Beschreibung Deutsch: Erythema migrans (Wanderröte) auf einem männlichen Unterschenkel. Der Zeckenbiss ist in der Mitte. Das typische Zielscheibenförmige Muster kommt hier gut zur Geltung. Der Durchmesser beträgt in der Höhe 14 cm, in der Breite 10 cm. Datum: 4. September 2019, 21:17:26
Quelle:Eigenes Werk;Urheber:Ffurler: Lizenz CC BY-SA 4.0

65.1 https://www.medizin-fitness.de/zahnpflege/zahnschmelz_dentin_pulpa.php

66.1 „Internationales Zahnschema“ Von Stephan Kohfahl CC BY-SA 3.0, basiert auf Human dental arches.svg von Kaligula CC BY-SA 3.0, https://commons.wikimedia.org/w/index.php?curid=23315440

67.1 Musi, Sheets, Zafren et al: Clinical staging of accidental hypothermia: The Revised Swiss System, Resuscitation 2021

68.1 Giesbrecht GG: „Cold Card“ to Guide Responders in the Assessment and Care of Cold-Exposed Patients, Wilderness Environm Med 2018

69.1 Ducharme MB, Brooks CJ. The effect of wave motion on dry suit insolation and the responses to cold water immersion. Aviat Space Environ Med. 1998 Oct;69(10):957-64

70.1 Faerevik H et al: Leg Exercise and Core Cooling in an Insulated Immersion Suit Under Severe Environmental Conditions, Aviat Space Environ Med Medicine, Vol. 81, No. 11 (2010)

G. Literaturverzeichnis der 3. Auflage

1. AGNN: **Therapieempfehlungen für die Notfallmedizin, 2012**
2. Arbeitskreis der Küstenländer für Schiffshygiene (AKKÜ): http://www.ship-sanitation.de/info/mitteilungenundverordnungen.php
3. Auerbach/Donner/Weiss: **Field Guide To Wilderness Medicine**, Mosby Elsevier, 3rd ed. 2008
4. Bartmann/Muth: **Notfallmanager Tauchunfall**, Delius Klasing Verlag, 1. Aufl. 2006
5. Bailey: **Chirurgische Krankenuntersuchung**, Urban & Schwarzenberg, 7. Aufl. 1983
6. Beeson: **The Handbook Of Survival At Sea,** Amber Books, 2003
7. Berger/Hierner: **Plastische Chirugie, Grundlagen, Prinzipien, Technik,** Springer Verlag, 2003
8. Bierens: **Handbook on Drowning, Prevention – Rescue – Treatment**, Springer Verlag, 2006
9. Böhmer/Schneider/Wolcke: **Reanimation kompakt,** Naseweis Verlag, 4. Aufl. 2011
10. Braveny/Maschmeyer: **Infektionskrankheiten**, medco Verlag, 2002
11. Brooks: **Designed for Life – Lifejackets Through The Ages,** Mustang Corp., 1995
12. BSH: **Suche und Rettung**, 2012
13. BSH: **Sicherheit auf dem Wasser – Wichtige Regeln und Tipps für Wassersportler,** 2013

14. Bundesministerium für Verkehr, Bau und Stadtentwicklung: **Sicherheit auf dem Wasser – Wichtige Regeln und Tipps für Wassersportler** (www.bmvbs.de), Januar 2011
15. CAISSON: **Mitteilungen der Gesellschaft für Tauch- und Überdruckmedizin,** 23. Jg. Dezember 2008 Nr. 4
16. Campbell: **Präklinische Traumatologie,** ITLS, Pearson Education, 5. Aufl. 2007
17. Cargal: **The Captain's Guide To Liferaft Survival**, Sheridan House, 1st ed. 1990
18. Chauve: **Le Guide de la Medicine à Distance**, Tome 1, Edition Distance Assistance, 2002
19. Coles/Bruce: **Schwerwettersegeln**, Delius Klasing Verlag, 11. Aufl. 2010
20. Colwell: **RYA – Sea Survival Handbook**, Royal Yachting Association, 1st ed. 2008
21. Colwell: **RYA – Boat Safety Handbook**, Royal Yachting Association, 1st ed. 2012
22. CRM **Handbuch Reisemedizin**, Georg Thieme Verlag, 2012
23. Dettmeyer/Verhoff: **Rechtsmedizin**, Springer Verlag, 2012
24. DTG: **Hinweise und Empfehlungen zu Reiseimpfungen**, Stand 2013
25. DTG: **Empfehlungen zur Malariavorbeugung**, Stand 2013
26. DTG: Leitlinie: **Diagnostik und Therapie der Malaria**, Stand 2012
27. Eddleston et al.: **Oxford Handbook Of Tropical Medicine**, Oxford, 2nd ed. 2004
28. Engelhardt: **Sportverletzungen**, Elsevier, 1. Aufl. 2006
29. Epidemiologisches Bulletin: **Empfehlungen der Ständigen Impfkomission (STIKO)** am Robert-Koch-Institut, Stand: Mai 2013
30. ERC-Leitlinien 2010: **Kardiopulmonale Reanimation**
31. Eriksson: **Atlas der Lokalanästhesie**, AB Astra, 1969
32. European Paediatric Life Support (EPLS), **Lebensrettende Maßnahmen bei Kindern**, European Resuscitation Council (ERC), Kurs Manual, 3. Aufl. 2010
33. Furger: **Notfall quick – Der Fakten-Turbo für den Notfalleinsatz**, Georg Thieme Verlag, 2. vollst. überarb. und erw. Aufl. 2009
34. Gesenhues/Ziesché: **Praxisleitfaden Allgemeinmedizin**, Elsevier, 5. Aufl. 2006
35. Giesbrecht/Wilkerson: **Hypothermia, Frostbite And Other Cold Injuries – Prevention, Survival, Rescue, And Treatment,** The Mountaineers Books, 2nd ed. 2006
36. Golden/Tipton: **Essentials of Sea Survival**, Human Kinetics, 2002
37. Golden: **Persönliche Mitteilungen zum Überleben auf See**, 2012

38. Hannemann, Uwe: **UKW Sprechfunkzeugnis – Betriebszeugnisse für GMDSS**, Delius Klasing Verlag, 1995
39. Heberer/Köle/Tscherne: **Chirurgie**, Springer Verlag, 3. Aufl. 1980
40. Hempelmann/Adams/Sefrin: **Notfallmedizin – AINS,** Band 3, Georg Thieme Verlag, 1999
41. Herold: **Innere Medizin**, 2010
42. Howorth: **The Grab Bag Book – Your Ultimate Guide to Liferaft Survival**, Adlard Coles Nautical, 1st ed. 2002
43. Howorth: **The Sea Survival Manual, Adlard Coles Nautical**, 1st ed. 2005
44. IMO: **A Pocket Guide For Cold Water Survival**, 4th ed. 2012
45. IMO: **IAMSAR Manual Volume II**, Mission Coordination, 2013
46. Jelinek: **Kursbuch Reisemedizin – Beratung, Prophylaxe, Reisen mit Erkrankungen**, Thieme Verlag, 1. Aufl. 2012
47. Justins/Berry: **First Aid At Sea**, Adlard Coles Nautical, 5th ed. 2008
48. Keil: **BASICS Rechtsmedizin**, Elsevier, 1. Aufl. 2009
49. Klingmann/Tetzlaff: **Moderne Tauchmedizin**, Gentner Verlag, 1. Aufl. 2007
50. Kovacs/Law: **Airway Management in Emergencies**, PMPH-USA, 2nd ed. 2011
51. Kreuzer-Abteilung des DSV: **Sicherheitsrichtlinien – Ausrüstung und Sicherheit von Segelyachten/Mehrrumpfbooten,** 14. Aufl. 2000
52. Kreuzer Yacht Club Deutschland: **„Sicher an Bord“**, 4. überarb. Aufl. 2008
53. Llano: **Airmen Against the Sea**, University Press of the Pacific Honolulu, Hawaii, 2003
54. McCormack/Turner/Tipton: **The Prediction Of Survival Time In Water**, University of Portsmouth, UK, 2009
55. Meisel: **Skipper's Emergency Handbook**, Adlard Coles Nautical, 1st ed. 2006
56. Meyer: **Tropenmedizin – Infektionskrankheiten**, Ecomed, 2001
57. Müller: **AGN – Medikamente und Richtwerte in der Notfallmedizin**, Verlag Dr. Ralf Müller, 10. Aufl. 2011
58. **Oxford Handbook Of Tropical Medicine**, 2nd ed. 2006
59. Rieke/Küpper/Muth: **Moderne Reisemedizin**, Gentner Verlag, 1. Aufl. 2010

60. **Reeds Nautical Almanac**, Adlard Coles Nautical, 2011
61. Roberts: **First Aid Afloat**, Wiley Nautical, 1st ed. 2011
62. Roberts/Hedges: **Clinical Procedures in Emergency Medicine**, Saunders, 4th ed. 2004
63. Robin: **Navy Survival Handbuch – Überleben auf See**, Pietsch Verlag, 4. Aufl. 1992
64. Rohen: **Funktionelle Anatomie des Menschen**, Schattauer Verlag, 3. Aufl. 1977
65. Schulte Beerbühl: **Borreliose,** in 'Medical Tribune' Nr. 13, März 2013
66. See-Berufsgenossenschaft: **Anleitung zur Krankenfürsorge auf Kauffahrteischiffen – Leitfaden für Kapitäne und Schiffsoffiziere**, Dingwort Verlag, 5. neu bearb. und erg. Auflage 2007
67. Sigler: **Experiment in Survival – Across the Pacific**, Vero Technical Support, 2001
68. Schröder/Schneider-Bichel: **Wasserrettung und Notfallmedizin**, Ecomed, 2010
69. Sobotta/Becher: **Atlas der Anatomie des Menschen,** Urban & Schwarzenberg, Band 1, 17. Aufl. 1972
70. Sobotta/Becher: **Atlas der Anatomie des Menschen,** Urban & Schwarzenberg, Band 2, 17. Aufl. 1972
71. Spallek/Kuhn: **Funktionsorientierte körperliche Untersuchungssystematik,** Ecomed, 1. Aufl. 2009
72. Steffen: **Erste Hilfe an Bord – Medizintafeln – Im Notfall das Richtige tun**, Edition Maritim, Aufl. 2012
73. North Atlantic Treaty Organisation/Research And Technology Organisation: **Survival at Sea for Mariners, Aviators and Search and Rescue Personnel**, Belgium and Portugal, 2007 (www.cso.nato.int)
74. The Canadian Red Cross Society: **Drownings and Other Water Related Injuries in Canada**, 1991 – 2000, Module 2: Ice & Cold Water, 2006
75. Tetzlaff et al.: **Checkliste Tauchtauglichkeit**, Gentner Verlag, 1. Aufl. 2009
76. Tipton/Golden: **A Proposed Decision Making Guide For The Search, Rescue and Resuscitation Of Submersion (Head Under) Victims**, University of Portsmouth, UK, 2011
77. Tipton/Gillis: **The Evidence For And Against The Provision Of Crotch Straps On Lifejackets,** Department of Sport & Exercise Sciences, University of Portsmouth, UK, 2012
78. Transport Canada: Survival in Cold Waters – Staying alive (2003), E-Mail: marinesafety@tc.gc.ca
79. Warrel: **Infektionskrankheiten**, edition medizin, 1. Aufl. 1990
80. Webb: **Augennotfälle – Ein Leitfaden für Diagnose und Management**, Urban & Fischer, Aufl. 2004

81. www.dtg.org (Deutsche Gesellschaft für Tropenmedizin und Internationale Gesundheit)

82. Weiss/Jacobs: **Marine Medicine – A Comprehensive Guide**, The Mountaineers Books, 2nd ed. 2012

83. Wiseman: **SAS Survival Handbook – How to Survive in the Wild, in Any Climate, on Land or at Sea**, Collins, 2004

84. Wolf: **Synopsis und Atlas der klinischen Dermatologie**, Blackwell Verlag, 2. Aufl. 1994

85. Lang: **Augenheilkunde**, Georg Thieme Verlag, 1998

86. Briggs/Mackenzie: **Skipper's Medical Emergency Handbook – First Aid At Sea**, Adlard Coles Nautical, 1st ed. 2008

87. Koeppen, S.: **Erkrankungen der inneren Organe nach elektrischen Unfällen**, Berlin, Springer 1942

G. Literaturverzeichnis der 2. Auflage

Aberer, Werner: **Insektenstiche.** In: Notfallmedizin 17/1991, p. 374 – 382.

Admirality List of Radiosignals, Volume 5 (NP 285) (GMDSS)
Published by the United Kingdom Hydrographic Office 2001.
Zu beziehen durch alle Seekartenvertriebsstellen.

Ahnefeld, F. W. und Mehrkens, H.-H.: **Notfallmedizin.**
Kohlhammer, Stuttgart 1984.

Australian Government Publishing Servis (Hrsg.): **Survival at Sea.**
A training and instruction manual.
Zu beziehen über Hrsg. GPO Box 84. Canberra. ACT 2601.

Azzuga, A. S.: **Die funkärztliche Beratung in der Seefahrt.**
Diss. Universität Hamburg, 1979.

Bandtlow, O.: **Medizin an Bord.** Klasing, Bielefeld – Berlin 1970.

Bartolomé Martin, Juan Angel: **Guia sanitaria a bordo.**
Hrsg.: Instituto social de marina, Madrid, 1973.

Berry, C., and Justins, D.: **First Aid at Sea.** International Log Book, Sverdrupsgate 23, N 4007 Stavanger, Norway, 1991 (ISBN 82-7106-221-2).

Bundesamt für Seeschifffahrt und Hydrographie (BSH) in Zusammenarbeit mit der Deutschen Gesellschaft zur Rettung Schiffbrüchiger (DGzRS) im Auftrage des Bundesministeriums für Verkehr, Bau- und Wohnungswesen (BMVBW): **Sicherheit im See- und Küstenbereich.** Sorgfaltsregeln für -Wassersportler, Handbuch für Suche und Rettung. Hamburg und Rostock 2002 (ISBN 3-89871-005-X).

Bundesministerium für Verkehr:
Zweite Verordnung zur Veränderung der Verordnung über die Krankenfürsorge auf Kauffahrteischiffen.
(Umsetzung der EWG-Richtlinie 92/29 vom 31.3.1992).

Bundesministerium für Verkehr, 53175 Bonn-Bad Godesberg, Robert-Schuman-Platz 1, 1994.

Bürgerliches Gesetzbuch: § 2251 und Abs. 2250 III über **Seetestament.**

Cohen, Michael Martin: **Dr. Cohen's Healthy Sailor Book.** International Marine Publishing Company, Campden, Mn., USA, 1983.

Counter, R. T.: **The Yachtman's Doctor.** London 1985. Zu beziehen über Nautical Books, 24 Bridge Lane, Fleet Street, London EC4Y 8DR, Deutsche Ausgabe: **Der Bordarzt**, Pietsch Verlag Stuttgart 1988.

Department of Transport: **The Ship Captain's MEDICAL GUIDE**, London HMSO, 1996. The Stationary Office Publications Centre, PO Box 276, London SW8 5DT.

Deutsche Gesellschaft für Ortung und Navigaton (Hrsg.): **Merkblatt über Verhütung von Gesundheitsschäden durch Radar-Geräte und ähnliche Anlagen.** Zu beziehen über Hrsg., 40211 Düsseldorf, Am Wehrhan 94.

Deutsche Gesellschaft zur Rettung Schiffbrüchiger **Das Buch der Vorleute.** H. M. Hauschild Verlag GmbH, Bremen (ISBN 3-89757-069-6).

Deutsches Rotes Kreuz (Hrsg.): **Erste-Hilfe-Handbuch.** Zu beziehen über DRK, Präsidium, 53113 Bonn, Friedrich-Ebert-Allee 71.

Deutsches Rotes Kreuz (Hrsg.): **Fortbildung für Rettungssanitäter.** Ausbildungssatz für Lehrkräfte. Zu beziehen über DRK, Präsidium, 53113 Bonn, Friedrich-Ebert-Allee 71.

Deutsches Rotes Kreuz (Hrsg.): **Sanitätsausbildung.** Leitfaden für Lehrkräfte. Zu beziehen über DRK, Präsidium, 53113 Bonn, Friedrich-Ebert-Allee 71.

Ebert, H.: **Gesundheitsschutz an Bord.** Leitfaden für Kapitäne und Schiffsoffiziere. Verlag Gesundheit, Berlin 1990.

Fear, D. E.: **Surviving the Unexpected**. Curriculum Guide. Survival Education Association I. Zu beziehen über 9035 Golden Given Rd. E, Tacoma Wsh., 98445 USA, 1974 (ISBN 0-913724-00-9).

Gardner, A. Ward and Roylance, J. P.: **New advanced first-aid.** John Wright, Bristol 1977.

Granz und Ziegler: **Tropenkrankheiten**. Barth, Leipzig 1976.

Goethe, H. und Laban, C.: **Die individuellen Rettungsmittel.** Koehlers Verlagsgesellschaft, Herford 1988.

Goethe, H., von Richthofen, R., Strothmann, H., Zorn, E.: **Ernährung und Proviant an Bord von Seeschiffen.** Hrsg.: Sozialwerk für Seeleute, 22765 Hamburg, Friedensallee 48, 1978. Zu beziehen über Hrsg.

Golden, Frank und Tipton, Michael: **Essentials of Sea Survival**.
Human Kinetics, Leeds LS28 6AT, 2002; (ISBN 0-7360-0215-4).

Habermehl, G.: **Erste Hilfe gegen Tiergifte.**
Folge 3. In: Fortschritte der Medizin 108. Jg., 30/1990.

Hauert, J.: **Medizintafeln für den Bordgebrauch.**
Edition Maritim, Hamburg, 1988.

Hinterthür, H.: **Brandschutz und Brandabwehr.**
Kreuzer-Abteilung des Deutschen Segler-Verbandes,
22309 Hamburg, Gründgensstraße 18, 1994.

Justins, Douglas, und Berry, Colin: **First Aid at Sea**
Tafeln für die Erste Hilfe auf See. 1991.
International Log Book A/S, Sverdrupsgate 23, N 4007 Stavanger, Norway
(ISBN 82-7106-221-2).

Koch, P. und Kohfahl, M.: **Unterkühlung im Seenotfall.** Bericht über das Symposium 1980 der Deutschen Gesellschaft zur Rettung Schiffbrüchiger, 28199 Bremen, Werderstraße 2, Aesopus Verlag, Basel – München 1981.

Koch, P. und Kohfahl, M.: **Unterkühlung im Seenotfall.** Bericht über das Symposium 1982 der Deutschen Gesellschaft zur Rettung Schiffbrüchiger, 28199 Bremen, Werderstraße 2. Zu beziehen über Hrsg.

Kohfahl, M.: **Erste Hilfe im Seenot-Rettungsdienst.**
Leitfaden für die Besatzungen der Seenotkreuzer.
Eigenverlag der Deutschen Gesellschaft zur Rettung Schiffbrüchiger,
8199 Bremen, Werderstraße 2, 1976.

Krieger, G. und Göllner, K.-U., überarbeitet v. Franzkeit, H. G. und Kohfahl, M.:
Überleben in Seenot.
Hrsg: Sozialwerk für Seeleute, 22765 Hamburg, Friedensallee 48.
Zu beziehen über Hrsg., 1994.

Kreuzer-Abteilung des Deutschen Segler-Verbandes (Hrsg):
Sicherheitsrichtlinien.
Ausrüstung und Sicherheit von Segelyachten/Mehrrumpfbooten.
22309 Hamburg, Gründgensstraße 18, Ausgabe 2002
(ISBN 3-88412-036-0).

Lang, W. und Löscher, Th.: **Tropenmedizin in Klinik und Praxis.**
Georg Thieme Verlag, Stuttgart und New York 2000.

McRae, R.: **Praxis der Frakturenbehandlung.**
Übersetzt von Walthers, E. M.,
Gustav Fischer Verlag, Stuttgart – New York 1984.

Meyer, Christian G.: **Tropenmedizin, Infektionskrankheiten.**
2001 ecomed Verlagsgesellschaft AG & Co. KG
86899 Landsberg, Justus-von-Liebig-Straße 1
(ISBN 3-609-51560-0).

Müller, E. et al.: **Ärztliche Sofortmaßnahmen in Praxis und Bereitschaftsdienst.**
Urban & Schwarzenberg, München – Wien – Baltimore 1977.

Praetorius, Frank: **Gesund an Bord.**
Ärztlicher Ratgeber für Segler und Motorbootfahrer, Pietsch Verlag, Postfach 10 37 43, 70032 Stuttgart, 1999 (ISBN 3-613-50329-8).

Royal National Lifeboat Institution: **First Aid for Lifeboat Crews.**
R.N.L.I., West Quay Road, Poole, Dorset BH15 1HZ,1982.

Royal National Lifeboat Institution: **R.N.L.I. Course in First Aid.** Questions & Answers, R.N.L.I., West Quay Road, Poole, Dorset BH15 1HZ, 1990.

Rossi, R. und Dobler, G.: **Taschenbuch für den Rettungsdienst.**
Verlagsgesellschaft Stumpf & Kossendey, Edewecht, 1990.

Schepers, B.-F. und Schroeder, W. (bearbeitet):
Anleitung zur Gesundheitspflege auf Kauffahrteischiffen.
W. Dingworth, Hamburg-Altona, 1996.

See-Berufsgenossenschaft (Hrsg):
Leitfaden für die Ausbildung in der Brandabwehr.
Zu beziehen über Hrsg.: 20457 Hamburg, Reimerstwiete 2.

See-Berufsgenossenschaft (Hrsg.):
Leitfaden für die Ausbildung im Rettungsbootsdienst.
Zu beziehen über Hrsg: 20457 Hamburg, Reimerstwiete 2.

See-Berufsgenossenschaft (Hrsg.):
Unfallverhütungsvorschriften für Unternehmen der Seefahrt.
Zu beziehen über Hrsg: 20457 Hamburg, Reimerstwiete 2.

See-Berufsgenossenschaft (Hrsg.): **Sicher Arbeiten und Leben an Bord.**
Leitfaden für Seeleute und ihre Sicherheitsbeauftragten.
Zu beziehen über Hrsg.: 20457 Hamburg, Reimerstwiete 2.

Siegenthaler, W. und Hegglin, M.: **Differentialdiagnose innerer Krankheiten.**
Thieme-Verlag, Stuttgart – New York 1980.

Spring, H.: **Dehnungs- und Kräftigungsgymnastik.**
Thieme-Verlag, Stuttgart – New York 1988.

Stapelfeld, H.: **Flüssiggasanlagen auf Sportbooten.** Kreuzer-Abteilung des Deutschen Segler-Verbandes, 22309 Hamburg, Gründgensstraße 18, 1994.

World Health Organisation (Hrsg.): **International Medical Guide for Ships.**
Including the ship's medicine chest. World Health Organisation Genf, 1988.

Weber, E.: **Blitzschutz an Bord.**
DSV-Verlag, 22309 Hamburg, Gründgensstraße 18, 1994.

Werner, R.: **Seekrankheit.**
Universität Bremen, o. J. (ISBN 3-88722-125-7).

Zöllner, N. und Hagedorn, W.: **Vom Symptom zur Diagnose.**
Karger, München – Basel 1986 (ISBN 3-8055-4030-2).

Zylmann, E.: **Erste Hilfe an Bord.**
Kreuzer-Abteilung des Deutschen Segler-Verbandes, 22309 Hamburg, Gründgensstraße 18, 1987.

H. Autorenverzeichnis

Andres, Friedrich, Hals-Nasen-Ohren-Krankheiten, Cuxhaven

Bellmer, Helmut †, Funkwesen, Cuxhaven

Bennefeld, Harald, Dr. med., Neurochirurgie, Neurologie, Sportmedizin, Bad Liebenstein

Brüning, Harald, Dr. med., Haut- und Geschlechtskrankheiten, Kiel

Diesch, Jörg, Dr. med., Orthopädie, Leistungssport, Kiel

Dressler, Horst †, Dr. med., Urologe, Cuxhaven

Ebert, Heinz, Prof. Dr. med., Schifffahrtsmedizin, Rostock

Engels, Wolfgang, Dr. rer. nat., Apotheker, Cuxhaven

Faesecke, Karl-Peter, Dr. med., Tauchmedizin, Arbeitsmedizin, Hamburg

Flesche, Christian, Dr. med., Rettungsmedizin, Anästhesie, KH Cuxhaven – TMAS

Gottwald, Helmut †, Dr. med., Augenheilkunde, Cuxhaven

Heinrich, Kurt, Prof. Dr. med., Psychiatrie, Rheinische Landesklinik Düsseldorf

Hinterthür, Helmut †, Dipl.-Ing., Unfallverhütung

Hunger, Wolfgang, Dr. med., Orthopädie, Sportmedizin, Kiel

Koch, Peter, Dr. med., Intensivmedizin, Anästhesie, Rettungsmedizin, Cuxhaven

Kohfahl, Jens, Dr. med., Allgemein-, Betriebs-, Notfall-, Sportmedizin, Tauchmedizin (GTÜM), Reisemedizin (CRM), Cuxhaven

Kohfahl, Meinhard †, Dr. med., Allgemein-, Betriebs-, Sportmedizin, Cuxhaven, Herausgeber

Kupferschmidt, Hans-Gert, Dr. med. Dr. phil. DTMH, Innere Medizin, Tropen- und Reisemedizin, Cuxhaven

Laprell, Heinz, Dr. med., Chirurgie, Orthopädie, Lubinus-Klinik Kiel

Laucht, Reinhard †, Dr. med., Innere Medizin, Kiel

Möller, Inge, Fotografin, Kiel

Paul, Wolfgang, Dr. jur., Rechtsanwalt, Seerecht, Hamburg

Petzold, Thomas, Dr. med., Thorax-, Herz- und Gefäßchirurgie

Rieckert, Hans, Prof. Dr. med., Sportmedizin, Universität Kiel

Ross, Hans-Georg, Dr. med., Frauenheilkunde und Geburtshilfe, Cuxhaven

Schepers, Bernd, Dr. med., Schifffahrtsmedizin, Hamburg

Scheuermann, Egbert, Hubschrauberpilot, Marinefliegergeschwader 5, Kiel

Schönle, Christoph, Dr. med., Orthopädie, Bad Sassendorf

Stegmann, Thomas, Prof. Dr. med., Thorax-, Herz-, Gefäßchirurgie, Fulda

Timmermann, Dirk, Dr. med. dent., Zahnmedizin, Cuxhaven

Autoren der 3., 4. und 5. Auflage

Bauer, Sabine, Fachärztin für Urologie, Oberärztin, Eichsfeld Klinikum; Niederorschel
Neubearbeitung des Kapitels Urologie (mit Dr. Stephan Schmidt)

Buschmann, Claas T., Dr. med., Privatdozent, Facharzt für Rechtsmedizin
Institut für Rechtsmedizin (Kiel), Ltd. Oberarzt/Stellvertretender Direktor
am Universitätsklinikum Schleswig-Holstein, Kiel
Neubearbeitung des Kapitels Todesfeststellung und Leichenschau

Häfen von, Sonja, Apothekerin, Lloyd-Apotheke, Bremerhaven
Überarbeitung der Bordapotheke / Medikamentenliste

Kohfahl, Stephan, B. Eng., Brandinspektor, SEG – Schiffssicherung, BF Hamburg
Hinweise zum Brandschutz und zur Unfallverhütung

Makel, Tjark, KptLt. und Hubschrauberführeroffizier, MFG 5, Nordholz
Überarbeitung des Kapitels Rettung durch Hubschrauber

Martin, Stefanie, Dr. med., Fachärztin f. Psychiatrie und
Psychotherapeutische Medizin, Bremerhaven
Durchsicht des Kapitels Psychiatrische Krankheiten

Mühlhausen, Brigitte, Dr. med., Fachärztin f. Gynäkologie, Otterndorf
Überarbeitung des Kapitels Frauenkrankheiten und Geburt

Rau, Erwin, Dr. med., Facharzt für Augenheilkunde, Cuxhaven
Neubearbeitung des Kapitels Augenkrankheiten

Schmidt, Stephan, Dr. med., Facharzt für Urologie, MVZ KH Cuxhaven
Neubearbeitung des Kapitels Urologie (mit Sabine Bauer)

Timmermann, Dirk, Dr. med. dent.
Überarbeitung des Kapitels Zahnkrankheiten